不整脈

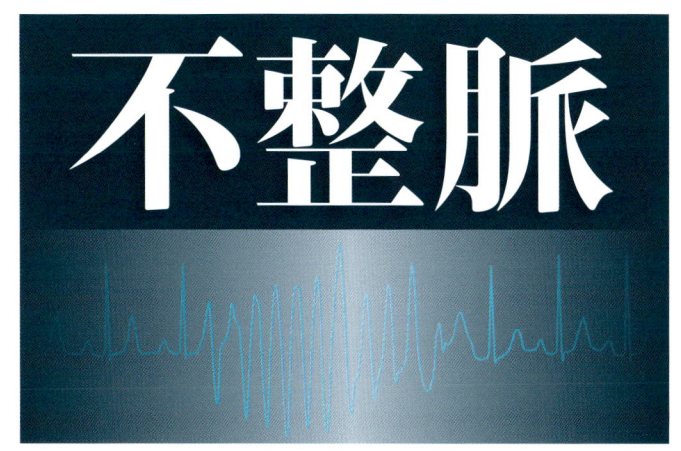

ベッドサイド診断から非薬物治療まで

大江 透
岡山大学名誉教授，心臓病センター榊原病院研究部長

医学書院

大江　透　おおえ　とおる

略歴

1969 年	東京医科歯科大学医学部卒業
1970 年	The Union Memorial Hospital（米国，バルチモア市）にて内科インターン
1971 年	Mercy Hospital（米国，バルチモア市）にて内科レジデント
1973 年	Albert Einstein Medical Center（米国，フィラデルフィア市）にて循環器内科 Clinical Fellow および Research Fellow
1977 年	国立循環器病センター（内科心臓部門）
1994 年	岡山大学医学部循環器内科学講座教授（平成 17 年より岡山大学大学院医歯学総合研究科機能制御学講座循環器内科に名称変更）
2008 年	岡山大学名誉教授．心臓病センター榊原病院研究部長

日本内科学会認定内科医
日本循環器学会認定循環器専門医
米国内科学会専門医
米国心臓血管学会専門医

不整脈
ベッドサイド診断から非薬物治療まで

発　行　2007 年 3 月 1 日　第 1 版第 1 刷©
　　　　2008 年 8 月 1 日　第 1 版第 2 刷
著　者　大江　透
発行者　株式会社　医学書院
　　　　代表取締役　金原　優
　　　　〒113-8719　東京都文京区本郷 1-28-23
　　　　電話 03-3817-5600（社内案内）
印刷・製本　三報社印刷

本書の複製権・翻訳権・上映権・譲渡権・公衆送信権（送信可能化権を含む）は㈱医学書院が保有します．

ISBN 978-4-260-00208-0　¥8500

JCLS〈㈱日本著作出版権管理システム委託出版物〉
本書の無断複写は著作権法上での例外を除き，禁じられています．
複写される場合は，そのつど事前に㈱日本著作出版権管理システム
（電話 03-3817-5670，FAX 03-3815-8199）の許諾を得てください．

序

　私が本書を書こうと思ったのは，13年前に国立循環器病センターから岡山大学に赴任したその1年後のことである．国立循環器病センター時代は不整脈の知識は欧文誌の論文や学会から得るものと考えていたが，岡山大学に来て医学生，研修生，若い教室員に不整脈の講義をして，系統的にやさしく解説する不整脈の本の必要性を痛感した．

　特に，不整脈は難しいと思い込んでいる学生・研修医には，① 心電図以前の身体所見を基本にした考え方，② 心電図所見を基本にした考え方，③ 心臓電気生理学的検査を基本にした考え方，を系統的に教える必要性を実感したのである．この考えに基づいた不整脈の本であれば，一人で執筆したほうが一貫した解説が可能と考え，私一人で執筆することになった．当初は2～3年で書き上げる予定だったが，夏休み，冬休み，5月のゴールデンウィークをすべて本の執筆にあてても，10年以上もかかってしまった．

　本の構成は，I. 不整脈の基礎，II. 不整脈の検査，III. 不整脈の治療，IV. 徐脈性不整脈，V. 上室性不整脈，VI. 心室性不整脈，VII. 特殊な不整脈，VIII. 疾患・病態と不整脈の8篇に分けた．個々の不整脈では，学生・研修医・若手医師が不整脈患者を受け持った場合を想定して，身体所見，12誘導心電図，ホルター心電図，運動負荷心電図，加算平均心電図，臨床電気生理学的検査と順次に解説した．不整脈の身体所見は心電図以前の診断法だが，不整脈の病態を理解するのに有益なので，できるだけ記述するように心がけた．心電図はEinthovenが発明しLewisが不整脈の診断学に応用してから100年以上経過しているが，今日でも不整脈診断の基本である．したがって，本書でも心電図による診断と心電図を基にした考え方を特に重んじたつもりである．

　一方，臨床電気生理学的検査は不整脈の機序を解明し不整脈の非薬物治療への道を開いた重要な検査だが，循環器専門医が行う検査なので，この部分は主に循環器専門医を目指す医師を対象にして解説した．しかし，学生・研修医でも不整脈患者を専門医に紹介する際に，電気生理学的検査の適応・限界などの知識が必要となる．その意味から学生・研修医にも理解できるようできるだけ平易に解説するよう心がけた．

　今日の不整脈治療は，不整脈の発生機序から論理的に治療法を選択する場合と，大規模臨床試験の結果を参考にして選択する場合がある．したがって，治療法の選択ではできる限り両方の立場から解説した．大規模臨床試験は紹介のみでなく，その解釈と臨床的意義を合わせて記述するよう心がけた．また，大規模臨床試験の結果は欧米およびわが国のガイドラインに反映されており，参考資料としてAHA/ACC/NASPEおよび日本循環器学会のガイドラインを紹介した．

　本書では，できるだけ私自身が担当した患者さんのデータを用いた．したがって，国立循環器病センターで昼夜を問わず不整脈患者の診断・治療を共にした下村克朗先生，鎌倉史郎先生，相原直彦先生，栗田隆志先生，清水渉先生，須山和弘先生にまず御礼を申し上げたい．また，毎朝のカンフェレンスおよび日頃の診療を通じて，学生・研修医・若手医師が疑問に思う点や難解なポイントを指摘してくれた岡山大学循環器内科の教室員の皆に感謝したい．

さらに，本書の作成にあたり多くの先生から貴重なご意見とご指摘を頂戴した．特に，不整脈専門の立場からは森田志保先生，循環器専門の立場からは尾形仁子先生に各章ごとに詳細に検討を頂いた．お二人のご協力がなければこの本は完成しなかった．心から感謝したい．

　最後に，岡山大学循環器内科の秘書の藤原美由起さんには，図表や参考文献の整理・訂正を手伝って頂いた．この場を借りて御礼申し上げたい．なお，本書の企画・編集にあたっては医学書院の安藤恵さんに，そして制作にあたっては川村静雄さんに大変お世話になった．特に安藤さんの辛抱強い激励があったお陰で刊行に至ったと思う．心から感謝申し上げたい．

　本書が学生，研修生，若手医師および専門医を目指す医師にとって，不整脈の理解に少しでもお役に立つことを心から願ってやまない．

2007 年 1 月

大江　透

目 次

I 不整脈の基礎　　　1

1章　不整脈の歴史　　2
1. 不整脈と予後　　2
   1) 脈とり学　　2
   2) 基礎心疾患とタイプ　　2
   3) 大規模臨床試験　　3
2. 刺激伝導系の解剖　　3
   1) 洞結節・房室結節・プルキンエ線維　　3
   2) 心房　　4
   3) 脚・副伝導路　　4
3. 不整脈の診断　　4
   1) 脈拍　　4
   2) 脈波　　5
   3) 心電図　　5
   4) 電気生理学的検査(EPS)　　6
4. 不整脈の治療　　7
   1) 薬物治療　　7
   2) 非薬物治療　　7

2章　症状と身体所見　　10
1. 自覚症状　　10
   1) 失神，めまい　　10
   2) 全身倦怠感，息切れ　　12
   3) 動悸　　12
   4) 胸苦しい感じ　　12
2. 発症年齢と身体所見　　12

3章　刺激伝導系の解剖　　15
1. 洞結節　　15
2. 心房　　15
3. 房室接合部　　17
4. ヒス束・脚　　17
5. 刺激伝導系への血管分布　　18

4章　刺激伝導系の生理　　19
1. 静止膜電位　　19

2. 活動電位　　19
   1) 心室筋・心房筋・プルキンエ線維の活動電位　　20
   2) 洞結節・房室結節細胞の活動電位　　20
3. 伝導　　21
4. 不応期　　21
   1) 細胞レベルにおける不応期　　22
   2) 組織レベルにおける不応期　　22
5. 正常自動能　　23
   1) 洞結節の自動能　　24
   2) プルキンエ線維の自動能　　24

5章　不整脈の機序　　25
1. 徐脈性不整脈　　25
   1) 自動能低下　　25
   2) 伝導障害　　26
      ① 内向き電流の減少　　26
      ② 細胞内の抵抗増加，細胞間伝導障害　　27
2. 頻脈性不整脈　　27
   1) リエントリー　　27
      ① リエントリーのタイプ　　27
      ② リエントリーの発生条件　　30
      ③ リエントリーの証明　　31
   2) 撃発活動　　32
      ① 早期後脱分極　　32
      ② 遅延後脱分極　　34
   3) 異常自動能　　35
3. 期外収縮　　35
   1) リエントリー　　35
   2) 撃発活動　　35
   3) 異常自動能　　36
   4) 反照　　36
   5) 副収縮　　36

6章　不整脈の分類　　38

II 不整脈の検査　45

7章　基礎疾患の検索 — 46
- 1) 現病歴・既往歴・身体所見 — 46
- 2) 12誘導心電図 — 47
- 3) 胸部X線 — 47
- 4) 心臓超音波検査 — 47
- 5) 運動負荷試験 — 48
- 6) 左室造影・右室造影・冠動脈造影検査 — 48
- 7) 心筋シンチグラフィ・RI造影・MRI・CT・心筋生検 — 49
- 8) DNA解析 — 49

8章　12誘導心電図 — 50
1. 原理 — 50
2. 方法 — 50
3. 臨床的意義 — 51
   - 1) 解剖学的異常の診断 — 51
     - [1] 心筋梗塞 — 52
     - [2] 左室肥大 — 52
     - [3] 不整脈源性右室心筋症 — 52
   - 2) 電気的異常の診断 — 52
     - [1] WPW症候群 — 52
     - [2] QT延長症候群 — 54
     - [3] Brugada症候群 — 55
     - [4] QTばらつき — 55
     - [5] T-wave alternans（T波交代現象）— 58
   - 3) 不整脈の診断 — 59
     - [1] 心房および心室興奮頻度 — 59
     - [2] P波・QRS波の特徴 — 59
     - [3] P波・QRS波との関係 — 59

9章　ホルター心電図 — 63
1. 歴史 — 63
2. 方法 — 64
   - 1) 誘導法 — 64
   - 2) 記録器 — 64
   - 3) 解析装置 — 64
3. 臨床的意義 — 64
   - 1) 自覚症状の原因解明 — 65
   - 2) 不整脈の診断・重症度の同定 — 66
     - [1] 徐脈性不整脈 — 67
     - [2] 頻脈性不整脈 — 67
     - [3] 心室期外収縮 — 68
     - [4] ペースメーカ不全の診断 — 68
   - 3) 薬効評価 — 69
     - [1] 心房細動時の心拍数コントロール — 69
     - [2] 心室性不整脈に対する有効性の評価 — 69
   - 4) 心拍変動（自律神経の検査）— 69
     - [1] 原理 — 69
     - [2] 方法 — 69
     - [3] 臨床応用 — 70

10章　運動負荷試験 — 72
1. 運動負荷試験と不整脈 — 72
2. 方法 — 72
   - 1) 心電図記録法 — 72
   - 2) 負荷方法 — 73
     - [1] マスター二階段試験 — 73
     - [2] トレッドミル試験 — 73
     - [3] エルゴメータ試験 — 73
   - 3) 合併症 — 73
3. 臨床的意義 — 74
   - 1) 原因疾患の検索 — 74
     - [1] 心筋虚血の診断 — 74
     - [2] QT延長症候群の診断 — 74
     - [3] その他 — 74
   - 2) 運動負荷で誘発される不整脈 — 74
     - [1] 心室性不整脈 — 74
     - [2] 上室性不整脈 — 75
     - [3] 徐脈性不整脈 — 76
   - 3) 抗不整脈薬の有効性の判定 — 77

11章　加算平均心電図 — 78
1. 微小電位の検出法の原理 — 78
2. 誘導法および表示法 — 79
   - 1) Multiphasic oscillation方式 — 79
   - 2) Vector magnitude方式 — 79
   - 3) 診断基準 — 80
3. 臨床的意義 — 81
   - 1) 心室遅延電位 — 81
     - [1] 心室性不整脈との関連性 — 81
     - [2] 心疾患との関連性 — 83
     - [3] 予後との関連性 — 83
     - [4] 不整脈治療後の心室遅延電位の変化 — 83
     - [5] 適応 — 84
   - 2) 心房遅延電位 — 84

12章　体表面電位図 —— 86
1. 方法 —— 86
   1) 誘導法 —— 86
   2) データ表示法 —— 86
      1 全波形表示 —— 87
      2 等電位図（isopotential map）—— 87
      3 等積分値図（isointegral map）—— 87
      4 等時線図（isochrone map）—— 88
      5 Departure map —— 88
2. 臨床的意義 —— 89
   1) WPW症候群における副伝導路の付着部位の同定 —— 89
   2) 心室期外収縮の発生部位同定 —— 90
   3) 心室 vulnerability の指標 —— 90

13章　チルト試験 —— 91
1. 原理 —— 91
2. 方法と結果の判定 —— 91
   1) 方法 —— 91
   2) 結果の判定 —— 92
3. 臨床的意義 —— 92

14章　圧反射感受性検査 —— 94
1. 原理 —— 94
2. 方法 —— 94
   1) 血管収縮薬 —— 94
   2) 圧受容体の直接刺激 —— 94
3. 臨床的意義 —— 95

15章　電気生理学的検査（EPS）—— 96
1. 歴史 —— 96
2. 目的 —— 96
   1) 自覚症状の原因精査 —— 97
   2) 不整脈の確定診断と機序解明 —— 97
   3) 発生部位・旋回路の同定 —— 97
   4) 不整脈の治療方針決定 —— 98
3. 適応 —— 99
4. 検査機器の手技 —— 102
   1 一般的な注意 —— 102
   2 電極カテーテルと挿入方法 —— 102
   3 記録部位と記録方法 —— 102
   4 心臓刺激装置と刺激法 —— 103
   5 刺激部位 —— 104
5. 合併症 —— 104
   1 出血 —— 104
   2 血栓 —— 104
   3 動静脈瘻 —— 104
   4 心穿孔 —— 104
   5 不整脈 —— 104
6. 検査法 —— 104
   1) 洞調律時に行う検査法 —— 104
      1 心腔内電位の記録 —— 104
      2 ペーシング法 —— 105
      3 期外刺激試験（extrastimulus test）—— 109
   2) 頻拍時に行う検査法 —— 111
      1 頻拍時の心腔内電位図 —— 111
      2 ペーシング法 —— 111

III　不整脈の治療　119

16章　薬物治療 —— 120
1. 抗不整脈薬の分類 —— 120
   1) Vaughan Williams 分類 —— 120
   2) Vaughan Williams 分類の問題点 —— 121
   3) The Sicilian Gambit の概要 —— 121
   4) 不整脈に対する Sicilian Gambit 的アプローチ —— 123
2. 抗不整脈薬の作用機序 —— 124
   1) クラスI群作用（Na^+チャネル遮断作用）—— 124
      1 抗不整脈作用 —— 125
      2 臨床効果 —— 125
   2) クラスII群作用（β受容体遮断作用）—— 125
      1 抗不整脈作用 —— 125
      2 臨床効果 —— 126
   3) クラスIII群作用 —— 127
      1 抗不整脈作用 —— 127
      2 臨床効果 —— 127
   4) クラスIV群作用（Ca^{2+}チャネル拮抗作用）—— 128
      1 抗不整脈作用 —— 128
      2 臨床効果 —— 128
   5) ジギタリス —— 129

||1|| 抗不整脈作用……129
||2|| 臨床効果……129
6) アデノシン……129
||1|| 抗不整脈作用……129
||2|| 臨床効果……130
3. 不整脈の機序に基づく薬物治療……130
1) 徐脈に対する薬物治療……130
||1|| 自動能低下……130
||2|| 伝導障害……130
2) 頻拍に対する薬物治療……130
||1|| 自動能亢進……131
||2|| 撃発活動……131
||3|| リエントリー……131
3) 細動に対する薬物治療……132
||1|| 心房細動……132
||2|| 心室細動……133

17 章　体外ペーシング —— 135

1. 方法・手技……135
   ||1|| 経静脈心内膜ペーシング……135
   ||2|| 心外膜ペーシング……135
   ||3|| 経胸壁的ペーシング……135
   ||4|| 経食道ペーシング……135
2. 適応および臨床応用……136
   ||1|| 緊急を有する場合……136
   ||2|| 一過性の不整脈の場合……136
   ||3|| ベッドサイドで行う電気生理学的検査(EPS)……137
3. 合併症……138
   ||1|| カテーテル挿入時……138
   ||2|| カテーテルの留置に伴うもの……138
   ||3|| ペーシングに伴うもの……138

18 章　植込み型ペースメーカ —— 140

1. 歴史……140
2. 構造と原理……141
   1) 電池……141
   2) ペーシングリード……141
   3) 回路……141
   4) ペーシングモード……141
      ||1|| VVI モード……142
      ||2|| AAI モード……142
      ||3|| DDD モード……142
      ||4|| DDDR モード（心拍応答型ペースメーカ）……143
   5) 頻拍治療用ペースメーカ……143
   6) 両心室ペーシング……144
3. 方法・手技……145
   1) 電極挿入部位……145
   2) 電極の固定……145
   3) ペースメーカ本体の植え込み……146
4. 合併症……146
   1) 植え込み直後の合併症……147
   2) 中長期的に起こる合併症……147
      ||1|| 皮膚壊死……147
      ||2|| 感染……147
      ||3|| 静脈血栓……147
      ||4|| 肺塞栓……147
      ||5|| ペースメーカ症候群……147
      ||6|| 横隔膜・骨格筋の刺激……147
      ||7|| 不整脈の発生……147
5. 適応……148
   1) ペースメーカ植え込みに関するガイドライン……148
   2) 不整脈・疾患別の適応……148
      ||1|| 成人における慢性房室ブロック……148
      ||2|| 心筋梗塞後（急性期を過ぎた）の房室ブロック……150
      ||3|| 心室内伝導障害，二枝および三枝ブロック（慢性）……151
      ||4|| 洞不全症候群……151
      ||5|| その他の疾患におけるペースメーカ植え込みの適応……151
6. ペーシングモードの選択……152
   1) VVI モードの選択……152
      ||1|| よい適応……152
      ||2|| 全身の病態・身体所見を考慮した適応……152
      ||3|| 不適切……152
   2) DDD モードの選択……152
      ||1|| よい適応……152
      ||2|| 推奨される適応……152
      ||3|| 不適切……152
   3) VVI ペーシングモードと DDD ペーシングモードの比較……153
      ||1|| 生命予後と塞栓の頻度……153
      ||2|| 心房細動の頻度……153
7. ペースメーカ植え込み患者の管理……153
   1) ペースメーカクリニック……153
      ||1|| ペースメーカクリニックに必要な装置……153
      ||2|| 計測項目……153
   2) 日常生活の注意……153

　　　　1 筋電位によるオーバーセンシング……153
　　　　2 電化製品による影響……………………153
　　　　3 ペースメーカ本体の爆発………………154
　　3）作動不全の対応……………………………154
　　　　1 ペーシング不全…………………………154
　　　　2 センシング不全…………………………154
　　　　3 リードのトラブル………………………154
　　　　4 リード断線，被覆損傷…………………154
　　　　5 電池消耗の管理と
　　　　　 ペースメーカ本体の交換………………154
　　　　6 ペースメーカ症候群……………………154

19章　体外除細動 ……………………………156

1. 歴史………………………………………………156
2. 除細動の原理……………………………………156
　　1）Critical mass 理論…………………………156
　　2）心室受攻性の上限理論(ULV)……………157
3. 除細動効率に影響する因子……………………157
　　　　1 エネルギー量……………………………157
　　　　2 波形………………………………………157
　　　　3 電極の部位………………………………157
　　　　4 電極の大きさ……………………………157
　　　　5 心筋の状態………………………………157
4. 直流通電の合併症………………………………158
　　　　1 塞栓………………………………………158
　　　　2 心筋壊死…………………………………158
　　　　3 一過性血圧低下…………………………158
　　　　4 肺水腫……………………………………158
　　　　5 皮膚の熱傷………………………………158
5. 実際の方法………………………………………158
　　1）心室細動……………………………………158
　　2）心室頻拍……………………………………159
　　3）心房細動・心房粗動………………………159
　　4）上室性頻拍…………………………………159
　　5）ペースメーカ植え込み患者………………159
6. 自動体外式除細動器(AED)……………………159

20章　植込み型除細動器 ……………………161

1. 歴史………………………………………………161
　　　　1 第一世代 ICD……………………………161
　　　　2 第二世代 ICD……………………………161
　　　　3 第三世代 ICD……………………………161
　　　　4 第四世代 ICD……………………………162
　　　　5 第五世代 ICD……………………………162
2. 構造・機能………………………………………164
　　1）構造…………………………………………164

　　　　1 本体………………………………………164
　　　　2 電極………………………………………164
　　2）機能…………………………………………164
　　　　1 不整脈認識機能…………………………164
　　　　2 抗頻拍ペーシング機能…………………164
　　　　3 低出力直流通電…………………………165
　　　　4 高出力直流通電…………………………165
　　　　5 抗徐脈ペーシング………………………166
　　　　6 ホルター機能……………………………166
3. 方法・手技………………………………………166
　　1）ICD 植え込みに必要な設備………………166
　　2）術中の試験…………………………………166
4. 臨床成績…………………………………………167
　　1）不整脈死減少の調査………………………167
　　2）生命予後改善の調査………………………167
　　　　1 二次予防としての ICD…………………167
　　　　2 一次予防としての ICD…………………167
　　3）わが国の調査………………………………168
5. 適応………………………………………………168
　　1）ACC/AHA/NASPE 合同委員会
　　　 ガイドライン………………………………169
　　　　1 クラス I…………………………………169
　　　　2 クラス IIa………………………………169
　　　　3 クラス IIb………………………………169
　　　　4 クラス III………………………………169
　　2）日本循環器学会合同研究班報告
　　　 ガイドライン………………………………171
　　3）ACC/AHA/NASPE 合同委員会と日本
　　　 循環器学会合同研究班報告の相違点……172
　　　　1 ACC/AHA/NASPE ガイドラインの
　　　　　 特徴………………………………………172
　　　　2 日本循環器学会合同研究班報告
　　　　　 ガイドラインの特徴……………………172
　　　　3 日米ガイドラインの相違点……………172
　　　　4 臨床現場におけるガイドラインの
　　　　　 応用………………………………………172
6. 合併症，問題点…………………………………173
　　1）合併症………………………………………173
　　2）問題点………………………………………173
　　3）今後の ICD 展望……………………………173

21章　外科手術 ………………………………176

1. 歴史………………………………………………176
　　1）副伝導路切断術……………………………176
　　2）心室頻拍に対する手術……………………176
　　3）心房細動に対する手術……………………176

2. 上室性頻拍 ... 177
1) WPW 症候群 ... 177
　① 術中マッピング ... 177
　② 手術方法 ... 178
　③ 手術成績 ... 178
2) 房室結節リエントリー頻拍 ... 178
　① 術中マッピング ... 178
　② 手術方法 ... 179
　③ 手術成績 ... 179
3. 心室頻拍 ... 179
1) Map-guided 手術 ... 179
　① 術中マッピング ... 179
　② 手術方法 ... 180
2) Non map-guided 手術 ... 180
3) 手術成績 ... 180
4. 心房細動 ... 180
1) 手術の適応 ... 180
2) 手術方法 ... 180
3) 手術成績 ... 181

22章　カテーテルアブレーション ── 184
1. 歴史 ... 184
2. 高周波カテーテルアブレーションの原理 ... 185
1) Resistive heat と convective heat ... 185
2) 高周波発生装置 ... 185
3) アブレーション部位の組織所見 ... 186
3. 設備・方法 ... 186
1) 一般的な設備 ... 186
　① 透視設備 ... 186
　② ポリグラフ ... 187
　③ 心臓刺激装置 ... 187
　④ 緊急時に対応できる安全装置 ... 187
2) アブレーションに必要な設備・装置 ... 187
　① 高周波通電装置 ... 187
　② アブレーションカテーテル ... 187
3) アブレーションの手順 ... 187
4) 至適アブレーション部位の同定法 ... 188
　① アクティベーションマッピング ... 189
　② ペースマッピング ... 189
　③ エントレインメントマッピング ... 190
　④ 解剖学的アプローチ ... 191
　⑤ 心腔内電位によるアプローチ ... 191
4. 適応・成功率 ... 191
5. 合併症 ... 192

23章　大規模臨床試験 ── 196
1. 心室性不整脈の大規模臨床試験 ... 196
1) 薬物治療 ... 196
　① CAST Ⅰ と CAST Ⅱ ... 196
　② SWORD ... 199
　③ BASIS, CAMIAT, EMIAT, CASCADE ... 199
　④ ESVEM ... 200
2) 植込み型除細動器(ICD) ... 201
　① 二次予防の試験 ... 201
　② AVID, CASH, CIDS の臨床的意義 ... 201
　③ 一次予防の試験 ... 201
　④ MADIT, CABG-Patch, MUSTT の臨床的意義 ... 202
2. 心房細動の大規模臨床試験 ... 202
1) 心房細動の疫学 ... 203
　① Framingham study ... 203
　② Olmstead county study ... 203
　③ Manitoba follow-up study ... 203
2) 塞栓予防(抗凝固薬)に関する大規模臨床試験 ... 203
　① AFASAK ... 203
　② BAATAF ... 203
　③ SPINAF ... 204
　④ SPAF ... 204
　⑤ SPAF Ⅱ ... 204
　⑥ SPAF Ⅲ ... 204
3) 塞栓予防に関する大規模臨床試験の臨床的意義 ... 204
4) 洞調律維持と心拍数コントロールの大規模比較試験 ... 205
　① AFFIRM ... 205
　② RACE ... 205
　③ AFFIRM, RACE の臨床的意義 ... 206

Ⅳ 徐脈性不整脈　　209

24章　洞不全症候群 ── 210
1. 概念・歴史 ── 210
2. 病因・原因疾患 ── 210
3. 分類 ── 211
    1) 病因による分類 ── 211
    2) 心電図による分類(Rubenstein の分類) ── 211
    3) 病理組織による分類(岡田の分類) ── 211
4. 診断 ── 212
    1) 症状・身体所見 ── 212
    2) 12誘導心電図，ホルター心電図，ベッドサイドモニター ── 212
    3) 運動負荷試験 ── 213
    4) 加算平均心電図 ── 213
    5) 自律神経試験 ── 213
    6) 一般的カテーテル検査 ── 213
    7) 電気生理学的検査(EPS) ── 213
        1 洞結節回復時間(SNRT) ── 214
        2 洞房伝導時間(SACT) ── 214
        3 洞結節有効不応期 ── 216
5. 治療 ── 216
    1) 原因疾患および増悪因子 ── 217
    2) 薬物治療 ── 218
        1 一過性洞機能不全 ── 218
        2 慢性の洞不全症候群 ── 218
        3 徐脈頻脈症候群 ── 218
        4 塞栓予防 ── 218
    3) ペースメーカ治療 ── 218
        1 適応 ── 218
        2 ペースメーカの種類 ── 219

25章　房室ブロック ── 221
1. 概念・歴史 ── 221
2. 病因・原因疾患 ── 221
    1) 一過性房室ブロック ── 222
        1 虚血 ── 222
        2 急性リウマチ熱 ── 222
        3 心筋炎 ── 222
        4 迷走神経過緊張 ── 222
        5 薬剤 ── 222
        6 心房頻拍に伴うもの ── 222
    2) 慢性房室ブロック ── 222
        1 変性 ── 222
        2 浸潤 ── 223
        3 外傷 ── 223
        4 先天性 ── 223
        5 心筋症 ── 223
        6 虚血性心疾患 ── 223
        7 自律神経の関与 ── 224
3. 分類 ── 224
    1) 病因・原因疾患による分類 ── 224
    2) 伝導障害の程度とパターンによる分類 ── 224
    3) 伝導障害の部位による分類 ── 224
4. 診断 ── 224
    1) 症状と身体所見 ── 225
    2) 器質的心疾患の検査 ── 225
    3) 心電図(12誘導心電図，モニター心電図，ホルター心電図) ── 225
        1 第1度房室ブロック ── 226
        2 第2度房室ブロック ── 226
        3 第3度房室ブロック ── 227
    4) 加算平均心電図 ── 227
    5) 運動負荷試験 ── 227
    6) 薬剤試験 ── 227
    7) 電気生理学的検査(EPS) ── 227
        1 房室ブロックの誘発(症状との関連) ── 227
        2 房室伝導障害部位の同定 ── 228
        3 房室ブロックの程度の診断 ── 228
        4 室房伝導(逆行性伝導)の有無 ── 228
5. 治療 ── 228
    1) 第1度房室ブロック，第2度房室ブロック(Wenckebach 型) ── 229
        1 一過性の場合 ── 229
        2 慢性の場合 ── 230
    2) Mobitz Ⅱ型の第2度房室ブロック ── 230
        1 一過性の場合 ── 230
        2 慢性の場合 ── 230
    3) 高度または第3度房室ブロック ── 231
        1 一過性の場合 ── 231
        2 慢性の場合 ── 231
    4) 高度の房室ブロックを伴う心房頻拍，心房粗動，心房細動 ── 231
        1 一過性の場合 ── 231
        2 慢性の場合 ── 231

V 上室性不整脈 233

26章 房室回帰性頻拍 — 234
- 1. 概念・歴史 — 234
  - 1) 発生機序 — 234
  - 2) 突然死 — 234
  - 3) 治療法 — 234
- 2. 発生機序・原因疾患 — 235
- 3. 分類・命名 — 236
  - 1) 正常伝導路と副伝導路の旋回パターンによる分類 — 236
  - 2) P波とQRS波の関係による分類 — 236
    - 1 Short RP 頻拍 — 236
    - 2 Long RP 頻拍 — 236
  - 3) 非発作時の心電図からの分類 — 239
    - 1 デルタ波の有無 — 239
    - 2 デルタ波のパターン — 239
- 4. 診断 — 240
  - 1) 臨床的特徴 — 240
  - 2) 心電図診断 — 240
    - 1 非発作時心電図 — 240
    - 2 発作時心電図 — 240
  - 3) 電気生理学的検査(EPS) — 240
    - 1 副伝導路の証明 — 242
    - 2 旋回路の同定 — 245
    - 3 カテーテルアブレーション至適部位の同定 — 246
- 5. 治療 — 247
  - 1) 停止(発作時の治療) — 247
  - 2) 予防 — 247
    - 1 薬物治療 — 247
    - 2 非薬物治療 — 248

27章 房室結節リエントリー頻拍 — 250
- 1. 概念・歴史 — 250
- 2. 機序・原因疾患 — 250
- 3. 分類・命名 — 250
  - 1 通常型 — 250
  - 2 非通常型 — 250
- 4. 診断 — 251
  - 1) 臨床的特徴 — 251
  - 2) 心電図 — 252
  - 3) 電気生理学的検査(EPS) — 252
    - 1 房室結節二重伝導路の診断 — 252
    - 2 房室結節二重伝導路と頻拍の関連性 — 256
    - 3 カテーテルアブレーション至適部位の診断 — 257
- 5. 治療 — 258
  - 1) 停止(発作時の治療) — 258
  - 2) 再発予防 — 258
    - 1 薬物治療 — 258
    - 2 非薬物治療 — 259

28章 接合部頻拍 — 261
- 1. 概念・歴史 — 261
- 2. 発生機序・原因疾患 — 261
  - 1) 異所性接合部頻拍 — 261
  - 2) 非発作性接合部頻拍 — 262
- 3. 分類 — 262
  - 1) 異所性接合部頻拍 — 262
  - 2) 非発作性接合部頻拍 — 262
- 4. 診断 — 263
  - 1) 異所性接合部頻拍 — 263
  - 2) 非発作性接合部頻拍 — 263
- 5. 治療 — 263
  - 1) 異所性接合部頻拍 — 263
  - 2) 非発作性接合部頻拍 — 264

29章 心房頻拍 — 266
- 1. 概念・歴史 — 266
- 2. 病因・原因疾患 — 266
- 3. 発生機序 — 267
  - 1) リエントリー — 267
    - 1 マクロリエントリー — 267
    - 2 マイクロリエントリー — 267
  - 2) 異常自動能・撃発活動 — 267
- 4. 分類 — 267
  - 1) 発作のタイプからの分類 — 268
  - 2) 発生機序からの分類 — 268
  - 3) ESC・NASPE が提案している分類 — 268
- 5. 診断 — 269
  - 1) 症状と身体所見 — 269
  - 2) 12誘導心電図 — 269
  - 3) 電気生理学的検査(EPS) — 270

- 1 心房頻拍の確定診断·················270
- 2 発生機序の診断·····················270
- 3 至適カテーテルアブレーション
  部位の同定·························271
6. 治療···272
- 1) 薬物治療·································272
- 2) 非薬物治療·····························272

30章　心房粗動 — 274

1. 概念・歴史···································274
   - 1) 粗動の命名·······························274
   - 2) 心房粗動モデル·······················274
   - 3) 電気生理学的検査(EPS)··········275
   - 4) 治療·······································275
2. 病因・原因疾患···························276
   - 1) 頻度・病因·····························276
   - 2) 心房細動・洞機能不全の合併···276
3. 発生機序·····································277
   - 1) 動物モデル·····························277
   - 2) 電気生理学的検査(EPS)··········278
     - 1 典型的な心房粗動················278
     - 2 心臓手術後に発生する心房粗動···278
     - 3 特殊な心房粗動····················278
4. 分類···278
   - 1) 発作時心電図(F波)の形態に基づいた
     分類(Puechの分類)··················278
   - 2) 心房レートからの分類(Wellsの分類)···279
   - 3) ESC・NASPEが提案している分類···279
   - 4) アブレーションを考慮した分類·····280
5. 診断···280
   - 1) 症状と身体所見·······················280
   - 2) 12誘導心電図·························280
   - 3) 電気生理学的検査(EPS)··········281
     - 1 心房粗動の誘発と停止··········281
     - 2 発生機序・リエントリー回路の同定···281
6. 治療···283
   - 1) 心室レートコントロール··········284
   - 2) 頻拍の停止·····························284
     - 1 薬物治療······························284
     - 2 高頻度心房ペーシング··········284
     - 3 直流通電······························284
   - 3) 再発予防·································284
     - 1 薬物療法······························285
     - 2 カテーテルアブレーション···285

31章　心房細動 — 288

1. 概念・歴史···································288
2. 病因・原因疾患···························288
   - 1) 頻度·······································288
   - 2) 病因・原因疾患·······················289
   - 3) 心房の電気的リモデリング······289
3. 発生機序·····································290
   - 1 Focal ectopic activity 説·········290
   - 2 Multiple wavelet reentry 説····290
   - 3 Spiral reentry 説·····················291
4. 分類···292
   - 1) 発作のパターンからの分類······292
   - 2) 原因疾患からの分類·················292
   - 3) 自律神経の関連性からの分類···292
5. 診断···292
   - 1) 症状・身体所見·······················292
   - 2) 12誘導心電図·························292
   - 3) ホルター心電図·······················293
   - 4) 運動負荷試験·························293
   - 5) 加算平均心電図(心房遅延電位)···294
   - 6) 電気生理学的検査(EPS)··········294
     - 1 心房細動の診断····················294
     - 2 心房受攻性の検討················294
     - 3 至適アブレーション部位の同定···295
6. 合併症・予後·····························296
7. 治療···296
   - 1) 基本的な考え方·······················296
   - 2) 除細動···································298
     - 1 直流通電······························298
     - 2 薬物治療······························298
   - 3) 心房細動の再発予防················299
     - 1 薬物治療······························299
     - 2 非薬物治療··························300
   - 4) 心拍数のコントロール·············301
     - 1 薬物による心拍コントロール···302
     - 2 非薬物治療··························302
   - 5) 塞栓の予防·····························302
     - 1 弁膜症································303
     - 2 ハイリスク因子(弁膜症と
       高齢以外)を有する················304
     - 3 年齢以外のハイリスク因子を
       有さない·······························304
   - 6) 特殊な心房細動の治療·············305

32章　上室性期外収縮 — 310

1. 概念・歴史···································310
2. 分類···310

VI 心室性不整脈 313

1. 概念 314
2. 心室頻拍・心室粗動・心室細動・心室期外収縮 315
   1) 心室頻拍 315
   2) 心室粗動 315
   3) 心室細動 315
   4) 心室期外収縮 316
3. 病因 316

(左段続き)
　　1) 発生部位からの分類 310
　　2) タイプからの分類 310
　3. 発生機序と原因疾患 310
　4. 診断 311

(右段)
　　1) 自覚症状と身体所見 311
　　2) 心電図 311
　5. 治療 312

33章 心室頻拍 317

1. 概念 317
2. 心室頻拍のタイプ 317
3. 持続性単形性心室頻拍 317
   1) 病因 319
   2) 分類 320
      ①発生機序からの分類 320
      ②病因からの分類 320
      ③発生部位からの分類 320
      ④有効薬剤からの分類 320
   3) 診断 320
      ①症状・身体所見 320
      ②心電図(発作時) 321
      ③電気生理学的検査(EPS) 322
      ④基礎心疾患の検索 324
4. 非持続性単形性心室頻拍 324
   1) 病因・発生機序 325
   2) 診断 325
      ①12誘導心電図・ホルター心電図 325
      ②加算平均心電図・運動負荷心電図 325
      ③電気生理学的検査(EPS) 325
5. 多形性心室頻拍(QT延長を伴わない) 325
   1) 病因・発生機序 326
   2) 診断 326
6. Torsade de pointes 328
   1) 病因 328
   2) 分類 328
   3) 発生機序 328

   4) 診断 329
      ①病歴 329
      ②心電図・ホルター・ベッドサイドモニター 330
      ③電気生理学的検査(EPS) 330

34章 瘢痕関連性持続性単形性心室頻拍 332

1. 臨床的特徴 332
2. 発生機序 332
3. 診断 333
   1) 発作時の心電図 333
   2) 電気生理学的検査(EPS) 333
4. 治療 334
   1) 頻拍の停止 334
   2) 再発予防 334
      ①薬物治療 334
      ②手術,カテーテルアブレーション 335
      ③植込み型除細動器(ICD) 336

35章 特発性持続性単形性心室頻拍 338

1. 臨床的特徴 338
2. 発生機序 338
3. 診断 339
   1) 発作時の心電図 339
   2) 電気生理学的検査(EPS) 340
4. 治療 342
   1) 頻拍の停止 342
   2) 再発予防 342

1 薬物治療 342
　　　2 カテーテルアブレーション 343

36章　脚間リエントリー頻拍 344
1. 臨床的特徴 344
2. 発生機序 344
3. 診断 346
　1) 心電図 346
　2) 電気生理学的検査(EPS) 346
4. 治療 347

37章　器質的心疾患に合併する非持続性単形性心室頻拍 350
1. 頻度 350
2. 臨床的意義 350
3. 発生機序 350
4. 治療 351

38章　特発性非持続性単形性心室頻拍 353
1. 定義・概念 353
2. 発生部位 353
3. 発生機序 353
4. 診断 354
　1) 病歴・症状 354
　2) 心電図・ホルター・ベッドサイドモニター 356
　3) 加算平均心電図 356
　4) 電気生理学的検査(EPS) 356
　　　1 心室頻拍の確定診断 356
　　　2 発生機序の検討 356
　　　3 至適アブレーション部位の同定 356
5. 治療 356

39章　先天性QT延長症候群 359
1. 歴史・概念 359
2. 病因・発生機序 360
　1) QT延長の発生機序 360
　2) Torsade de pointesの発生機序 360
3. 分類 360
　1) Jervell and Lange-Nielsen症候群 361
　2) Romano-Ward症候群 361
　　　1 LQT 1 361
　　　2 LQT 2 362
　　　3 LQT 3 362
　　　4 LQT 4 362
　　　5 LQT 5 362
　　　6 LQT 6 363
　　　7 LQT 7 363
　3) 孤立性QT延長症候群 363
　4) 特殊なQT延長症候群 363
　　　1 合指症を伴う先天性QT延長症候群 363
　　　2 乳児突然死症候群(SIDS) 363
4. 診断 363
　1) 臨床的特徴 363
　2) 心電図の特徴 364
　　　1 非発作時の心電図 364
　　　2 発作時の心電図 366
　　　3 運動負荷試験 366
　3) その他の検査 368
　　　1 加算平均心電図 368
　　　2 体表面電位図 368
　　　3 ホルター心電図 368
　　　4 心臓超音波検査 368
　　　5 心筋シンチグラム 369
　　　6 電気生理学的検査(EPS) 369
　　　7 病理学的所見 369
5. 治療 369
　1) 薬物治療 369
　2) ペースメーカ治療 370
　3) 植込み型除細動器(ICD) 370
　4) 左頸胸部交感神経節切除(LCSD) 370

40章　後天性QT延長症候群 373
1. 概念 373
2. 原因 374
　1) 薬剤 374
　　　1 頻度 374
　　　2 原因薬剤 375
　　　3 発生の原因 375
　2) 徐脈 377
　3) その他の原因 378
　　　1 心筋梗塞 378
　　　2 心不全・心肥大 378
　　　3 電解質異常 378
3. QT延長・心室期外収縮・torsade de pointesの発生機序 379
　1) QT延長の発生機序 379
　2) 心室期外収縮の発生機序 380
　3) Torsade de pointesの発生機序 380
4. 診断 380
　1) 心電図 380

41章　Brugada症候群 —— 385
1. 定義・概念 —— 385
2. 病因・発生機序 —— 385
   1) J波, ST上昇, 多形性心室頻拍の発生機序 —— 385
      ① 活動電位ばらつき説 —— 385
      ② 伝導障害説 —— 386
   2) 病因 —— 386
      ① 遺伝子異常 —— 386
      ② 右室心筋症 —— 387
3. 診断 —— 387
   1) 臨床的特徴 —— 387
   2) 心電図の特徴 —— 389
   3) 負荷試験 —— 389
   4) 電気生理学的検査(EPS) —— 391
   5) 鑑別診断 —— 392
4. 治療 —— 392
   1) 発作時の治療 —— 392
   2) 発作の予防 —— 392

42章　カテコラミン誘発多形性心室頻拍 —— 395
1. 歴史・概念 —— 395
2. 病因・発生機序 —— 395
3. 診断 —— 396
   1) 臨床的特徴 —— 396
   2) 電気生理学的検討 —— 396
4. 治療 —— 397

43章　特発性多形性心室頻拍 —— 399
1. 歴史・概念 —— 399
2. 診断 —— 399
   1) 臨床的特徴 —— 399
      ① Short-coupled variant of torsade de pointes —— 399
      ② Short-coupled variant of torsade de pointes以外の特発性多形性心室頻拍 —— 400
   2) 電気生理学的検査(EPS) —— 400
3. 治療 —— 401

44章　虚血・心不全に合併する非持続性心室頻拍 —— 403
1. 概念 —— 403
2. 発生機序 —— 403
3. 治療 —— 403

45章　心室細動 —— 406
1. 概念・歴史 —— 406
   1) 診断 —— 406
   2) 誘発 —— 406
   3) 発生機序 —— 406
   4) 治療 —— 407
2. 心室細動に関与する因子 —— 407
   1) 慢性不整脈基質 —— 408
   2) 電気的引き金(心室期外収縮・心室頻拍) —— 408
   3) 一過性因子 —— 409
   4) 慢性不整脈基質と一過性因子の関係 —— 409
3. 病因別の発生機序 —— 409
   ① 虚血 —— 409
   ② 虚血再灌流 —— 410
   ③ 器質的心疾患 —— 410
   ④ 明らかな解剖学的(マクロ的)異常と外因を認めない —— 410
   ⑤ 電気刺激 —— 410
   ⑥ 低体温 —— 410
   ⑦ アコニチンによる心室細動 —— 410
4. 分類 —— 411
   1) 病因別 —— 411
      ① 器質的心疾患に合併して発生する —— 411
      ② 電気的異常 —— 411
      ③ 一過性要因が主たる原因 —— 411
   2) 一次性・二次性心室細動 —— 412
5. 診断 —— 412
   1) 病因・頻度 —— 412
   2) 症状・身体所見 —— 412
   3) 心電図 —— 412
   4) 基礎心疾患 —— 412
   5) ハイリスク患者の同定 —— 413
   6) 電気生理学的検査(EPS) —— 413
6. 治療 —— 414
   1) 停止(急性期の治療) —— 414
   2) 再発予防 —— 414
      ① 薬物治療 —— 414
      ② 植込み型除細動器(ICD) —— 414
      ③ 現時点での治療 —— 414

46章　心室期外収縮 —— 417
1. 歴史・概念 —— 417

- 2. 分類 ... 417
    - 1 Lown 分類 ... 417
    - 2 日内変動からの分類 ... 417
    - 3 心拍数との関連からの分類 ... 418
    - 4 発生部位からの分類 ... 418
- 3. 発生機序 ... 419
- 4. 診断 ... 420
    - 1) 自覚症状・身体所見 ... 420
    - 2) 心電図 ... 421
    - 3) 運動負荷試験 ... 421
- 5. 原因疾患と臨床的意義 ... 421
    - 1) 心筋梗塞 ... 421
    - 2) 拡張型心筋症 ... 422
    - 3) 肥大型心筋症 ... 422
    - 4) 高血圧 ... 422
    - 5) 明らかな器質的心疾患を認めない場合 ... 422
- 6. 治療 ... 423
    - 1) 一過性の場合 ... 423
    - 2) 慢性の場合(器質的心疾患あり) ... 423
    - 3) 慢性の場合(器質的心疾患なし) ... 424

VII 特殊な不整脈　427

47章　Wide QRS 頻拍　428
- 1. 臨床所見による鑑別 ... 428
- 2. 心電図による鑑別 ... 429
    - 1) 頻拍時のP波とQRS波の関係 ... 429
    - 2) 頻拍時のQRS波形の特徴 ... 431
    - 3) 薬剤に対する反応 ... 432
- 3. 電気生理学的検査(EPS) ... 434

48章　Long RP 頻拍　437
- 1. 心房頻拍 ... 437
- 2. 非通常型房室結節リエントリー頻拍 ... 437
- 3. 緩徐伝導(逆行性)を有する副伝導路を介する房室回帰性頻拍 ... 437

49章　非発作性頻拍　439
- 1. 非発作性房室接合部頻拍 ... 439
- 2. 非発作性心室頻拍 ... 439

50章　頻発型頻拍　442
- 1. 頻発型心房頻拍 ... 442
- 2. 永続性接合部回帰性頻拍(PJRT) ... 443
- 3. 頻発型心室頻拍 ... 443

51章　Torsade de pointes　446
- 1. Torsade de pointes を呈する機序 ... 446
- 2. 原因疾患 ... 446
    - 1) 先天性 QT 延長症候群 ... 448
    - 2) 後天性 QT 延長症候群 ... 448
    - 3) QT 延長を伴わないで torsade de pointes 様の波形を呈する場合 ... 448

52章　偽性心室頻拍　449
- 1. 診断 ... 449
- 2. ハイリスク患者の同定 ... 449
- 3. 鑑別診断 ... 449
- 4. 治療 ... 451

53章　マハイム線維頻拍　452
- 1. 解剖・生理 ... 452
- 2. 診断 ... 452
    - 1) 洞調律時の心電図 ... 452
    - 2) 発作時の心電図 ... 452
    - 3) 電気生理学的検査(EPS) ... 453
- 3. 治療 ... 456

VIII 疾患・病態と不整脈　459

54章　心筋梗塞　460
- 1. 心筋梗塞急性期の不整脈 ... 460
    - 1) 洞徐脈・房室ブロック ... 460
    - 2) 心房粗動・心房細動 ... 461
    - 3) 心室期外収縮 ... 461

4）非持続性心室頻拍·················461
　　5）持続性心室頻拍・心室細動·······462
2．心筋梗塞慢性期の不整脈·············462
　　1）心室期外収縮·······················462
　　2）非持続性心室頻拍·················462
　　3）持続性心室頻拍····················464
　　4）突然死·································464

55章　心筋症 ─── 467
1．拡張型心筋症·····························467
　　1）上室性不整脈·······················467
　　2）心室性不整脈·······················467
2．肥大型心筋症·····························468
　　1）上室性不整脈·······················468
　　2）心室性不整脈·······················469
3．不整脈源性右室心筋症················470
　　1）心電図の特徴·······················470
　　2）心室性不整脈·······················470
4．特定心筋疾患·····························471
　　1）サルコイドーシス················471
　　2）アミロイドーシス················471
　　3）神経筋疾患··························471

56章　特発性心室性不整脈 ─── 474
1．特発性心室期外収縮····················474
　　1）右室流出路から発生する心室期外収縮···474
　　2）右室流出路以外から発生する心室期外
　　　　収縮····································475
2．特発性非持続性単形性心室頻拍····475
　　1）右室流出路起源····················475
　　2）右室流出路起源以外の非持続性心室
　　　　頻拍·····································476
3．特発性持続性単形性心室頻拍·······477
　　1）特発性ベラパミル感受性心室頻拍···477
　　2）アデノシン感受性心室頻拍···478
4．特発性多形性心室頻拍·················478
　　1）カテコラミン誘発多形性心室頻拍···478
　　2）特発性多形性心室頻拍··········479
5．特発性心室細動··························479

57章　心不全 ─── 481
1．心不全に合併する不整脈·············481
　　①房室ブロック・洞不全症候群···481
　　②期外収縮······························481
　　③心房細動······························481
　　④心室頻拍······························481
　　⑤心室細動······························481
2．心不全における不整脈発生の要因···482
　　①心筋の線維化・脂肪変性·······482
　　②心拡大・心肥大·····················483
　　③イオンチャネル·····················483
　　④自律神経系と神経体液性因子···483
　　⑤電解質異常···························483
　　⑥薬剤·····································483
3．心不全に合併する不整脈の治療····484
　　①徐脈·····································484
　　②心房細動······························484
　　③心室期外収縮························484
　　④非持続性心室頻拍·················484
　　⑤持続性心室頻拍・心室細動···484

58章　突然死 ─── 486
1．概念··486
2．突然死と心疾患···························486
3．突然死の原因となる不整脈··········487
　　①心室細動······························487
　　②心室頻拍······························487
　　③偽性心室頻拍························487
　　④心房粗動・心房細動··············487
　　⑤徐脈·····································488
4．突然死のハイリスク患者の予知···488
　　①ホルター心電図·····················489
　　②運動負荷試験························489
　　③左心機能評価························490
　　④加算平均心電図（SAECG）····490
　　⑤QT間隔のばらつき················490
　　⑥心拍変動······························490
　　⑦圧反射感受性（BRS）···········490
　　⑧T波交代現象························490
　　⑨電気生理学的検査（EPS）····490
5．突然死の予防·····························491
　　1）薬物治療·····························491
　　2）植込み型除細動器（ICD）···491
　　3）自動体外式除細動器（AED）···492

59章　催不整脈 ─── 495
1．概念··495
2．催不整脈のタイプ·······················495
　　①洞不全症候群，房室ブロック···495
　　②心房粗動・心房細動時の速い
　　　心室応答·······························495
　　③従来の心室性不整脈の増悪····495
　　④新たな心室性不整脈の出現····496

3. 診断 496
  1 ホルター心電図，ベッドサイド心電図モニター 497
  2 電気生理学的検査(EPS)による誘発試験 498
4. 頻度 498
5. 催不整脈の予知 498
  1 基礎心疾患 498
  2 心不全 498
  3 持続性心室頻拍・心室細動の既往 498
  4 薬剤血中濃度 499
  5 性差 499
6. 治療法 499
  1 洞機能不全，房室ブロックの出現 499
  2 心房粗・細動時の速い心室応答 499
  3 従来の心室性不整脈の増悪 499
  4 新たな心室性不整脈の出現 499

索引 501

不整脈の基礎

1. 不整脈の歴史 …………………2
2. 症状と身体所見 …………………10
3. 刺激伝導系の解剖 …………………15
4. 刺激伝導系の生理 …………………19
5. 不整脈の機序 …………………25
6. 不整脈の分類 …………………38

1 不整脈の歴史

1．不整脈と予後

1）脈とり学

　不整脈の歴史は古く，昔から脈の乱れとして医師や祈祷師を困惑させ，また人々を不安にさせていたと思われる。心臓と脈との関連に関しては，紀元前1500年頃のPapyrus Ebersに患者の頭，腹，手を触れることで心臓の状態がわかると記載されている。一方，中国では漢の時代から"脈とり学"として不整脈が研究されていた[1]。特に，脈の乱れと生命予後との関連性を重要視し，脈が50回に1回飛ぶのは正常，40回に1回の場合は余命4年，30回に1回では余命3年，20回に1回では余命2年，10回に1回では余命1年と記載されている。さらに，3回または4回に1回脈が飛ぶと約1週間の命，脈が1回おきに飛ぶと3～4日の命とも記載している。これは，統計学に基づくものではなく名医の個人的な経験と直感によるものであったが，この教えはその後の東洋医学における脈の乱れに対する考えに影響した。一方，西洋ではローマの医師であるGalen（A.D. 129-199）が，脈の乱れは生命を脅かし死の予告となると記述している[2]。その後，中世には脈の乱れと生命予後とは関係ないとの報告がみられ，Heberden（1710-1801）は脈が飛ぶのは臨床的に意味がないと記載し[3]，イタリア人医師であるLancisi（1707）は症状がない脈の乱れは心配ないと報告している[4]。しかし，Galenの影響は強く20世紀に至るまで脈の乱れは危険なものであると西欧でも信じられてきた（図1-1）。

2）基礎心疾患とタイプ

　20世紀に入り，心臓病の病因が解明されるに伴い，脈の乱れを有する患者の生命予後を規定する最も重要な因子は心筋梗塞，心筋症，心筋炎，弁膜症などの基礎心疾患であることがわかってきた。このことを考慮すると，漢の医師およびローマのGalenは重篤な病気をもった患者の脈の乱れから予後を予測したのに対し，予後不良説に反論した中世の医師たちは比較的軽症な患者の脈の乱れから予後を予測したと考えることができる。一方，Lownは患者の生命予後は不整脈を起こしている基礎心疾患ばかりでなく，不整脈の種類にも依存することに気づいた[5]。Lownは心筋梗塞に合併して起こる心室期外収縮のタイプと予後の関連を検討し，心室期外収縮を5つのタイプに分類した（図1-2）。1時間に30回以内の心室期外収縮は予後に影響しないとしたLownの報告は，脈が

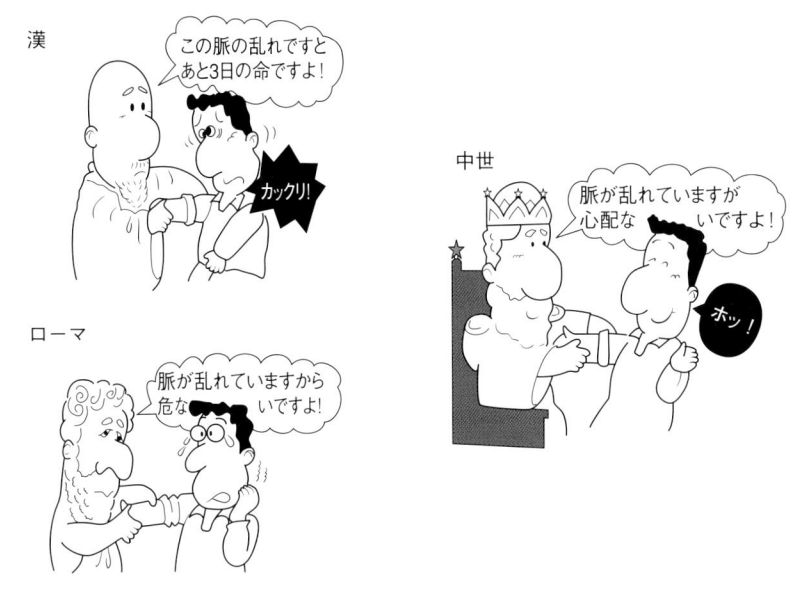

図 1-1 脈の乱れ（不整脈）による予後の違い
中国の漢では脈の乱れを有する患者は予後が悪いと考えられていた。ローマの Galen 医師も脈の乱れを有する患者は予後が悪いと医学書で述べている。中世の医師である Lancisi（1707）は，脈の乱れを有する患者でも長生きしている患者がいると報告してる。この違いは患者の母集団の違いによるものと考えられている。

分類	PVC の特徴
0	なし
1	まれ（＜30/時間）
2	頻回（≧30/時間）
3	多源性（多形性）
4a	2 連発
4b	3 連発以上
5	連結期が短い（R on T）

図 1-2 Lown 分類
Lown は心筋梗塞後に生じる心室期外収縮の数とタイプで分類し，各群で予後が異なることを発表した〔文献 5）より引用・改変〕。

50 回に 1 回飛ぶのは正常と記載した漢の時代の脈とり学の考えと類似していることは興味深い。

3）大規模臨床試験

その後，統計学的な手法を用いた大規模な調査で不整脈と予後の関係が検討されるようになった。房室ブロック患者におけるペースメーカの予後調査で，ペースメーカを植え込こんだ患者の予後は，房室ブロックがない対照群（期待生存率）と変わりがないことが明らかになり，治療の予後における有用性が明らかにされた（図 1-3）。一方，心筋梗塞に合併する心室期外収縮に対して Vaughan Williams 分類 IC 群の抗不整脈薬を用いた検討では，投与した患者群の予後がかえって悪いことが判明した[6]。したがって，今日では不整脈に対する長期治療法の有効性は，大規模臨床試験による予後調査なくしては論じえなくなってきた。

2．刺激伝導系の解剖

1）洞結節・房室結節・プルキンエ線維

刺激伝導系の解剖学は，1845 年に羊のプルキンエ（Purkinje）線維を解剖学的に同定したのが始まりである[7]。その後，1882 年に Gaskell がカエルやカメで心房と心室の間に特別な刺激伝導系が存在することを記載し，1893 年にはヒス束が同定され

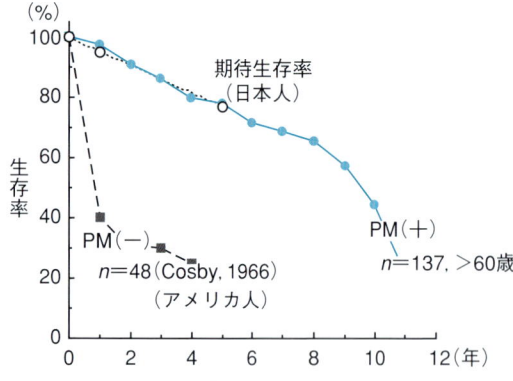

図1-3 慢性房室ブロック患者の予後
(ペースメーカ以前と以後の比較)(国立循環器病センター)
■＝PM(－)：ペースメーカが臨床に導入される以前の房室ブロック患者の予後。
●＝PM(＋)：ペースメーカが臨床導入された以後の房室ブロック患者の予後。
○＝期待生存率：年齢調整した日本人の生存曲線。
ペースメーカを植え込んだ房室ブロック患者の予後は年齢調整した日本人の期待生存率と変わらない。

た[8]。田原(1873-1952)は房室結節の解剖を詳細に検討し，房室結節，ヒス束，脚，プルキンエ線維が解剖学的に連続していることを解明した(図1-4)[9]。洞結節に関してはKeith & Flack などの研究により，洞結節が心房で最も早期に興奮する部位であり，脊椎動物のペースメーカ細胞群であるsinus venosusから心臓の興奮が発生することを確認した。また，この部位の温度が変化すると心拍数が変動することも発見した。

2) 心房

洞結節と房室結節を結ぶ刺激伝導系に関しては，Wenckebachが右房後壁にプルキンエ線維様の細胞を認め，これが心房中隔近傍を走行して房室結節に連続すると報告している。しかし，Lewisは心房の解剖学的特性を考えれば，特殊伝導路を想定しなくても心房の伝導パターンを説明でき，心房の特殊伝導系はBachmannの心房間伝導のみであると考えた[10,11]。その後，Jamesは組織学的検討から心房には，洞結節と房室結節を結ぶプルキンエ線維様の伝導系が存在することを報告した[12]。さらに，これらの刺激伝導路を前・中・後結節間伝導路と命名した。Jamesの報告はその後，LevやTruexなどにより確認されたが，プルキンエ線維様の伝導系が存在するかに関しては異論があるようである。

Kochは，tendon of Todaro (eustachian valve の続き)，三尖弁の中隔弁，冠状静脈洞で区分される三角形をKochの三角(trigon)と呼び，その頂点に房室結節が存在すると報告した[13]。このKochの三角は，心臓手術の際に刺激伝導系を傷害しないための目安となり，最近では房室結節リエントリ性頻拍のカテーテルアブレーションの際にも重要となっている。

3) 脚・副伝導路

房室伝導に関しては，Heringがイヌのヒス束に傷害を加え房室ブロックを作成し，EppingerとRothbergerは右脚，左脚の両方を切断すると房室ブロックが生じると報告した。

副伝導路に関しては，Kentは1893年に心房と心室を連絡する副伝導路があることを報告した[14]。この副伝導路はその後の研究で早期興奮の解剖学的基質と判明しケント束と呼ばれている。最近では，この副伝導路の電位も記録できるようになり，カテーテルアブレーションの至適焼灼部位の指標となっている。

3．不整脈の診断

1) 脈拍

心電図が発明される前にも脈の乱れ方を知る努力が行われている。早くから不整脈と予後との関係についての記載がみられる中国では，脈の乱れを，①脈が間欠的に飛ぶ(chieh脈)，②不規則で乱れている(tai脈)，③頻脈でまれに脈が飛ぶ(tsu脈)に分類している。これは，今日の期外収縮，心房細動，頻拍性不整脈にあたるものと推定される。ローマのGalenも"脈の乱れ"を規則正しく打っている脈(eurhythmus)，異常な脈(pararhythmus, heterorhythmus, ecrhythmus)に分類し

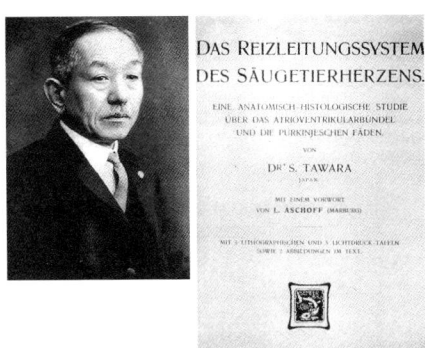
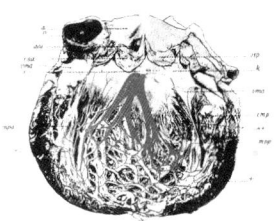

論文の表紙(1906年)

図1-4　田原淳博士〔文献9)より引用〕

た。heterorhythmus のなかの heterotopic は今日でいう ectopic（期外収縮）にあたると考えられる。

Marquet は，脈の乱れを記述する方法として楽譜による表現方法を考案した(1769)[15]。一例を図1-5に示すが，上段の楽譜は心室期外収縮が起こっていると解釈できる。下段の楽譜は音符の間隔と高低がばらばらになっていることにより，絶対性不整脈，すなわち心房細動を表現していると考えられる。

2）脈波

1902年に Maceknzie は，"The study of the Pulse" という著書でポリグラフを用いて動脈波と静脈波を記録し種々の不整脈を診断した[16]。同様に，Wenckebach はポリグラフを用いて，種々の不整脈の特徴を報告したが，最も有名なのが房室ブロックの Wenckebach 現象である[17]。この方法を用いて診断された不整脈としては，洞不整脈，洞頻脈，洞徐脈，第1～3度房室ブロック，Wenckebach 現象，接合部調律，発作性心房頻拍などがある。

3）心電図

心電図は不整脈の診断には欠かせないものであるが，その完成は多くの科学者の多大な努力の成果である。1856年に Koelliker と Mueller がカエ

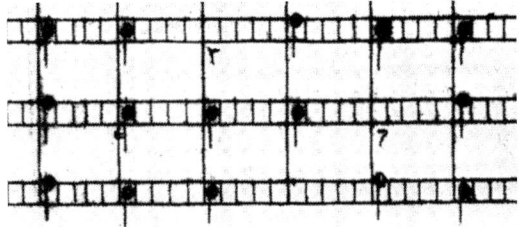
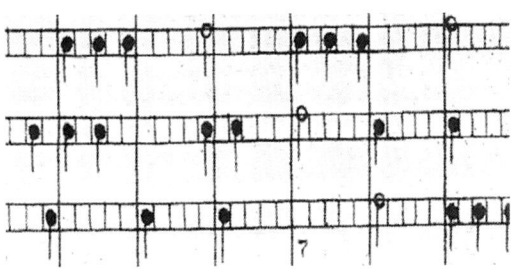

図1-5　楽譜による不整脈の表現法
　　　　（Marquet, 1769）
上：3拍目が欠如して，4拍目が強く打っている。心室期外収縮が起こっていると解釈できる。
下：音符の間隔と高低がばらばらとなっている。絶対性不整脈，すなわち心房細動と考えられる。

ルの心臓の電気興奮を記録したのが最初と考えられている。1872年には毛細管電流計が作られ，1887年に Waller が初めて体表面から心臓電気現象を記録し electrogram と命名した。

Einthoven は1903年に弦線電流計を用いて，今日記録されている心電図と同じ波形を記録し，それぞれ P 波，QRS 波，T 波と命名した[18]。Eintho-

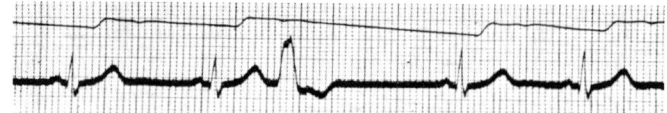

Einthoven.(1906). Arch. int. Physiol., 4, p. 151.

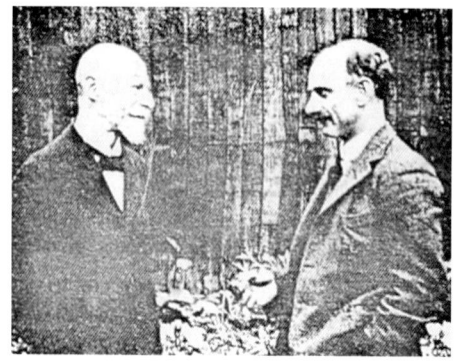

図1-6　心電学と不整脈学の父
(Museum Boerhaave より許可を得て転載)
上：Einthoven が 1906 年に記録した心室期外収縮
下：Einthoven(左)と Lewis(右)の写真(Museum Boerhaave, Leiden)。
　　Lewis は心電図を不整脈に応用した。

ven は，弦線電流計で記録される心臓電気現象の記録を Electrocardiogram と命名した。今日ではこれを略した EKG(ECG)が心電図を示す用語として一般的に用いられている。Einthoven は単に心電図の記録法を確立したばかりでなく，P 波，QRS 波のもつ意味を理論的に確立した。さらに，病的な状態(房室ブロック，P 波の異常，左室肥大，右室肥大)の特徴も研究し心電学の父とみなされ，1924 年にノーベル賞を受賞した。

Lewis はこの新しい機器を不整脈の診断に応用し，種々の不整脈を系統的に研究した(図 1-6)。今日ではほとんどの不整脈は心電図所見に基づいて命名されている。

4) 電気生理学的検査(EPS)

心臓の EPS[*1]は，Giraud が初めてヒトのヒス束心電図を記録した報告(1960)から始まる。さらに Scherlag らは今日用いられているような電極カテーテルで，ヒス束電位を簡単に記録する方法を開発した[19]。一方，心臓に電気刺激を加えて調べる方法は，Durrer らが Wolff-Parkinson-White (WPW)症候群の患者に初めて行い，頻拍発作が電気刺激で誘発および停止できることを報告した[20]。Wellens は電気刺激法と心腔内電位記録法の双方を用いて，発作性上室性頻拍の機序がリエントリーであると推定し，その興奮旋回路の同定を試みた。Wellens はさらに心室頻拍も電気刺激で誘発されると報告し，心室頻拍の機序解明に貢献した[21]。一方，Josephson らは心内膜マッピング法を開発し，心室頻拍の機序のみならず心室頻拍の発生部位の同定を試みた[22]。その後，Fisher は電気刺激で再現性をもって心室頻拍が誘発可能であることに注目して，心室頻拍に対する予防薬剤の薬効評価法を開発した[23]。最近は非薬物治療法が普及したため，EPS は不整脈の正確な診断・機序解明の目的のみならず，非薬物治療の術前検査としても重要となってきた。

[*1]EPS：electrophysiological study

4．不整脈の治療

1）薬物治療

不整脈治療は薬物治療と非薬物治療に大きく分けられる。20世紀以前の不整脈の治療はジギタリスとキニジンのみであった。ジギタリスはWithering が 1785 年に『An Account of the Foxglove, and Some of its Medical Uses』という著書のなかで 160 人の患者に対して行った効果を報告し[24]，フランス人医師である Bouillaud は僧帽弁狭窄の患者の不整脈（心房細動と考えられる）にジギタリスが有効であると報告している。キニジンの不整脈に対する効果は，1749 年にフランス人医師 Senac が動悸発作を有する患者に著効すると報告し，Wenckebach は心房細動の患者にキニジンが有効であると報告している[25]。その後，ドイツ人医師の Frey は系統的に調査し，心房細動に対するキニジンの有効性を確認した。一方，心室頻拍に対するキニジンの有効性は Scott により報告されたが，その後，逆に催不整脈作用があることも認識された。同様に，White はキニジンには心室頻拍から心室細動への移行を抑制する作用があるが，過剰に投与すると心室細動を誘発することがあると報告している[26]。これは，キニジンの QT 延長作用による torsade de pointes と考えられる。その後，心室頻拍の治療薬として，1950 年にはプロカインアミド，1960 年にはリドカインが導入された。

抗不整脈薬の分類としては，Vaughan Williams, Singh, Houswirth が各種薬剤の薬理学的作用に基づいて，抗不整脈薬を 4 群に分類したものが Vaughan Williams 分類として広く用いられてきた[27]。近年の薬物治療の進歩に伴い，Vaughan Williams 分類の不備な点を補う必要が生じ，1990 年 12 月にヨーロッパ心臓病学会の不整脈 Working-Group が地中海のシシリー島 Taormina でワークショップを開催し，その討論の結果を『Circulation』(1991)と『European Heart Journal』(1991)に The Sicilian Gambit として発表した[28]。"The Sicilian Gambit" の名前はワークショップ開催地（シシリー島）とチェスの Queen's Gambit に由来する。Sicilian Gambit は，Vaughan Williams 分類には含まれていなかったアトロピン，ジギタリス，アデノシンなどの受容体作動薬も含め，さらに"発生機序"と"薬物の特性"の両面から，論理的な薬物治療が可能となるように工夫されている。

2）非薬物治療

非薬物治療は徐脈性不整脈に対するペースメーカ治療から始まった。1930 年に Hyman が初めて実際の患者においてペーシングを試み，1952 年に Zoll は皮膚を通じて体外から心臓を刺激できることを報告した[29]。1958 年，Furman による経静脈的ペーシング法が考案され，翌年には植え込み型ペースメーカが作られた[30]。その後もペースメーカの進歩はめざましく，心室ペーシングのみならず心房ペーシングも可能となり，今日では人間本来の生理的ペーシングに近い機能を有するペースメーカが作られている（図 1-7）。

頻脈性不整脈に対する非薬物治療は 1947 年に除細動が初めて患者で成功したことから始まった。このときは直接心臓に直流通電（DC[*2]）したが，Zoll（1956 年）は経胸壁的に除細動を試み，4 人の患者で 11 回の除細動に成功した。Mirowski は体外式除細動器を体内に植え込む方法を考案し，動物実験での成績を 1970 年に報告した[31]。その後も研究が続けられ，1980 年に Johns Hopkins 大学で陳旧性心筋梗塞，特発性心室細動，および心筋症の 3 例に初めて植込み型除細動器（ICD[*3]）が臨床応用された[32]。1985 年にアメリカ FDA より認可され，心室細動に対する最も確実な治療法として確立した。

頻脈性不整脈に対する手術は，1968 年にアメリカの Duke 大学で副伝導路の切断術から始まった[33]。この手術の成功で WPW 症候群の根治が可能となった[34]。その後，電極カテーテルから直流通電を行い副伝導路を切断する方法が報告された。当初は，直流通電を使用したため合併症が多

[*2]DC：direct current
[*3]ICD：implantable cardioverter defibrillator

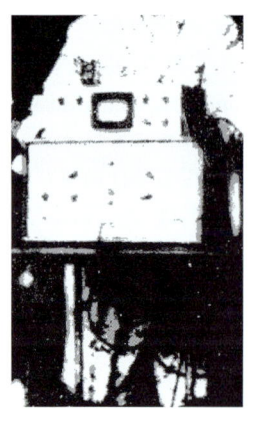 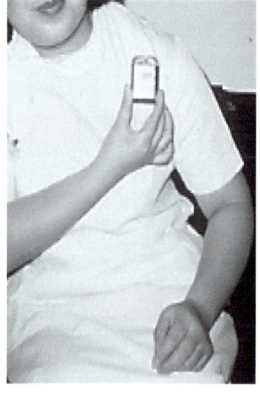 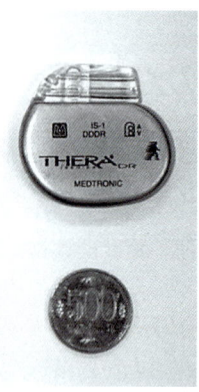

図1-7 ペースメーカの進歩
左：1950年頃のペースメーカ（体外式）。
中：1990年頃の植込み型ペースメーカ。
右：2000年頃の植込み型ペースメーカ。大きさの比較として500円硬貨が示してある。

かったが，Jackmannらの努力で高周波を用いたカテーテルアブレーションが開発され，副伝導路の切断が比較的簡単にしかも安全に施行できるようになった[35]。今日では知識・技術の進歩により90％以上の副伝導路が高周波カテーテルアブレーションで切断できるようになった。一方，心室頻拍に対する外科手術として，心室瘤の切除により心室頻拍が治癒することが1959年に報告され，その後多くの心室頻拍に対する手術法が考案された。また，Josephsonらの心内膜マッピング法やWaldoらのエントレインメント法など新しい電気生理学的手法が開発されたことで，心室頻拍に対するカテーテルアブレーションも可能となった[36,37]。

● 文献

1) Read BE：Learnings from old Chinese Medicine. Ann Med Hist 1926, 8：16.
2) Luderitz E：History of the disorders of cardiac rhythm. Futura Pub 1995, p6.
3) Heberden W：Remarks on the pulse. Med Trans Roy Coll Phys 1786, 2：18.
4) Scherf D, Schott A：Extrasystoles and allied arrhythmias. 2nd ed. Chapter I. Historical Remarks 11. William Heinemann 1973, pp1-33.
5) Lown B, Wolf M：Approaches to sudden death from coronary heart disease. Circulation 1971, 44(1)：130-142.
6) Preliminary report；effect of encainide and flecainide on mortality in a randomized trial of arrhythmia suppression after myocardial infarction. The Cardiac Arrhythmia Suppression Trial (CAST) Investigators. N Engl J Med 1989, 321(6)：406-412.
7) Purkinje JE：Mikroskopisch-neurologische Beobachtungen. Arch Anat Physiol Wiss Med 1845, II／III：281.
8) His W Jr：Die Tatigkeid des imbryonalen Herzens und deren Bedurtung fur die Lehreven der Herzbewegung bium Erwachsenen. Arb Med Klin Leipzig 1893, p14.
9) Tawara S：Das Reizleitungsystem des Saugetierherzens. Eine antomish-histologische studie uber das Atrioventricularbundel und die Purkinjeschen Faden. Mit einem Vorwort von L. Aschoff. Fische 1906, Jena.
10) Lewis T：The Mechanism and graphic registration of the heart beat. Shaw and Sons, 1925.
11) Bachmann G：The inter-auricular time interval. J Physiol 1916, 41：309-320.
12) James TN：Morphology of the human atrioventricular node, with remarks pertinent to its electrophysiology. Am Heart J 1961, 62：756-771.
13) Koch W：Waiter mitteilungen uber den Sinusknoten der Herzens. Verhandlungen der Deutschen Pathologischen. Gesellschaft 1909, 13：85.
14) Kent AFS：Researches on the structure and function of the mammalian heart. J Physiol 1893, 14：233.
15) Marquet FN：Nouvelle methode facile et curiuse pour connoitre le pouls par les notes de la musique. 2nd ed. Amsterdam, Paris, P.F. Didot, 1769.
16) Mackenzie J：The Study of the pulse. Pentland 1902, p94.
17) Wenckebach KF：Die unregelmassige Herztatigkeit und ihre kinische Bedurtung. Engelmann 1914.

18) Einthoven W：Die galvanometrische Registerierung des menshlichen Elektrokardiogramms, zugleicheine Beurteilung der Anvendung des Kapillar-Electrometers in der Physiologie. Pflugers Arch 1903, 99；472.
19) Scherlag BJ, Lau SH, Helfant RH, et al：Catheter technique for recording His bundle activity in man. Circulation 1969, 39(1)：13-18.
20) Durrer D, Roos JP：Epicardial excitation of the ventricles in a patient with Wolff-Parkinson-White syndrome (type B). Circulation 1967, 35(1)：15-21.
21) Wellens HJ, Schuilenburg RM, Durrer D：Electrical stimulation of the heart in patients with ventricular tachycardia. Circulation 1972, 46(2)：216-226.
22) Josephson ME, Horowitz LN, Farshidi A, et al：Recurrent sustained ventricular tachycardia. 1- Mechanisms. Circulation 1978, 57(3)：431-440.
23) Fisher JD, Cohen HL, Mehra R, et al：Cardiac pacing and pacemakers II. Serial electrophysiologic-pharmacologic testing for control of recurrent tachyarrhythmias. Am Heart J 1977, 93(5)：658-668.
24) Withering W：An account of the Foxglove and its Medical Uses. Oxford University Press 1785.
25) Wenckebach KF：Cinchona derivatives in the treatment of heart disorders. JAMA 1923, 81：472.
26) White PD：Heart disease. Macmillan 1931.
27) Vaughan Williams EM：Classification of anti-arrhythmic drugs. In Sandoe E, Flensted-Hanse E, Olesen KH, (eds)：Symposium on Cardiac Arrhythmias. Astra, 1970, pp440-472.
28) The ' Sicilian Gambit '. A new approach to the classification of antiarrhythmic drugs based on their actions on arrhythmogenic mechanisms. The Task Force of the Working Group on Arrhythmias of the European Society of Cardiology. Eur Heart J 1991, 12(10)：1112-1131.
29) Zoll PM：Resuscitation of the heart in ventricular standstill by external electric stimulation. N Engl J Med 1952, 247(20)：768-771.
30) Furman S, Robinson G：The use of an intracardiac pacemaker in the correction of total heart block. Surg Forum 1958, 9：245-248.
31) Mirowski M, Mower MM, Staewen WS, et al：Standby automatic defibrillator. An approach to prevention of sudden coronary death. Arch Intern Med 1970, 126(1)：158-161.
32) Mirowski M, Reid PR, Mower MM, et al：Termination of malignant ventricular arrhythmias with an implanted automatic defibrillator in human beings. N Engl J Med 1980, 303(6)：322-324.
33) Cobb FR, Blumenschein SD, Sealy WC, et al：Successful surgical interruption of the bundle of Kent in a patient with Wolff-Parkinson-White syndrome. Circulation 1968, 38(6)：1018-1029.
34) Sealy WC：The Wolff-Parkinson-White syndrome and the beginnings of direct arrhythmia surgery. Ann Thorac Surg 1984, 38(2)：176-180.
35) Jackman WM, Wang X, Friday KJ, et al：Catheter ablation of accessory atrioventricular pathways(Wolff-Parkinson－White syndrome) by radiofrequency current. N Engl J Med 1991, 324(23)：1605-1611.
36) Josephson ME, Horowitz LN, Farshidi A, et al：Recurrent sustained ventricular tachycardia. 2-Endocardial mapping. Circulation 1978, 57(3)：440-447.
37) Morady F, Kadish A, Rosenheck S, et al：Concealed entrainment as a guide for catheter ablation of ventricular tachycardia in patients with prior myocardial infarction. J Am Coll Cardiol 1991, 17(3)：678-689.

2 症状と身体所見

不整脈は全く無症状なものから突然死をきたすものまで様々な症状を呈するが，不整脈の自覚症状として最も多いのは，① 失神，めまい，② 全身倦怠感，③ 動悸，④ 胸痛である。しかし，これらの症状は不整脈以外の疾患でも起こるので，不整脈が症状に関連しているか否かの確定は，有症時の心電図による客観的証拠が必要となる。また，同一の不整脈でも年齢，心機能，不整脈の持続時間などで自覚症状が異なることがある。

1．自覚症状

1）失神，めまい

失神は重篤な不整脈の1つの症状であるが，特異性は低く50％の人が一生に1回は失神発作を経験すると報告されている。また，その大部分は不整脈が原因ではなく，Kapoorの統計ではneurally mediated syncope（神経調節性失神）が最も多く，Framingham Studyでは若年者の失神の原因の約80～85％は特発性失神と報告されている[1,2]。不整脈による失神は徐脈性不整脈，頻脈性不整脈のいずれでも起こる[3,4]。

頻脈性不整脈の場合は，心室レートが250/分以上になると，失神・めまいを起こす可能性がある。多形性心室頻拍と心室細動は心室レートが速いので失神を起こすが，心房細動や心房粗動の場合でも房室伝導が亢進していると心室頻度が250/分以上となり失神を起こす場合がある。特に，心房粗動（心房レートは300/分）の房室伝導が1：1の場合は，心室頻度が300/分となり失神を起こすことがある[5]。房室伝導が亢進している原因としては，交感神経作動薬を投与している場合や副交感神経遮断作用を有する抗不整脈薬（キニジン，ジソピラミドなど）を投与している場合が多い。発作性上室性頻拍では失神を起こすことは少ないが，発作の起こり始めに血圧が低下して失神をきたすことがある（図2-1）。また，心拍数がそれほど速くなくても心機能が低下している場合は失神を起こしやすい。

徐脈性不整脈で起こる失神は，徐脈が持続している場合よりも一過性の心停止が起こった場合に多い。房室ブロックでは発作性房室ブロック，洞不全症候群では徐脈頻脈症候群（頻脈停止後の心停止）が失神を起こしやすい。発作性房室ブロックは，通常の心電図ではブロックが捉えられないことがあるので非発作時の心電図からは診断が難しい[6]（図2-2a）。徐脈頻脈症候群によるめまいの典型的な例では動悸が治まったと感じた後，頭から血の気が引く感じを訴える患者が多い（図2-2b）。また，そのときに身体や顔が火照る感じを

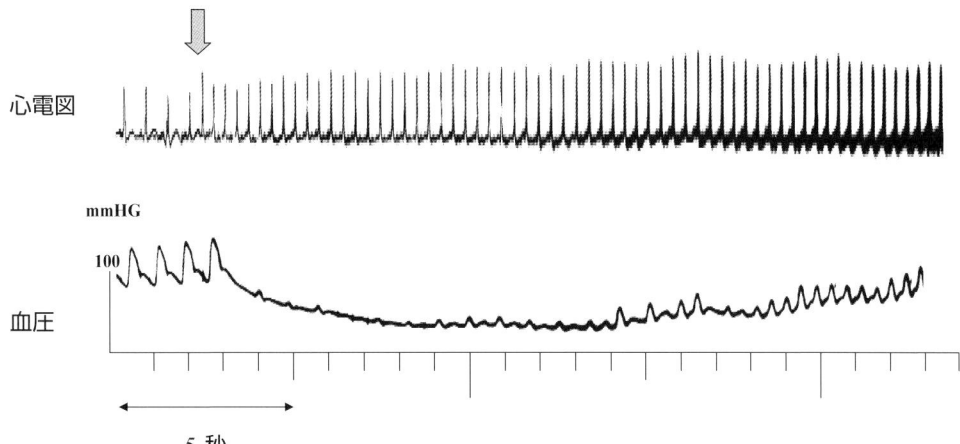

図 2-1 失神（頻脈性不整脈）
発作性上室性頻拍の起こり始めに血圧が低下し，15 秒後から徐々に血圧が戻っている。この患者は発作の起こり始めに失神を起こしている。⇩は発作の開始。

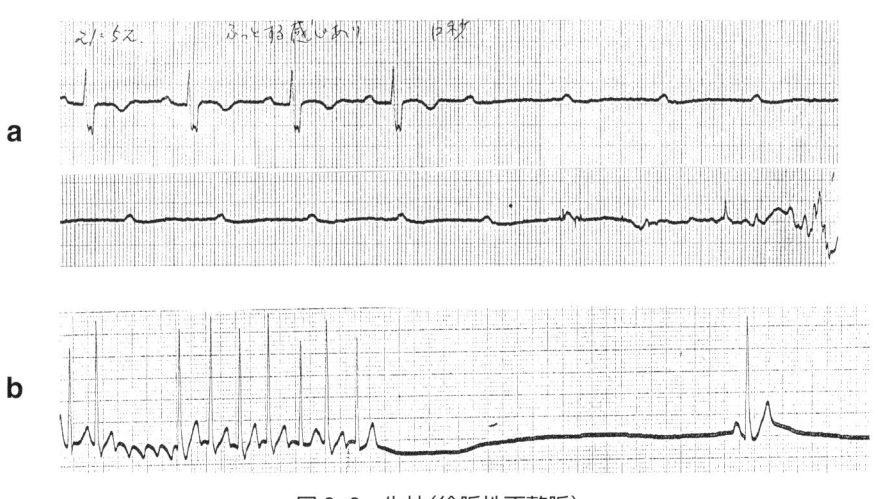

図 2-2 失神（徐脈性不整脈）
　a：発作性房室ブロック
　　非発作時の心電図が正常なのでヒステリーと考えられていた患者。失神時に記録された心電図（2 段目）にブレがあるのは，痙攣を起こしたためである。
　b：徐脈頻脈症候群
　　心房粗動停止後に約 5 秒の洞停止が起こっている。この患者の主な自覚症状は動悸直後の失神であった。

訴えることもある。顔が火照る感じは心停止で皮膚の血管が拡張し，その拡張した血管に血液が再度流れるときに感じる症状であると考えられている。これらの症状の経過と心電図モニターを比較すると，動悸は心房細動・心房粗動，頭から血の気が引く感じのときは心停止，最後の顔が熱くなるのは心停止が治り，脈が打ち出したときに対応している。

　持続性徐脈の症状としては全身倦怠感，息切れなどの心拍出量低下と心不全の症状が主で，失神

発作は比較的少ない。しかし，持続的な徐脈でも心拍数が25/分以下となると労作時には脳血流が不十分となり失神を起すことがある。また，徐脈により再分極異常（QT延長）が出現し，特殊な心室頻拍（torsade de pointes）を起こして失神することがある。この場合は心室頻拍の治療でなく，徐脈の治療が重要となるので正確な診断が大切である。

失神・めまいは不整脈の最も重篤な症状のひとつであるが，心臓以外の原因でも起こるので鑑別が大切である。心臓以外の原因として起立性低血圧，低血糖発作，脳血管障害やてんかん発作などがある。また，心疾患のうち不整脈以外で失神・めまいを起こすものに大動脈弁狭窄症，肺動脈弁狭窄症，閉塞性肥大型心筋症，左房粘液腫，肺塞栓などがある[7,8]。発作の起こる状況，既往歴，随伴症状，意識消失の時間，薬物の有無，家族歴などの問診が重要である。

2）全身倦怠感，息切れ

徐脈性不整脈において，心拍数が補充調律で比較的保たれている場合は，全身倦怠感，息切れなどの心不全症状で来院することが多い。徐脈では1回拍出量が増加して心拍出量を保つように働くが，40/分以下に心拍数が低下すると1回拍出量の増加でも補うことができなくなり，心拍出量は低下し，左室拡張終末期圧が高くなる。しかし，どの程度の徐脈で心不全になるかは徐脈の持続期間，補充調律の発生部位，心房収縮の有無，左室機能の状態が影響している。また，安静時では無症状な場合でも運動すると息切れ，全身倦怠感の症状が出てくる。

頻脈性不整脈は動悸を訴えることが多いが，頻拍が起こっても動悸を感じず全身倦怠感，息切れを主訴として来院する場合もある。最近，頻拍が長時間持続すると心室収縮力が低下し，頻脈心筋症（tachycardiamyopathy）が生じることが判明した。この場合は頻拍停止後もしばらく心機能低下が持続する。

3）動悸[9,10]

動悸は頻脈性不整脈の最も多い自覚症状である。患者が表現する動悸のタイプは，①脈が規則正しく速い，②脈が不規則で速い，③脈が飛ぶ，に大別される。脈が不規則で速く乱れていると訴える場合は，心房細動のことが多い。心房細動は発作性のほうが持続性よりも動悸症状が強い。また，持続性心房細動では労作時にのみ動悸を訴えることが多い（労作時に心拍数が増加するため）。脈が飛ぶと表現する場合は期外収縮のことが多い。期外収縮のうち心室期外収縮のほうが自覚症状を伴うことが多いが，個人差が大きい。

突然起こり，突然停止する規則正しい速い脈の動悸は，発作性頻拍の場合が多い。背伸びやしゃがんだ途端に起こる場合は，発作性上室性頻拍が疑われる。これは，背伸びをしたりしゃがんだときに期外収縮が起こり，これが引き金となりリエントリー頻拍が起こるからである。発作性上室性頻拍は，水を飲んだ瞬間や息ごらえをしている途中で停止することが多い。心室頻拍の場合は，上室性頻拍のような典型的な動悸症状よりもショックなどで来院することが多い。また，動悸は不安神経症などの不整脈以外でも訴えることがあることも留意すべきである。

4）胸苦しい感じ

心房細動や期外収縮を胸痛と感じる患者も少なくない（図2-3）。これは心臓の収縮が一定でないことによる症状と考えられる。また，徐脈性不整脈や頻脈性不整脈も心拍出量や血圧が低下することにより胸苦さを訴えることがあるが，この場合は心房細動や期外収縮の場合より症状が重い。

2. 発症年齢と身体所見

発作が初めて起こった年齢（発症年齢）である程度不整脈を類推できる。WPW（Wolff-Parkinson-White）症候群に合併する発作性上室性頻拍は先

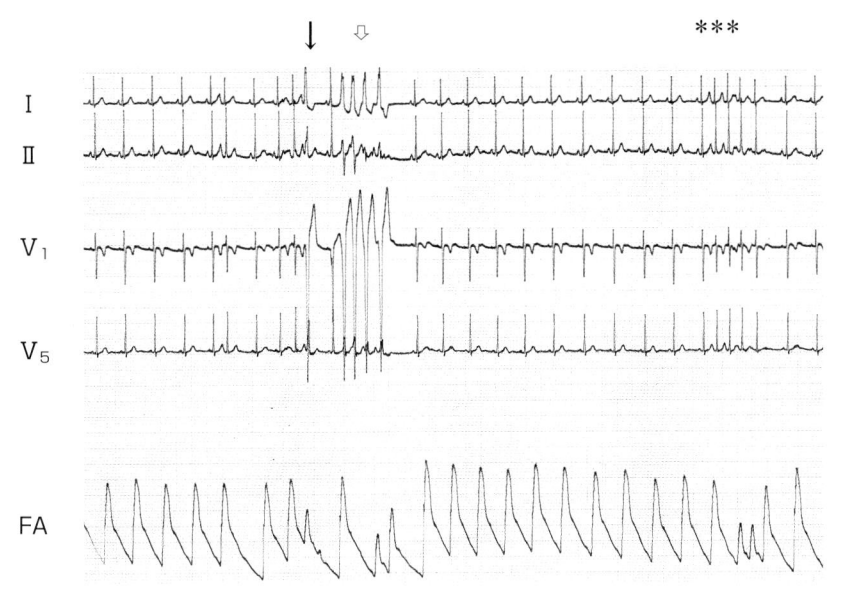

図 2-3 胸痛時の体表面心電図（I，II，V₁，V₅）と FA（大腿動脈圧）の同時記録
この患者は不整脈が出現すると胸痛を訴える。心室期外収縮（↓），心室頻拍（⇩），心房頻拍（＊＊＊）が起こると大腿動脈圧低下が起こっている。この脈圧低下と不整脈に伴う心臓の異常な動きを胸痛と感じていると推定される。

天性の副伝導路が原因なので若いときから起こり，心室頻拍は心筋梗塞や心筋症などの病気に合併する場合が多いので発症は中年以降のことが多い。また，65歳以上で初めて起こった動悸は心房細動のことが多い。しかし，上室性頻拍，心室頻拍，心房細動にも種々のタイプがあり，発症年齢はあくまで大まかな類推である。

発作中の脈の所見は，不整脈の重症度や緊急度の判定ばかりでなく診断にも重要である。心房細動の脈は間隔と高低がばらばらとなっており，この脈の所見から絶対性不整脈と呼ばれる。この心房細動の脈の特徴を音符で書き表すと図2-4aとなる。また，心室期外収縮が起こっているときに脈を触れてみると，脈が飛んでいるのがわかる。この心室期外収縮の脈の特徴を音符で書き表すと図2-4bとなる。心室頻拍は時に1拍ごとに強弱のある交互脈として触れる。特に，子どもの場合は脈拍数が心拍数の半分のことがある。

発作中の心音も診断にヒントを与えてくれる。心室頻拍の場合はI音（僧帽弁と三尖弁の閉鎖時に生じる音）の強弱を認める。これは心房と心室の

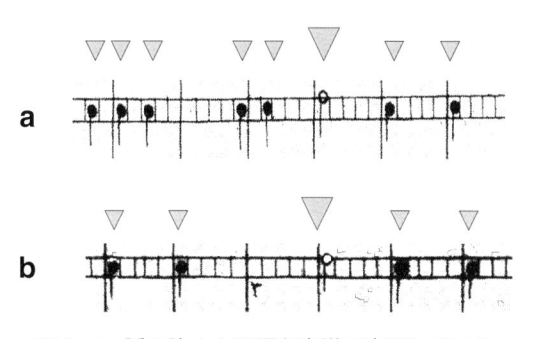

図 2-4 脈の強さと間隔を楽譜で表現している
a：心房細動
この患者の自覚症状は動悸であるが，脈をとると乱れている。脈の間隔が不規則で脈の強さもばらばらである。▽の大きさは脈の強さを表している。
b：心室期外収縮
この患者は脈が飛んだ後の収縮を動悸と感じている。▽の大きさは脈の強さを表している。

興奮が連動していないために，心房と心室の興奮のタイミングの違いにより，僧帽弁の開放の程度が異なる結果I音の強さが変動する。同様に第3度房室ブロックの場合もI音の強さが変動する。また，心室頻拍と第3度房室ブロックの場合は，

三尖弁の開放のタイミングで頸静脈にキャノン波を認める。

　非発作時の身体所見は，不整脈を起こす解剖学的基質の同定に有用である．脈，心音，頸動脈，頸静脈などの身体所見より基礎心疾患を診断し，起こりうる不整脈を推定する．また，WPW症候群では心室が早期興奮するのでⅠ音の亢進が認められる（僧帽弁が最大に開放されているタイミングで心室収縮が始まるため）．また，副伝導路が右室に付着しているWPW症候群では，Ⅱ音（大動脈弁と肺動脈弁の閉鎖時に生じる音）の奇異性分裂を認めることがある（右室が早期興奮するため）．

● 文献

1) Kapoor WN：Evaluation and outcome of patients with syncope. Medicine 1990, 69(3)：160-175.
2) Linzer M, Yang EH, Estes NA, et al：Diagnosing syncope. Part 1：Value of history, physical examination, and electrocardiography. Clinical efficacy assessment project of the american college of physicians. Ann Intern Med 1997, 126(12)：989-996.
3) Stokes W：Observations on some cases of permanently slow pulse. Dubin Quart J Med Sci 1846, 2：73-85.
4) Wayne HH：Syncope. Physiological considerations and an analysis of the clinical characteristics in 510 patients. Am J Med 1961, 30：418-438.
5) Macmilan TM, Bellet S：Auricular flutter；Some of its clinical manifestations and its treatment：Based on a study of 65 cases. Am J Med Sci 1932, 184：33.
6) 土橋和文, 大江 透, 鎌倉史郎・他：心房頻度依存性に発生する発作性房室ブロックの1例，" Atropine, isoproterenol 投与との関連"．心臓 1988, 20：605.
7) Johnson AM：Aortic stenosis, sudden death, and the left ventricular baroceptors. Br Heart J 1971, 33(1)：1-5.
8) Nienaber CA, Hiller S, Spielmann RP, et al：Syncope in hypertrophic cardiomyopathy；Multivariate analysis of prognostic determinants. J Am Coll Cardiol 1990, 15(5)：948-955.
9) Wolff L：Clinical manifestation of paroxysmal tachycardia. I. Anginal pain. New Eng J Med 1945, 232：491.
10) Herrmann GR, Park HM, Hejtmancik MR：Paroxysmal ventricular tachycardia；A clinical and electrocardiographic study. Am Heart J 1959, 57(2)：166-176.

3 刺激伝導系の解剖

　心臓の刺激伝導系は洞結節，房室結節，ヒス束，脚，プルキンエ線維により構成され，作業心筋とは組織学的に異なっている。刺激伝導系は心臓の電気興奮とその伝導を担っており，洞結節で発生した興奮刺激は心房筋，房室結節，ヒス束，脚（右脚，左脚），プルキンエ線維，心室筋へと順次伝導する（図3-1）[1,2]。

1. 洞結節[3]

　洞結節は特別な細胞群（P細胞）で構成され，歩調取りの機能をもち，自律神経の作用を強く受けている。洞結節は上大静脈と右房の接合部に位置し，長さ約10〜20 mm，幅2〜3 mmの紡錘型で，尻尾は分界稜にそって下大静脈に向いている（図3-2a）。約数千個の細胞群（P細胞）が同時に興奮して，周囲の組織に興奮伝導すると考えられている。数千個の細胞群がいかなる機序で同期するのかは長年疑問であったが，最近P細胞間にもギャップ結合があり，これにより細胞間の伝導が行われ洞結節の同期性が維持されていることがわかってきた。一方，P細胞がどのイオンで脱分極して周期性を維持しているのかは種々の説があり，まだ確定していない。この特殊なP細胞群の周囲には，P細胞や心房筋細胞と異なる電気生理学的性質を有する結節周囲と呼ばれる部位があるが，この部位の解剖学的な確証は得られていない。洞結節は線維組織に埋没しているが加齢と共にこの線維組織が増加し，洞不全症候群の原因となる。洞結節の近傍には副交感神経と交感神経が多く分布しており，これが洞結節が自律神経に敏感である理由である。

2. 心房

　心房の興奮は90〜100 msecで終了するが，最後に興奮する部位は左心耳と左肺静脈近傍の心房である。心房の伝導パターンは，洞結節から発生した電気刺激が心房を円形波状的に伝導するのではなく，比較的固定されたルートを選択的に洞結節から房室結節まで伝導することが知られている（図3-2a）。この選択的に伝導する部位が特殊な組織を有する刺激伝導系なのか，通常の作業心房筋かは議論が分かれている。Jamesは1963年に69人の解剖を行った結果，解剖学的に前，中，後の3本の洞結節―房室結節間伝導路があり，この伝導路はプルキンエ線維と通常の心房筋からなっていると報告している[4]。この特殊伝導系の存在を裏づける根拠は，①組織学的にプルキンエ線維に類似した細胞が顕微鏡的に認められる，②この

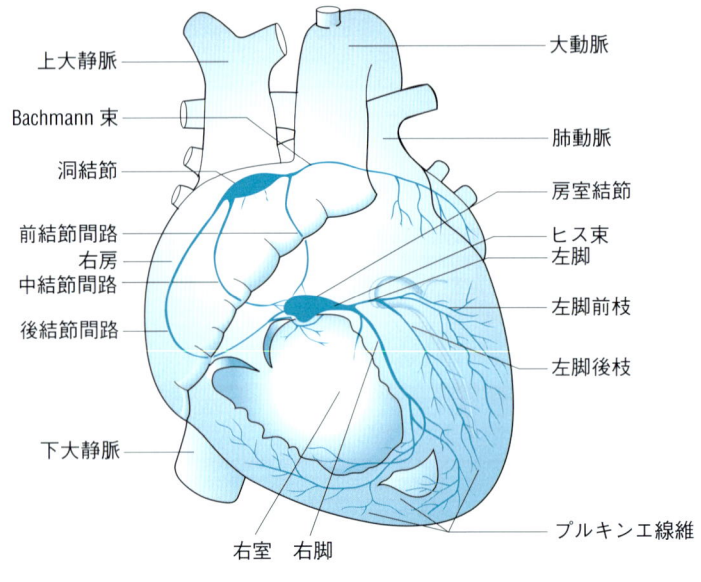

図 3-1 刺激伝導系の解剖
〔文献 1)から引用〕

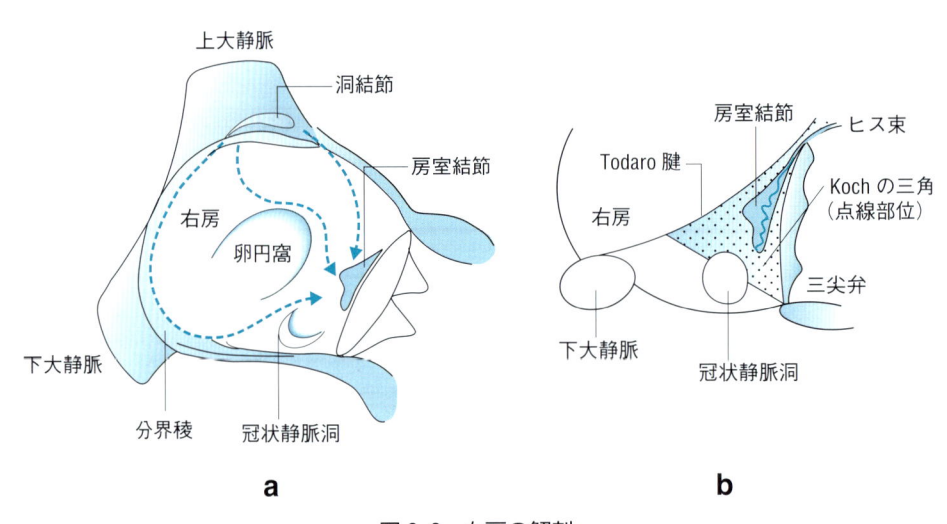

図 3-2 右房の解剖

a：右房と心房伝導
　洞結節からの電気的興奮は点線のように 3 つのルートで房室結節に伝導する。
b：Koch の三角
　Koch の三角（点で示した部位）は，三尖弁中隔尖部の弁輪，Todaro 腱，冠状静脈洞により形成される三角形である。三角形の頂点に房室結節がある。

細胞は伝導速度が 1.7 m/秒と速い，③ 高カリウムに抵抗性があり電気生理学的性質もプルキンエ線維に酷似している，などである。しかし，Janse, Anderson, Becker らは右房と左房間の伝導路である Bachmann 束（図 3-1）以外の特殊伝導路の存在を否定している。比較的固定された洞結節から房室結節への伝導パターンは，右房内の伝導障害物（卵円孔，下大静脈，冠状静脈洞，三尖弁）と心房

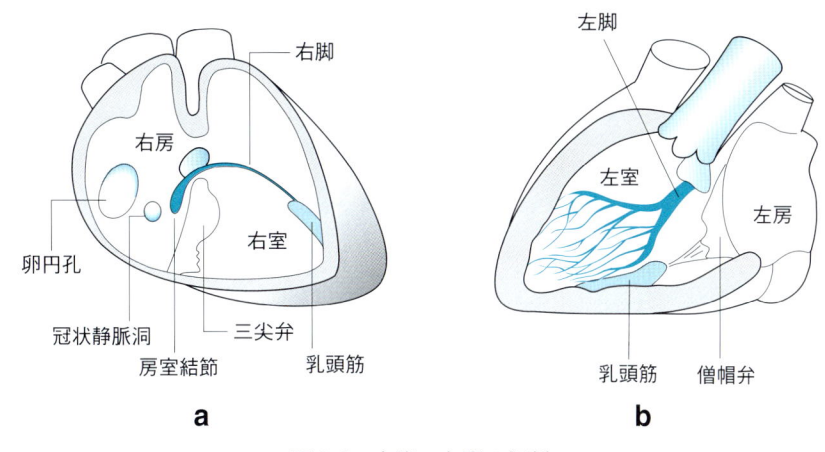

図 3-3　右脚・左脚の解剖
a：右脚を右房・右室から見る。
b：左脚を左房・左室から見る。

筋の配列で説明できると考えている[5]。

3．房室接合部

　心房の電気興奮は房室接合部で集約される。この房室接合部は，① 房室結節への入り口部分，② 房室結節，③ ヒス束につながる部分からなっている。房室結節は Koch の三角（triangle of Koch）の頂点に位置している（図 3-2b）。この，Koch の三角の両側は Todaro 腱索と三尖弁輪で構成されていて，その線が交わったところに房室結節が位置している。

　房室結節の概念は解剖学者，生理学者，臨床医で多少異なっている。この違いは房室結節を，① 結節のみに限定する（狭義），② 心房とヒス束の接合部（房室接合部）として考える（広義）のどちらとして捉えるかで生じていると考えられる。最近は，房室結節リエントリー頻拍に対するカテーテルアブレーションの成功部位の検討から，房室結節を広義に捉え房室接合部と同意義に考える専門医が増えてきた。

4．ヒス束・脚

　ヒス束は房室束とも呼ばれ，幅 1～4 mm・長さ 15～20 mm の比較的細い束で，左の膜性中隔で右脚と左脚に分かれる。右脚は細い束で分枝せずに内側乳頭筋の下に到達する（図 3-3a）[2]。左脚は幅 3～6 mm で，リボン様に分岐し全体として心尖部に向かっている（図 3-3b）[2]。一般的には，リボン様分岐の一方が後枝，他方が前枝と命名され，各々後乳頭筋と前乳頭筋に向かっている。左脚後枝は主に左室の下壁から中隔に分布し，前枝は前壁から側壁に分布している。しかし，リボン様分岐は各々の乳頭筋に向かう途中でさらに扇状に分岐し，全体としてネットワークになっている。Rosenbaum は，後枝と前枝の障害による特徴的な心電図所見を前肢ブロックと後枝ブロックと命名した。

　右脚・左脚は，共に線維組織からなる鞘に囲まれているので隣接する作業心筋には直接興奮は伝導しない。左脚・右脚を介して心内膜に到達した電気刺激はプルキンエ線維からなるネットワークにより心室筋全体に伝導する。最近，心内膜側と心外膜側で細胞の電気的性質が異なるばかりでなく，心筋固有層に電気生理学的に特殊な性質を有

18　I　不整脈の基礎

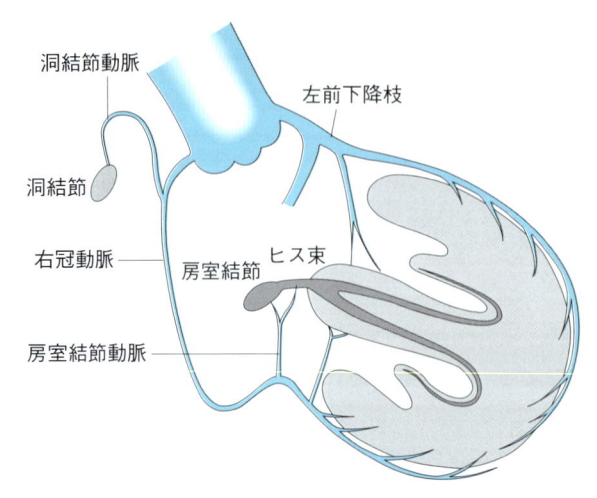

図 3-4　刺激伝導系の血管分布
刺激伝導系の一般的な血管分布を示すが，このほかにも多くのバリエーションが存在する．

するM細胞があることが判明したが，その形態的，組織学的特徴は今のところわかっていない．

5．刺激伝導系への血管分布
（図 3-4）[6]

　洞結節は心房枝のうち最も大きな洞結節動脈で灌流されている．この動脈は55％の人で右冠動脈から，45％の人で左回旋枝から分かれている．この動脈は上大静脈を取り囲むようにして多くの場合は洞結節の真ん中を貫通しているが，右心房・左心房にも灌流している．
　房室接合部への血流は右冠動脈と左冠動脈から2重に補われているが，通常は，右冠動脈からの血流が主（房室結節動脈）である．房室接合部におけるもう一方の灌流は，左前下行枝の第1または第2中隔枝からであるがこの分布には個人差が多い．房室接合部への血流分布は心筋梗塞における房室ブロックや脚ブロックの発生と密接に関係している．

●文献
1) 五島雄一郎，大林完二（監）大林宗二，小沢友紀雄，兼本成文武，加藤貴雄（編）：心電図のABC. 日本医師会生涯教育シリーズ．カラー口絵　p6　日本医師会発行　共和企画通信．1992
2) Bharati S, Lev M：The Cardiac conduction system in Unexplained Sudden Death. Futura Publishing 1990.
3) Keith A, Flack M：The form and nature of the muscular connections between the primary divisions of the vertebrate heart. J Anat Physiol 1907, 41：172.
4) James TN：The connecting pathways between the sinus node and A-V node and between the right and the left atrium in the human heart. Am Heart J 1963, 66：498-508.
5) Davies MJ, Anderson RH, Becker AE：The conduction system of the heart. Butterworths 1982, pp18-242.
6) James TN：Anatomy of the Crorornary Arteries. New York, P.B Hoeber, 1961.

4 刺激伝導系の生理

　心臓は洞結節細胞，房室結節細胞，心房筋細胞，心室筋細胞，ヒス束・脚を構成する細胞，プルキンエ線維など種々の異なる細胞で構成されている。これらの細胞は各々静止膜電位や活動電位が異なっており，電気生理学的性質は均一ではない（図4-1）。この細胞間の相違は各々の細胞のイオン電流の違いによる。

1. 静止膜電位[1]

　心筋細胞は，細胞外にNa^+，Ca^{2+}，Cl^-が多く，細胞内にはK^+が多い分布となっている（K^+濃度の細胞内と細胞外の比は35：1，Na^+濃度の細胞内と細胞外の比は1：14，図4-2）。この細胞内外のイオン濃度の差は，能動的にK^+を組み入れNa^+を組み出す作用をもつNa^+/K^+ポンプが細胞膜に存在するからである。また，細胞膜にはイオンが濃度勾配に従って受動的に通るチャネル（K^+チャネル，Na^+チャネルなど細胞膜蛋白）が存在する。静止状態にある心筋細胞の細胞膜ではNa^+チャネルは閉じ，一部のK^+チャネルが開いた状態にある。その結果，細胞内外のK^+濃度の違いで外に出ようとする力（濃度勾配による拡散力）とK^+をなかに引き留めようとする力（K^+が流出した結果生じる細胞内の負の電気的力）が生じ，両者の力が平衡状態で安定する。細胞内外でのイオン濃度差と平衡する電位はNernstの理論式からも計算できる。細胞内外のK^+濃度差から計算した平衡電位は細胞内が$-95\,mV$で，実際計測した心筋の静止膜電位の$-80～-90\,mV$とほぼ一致する。このことより，静止膜電位の発生はK^+の濃度差により形成されていることが明らかにされた。他のイオンも静止膜電位発生にある程度関与しているが，K^+に比べて膜の透過性が悪いので，その程度は大きくない。また，心筋細胞にはK^+を特異的に通過させるK^+チャネルは種々あるが，静止膜電位に関与しているK^+チャネルはIK_1と呼ばれる。このIK_1チャネルは心室筋細胞に最も多く分布し，洞結節細胞と房室結節細胞で少ない。この分布の違いが各細胞で静止膜電位が異なるゆえんである。すなわち，洞結節細胞の静止膜電位が（$-40～-55\,mV$）と他の作業心筋細胞の静止膜電位より浅いのは洞結節細胞のIK_1電流が非常に少ないためである。

2. 活動電位[1～3]

　静止した心筋細胞は外からの電気刺激が一定のレベル（閾値）に達すると，種々のイオン透過性が急激に変化して脱分極とそれに引き続く再分極を

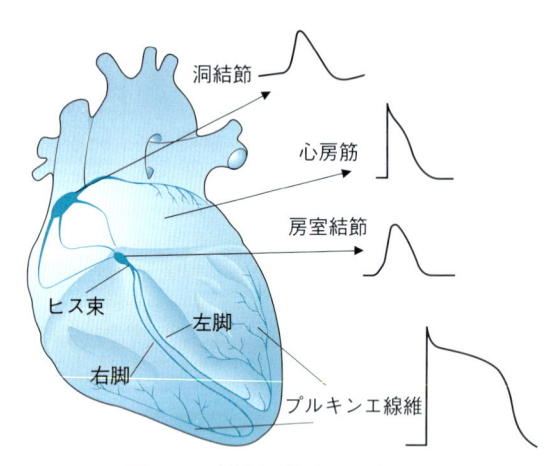

図 4-1 刺激伝導系の活動電位
洞結節と房室結節の活動電位の立ち上がりは緩やかである。心房筋とプルキンエ線維の活動電位の立ち上がりは速い。また，プルキンエ線維の活動電位持続時間は最も長い。

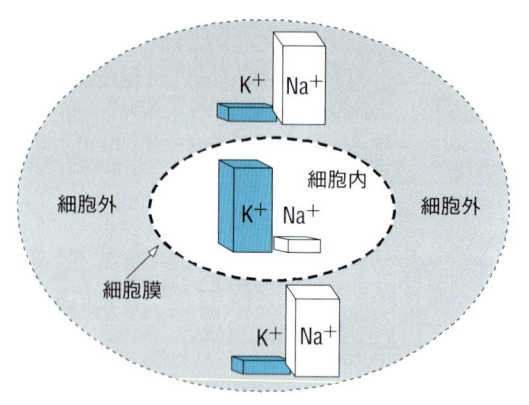

図 4-2 細胞内と細胞外における K^+ と Na^+ の濃度
〔文献 17〕：14 頁，図 1 より改変〕
細胞外に Na^+ が多く，細胞内には K^+ が多い分布となっている（K^+ 濃度の細胞内と細胞外比は 35：1，Na^+ 濃度の細胞内と細胞外比は 1：14）。細胞内外の K^+ 濃度の差が細胞膜を介して静止膜電位を形成している。

発生させる。活動電位の波形は心臓の各部位で異なるが，深い静止電位（-80～-90 mV）から急激に立ち上がる細胞（心房筋，ヒス束，プルキンエ線維，心室筋）と浅い静止電位（-60～-70 mV）からゆっくり立ち上がる細胞（洞結節，房室結節）に大別できる。両者では活動電位に関与するイオン電流の機構が異なっている。

1) 心室筋・心房筋・プルキンエ線維の活動電位（図 4-3a）[4]

　心室筋細胞では図 4-3a に示すような活動電位波形を形成する。活動電位波形は第 0～4 相に分けられる。第 0 相は Na^+ チャネルが開放し，Na^+ 電流が内向きに一過性に急激に流れて形成される（Na^+ の細胞内外の濃度差は 1：14 であるので，内向きに流れる）。Na^+ チャネルは特殊な蛋白（260 kDa の α サブユニットと 36 kDa/33 kDa の $\beta1/\beta2$ サブユニットからなる異種 3 量体）から構成されており，膜の電位に依存してその立体構造を変えて Na^+ 電流を制御している。この第 0 相を発生させる閾値は Na^+ チャネルが開く電位である。Na^+ チャネルは膜が脱分極すると開く活性ゲートと逆に閉鎖する不活性ゲートの相反する 2 つのゲートをもっている。したがって，Na^+ 電流は内向きに一過性に急激に流れて後，不活性ゲートによりただちに電流は流れなくなる。

　ノッチとして現れる第 1 相は一過性外向き K^+ 電流（Ito）で形成される。プラトー相の第 2 相では L 型 Ca^{2+} チャネルを介して Ca^{2+} 電流が内向きに流れる。この Ca^{2+} 電流を担っている Ca^{2+} チャネルは膜が脱分極して -40 mV より浅くなると開くが，この過程は Na^+ チャネルに比べて遅いためスローチャネルと呼ばれている。この第 2 相の後半には膜を再分極させる遅延整流 K^+ チャネル（静止膜電位を形成する K^+ チャネルと異なる K^+ チャネル）を介して外向き電流が流れ始めて第 3 相に移行する。第 3 相では Ca^{2+} チャネルの閉鎖（Na^+ チャネルと同様に不活性ゲートを有する）と同時に，遅延整流 K^+ チャネルの開放が進み第 3 相の後半に寄与する。心房筋および心室筋の第 4 相では電位は一定であるが，プルキンエ線維においては過分極誘発内向き電流（If）が流れ，ペースメーカ電位（歩調取り電位，第 4 相緩徐脱分極）が起こる。活動電位に寄与するその他の電流としては，Na^+/K^+ ポンプ電流と Na^+/Ca^{2+} 交換電流がある。

2) 洞結節・房室結節細胞の活動電位（図 4-3b）

　洞結節細胞および房室結節細胞の活動電位は，

4 刺激伝導系の生理　21

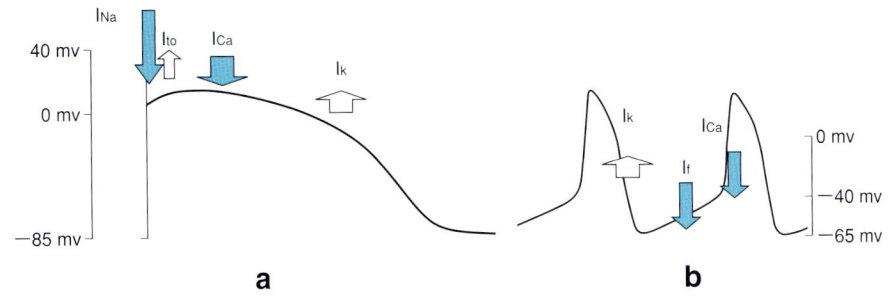

図4-3　心室筋と洞結節の活動電位
a：心室筋の活動電位
　第0相を発生させる電流はNa^+電流(I_{Na})である。ノッチとして現れる第1相は一過性外向きK^+電流(I_{to})で形成される。プラトー相の第2相ではL型のCa^{2+}電流(I_{ca})が内向きに流れる。この第2相の後半には膜を再分極させる遅延整流K^+チャネルを介して外向き電流(I_K)が流れ始めて第3相に移行する。第3相では遅延整流K^+チャネルの開放が進み第3相の後半に寄与する。
b：洞結節の活動電位
　第0相を形成する電流はL型Ca^{2+}電流(I_{ca})である。第3相では遅延整流K^+電流(I_K)が再分極を起こす。第4相ではこの遅延整流K^+電流の減少と共に過分極誘発内向き電流(I_f)やCa^{2+}電流などが関与して，緩徐な脱分極が生じる。

脱分極相の第0相，再分極相の第3相，およびペースメーカ電位を示す拡張期緩徐脱分極相の第4相からなる。これらの細胞の静止膜電位は$-60\,mV$（Na^+チャネルが不活性化している）なので第0相を形成する電流はL型Ca^{2+}電流である。第3相では遅延整流K^+電流(I_K)が再分極を起こす。第4相ではこの遅延整流K^+電流の減少と共に過分極誘発内向き電流(I_f)やCa^{2+}電流の緩徐活性化などが関与して，緩徐な脱分極が生じる。この第4相の説明は，5.「正常自動能」の項23-24頁で説明する。

3．伝導(図4-4)[5〜8]

心筋細胞が活動電位を発生しても隣接する細胞に電気が伝わらなければ伝導が起こらない。心筋組織は個々の独立した細胞からなっているが，各細胞は境界膜（介在板）により隣接する細胞と密接に結合して心筋組織は全体として1つの合胞体として機能する。境界膜はデスモゾーム（desmosome junction），接着板（fascia adherens），ギャップ結合（nexusとも呼ばれる）から構成されている。このうち，デスモゾームと接着板は細胞を機械結合する役目を，ギャップ結合は電気的に低い抵抗部位で細胞間相互の電気的結合や物質の連絡通路となっている。活動電位が発生すると急激な脱分極電流の一部はギャップ結合を通じて隣接する心筋細胞に流入し隣接細胞に活動電位を生じさせる（図4-4a）。このように，心筋は個々の細胞の活動電位が減衰されることなく伝導する機能をもつ。実際，固有心筋の1個の細胞を電気刺激するとその電位は刺激部位より約1〜2mm離れた細胞でも記録され，電流は10〜20個の細胞に同時に流れることになる。これが自己増殖的に進んで組織全体に伝導が起こる。このような特異な電気伝達の特性はケーブル特性と呼ばれる。心筋組織を伝導する速度は，このケーブル特性，細胞の並び方，活動電位の違いで異なる。これが心臓各部位で伝導時間が異なっている原因であり，心電図上のP波持続時間，P-R間隔，QRS波持続時間に反映される。

4．不応期[9〜12]

心筋細胞はいったん興奮するとその後しばらくの間，刺激を加えても反応しない期間が存在する。

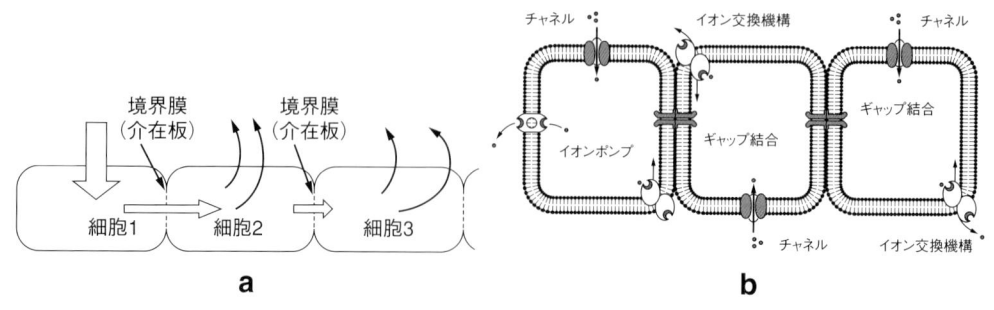

図4-4 細胞間の伝導

a：細胞間伝導の模式図
　心筋組織は個々の独立した細胞からなっているが，境界膜（介在板）により隣接する細胞と密接に結合しており，合胞体として機能する。境界膜（介在板）はデスモゾーム，接着板，ギャップ結合（nexusとも呼ばれる）から構成される。活動電位が発生すると急激な脱分極電流の一部はギャップ結合を通じて隣接する心筋細胞に流入し，隣接細胞の細胞内電位（電気緊張性電位：electro-tonic）が閾値まで上がると隣接細胞も活動電位を発生する。心筋の電気緊張による受動特性はケーブル特性と呼ばれる。心筋組織を伝導する速度は，ケーブル特性，細胞の並び方，活動電位の違いで異なる。

b：細胞膜に存在する種々の機構
　イオンチャネル，イオン交換機構，およびイオンポンプなどは細胞外とのイオンや物質のやりとりを行うが，ギャップ結合（介在板の一部）は電気的に低い抵抗部位で細胞間相互の電気的結合や物質の連絡通路となっている。

この反応しない期間を不応期（refractory period）と呼ぶが，細胞レベルでの定義される不応期と，臨床で用いられる組織レベルでの不応期とは必ずしも対応していない。

1）細胞レベルにおける不応期

心臓の細胞には，心室筋・心房筋・プルキンエ線維などの活動電位の立ち上がり速度の速いfast response 細胞と洞結節や房室結節などの立ち上がり速度の遅い slow response 細胞に大別され，不応期を規定している機序が両者で異なる。fast response 細胞ではいったん活動電位が発生すると再分極が進行して膜電位があるレベル（-60 mV）に戻るまで興奮できない。この期間はどんな強い刺激を与えても活動電位は生じない（絶対不応期，図 4-5a）。-60～-85 mV 間は刺激に対して反応するようになるが，その活動電位の立ち上がり速度も遅い（相対不応期，図 4-5a）。この fast response 細胞の不応期は，絶対不応期および相対不応期の両者とも完全に膜電位に依存しているので膜依存性の不応期と呼ぶ。言い換えれば，fast response 細胞の不応期は先行活動電位の持続時間に決定されている。

一方，slow response 細胞である洞結節や房室結節の活動電位は-40～-60 mV の浅い膜電位レベルから主に Ca^{2+} チャネルの活性化で発生し，立ち上がり速度は遅い。この slow response 細胞の興奮性の回復は膜電位と時間の両方に依存している（図 4-5b）。この時間依存性の機序は，Ca^{2+} チャネルの不活性化ゲートが再度解放するまでに長い時間がかかるためである。fast response 細胞でも，虚血などの病的状態では不応期は slow response 細胞と同様な時間依存性を示すようになる。

2）組織レベルにおける不応期（図 4-5c）

心臓の組織レベルの不応期は，早期電気刺激を挿入する期外刺激試験を用いて測定する。したがって，細胞レベルでの絶対不応期や相対不応期に 1：1 には対応していない。組織レベルでは興奮可能な最短刺激間隔がその部位の有効不応期で，その組織が実際に興奮した最短間隔が機能的不応期である。言い換えれば，有効不応期は組織が受け入れる最短興奮間隔（入口からみた指標）で，機能的不応期は組織が次の別組織に伝導でき

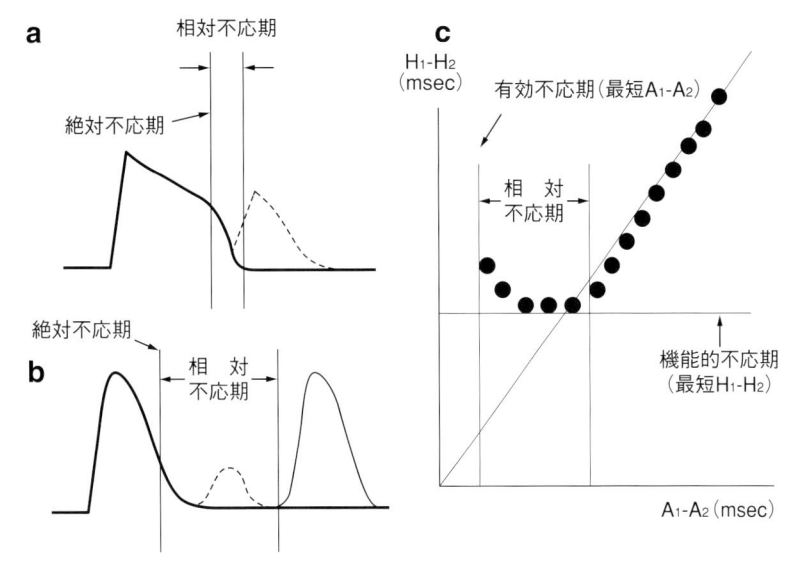

図 4-5 細胞および組織レベルの不応期

a：細胞レベルにおける不応期(fast response 細胞)
　fast response 細胞の興奮性の回復は膜電位に依存している(膜依存性の不応期)。脱分極した後，再分極過程の膜電位があるレベル($-60\,\mathrm{mV}$)に戻らないと脱分極は再度できない。この期間はどんな強い刺激を与えても活動電位は生じない(絶対不応期)。膜電位が$-60 \sim -85\,\mathrm{mV}$の間では刺激に対して反応するようになるが，その活動電位のパターンや大きさは不完全で立ち上がり速度も遅い(相対不応期)。

b：細胞レベルにおける不応期(slow response 細胞)
　洞結節や房室結節(slow response 細胞)の興奮性の回復は膜電位と時間(時間依存性)の両者に依存している。相対不応期が fast response 細胞より長い。

c：組織レベルにおける不応期(房室結節の不応期)
　横軸は心房刺激間隔(A_1-A_2)，縦軸は A_1-A_2 に対応するヒス束での興奮間隔(H_1-H_2)。A_1-A_2 は房室結節に入る刺激間隔で H_1-H_2 は房室結節から出る興奮間隔である。有効不応期はヒス束興奮を伴う最短 A_1-A_2 間隔，機能的不応期は最短 H_1-H_2 間隔である(最短 A_1-A_2 に対応していない)。有効不応期(A_1-A_2)と機能的不応期(H_1-H_2)の値が異なるのは，A_2 の房室結節内の伝導時間が A_1 の伝導時間に比べて遅くなることによる(相対不応期の存在)。したがって，相対不応期は H_1-H_2 が A_1-A_2 に比べて延長し始めた A_1-A_2 間隔である。

る最短間隔(出口からみた指標)である。有効不応期と機能的不応期が異なるのは，早期刺激の伝導が基本調律の伝導に比べて遅くなることによる。

5．正常自動能[13〜16]

　一部の無脊椎動物はすべての心筋細胞が自動能を有しているが，哺乳動物では生理的条件下で自動能の性質を有しているのは洞結節，心房，房室接合部，およびプルキンエ線維である。通常は，刺激伝導系の上部にあたる部位(洞結節)の自動能発生頻度が最も速く，下部にいくにつれ(心房→房室接合部→プルキンエ線維)発生頻度が遅くなる。また，自動能の性質を有している洞結節，心房，房室接合部，およびプルキンエ線維はすべて高頻度駆動抑制(overdrive suppression)の性質を有する。これは，潜在的に自動能を有する細胞は，より刺激頻度の多い細胞からの刺激で，自動能が抑制されるという電気生理学的性質である。この機序は，高頻度刺激により細胞内に Na^+，細胞外に K^+ が蓄積される結果，細胞の Na^+/K^+ ポンプが

作動して細胞内に過分極が生じるためと考えられている。この電気生理学的性質は，最も刺激頻度が多い細胞の自動能が心臓全体の自動能を支配し，お互いに競合しないようにする合目的な生理学的性質である。

この自動能（ペースメーカ）の活動を決めているのは，① 最大拡張期電位，② ペースメーカ電位の傾斜，③ 閾値電位である。様々な環境因子（自律神経，温度，圧，薬剤，浸透圧など）は上記のいずれかに影響を及ぼし，ペースメーカ活動を左右する。このペースメーカ活動の様々な刺激に対する感受性により，様々な環境変化に対して心拍数が順応できる。通常，洞結節のP細胞が自動能を支配しているが，特にこの部位には自律神経が多く分布しているので環境に敏感に反応する。

1）洞結節の自動能

洞結節細胞のペースメーカ電位（歩調取り電位，拡張期緩徐脱分極）の機序は複雑である。ペースメーカ電位は内向き電流の増加，または外向き電流が減少すると起こる。ペースメーカ電位に関与する外向き電流としては，遅延整流K^+電流の脱活性化が考えられている。一方，内向き電流としては，T型およびL型Ca^{2+}電流が考えられている。この関与はカテコラミンの投与でペースメーカ活動が亢進されることからも示唆される。また，If電流（プルキンエ線維のペースメーカ電位では重要な役割をしている内向き電流）も関与していると考えられる。

2）プルキンエ線維の自動能

ヒス束・プルキンエ系細胞では−60〜−90 mVの深い電位で。ペースメーカ電位がみられ，これを発生させる主な電流は過分極により活性化される hyperpolarization-activated inward current（IfまたはIh電流）と考えられている。ヒス束・プルキンエ系細胞ではこのIf電流のほかに遅延整流K^+電流や背景電流も加わって，ペースメーカ電位が形成されると考えられている。

● 文献

1) 中谷春昭：膜電流と活動電位の成り立ち．循環器 NOW8．小川 聡（編）：不整脈．南江堂，1994, pp53-55．
2) 大地睦男：活動電位形成にあずかる膜電流．入沢 宏，熊田 衛（編）：新生理学大系―循環の生理学．医学書院 1991, pp26-41．
3) 古川哲也，平岡昌和：心筋細胞のイオンチャネル・受容体の分子生物学．小川聡，大江 透，井上 博（編）：抗不整脈薬のすべて．先端医学社 1997, pp32-49．
4) DiFrancesco D：A new interpretation of the pacemaker current in calf Purkinje fibres. J Physiol 1981, 314：359-376．
5) 今永一成：ギャップ結合と細胞間興奮伝導．春見建一，有田 眞，杉本恒明・他（編）：最新心電学．丸善 1993, pp156-167．
6) 外山淳治，神谷香一郎：組織レベルでの興奮伝導と再分極．春見建一，有田 眞，杉本恒明・他（編）：最新心電学．丸善 1993, pp177-189．
7) Fozzard HA：Cardiac muscle, excitability and passive electrical properties. Prog Cardiovasc Dis 1977, 19(5)：343-359．
8) Weidmann S：The effect of the cardiac membrane potential on the rapid availability of the sodium-carrying system. J Physiol 1955, 127(1)：213-224．
9) Weidmann S：The electrical constants of Purkinje fibers. J Physiol 1952, 118(3)：348-360
10) 本荘晴朗，児玉逸雄：不応期とは．循環器 NOW8．小川聡（編）：不整脈．南江堂 1994, pp56-58．
11) Hoffman BF, Kao CY, Suckling EE：Refractoriness in cardiac muscle. Am J Physiol 1957, 190(3)：473-482．
12) Mendez C, Gruhzit CC, Moe GK：Influence of cycle length upon refractory period of auricles, ventricles, and A-V node in the dog. Am J Physiol 1956, 184(2)：287-295．
13) Irisawa H, Brown HF, Giles W：Cardiac pacemaking in the sinoatrial node. Physiol Rev 1993, 73(1)：197-227．
14) Hagiwara N, Irisawa H, Kameyama M：Contribution of two types of calcium currents to the pacemaker potentials of rabbit sino-atrial node cells. J Physiol 1988, 395：233-253．
15) Vassalle M：The relationship among cardiac pacemakers. Overdrive suppression. Circ Res 1977, 41(3)：269-277．
16) DiFrancesco D：The cardiac hyperpolarizing-activated current, If. Origins and developments. Prog Biophys Mol Biol 1985, 46(3)：163-183．
17) 倉智嘉久：心筋細胞イオンチャネル．心臓のリズムと興奮の分子メカニズム．文光堂 2000．

5 不整脈の機序

　不整脈を起こす基本的な機序は，① 自動能の異常，② 伝導障害，③ 不応期のばらつきである。これらが起こる場所（洞結節，房室結節，ヒス束，脚，プルキンエ線維，心房，心室）とタイプ（低下，亢進）の組み合わせにより，臨床で認められる種々の徐脈性不整脈および頻脈性不整脈が発生する。

　徐脈性不整脈は，刺激伝導系の本幹（洞結節，房室結節，ヒス束，脚）における自動能低下，または伝導障害により起こることが多い。

　頻脈性不整脈は副伝導路（先天性）や，後天性に生じた伝導障害や自動能亢進が不整脈基質となり，リエントリ，自動能亢進および撃発活動が発生する。

　期外収縮は異常自動能，および伝導障害が病態・状況に応じて複雑に関与して起こると考えられている。

　ここでは不整脈を徐脈性不整脈，頻脈性不整脈および期外収縮に分けて各々の機序を説明する。

1. 徐脈性不整脈

1）自動能低下（図5-1）

　自動能は洞結節，心房，房室接合部，およびプルキンエ線維が本来もっている性質であるが，正常の状況では洞結節が心臓全体のペースメーカとなっており，臨床でいわれる自動能低下とは洞結節の自動能低下を意味する[1,2]。洞結節の自動能の低下は，① 過分極（図5-1a, ①），② ペースメーカ電位の傾斜の低下（図5-1a, ②），③ 活動電位の立ち上がり速度の減少（図5-1a, ③）のいずれでも起こる。これらは種々の環境因子や病的因子により影響を受ける。

　洞結節の自動能が低下する原因は，① 副交感神経緊張（スポーツ選手や気分不快時に起きる一過性の徐脈），② 薬剤（β遮断薬，Ca^{2+}拮抗薬，抗不整脈薬など）の影響，③ 代謝異常，④ 変性，⑤ 心筋炎，虚血性心疾患などがある。洞結節は自律神経の影響を受けているが，その機序は複雑である[2]。副交感神経は，洞結節細胞に存在するムスカリン受容体を介して，① ムスカリン性K^+チャネルを活性化して洞結節細胞を過分極させる，② 抑制性G蛋白と共役して$β_1$受容体の効果に拮抗するなどの作用により洞結節細胞の自動能低下を引き起こす[2]。この副交感神経の亢進による洞徐脈は生理的なことが多く，スポーツ選手では安静時の心拍数が50/分以下の場合が多い。また，なんらかの理由（気分不快，痛み，精神的なショック）で副交感神経が亢進したときは，一時的に脈が40/分以下となることがある。

　虚血，低酸素，アシドーシスおよび高カリウム

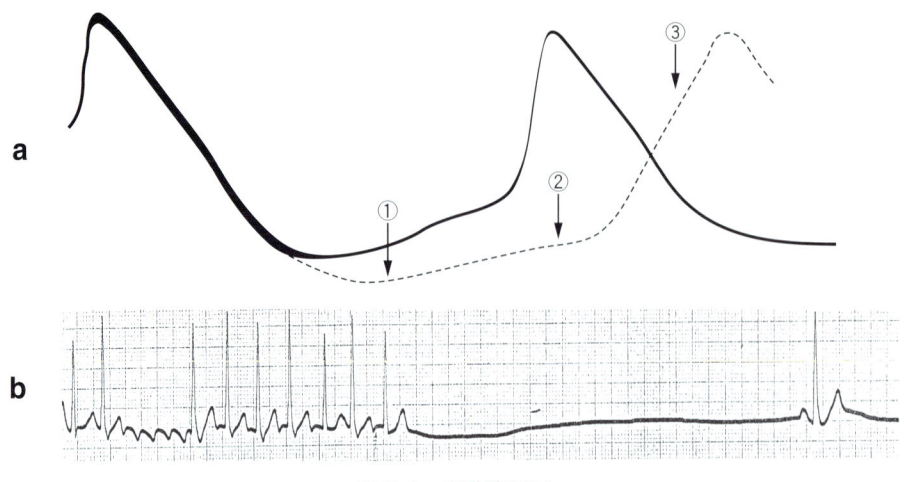

図 5-1 自動能低下
a：洞結節における自動能の低下の機序
①：過分極，②：ペースメーカ電位の傾斜の低下，③：活動電位の立ち上がり速度の減少を示す。いずれの機序でも拍動数が低下する。
b：心房粗動停止後に約5秒の洞停止を認める。自動能の低下は頻拍後に著明となることが多い。

血症は，細胞膜の Ca^{2+} 電流を減少させる。その結果，ペースメーカ電位が抑制されて洞徐脈を生じる。さらに，虚血性心疾患，心筋症，心筋炎，膠原病，アミロイドーシスおよび加齢は，洞結節を線維化させ自動能を有する細胞の数を減少させる。洞結節の相当数の細胞が同時に興奮しないとその興奮が心房に伝わらないので，洞結節の数が著明に減少すると洞停止となる。また，変性した洞結節は，薬剤（ジギタリス，β遮断薬，Ca^{2+} 拮抗薬，抗不整脈薬など）に対して敏感で，少量の薬剤投与でも著明な徐脈が起こる。

潜在的な洞機能不全を診断する手段として overdrive supresstion 試験が行われるが，これは病的な細胞では外部からの電気興奮に対して極度の抑制を示すことを応用したものである[3]（図 5-1b）。

2）伝導障害（図5-2）

徐脈を起こす伝導障害は，主に刺激伝導系の本幹（洞結節，房室結節，ヒス束，右脚，左脚）の障害が原因である。この部位での伝導障害は，① 内向き電流の減少，② 興奮性の減少，③ ケーブル特性の変化により起こる[4]。これらの細胞膜の電気特性の変化が複雑に関与して，細胞から細胞への伝導の遅延や途絶が起こる（図 5-2）。これらの細胞膜の電気特性の変化は，虚血，心筋肥大，心拡張，心筋炎，心筋変性により起こることが多い。

1 内向き電流の減少（図 5-2a，①）
ⓐ Na^+ 電流の減少

心房筋，心室筋，脚，ヒス束，およびプルキンエ線維の活動電位は Na^+ 電流で立ち上がる。したがって，ヒス束，脚の Na^+ 電流の減少は房室ブロック（ヒス束下ブロック）を生じる。Na^+ 電流が減少する機序としては，① 膜の静止膜電位が浅くなる，② チャネルが不活性化状態から脱していない，③ Na^+ 電流そのものが低下しているなどがある。静止膜電位が浅くなると Na^+ 電流が減少し，膜電位が $-50\,mV$ より浅いと Na^+ の内向き電流は発生しない。この現象は虚血などの病態で起こる。また，Na^+ チャネルが不活性化状態から脱していないと Na^+ 電流が減少する。Na^+ 電流そのものの低下は，チャネル数の減少，チャネルの構造異常・機能異常で起こる。Vaughan Williams 分類の I 群薬（Na^+ チャネル遮断薬）は内向き電流そのものを減少させる。

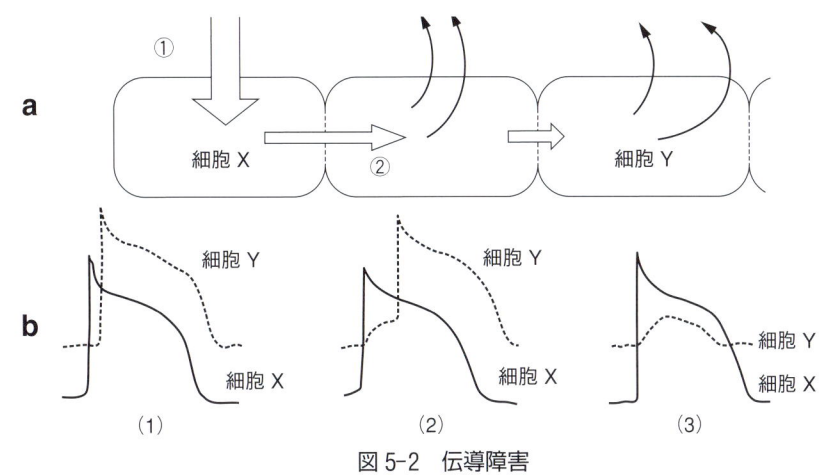

図 5-2 伝導障害
a：細胞 X から細胞 Y への興奮伝導
①：細胞膜を介する内向き電流，②：電気的な細胞間結合（ギャップ結合）。
細胞 X から細胞 Y への伝導障害は，内向き電流 ① の低下，電気的細胞間結合 ② の弱さのいずれでも起こる。
b：活動電位からみた伝導障害
(1)細胞 X から細胞 Y への伝導は正常，(2)細胞 X から細胞 Y への伝導は遅延を伴っている，(3)細胞 X から細胞 Y への伝導は途絶している。

2 Ca^{2+} 電流の減少

洞結節伝導と房室結節伝導は Ca^{2+} 電流が関与している。この部位の Ca^{2+} 電流の低下は洞房ブロックや房室ブロック（房室結節内ブロック）を生じる。Ca^{2+} 電流の低下は，副交感神経の亢進（ムスカリン作用）や Ca^{2+} 拮抗薬の投与で起こる。

2 細胞内の抵抗増加，細胞間伝導障害
（図 5-2a，②）[4〜8]

細胞内抵抗は低温，細胞内 Ca^{2+} 増加，低酸素，ジギタリス，アシドーシスで増加する。原因としては炎症，変性，虚血が多い。また，心筋細胞間の抵抗は，線維化や脂肪変性が起こると増加する。慢性の器質的心疾患に伴って起こる伝導障害は，この機序の場合が多いと考えられている。

2．頻脈性不整脈

頻脈性不整脈の機序を考える場合は，① 単形性頻拍，② 多形性頻拍，③ 粗動，④ 細動に分けると理解しやすい。このうち，機序の解明が最も進んでいるのが単形性頻拍である。多形性頻拍の機序は，単形性に類似している場合と細動に類似している場合がある。通常，多形性頻拍の命名は心室性の場合に用い，心房性の場合は粗い心房細動として扱われることが多い。一方，粗動は主に心房性の場合に用いられ，心室性の場合は速い心室頻拍として扱われる。

頻拍の機序は，① リエントリー，② 撃発活動（遅延後脱分極および早期後脱分極），③ 自動能亢進である（図 5-3）。リエントリーには多くのタイプがあるが，タイプの違いで頻拍の病態が異なっている。回路が安定したリエントリーは単形性頻拍のパターンを取り，回路が不安定な場合には多形性頻拍や細動となる。リエントリーを起こす旋回路は，心臓の種々の部位において病的状態下（まれに，生理的状態下）で形成される（図 5-4）。

1）リエントリー

1 リエントリーのタイプ（図 5-5）

リエントリーは，① 副伝導路（先天性に存在する異常な伝導路）と正常伝導路を旋回するタイプ

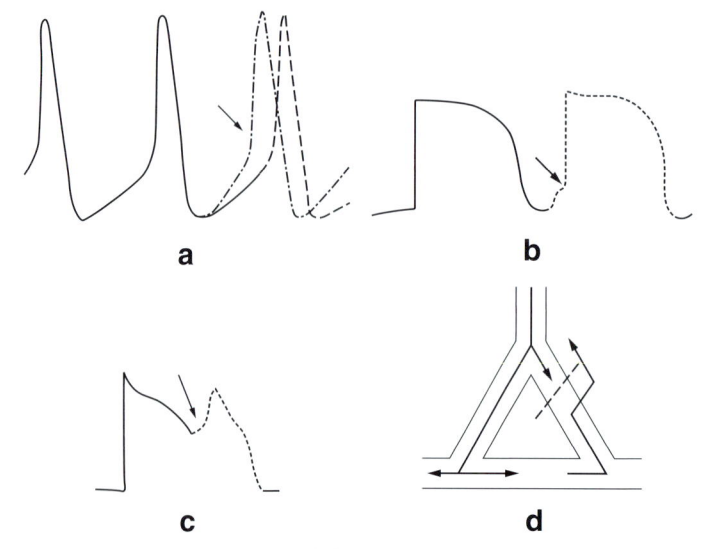

図 5-3 頻拍の発生機序
a：自動能亢進，b：遅延後脱分極による撃発活動，c：早期後脱分極による撃発活動，d：リエントリー

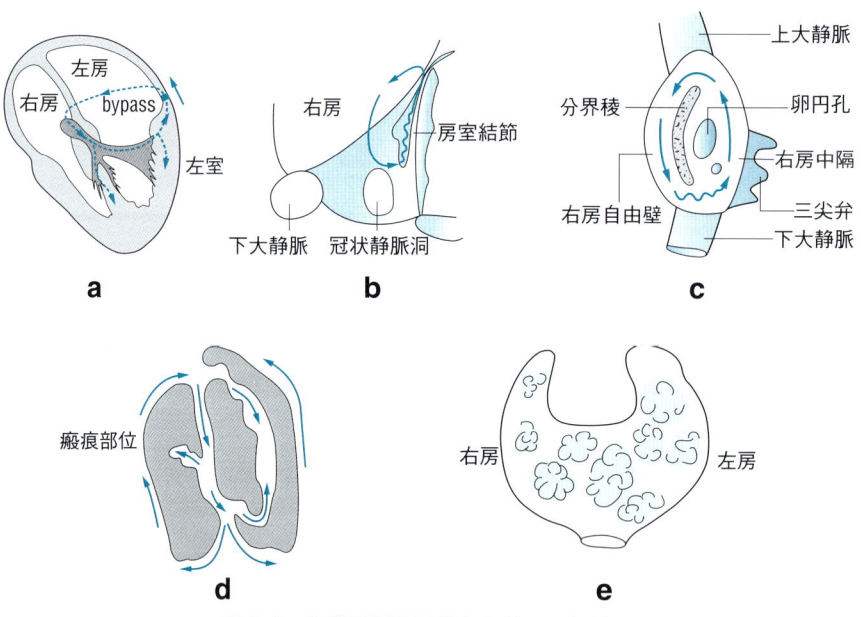

図 5-4 心臓で起こる様々なリエントリー
a：房室回帰性頻拍。正常伝導路を順行性に副伝導路(bypass)を逆行性に伝導するリエントリー
b：房室結節リエントリー性頻拍。房室結節の遅伝導路を順行性に速伝導路を逆行性に伝導するリエントリー
c：心房粗動。心房中隔を上行，右房自由壁を下行するリエントリー
d：傷害部位で生じたチャネル(遅延伝導路)を介する figure of eight 型のリエントリー
e：a〜dのような固定されたリエントリーではなく，複数の複雑で不安定な回路である。このようなリエントリーは心房筋や心室筋で生じ，心電図上は細動と記録される。

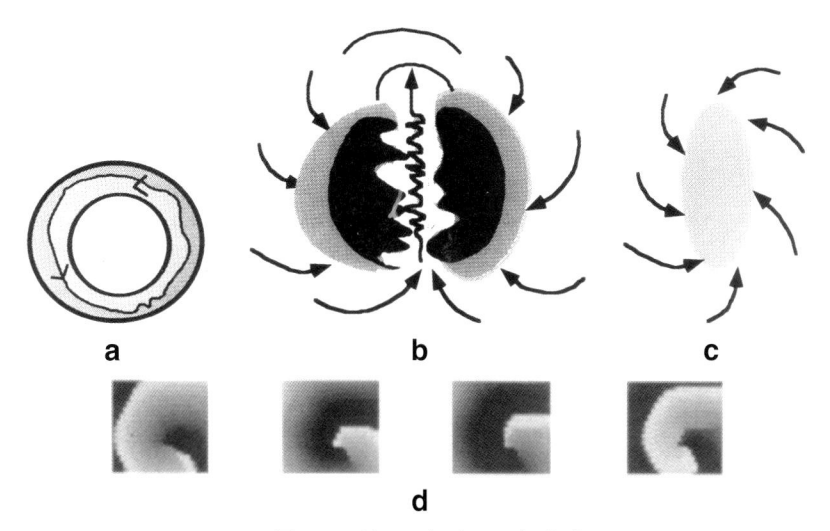

図 5-5　リエントリーのタイプ
a：ring 型リエントリー，b：figure of eight 型リエントリー，c：leading circle 型リエントリー，d：渦巻き型リエントリー

(ring 型)，②傷害心筋部位に生じた瘢痕により形成されるチャネル(遅延伝導路)と正常心筋とを旋回するタイプ(figure of eight 型)，③心筋の配列や不応期のばらつきで不安定な旋回路が形成されるリエントリー(anisotropic リエントリー，leading circle 型リエントリー，ランダムリエントリー)，④すべての興奮性組織で起こりうる渦巻き型リエントリー(spiral wave リエントリー)に分けられる。

1 Ring 型リエントリー(図 5-5a)

Mayer がクラゲを用いてリエントリーと証明したタイプである[9,10]。典型例は，WPW[*1]症候群患者で起こる房室回帰性頻拍(先天性の副伝導路と正常伝導路を旋回するリエントリー)である。房室結節リエントリー性頻拍も心房―房室結節間の2重伝導路(速伝導路，遅伝導路)を旋回路とするリエントリーで，ring 型リエントリーに分類される。

2 Figure of eight 型リエントリー(図 5-5b)

El-Sherif がイヌの心筋梗塞モデルで実証したリエントリーのタイプである[11,12]。臨床での典型例は，陳旧性心筋梗塞患者で起こる持続性単形性心室頻拍(伝導遅延部位と正常伝導部位を八の字型に旋回するリエントリー)である。伝導遅延部位は瘢痕と瘢痕の間のチャネル(isthmus と呼ぶこともある)で形成されることが多い。他の器質的心疾患を有する患者(拡張型心筋症，不整脈源性右室心筋症など)で起こる持続性単形性心室頻拍の機序もこのタイプのリエントリーと考えられている。

3 Leading circle 型リエントリー(図 5-5c)

Allessie は，1973年にウサギの左房を用いて解剖学的異常がない心筋においても，リエントリーが起こることを証明した[13]。これは，ring 型(解剖学的に固定された)リエントリーとは異なり，頻拍レートは速くまた不安定で，機能的リエントリー(leading circle 型リエントリー)と呼ばれている。このモデルは正常な心筋でもリエントリーが起こることを示唆した。当初は心房粗動がこのタイプのリエントリーと考えられたが，心房粗動の多くは解剖学的に固定されているリエントリーであることが判明した。このタイプのリエントリーは臨床上に認められる頻拍の機序としてはまれと考えられている。

4 Anisotropic リエントリー(異方性リエントリー)

正常心筋組織においても細胞配列と筋束の配列によって縦・横の興奮伝導と抵抗が異なっており

[*1]WPW：Wolff-Parkinson-White

（異方性：anisotropy），厳密な意味で均一な組織ではない．この心筋構築の異方性が関与して起こるリエントリーは anisotropic（異方性）リエントリーと呼ばれる[14]．この理論は心筋の生理的な不均一な伝導を考慮しているが，明らかな構造的異常を伴わない状況で発生するので機能的リエントリーに分類される．このタイプのリエントリーは加齢，心筋肥大，心筋障害の治癒過程で筋束間の結合組織が増すと心筋走行にゆがみを生じさらに起こりやすくなる．

⑤ Multiple wavelet 理論

Moe, Abildskov らは心筋各細胞の不応期のばらつきを大きくすると複数の興奮旋回路（multiple wavelet）が起こりうることを，コンピュータモデルを用いて証明した[15]．複数の興奮を同時に起こすリエントリーは心房細動や心室細動で起こっていると考えられている．このタイプのリエントリーが持続するには，少なくとも数個のリエントリー回路（wavelet）が同時に起こっている必要があると考えられている．この理論では，不応期のばらつきが必要条件である．

⑥ 渦巻き型リエントリー（spiral wave, 図 5-5d）

最近，渦巻き型リエントリという機能的リエントリーの 1 つの理論が不整脈に対しても応用された[16]．この渦巻き型リエントリーは興奮性をもつシステムで起こることが以前より証明されていた[17]．この理論では，心筋には病的異常（解剖または電気的）がなくてもリエントリーが起こる．実際，正常心筋組織に強い刺激を与えれば渦巻き型リエントリーが生じることが，コンピュータシミュレーションと光電位色素を使用したマッピングで確認されている．渦巻き型の興奮が規則正しく旋回している場合は，心電図では多形性頻拍を呈し，渦巻きが崩れて数個の渦巻きが生じると心電図上は細動となる．また，解剖学的障害物（下大静脈など）を核として渦巻きが固定すると単形性頻拍となる．この渦巻き型リエントリーは，同一の患者が心室細動，多形性心室頻拍，単形性心室頻拍を繰り返す場合に最も説明しやすい理論として注目されている．

Ring 型リエントリーと figure of eight 型リエントリーは規則性があり，また解剖学的に固定された大きなリエントリーなので，① ordered reentry（規則性のあるリエントリー），② 解剖学的に固定されたリエントリー（anatomical fixed reentry），③ マクロリエントリーなどと呼ばれている．一方，leading circle 型リエントリーと anisotropic リエントリーでは，機能的な回路が形成されるので，機能的リエントリーと呼ばれる．また，multiple wavelet リエントリーは複数の回路が刻々変化するのでランダムリエントリーと呼ばれている．

2 リエントリーの発生条件（図 5-6）[18,19]

解剖学的なリエントリー回路を有する患者では，① 一方向性ブロック，② 伝導遅延（回路が不応期を脱するのに必要な時間を確保するための条件）を満たしたときにリエントリー性頻拍が発生する[19]．通常は，期外収縮により上記の 2 条件を満たされることが多い．WPW 症候群の例で説明すると，洞調律時は心房の興奮は正常伝導路と副伝導路の両方を通って心室へ伝わり，両者からの興奮伝導波は心室で融合するので一方向性ブロックは起こらない（図 5-6a）．心房期外収縮が生じると，副伝導路で期外収縮の伝導途絶が起こり（副伝導路のほうが正常伝導路よりも不応期が長いことが多い）心房からの興奮伝導は正常伝導路を介してのみ心室に伝導する（一方向性ブロック，図 5-6b）．さらに，心房期外収縮は房室結節の相対不応期に入るので伝導時間が延長し，伝導遅延の条件を満たすことになる．その結果，心房 ― 房室結節 ― ヒス束 ― 脚 ― 心室 ― 副伝導路（逆行性）― 心房を旋回する大きなリエントリー（ring 型リエントリー）が起こる（図 5-6c）．figure of eight 型リエントリーも同様に，期外収縮によりリエントリーが生じることが多いが，この場合は一方向性ブロックと伝導遅延の部位は共にチャネルと呼ばれる伝導遅延部位である．

一方，均一の組織（正常な心房筋や心室筋）で発生する一方向性ブロックの機序は単純ではない．この場合は，細胞の多少の不応期の違いや配列の違い（anisotropy）で一方向性ブロックが生じると推定されている．実際，このことは動物実験で証明されており，理論的には 11〜16 msec の不応期の差があればリエントリーが起こると考えられて

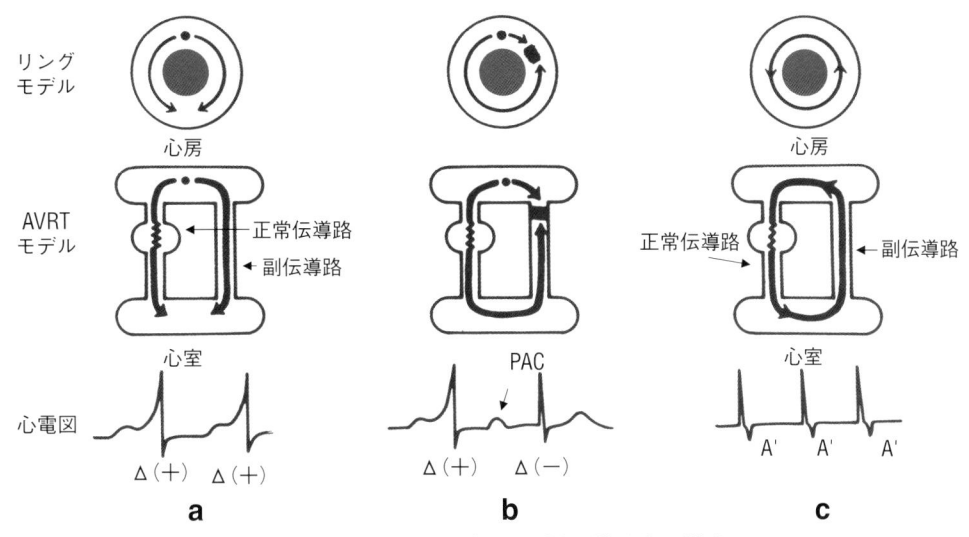

図 5-6 房室回帰性頻拍（WPW 症候群）発生の模式図

上段：ドーナツ型にくりぬいたクラゲのリングモデル（Mayer），中段：WPW 症候群患者の房室回帰性頻拍（AVRT）モデル，下段：心電図

a：非発作時
　上段：刺激を上部から与えるとドーナツ型クラゲ組織を左右に下方伝導する．下部で両者がぶつかりあい，興奮は消滅しリエントリーは起こらない．
　中段：洞調律時には副伝導路と正常伝導路の両者を順行伝導する．正常伝導路と副伝導路からの興奮波は心室でぶつかって消滅しリエントリーは起こらない．
　下段：副伝導路を介しての心室興奮は，デルタ（Δ）波として記録される．房室結節をバイパスするのでP-R 間隔が短い．

b：発作の引き金（一方向性ブロックの形成）
　上段：右側の伝導を指で押さえると一方向性ブロックが形成される．
　中段：タイミングのよい心房期外収縮（PAC）は副伝導路には伝導できず，正常伝導を介してのみ順行伝導する（通常，副伝導路の不応期は正常伝導路より長い）．
　下段：正常伝導路を介して心室興奮が起こるのでデルタ波は消失し，P-R 間隔が長くなる．
　　PAC：premature atrial contraction

c：回帰性頻拍の発生
　上段：指を押さえ続けるとリエントリーは生じないが，興奮伝導が逆方向から回ってくる前に指を離すとリエントリーが生じる．
　中段：副伝導路を逆行性伝導した興奮が心房を再興奮させると，副伝導路→心房→房室結節→ヒス束・脚→心室→心房の順序で旋回するマクロリエントリーが発生する．
　下段：正常伝導路を順行し（QRS 波形が正常），副伝導路を逆行する（心房波は異常）房室回帰性頻拍が持続する．A'＝逆行性心房波

いる．この不応期の不均一性の重要性は，イヌの心筋を局所的に冷やして不応期を延長させると 95〜145 msec の不応期のばらつきが生じ，単発刺激で多形性心室頻拍が起こることから理解できる．

3 リエントリーの証明

　従来は，ペーシングにより誘発と停止が再現性をもって可能な場合をリエントリーの傍証とする簡便な方法が用いられていた（図 5-7）．しかし，最近の動物実験で撃発活動による頻拍も期外収縮で誘発・停止できると報告されてからは，両者の鑑別が難しくなった[20]．最近では，発作の誘発および停止のパターンの分析と発作中の電気生理学的特徴からリエントリーと診断するようになった．

　リエントリーの性質を簡単に述べると，早期刺激によって頻拍が誘発される場合，早期刺激間隔

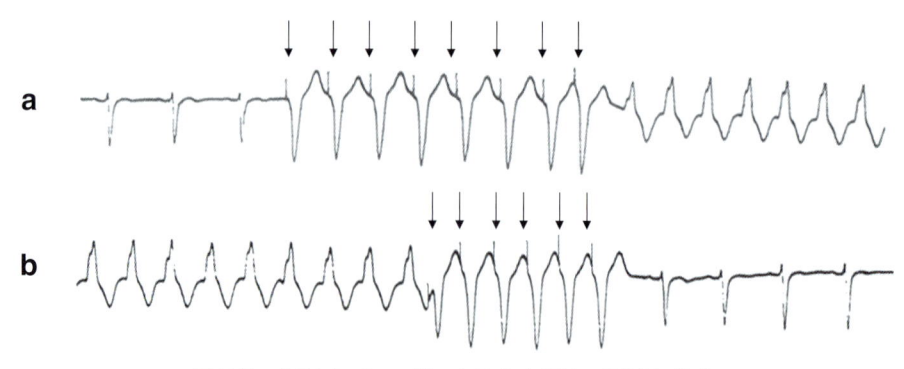

図 5-7　心室ペーシングによる心室頻拍の誘発と停止
a：心室ペーシング（↓）で心室頻拍が誘発されている。
b：心室ペーシング（↓）で心室頻拍が停止している。

（S_1-S_2）と誘発された頻拍の1拍目までの間隔（S_2-V）は逆相関を示すことが多い。また，ペーシングにより頻拍が突然停止し（abrupt termination），ペーシング中止後しばらく頻拍が続いてから停止する（delayed termination）ことはまれである（図 15-20b, 113 頁参照）[21]。

解剖学的に固定されたリエントリーでは，不応期と伝導時間の関係でリエントリーが持続するか否かが決まる。すなわち，旋回路中の最も不応期が長い部位（房室回帰性頻拍の場合は房室結節）の不応期が，回路の伝導時間よりも十分に短い場合は，頻拍は安定してリエントリーが持続する。この不応期と伝導時間のギャップを興奮間隙と呼び，リエントリーの安定度の指標としている[18,19]。さらに，リエントリー性頻拍では発作中に高頻度刺激を加えるとエントレインメント現象が認められる。エントレインメント現象とは頻拍の周期より短い周期でペーシングするとペーシングの周期に一致して頻拍が速くなり，ペーシングを中止するともとの頻拍のレートに戻ることをいう[22]。通常は，頻拍中のペーシング波形は本来の頻拍の波形と洞調律時のペーシング波形の融合波であるが，ペーシング部位が伝導遅延部位（チャネル）である場合は心室頻拍と同一となる（concealed entrainment, 図 5-8）[23]。この現象はマクロリエントリー以外では説明が難しく，リエントリーを示唆する所見と考えられている。

しかし，以上の方法はあくまで傍証で，リエントリーの直接的な証明はリエントリ回路を同定することである。房室回帰性頻拍ではリエントリー回路は，電気生理学的検査（EPS[*2]）で比較的簡単に同定できる（図 5-9a）。しかし，心室頻拍などのように回路が複雑な場合は回路全体を同定するのは難しい場合が多い（図 5-9b）。

2）撃発活動

撃発活動は，活動電位の再分極過程の途中ないしその直後に脱分極性の電位変化が生じて，その振幅が閾値に達すると再興奮する現象である。このうち再分極過程の途中で脱分極性の電位変化が起こる場合は早期後脱分極，再分極過程終了直後に起こるものを遅延後脱分極と呼ぶ。いずれの場合も，外部からの刺激に対応する本来の興奮に続いて再興奮する。再興奮が1回なら期外収縮，連続して起これば頻拍となる。CranefieldとAronsonは，後脱分極で起こる不整脈の機序を撃発活動と名づけた[20]。これらはすべて動物実験で実証されているが，患者で証明することは困難であった。最近，EPS中にカテーテル押しつけ法（接触法）で monophasic action potential を取ることで，実際に後脱分極が記録できるようになったが，まだ研究段階である[24,25]。

1　早期後脱分極[26〜32]（図 5-3c）

早期後脱分極は活動電位の再分極過程の第2

[*2]EPS：electrophysiological study

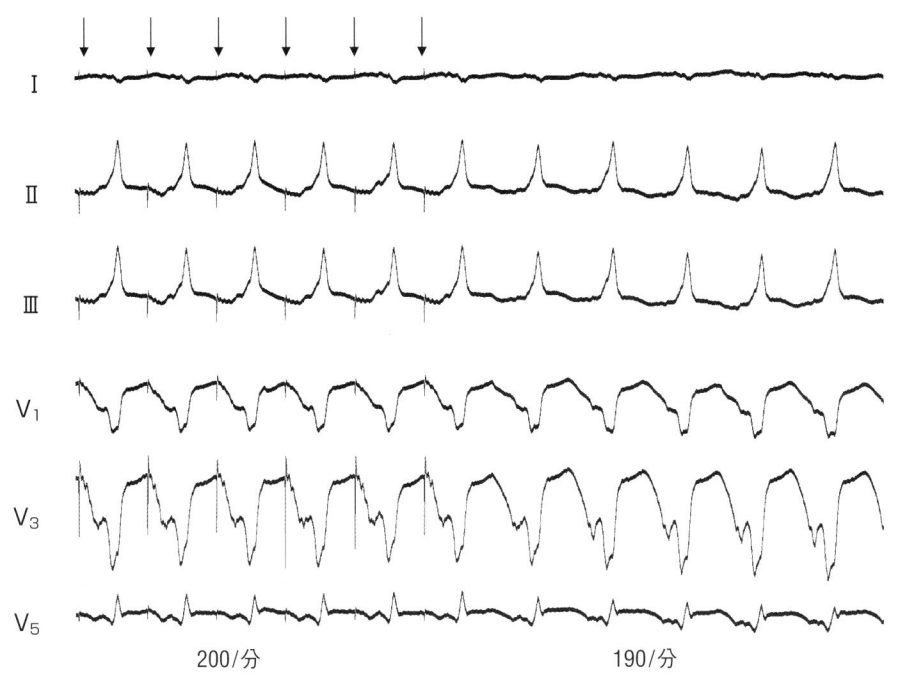

図 5-8 Concealed entrainment
心室頻拍中（心室頻拍レート 190/分）より少し速いレートで心室ペーシング（200/分）している（↓）。
心室興奮はペーシングレート（200/分）になったが，QRS 波形は心室頻拍の波形と同一である。ペーシングを停止すると本来の心室レート（190/分）に戻っている。この現象はリエントリーを示唆する所見である。

相（low membrane potential）か第 3 相（high membrane potential）から発生する脱分極である（定義では再分極過程の終了する前に起こる後脱分極）。早期後脱分極は，① セシウムおよび K$^+$ 電流を減少させる Vaughan Williams 分類の IA 群薬と III 群薬，② Na$^+$ チャネルの不活性化を障害するアンソプロイリン A（イソギンチャクの毒素）やアコニチン，③ Ca^{2+} チャネル作動薬である Bay K 8644 などにより動物実験で発生させることができる。これらの薬剤は活動電位持続時間（APD*3）の延長を伴って早期後脱分極が発生する。APD の延長は心電図上 QT 延長として記録されるが，これは脱分極電流の増加または再分極電流の減少で説明される。臨床でも QT 延長は，K$^+$ 電流をブロックする薬剤や K$^+$ チャネル蛋白および Na$^+$ チャネル蛋白をコードする遺伝子の異常で認められる。早期後脱分極を発生させるイオン電流は明らかでないが，L-type Ca^{2+} window 電流が関与している説が有力である。

早期後脱分極の電気生理学的性質は，① 刺激周期が長くなるほど早期後脱分極の電位が大きい，② 刺激周期が長いほど撃発活動の周期が短い，③ 早期後脱分極の発生は基本周期に依存する（徐脈依存性），④ 1 拍のみ刺激間隔が延長した場合でも早期後脱分極の振幅が増し撃発活動が起こりやすくなる（pause dependent，休止期依存性），⑤ 低カリウム・低マグネシウムで起こりやすい，⑥ 早期後脱分極による頻拍は自然停止しやすい（連続すると Na$^+$/K$^+$ ポンプが作動し静止膜電位が徐々に深くなる）などが報告されている。また，電気的プログラム刺激のみでは早期後脱分極による頻拍の誘発は難しいと報告されている。

早期後脱分極が関与している不整脈としては，QT 延長症候群の torsade de pointes がある。この

*3 APD：action potential duration

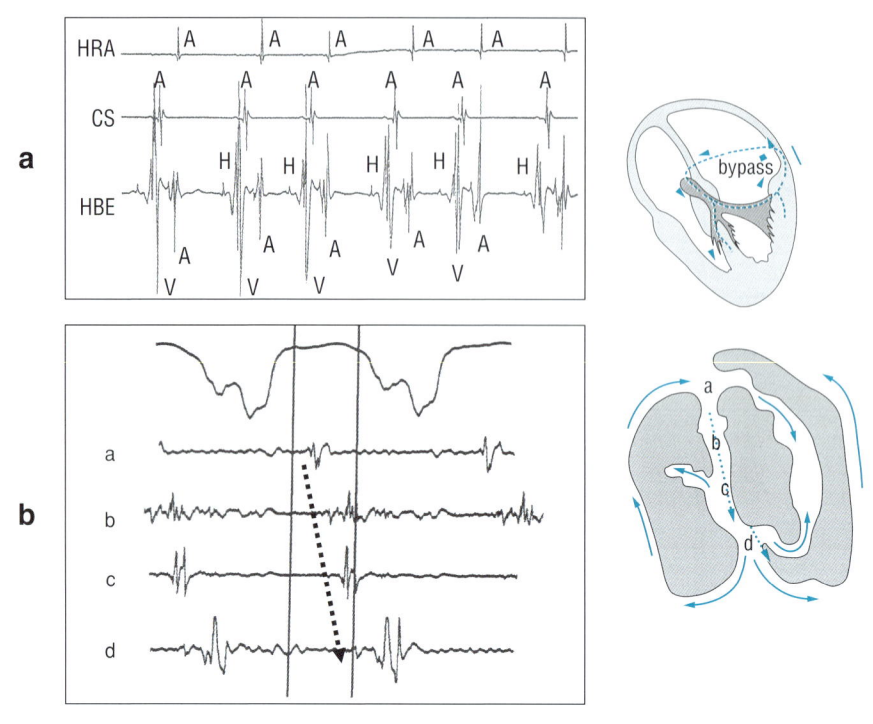

図 5-9 旋回路の同定

a：房室回帰性頻拍における回路の同定
　房室回帰性頻拍の場合は，頻拍中の心臓各部位における心腔内電位の同時記録から旋回路の同定が可能である．心腔内電位から興奮は心房（A）→ヒス束（H）→心室（V）→心房（A）の順番で興奮しており，電気興奮は正常伝導を順行し，副伝導路を逆行伝導していることがわかる．逆行性の心房（A）は，冠状静脈洞（CS）で記録される A 波（左房）が最も早く興奮していることより，心室－左房間の副伝導路が診断される．

b：陳旧性心筋梗塞に合併した持続性単形性心室頻拍
　この頻拍の回路全体の同定は現時点での電気生理学的検査（EPS）では難しい．しかし，興奮伝導が固定されている伝導遅延部位の一部（チャネルまたは isthumus と呼ばれる部位）を同定することは可能である．この部位の電位は QRS 波と QRS 波の間で記録され，図では a－b－c－d に対応する．この部位が実際に旋回路に関与しているかはこの部位からのエントレインメント現象の有無を調べる必要がある．

torsade de pointes の電気生理学的特徴は，①徐脈時に起こりやすい，②発作時は long-short の R-R 間隔変動（期外収縮などにより）に伴って発生する，③電気的プログラム刺激では誘発されにくい，④低カリウム時に起こりやすい，⑤自然停止する．これら所見は，動物実験の早期後脱分極の電気生理学的性質と一致する．

2 遅延後脱分極[33,34]（図 5-3b）

　Reiter は，ジギタリス投与または高濃度の Ca^{2+} でモルモットの乳頭筋が持続的な心筋収縮を起こすことを報告した．この収縮は，刺激頻度を増すと増大する性質を有していた．Ferrier は，この収縮が遅延後脱分極により発生することを確定した．その後，遅延後脱分極は細胞内 Ca^{2+} 濃度が高まると起こることが判明した．細胞内で Ca^{2+} が過負荷になる状況は，① Ca^{2+} 濃度が高い，②交感神経の亢進，③小胞体（Ca^{2+} 貯蔵庫）への Ca^{2+} 取り込みの減少（心筋肥大，心不全），④ Na^+ 濃度の増加などである．ジギタリスは Na^+/K^+ ポンプを抑制して細胞内の Na^+ 濃度を高くし，その結果 Na^+/Ca^{2+} ポンプが作動して細胞内 Ca^{2+} 濃度を高くする．また，細胞内 Ca^{2+} 濃度はカテコラミン，カフェイン，虚血で高まる．細胞内 Ca^{2+} 濃度が高ま

ると小胞体からのCa^{2+}の放出・取り込みが周期的に起こり，そのたびに膜の透過性を変化させて一過性内向き電流が生じ，遅延後脱分極が発生する．遅延後脱分極は一過性内向き電流により発生していることが判明したが，Ca^{2+}濃度の増加がどのように一過性内向き電流を惹起するかは明らかになっていない．この電流の機序としては，①Ca^{2+}依存性のイオンチャネルの開口，②Na^+/Ca^{2+}ポンプの作動増大の2つの説がある．最近では，両者とも関与していると考えられている．

遅延後脱分極の電気生理学的性質は，① 高頻度刺激または心拍数の増加により誘発される，② 刺激間隔や頻度の変化で遅延後脱分極の振幅や連結期が変化する，③ 期外収縮で停止・誘発できる（再現性はリエントリーほど高くない），④ Ca^{2+}拮抗薬に感受性が高い，⑤ カテコラミンで誘発されるなどが動物実験で報告されている．

遅延後脱分極が関与していると考えられている不整脈としては，① ジギタリス中毒による心房頻拍・心室頻拍，② 心筋梗塞に伴う非発作性心室頻拍，③ 右室流出路起源の特発性心室頻拍（特に，アデノシン感受性心室頻拍），④ 再灌流不整脈などである．これらの電気生理学的性質は動物実験の結果と類似していることが EPS で確かめられている．

3）異常自動能[35]（図 5-3a）

自動能を有さない正常心筋は，静止膜電位が$-90\,mV$近傍で外部からの刺激がないと興奮しない．これらの細胞でもなんらかの原因で静止膜電位が浅くなると，自発性の脱分極（拡張期）が起こり，外部からの刺激なしで自発的に興奮することがある（異常自動能）．静止膜電位が浅くなる病態としては，電解質異常や虚血などがあり，このような病的な状況下では静止膜電位が$-60\,mV$となり異常自動能が生じる．また，以下のような病態や状況で心房筋および心室筋において異常自動能が記録されている，① K^+濃度を低くする，② K^+チャネル遮断薬の投与（バリウム，セシウム，4-アミノピリジン），③ アコニチンの塗布，④ Na^+電流の不活性化を抑制する薬剤，⑤ 細胞に外部から電流を流す．⑤の電流が流れて静止膜電位が浅くなる状況は，心筋梗塞部位と正常部位の間で流れる障害電流，または心筋梗塞によるブロック部位を越えて正常部位を興奮させる電気緊張性伝播（electrotonic propagation）が考えられる．

異常自動能は生理的な自動能（正常自動能）と異なり，overdrive suppression の性質を有さないので期外収縮や頻拍が起こりやすい．異常自動能が関与していると考えられている不整脈は，心筋梗塞時に起こるプルキンエ線維からの頻拍である．また，拡張した心房からも異常自動能が記録されている．

3．期外収縮

期外収縮は，① リエントリー，② 撃発活動，③ 異常自動能，④ 反照（reflection），⑤ 副収縮（parasystole）のいずれの機序でも起こることが実験的には実証されている．

1）リエントリー

プルキンエ線維と心室筋との接合部で，2本のプルキンエ線維の一方に不応期の延長や伝導遅延がある場合は，この三角形の回路でリエントリーが発生する（図 5-3d）．これが，心室期外収縮を起こすリエントリーのモデルである．実際，虚血部位ではこのような病態が起こっていると考えられる．また，右脚と左脚を旋回する脚間リエントリーも心室期外収縮を生じる．

心房でも心室と類似のリエントリー性期外収縮が発生すると考えられるが，臨床で証明するのは難しい．

2）撃発活動[20]

遅延後脱分極は細胞内Ca^{2+}濃度に依存している．カテコラミン，カフェイン，虚血，心筋肥大で高まる．細胞内Ca^{2+}濃度が高まると小胞体からのCa^{2+}の放出・取り込みが周期的に起こる，そのたびに膜の透過性が変化して一過性内向き電流が

生じ，遅延後脱分極が発生する．遅延後脱分極の電位が心筋の興奮閾値まで達すると期外収縮が発生する．

3）異常自動能[35]

異常自動能は，カテコラミンの増加やpHが低い場合に起こりやすい．このような病態は虚血心筋で起こりやすいので，虚血時に発生する心室期外収縮がこの機序による可能性がある．

4）反照[36]

反照は，活動電位は生じないが電気は通す部位が比較的正常な部位に挟まれている状況で起こる．すなわち，一方の正常部位の活動電位は異常部位を飛び越えて他方の正常部位を興奮させ，この興奮が再度異常部位を飛び越えてもとの正常部位を再興奮する現象である．この現象が起こることは，実験的には証明されているが，臨床で証明するのは難しい．このような状況は虚血で起こっていると考えられている．

5）副収縮[37]

副収縮が機序の期外収縮は，心電図上特殊な出現パターンを呈する．特殊なパターンは，①連結期が変動している，②期外収縮間隔が一定の数字の倍数になっている，③融合波を認める．この特徴的な期外収縮が出現する状況としては，①期外収縮の発生部位への進入ブロック（entrance block）の存在，②期外収縮の発生部位からの進出ブロック（exit block）は存在しないか不完全または間欠的である．進入ブロックが存在しないと洞調律のoverdrive suppressionにより抑制されると考えられる．また，完全な進出ブロック（exit block）が存在すると他の心筋部位に伝播できず，不整脈としては現れない．自動能を有する部位近傍で上記の条件が満たされれば，理論的にはどの部位でも副収縮は起こる．しかし，臨床で最も多いのはプルキンエ線維からの副収縮である．

副収縮は，連結期が長くまた連発してもレートが遅いので，通常臨床的には問題とならない．

●文献

1) Lu HH, Lange G, Brooks CM：Factors controlling pacemaker action in cells of the sinoatrial node. Circ Res 1965, 17(5)：460–471.
2) 倉知嘉久：心筋細胞－イオンチャネル－心臓のリズムと興奮の分子メカニズム．文光堂 2000, pp162–166.
3) Mandel WJ, Hayakawa H, Allen HN, et al：Assessment of sinus node function in patients with the sick sinus syndrome. Circulation 1972, 46(4)：761–769.
4) Weidmann S：Electrical constants of trabecular muscle from mammalian heart. J Physiol 1970, 210(4)：1041–1054.
5) Surawicz B：Electrophysiologic basis of ECG and cardiac arrhythmias. Chapter 3. Williams & Wilkins 1995, p25.
6) Weidmann S：The electrical constants of Purkinje fibres. J Physiol 1952, 118(3)：348–360.
7) 今永一成：新筋細胞の興奮と伝導．春見建一，有田眞，杉本恒明・他（編）：最新心電図．丸善 1993, p156.
8) 神谷香一郎，外山淳治：不整脈の電気生理学的機序．小川聡，大江透，井上博（編）：抗不整脈薬のすべて．先端医学社 1997, p49.
9) Mayer AG：Rhythmical pulsation in scyphomedusae. I Carnegie Inst. Wash Pub 1906, 47：p64.
10) Mines GR：On circulation excitation in heart muscle and their possible relation to tachycardia and fibrillation. Trans R Soc Can 1914, 4：43.
11) El-Sherif N, Hope RR, Scherlag BJ, et al：Re-entrant ventricular arrhythmias in the late myocardial infarction period. 2. Patterns of initiation and termination of reentry. Circulation 1977, 55(5)：702–719.
12) Bernstein RC, Frame LH：Ventricular reentry around a fixed barrier. Resetting with advancement in an in vitro model. Circulation 1990, 81(1)：267–280.
13) Allessie MA, Bonke FI, Schopman FJ：Circus movement in rabbit atrial muscle as a mechanism of tachycardia. III. The " leading circle " concept；A new model of circus movement in cardiac tissue without the involvement of an anatomical obstacle. Circ Res 1977, 41(1)：9–18.
14) Spach MS, Miller WT 3rd, Geselowitz DB, et al：The discontinuous nature of propagation in normal canine cardiac muscle. Evidence for recurrent discontinuities of intracellular resistance that affect the membrane currents. Circ Res 1981, 48(1)：39–54.
15) Moe GK, Abildskov JA：Atrial fibrillation as a self-sustaining arrhythmia independent of focal discharge. Am Heart J 1959, 58(1)：59–70.
16) Pertsov AM, Davidenko JM, Salomonsz R, et al：Spiral waves of excitation underlie reentrant activity in isolated cardiac muscle. Circ Res 1993, 72(3)：631–650.
17) Winfree AT：Theory of spirals. In Zipes DP, Jalife J（eds）：Cardiac Electrophysiology；From Cell to

Bedside. 2nd ed. WB Saunders 2004, p379.
18) Surawicz B：Reentry；Experimental models and reentant ventricular tachycardia (Chapter 10). Electrophysiologic Basis of ECG and Cardiac Arrhythmias. Williams & Wilkins 1995, p173.
19) 洞庭賢一, 加藤久視：リエントリーの成立条件. 杉本恒明 (編)：不整脈学. 南江堂 1992, p62.
20) Cranefield PF：The conduction of the cardiac impulse. Futura publishing 1975, p175.
21) Ohe T, Shimomura K, Matsuhisa M, et al：The electrophysiological characteristics of various types of paroxysmal tachycardias. Jpn Circ J 1986, 50(1)：99-108.
22) Waldo AL：Current perspective on entrainment of tachyarrhythmias. In Brugada P, Wellens HJJ (eds)：Cardiac Arrhythmias；Where to go from here？ Futura Publishing 1987, pp171-189.
23) Stevenson WG, Khan H, Sager P, et al：Identification of reentry circuit sites during catheter mapping and radiofrequency ablation of ventricular tachycardia late after myocardial infarction. Circulation 1993, 88(4-Pt 1)：1647-1670.
24) 大江 透, 下村克朗：電極カテーテル押しつけ法で得られる monophasic action potential の検討, "記録法, 電気生理学的特徴, およびその有用性について". 心臓 1987, 19：900-907.
25) Shimizu W, Ohe T, Kurita T, et al：Early afterdepolarizations induced by isoproterenol in patients with congenital long QT syndrome. Circulation 1991, 84(5)：1915-1923.
26) Davidenko JM, Cohen L, Goodrow R, et al：Quinidine-induced action potential prolongation, early afterdepolarizations, and triggered activity in canine Purkinje fibers. Effects of stimulation rate, potassium, and magnesium. Circulation 1989, 79(3)：674-686.
27) 飯沼宏之：Triggerd activity とは. 矢崎義雄(編)：不整脈. 循環器 NOW8. 南江堂 1994, p59.
28) 平岡昌和, 川野誠子, 平野祐司・他：Triggered activity (撃発活動)と不整脈. 心臓 1987, 19：760-769.
29) Hiaroka M, Sunami A, Fan Z, et al：Multiple ionic mechanisms of early afterdepolarizations in isolated ventricular myocytes from guinea-pig hearts. Ann NY Acad Sci 1992, 644：33-47.
30) Brachmann J, Scherlag BJ, Rosenshtraukh LV, et al：Bradycardia-dependent triggered activity；Relevance to drug-induced multiform ventricular tachycardia. Circulation 1983, 68(4)：846-856.
31) Levine JH, Spear JF, Guarnieri T, et al：Cesium chloride-induced long QT syndrome；Demonstration of afterdepolarizations and triggered activity *in vivo*. Circulation 1985, 72(5)：1092-1103.
32) Damiano BP, Rosen MR：Effects of pacing on triggered activity induced by early afterdepolarizations. Circulation 1984, 69(5)：1013-1025.
33) Lederer WJ, Tsien RW：Transient inward current underlying arrhythmogenic effects of cardiotonic steroids in Purkinje fibres. J Physiol 1976, 263(2)：73-100.
34) Kass RS, Lederer WJ, Tsien RW, et al：Role of calcium ions in transient inward currents and aftercontractions induced by strophanthidin in cardiac Purkinje fibres. J Physiol 1978, 281：187-208.
35) Imanishi S, Surawicz B：Automatic activity in depolarized guinea pig ventricular myocardium. Characteristics and mechanisms. Circ Res 1976, 39(6)：751-759.
36) 今西 愿, 有田 眞：reflection. 杉本恒明(監), 相澤義房, 井上 博(編)：頻拍症. 西村書店 1966, p75.
37) Jalife J, Delmar M, Davidenko JM：Electrotonic modulation of parasystolic foci. Basic cardiac electrophysiology for the clinician. Futura Publishing 1999, pp145-152.

6 不整脈の分類

　不整脈の分類は臨床的立場から，①徐脈性不整脈，②頻脈性不整脈，③期外収縮の3つに大別される。この分類を基本として心電図の特徴，臨床的特徴，発生機序，原因疾患，発生部位，予後，薬物に対する反応などから細分類される。このうち，不整脈の発生部位と機序に基づいての分類が理想であるが，機序が解明されていない不整脈が多く，現時点では主に上室性頻拍の分類に使用されている[1〜3]。

　徐脈性不整脈は，洞不全症候群と房室ブロックに大別される。洞不全症候群の分類は心電図（発作時）の特徴，原因，経過，洞結節・心房の病理からされている。心電図（発作時）の特徴からの分類（Rubensteinの分類）は症状と密接な関係があり，臨床では最も用いられている。房室ブロックも心電図（発作時）から分類するのが一般的である。障害部位からの分類は予後・治療を決定するうえで重要であるが，正確な障害部位の診断にはヒス束電位の記録が必要である。

　上室性頻脈性不整脈には，①心房細動，②心房粗動，③心房頻拍，④房室回帰性頻拍，⑤房室結節リエントリー頻拍，⑥房室接合部頻拍などが含まれ，発生機序と発生部位に基づいて分類されている。

　心室性頻脈性不整脈には，①心室細動，②心室粗動，③心室頻拍が含まれる。心室細動は不規則なchaoticなリエントリー，または局所で高頻度に興奮している心室電気活動が機序と考えられている。心室粗動は，心電図上では速い単形性心室頻拍に分類され，臨床的には心室細動と同一に扱われることが多い。心室頻拍の分類は心拍数，心電図の特徴，持続時間，発生部位，基礎心疾患などの多方面から分類されている。各々の分類には長所・短所があるが，心電図の特徴を中心に臨床的意義（治療，予後，機序）を加えたものが最も用いられている。

　期外収縮は発生部位から，①心房期外収縮，②接合部期外収縮，③心室期外収縮に分類される。心電図では①と②の鑑別が難しいので，両者を合わせて上室性期外収縮と呼ぶ。また，出現パターンから，①2段脈，②3段脈，③連発などと命名されている。心室期外収縮は予後との関係からLown分類が用いられる。

　個々の不整脈における分類の特徴や臨床的意義などは，第24〜46章の個々の不整脈で説明するので，ここでは分類を羅列するのみとする（表6-1〜4）。

表 6-1 徐脈性不整脈

洞不全症候群[4～10]	心電図上の分類 (Rubensteinの分類)[9]	① 洞徐脈 ② 洞房ブロック，洞停止 ③ 徐脈頻脈症候群
	原因・経過による分類	① 一過性(急性) ● 副交感神経過緊張 ● 薬物 ● 虚血，心筋炎 ② 慢性 ● 心筋症，アミロイドーシス，その他 ● 慢性虚血性心疾患 ● 原因不明，加齢
房室ブロック[11～14]	心電図上の分類(伝導障害の程度とパターンによる分類)	① 第1度房室ブロック ② 第2度房室ブロック ● Wenckebach(MobitzⅠ)型 ● MobitzⅡ型 ③ 第3度房室ブロック (注)心房と心室の伝導比が3：1以下のものを，高度房室ブロックと呼び，房室伝導が突然途絶して，補充調律が出現せずに心停止が起こるものを発作性房室ブロックと呼ぶ。
	原因・経過による分類	① 一過性(急性) ● 迷走神経過緊張 ● 薬物 ● 心筋梗塞，心筋虚血，心筋炎 (注)虚血と心筋炎は慢性に移行することがある。 ② 慢性 ● 変性(Lev・Lenegre病)[13] ● 浸潤(サルコイドーシス，ヘモジデローシス，アミロイドーシスなど) ● 慢性心疾患(心筋症，虚血性，高血圧など) ● 外傷，心臓手術後 ● 先天性 ● 原因不明
	電気生理検査による分類(伝導障害の部位による分類)[14]	① 房室結節内ブロック(A-Hブロック) ② ヒス束内ブロック(H-Hブロック) ③ ヒス束下ブロック(H-Vブロック)

表 6-2　上室性頻脈性不整脈[1~3, 15~23]

上室性頻拍[1~3]	房室回帰性頻拍[15,16]	① 順方向頻拍（正常伝導を順行伝導し副伝導路を逆行伝導するタイプ） ② 逆方向頻拍（副伝導路を順行伝導し正常伝導路を逆行伝導するタイプ）
	房室結節リエントリー頻拍	① 通常型（遅伝導路を順行性に伝導し速伝導路を逆行するタイプ） ② 非通常型（遅伝導路を逆行性に伝導し速伝導路を順行するタイプ）
	心房頻拍	① 発作のパターンからの分類 ● 慢性持続型（頻拍が常に持続している） ● 発作性持続型（頻拍が突然出現して，頻拍が持続する） ● 反復型（頻拍が自然に出現・消失を繰り返す） ② 機序による分類 ● マクロリエントリー ● 異所性 ・異常自動能，撃発活動 ・マイクロリエントリー
	房室接合部頻拍[17,18]	① 頻拍レートによる分類 ● 発作性（120/分以上） ● 非発作性（120/分未満） ② 機序による分類 ● リエントリー性 ● 非リエントリー性
心房粗動[19~21]	頻度（心房レート）による分類	① タイプⅠ（頻度 300/分前後） ② タイプⅡ（頻度 340~430/分）
	粗動波（心電図）の特徴による分類	① 通常型 ② 非通常型 ③ 不純型
	機序と旋回路による分類	① マクロリエントリー ● 三尖弁輪を反時計方向に旋回する頻拍 ● 三尖弁輪を時計方向に旋回する頻拍 ● 心房の切開後の瘢痕の周りを旋回する頻拍 ② マイクロリエントリー ③ 異常自動能，撃発活動
心房細動[22,23]	持続時間による分類	① 古典的な分類 ● 発作性（一週間以内に自然停止する場合） ● 慢性（自然停止せず長時間続いている場合） ② 最近提唱されている分類 ● 発作性（paroxysmal）：1週間以内に自然停止する場合 ● 持続性（persistent）：自然停止しないが，薬物・非薬物的に停止可能 ● 永続性・固定性（permanent, fixed）：薬物・非薬物的に停止不可能

(続く)

表 6-2 上室性頻脈性不整脈[1~3, 15~23] (続き)

	経過による分類	① 一過性(transient) ② 反復性(recurrent)
	原因疾患による分類	① 器質的心疾患に伴う。 ② 甲状腺機能亢進，薬物中毒など心疾患以外の原因で起こる。 ③ 孤立性(特発性)：明らかな器質的心疾患や原因を認めない。
	自律神経との関連性による分類	① 交感神経誘発性(日中活動時に起こる) ② 副交感神経誘発性(夜間に起こる) ③ 混合型
	発生機序による分類	① multiple wavelet によるリエントリー ② 異所性興奮 　肺静脈起源，下大静脈起源，冠状静脈洞起源，その他

表 6-3 心室性頻脈性不整脈

心室頻拍[24,25]	波形による分類	① 単形性 ② 多形性 　● QT 延長を伴う場合(torsade de pointes) 　　・先天性 QT 延長症候群 　　・後天性 QT 延長症候群 　● QT 延長を伴わない場合 ③ 多源性 　● 二方向性頻拍，その他
	持続時間による分類	① 持続性(30 秒以上持続し，通常，自然停止しない) ② 非持続性(30 秒未満に自然停止する)
	基礎心疾患による分類	心筋梗塞，心筋症，心筋炎，不整脈源性右室心筋症，高血圧，弁膜症，チャネル病，電解質異常，薬物，特発性(明らかな原因がない)など
	発生機序による分類	① リエントリー ② 撃発活動 ③ 自動能亢進
	有効薬剤による分類	特殊な薬剤が有効な場合に呼ぶことがある。代表的なのはベラパミル感受性心室頻拍，アデノシン感受性心室頻拍など。
	発生部位による分類	心室流出路起源(右室流出路，左室流出路)，右室心尖部起源，左室後壁起源)，束枝起源など。
心室粗動 心電図上は速い心室頻拍と診断され，臨床現場では心室細動とみなされる。		

(続く)

表 6-3 心室性頻脈性不整脈（続き）

心室細動[26]	病因による分類	① 器質的心疾患を有する ● 冠動脈疾患 ● 心筋症 ● 弁膜症 ● 先天性心疾患 ● 心筋炎 ② 明らかな器質的心疾患を認めない ● QT 延長症候群 ● WPW 症候群 ● Brugada 症候群 ● short-coupled torsade de pointes ● カテコラミン誘発多形性頻拍 ● 特発性 ② 機能的要因・外因が原因 ● 虚血 ● 自律神経のアンバランス ● 代謝性（電解質異常，アシドーシスなど） ● 薬剤性 ● 低体温
	心室細動が起こる病態による分類	① 一次的心室細動 全身状態が比較的安定しているときに発生する。 ② 二次的心室細動 ショックなどの全身状態の悪化に付随して発生する。

表 6-4 期外収縮[27,28]

心房期外収縮	発生部位による分類	肺静脈起源, 下大静脈起源, 冠静脈洞起源, その他
	出現パターンによる分類	2段脈, 3段脈, 2連発(couplet, paired), 3連発(triplet, salvo), 多源性
	病因による分類	① 器質的心疾患に伴う場合 　冠動脈疾患, 心筋症, 弁膜症, 先天性心疾患, 心筋炎, その他 ② 明らかな器質的心疾患に伴わない場合
接合部期外収縮		心房性との区別が難しい場合は, 上室性期外収縮に分類する
心室期外収縮	発生部位による分類	① 左室起源 ② 右室起源 ③ 心室流出路起源 　● 右室流出路起源, 左室流出路起源 ④ 束枝起源
	出現パターンによる分類	2段脈, 3段脈, 2連発(couplet, paired), 3連発(triplet, salvo), 多源性 (注)3連発以上は心室頻拍に分類される。
	病因による分類	① 器質的心疾患に伴う場合 　● 冠動脈疾患, 心筋症, 弁膜症, 先天性心疾患, 心筋炎, その他 ② 明らかな器質的心疾患に伴わない場合
	日内変動による分類	① 日中型(昼間に多い) ② 夜間型(睡眠中に多い) ③ 不変型(昼夜無関係に起きる)
	頻度と出現パターンによる分類, Lown 分類[28]	0：心室期外収縮なし 1：1時間に30個未満 2：1時間に30個以上 3：多源性(多形性) 4a：2連発 4b：3連発以上 5：R on T ＊この分類は予後との関係で用いられている

●文献

1) Josephson ME, Sides SF：Clinical Cardiac Electrophysiology. Techniques and interpretation. Lea & Febiger 1979, p224.
2) Wu D, Denes P, Amat-y-Leon F, et al：Clinical, electrocardiographic and electrophysiologic observations in patients with paroxysmal supraventricular tachycardia. Am J Cardiol 1978, 41(6)：1045-1051.
3) 大江 透，下村克朗：エレクトロフィジオロジー"上室性頻拍の電気生理学的検査". 循環器病研究の進歩 1980, 1：61.
4) Jordan JL, Mandel WJ：Disorders of sinus function. In Madel WJ(ed)：Cardiac Arrhythmias. Their Mechanisms, Diagnosis, and Management. JB Lippincott 1987, pp143-185.
5) Benditt DG, Milstein S, Goldstin M, et al：Sinus node dysfunction; Pathophysiology, clinical features, evaluation, and treatment. In Zipes DP, Jalife J(eds)：Cardiac Electrophysiology; From Cell to Bedside. WB Saunders 1990, pp708-734.
6) 杉浦昌也：洞機能障害の病理. 循環器科 1981, 9：20.
7) Kaplan BM, Langendorf R, Lev M, et al：Tachycardia-bradycardia syndrome (so-called "sick sinus syndrome"). Pathology, mechanisms and treatment. Am J Cardiol 1973, 31(4)：497-508.
8) 上田慶二，大川真一郎：洞不全症候群. 早川弘一，比江嶋一昌(編)：臨床心臓電気生理学. 南江堂 1988, pp63-91.
9) Rubenstein JJ, Schulman CL, Yurchak PM, et al：Clinical spectrum of the sick sinus syndrome. Circulation 1972, 46(1)：5-13.
10) Ferrer MI：The sick sinus syndrome. Circulation 1973, 47(3)：635-641.
11) Narula OS：Current concept of atrioventricular block. In Narual OS(ed)：His Bundle Electrocaridiogaphy and Clinical Electrophyioslogy. FA Davis 1979.
12) 中里祐二，中田八洲郎：房室ブロックの分類と病態生理. 杉本恒明(編)：不整脈学. 南江堂 1992, pp411-418.
13) Lev M：Anatomic Basis For Atrioventricular Block. Am J Med 1964, 37：742-748.
14) Damato AN, Lau SH, Patton RD, et al：A study of atrioventricular conduction in man using premature atrial stimulation and His bundle recordings. Circulation 1969, 40(1)：61-69.
15) Wellens HJ：Contribution of cardiac pacing to our understanding of the Wolff-Parkinson-White syndrome. Br Heart J 1975, 37(3)：231-241.
16) Durrer D, Schoo L, Schuilenburg RM, et al：The role of premature beats in the initiation and the termination of supraventricular tachycardia in the Wolff-Parkinson-White syndrome. Circulation 1967, 36(5)：644-662.
17) Pick A, Domingue P：Nonparoxysmal A-V nodal tachycardia. Circulation 1957, 16(6)：1022-1032.
18) 渡部良夫，羽淵義純，野田剛毅：接合部自動能とその異常. 心電図 1988, 8：295.
19) Waldo AL, MacLean WA, Karp RB, et al：Entrainment and interruption of atrial flutter with atrial pacing; Studies in man following open heart surgery. Circulation 1977, 56(5)：737-745.
20) Okumura K, Henthorn RW, Epstein AE, et al：Further observations on transient entrainment; importance of pacing site and properties of the components of the reentry circuit. Circulation 1985, 72(6)：1293-1307.
21) Wells JL Jr, MacLean WA, James TN, et al：Characterization of atrial flutter. Studies in man after open heart surgery using fixed atrial electrodes. Circulation 1979, 60(3)：665-673.
22) Levy S：Atrial fibrillation, old and new classifications. In Saoude N, Shcels W, El-Sherif N (eds)：Atrial Flutter and Fibrillation. Futura publishing 1998, pp107-113.
23) Gold RL, Haffajee CI, Charos G, et al：Amiodarone for refractory atrial fibrillation. Am J Cardiol 1986, 57(1)：124-127.
24) 竹中志保，大江 透：心室頻拍. 臨床成人病 1995, 25(11)：1426-1427.
25) Prystowsky EN, Klein GJ：Cardiac arrhythmias. Mcgraw-Hill 1994, p155.
26) 清水 渉，大江 透：Ⅶ心室細動-C心室細動の臨床. 頻拍症. 西村書店，pp394-413.
27) Kastor JA：Ventricular premature beats. Arrhythmias. 2nd ed. WB Saunders 2000, pp294-341.
28) Lown B, Wolf M：Approaches to sudden death from coronary heart disease. Circulation 1971, 44(1)：130-142.

II

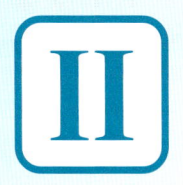

不整脈の検査

7. 基礎疾患の検索 …………………46
8. 12誘導心電図…………………50
9. ホルター心電図 …………………63
10. 運動負荷試験 …………………72
11. 加算平均心電図 …………………78
12. 体表面電位図 …………………86
13. チルト試験 ……………………91
14. 圧反射感受性検査 ………………94
15. 電気生理学的検査（EPS）………96

7　基礎疾患の検索

　心筋および刺激伝導系の細胞や組織がなんらかの傷害を受けると，種々の不整脈を引き起こす基質（伝導障害，不応期の延長や短縮，異常自動能，撃発活動）が形成される。この不整脈基質の種類や程度は基礎心疾患にある程度依存しているので，原因となっている疾患の検索は不整脈の診断に重要な手がかりとなる。また，同一の不整脈でも基礎心疾患により予後が異なるので（図7-1），適切な治療法を選択するためにも不可欠である。

　不整脈を生じる疾患としては，① 虚血性心疾患，② 心筋炎，③ 心筋症，④ 弁膜症，⑤ 高血圧，⑥ 先天性心疾患，⑦ 副伝導路症候群，⑧ イオンチャネル病，⑨ 特発性，⑩ その他がある。

　不整脈の原因として，明らかなマクロレベルの解剖学的異常が認められず，また外的因子がない場合は特発性と呼ばれる。したがって，マイクロまたは分子レベルでの異常は特発性に分類される。最近，特発性と考えられていた疾患のなかにチャネル蛋白の異常があることが判明し（QT延長症候群，Brugada症候群など），チャネル病と呼ばれるようになった。また，加齢により起こる心房細動を特発性に分類すべきか否かは一致した見解がない。

1）現病歴・既往歴・身体所見

　不整脈の原因となる解剖学的異常を検索する場合は，不整脈の症状のほかに胸痛の有無，労作時の息切れ，その他の全身疾患に伴う症状を検索する。家族歴では突然死の有無や心疾患の有無に注意する。突然死の家族歴はQT延長症候群，Brugada症候群，不整脈源性右室心筋症，および肥大型心筋症の可能性を疑わせる。身体所見では心雑

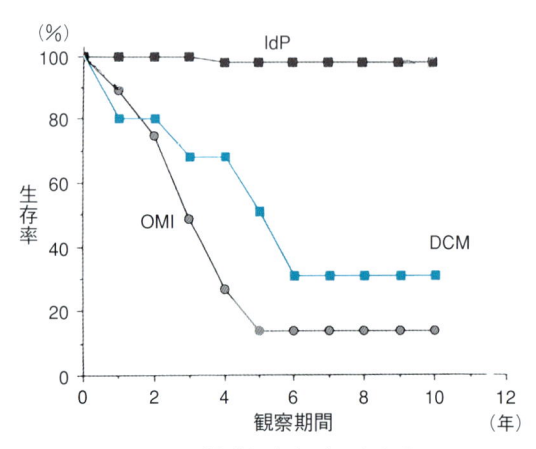

図7-1　基礎心疾患別の生存率
（持続性単形性心室頻拍を有する患者：国立循環器病センター，植込み型除細動器以前のデータ）
　　IdP：明らかな心疾患を有さない。
　　OMI：陳旧性心筋梗塞。
　　DCM：拡張型心筋症。
　　持続性心室頻拍を有する患者の予後は基礎心疾患により異なることがわかる。

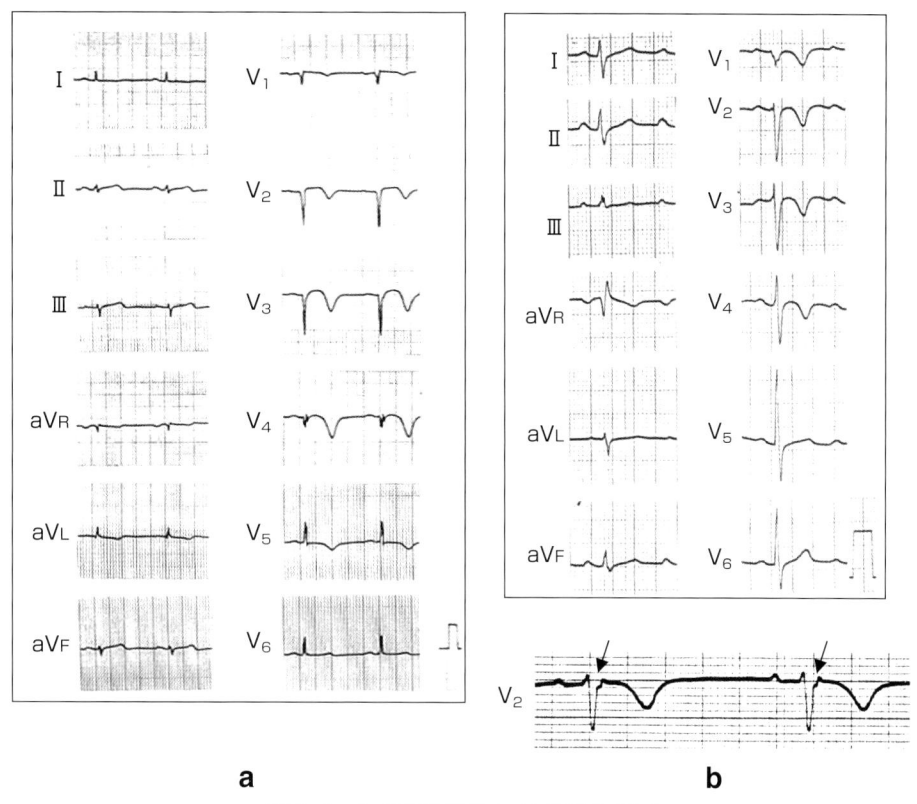

図 7-2 心室頻拍患者の 12 誘導心電図
a：$V_{1\sim4}$ の Q 波より陳旧性心筋梗塞と診断される．この患者の失神の原因は，瘢痕関連性心室頻拍の可能性が高い．
b：右胸部誘導 $V_{1\sim3}$ の T 波逆転と V_2 誘導にイプシロン（ε）波（↓）を認めることにより，不整脈源性右室心筋症が疑われる．この患者の動悸は，右室起源の心室頻拍の可能性が高い．

音の有無，心音の異常などに注意するほかに，サルコイドーシス，アミロイドーシスなどによる他臓器の異常所見に留意する．

2）12 誘導心電図(8 章；51～52 頁参照)

心電図は不整脈自体の診断に不可欠であるが，基礎心疾患の同定にも重要である．心電図で心筋梗塞（図 7-2a），肥大型心筋症，不整脈源性右室心筋症（図 7-2b）などの所見を認めれば，心室性不整脈の可能性を考える．デルタ（Δ）波が認められる患者の動悸発作は，房室回帰性頻拍である可能性が高い（図 8-4，53 頁参照）．また，QT 延長症候群（図 8-5，54 頁参照）と Brugada 症候群（図 8-7，56 頁参照）は特徴的な心電図波形を呈する．

3）胸部 X 線

胸部 X 線で右室，右房，左室および左房の拡大の有無を検討する（図 7-3）．また，肺動脈および大動脈の異常にも注意する．左室肥大などの所見を認めた場合は，心室性不整脈の可能性を考える．左房拡大を有する患者では，心房細動など心房性不整脈が起こる可能性が高い．

4）心臓超音波検査(図 7-4)

心臓の解剖学的異常を非侵襲的に検索する方法として有用である．左室の拡大・肥大と収縮異常は，心室頻拍を合併している可能性が高い．右室

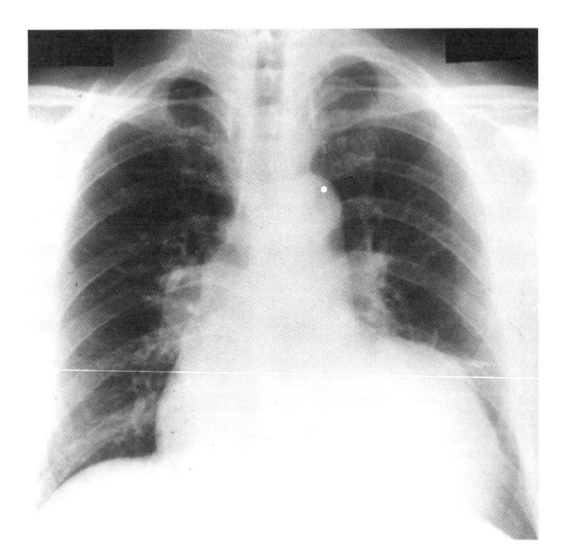

図7-3 心室頻拍患者の胸部X線
左第4弓の著明な拡大を認め心室瘤が疑われる。この患者には心筋梗塞の既往があり、瘢痕関連性心室頻拍が起こる可能性が考えられる。

の拡大と収縮異常は，不整脈源性右室心筋症による不整脈を有している可能性がある。また，心房の拡大は心房細動を起こす解剖学的基質となるので，心房の大きさの測定も重要である。

5）運動負荷試験(10章：72頁参照)

運動負荷試験は不整脈の誘発の目的に加えて，虚血性心疾患の診断に有用である。この検査は外来で比較的簡単にできるので，筆者の施設では不整脈の検査のひとつとして施行している。

6）左室造影・右室造影・冠動脈造影検査(図7-5)

右室・左室，右房・左房の形態的異常および左室機能の評価は超音波検査で可能であるが，冠動脈疾患の診断には冠動脈造影が必要である。冠動脈疾患は種々の不整脈を合併するので，重症心室性不整脈の場合は冠動脈造影を原則的に行うことにしている。また，不整脈源性右室心筋症を疑う場合は右室造影が必要である。

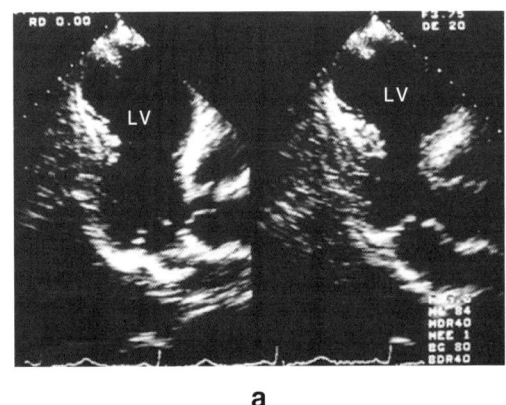

LV：左室，RV：右室

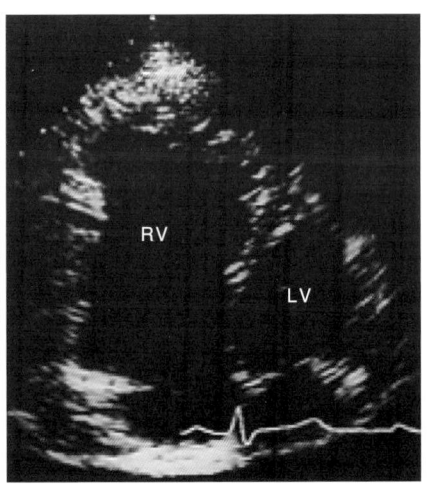

図7-4 心室頻拍患者の心臓超音波検査
a：左室心尖部のdyskinesisを認める。この心室瘤が心室頻拍の不整脈基質と関連していると推定される。
b：右室の拡張を認める。この右室異常から原因疾患は不整脈源性右室心筋症の可能性が考えられる。この患者の心室頻拍の不整脈基質は右室にあると推定される。

7）心筋シンチグラフィ・RI 造影・MRI・CT・心筋生検

サルコイドーシス，アミロイドーシスなどの二次性心筋症の診断に重要である。また，心筋生検は二次性心筋症の診断のほかに不整脈源性右室心筋症や心筋炎の診断に有用である。

8）DNA 解析

不整脈のうちで遺伝子変異が原因で起こる疾患として，先天性 QT 延長症候群，Brugada 症候群，先天性房室ブロック，カテコラミン誘発多形性心室頻拍などがある。先天性 QT 延長症候群は責任遺伝子の違いで発作の誘因や治療も異なる可能性があるので，その同定は重要である[1,2]。さらに，最近では二次性（後天性）QT 延長症候群と考えられていた疾患でも，遺伝子の異常または多型が隠れている可能性があり，DNA 解析が診断に有用であった症例が報告されている。DNA の解析は倫理的問題で限られた大学病院・研究機関でしか検査ができない。また，DNA の解析に時間がかかることに加えて各疾患で責任遺伝子は 20〜50％ しか同定できていないので，現時点では診断・治療の補助的な役割としてしか普及していない。今後，DNA の解析法が進歩して迅速に異常が同定できるようになれば，一般的な検査になる可能性が考えられる。

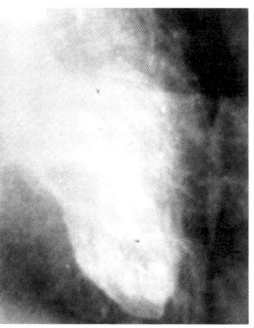

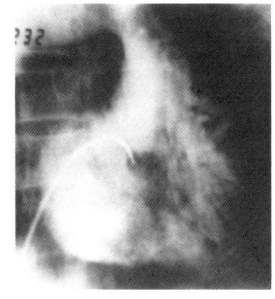

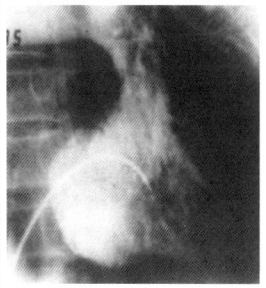

図 7-5 心室頻拍患者の心室造影
a：左室心尖部の奇異性壁運動を認めることより，この患者の心室頻拍の不整脈基質は心室瘤に関連していると推定される。
b：右室造影により右室拡大と右室収縮不全を認める。この患者の心室頻拍の不整脈基質は，不整脈源性右室心筋症によるものと考えられる。

● 文献
1）Schwartz PJ, Priori SG, Napolitano C：The long QT syndrome. In Zipes DP, Jalife J（eds）：Cardiac electrophysiology；From Cell to Bedside. 3rd ed. WB Saunders 2000, pp597-615.
2）森田 宏，江森哲朗，大江 透：QT 延長症候群の遺伝的分類とその意義：呼吸と循環 1998, 46：383-389.

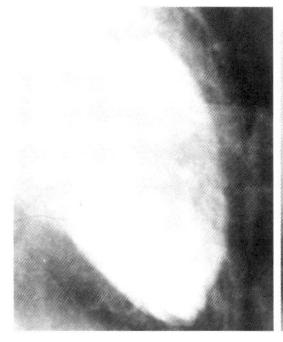

8　12誘導心電図

　超音波，核医学，MRIなどの新しい検査法は，解剖学的異常を検索するのに適しているが，電気現象の異常が原因である不整脈の診断には心電図が最も優れている。心臓の電気現象を検査する方法としては，標準12誘導心電図のほかに，ホルター心電図，加算平均心電図，心腔内電位図，体表面心臓電位図などがあるが，不整脈診断の基本は発作中の標準12誘導心電図である。一方，非発作時の心電図からは不整脈を起こす原因疾患（WPW[*1]症候群，QT延長症候群，Brugada症候群，心筋梗塞，心室肥大など）を診断する。

1．原理

　1887年にWallerが毛細管電流計で初めて心電図を記録し[1]，1903年にEinthovenは弦線電流計を用いて四肢誘導（Ⅰ，Ⅱ，Ⅲ）を記録した[2]。1934年にWilsonは中心電極を考案して，四肢（V_R，V_L，V_F）および胸部誘導（$V_{1～6}$）を記録した[3]。1942年にGoldbergerは，四肢誘導の誘導法を工夫して，波形を変えずに50％増大する増幅四肢誘導（aV_R，aV_L，aV_F）を考案した[4]。1954年にアメリカ心臓協会（AHA）より心電図誘導法の標準化が勧告され，今日の12誘導心電図に統一化された[5]。

2．方法

　発作時の記録は12誘導の同時記録が望ましい。誘導を別々にとると，記録された不整脈が同一のものかどうかの判断が難しく，不整脈の種類や発生起源が不正確となる。12誘導を同時記録できない場合は，学校検診で用いられているⅡ，aV_F，V_1，V_6誘導の4誘導を同時記録してもよい。筆者の施設では6チャネル心電図を用いる場合は，Ⅰ，Ⅱ，Ⅲ，V_1，V_3，V_5（またはⅠ，Ⅱ，aV_F，V_1，V_3，V_6）の6誘導を同時記録している（図8-1）。

　不整脈の診断には発作の始まりと終わりが重要なので，メモリー機能がある心電計が望ましい。また，長時間記録することがあるので，吸引電極よりも貼りつけ電極が望ましい。この場合はMason-Likar修正12誘導法（上肢の電極を両鎖骨窩に，左下肢電極を左前腸骨稜上に貼りつける）が適している[6]。この誘導法で記録される胸部誘導波形は，標準12誘導とほぼ一致するが，四肢誘導波形は標準12誘導とは少し異なっている（標準12誘導に比べて平均電気軸が垂直位となる）。

[*1]WPW：Wolff-Parkinson-White

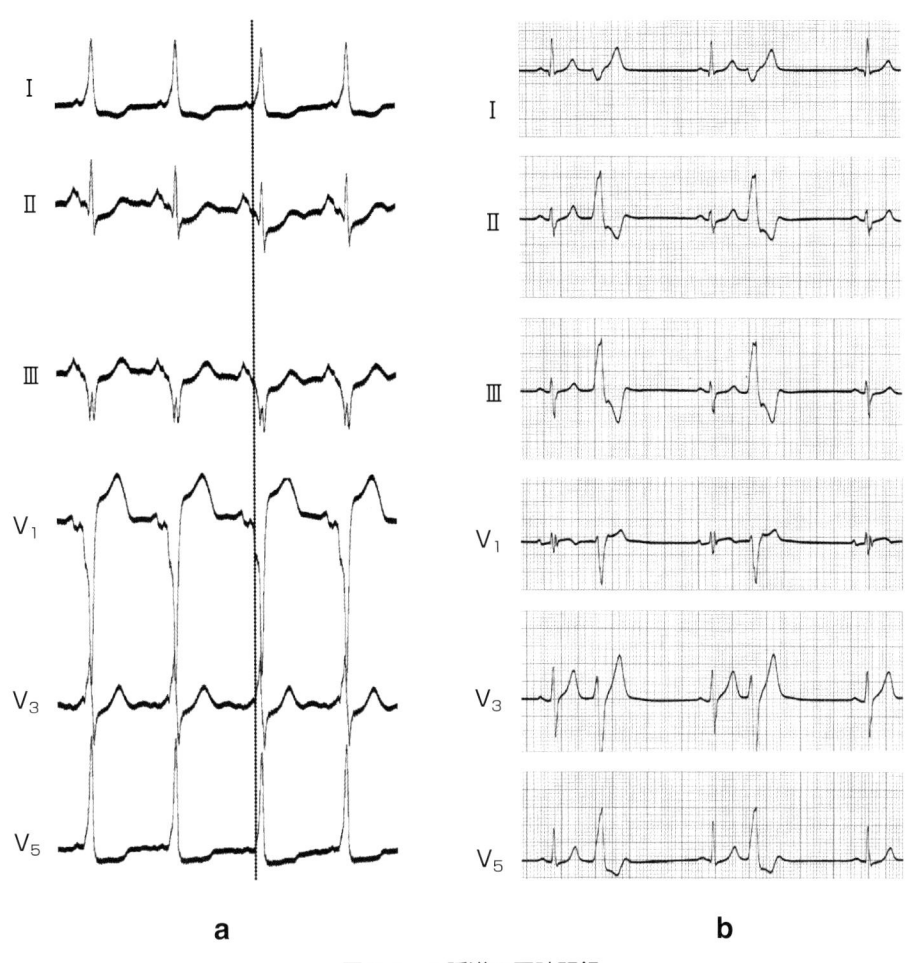

図8-1　6誘導の同時記録
a：デルタ(Δ)波の極性の診断(WPW症候群)
　Ⅰ, Ⅱ, Ⅲ, V_1, V_3, V_5 を同時記録することで，Ⅱ誘導のデルタ波は陰性と診断できる。点線はデルタ波の始まりを示す。
b：心室期外収縮
　Ⅰ, Ⅱ, Ⅲ, V_1, V_3, V_5 を同時記録することで，期外収縮のQRS波形は左脚ブロックパターン・下方軸であることが診断され，右室流出路起源であることが推定できる。

3．臨床的意義

　発作時の12誘導心電図は，不整脈診断に最も有用な検査である。実際，不整脈の分類も不整脈の出現時に記録された心電図に基づいて行われる。非発作時の心電図からは，解剖学的異常や電気的異常を診断し，予測される不整脈を推測する。

ここでは，①解剖学的異常の診断(非発作時心電図)，②電気的異常の診断(非発作時心電図)，③不整脈の診断(発作時心電図)に分けて説明する。

1）解剖学的異常の診断

　12誘導心電図から原因疾患が診断されると，その疾患に合併しやすい不整脈が推定される。具体的な例としては，陳旧性心筋梗塞は単形性心室頻

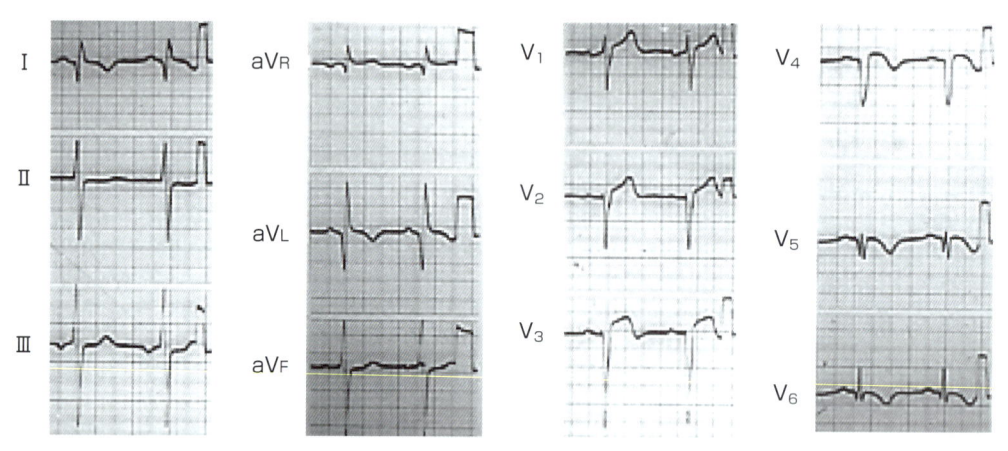

図 8-2 陳旧性心筋梗塞の 12 誘導心電図
$V_{2\sim5}$ と I，aV_L で Q 波を認め，陳旧性心筋梗塞と診断される。陳旧性心筋梗塞は心筋に瘢痕を生じ，持続性単形性心室頻拍を生じやすい。

拍を起こしやすい。また，肥大型心筋症は心拍数が速い多形性心室頻拍を起こす可能性がある。心房拡大を有する患者は心房細動を起こしやすい。

1 心筋梗塞

心筋梗塞に合併する不整脈は多彩で，徐脈性不整脈，上室性不整脈，心室性不整脈のいずれも起こりうる。一方，陳旧性心筋梗塞で問題となる不整脈は主に心室性不整脈(図 8-2)である。

2 左室肥大

Framingham study の結果によれば，心電図で左室肥大を認める人は原因疾患に関係なく突然死が増加する(男性 6 倍，女性 3 倍)[7]。また，種々の不整脈の発現頻度が増加し，持続性心室頻拍も誘発されやすいと報告されている[8]。心室性不整脈の頻度は左室肥大の程度に比例し，心房細動の頻度も 2～3 倍増加すると報告されている[9]。したがって，左室肥大を有する患者は種々の不整脈のハイリスク群である。

3 不整脈源性右室心筋症[10～12]

不整脈源性右室心筋症は右室が主病変であるので，臨床的には心機能の低下よりも不整脈が問題となる(不整脈源性の意味)。本症では右室の著明な伝導遅延を伴っていることが多く，この伝導遅延が心室頻拍の発生に関与している。洞調律時の

心電図(約 30%)で右室伝導遅延を表しているイプシロン波(ε)を認める(図 8-3)。このイプシロン波は，主に V_1 誘導の ST 部位に認められ，右室の一部が特に遅れて興奮するために起こる所見として解釈されている。また，イプシロン波ほど特異性は高くないが，右胸部誘導の T 波逆転が 60% に認められる。

2）電気的異常の診断

WPW 症候群，QT 延長症候群，Brugada 症候群は，非発作時の 12 誘導心電図で診断される。最近，突然死の原因として short QT 症候群が報告され注目されている。この疾患の診断も非発作時の心電図から行われる。また，12 誘導心電図における QT 間隔ばらつきと，重症心室性不整脈との関連性が報告されている。

1 WPW 症候群

心電図の特徴は，1939 年に Wolff が Parkinson，White と共著で，脚ブロック，P-R 間隔短縮，頻拍発作を呈する患者 11 人を報告した[13]。その後，Levine らが 3 人の頭文字を取って WPW 症候群と命名した。WPW 症候群における特徴的な心電図は，心房と心室を結ぶ副伝導路の存在で説明される(図 8-4)。また，12 誘導心電図の QRS 波の初期成分〔デルタ(Δ)波〕の形から副伝導路の心室

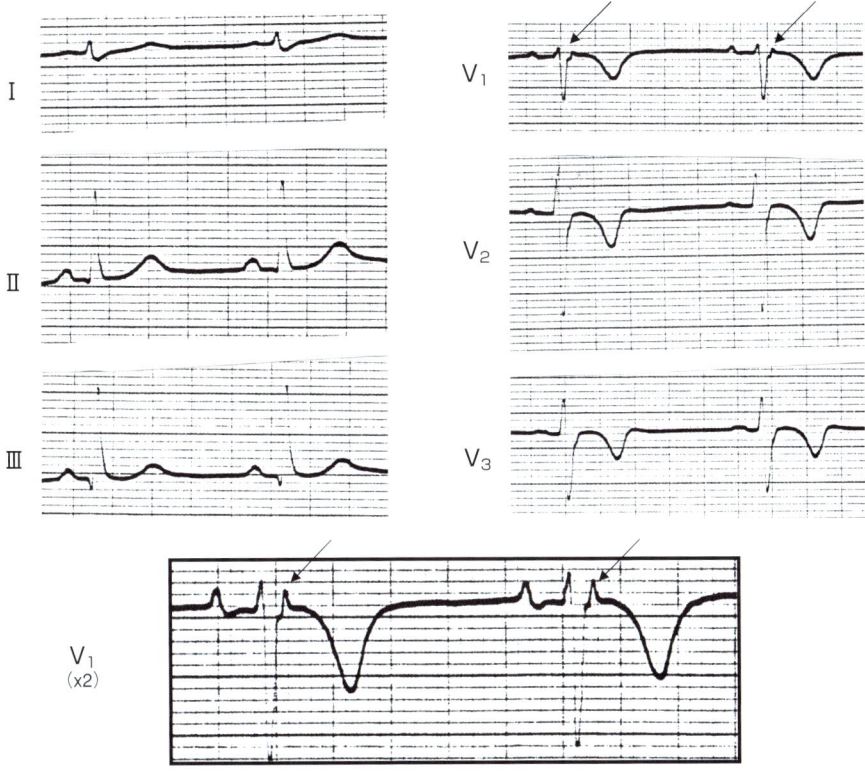

図 8-3 不整脈源性右室心筋症

V_1 誘導でイプシロン波(↓)を認める。このイプシロン波は右室の一部の伝導遅延を表していると考えられている。また，右胸部誘導($V_{1\sim3}$)で陰性 T 波を認める。

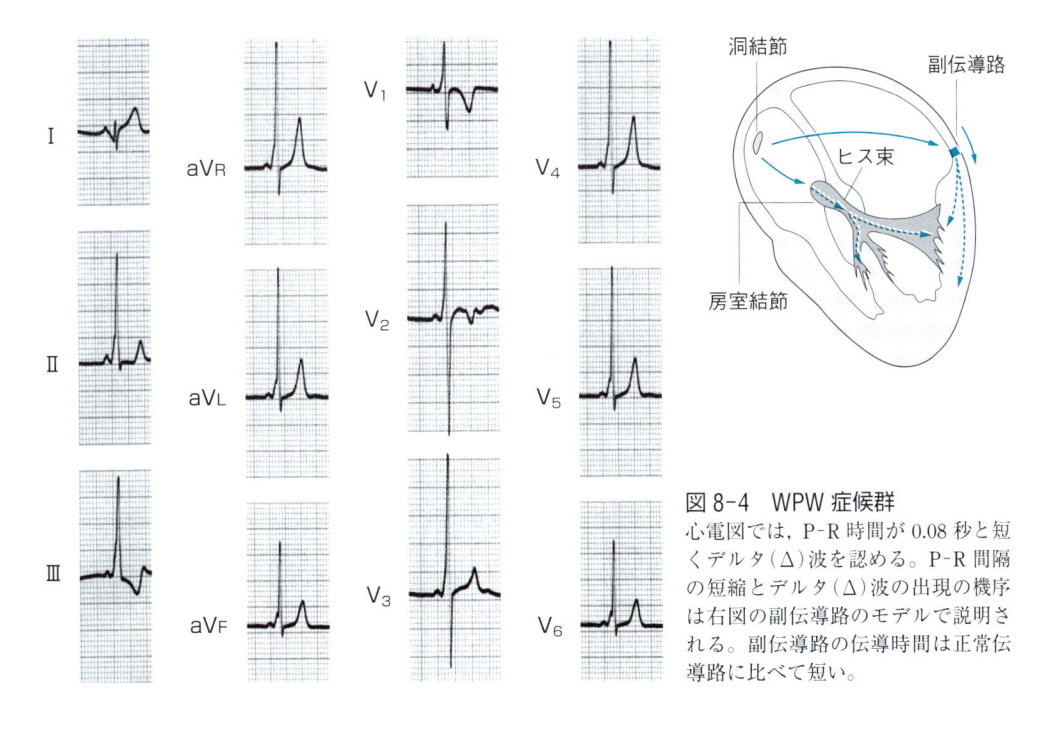

図 8-4 WPW 症候群

心電図では，P-R 時間が 0.08 秒と短くデルタ(Δ)波を認める。P-R 間隔の短縮とデルタ(Δ)波の出現の機序は右図の副伝導路のモデルで説明される。副伝導路の伝導時間は正常伝導路に比べて短い。

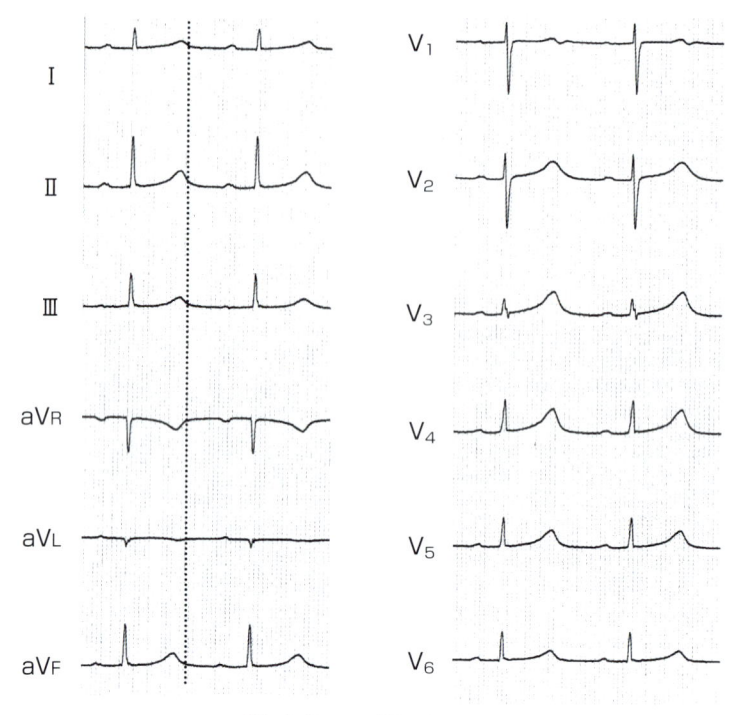

QT＝0.48 sec，QTc＝0.57 sec

図 8-5　QT 間隔の測定
QT 間隔は，原則的にはⅡ誘導の QT 時間を測定する（Ⅱ誘導での測定が困難な場合は，Ⅰ誘導，V_5 誘導を用いる）。この症例の場合は QT 時間が 0.48 sec（QTc は 0.57 sec）と延長している。点線は T 波の終わりを示す。

付着部位をある程度予測できる。心電図から副伝導路の部位を推定する方法は多く発表されているが，筆者は 1997 年に発表された Arruda のアルゴリズムが最もよいと考えている（図 26-9，239 頁参照）[14]。

WPW 症候群に類似した心電図を呈するものに，ヒス束と心室を結ぶ副伝導路（fasciculo-ventricular fiber），房室結節と心室を結ぶ副伝導路（nodo-ventricular fiber），心房と束枝または心室を結ぶ減衰伝導の電気生理学的性質を有する副伝導路（atrio-fascicular, atrio-ventricular fiber）があるが，12 誘導心電図からは鑑別診断が難しい（53 章マハイム線維頻拍：452～457 頁参照）。

2　QT 延長症候群[15～17]（39，40 章：359～383 頁参照）

QT 間隔は Q 波の始まりから T 波の終わりまでの時間で，Ⅱ誘導で測定するのが基本である（図 8-5）。Ⅱ誘導で T 波の終わりが不明または U 波と融合している場合は，Ⅰ誘導と V_5 誘導を参考にして計測する。いずれの誘導でも T 波と U 波の分離が不明瞭な場合は，TU 波として QT(U)時間を測定する。QT 時間が 600 msec 以上の場合は TU 波として測定していることが多い。全 12 誘導における QT 間隔を測定し，得られた最大の QT 間隔を記載する場合もある。QT 間隔は心拍数に依存しているので，補正 QT 間隔（Bazett 式：$QTc = QT/\sqrt{RR}$），Fridericia（$QTc = QT/\sqrt[3]{RR}$）などが提唱されているが，一般的には Bazett の補正式が用いられる（図 8-6）。正常値は女性のほうが男性より長く，また様々な薬剤で QT 間隔が延長する。Bazett 補正式での QTc の正常値は，男性：0.44 sec 以下，女性：0.46 sec 以下である。

QT 延長症候群は，QT 間隔延長と共に前胸部誘導（$V_{2\sim5}$，特に $V_{3\sim4}$）でノッチや二峰性，二相性を示すことがある。QT 延長症候群で T 波の異常が

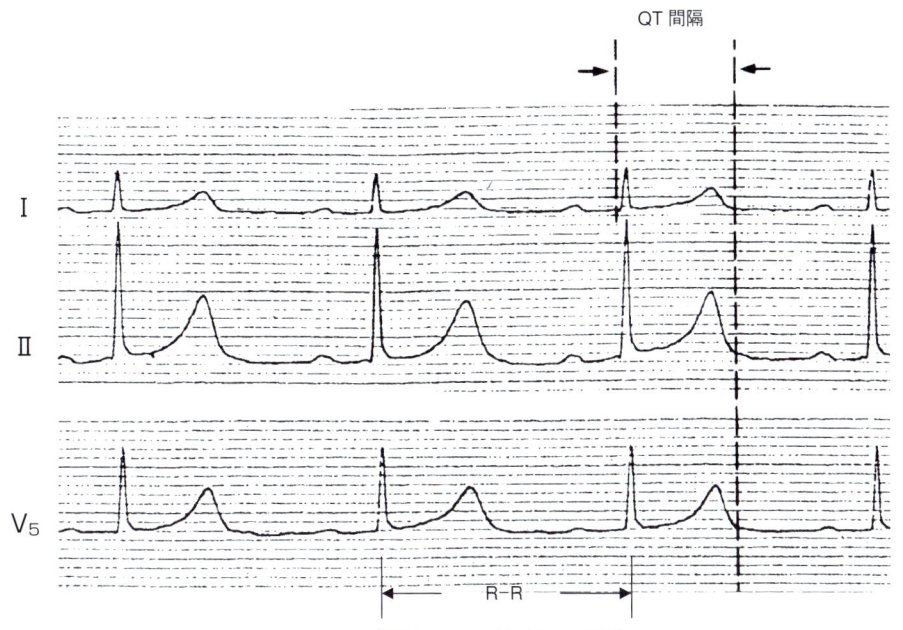

図 8-6 QTc 間隔の計測
心拍数による QT 間隔の変動は Bazett 式（$QTc = QT/\sqrt{RR}$）で補正して，通常 QTc として表現する。

存在する場合は，心臓発作のリスクが高いと考えられている。

QT 延長症候群は先天性と後天性に分類される。先天性 QT 延長症候群は，原因遺伝子異常の種類から現在までに LQT 1〜8 の 8 タイプに分類されている。これらの遺伝子異常の多くは心筋イオンチャネルの異常を生じ，心室筋活動電位の再分極過程の延長を引き起こしていると考えられる。最近，安静時の心電図の特徴からある程度 LQT のタイプが推定できると報告されている[16,17]。

後天性 QT 延長症候群は，薬剤や電解質異常など後天的な要因が加わったときに QT 延長をきたし，torsade de pointes を生じるものをいう。原因として各種薬剤（抗不整脈薬，向精神薬，抗生物質など），電解質異常，心筋梗塞後，脳血管障害などがあるが，単一要因だけでなく複数の要因が重なって起こることが多い。QT 延長をきたした原因の治療で QT 間隔は正常化するのが後天性 QT 延長症候群の特徴である。

3 Brugada 症候群[18]（41 章：385〜393 頁参照）

安静時の心電図で非特異的右脚ブロック（J 波）と右側胸部誘導（$V_{1〜3}$）で ST 上昇を呈し（図 8-7），多形性心室頻拍または心室細動を発症する患者が報告されている。発生機序はいまだ明らかにされていないが，Brugada が最初に系統的に検査して報告したことにより Brugada 症候群と呼ばれている。ST 上昇の程度や ST 形状は変動し，時間単位で変動することがある。一般的には，心室細動発生時では著明に ST が上昇するが，発作が起こっていない時期には ST 上昇が消失していることもある。

4 QT ばらつき（QT dispersion）

Campbell らは 1990 年に心室再分極過程のばらつきの指標として，QT ばらつきの概念を提案した[19]。QT ばらつきが大きい患者は，心室性不整脈を起こしやすいと考えられる。

計測法（図 8-8）

QT ばらつきは，12 誘導心電図における最長

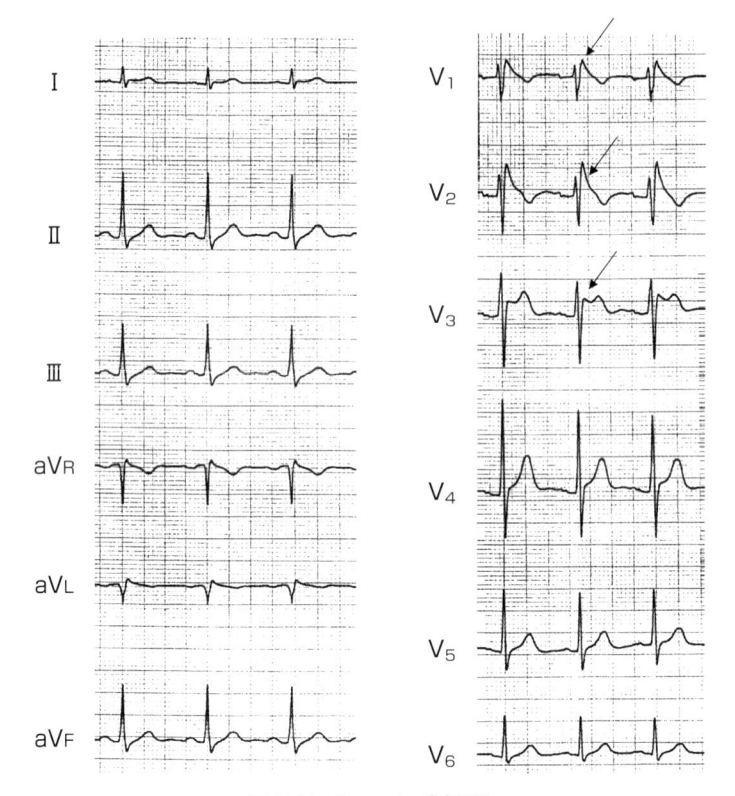

図 8-7 Brugada 症候群
$V_{1\sim3}$ 誘導で特徴ある J 波（↓）と ST 上昇を認める。

QT 時間と，最短 QT 時間の差で表現される（QTmax − QTmin：正常範囲は 30〜60 msec）。QT 間隔は心拍数により変化するので 12 誘導同時記録が望ましい。QT 間隔の計測は各誘導の QRS 波開始から，T 波の終わりまでの時間であるが，T 波の終点が確定できない誘導がある。この場合は，QT 間隔が測定可能な誘導での QT 間隔のばらつきということになる。

2 QT ばらつきの生理的根拠[20]

各誘導における QT 間隔は，主に記録部近傍の心筋における脱分極の始まりから再分極過程が終了するまでの時間に依存している。実際，動物実験の結果でも QT 間隔はその誘導に対応する心筋部位の活動電位持続時間（APD[*2]）に対応すると報告されている。したがって，QT 間隔のばらつきは 12 誘導心電図記録部位に対応する心室各部位の不応期のばらつきを意味していると考えられている。

3 臨床的意義[21〜23]

QT ばらつきは心筋梗塞，肥大型心筋症，先天性 QT 延長症候群などで増大し，Vaughan Williams 分類のⅢ群薬であるアミオダロンやソタロールで減少することが報告されている。肥大型心筋症における QT ばらつきと心室頻拍や心室細動の合併率との検討では，心室性不整脈を合併する群で著明に QT ばらつきが増大していることが報告されている（図 8-9）。心筋梗塞の患者を対象にした報告では，QT ばらつきは心室性不整脈を有する患者（88 ± 10 msec）が，有さない患者（59 ± 9 msec）よりも延長していた（この報告での健常者の QT ばらつきは 38 msec）。一方，心筋梗塞患者の不整脈発生と QT ばらつきの関連性を前向きに調査した報告では，QT ばらつきと心室性不整脈発生との関連性は認められなかった。したがって，現時点では QT ばらつきが重症心室性不整脈発生の指標となるか否かは結論が出ていない。

[*2]APD：action potential duration

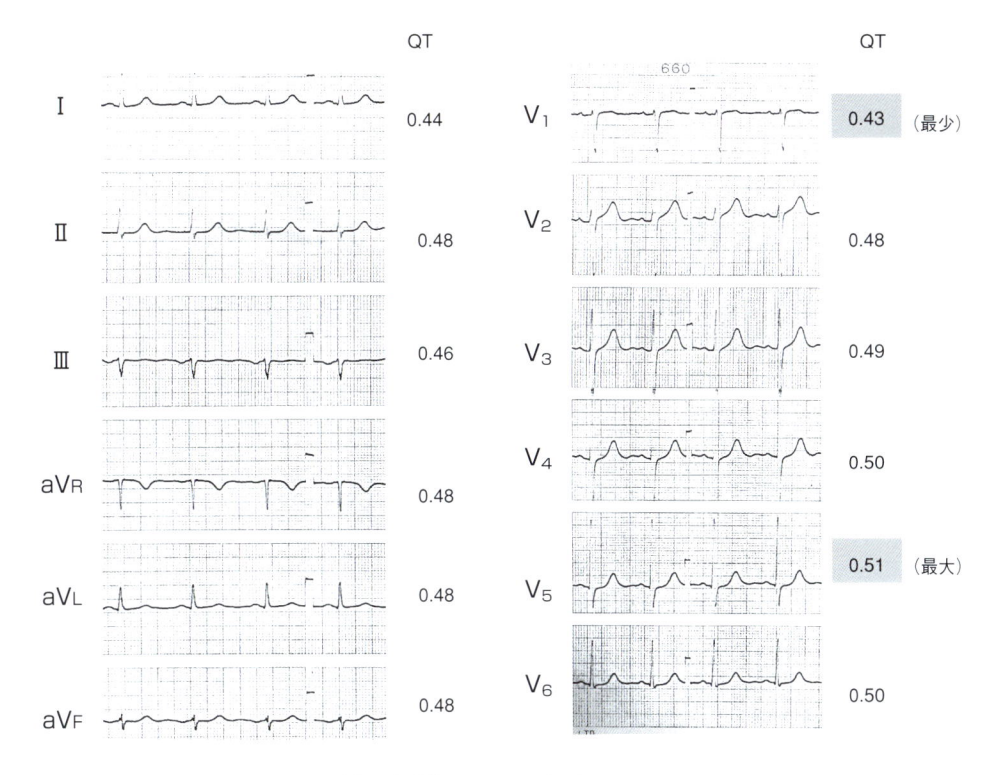

誘導	QT	誘導	QT
I	0.44	V1	0.43（最少）
II	0.48	V2	0.48
III	0.46	V3	0.49
aVR	0.48	V4	0.50
aVL	0.48	V5	0.51（最大）
aVF	0.48	V6	0.50

数値：各誘導のQT間隔（sec）

図 8-8　QT間隔のばらつき
QT間隔のばらつきは12誘導心電図における各誘導のQT時間を測定し，最大QT時間から最小QT時間を差し引いた値で表現する。この症例では 0.51 sec（最大）− 0.43 sec（最少）= 0.08 sec とQT間隔のばらつきが増大している。

④ QT間隔のばらつきの限界・問題点[24,25]

再分極過程の異常が不整脈の危険因子であることは明らかであるが，QT間隔のばらつきが再分極過程の異常の指標として適しているか否かは，まだ結論が出ていない。QT間隔のばらつきの臨床的意義に関して，計測上および理論的に問題点があるとして疑問視している人もいる。特に，T波の終点の決定の難しさと曖昧さにより，計測値の信頼性が問題となっている。また，T波の形に異常がある場合やU波が大きい場合は，正確に測定するのは不可能である。Kautznerら[25]の報告では，QTばらつきの計測者間の違いは 28〜33％，同一の計測者での違いは 25〜33％ と報告している。

QT間隔のばらつきは心室再分極過程全体としての大まかなばらつきで，不整脈の発生と関連性があると考えられる局所的なばらつきを反映して

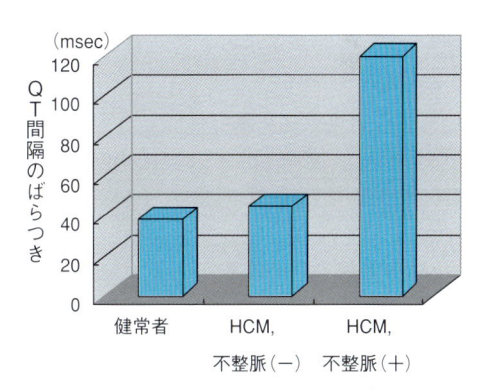

図 8-9　肥大型心筋症のQT間隔のばらつき
QT間隔のばらつきは，不整脈発作（心室性）を合併する肥大型心筋症患者（HCM）で著明に増大している。
〔文献23）より引用〕

いない。この局所のばらつき(心内膜側と心外膜側の再分極過程の違い)を表す transmural dispersion (各誘導のT頂点からT終点の時間)が最近提唱されている[26]。

5 T-wave alternans(T波交代現象)[27]

1 歴史・概念

T-wave alternans(TWA, T波交代現象)は1拍ごとに変化する心電図上のT波形と定義される。12誘導心電図で認識されるマクロボルトTWAは Hering により報告された(1908)[28]。その後、マクロボルトTWAは心筋虚血、電解質異常、QT延長症候群の患者で報告され、この現象と突然死の関係が注目されるようになった[29]。しかし、12誘導心電図でT-wave alternansと診断される症例は少なく、報告の多くは先天性QT延長症候群に限定されていた(図10-2b, 75頁参照)。

最近、T波の電気信号をコンピュータによる複雑な解析方法を用いて、通常の心電図では明らかでないマイクロボルト単位の T-wave alternans (MTWA)を探知する機械が開発された[30]。このMTWAと突然死・心室細動・心室頻拍の発生との関連性を示す報告が増えてきたが[31]、まだ症例が少なくまた相反する報告もあるので、このMTWAが心疾患の予後予測因子として確立するにはもう少し時間がかかると考えられる。

2 MTWAの機序[32]

MTWAは心筋の再分極過程の異常を示唆し、心室細胞における活動電位の alternation に対応すると考えられる。細胞レベルでの活動電位の alternation は、最近のオピティカルマッピングを用いた動物実験で、心拍数がある一定以上に増加すると正常心筋でも発生することが判明した。一方、異常な細胞ではより低い心拍数でMTWAが出現する。しかし、細胞レベルでの活動電位の alternation の機序は単純でなく種々の可能性が提案されている。

3 MTWAの記録と解釈[30]

心拍数の増加がMTWA出現に重要な因子であるので、運動負荷で心拍数を上昇させてMTWAを検出する方法が開発された。MTWAの記録には様々な方法が考案されているが、3 Frank誘導で記録されるT波(QRS波を起点として一定のポイント)を連続128拍計測し、その変動を spectral 解析して、一拍ごとの変動(alternans)の有無を診断する方法が最も用いられている。

MTWAの結果は、陽性、陰性、中間に分類される。MTWA陽性は、TWA(1.9μV以上)が110/分以下の心拍数で持続した場合に診断する。また、110/分以上の心拍数で持続するTWAを認めた場合は中間と診断する。

4 臨床的意義

① 虚血性心疾患・心筋梗塞

日本心電学会の体表心臓微少電位基準委員会が中心となり、心筋梗塞後の心臓突然死予測に対するMTWAの有用性が検討された[33]。MTWA陽性は302人(32%)、陰性は437人(52%)、判定不能95人(12%)であった。観察期間中(平均25か月)に25人(TWA陽性は22人)が突然死または心室細動を起こした。一方、Tapaniainenら[34]は、心筋梗塞後8日目に施行したMTWAでは、379人中56人(15%)が陽性であった。観察期間14か月中の心臓死を起こしたのは18人(MTWA陽性例は0人)であった。2つの調査の相異なる結果の原因としては、治療法の違い(β遮断薬投与の有無、PTCAの頻度など)やMTWA施行時期の違いなどが考えられている。したがって、心筋梗塞患者の突然死や予後の指標としてのMTWAの有用性に関しては、今後の調査と検討が必要と考えられる。

② 心筋症・心機能低下

Adachiら[35]は、拡張型心筋症患者では心室頻拍発生とMTWA陽性に関連性があることを報告した。また、Klingenhebenら[36]は心不全患者を対象にTWA陽性と心室頻拍・心室細動の関連性を検討したところ、TWA陽性は心室頻拍・心室細動発生の予測に有用であると報告している。しかし、いずれの調査においても対象患者が少なく(100人前後)、心筋症・心機能低下患者における突然死や予後の指標としてのMTWAの有用性が確立するには、大規模臨床試験が必要と考えられる。

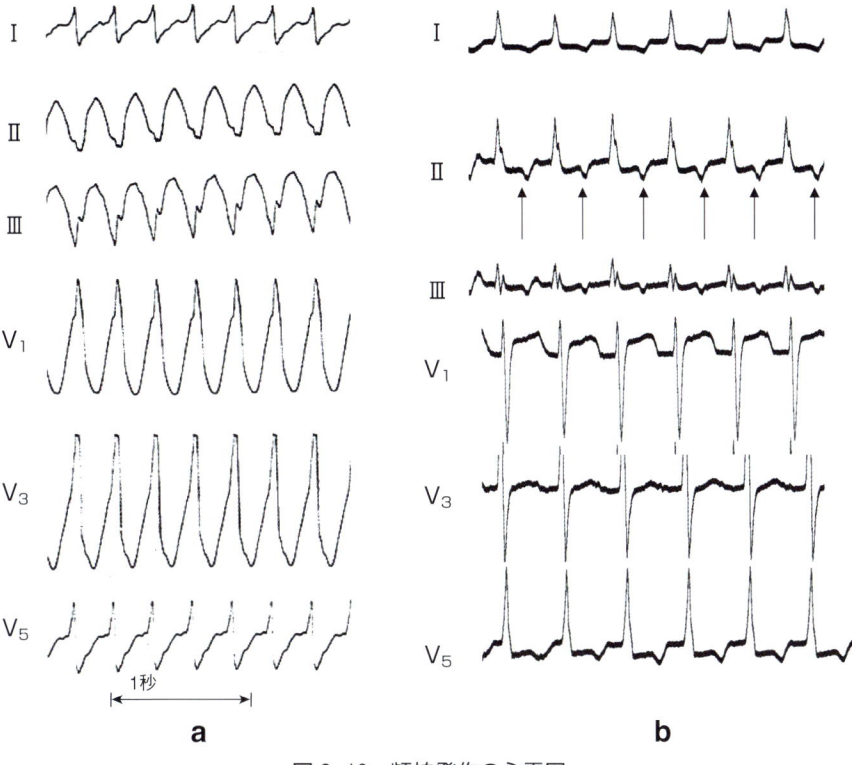

図 8-10 頻拍発作の心電図

a：wide QRS 頻拍
頻拍の QRS 波は 0.16 秒と広い．この心電図からでは心室頻拍と上室性頻拍の変行伝導との鑑別は困難であるので，確定診断がつくまでは wide QRS 頻拍と呼んでいる．

b：long RP 頻拍
頻拍の QRS 波は 0.08 秒と狭く，上室性頻拍と診断される．頻拍中の P 波と QRS 波の関係は，P 波（↑）が QRS 波の間に記録され，R-P 間隔は P-R 間隔はより長いことより long RP 頻拍と呼んでいる．

3）不整脈の診断

個々の不整脈の心電図の特徴は，24〜46 章の個々の不整脈の章で述べるのでここでは基本的診断法を説明する．

発作中の不整脈の診断ポイントは，①P 波・QRS 波の興奮頻度，②P 波・QRS 波の特徴，③P 波・QRS 波の関係である．

1 心房および心室興奮頻度

P 波と QRS 波の各々の興奮頻度は，不整脈の診断に重要である．この興奮頻度で徐脈（60/分以下），頻脈（100/分以上）に大まかに分けている．頻脈はさらに 120/分（100/分としている専門医もいる）以上または未満で，発作性頻拍か非発作性頻拍かを区別している．心房性不整脈の場合は，心房興奮頻度で心房頻拍，心房粗動，心房細動に区別している．

2 P 波・QRS 波の特徴

心電図からの診断が困難な場合は，wide QRS 頻拍（図 8-10a），narrow QRS 頻拍と波形の特徴から命名している．

3 P 波・QRS 波との関係

不整脈の診断には，P 波と QRS 波の関連性を知る必要がある．12 誘導心電図では QRS 波形の同

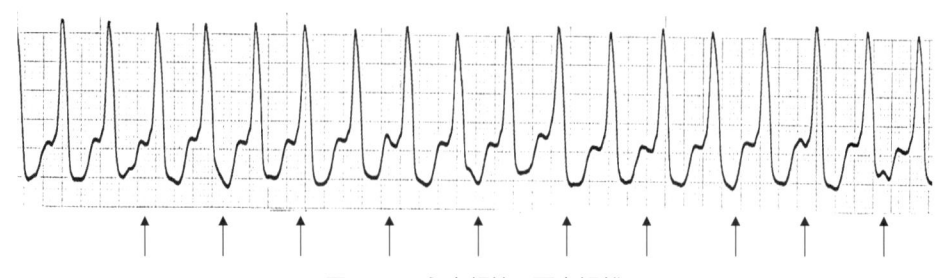

図 8-11 心室頻拍の房室解離
T 波の形が時々変化しており，P 波(↑)が T 波のなかに隠れていると推定される。P 波のレートは QRS 波よりも遅く，房室解離ありと診断される。

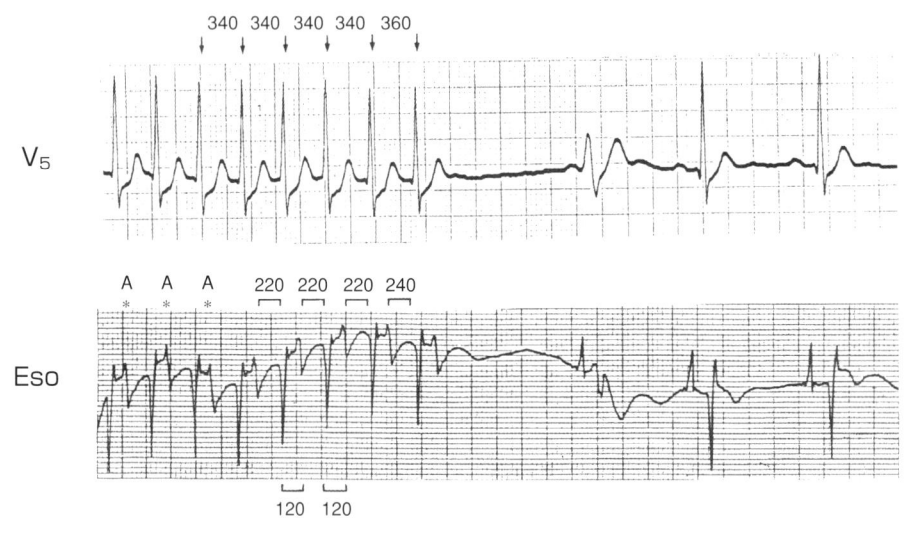

図 8-12 房室回帰性頻拍の食道誘導記録
心電図で不明瞭な頻拍中の心房波が食道誘導(Eso)で明瞭に記録されている(A 波：＊印)。頻拍中の R-P 時間は 120 msec と比較的長いので房室回帰性頻拍の可能性が高い。なお，ATP 5 mg 急速静注により P-R 間隔が延長(220 msec→240 msec)し，房室伝導が途絶して頻拍が停止している。

定は簡単であるが，P 波の同定が困難な場合が少なくない。この場合は，T 波形に注目して P 波が T 波に隠れていないかを観察する(図 8-11)。また，食道誘導を記録すると心房興奮がはっきりする(図 8-12)[37,38]。

1 Wide QRS 頻拍の鑑別
(47 章：428〜436 頁参照)

幅広い QRS 波形を呈する頻拍発作の場合，変行伝導を伴う上室性頻拍と心室頻拍との鑑別が重要である。P 波と QRS 波との関係を明瞭にすることにより，両者の鑑別が可能である。心室頻拍では，頻拍中に P 波と QRS 波が無関係にそれぞれ独自の周期をもって出現することが多い(房室解離，図 8-11)。

2 発作性上室性頻拍の鑑別診断

発作性上室性頻拍の大部分は，房室回帰性頻拍，房室結節リエントリー頻拍，心房頻拍であり，これらの鑑別診断には P 波と QRS 波の関係が重要である。最近，P-R 時間が R-P 時間より長く，R-P 時間が 70 msec 以下の場合は通常型房室結節リエントリー頻拍，70 msec 以上の場合は副伝導路を介した房室回帰性頻拍の可能性が高いと報告された[39](図 8-12)。R-P 時間が P-R 時間より長い場合は long RP 頻拍(図 8-10b)と呼び，非通常型房室結節リエントリー頻拍，心房頻拍および伝導速度(逆行性)が遅い副伝導路を介する房室回

帰性頻拍の可能性を考える。

③ 徐脈の鑑別診断

徐脈には洞不全症候群と房室ブロックがある。洞不全症候群はP波が遅くまたは認めないが，房室ブロックはP波が正常リズムでQRS波が遅いことより，鑑別される。

● 文献

1) Waller AD：A demonstration of man of electromotive changes accompanying the heart's beat. Ann Noninvasive Electrocardiol 2004, 9(2)：189-191.
2) Einthoven W, Fahr G, De Waart A：On the direction and manifest size of the variations of potential in the human heart and on the influence of the position of the heart on the form of the electrocardiogram. Am Heart J 1950, 40(2)：163-211.
3) Wilson FN, Johnston FD, Rosenbaum FF, et al：The precordial electrocardiogram. Am Heart J 1944, 27：19-85.
4) Goldberger E：A simple indifferent, electrocardiographic electrode of zeropotential and technique of obtaining augumented, unipolar, extremity leads. Am Heart J 1942, 23：483-492.
5) American Heart Association, Committee on Electrocardiography；Recommendation for standardization of electrocardiographic and vectorcardiographic leads. Circulation 1954, 10：564-573.
6) Mason RE, Likar I：A new system of multiple-lead exercise electrocardiography. Am Heart J 1966, 71(2)：196-205.
7) Kannel WB, Gordon T, Offutt D：Left ventricular hypertrophy by electrocardiogram. Prevalence, incidence, and mortality in the Framingham study. Ann Intern Med 1969, 71(1)：89-105.
8) Levy D, Anderson KM, Savage DD, et al：Risk of ventricular arrhythmias in left ventricular hypertrophy；The Framingham Heart Study. Am J Cardiol 1987, 60 (7)：560-565.
9) Kannel WB, Abbott RD, Savage DD, et al：Epidemiologic features of chronic atrial fibrillation：The Framingham Study. N Engl J Med 1982, 306(17)：1018-1022.
10) Fontaine G, Guiraoudon G, Fran R, et al：Stimulation studies and epicardial mapping in ventricular tachycardia. Study of mechanisms and selection for surgery. In Kulbertus H (ed)：Reentrant Arrhythmias. MTP Publishing 1977, p334.
11) Marcus FI, Fontaine GH, Guiraudon G, et al：Right ventricular dysplasia：A report of 24 adult cases. Circulation 1982, 65(2)：384-398.
12) 清水昭彦，大江 透，鎌倉史郎・他：Arrhythmogenic right ventricular dysplasia 8例の検討，"臨床 電気生理学的検査を中心に". 心電図 1986, 6：283.
13) Wolff L, Parkinson J, White PD：Bundle branch block with short PR interval in healthy young people prone to paroxysmal tachycardia. Am Heart J 1930, 5：685-704.
14) Arruda MS, McClelland JH, Wang X, et al：Development and validation of an ECG algorithm for identifying accessory pathway ablation site in Wolff-Parkinson-White syndrome. J Cardiovasc Electrophysiol 1998, 9 (1)：2-12.
15) Schwartz PJ, Moss AJ, Vincent GM, et al：Diagnostic criteria for the long QT syndrome. An update. Circulation 1993, 88(2)：782-784.
16) Moss AJ, Zareba W, Benhorin J, et al：ECG T-wave patterns in genetically distinct forms of the hereditary long QT syndrome. Circulation 1995, 92(10)：2929-2934.
17) Zhang L, Timothy KW, Vincent GM, et al：Spectrum of ST-T-wave patterns and repolarization parameters in congenital long-QT syndrome；ECG findings identify genotypes. Circulation 2000, 102(23)：2849-2855.
18) Brugada P, Brugada J：Right bundle branch block, persistent ST segment elevation and sudden cardiac death；A distinct clinical and electrocardiographic syndrome. A multicenter report. J Am Coll Cardiol 1992, 20(6)：1391-1396.
19) Day CP, McComb JM, Campbell RW：QT dispersion：An indication of arrhythmia risk in patients with long QT intervals. Br Heart J 1990, 63(6)：342-344.
20) Zabel M, Portnoy S, Franz MR：Electrocardiographic indexes of dispersion of ventricular repolarization；An isolated heart validation study. J Am Coll Cardiol 1995, 25(3)：746-752.
21) Zabel M, Lichtlen PR, Haverich A, et al：Comparison of ECG variables of dispersion of ventricular repolarization with direct myocardial repolarization measurements in the human heart. J Cardiovasc Electrophysiol 1998, 9(12)：1279-1284.
22) Kautzner J, Malik M：QT interval dispersion and its clinical utility. Pacing Clin Electrophysiol 1997, 20(10-Pt-2)：2625-2640.
23) Yap YG, Yi G, Aytemir K, et al：Comprehensive assessment of QT dispersion in various at risk groups including acute myocardial infarction, unstable angina, hypertrohic cardiomyopathy, idiopathic dilated cardiomyopahty, and healthy controls. PACE 1999, 22：A38 (abstract).
24) Statters DJ, Malik M, Ward DE, et al：QT dispersion：Problems of methodology and clinical significance. J Cardiovasc Electrophysiol 1994, 5(8)：672-685.
25) Kautzner J, Yi G, Camm AJ, et al：Short-and long-term reproducibility of QT, QTc, and QT dispersion measurement in healthy subjects. Pacing Clin Electrophysiol 1994, 17(5-Pt-1)：928-937.
26) Antzelevitch C, Yan GX, Shimizu W, et al：Transmural dispersion of repolarization and arrhythmogenicity；The Brugada syndrome versus the long QT syndrome. J Electrocardiol 1999, 32 Suppl：158-165.

27) 丹野 郁, 片桐 敬：T wave alternans. 日本臨牀 2002, 60：1324-1333.
28) Hering：Das Wesen des Herzalternans. Muench Med Wochenschr 1908, 4：1417-1421.
29) Kalter HH, Schwartz ML：Electrical alternans. NY State J Med 1948, 1：1164-1166.
30) Smith JM, Clancy EA, Valeri CR, et al：Electrical alternans and cardiac instability circulation 1988, 77(1)：110-121.
31) Rosenbaum DS, Jackson LE, Smith JM, et al：Electrical alternans and vulnerability to ventricular arrhythmias. N Eng J Med 1994, 330(4)：235-241.
32) Rosenbaum DS, Albrecht P, Cohen RJ：Predicting sudden cardiac death from T wave alternans of the surface electrogram；Promise and pitfalls. J Cardiovasc Electrophysiol 1996, 7(11)：1095-1111.
33) Ikeda T, Saito H, Tanno K, et al：T-wave alternans as a predictor for sudden cardiac death after myocardial infarction. Am J Cardiol 2002, 89(1)：79-82.
34) Tapanainen JM, Still AM, Airaksinen KE, et al：Prognostic signficance of risk stratifiers of mortality, including T wave alternans, after myocardial infarction：results of a prospective follow-up study. J Cardiovasc Electrophysiol 2001, 12(6)：645-652.
35) Adachi K, Ohnishi Y, Shima T, et al：Determinant of microvolt-level-T-wave alternans in patients with dilated cardiomyopathy. J Am Coll Cardiol 1999, 34(2)：374-380.
36) Klingeheben T, Zabel M, D'Agostino RB, et al：Predictive value of T-wave alternans for arrhythmic events in patients with congestive heart failure. Lancel 2000, 356：651-652.
37) 岡本 登・他：食道誘導心電図による房室伝導の解析―非観血的 His 束電位の検出. 心電図 1986, 6：261.
38) Levine JH, Kadish AH, Reiter MJ：Transesophageal pacing and recording. Cardiac electrophysiology-from cell to bedside. chapter 89, pp858-863.
39) Benditt DG, Pritchett EL, Smith WM, et al：Ventriculoatrial intervals：Diagnostic use in paroxysmal supraventricular tachycardia. Ann Intern Med 1979, 91(2)：161-166.

9　ホルター心電図

1．歴史

　ホルター心電図は，携帯型心電図による長時間連続記録心電図法のことである。ホルター心電図はもともと Norman J. Holter（アメリカの電子工学者）による生体のシグナルを離れた場所で記録する方法の研究から生まれた。初めはネズミの脳波を身体から離れた場所で記録する方法を研究し，1974 年には運動中のヒトの脳波を離れた場所から記録することに成功した[1]。その後，心電図のテレメトリーに応用されるようになった。その頃は，重さ 85 ポンド（約 38.6 kg）のラジオトランスミッターを背負い，そこから発信された心電波形をアンテナを介して実験室にある磁気テープ記録装置に入力する方法が用いられていた。その後，テープレコーダー方式が導入されて持ち運びが容易になり，最近ではメモリーカードが用いられている。当初は，記録時間は 10 時間であったが，その後 24 時間となり誘導記録も 2 誘導となった。

　不整脈の診断は，発作時の心電記録が最も確実である。電気生理検査（EPS[*1]）は不整脈を人工的に誘発して，その性質を明らかにするのに対し，ホルター心電図は自然の状態での不整脈の把握に主眼をおいている。ホルター心電図は不整脈そのものの診断のみならず，発作の誘発因子・増悪因子（期外収縮，交感神経緊張，心筋虚血など）を評価するのにも有用である。また，ホルター心電図を用いて心拍変動を計測し，自律神経系の評価のひとつとして応用されるようになった[2]。

　有効薬剤の決定において，ホルター心電図法と電気生理学的方法のいずれが有用なのかは長年論争されてきた。CAST[*2,3]で，心室期外収縮を抑制しても突然死を予防できないことが判明し，薬効評価としてのホルター心電図の意義が疑問視された。一方，ESVEM[*3]調査[4]で，重篤な心室性不整脈における有効薬剤を選択する場合には，ホルター心電図を用いて有効薬剤を決定したほうが EPS で選択した場合より有用であることが判明した。今日では，ホルター心電図は外来でも検査が可能であることから，種々の不整脈に対する有効薬剤選択に応用されている。

[*1]EPS：electrophysiological study
[*2]CAST：Cardiac Arrhythmia Suppression Trial
[*3]ESVEM：Electrophysiologic Study Versus Electrocardiographic Monitoring

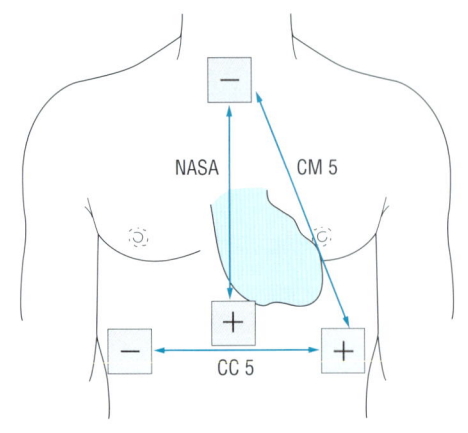

図 9-1 ホルター心電図の電極位置
1. NASA 誘導：マイナス極を胸骨上端，プラス極を胸骨下端に置く。P 波を記録するのに適している。
2. CM 5：マイナス極を胸骨上端，プラス極を V_5 誘導装着部位に置く。QRS 波形と ST 部分を記録するのに適している。
3. CC 5：マイナス極を RV_5 誘導装着部位，プラス極を V_5 誘導装着部位に置く。QRS 波形と ST 部分を記録するのに適している。

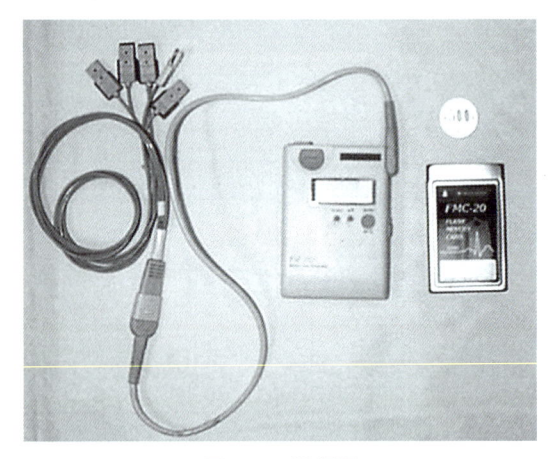

図 9-2 記録器
心電図を携帯型磁気テープ装置で低速記録する。五百円玉の大きさと比較している。

2．方法[5,6]

1）誘導法（図 9-1）

通常，前胸壁の 2 点から双極誘導し 2 つの付着部位の電位差を記録している。心臓に近いほうの電極をプラス，遠いほうの電極をマイナスとする。アース用の電極は適当な部位でよいが，バランスを考えて右前胸部に位置することが多い。通常の記録器は 2 誘導記録可能なので，上下方向，左右方向，および長軸方向のうち最も情報が得られる 2 誘導を個々の患者で決めるのがよい。標準の誘導を以下に示す。

①胸骨上端—胸骨下端誘導（NASA 誘導）
マイナス極を胸骨上端，プラス極を胸骨下端に置く。P 波を記録するのに適している。

②CM 5
マイナス極を胸骨上端，プラス極を V_5 誘導装着部位に置く。QRS 波形と ST 部分を記録するのに適している。

③CC 5
マイナス極を RV_5 誘導装着部位，プラス極を V_5 誘導装着部位に置く。QRS 波形と ST 部分を記録するのに適している。

2）記録器（図 9-2）

長時間にわたって心電図を携帯型磁気テープ装置で低速記録し，後にこの磁気テープを高速再生するのが原理である。磁気テープは，以前はカセットテープを使用していたが，最近ではメモリーカードを使用している。現在の機種はほとんど 2 誘導の記録をする。記録器の大きさや重量が問題であるが，重量を決定する大きな要素は電池の種類である。

3）解析装置（図 9-3）

再生速度は多くの機種で 60 倍である。1 時間分の記録が 1 分間で，24 時間分の記録が 24 分間で再生される。

3．臨床的意義

ホルター心電図は，①自覚症状の原因解明，②

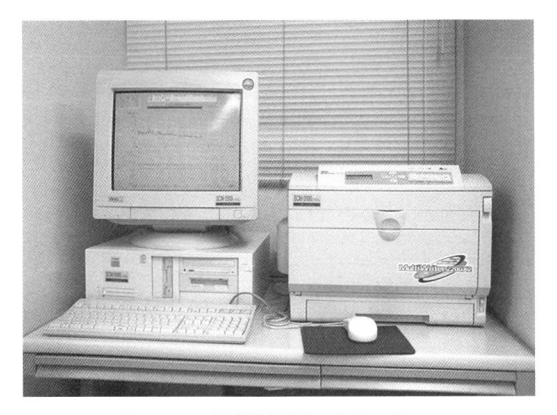

図 9-3 解析装置とプリンター
再生速度は多くの機種で 60 倍である。1 時間分の記録が 1 分間で，24 時間分の記録が 24 分間で再生される。記録用のレーザープリンターを右に示す。

不整脈の診断・重症度の同定，③ 薬効評価，④ 心拍変動などに有用である。心筋虚血の診断は不整脈の診断と同様に重要であるが[7]，ここでは省略する。

1）自覚症状の原因解明[8,9]

不整脈は全く無症状なものから突然死をきたすものまで種々な症状を呈する。また，同じ不整脈でも各個人で症状の程度が異なる。不整脈の自覚症状として最も多いのは，① めまい・失神，② 全身倦怠感，③ 動悸である。自覚症状の原因は症状や発作の状況からある程度推定できるが，患者が体験する症状は個々により異なり，不整脈が実際症状に関連しているか否かを確定するには，発作時の心電図による客観的証拠が必要となる（図 9-4）。

徐脈性不整脈に伴う症状は，全身倦怠感とめまい，失神が最も多い。全身倦怠感は心拍数が恒常的に減少し，心拍出量の低下した状態が続くと起こる。また，この場合はうっ血性心不全に至ることがある。めまい，失神は一過性の心室収縮の停止が脳血流の低下をもたらすことによるもので，数秒間続けばめまい（dizziness）を感じ，10 秒以上では失神，20～30 秒以上に及ぶと全身痙攣を起こす（図 9-5）。

また，徐脈と頻脈が混在している場合は徐脈，頻脈いずれでもめまい，失神を起こすので，症状とその原因である不整脈とを整合させることは治療上重要である。この意味で，ホルター心電図は，自覚症状と心電図による客観的データを比較することができる（図 9-6）。

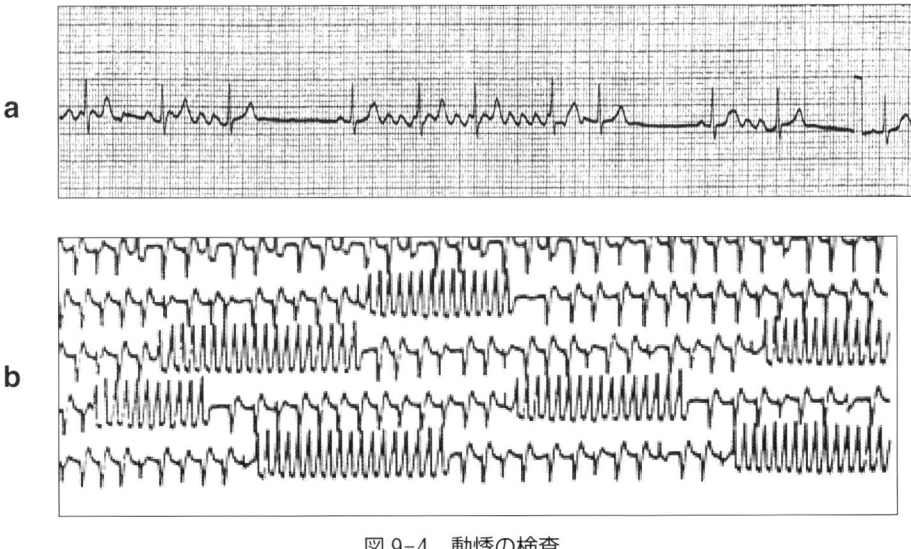

図 9-4 動悸の検査
a：ホルター心電図で動悸の原因は発作性心房細動と診断された。
b：ホルター心電図で動悸の原因は反復性心室頻拍と診断された。

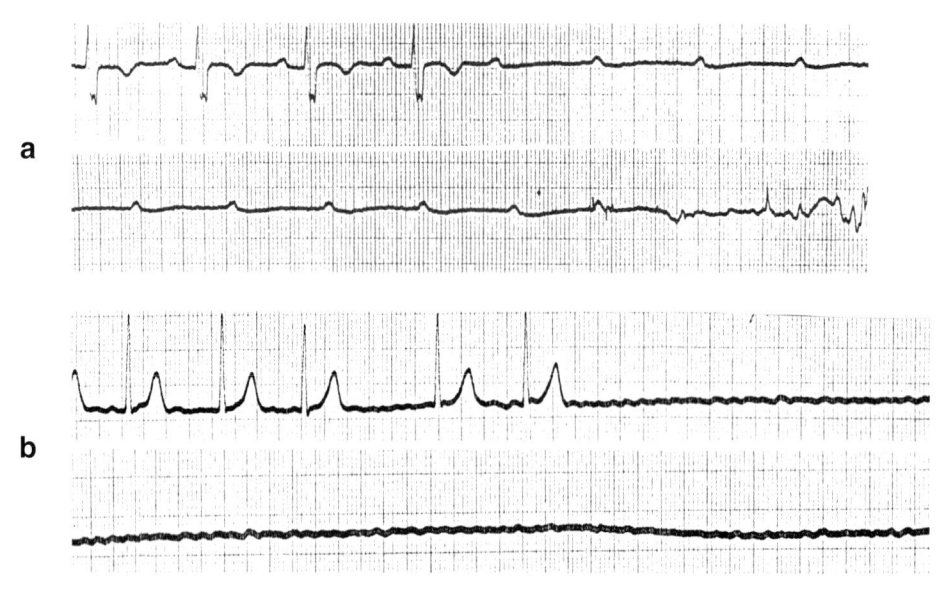

図 9-5 失神の検査
a：非発作時の心電図は正常であったが，ホルター心電図にて失神時に発作性房室ブロックを認めた。
b：心房細動の患者が失神を主訴として来院。失神時のホルター心電図で心房細動に合併した房室ブロックと診断された。

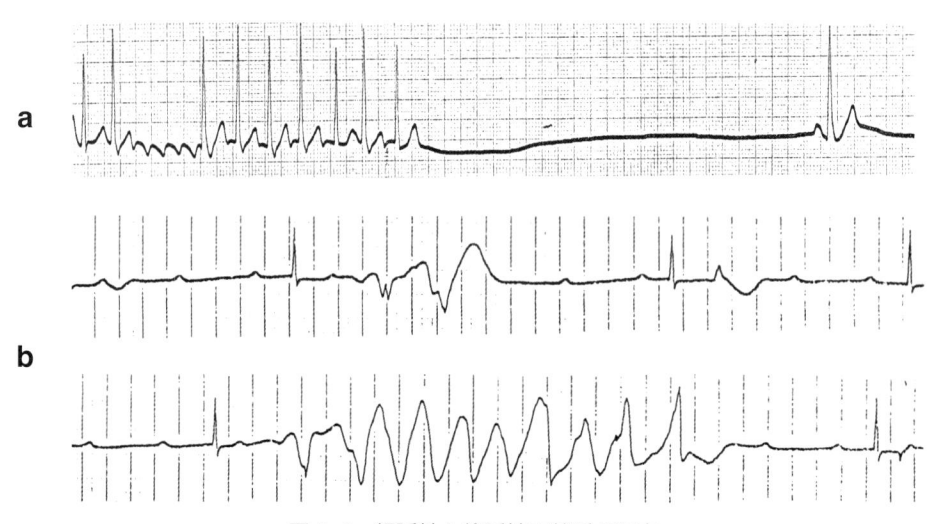

図 9-6 頻脈性と徐脈性不整脈の混在
a：心房粗動停止後の洞停止が失神の原因と診断された（徐脈頻脈症候群）。
b：房室ブロックに伴う torsade de pointes。失神は torsade de pointes に一致していた。

2）不整脈の診断・重症度の同定

 ホルター心電図は発作時の心電図が記録できるのみならず，発作のきっかけや発作の特徴を把握することができる。詳細は個々の不整脈の章で説明するので省略するが，ここでは特にホルター心電図が有用な場合を紹介する。

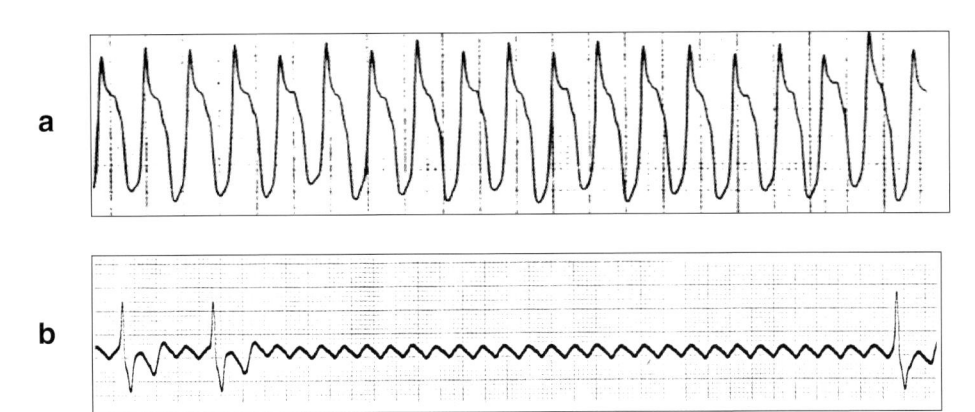

図 9-7 心房粗動における失神
a：房室伝導が 1：1，心室内変行伝導を伴っている。
b：高度の房室伝導ブロック

1 徐脈性不整脈[10]

　ホルター心電図は徐脈が起こる状況を把握できるので，徐脈の誘因を診断できる。carotid sinus hypersensitivity（頸動脈洞の反応が過敏で，頸の伸展や屈曲が過剰反応をもたらす），swallow syncope（嚥下失神），postmicturition syncope（排尿後失神）などはいずれも過剰な副交感神経刺激によるものである。この場合の徐脈は，洞徐脈が多いが房室ブロックのこともある。このような過剰な副交感神経刺激による徐脈の診断は，1日のうちの出現時間帯，日常生活との関連（襟のきつい服装，頸の伸展，嚥下，排尿，精神的興奮など）に注目して行う。

　ホルター心電図は洞不全症候群や房室ブロックのタイプが診断でき，不整脈の危険度も推定できる。Wenckebach型の第2度房室ブロックを呈する場合は，房室結節内の機能的ブロックである可能性が高い。完全房室ブロックが出現した場合は，補充調律の心拍数とQRS波形からある程度障害部位が推定される。めまい，失神の症状は，補充調律が不安定で欠落した場合や，徐脈に伴う心室性不整脈（torsade de pointes：図9-6b）が発生した場合に起こるので，上記の原因診断にホルター心電図は有用である。

2 頻脈性不整脈

　頻脈性不整脈の再発予防にはどのような状況下で発作が起こったかを知る必要がある。特に，起こる直前の心拍数が重要で，脈が遅くて起こりやすいのか，速くなって起こるのかは予防を考えるうえで重要なポイントとなる。また，発作の引き金となる不整脈の同定も重要である。心室細動は，連結期が短い心室期外収縮（R on T）や速い心室頻拍から起こることが多い。まれに，速い心室応答の心房細動から心室細動に移行する場合がある。

　発作性心房細動の誘因には，自律神経が関与していることがある。自律神経の関連性から，① 交感神経誘発性（日中活動時に起こる），② 副交感神経誘発性（夜間に起こる），③ 混合型に分けられるが，この分類もホルター心電図が基本である。

　心房粗動は粗動波が300/分であるが，通常心室へは2：1伝導し心室頻度は150/分である。まれに心室への伝導が1：1となり失神の原因となる（図9-7a）。また，粗動中に房室ブロックが生じて失神を起こすことがある（図9-7b）。この両者の鑑別には発作時の心電図が必要となり，ホルター心電図が有用である。

　WPW症候群患者の発作には房室回帰性頻拍のほかに，心房細動・心房粗動・心房頻拍の合併に伴う偽性心室頻拍がある。通常，偽性心室頻拍のほうが重篤であるが，正確な鑑別診断には発作時の心電図が必要である。

　心室頻拍では，QRS波形が一定の単形性とQRS波形が刻々と変化する多形性との鑑別は，治

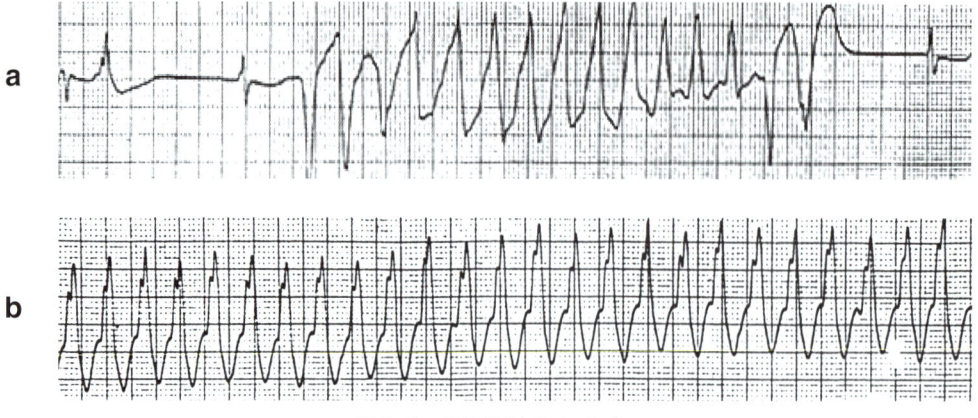

図 9-8　心室頻拍のタイプ
a：多形性心室頻拍。QRS 波形が 1 拍ごとに変化している。
b：単形性心室頻拍。QRS 波形が一定

療上重要である[11]（図 9-8）。さらに，多形性の場合は発作直前の QT 間隔の延長の有無で，原因が異なるばかりでなく治療方針が異なるので両者の鑑別は重要である。また，心室頻拍には運動誘発性や徐脈依存性など自律神経と心拍数などに密接に関連があり，ホルター心電図で情報を得ることができる。

3　心室期外収縮

心室期外収縮は無症状な場合が多く正確な頻度を知るには，ホルター心電図が必要である。Lown は，ホルター心電図を用いて 1 日の心室期外収縮の発生頻度と出現パターンから 5 つのクラスに分類し，予後が異なることを報告した（図 1-2，3 頁参照）[12]。この分類では，クラス 1～2 までは心室期外収縮の頻度に関するもので，クラス 3～5 は心室期外収縮のタイプに関するものである。一般にはクラスが上であるほど重症と考えられている。Lown 分類は心筋梗塞後の心室期外収縮を予後の面から分類したものであるが，他の原因疾患にも応用されるようになった。

Kotler ら[13]は，心筋梗塞後の頻発する心室期外収縮（10 個／時間以上）と非持続性心室頻拍は，予後を規定する独立した因子であることを報告している。肥大型心筋症患者では，高率に心室期外収縮が認められるが，3 連発以上の心室頻拍を認めた場合に，突然死の発生率が有意に高くなると Maron ら[14]は報告している。拡張型心筋症においても，高率に心室期外収縮や非持続性心室頻拍が認められる。この疾患における心室性不整脈は，心機能低下の程度を反映しているのか，独立した危険因子であるかは意見が分かれるが，非持続性心室頻拍は独立した危険因子であるとの報告が多い[15]。一方，器質的心疾患を有さない特発性心室外収縮の予後は良好である。

心室期外収縮は 1 日の発生頻度から，①日中に多く出現し夜間睡眠中に頻度が減少するもの（日中型），②夜間に出現頻度が増加するもの（夜間型），③昼夜で心室期外収縮の増減が少ないもの（不変型）に分ける場合がある。また，1 分ごとの心拍数と期外収縮数との関連から，①心拍数の増加に伴い増加するもの，②心拍数の増加に伴い減少するもの，③心拍数の減少に伴い減少するもの，④ほとんど不変のもの，に分類して発生機序との関連性を検討している。

4　ペースメーカ不全の診断

ペースメーカの異常にはセンシング不全とペーシング不全がある。最近のペースメーカは，本体にホルター機能を有しているので，大体の診断は可能である。しかし，ペースメーカの機能が多様になるにつれ，ペースメーカに関連する不整脈も多彩になってきたので，正確な診断にはホルター心電図による詳細な検討が必要である。

3）薬効評価

1 心房細動時の心拍数コントロール

心房細動の心室レートは房室結節が関与しているので，夜間と日中では心室レートに変動がある。その意味で，心房細動患者の心室レートをコントロールする薬剤と，その投与量・投与時間を決める場合にホルター心電図が有用である。

2 心室性不整脈に対する有効性の評価[16〜18]

心室期外収縮の頻度は変動が大きく，薬剤が有効か否かの診断はホルター心電図の結果で判断している。Morganrothらは，心室期外収縮数の変動率は24時間記録で23%，8時間記録で29%であったと報告している[17]。通常，24時間ホルター心電図で心室期外収縮の数が70〜90%減少した場合に治療効果ありと診断している[17,18]。

4）心拍変動（自律神経の検査）[19,20]

1 原理

心拍変動は自律神経と密接に関係しており，生理的な洞性不整脈と考えられている。心拍変動に最も関与しているのは呼吸に伴う心拍変動である。呼吸は一般的に15〜20/分であるから，呼吸による心拍変動は呼吸周期に一致する。この呼吸性変動は副交感神経活性を反映しており，若年者で大きく，高齢者で少ない。一方，血圧変動も心拍変動に関与している。この呼吸性変動と血圧変動による洞不整脈のバランスで心拍変動の大小が決定される。従来，心拍変動は12誘導心電図でR-R間隔（P-P間隔のほうが理論的には正確である）を測定して変動係数を求めていたが，最近ではコンピュータの普及と相まって，ホルター心電図を用いて心拍変動を評価するようになった。

2 方法[21]

短時間の心拍変動を検討する場合と，長時間における心拍変動を検討する場合がある。短時間の場合は，通常2分または5分間，環境を一定（安静時，立位時，deep breathingなど）にしてR-R間隔を計測する。長時間における心拍変動については，ホルター心電図のR-R間隔から1日の環境変化に対する心拍の変動を観察する。心拍変動を解析する方法として，R-R間隔変動の大小を表現する時間領域解析と，R-R間隔変動を各周波数領域のパワー値として表す周波数解析がある。

1 時間領域解析（time-domain analysis，非スペクトル解析法）

時間領域解析法は，心電図のR-R間隔変動の大小として表現される。この方法には，①標準偏差（SD）を求める方法（SDNN，SDANN，SDNNIDX），②隣りあったデータの差の平均や分布（RR 50）をみる方法がある。

① SDNN：24時間にわたるすべてのR-R間隔の標準偏差（単位 msec）。

② SDANN：5分間ごとのR-R間隔平均値の24時間の標準偏差（単位 msec）。

③ SDNNIDX：5分間ごとのR-R間隔標準偏差の24時間の平均値。

④ RR 50：先行R-R間隔に比べて50 msec以上変化するR-R間隔の出現個数を24時間当たりに計測した値（単位，b/日）。

2 周波数領域解析（スペクトル解析）

時間軸を横軸，R-R間隔を縦軸にして，すべての心拍のR-R間隔をプロットするとR-R間隔変動が観察される。この変動を波動として解釈し，コンピュータ処理（心拍変動に含まれている周期性変動を周波数の違いによる成分に分ける）したのがスペクトル解析である（図9-9）。この方法で各周波数帯ごとのpower（面積）を求めることができる。スペクトル解析には高速フーリエ変換，自己回帰モデル，最大エントロピー法などがあるが，それぞれの方法には長所と短所がある。このうち，最も用いられている方法は高速フーリエ変換である。心拍変動の周期性成分は，① high frequency（HF）成分：0.15〜0.4 Hz，② low frequency（LF）成分：0.04〜0.15 Hz，③ very low frequency（VLF）成分：0.0033〜0.04 Hz，④ ultra low frequency（ULF）成分：＜0.0033 Hzに分けられる。

高周波成分は呼吸周期に一致し，呼吸中枢と関連した副交感神経機能を表現している。また，低周波成分は交感神経と迷走神経の双方の機能を表

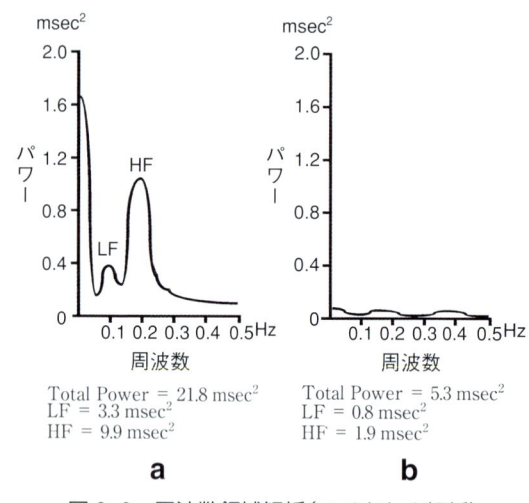

図 9-9　周波数領域解析（スペクトル解析）
1）high frequency（HF）成分：0.15～0.4 Hz，
2）low frequency（LF）成分：0.04～0.15 Hz，
3）very low frequency（VLF）成分：0.0033～0.04 Hz，
4）ultra low frequency（ULF）成分：<0.0033 Hz に分けられる．
a：正常
b：心不全の患者．すべての領域の周波数のパワーが減少している．

現しており，血圧の変動が関与していると考えられている．交感神経と迷走神経の影響の程度を表す指標として，LF と HF の比（LF/HF）がよく用いられる．

3 臨床応用

1 心筋梗塞後の予後判定

Kleiger ら[22]は，急性心筋梗塞 808 人の CCU 退室時のホルター心電図の心拍変動と予後を検討し，心拍変動が小さい症例において死亡率が高率であったことを報告している．この原因としては副交感神経緊張低下，あるいは交感神経緊張亢進状態にある患者では，心室細動が発生しやすく死亡率が高くなった可能性を考察している．また，Bigger ら[23]心筋梗塞患者を対象にして周波数解析した結果，超低周波領域（very low frequency）の power が小さい患者は死亡率が高いことを見いだした．Farrell ら[24]も同様に，不整脈事故（持続性心室頻拍と不整脈死）を起こしやすい患者は，R-R 変動が小さいと報告している．

2 心不全の重症度診断[25]

心不全患者では，心拍変動のすべてのスペクトルパワー（HF, LF, VLF, ULF）が減少している（図 9-9b）．また，心拍変動は心機能分類の NYHA[*4] と相関しているが，心筋梗塞後における心拍変動の減少と異なり不整脈発生との関連は明らかでない．

3 心臓死の危険因子（疫学的調査）[26]

Framingham study では，心拍変動が減少している人は将来狭心症，心筋梗塞，心不全，心臓死を発生する可能性が高いと報告されている．心拍変動の減少がどのような機序で心臓病を起こすかは不明である．

4 糖尿病における自律神経障害[27]

糖尿病で神経障害が生じると 5 年間の死亡率は約 50％と高いので，神経障害の早期診断は重要である．心拍変動を用いての検討では，① 心拍変動が全般的に小さい，② 立位でも LF が増加しないなどが認められた．特に，神経障害が重症になると，安静時の分析では周波数変動が少なく，ノイズと区別ができないほどとなる．

●文献

1) Holter NJ：Radioelectrocardiography；A new technique for cardiovascular studies. Ann N Y Acad Sci 1957, 65(6)：913-923.
2) Furlan R, Guzzetti S, Crivellaro W, et al：Continuous 24-hour assessment of the neural regulation of systemic arterial pressure and RR variabilities in ambulant subjects. Circulation 1990, 81(2)：537-547.
3) Preliminary report；effect of encainide and flecainide on mortality in a randomized trial of arrhythmia suppression after myocardial infarction. The Cardiac Arrhythmia Suppression Trial (CAST) investigators. N Engl J Med 1989, 321(6)：406-412.
4) Mason JW：A comparison of electrophysiologic testing with Holter monitoring to predict antiarrhythmic-drug efficacy for ventricular tachyarrhythmias. Electrophysiologic Study Versus Electrocardiographic Monitoring Investigators. N Engl J Med 1993, 329(7)：452-458.
5) Kennedy HL：Ambulatory (Holter) electrocardiography technology. Cardiol Clin 1992, 10(3)：341-359.
6) 岡島光治，早川弘一，矢永尚士（編）：装置．長時間心電図の臨床．南山堂 1985, pp19-49,
7) Gottlieb SO, Weisfeldt ML, Ouyang P, et al：Silent

*1 NYHA：New York Heart Association

ischemia as a marker for early unfavorable outcomes in patients with unstable angina. N Engl J Med 1986, 314(19): 1214-1219.
8) Kennedy HL, Caralis DG: Ambulatory electrocardiography. A clinical perspective. Ann Intern Med 1977, 87(6): 729-739.
9) 岡島光治, 早川弘一, 矢永尚士（編）: 眩暈・失神・動悸との関係. 長時間心電図の臨床. 南山堂 1985, pp337-356,
10) 橋場邦武: 洞不全症候群（sick sinus syndrom）患者調査結果の中間報告. 心臓ペーシング 1979, 3: 27.
11) Coumel P, Leclercq J: Torsades de pointes. In Josephson ME, Wellens HJJ (eds): Tachycardias. Lea & Febiger 1984, pp325-351.
12) Lown B, Wolf M: Approaches to sudden death from coronary heart disease. Circulation 1971, 44(1): 130-142.
13) Kotler MN, Tabatznik B, Mower MM, et al: Prognostic significance of ventricular ectopic beats with respect to sudden death in the late postinfarction period. Circulation 1973, 47(5): 959-966.
14) Maron BJ, Savage DD, Wolfson JK, et al: Prognostic significance of 24 hour ambulatory electrocardiographic monitoring in patients with hypertrophic cardiomyopathy; A prospective study. Am J Cardiol 1981, 48(2): 252-257.
15) Meinertz T, Hofmann T, Kasper W, et al: Significance of ventricular arrhythmias in idiopathic dilated cardiomyopathy. Am J Cardiol 1984, 53(7) 902-907.
16) Harrison DC, Fitzgerald JW, Winkle RA: Ambulatory electrocardiography for diagnosis and treatment of cardiac arrhythmias. N Engl J Med 1976, 294(7): 373-380.
17) Morganroth J, Michelson EL, Horowitz LN, et al: Limitations of routine long-term electrocardiographic monitoring to assess ventricular ectopic frequency. Circulation 1978, 58(3-Pt-1): 408-414.
18) 鈴木与志和, 石坂恭一, 小林 明・他: ホルター心電図法による抗不整脈薬の効果判定に関する研究. 日内会誌 1982, 71: 421.
19) 早野順一郎: 心拍のゆらぎと自律神経. Therapeutic Research 1996, 17: 163.
20) 大塚邦明: 心疾患と自律神経について. 日本医事新報 1997, 3795: 11.
21) Heart rate variability; Standards of measurement, physiological interpretation and clinical use. Task Force of the European Society of Cardiology and the North American Society of Pacing and Electrophysiology. Circulation 1996, 93(5): 1043-1065.
22) Kleiger RE, Miller JP, Bigger JT Jr, et al: Decreased heart rate variability and its association with increased mortality after acute myocardial infarction. Am J Cardiol 1987, 59(4): 256-262.
23) Bigger JT Jr, Fleiss JL, Steinman RC, et al: Frequency domain measures of heart period variability and mortality after myocardial infarction. Circulation 1992, 85(1): 164-171.
24) Farrell TG, Bashir Y, Cripps T, et al: Risk stratification for arrhythmic events in postinfarction patients based on heart rate variability, ambulatory electrocardiographic variables and the signal-averaged electrocardiogram. J Am Coll Cardiol 1991, 18(3): 687-697.
25) Casolo GC, Stroder P, Sulla A, et al: Heart rate variability and functional severity of congestive heart failure secondary to coronary artery disease. Eur Heart J 1995, 16(3): 360-367.
26) Tsuji H, Larson MG, Venditti FJ Jr, et al: Impact of reduced heart rate variability on risk for cardiac events. The Framingham Heart Study. Circulation 1996, 94(11): 2850-2855.
27) Pagani M, Malfatto G, Pierini S, et al: Spectral analysis of heart rate variability in the assessment of autonomic diabetic neuropathy. J Auton Nerv Syst 1988, 23(2): 143-153.

10 運動負荷試験

1. 運動負荷試験と不整脈[1〜5]

従来，運動負荷で不整脈が誘発される場合は，心筋虚血が原因と考えられていた。事実，虚血性心疾患を有する患者は，健常者より運動負荷時の不整脈発生頻度が高い。健常者では7〜38%に発生するが，虚血性心疾患患者では36〜50%に認められる。しかし，虚血性心疾患の患者の運動負荷時に発生する不整脈は，虚血の直接関与よりも運動による自律神経の変化，ホルモンの変化，心拍数の変化がその発生に関係していると考えられる場合が多い。

運動負荷は，血中カテコラミンの増加と共にαとβ受容体を刺激させる。β受容体が刺激されるとG蛋白-cAMPを介して細胞膜イオン伝導に影響を及ぼす(Ca^{2+}電流，ペースメーカ電流，一過性内向き電流，遅延整流電流など)。α受容体が刺激されるとイソニトール，プロテインキナーゼCを介して，細胞内Ca^{2+}濃度を高めさせ，K^+電流に影響を及ぼす。これらの膜電流の変化と細胞内Ca^{2+}の増加により細胞の活動電位が変化する。この膜電流や細胞内の変化は脈を速くし，また病的状況下では異常自動能や撃発活動が発生しやすくなる。一方，運動時のリエントリー発生の機序は複雑である。リエントリー発生には，一方向性ブロックや伝導遅延の条件が必要であるが，運動でこれらの条件が満たされることは比較的まれである。しかし，頻発(incessant)型のリエントリー頻拍は運動で上記の条件を満たし，発作が運動で誘発されることがある。

2. 方法

不整脈の診断としての運動負荷試験は，虚血の診断目的の場合と異なり，一定のプロトコールは決められていない。各患者の病態や症状出現時の状況などを考慮して，個々にプロトコールを設定している。特定の不整脈を目的とするのでなければ，虚血の診断法と同じプロトコールでよい。

1) 心電図記録法

危険な不整脈が起こる可能性がある患者では，運動中の心電図モニターが必要である。マスター負荷試験を行う場合でも，運動中も心電図モニターをして行うことを勧める。運動中の心電図モニターが可能で，運動量を各個人に応じて変えられるという点でトレッドミル試験のほうが望ましい。心室性不整脈の場合は，心室期外収縮の発生

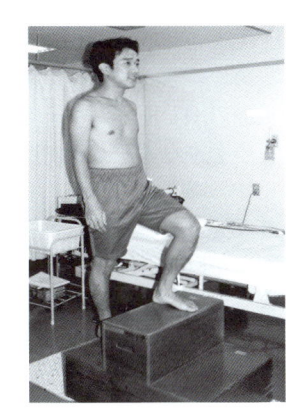

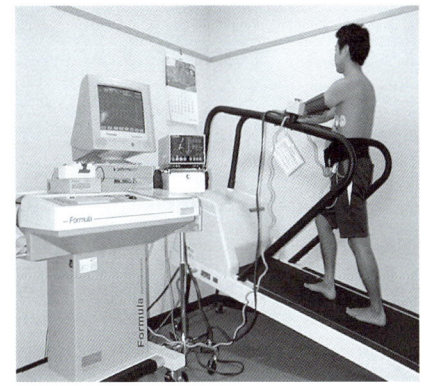

a：マスター二階段試験　　　b：トレッドミル試験

図 10-1　運動負荷試験

起源が重要なので，12 誘導の同時記録が望ましい。6 誘導同時記録の場合は，四肢と胸部が同時に記録できる誘導を選択する。

2）負荷方法

1 マスター二階段試験[6,7]（図 10-1a）

わが国では最も一般的な運動負荷方法である。1 段 23 cm の高さの 2 階段を一定の時間に昇降するものである。昇降回数は年齢，性，体重によって決められている。3 分間行うダブル負荷，1 分 30 秒行うシングル負荷がある。また，個々の患者に応じて回数を増やしたり，時間を延長させてもよい（3 分間に基準昇降回数の 1.5 倍行う strenuous two-step など）。マスター二階段試験の記録は前，直後，2 分後（施設により 3 分後），5 分後に 12 誘導心電図を記録するが，不整脈の診断および治療効果判定の目的で行う場合は，重篤な不整脈が運動中および負荷直後に起こる可能性があるので，運動前・中・後を連続的に心電図モニターするのが望ましい。

2 トレッドミル試験（図 10-1b）

速度と傾斜を変えて運動負荷（坂道を駆け上がる状態）を加える試験である。装置は電動式ベルトコンベア様の機械を用いる。トレッドミル試験の利点は，強制運動であるので被験者の意思とは無関係に安定した運動水準を保つことができる。したがって，この方法は運動能力の評価やリハビリに最適である。また，十分な負荷をかけることができることと，運動中に心電図モニターができるのも利点である。

3 エルゴメータ試験

下肢を用いる自転車エルゴメータや上肢を用いるアームエルゴメータがあるが，自転車エルゴメータが一般的である。自転車エルゴメータは座位または臥位で自転車のペダルを踏み下肢の筋肉を運動させるものである。車輪には随時一定の抵抗がかかるように作られていて，負荷量を計算できる。

この方法の利点は，負荷量の調整が容易で定量負荷が可能なこと，運動負荷中に血圧測定，心電図記録，採血，心臓超音波検査ができることである。

負荷の様式としては，単一段階負荷と多段階負荷がある。現在，主に行われているのは多段階負荷である。これは段階的に運動強度を増して行く方法で，25～50 ワットから始め 3～4 分ごとに 25～50 ワットずつ負荷量を増加させるプロトコールが一般的である。

3）合併症

運動負荷試験の合併症としてはショック，心不全，急性心筋梗塞，心室細動があるが，合併症は

主に心機能が低下している患者や，重篤な不整脈を有する患者で起こりやすい。これに備えて運動負荷をする場合は，常に除細動器および救急セットを用意し，リスクの高い患者には慎重に行う。特に，肥大型心筋症や大動脈弁狭窄は，運動負荷で不整脈が発生することが多く，危険を伴うので十分注意して行う必要がある。危険な不整脈が起こる可能性がある患者では，運動中の心電図モニターと血圧測定ができるトレッドミル試験やエルゴメータ試験のほうが望ましい。

3．臨床的意義

運動負荷は，安静時では認められない様々な不整脈が出現する。特に，特発性右室流出路起源の心室期外収縮・心室頻拍，カテコラミン誘発多形性心室頻拍は運動負荷で誘発される。また，虚血性心疾患や先天性 QT 延長症候群は，運動負荷で診断が明らかになることがある。

運動時の不整脈出現の場合は，再現性が問題となる。心室期外収縮の数に関しては再現性は低いが，心室頻拍に関しては再現性があり薬効評価の指標になる。

1）原因疾患の検索

1 心筋虚血の診断[8]

虚血と ST 変化の関係は 1920 年代から報告されているが，Feil と Siegel は患者に運動負荷を行い，狭心症と ST 低下の関係を明らかにした。その後，運動負荷試験を用いて虚血を誘発するマスター二階段試験が確立された。最近では，運動負荷時に生じる虚血の客観的所見として，心電図に加えて心筋シンチグラフィや心臓超音波検査を施行するようになり，さらに診断率が上昇した。虚血が原因で起こる不整脈としては，心室性不整脈が最も多い。通常，胸痛と心電図の ST が低下してから不整脈が出現することが多いが，時に重篤な不整脈が虚血所見より前に発生することがある。

2 QT 延長症候群の診断[9]

運動負荷が診断として特に有用な場合は，安静時の心電図の QT 間隔がボーダーラインの場合である。このような QT 延長が明らかでない症例でも，運動すると著明に QT 間隔が延長し，QT 延長症候群と診断される。先天性 QT 延長症候群のうち，特に，LQT 1（責任遺伝子は KVLQT1）は，運動負荷時に QT 間隔が著明に延長し，時に T 波の交代現象が起こることがある（図 10-2）。また，運動負荷で QT 延長が改善するタイプの QT 延長症候群もある（LQT 3）。したがって，QT 延長症候群と診断された患者でも，運動負荷試験でそのタイプをある程度予測することが可能である。

3 その他

Brugada 症候群は，右胸部誘導（V_1，V_2）の著明な J 波と ST 上昇を呈する特徴的な心電図を有する疾患であるが，運動負荷で上記の特徴的心電図所見が軽減することが特徴的である（図 41-8，390 頁参照）[10]。これが，類似の心電図を呈する疾患との鑑別に役に立つ。

2）運動負荷で誘発される不整脈

運動負荷は心拍数の増加，血圧の上昇，心筋収縮力の亢進，心筋不応期の短縮，phase 4 脱分極の亢進，細胞内 cAMP の増加，細胞内 Ca^{2+} の増加など種々の影響を及ぼす。したがってリエントリー，撃発活動，異常自動能が発生して不整脈が起こりやすくなる。

1 心室性不整脈

器質的心疾患に伴う心室性不整脈は，運動負荷で誘発されることは比較的少ないが，特発性の心室性不整脈は運動で誘発されることが多い。特に，右室流出路起源（QRS 波形が左脚ブロック・下方軸）の心室性不整脈は，運動負荷で再現できることが多い。この場合は，運動中ばかりでなく負荷後に出現するので，負荷後の心電図モニターが重要である。また，左室起源の特発性心室頻拍（心室頻拍の QRS 波が右脚ブロック・左軸変位で ベラパミル が有効）も運動で誘発されることがある。

図 10-2　先天性 QT 延長症候群

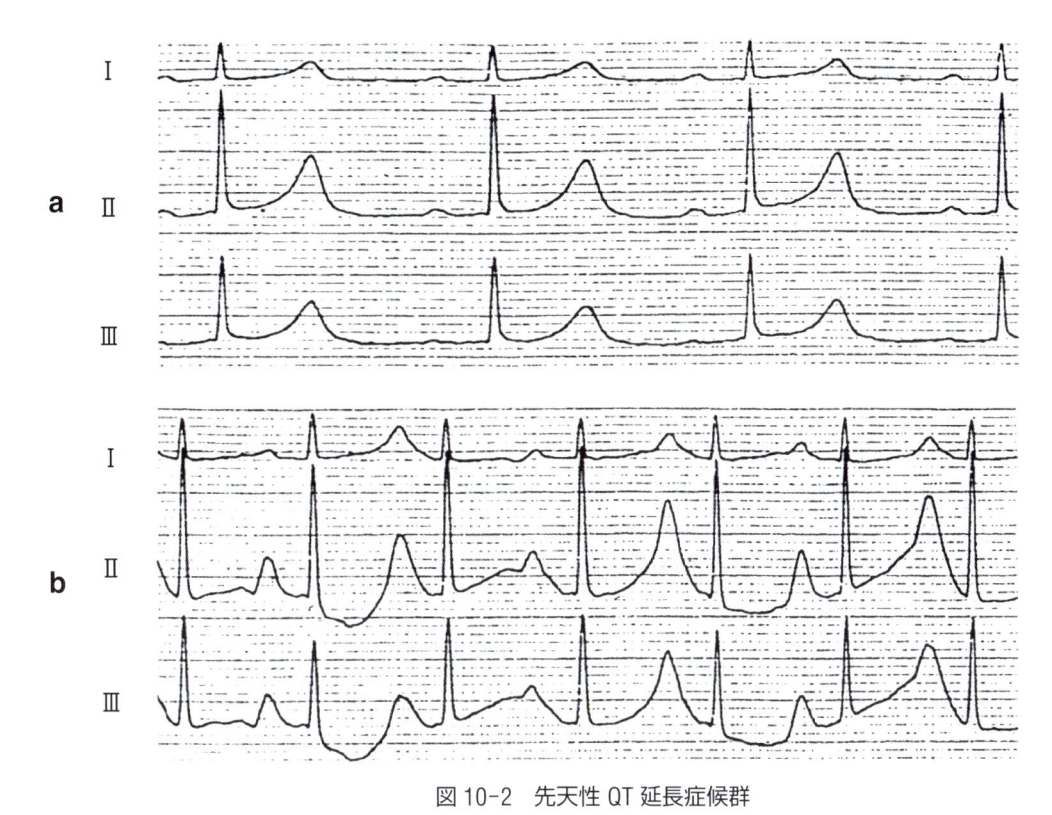

a：安静時の心電図
　計測すると QTc は 0.48 sec と延長しているが，計測しないと QT 延長を見落とす可能性がある。

b：運動負荷直後の心電図
　運動負荷で心拍数が増加すると共に QT が著明に延長し，T 波の交代現象が出現した。

　カテコラミン誘発多形性心室頻拍は，運動誘発性不整脈のうち最も重篤な不整脈である。この不整脈の機序として遅延後脱分極が考えられているが，臨床的には心臓全体がカテコラミンに対して異常な感受性をもち，カテコラミンが増加することにより心房，心室，接合部の各部位から異所性の頻拍が発生する。心電図では多源性の心室頻拍のみならず心房頻拍，接合部頻拍が混在している，いわゆる多源性頻拍を呈する（図 10-3）。

　運動負荷で抗不整脈薬の催不整脈作用が明らかになることがある。Vaughan Williams 分類の IA 群と IC 群の Na^+ チャネル遮断薬は使用依存性（use dependence）の性質を有するので，心拍数が増加すると効果が増強する。その結果，安静時では明らかでない催不整脈作用が運動時に表れてくる。この場合，QRS 幅の延長と incessant 型の心室頻拍が特徴的である（図 50-4b，444 頁参照）。

2　上室性不整脈

　上室性頻拍は運動負荷により症状との関連が明らかになることがある。安静時には心房細動や心房粗動の心拍数がコントロールされていても運動負荷で房室伝導が亢進して，心室レートが速くなることがあり（図 10-4），まれに，失神を起こすことがある。また，incessant 型の房室回帰性頻拍は運動で誘発されることがあるが，これは運動で房室結節と副伝導路の伝導能が亢進することが原因と考えられている。一方，運動でデルタ（Δ）波が消失する WPW 症候群では，偽性心室頻拍になることはまれである。

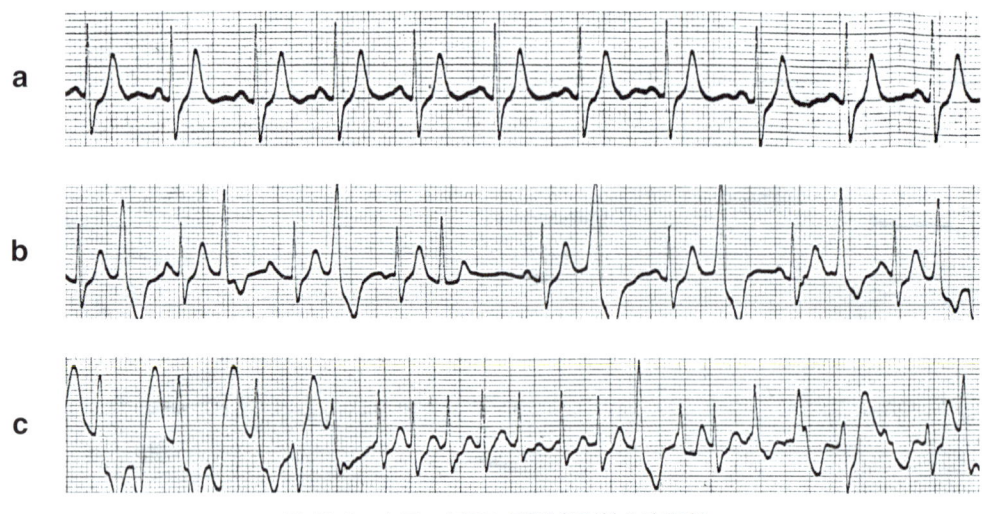

図10-3　カテコラミン誘発多形性心室頻拍
a：運動負荷前
　　不整脈は出ていない。
b：トレッドミル試験(stage 2)
　　軽度の運動負荷で心室期外収縮が出現。
c：トレッドミル試験(stage 5)
　　負荷量を増すと多源性の心室頻拍のみならず心房頻拍，接合部頻拍が出現している。

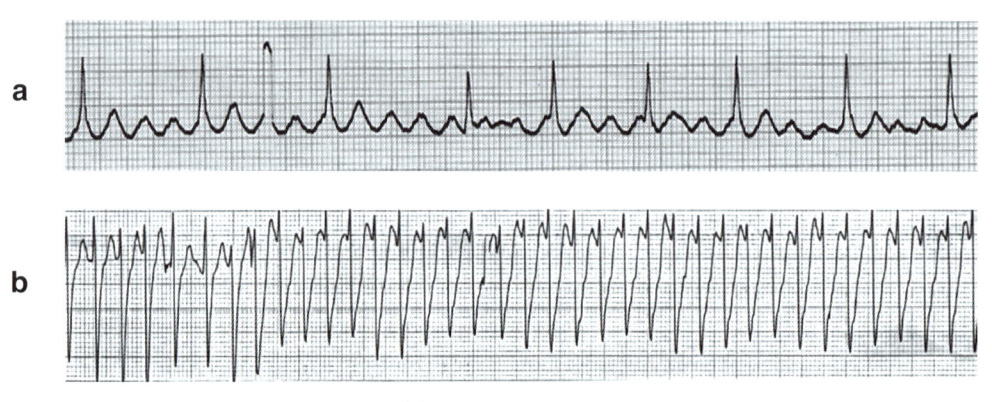

図10-4　運動負荷による心房粗動の房室伝導亢進
a：運動負荷前
　　心房粗動の心室応答70/分とコントロールされている。
b：運動負荷中
　　運動負荷で房室結節の伝導が亢進して，心室レートが250/分前後になった。QRS波形は変行伝導を伴ってwide QRS頻拍となっている。

3　徐脈性不整脈[11]

　運動で誘発される徐脈はまれであるが，運動で洞調律が上昇すると房室ブロック(通常，ヒス束以下の障害)が出現することがある。この場合は高度ブロックとなることが多く，運動性失神の鑑別として重要である。洞不全症候群では，運動負荷中の心拍数の増加の程度が健常者に比べて低い。

薬剤投与前

a

アテノロール 50 mg/日

b

アテノロール 50 mg＋ベラパミル 240 mg/日

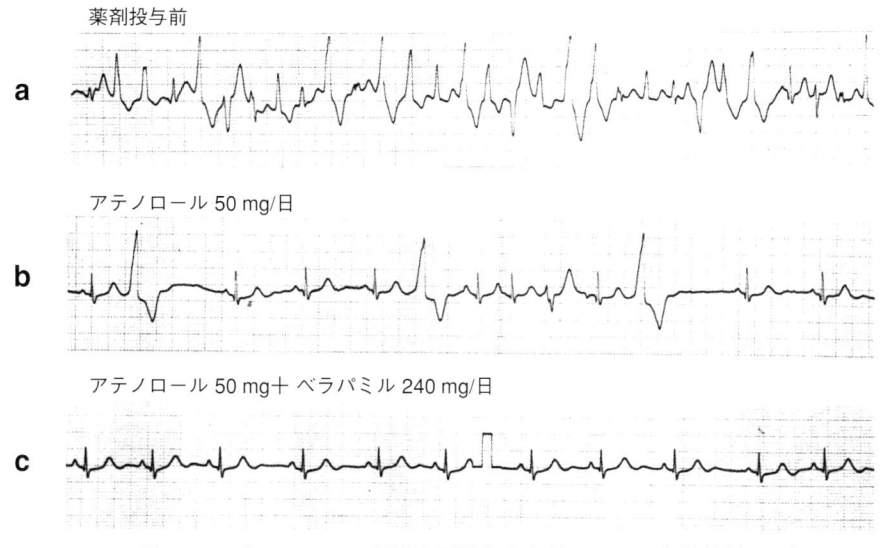

c

図10-5 カテコラミン誘発多形性心室頻拍における有効薬剤の選択
a：薬剤投与前は運動負荷で多源性心室頻拍が誘発されている。
b：アテノロール投与後の運動負荷で心室期外収縮のみになった。
c：アテノロールにベラパミルを追加すると，運動負荷で不整脈は発生してない。

3）抗不整脈薬の有効性の判定

運動誘発性不整脈に対しては，薬剤投与前後で運動負荷試験を施行し，抗不整脈薬の有効性を検討することができる（図10-5）。また，心房粗動・心房細動の薬物による心拍数コントロールが適切かを運動負荷試験で検討できる。

●文献
1) Dohrmann ML, Goldschlager N：Exercise-Induced Ventricular arrhythmias；An Overview. In Mandel WJ（ed）：Cardiac Arrhythmias. Lippincott, pp627-648.
2) Anderson MT, Lee GB, Campion BC, et al：Cardiac dysrhythmias associated with exercise stress testing. Am J Cardiol 1972, 30(7)：763-767.
3) Jelinek MV, Lown B：Exercise stress testing for expsure of cardiac arrhythmia. Prog Cardiovasc Dis 1974, 16(5)：497-522.
4) Murayama M, Shimomura K：Exercise and arrhythmia. Jpn Circ J 1979, 43(3)：247-256.
5) 高柳 寛：運動負荷試験法. 笠貫 宏（編）：不整脈. メジカルビュー 2000, pp103-112.
6) Master AM：The two-step test of myocardial function. Am Heart J 1935, 10：495-510.
7) Master AM, Oppenheimer ET：A simple exercise tolerance test for circulatory efficiency with standard table for normal individuals. Am J Med Sci 1929, 177：223-230.
8) Blousfield G：Angina pectoris；Changes in electocardiogram during paroxysmal tachycardia. Lancet 1918, 2：457.
9) Vincent GM, Jaiswal D, Timothy KW：Effects of exercise on heart rate, QT, QTc and QT/QS2 in the Romano-Ward inherited long QT syndrome. Am J Cardiol 1991, 68(5)：498-503.
10) 森田 宏, 小川愛子, 大江 透：チャネル異常による致死的不整脈とは（QT延長症候群, Brugada症候群）. Heart View 2002, 6：42.
11) Woelfel AK, Simpson RJ Jr, Gettes LS, et al：Exercise-induced distal atrioventricular block. J Am Coll Cardiol 1983, 2(3)：578-581.

11 加算平均心電図

　加算平均心電図は，通常の心電図で記録できない μV 単位の微小な電位を検出できる。代表的な微小電位にはヒス束電位[1]と心室遅延電位（図11-1）[2]があるが，最近では心房遅延電位の意義も研究されている[3]。体表面から記録される電気信号には必ず機械や筋肉活動のノイズが含まれており，高感度で増幅するとノイズも大きくなる。機械の性能の向上で機械から生じるノイズは克服できたが，筋肉の電位は 5～20 μV，周波数は 25 Hz 以上の高周波で心臓からの電位に類似し，両者を区別することは困難であった。この筋電図を取り除く方法として，micro-processors を利用した加算平均法が開発された[4]。今日では，加算平均心電図を用いて心室電位を記録し，遅延電位の有無により心室性不整脈の機序解明や予後の判定に応用されている[5,6]。

1．微小電位の検出法の原理

　加算平均の方法として時間 (temporal) 法と空間 (spatial) 法があるが，一般の機種は時間法が用いられている。時間法には，時間解析 (time domain) 法と周波数解析 (frequency domain) 法がある[7]。また，最近では beat-to-beat 分析も行われている。
　心電図のように反復する信号は，記録を繰り返すことにより同一の信号を加算することができる。一方，ノイズは加算数の平方根に比例して減少するので，信号とノイズとの比 (S/N) が小さくなる。正確な加算には，波形が常に一定であることが必要で，期外収縮や心電図波形が変化する場合には応用できない。また，心拍は R-R 間隔が変動するので，R 波のピークや微分波形で加算開始の基準点を決めている。
　信号処理にはフィルターが不可欠である。フィルターには，周波数の高いほうを通す high-pass filter，低いほうを通す low-pass filter，一部の帯域のみを通す band-pass filter などがある。加算平均心電図の目的には通常 40～250 Hz の band-pass filter を用い[8]，また低周波帯域の周波数特性が比較的平坦である Butterworth 型フィルターを用いる。これで，ST-T 部分の低周波成分が除外される。フィルターの方向も重要である。時間軸に順方向 (QRS 波形と同方向) にかけると QRS の終末部にアーチファクトである ringing 電位を生じる。この QRS の終末部は心室遅延電位が記録される部位なので診断が困難となる。そこで，時間軸の方向を変えたり，QRS 前半は順方向で後半は逆方向にかける双方向のデジタルフィルター (bidirectional digital filter) も考案された[2]。

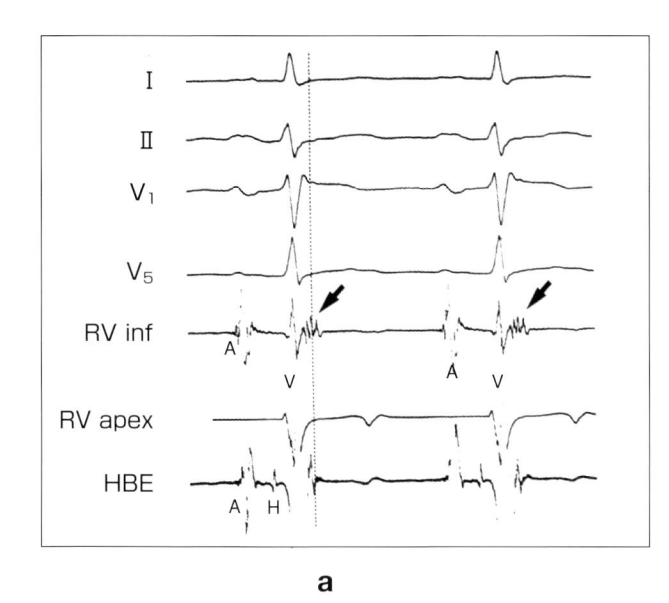

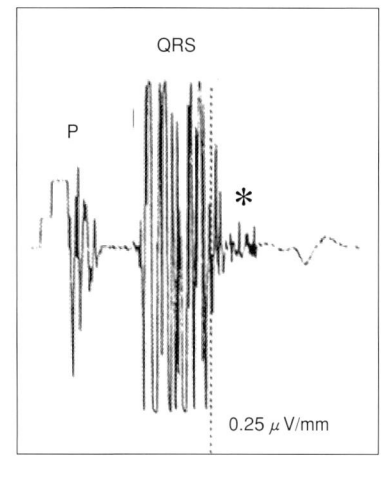

RV inf：右室下壁，RV apex：右室心尖，HBE：ヒス束，A：心房電位，H：ヒス束電位，V：心室電位

図 11-1　不整脈源性右室心筋症における心室遅延電位

a：体表面心電図（I，II，V$_1$，V$_5$）および心腔内電位（RV apex，RV inf，HBE）の同時記録。右室下壁（RV inf）の心腔内電位で分裂・微小電位（↓）が記録されている。

b：加算平均心電図。心腔内電位で記録された分裂・微小電位に対応して体表面からの加算平均心電図で遅延電位（late potential，＊印）が記録されている。

2．誘導法および表示法

　心室遅延電位（ventricular late potential）は，加算平均心電図で QRS 終末部から ST 部位にかけて記録される低電位・高周波の微小電位と定義される。微小電位が QRS 波の終わり（J 点）から明らかに出ていれば容易に診断できる。しかし，QRS 波の終末点がわかりづらい場合は診断が困難となる。この曖昧さを少なくするために，Simson は vector magnitude 法を考案して QRS 終末部を定量的に表すことを可能にした[2]。

1）Multiphasic oscillation 方式
　　（図 11-2a）

　体表の電位（X，Y，Z，または任意の誘導）を加算処理とフィルター処理した後，そのままのスカラー表示（multiphasic oscillation）で出力したものである。Rosanski の用いた誘導（Mac-1 unit）では胸壁上の 3 点（V$_2$，V$_5$，V$_{6R}$）の組み合わせによる単極と双極の計 6 誘導が用いられた[9]。この方法は，① 記録に時間がかかること，② 測定が目測によること，③ QRS 終末部を明確に決められないことから最近ではあまり用いられていない。

2）Vector magnitude 方式（図 11-2b）

　Simson らにより開発された方法で，体表の電位（X，Y，Z）を高感度増幅，加算処理，フィルター処理した後に，空間マグニチュード $\sqrt{X^2+Y^2+Z^2}$ を計算して，vector magnitude の経時的変化を filtered QRS として表示する[2]。縦軸に電位の大きさ（μV），横軸に時間経過を表示する。現在では，市販の機器はこの方式を取り入れている。電極の置きかたは一般的には第 4～5 肋間近傍の胸側壁の左右（X 軸），第 4 肋間の高さでの V$_2$ 誘導とその背後の前後（Z 軸），および胸骨上部と左下肢の付け根（Y 軸）の 3 軸双極誘導が用いられる（図 11-3）。心室遅延電位の指標としては，① fQRS[*1]：信

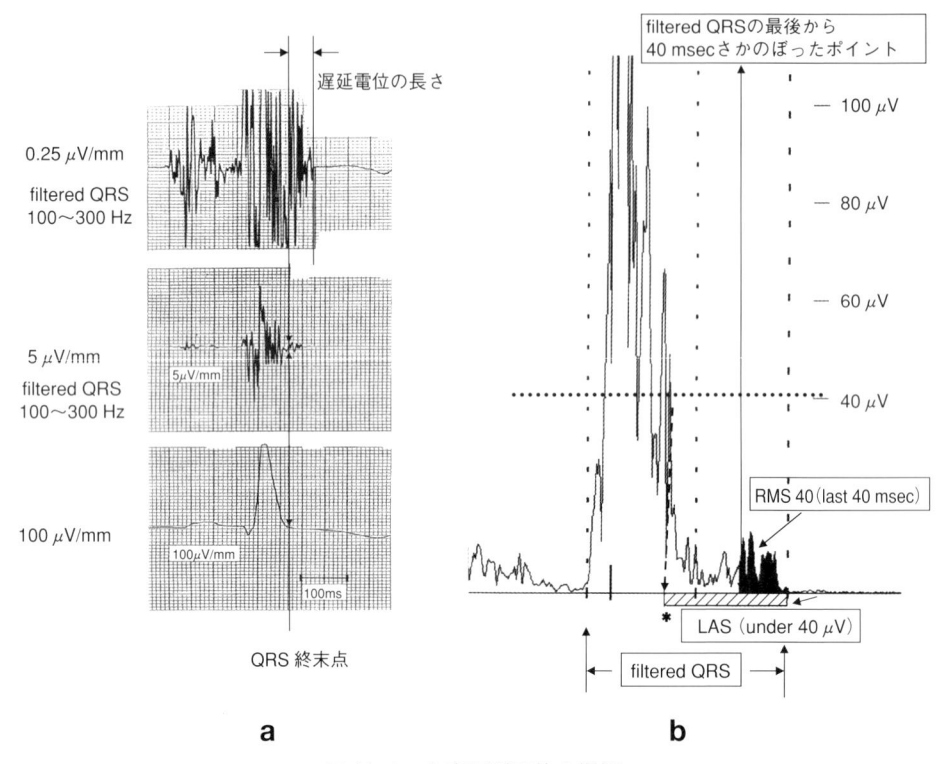

図 11-2 心室遅延電位の指標

a：Rosanski の用いた誘導（Mac-1 unit）で記録された心室遅延電位
Mac-1 unit は遅延電位をスカラー表示（multiphasic oscillation）している。遅延電位の長さは QRS 波の終末点から測定する。

b：Simpson らにより開発された vector magnitude 法
vector magnitude 法は遅延電位を空間マグニチュード $\sqrt{X^2+Y^2+Z^2}$ に変換して表示している。縦軸：RMS（μV で表示）。横軸：時間（msec で表示）。遅延電位の有無は、① filtered QRS duration（fQRS）：信号処理された QRS 幅（図では↑と↑の間）、② RMS 40：filtered QRS の終末点から 40 msec さかのぼった区間の平均電位の大きさ（黒塗りの部分の平均値、単位は μV で表示される）、last 40 msec とも呼ばれる、③ LAS：filterd QRS の後半の RAM が 40μV 以下の区間の長さ（40μV に低下した時点＊から QRS 終末点まで、図では斜線の長方形の部分、単位は msec で表示される）、under 40μV とも呼ばれる、の3指標で診断される。

号処理された QRS 幅、② RMS 40[*2]：fQRS の終末点から 40 msec さかのぼった区間の平均電位の大きさ、last 40 msec とも呼ばれ μV で表示される、③ LAS[*3]：fQRS の後半の 40μV 以下の区間の長さ、under 40μV とも呼ばれ msec で表示される、以上の3指標が用いられる。

[*1] fQRS：filtered QRS duration
[*2] RMS 40：root mean square voltage of the terminal at 40 msec
[*3] LAS：low-amplitude signal under 40μV

3）診断基準

Simson は vector magnitude 法での RMS 40（last 40 msec）が 25μV 以下の場合は、遅延電位陽性と判断した[2]。さらに、信号処理された QRS 幅（fQRS）が、120 msec 以上の場合（脚ブロックを除外）も遅延電位陽性と診断した。Gomes らは vector magnitude 法で得られた fQRS の後半の 40μV 以下の部分（LAS, under 40μV）の長さに目をつけ、この LAS が 38 msec 以上の場合は異常とした[8]。

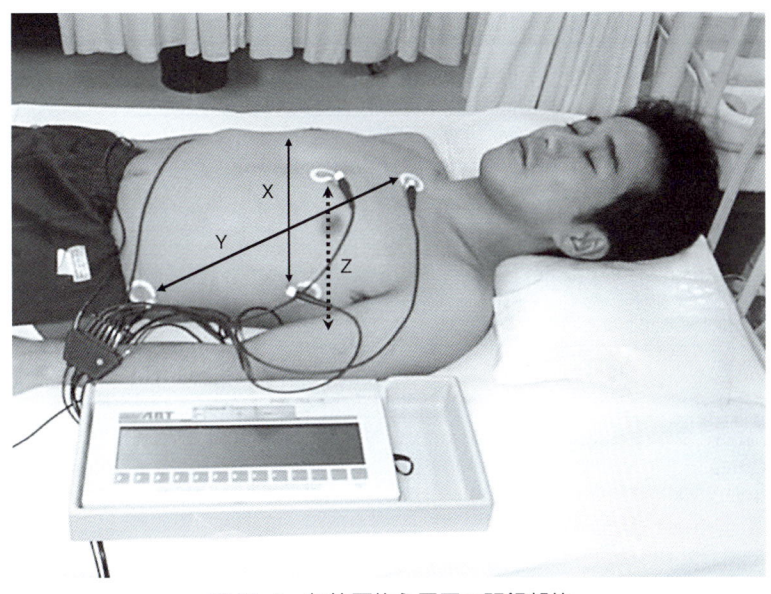

図 11-3　加算平均心電図の記録部位
電極の置き方は，一般的には第 4 肋間から第 5 肋間近傍の胸側壁の左右（X 軸），第 4 肋間の高さでの V_2 誘導とその背後の前後（Z 軸），胸骨上部と左下肢の付け根（Y 軸）の 3 軸双極誘導が用いられる。

今日では，上記の 3 つの指標のうち，2 つ以上の基準を満たした場合を陽性とする施設が多い。しかし，機種により精度が異なり，また施設により対象患者が異なるので，各施設で独自の基準を設けている（図 11-4）[10,11]。以下に，Task Force of European Heart Association，AHA，ACC が示した心室遅延電位を陽性とする診断基準を示す。

> fQRS：114 msec 以上
> RMS 40（last 40 msec）：20μV 未満
> LAS（under 40μV）：38 msec を超える

（40 Hz のフィルターを使用した場合）[12]

3．臨床的意義

1）心室遅延電位

健常者では異常な心室遅延電位が記録されるのはまれであるが，持続性心室頻拍（器質的心疾患に合併する）の患者では記録されることが多い（図 11-5）。虚血性心疾患，拡張型心筋症，不整脈源性右室心筋症に伴う持続性心室頻拍患者では 90％ に心室遅延電位が記録される。心室遅延電位が陽性な患者は，心腔内電位図で分裂・微小電位が記録されることが多い（図 11-1）。しかし，体表面から記録される遅延電位と心腔内の電極カテーテルから記録される分裂・微小電位とが 1：1 に対応をしているわけではない。実際，心腔内電位図（フィルター，50～500 Hz）で 1 mV 以下の振幅でかつ 100 msec 以上持続する分裂・微小電位を認めても，体表面からは遅延電位が記録されないことがある。その理由としては分裂・微小電位が，① QRS 内に限局されている，② 比較的限局した小さな範囲などが考えられる。また，同じリエントリー心室頻拍でも分裂・微小電位や遅延電位が関連していない，特発性持続性単形性心室頻拍，脚間リエントリー頻拍などの心室頻拍では心室遅延電位が記録されないことが多い。

1　心室性不整脈との関連性[2,13〜15]

心室遅延電位と最も関連がある心室性不整脈は，器質的心疾患に伴う持続性単形性心室頻拍である。Simson らは心筋梗塞患者で検討したとこ

a：multiphasic oscillation 法による判定基準

	band-pass filter (Hz)	判定基準
Rozanski ら	100～300	早期 ST 中の遅延電位
Homback ら	100～300	6誘導中3誘導以上でノイズの2倍以上の大きさの電位が QRS の終末点を越えて 10 msec 以上持続するもの
小沢ら	100～300	6誘導中3誘導以上でノイズの2倍以上の大きさの電位が QRS の終末点を越えて 20 msec 以上持続するもの

b：vector magnitude 法による判定基準

	high-pass filter (Hz)	low-pass filter (Hz)	filtered QRS duration (msec)	RMS (μV)	LAS (msec)
Simson ら	25	250	>110	<25	—
Gomes	40	250	>114	<25	40 μV 以下の長さ>38
小沢ら (ART)	40	250	>120	<20	40 μV 以下の長さ>40

図 11-4　各施設での心室遅延電位陽性の判定基準〔文献6)より引用〕
a：multiphasic oscillation 法(遅延電位をスカラー表示する記録法)
b：vector magnitude 法(遅延電位を空間マグニチュード$\sqrt{X^2+Y^2+Z^2}$に変換して表示する)

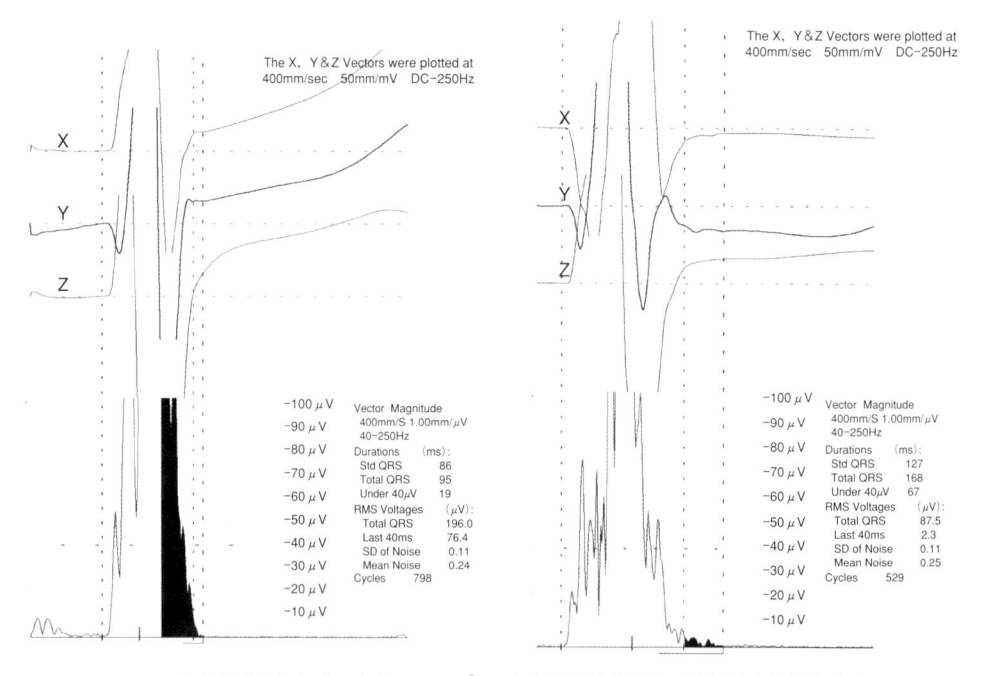

a：心室遅延電位(－)の患者　　b：心室遅延電位(＋)の陳旧性心筋梗塞患者

図 11-5　心室遅延電位の表示法

a：total (filtered) QRS duration＝95 msec，LAS 40 (under 40 μV)＝19 msec，RMS 40 (last 40 msec)＝78.4 μV とすべての指標は正常範囲である。
b：total (filtered) QRS duration＝168 msec，LAS 40 (under 40 μV)＝67 msec，RMS 40 (last 40 msec)＝2.3 μV とすべての指標が異常である。

ろ，心室頻拍を有する患者では92％で心室遅延が陽性で，心室頻拍の合併がない患者では7％で陽性であったと報告している[2]．心室頻拍のレートとの比較では，心拍数が200/分以下の比較的血行動態が安定した持続性単形性心室頻拍の患者では90％が陽性である．一方，心拍数が早い心室頻拍の患者では40％前後，心室細動の患者では30％前後であった．同様に，心室遅延電位が陽性の患者を前向きに調査した結果では，①心室遅延電位と心室期外収縮の数とはある程度の相関はあるが，必ずしも一致しない，②心室遅延電位陽性患者の6％に心室頻拍が自然発生した，③陽性の患者（陳旧性心筋梗塞）の17.4％に心室頻拍が発生し，陰性の患者では1.1％であった（2〜12か月の観察期間），④陽性患者の90％に心室電気刺激で心室頻拍が誘発された，⑤陽性患者（非持続性心室頻拍を有する）では，心室電気刺激で持続性心室頻拍が誘発される率が高い（80％以上），であった．

これらの結果は，心室遅延電位陽性の陳旧性心筋梗塞患者は，単形性心室頻拍の不整脈基質である旋回路を有していることを意味していると考えられる．一方，レートが非常に速い心室頻拍や心室細動では心室遅延電位陽性はあまり関連しないことを示唆している．レートが非常に速い心室頻拍や心室細動は不安定なリエントリで，心室遅延電位陽性の旋回路と異なっていると考えられる．

2 心疾患との関連性[16〜19]

心室遅延電位が陽性となる疾患の内訳は心筋梗塞，心筋症，不整脈源性右室心筋症などである．このうち，心室遅延電位との関係が最も研究されているのは心筋梗塞である．急性心筋梗塞後の心室遅延電位の経過としては，発症後3時間目から陽性になる患者が増加し，約1週間後に32〜52％の患者で陽性となる[16]．この陽性患者のうち30％は，1年後には陰性となる．急性期に心室遅延電位が陽性でない患者は，その後に陽性になることはまれである．心室遅延電位は冠動脈病変の重症度との関連性は認めず，心筋傷害の程度に関連している．

持続性心室頻拍を有する拡張型心筋症では陽性率が90％と高い[18]．特に不整脈源性右室心筋症では，ほぼ100％に心室遅延電位を認める．また，失神を主訴とした患者で心室遅延電位が陽性の場合は，持続性心室頻拍が心室期外収縮法で誘発される率が高い（80％）[19]．異常な心室遅延電位は，左室機能が低下している患者で多く認められる．これは，左室機能が低下している患者の基礎心疾患に関連していると考えられる．

3 予後との関連性

Dennisらは心筋梗塞患者を対象にして心室遅延電位の有無と予後を調査したところ，心室遅延電位陽性患者では1年の死亡率が10％で陰性患者の2％に比べて明らかに高かった[15]．また，心筋梗塞後の突然死との関係を調べた報告では，心室遅延電位陽性患者のほうが陰性患者よりも突然死の割合が約4〜7倍高かった．これは，心室遅延電位は心室細動と直接の関連は少ないが，①心室頻拍から心室細動に移行する，②心室遅延電位を有する患者は同時に心室細動の基質を有する可能性が多いことで説明される．

4 不整脈治療後の心室遅延電位の変化

1 心室頻拍に対する外科手術[20]．

薬剤抵抗性の心室頻拍に対する手術後に心室遅延電位の長さが短縮し，陽性率が71％から33％に減少したとの報告がある．一般的に，手術が成功し不整脈が消失した患者では，異常な心室遅延電位は消失することが多い．

2 カテーテルアブレーション

頻拍に関与している心室遅延電位の発生部位が比較的限局している場合は，この部位を的確に焼灼できれば心室頻拍が消失する．しかし，カテーテルアブレーションではすべての遅延電位発生部位を焼灼することはできない場合が多いので，通常はカテーテルアブレーション前後で，成功・不成功を問わず心室遅延電位が変化することは少ない．

3 抗不整脈薬[21,22]

抗不整脈薬投与後の心室遅延電位の変化はまちまちで，Vaughan Williams分類のⅠ群薬投与後に遅延電位が9.4％に消失したとの報告から，遅延

5 適応

前項で説明したように，加算平均心電図は多くの疾患と種々の不整脈に応用されているが，現時点での臨床的な適応を1996年に発表されたACC Expert Consensus Documen[23]を参考にしながらわが国での現状を考慮して以下のように分類した。

1 臨床的に有用と証明されたもの
① 心筋梗塞後の患者における持続性不整脈の発生の予知。
② 失神を有する虚血性心疾患の患者。

2 臨床的に有用と考えられるもの
① 拡張型心筋症の患者における持続性不整脈の発生の予知。
② 持続性心室頻拍患者の外科術後の評価。

3 臨床的に有用である可能性がある
① 心室性不整脈の患者における催不整脈の予知。

4 現時点では臨床的に有用でない
① 虚血性心疾患で持続性心室頻拍を有する患者（大部分が陽性である）。
② 特発性心室頻拍（大部分が陰性である）。

2）心房遅延電位[24,25]

最近，発作性心房細動の起こりやすさの指標として，心房遅延電位が検討されている。心房遅延電位の病理学的・生理学的な意味は，心室遅延電位と同じと考えられ，山田らはP波トリガーによるfiltered P波の終末部20 msecの平均電位の低いものが発作性心房細動を起こしやすいと報告している[25]。P波のdurationの正常値は決まっていないが，多くの施設でP波加算平均duration≧155 msecを異常としている[24,25]。現在，①発作性心房細動との関連性，②慢性心房細動に移行する可能性，③心房細動の発生予知などを検討する臨床研究がわが国を含めて進行中である。

●文献

1) Flowers NC, Hand RC, Orander PC, et al：Surface recording of electrical activity from the region of the bundle of His. Am J Cardiol 1974, 33(3)：384-389.
2) Simson MB：Use of signals in the terminal QRS complex to identify patients with ventricular tachycardia after myocardial infarction. Circulation 1981, 64(2)：235-242.
3) Stafford PJ, Turner I, Vincent R：Quantitative analysis of signal-averaged P waves in idiopathic paroxysmal atrial fibrillation. Am J Cardiol 1991, 68(8)：751-755.
4) Lander P, Berbari EJ：Principles and signal processing techniques of the high-resolution electrocardiogram. Prog Cardiovasc Dis 1992, 35(3)：169-188.
5) Steinberg JS, Berbari EJ：The signal-averaged electrocardiogram；Update on clinical applications. J Cardiovasc Electrophysiol 1996, 7(10)：972-988.
6) 小沢友紀雄：体表心臓微小電位とその臨床. 中外医学社 1992.
7) Haberl R, Jilge G, Pulter R, et al：Comparison of frequency and time domain analysis of the signal-averaged electrocardiogram in patients with ventricular tachycardia and coronary artery disease; methodologic validation and clinical relevance. J Am Coll Cardiol 1988, 12(1)：150-158.
8) Gomes JA, Winters SL, Stewart D, et al：Optimal bandpass filters for time-domain analysis of the signal-averaged electrocardiogram. Am J Cardiol 1987, 60(16)：1290-1298.
9) Rozanski JJ, Mortara D, Myerburg RJ, et al：Body surface detection of delayed depolarizations in patients with recurrent ventricular tachycardia and left ventricular aneurysm. Circulation 1981, 63(5)：1172-1178.
10) Berbari EJ, Albert DE, Lazzara R：A multicenter comparison of criteria for identifying late potentials (LP). J Am Coll Cardiol 1988, 11：199A (abstract).
11) 溝渕浩子, 小沢友紀雄, 谷川 直・他：心室遅延電位の3機種による検出及び評価検討. Jpn Circulation J；53th sceintic meeting of Japanese circulation society；abstract 1989.
12) Breithardt G, Cain ME, el-Sherif N, et al：Standards for analysis of ventricular late potentials using high-resolution or signal-averaged electrocardiography. A statement by a Task Force Committee of the European Society of Cardiology, the American Heart Association, and the American College of Cardiology. Circulation 1991, 83(4)：1481-1488.
13) Cain ME, Ambos HD, Markham J, et al：Quantification of differences in frequency content of signal-averaged electrocardiograms in patients with compared to those without sustained ventricular tachycardia. Am J Cardiol 1985, 55(13-Pt-1)：1500-1505.
14) Savard P, Rouleau JL, Ferguson J, et al：Risk stratifica-

tion after myocardial infarction using signal-averaged electrocardiographic criteria adjusted for sex, age, and myocardial infarction location. Circulation 1997, 96(1)：202-213.
15) Denniss AR, Richards DA, Cody DV, et al：Prognostic significance of ventricular tachycardia and fibrillation induced at programmed stimulation and delayed potentials detected on the signal-averaged electrocardiograms of survivors of acute myocardial infarction. Circulation 1986, 74(4)：731-745.
16) McGuire M, Kuchar D, Ganis J, et al：Natural history of late potentials in the first ten days after acute myocardial infarction and relation to early ventricular arrhythmias. Am J Cardiol 1988, 61(15)：1187-1190.
17) Ozawa Y, Yakubo S, Hatano M：Prospective study of late potentials to predict cardiac sudden death and ventricular tachycardias in patients with myocardial infarction surviving over 4 weeks. Jpn Circ J 1990, 54(10)：1304-1314.
18) Mancini DM, Wong KL, Simson MB：Prognostic value of an abnormal signal-averaged electrocardiogram in patients with nonischemic congestive cardiomyopathy. Circulation 1993, 87(4)：1083-1092.
19) Gang ES, Peter T, Rosenthal ME, et al：Detection of late potentials on the surface electrocardiogram in unexplained syncope. Am J Cardiol 1986, 58(10)：1014-1020.
20) Marcus NH, Falcone RA, Harken AH, et al：Body surface late potentials：Effects of endocardial resection in patients with ventricular tachycardia. Circulation 1984, 70(4)：632-637.
21) Yakubo S, Ozawa Y, Tanigawa N, et al：The effects of antiarrhythmic therapies for LP. Jpn Circulation J 1987, 51：730(abstract).
22) Jauernig RA, Senges J：Effect of antiarrhythmic drugs on ventricular late potentials：A sinus rhythm and at constant heart rate. In Stinbach K (ed)：Cardiac Pacing. Steinkopff-Verlag 1983, pp767-772.
23) Cain ME, Anderson JL, Arnsdorf MF, et al：On signal-averaged electrocardiography ACC Expert Consensus Document. J Am Coll Cardiol 1996, 27：238-249.
24) Guidera SA, Steinberg JS：The signal-averaged P wave duration：A rapid and noninvasive marker of risk of atrial fibrillation. J Am Coll Cardiol 1993, 21(7)：1645-1651.
25) 山田貴久, 福並正毅, 大森正晴・他：Late potentialによる細動の予知. 総合臨床 1989, 38：1979.

12 体表面電位図

　体表面電位図は，体表面で記録される心臓電気現象の電位を，等電位図として表現したものである。体表面電位図は，標準12誘導心電図に比べて心臓起電力に関する情報量が多く，心筋局所起電力の検出に優れている。最初の体表面心臓電位図を用いた本格的な研究は，欧米ではTaccardi，わが国では山田の研究から始まり，その後多くの研究者の努力で理論的研究が進んだ[1,2]。一方，技術面でもコンピュータグラフィックス技術の進歩で，電位図を自動的にかつ高速に作成することができるようになった。その結果，今日では心筋梗塞，心肥大のほかに不整脈にも臨床応用されるまでになった。不整脈に関してはまだ研究段階のものが多いが，①副伝導路の部位診断，②心室期外収縮の発生起源の同定，③QT延長症候群の再分極過程の評価などに臨床応用されている。

1．方法[3,4]

1）誘導法

　電位図作成のための誘導法は種々あるが，ここではわが国で最も用いられている名古屋大学グループが開発したHPM-7100装置による87誘導点の配列方法を図12-1に示す。配列の基準点を，右腋下中線をA列，胸骨正中線をE列，左腋下中線をI列とする。前胸部ではA～I列までをE列を中心に8等分して決定する。後背部では前胸部の8等分間隔と同じ間隔でA列から後背部に向かってM列，I列から後背部に向かってJ列を決定する。残りの後背部を3等分してK列，L列を決定する。水平方向の行の決定は，胸骨正中（E列）での第5肋間をE4，第2肋間をE6と決定し，この間隔を2等分した長さを基準として，1～7行を決定する。A6，A7，I6，I7の4点は上腕の付け根に位置しているので電極の装着が不可能なため，この4点を除いた計87点を用いる。さらに，標準12誘導心電図およびFrank心電図を作成するために電位図の誘導点のほかにV_1，V_2，V_3，X，Y，Z，Ⅰ，Ⅱ，Ⅲ，を加えて合計96点より誘導する。

　上記がわが国で用いられている一般的な誘導法であるが，そのほかにもLuxらが提唱した32誘導点の省略誘導法や胸部を縦8列，横16行に均等配列した誘導法もある。

2）データ表示法

　従来は，上記の誘導点から得られたある瞬時の体表面上の電位分布を，等電位線で地図上に表現した等電位図（isopotential map）表示のみであっ

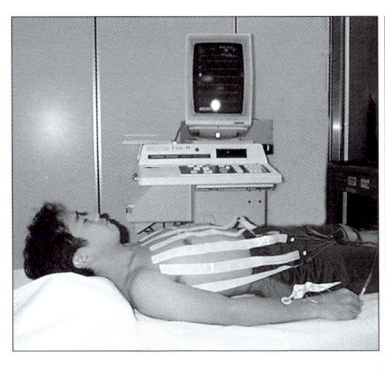

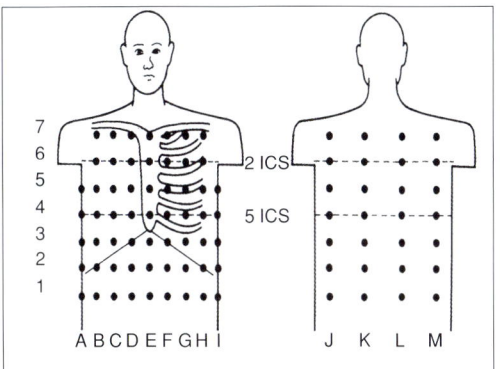

2 ICS＝第 2 肋間，5 ICS＝第 5 肋間
図 12-1　体表面電位図の誘導法（山田法）
87 の誘導点の位置を示す。誘導点の位置は胸壁を一周する A～M の 13 列とそれぞれの高さにある 1～7 の 7 行により決定されている。A：右腋下中線，E：胸骨正中線，I：左腋下中線に配置する。

た。最近では，一定区間を 1 枚の画像で表現する等積分値図（isointegral map），等時線図（isochrone map），標準値からのばらつきを示す departure map などの表示法がある。

1　全波形表示

体表面上で記録したすべての誘導の心電図波形を表示したものである。標準 12 誘導心電図の胸部誘導に相当する心電図を，全胸壁から記録することに相当する。この表示法では，標準 12 誘導心電図と同じ感覚で判定でき，また，標準 12 誘導心電図では判定が困難な後壁の異常を見つけやすい。ST 低下を示す誘導点の分布の評価に有用であるが，QT 延長や TU 波異常の分布も確認しやすい。

2　等電位図（isopotential map）

従来より最も用いられていた表示法で，誘導点から得られたある瞬時の体表面上の電位分布を等電位線で地図状に表現したものである。すなわち，体表面電位図の各誘導点の同時刻における電位をもとにして，等しい電位の点を結び等電位線を作成し，電位分布を表現したものである。正電位領域は，脱分極の場合には脱分極波が向かってくる部位，再分極の場合には再分極波が遠ざかる部位を意味する。負電位領域は，脱分極の場合には脱分極波が遠ざかる部位，再分極の場合には再分極波が向かってくる部位を意味する。

極大（maximum）は周囲に比べて電位が大である点，極小（minimum）は周囲に比べて小である点である。正常例の心室脱分極過程の等電位図の一例を図 12-2 に示す。図 12-2a は心室脱分極初期の等電位図である。極大は前胸部中央，極小は左側胸部―背部にある。図 12-2b は両心室の心内膜側から心外膜側方向へ脱分極が進行している時期で，極大は左前胸部に，極小は背部に存在する。右室心内膜面に波及した興奮波が右室前壁の心外膜面に到達した時点に一致して新たな極小が胸骨正中部近傍に出現する。この極小は breakthrough と呼ばれ約 60％ の症例で認められる。脱分極末期では心室後基部の興奮波を反映する背部の極大が出現する。図 12-2c は心室再分極過程の等電位図を示している。

3　等積分値図（isointegral map）

各誘導点ごとに，任意の区間の心電図波形の面積（単位：μV sec）を求め，その体表面上での面積分布を地図状に表現したものである。ある一定区間内の心電図波形（QRS，ST-T，QRST など）と基線とに囲まれた面積（基線より上方は正，下方は負）を計算する。QRS 波の積分の場合は QRS isointegral map と呼び，QRST 波全体の積分の場

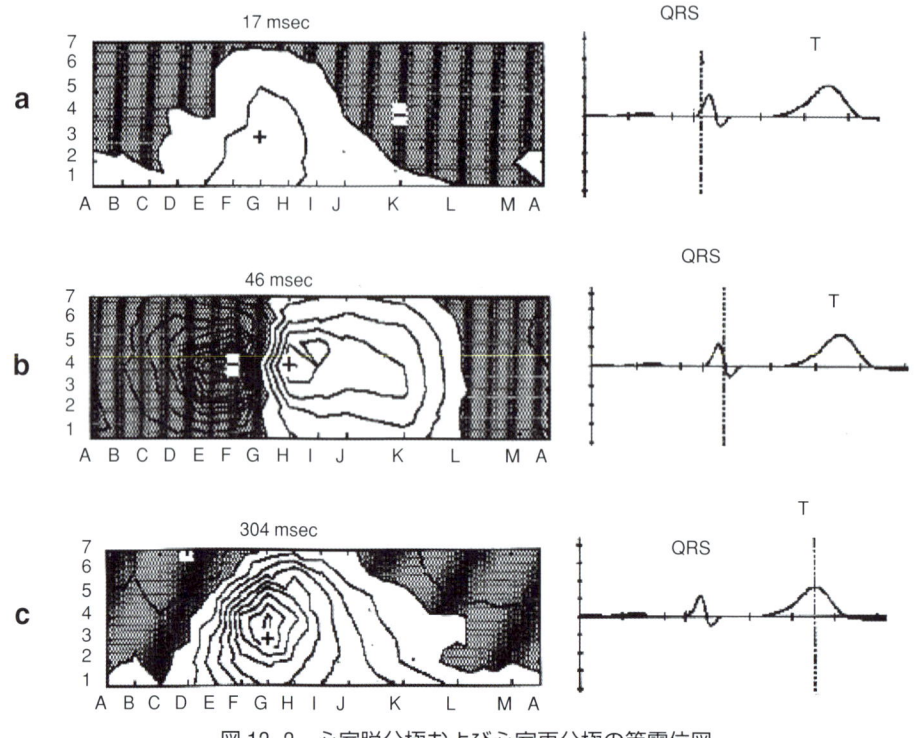

図12-2 心室脱分極および心室再分極の等電位図
a：心室脱分極初期（脱分極の始まりから 17 msec 後）
b：心室脱分極中期（脱分極の始まりから 46 msec 後）
c：心室再分極過程（脱分極の始まりから 304 msec 後）
数字は心室脱分極開始からの時間を示している。
右図の波形は QRS 波と T 波を表示している。縦線は記録時点を示している。

合は QRST isointegral map となり，Wilson らの ventricular gradient の体表面分布を表現するものである．再分極過程の異常の検討に用いられる．

4 等時線図（isochrone map）

QRS 開始から R（または r）波のピークまたは QRS の最小微分値を示す点までの時間（activation time, VAT[*1]）を各誘導点で測定し，等時線として結んだものが VAT 等時線図（VAT map）である．これは心室興奮伝播過程を表す指標で，不整脈では心室頻拍の発生源の診断へ応用されている．

QRS 開始から T 波の最大微分値までの時間（recovery time）を各誘導点で測定し，等時線として結んだものが recovery time 等時線図（recovery time map）である．

recovery time から activation time を引いた値，すなわち各誘導における QRS 波のピーク（QRS 波微分値の最小点）と T 波の最大微分値までの時間を ARI[*2] として表す．これは，各誘導に対応する心外膜側心筋の活動電位持続時間（APD[*3]）を反映するものと考えられている．不整脈では再分極過程の異常に関係した頻拍性不整脈の研究に応用されている．

5 Departure map

体表面電位図は標準 12 誘導に比べて心筋の局

[*1]VAT：ventricular activation time　心室内興奮到達時間

[*2]ARI：activation-recovery interval
[*3]APD：action potential duration

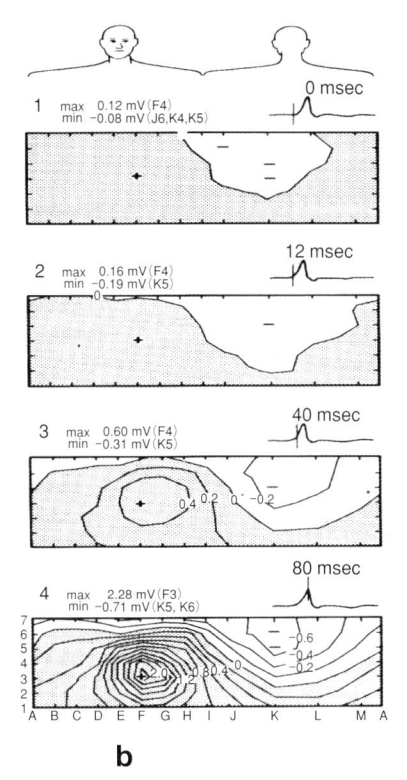

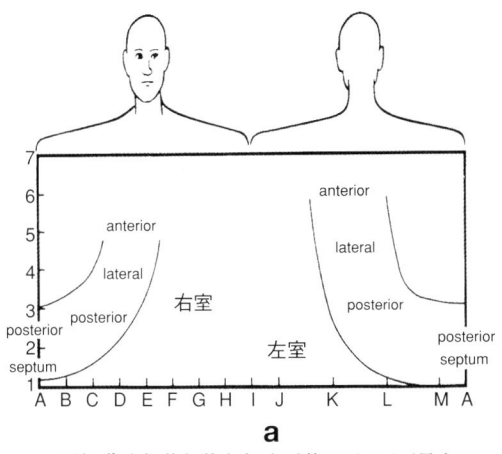

図 12-3 副伝導路による心室の興奮パターン〔文献 5)〕

a：副伝導路付着部位と極小電位ポイント(最もマイナスとなるポイント)部位の関係(anteior：前壁, lateral：側壁, posterior：後壁, posteriror septum：後中隔)。左側の副伝導路の場合では極小は後胸壁に出現し，右側と中隔側の場合は前胸壁に出現する。

b：左側に副伝導路を有する患者の心室興奮パターン。最小が後胸壁に位置し，この症例の副伝導路の部位は左側側壁と推定される。

所的異常の検出に優れている。しかし，得られた情報からどこにどの程度の異常があるかを判定することは1枚の電位図では困難である。そこで，正常からの偏位を視覚的，定量的に評価する手段として departure map が考案された。departure map の作成は，まず多数の正常者のデータから，ある計測値(電位，時間積分値，心室興奮到達時間など)の各誘導点ごとの正常平均(M)と標準偏差(SD)を計算して，患者の各時点での計測値(X)との隔たりを DI[*4]として算出する。DI は正常平均値からどれだけ SD 偏位しているかで表し，$DI=(X-M)/SD$ で計算する。DI の体表面分布を表すものが departure map である。正常平均と等しい場合は DI=0 となる。また，正常平均から 2 SD 以上の偏位(DI の絶対値が 2 以上)を示す領域を異常と判定する。各誘導点ごとの正常平均(M)は日本循環器学会学術委員会(体表面電位図の診断基準作成)学術研究班が作成した性別，年齢別の健常者のデータを用いる。

2．臨床的意義

心筋梗塞，心筋虚血，伝導異常の評価に対する体表面電位図の診断価値は確立しているが，不整脈に関しては，① WPW 症候群における副伝導路の付着部位の同定，② 心室期外収縮の発生部位の同定，③ 不整脈の起こりやすさの判定，④ 心室再分極過程の異常などに臨床応用されている。

1）WPW 症候群における副伝導路の付着部位の同定(図 12-3)[5)]

副伝導路が存在すると心室の興奮パターンが変わるので，この変化から副伝導路の付着部位を推定する。QRS の中間部は副伝導路と正常伝導路との融合波なので，心電図のデルタ(Δ)波に対応す

[*4] DI：departure index

る初期成分のマッピングが適している(通常は，40 msec での等電位曲線から診断する)。初期成分でのマイナスとなる部位は興奮が離れていくところを意味し，最小電位ポイントは最初に興奮した心室部位を意味することになる。したがって，QRS 初期の極小の出現する部位が心室側の副伝導路付着部位に対応する。大まかには，左側の副伝導路の場合の最小は後胸壁に出現し，右側と中隔側の場合は前胸壁に出現する。

2）心室期外収縮の発生部位同定[6]

副伝導路の部位同定の場合と同様にマイナス部位が最初の興奮部位を意味するので，この部位が心室期外収縮の発生部位を意味することになる。ただし，心腔内電位図との一致率は副伝導路の場合に比べて低い。

3）心室 vulnerability の指標[7〜9]

体表面電位図での各誘導の QRS-ST-T を含めた QRST 等積分値図を計算し，それを心室 vulnerability の指標とする方法が提案されている[7]。動物実験で調べた結果では，ジギタリス中毒や冠動脈結紮により心室細動が起こる直前の等積分値図の値が異常であったと報告されている。臨床的には，心室頻拍・心室細動患者を対象として検討されている[8,9]。理論的には，心室再分極の異常に関して標準 12 誘導心電図以上の情報が得られるが，臨床における有用性については不明である。

● 文献

1) 春見建一：体表面心臓電位図の歴史．安井昭二(編)：体表面心臓電位図の臨床．スズケンセンター出版部 1991, pp1-8.
2) 山田和生：体表面心臓電位図．山田和生(監)：最新心電図・ベクトル心電図学．メディカル出版 1978, pp811-826.
3) 柴田憲一，山田和生，岡島光治・他：ミニコンピューターによる体表面心臓電位分布図，データ収集；処理システム．医療電子と生体工学 1973, 11：43.
4) 外山淳治，渡辺俊文，豊島英明・他：96チャネル同時収録による体表面心臓電位図作成システム．医療電子と生体工学 1979, 17：6.
5) Kamakura S, Shimomura K, Ohe T, et al：The role of initial minimum potentials on body surface maps in predicting the site of accessory pathways in patients with Wolff-Parkinson-White syndrome. Circulation 1986, 74 (1)：89-96.
6) Hayashi H, Ishikawa T, Uematsu H：Identification of the site of origin of ventricular premature beats and its activation sequence by body surface isopotential map. Jpn Circ J 1981, 45(10)：1182-1186.
7) Abildskov JA, Lux RL：Distribution of QRST deflection areas in relation to repolarization and arrhythmias. J Electrocardiol 1991, 24(3)：197-203.
8) De Ambroggi L, Bertoni T, Locati E, et al：Mapping of body surface potentials in patients with the idiopathic long QT syndrome. Circulation 1986, 74(6)：1334-1345.
9) Shimizu W, Kamakura S, Ohe T, et al：Diagnostic value of recovery time measured by body surface mapping in patients with congenital long QT syndrome. Am J Cardiol 1994, 74(8)：780-785.

13 チルト試験

チルト試験(傾斜試験)はもともと神経調節性失神の確定診断の目的で開発された検査であるが、失神の鑑別診断のために施行されることが多い[1,2]。実際、失神の原因が不整脈によるものか、神経調節性失神によるものかの鑑別は難しいことがある。その意味で、チルト試験が陽性か陰性により、その後の不整脈に対する検査の方針が異なってくる。

1. 原理

立位における血行動態の変化は長年の生理学の興味の対象で、特に宇宙ステーションでの健康管理の目的で研究された。立位は静脈還流を減少させ心拍出量が低下する(特に出血や脱水で著明となる)。その結果、中心血液容量が減少し代償性の心臓の過収縮が起こる。これが心臓および肺に存在する受容体を刺激して、中枢神経系とのネットワークで迷走神経の緊張を高めると考えられている[3]。この迷走神経に対する感受性の高い人が、圧低下と徐脈を起こすと考えられている。1980年代にこの原理を応用したチルト試験が、血管迷走神経性失神の患者の診断に有用であると報告された。チルト試験により、臨床で起こる神経調節性失神の症状(吐気、聴覚異常、視覚異常)と身体所見(顔面蒼白、不規則な浅い呼吸、徐脈、血圧低下)を再現することができる。また、チルト試験における失神発作直前のカテコラミン血中濃度は高いことが判明した。この上昇は心拍数の低下や血圧低下の発現前に認められるので、結果よりも引き金の可能性が考えられている。

2. 方法と結果の判定[4,5]

1) 方法

チルト試験に用いる機械は以前は手動であったが、現在では多くの施設で電気駆動を使用している。身体を支える物に足台またはサドルがあるが、足台のほうが一般的である。傾斜の角度は60～80°で行う。チルト時間は各施設で一致していないが、大別すると、チルト時間を短くして薬剤負荷を併用するプロトコール[6]と薬剤を使用せず長時間チルトする方法がある。

筆者の施設で行っている方法を以下に示す。

① 80°の傾斜で45分間。

② イソプロテレノール投与(1～3μg/分)しながら、80°の傾斜で10分間。

その他、チルト試験に加えてアデノシン、エドロホニウムを投与すると約10%陽性率を上げる

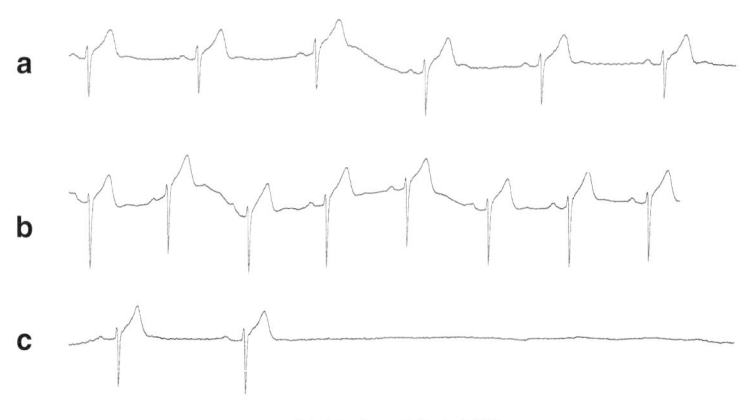

図 13-1 チルト試験
a：負荷前。脈拍＝50/分，血圧＝110/68
b：チルト開始後2分。脈拍＝64/分，血圧＝104/78
c：チルト開始後3分。意識消失直前の血圧＝108/72, 突然心停止（洞停止）が出現した。
以上の結果からチルト試験陽性で，タイプⅡ（心臓抑制型）と診断された。

と報告されている。

2）結果の判定

結果の判定は症状の再現が最も重要であるが，客観的データとしては，①心拍数 40/分以下が10秒以上持続，②心停止が3秒以上，③収縮血圧 80 mmHg 以下のいずれかを認めた場合を陽性とする。これらの結果の組み合わせから以下の3グループ（病態）に分類されている[7]。

① タイプⅠ：混合型
① 心拍数は減少するが，40/分以下にはならない（減少しても10秒以内）。
② 3秒以上の心停止を認めない。
③ 心拍数が減少する前に血圧が下降する。

② タイプⅡ：心臓抑制型（図 13-1）
① 心拍数が減少する（心拍数 40/分以下が10秒以上持続，または3秒以上の心停止）。
② 心拍数の減少が血圧下降に先行する。

③ タイプⅢ：血管抑制型
① 失神時血圧低下を認めるが，心拍数は10%以上減少しない。

3．臨床的意義

失神は脳虚血で一過性に意識が消失した状態を意味するが，広義では代謝異常などによる意識消失も含まれる。失神（広義）を起こす原因は ①脳性失神，②心臓性失神，③神経調節性失神，④状況性失神，⑤代謝性失神，⑥その他に大別される。このうち，③の神経調節性失神が最も多く，フラミンガム調査（Framingham Study）では neurally mediated syncope, neurocardiogenic syncope（神経心臓性失神）が約 80～85% であった[8]。神経調節性失神は発作の起こる状況，既往歴，随伴症状，意識消失の時間，薬物の有無，家族歴などである程度予測できること多いが，チルト試験で確定診断することができる。

この試験を施行する臨床的意義は，神経調節性失神の症状が再現できて確定診断ができることと，各々の患者の病態のタイプが診断できることである[6]。これを裏づける資料としては，原因不明の失神を繰り返す患者では約半分がチルト試験が陽性となるのに対して，心臓性失神と考えられる患者はほとんどが陰性であるという報告があ

る。しかし，すべての神経調節性失神患者が陽性になるわけではなく感度(sensitivity)は悪く特異度(specificity)は70～80%である。

　神経調節性失神患者におけるβ遮断薬の効果は，チルト試験で確かめられる。また，最近ではジソピラミドが抗コリン作用と心筋収縮抑制作用を有していることから予防に用いられることもある。しかし，この試験の再現性が65～85%であることを念頭に入れて治療薬を選択する必要がある。

●文献

1) Kenny RA, Ingram A, Bayliss J, et al：Head-up tilt；A useful test for investigating unexplained syncope. Lancet 1986, 1(8494)：1352-1355.
2) 堀進悟：失神既往例の診断. 矢崎義雄(編集主幹), 小川聡(編)：不整脈(循環器NOW 8). 南江堂 1995, pp96-99.
3) Mark AL：The Bezold-Jarisch reflex revisited：Clinical implications of inhibitory reflexes originating in the heart. J Am Coll Cardiol 1983, 1(1)：90-102.
4) 佐藤廣, 飯沼宏之：失神とTilting Test. 内科 1994, 74：129.
5) Fitzpatrick AP, Theodorakis G, Vardas P, et al：Methodology of head-up tilt testing in patients with unexplained syncope. J Am Coll Cardiol 1991, 17(1)：125-130.
6) Almquist A, Goldenberg IF, Milstein S, et al：Provocation of bradycardia and hypotension by isoproterenol and upright posture in patients with unexplained syncope. N Engl J Med 1989, 320(6)：346-351.
7) Benditt DG, Lurie KG, Fabian WH：Clinical approach to diagnosis of syncope. An overview. Cardiol Clin 1997, 15(2)：165-176.
8) Savage DD, Corwin L, McGee DL, et al：Epidemiologic features of isolated syncope：The Framingham Study. Stroke 1985, 16(4)：626-629.

14 圧反射感受性検査

　圧反射（baroreflex）は交感神経と副交感神経を介して心拍数，静脈環流，心臓収縮力，末梢抵抗などに影響を与え，短期的な血圧の調節に重要な役割を果たしている[1]。このうち，血圧と心拍数の関係が最も研究され，両者の関係は圧反射感受性（BRS[*1]）として表現されている。最近，このBRSと突然死との関連性が報告され，突然死の予測因子としても注目されている[2]。

1．原理

　圧受容体は頸動脈洞および大動脈弓に存在する。この圧受容体は，血圧上昇による壁の伸展で刺激インパルスを発する。このインパルスは延髄の血管運動中枢に達して，心臓や末梢血管に分布する交感神経と副交感神経の作用を修飾する[3]。血圧が高くなると受容体からの興奮刺激が高まり，その結果交感神経活動が低下し副交感神経が活性化する。一方，血圧が低下すると，副交感神経活動が低下し交感神経活動が活性化する。この血圧に対する感受性を定量的に表現したのがBRSである。BRSは，血圧と心拍数（R-R間隔）の関係から導かれるので，理論的には血圧と洞結節を支配している自律神経との関係であるが，通常，心臓全体に対する自律神経の指標として用いられている[4]。

2．方法[5]

1）血管収縮薬

　血圧上昇させる薬剤としてフェニレフリン（純粋なα刺激作用）を 1～4μg/kg 静注し，血圧を 20～40 mmHg 上げる。BRSは非常に敏感なので，1拍ごとの血圧とR-R間隔の関係を検討する必要がある。健常者では 14.8±9.2 msec/mmHg である（図14-1，白丸）。この方法の欠点はフェニレフリンが圧受容体以外の洞結節や血管に対する直接作用を有することであるが，この影響は動脈受容体に比べて小さい。

2）圧受容体の直接刺激[6]

　圧受容体を直接刺激してR-R間隔の変動をみる方法がある。以前は首に陽圧をかける方法を用いていたが，最近は neck suction を用いて頸部に陰圧（-7～-40 mmHg）をかける方法が用いられる。この方法は，理論的には純粋の頸動脈圧反射

[*1] BRS：baroreflex sensitivity

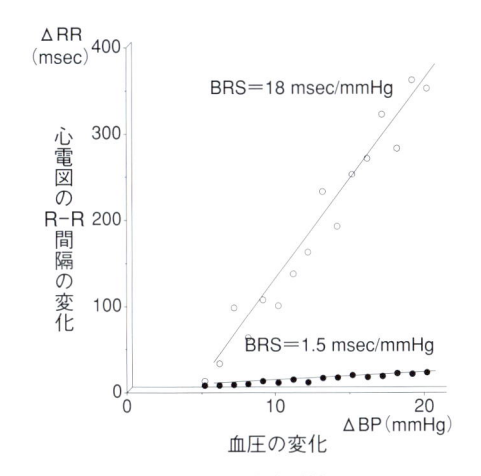

図 14-1 圧反射感受性（BRS）
心筋梗塞後の患者（黒丸）のBRS（1.5 msec/mmHg）は健常者（白丸）のBRS（18 msec/mmHg）に比べて著明に低い。

を検査することになるが，手技が煩雑なので実際には研究目的以外には行われていない。

3．臨床的意義[7〜9]

BRSの低下は種々の病態で認められるが，心筋梗塞後の低下が最も研究されている。Schwartzはイヌの心筋梗塞モデルを用いて，梗塞後1か月後のBRSは梗塞前に比べて低下していることを見いだした。また，BRSが低下している梗塞犬に心室細動が起こりやすいことを観察した[7]。

臨床でも心筋梗塞後にBRSが低下することが確認された（図14-1，黒丸）[2]。BRSの低下は心筋梗塞後2〜3週間に最も著明で，その後6〜12か月で正常値に戻ると報告されている。心筋梗塞後に起こる一過性のBRSの低下は，心筋梗塞により交感神経が亢進し迷走神経が減少するためと考えられている。また，イヌの実験と同様にBRSが3.0 msec/mmHg未満の心筋梗塞患者の死亡率は50％で，BRSが3.0 msec/mmHg以上の梗塞患者の死亡率（3％）に比べて明らかに高率であった。このBRSの低下は，左室機能とは独立した危険因子であった。さらに，同様の結果が最近の大規模試験ATRAMI[*2]で明らかにされた[10]。

BRSが低下すると心室細動が起こりやすい機序としては，①BRSの減少は相対的に交感神経が優位な病態，②BRSが減少している患者では不整脈により血行動態が破綻する可能性が高いなどが考えられている。心不全患者においてもBRSの低下が認められる。この低下は左室駆出率（LVEF）とは独立して突然死と相関していた。この低下の原因も交感神経が亢進し迷走神経が減少するためと考えられている。副交感神経のみでなく交感神経の関与は，β受容体遮断後にBRSが亢進することやBRSが血中ノルエピネフリン濃度と負の相関を示すことから支持されている。

●文献

1) Eckberg DL, Sleight P：Human Baroreflex in Heart and Disease. Clarendon Press 1992, pp327-345.
2) Schwartz PJ, La Rovere MT, Vanoli E：Autonomic nervous system and sudden cardiac death. Experimental basis and clinical observations for post-myocardial infarction risk stratification. Circulation 1992, 85(1-Suppl)：I 77-91.
3) Brown AM：Receptors under pressure. An update on baroreceptors. Circ Res 1980, 46(1)：1-10.
4) Thames MD, Kontos HA：Mechanisms of baroreceptor-induced changes in heart rate. Am J Physiol 1970, 218(1)：251-256.
5) 山口 巌：Baroreflex sensitivity. 矢崎義雄（編集主幹），小川 聡（編）：不整脈（循環器Now8）. 南江堂 1995, pp118-120.
6) Eckberg DL, Cavanaugh MS, Mark AL, et al：A simplified neck suction device for activation of carotid baroreceptors. J Lab Clin Med 1975, 85(1)：167-173.
7) Schwartz PJ, Zaza A, Pala M, et al：Baroreflex sensitivity and its evolution during the first year after myocardial infarction. J Am Coll Cardiol 1988, 12(3)：629-636.
8) La Rovere MT, Schwartz P：Baroreflex sensitivity. In Zipes DP, Jalife J（eds）：Cardiac Electrophysiology；From Cell to Bedside. 3rd ed. WB Saunders 1999, pp771-781.
9) Eckberg DL, Drabinsky M, Braunwald E：Defective cardiac parasympathetic control in patients with heart disease. N Engl J Med 1971, 285(16)：877-883.
10) La Rovere MT, Bigger JT Jr, Marcus FI, et al：Baroreflex sensitivity and heart-rate variability in prediction of total cardiac mortality after myocardial infarction. ATRAMI（Autonomic Tone and Reflexes After Myocardial Infarction）Investigators. Lancet 1998, 351(9101)：478-484.

[*2] ATRAMI：autonomic reflexes after myocardial infarction

15 電気生理学的検査（EPS）

1．歴史

電気生理学的検査（EPS[*1]）は，心臓病学のなかでも比較的新しい検査法であるが，多くの研究者の努力でここ25年間で飛躍的に進歩した。この著しい進歩を可能にしたのは，① カテーテル電極を用いて心腔内電位を記録する方法，② 心臓に電気刺激を加えて発作を誘発する方法，③ 頻拍中の心内膜マッピング法の開発であった。

心腔内電位を記録する方法は，Giraudが初めてヒトのヒス束電位図を記録した（1960）報告から始まる。さらに，Scherlagら[1]が今日で用いられているような電極カテーテルにより，ヒス束電位を簡単に記録する方法を開発した（1969）。一方，心臓を電気刺激して調べる方法は，Durrerら[2]がWPW[*2]症候群患者で初めて行い，頻拍発作が期外収縮で誘発または停止できることを報告した（1967）。Damatoは，電気刺激を行いながら心腔内電位を記録して，心拍数の増加に伴う刺激伝導系の変化を調べた[3]。Wellensは，同じく電気刺激法と心腔内電位記録の双方を用いて，発作性上室性頻拍の機序がリエントリーであると推定し，その興奮旋回路を同定した[4]。Wellensは，さらに心室頻拍も電気刺激で誘発できると報告し，心室頻拍の機序解明に貢献した。一方，Josephsonらは心内膜マッピング法を開発し，心室頻拍の発生部位の同定を試みた[5]。その後，Fisherは電気刺激で再現性をもって心室頻拍が誘発可能であることに注目して，心室頻拍に対する薬剤の薬効評価法を開発した[6]。

頻拍の機序として撃発活動（triggered activity）が注目されてからは，従来のEPSではリエントリーとの鑑別が困難で，より詳細な方法が必要となってきた。Waldoは頻拍中のペーシングで起こるエントレインメント現象に注目して，リエントリー頻拍の電気生理学的特徴を明らかにした[7]。最近は，リエントリー以外の頻拍に対して，単相性活動電位（monophasic action potential）を記録して機序の解明が試みられている[8]。

以上，今日ではEPSは不整脈の発生部位の同定，機序解明，治療法の決定，抗不整脈薬の薬効評価に欠かせない検査となっている[9〜12]。

2．目的

EPSは，① 患者の自覚症状の原因精査，② 不整脈の確定診断と機序解明，③ 発生部位・旋回路

[*1] EPS：electrophysiological study
[*2] WPW：Wolff-Parkinson-White

図15-1 電気生理学的検査による症状の再現
a：ホルター心電図で記録された洞停止
心房粗動停止後に約5秒の心停止を認める。このとき患者はフーとする症状を訴えた。
b：電気生理学的検査による自覚症状の再現（図aと同一患者）
体表面心電図（Ⅰ，Ⅱ，Ⅲ，V_1，V_3，V_5）と心腔内電位（HRA）の同時記録。心房（＊：心房刺激）を150/分のレートで30秒間ペーシングした後，洞停止が起こり上記の症状が再現された（overdrive suppression test）。心房ペーシング中に第2度房室ブロックが出現している。

の同定，④ 不整脈の治療方針決定を目的として行うことが多い。

1）自覚症状の原因精査

自覚症状の原因となる不整脈（不整脈以外の場合も少なくない）はホルター心電図，ベッドサイドモニターなどの非観血的検査の普及により診断できるようになった。しかし，発作の頻度が少ない患者では，発作時の心電図による客観的証拠が得られない。この意味でEPSは，発作を誘発して自覚症状と心電図や血圧などの客観的データとを比較することができるので，失神発作・動悸発作の原因解明に有用である（図15-1）

2）不整脈の確定診断と機序解明

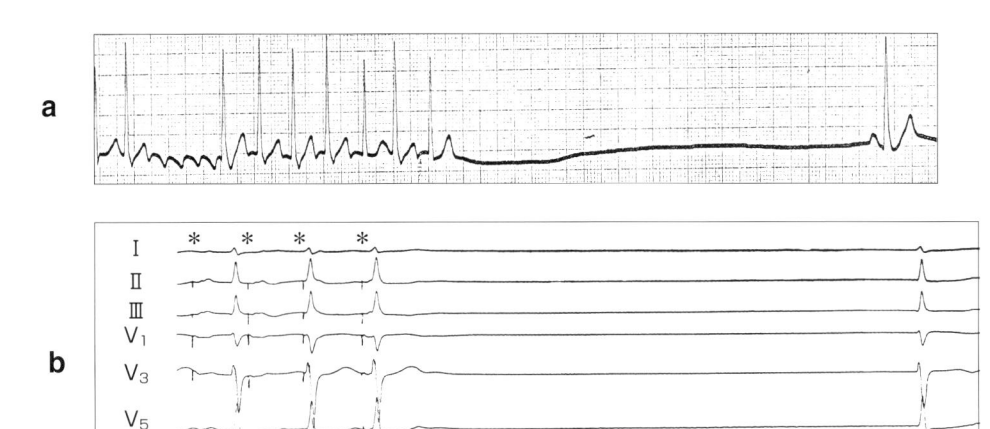

動悸の原因が頻拍発作と判明しても，発作性上室性頻拍，心室頻拍，心房粗動，心房細動などの種々の頻脈性不整脈がある。これらの鑑別は，発作時の標準12誘導心電図からは困難な場合がある。確定診断には発作中のヒス束電位記録を含めた心腔内電位の記録が必要となる（図15-2）。一方，徐脈性不整脈の場合は発作時の心電図で診断が可能であることが多いが，正確な伝導障害部位の同定にはヒス束電位の記録が必要である（図15-3）。

機序解明のEPSとしては，徐脈性不整脈の場合は自動能低下あるいは伝導障害のいずれかなので，通常は発作時の心電図から推定可能である。一方，頻脈性不整脈の発生機序は，① リエントリー，② 撃発活動，③ 自動能亢進があり3者の鑑別にはEPSが必要となる。

3）発生部位・旋回路の同定

発生部位や旋回路（マクロリエントリー頻拍の場合）を同定することは，治療法を考えるうえで重要である。特に，マクロリエントリー頻拍に対してカテーテルアブレーションを施行する場合は，至適アブレーション部位を同定することが必要である。副伝導路を介した心房―心室間（房室回帰性

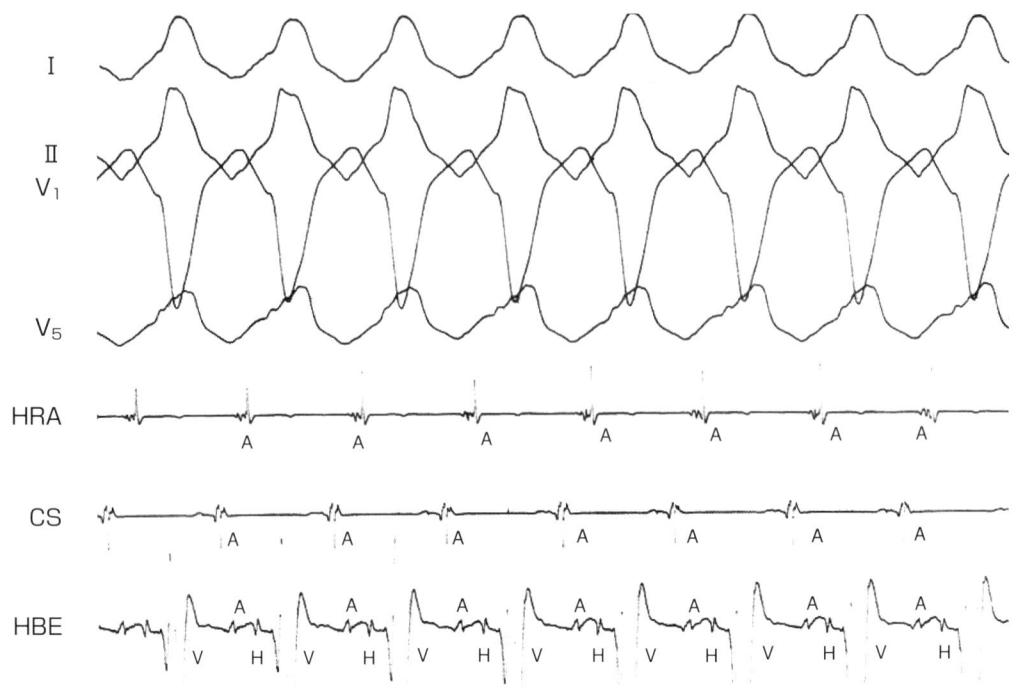

HRA：高位右房，CS：冠状静脈洞，HBE：ヒス束，A：心房電位，H：ヒス束電位，V：心室電位

図 15-2　頻拍の鑑別
体表面心電図（I，II，V_1，V_5）と心腔内電位（HRA，CS，HBE）の同時記録。体表面心電図からは、心室頻拍か上室性頻拍（変行伝導）かの鑑別は難しいが、ヒス束電位記録により興奮が心房(A)→ヒス束(H)→心室(V)の順に伝導していることが判明し、この頻拍は上室性頻拍の変行伝導と診断される。

頻拍）リエントリーの場合は、頻拍中の心電図のP波、QRS波と心腔内電位図の関係から副伝導路の付着部位を確定する（図 22-3a，188頁参照）。最近では、副伝導路の電位を直接記録してその部位を確定することも可能となった（図 15-4）。一方、figure of eight 型のリエントリー心室頻拍の場合は回路全体を証明することは困難であるが、頻拍の維持に不可欠な伝導遅延部位（チャネル，isthmus）を、①洞調律時に分裂・微小電位（fragmentation）が記録される、②頻拍中に QRS 波と QRS 波の間に微少電位が記録される（bridging 電位）ことにより推定することができる（図 15-5）。しかし、この部位が実際に回路の一部であるか否かの診断は、頻拍中のエントレインメントマッピングが必要となる。

非リエントリー頻拍やマイクロリエントリーの場合は、局所から頻拍が発生しているので頻拍中の最早期興奮部位の同定または洞調律時のペースマッピングにより発生部位を同定する。

4）不整脈の治療方針決定

不整脈の治療には、薬物治療、カテーテルアブレーション、植込み型除細動器（ICD[*3]）、ペースメーカ、外科治療がある。どの治療が最も適しているかは個々の不整脈の電気生理学的性質を調べて決定する。副伝導路の伝導能や不応期の長短で、WPW 症候群患者のハイリスク群を同定する。さらに、副伝導路の正確な部位や心室頻拍の発生部位の同定はカテーテルアブレーションや外科手術の術前検査として不可欠である。また、心室ペーシングで誘発された心室頻脈性不整脈の評価は、

[*3]ICD：implantable cardioverter defibrillator

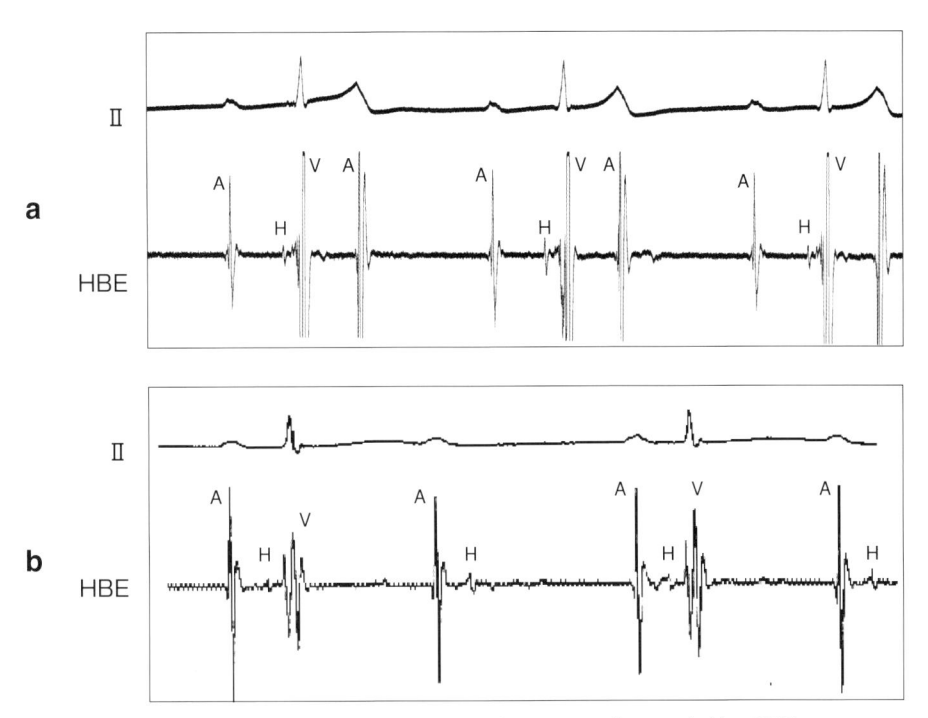

図 15-3 房室ブロック(第 2 度)におけるブロック部位の診断

a：ヒス束上ブロック(房室結節内ブロック)
 体表面心電図(Ⅱ)からは 2：1 房室伝導の第 2 度房室ブロックを認める。ヒス束電位記録(HBE)における 2 つ目と 4 つ目の A(心房電位)は H(ヒス束電位)を伴っていないことから AH ブロックと診断される。

b：ヒス束下ブロック
 体表面心電図(Ⅱ)からは図 a と同様に 2：1 房室伝導の第 2 度房室ブロックを認める。ヒス束電位記録(HBE)における 2 つ目の A(心房電位)は H(ヒス束電位)を伴っているが V(心室電位)を認めないことから HV ブロック(ヒス束下ブロック)と診断される。

ICD の植え込みの適応および至適モードを決定するのに重要である。一方，ペースメーカ治療が確立している慢性の徐脈性不整脈の場合でも，至適ペースメーカ機種の決定には EPS が必要なことがある[13]。

3．適応

　EPS は，診断と治療方針決定の目的で施行される。したがって，診断が明らかで治療方針が確定している場合は侵襲的な EPS の必要はない。現在，EPS の適応に関してアメリカから発表されたガイドラインがある。これは，1989 年に最初に出版され，1995 年に改訂された[14,15]。1995 年のガイドラインでは，① 洞機能評価，② 後天性房室ブロック，③ 慢性心室内伝導障害，④ narrow QRS 頻拍，⑤ wide QRS 頻拍，⑥ QT 延長症候群，⑦ WPW 症候群，⑧ 心室期外収縮・非持続性心室頻拍，⑨ 原因不明の失神，⑩ 心停止，⑪ 原因不明の動悸，⑫ 有効薬剤の選択，⑬ ICD の植え込み目的，⑭ カテーテルアブレーションの目的，⑮ 小児，に分けて各々におけるガイドラインを作成している。

　このガイドラインは，EPS が適切な訓練を受けた資格のある医師により設備の整った検査室で行われることを前提として提唱されている。このガイドラインはすべての場合を網羅しているのではなく，また適応も知識と技術の進歩により毎年変わりつつある。したがって，このガイドラインは

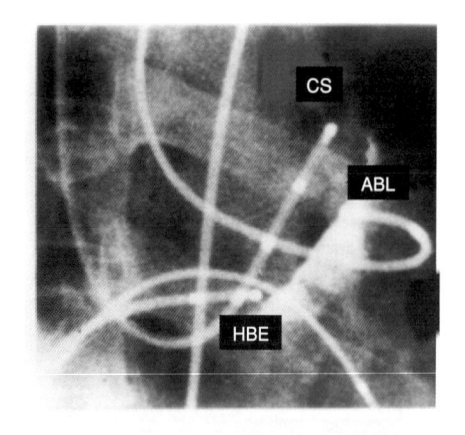

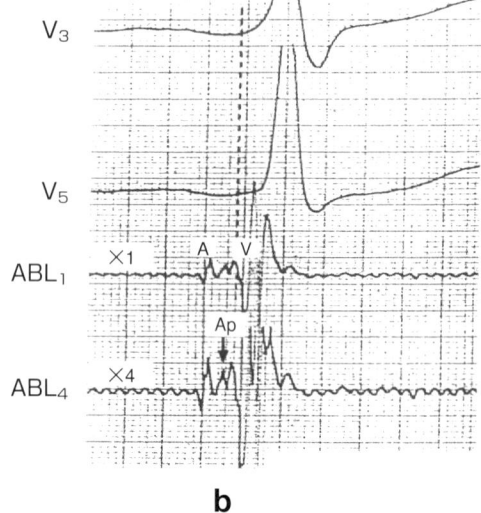

CS：冠状静脈洞，ABL：アブレーションカ
テーテル，HBE：ヒス束，A：心房電位，V：
心室電位，AP：副伝導路電位

図 15-4 至適アブレーション部位の決定
a：僧帽弁輪部にアブレーションカテーテル (ABL) が固定されている (右前斜位 30°)。他の電極カテーテルはヒス束 (HBE)，右室心尖部，冠状静脈洞 (CS) に挿入されている。
b：体表面心電図 (V_3, V_5) とアブレーションカテーテル (ABL) から記録される心腔内電位の同時記録 (ABL_4 は ABL_1 の 4 倍増幅)。心房電位 (A) と心室電位 (V) の間に副伝導路電位 (AP) が記録されている。点線はデルタ波の起こり始めを示す。通常，この AP が記録される部位が至適アブレーション部位である。

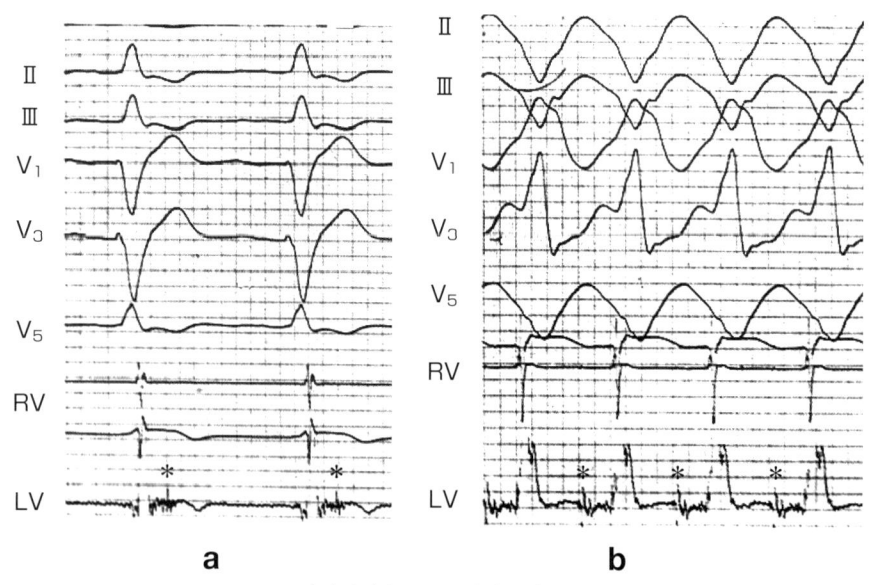

RV：右室心尖部，LV：左室心尖部

図 15-5 心室頻拍の伝導遅延部位
体表面心電図 (II, III, V_1, V_3, V_5) と心腔内電位 (RV, LV) の同時記録
　a：洞調律時の記録。左室心尖部 (LV) にて QRS 波形の直後に微小電位が記録されれている (＊)。
　b：心室頻拍時の記録。微少電位は QRS 直前に記録されている。この部位が頻拍の旋回路の一部である可能性が高い。

1995年時点での一般的な考え方と捉えるのがよいと思われる。このガイドラインでは，他の心臓病の治療・検査のガイドラインと同様に，クラスⅠ，クラスⅡ，クラスⅢに分けている。

クラスⅠは，EPSが患者の治療にとって有用と専門医の意見が一致しており，クラスⅡは有用性について専門医の意見が分かれていて，クラスⅢは有用でないと専門医の意見が一致している。

わが国でも日本循環器学会が中心となりEPSのガイドラインを作成中である(2007年発表予定)が，内容はAHA/ACCとほぼ同じと思われる。

ここでは，AHA/ACCが定めた(1995)がEPSの施行に関して，クラスⅠと決めたものを紹介する[15]。

① 洞機能評価
① 症候性でその原因として洞機能不全が疑われるが，不整脈と症候との因果関係が確立されていない患者。

② 後天性房室ブロック
① 症候性でヒス束下ブロックが疑われるが，症状との因果関係が確立されていない患者。
② 第2～3度房室ブロック患者で，ペースメーカが植え込まれた後も症候が存在し，その原因として他の不整脈が疑われている場合。

③ 慢性心室内伝導障害
① 症候性であるが症候の原因が不明の患者。

④ Narrow QRS 頻拍（QRS幅の狭い頻拍）
① 症状が強い薬物抵抗性の頻拍が頻回に起こる患者で，頻拍の機序，頻拍回路，発生部位，電気生理学的特性などの情報が適切な治療の選択に必要な場合。
② 薬物療法よりもカテーテルアブレーションを希望する患者。

⑤ Wide QRS 頻拍（QRS幅の広い頻拍）
① 心電図からは診断が不明で，治療決定に正確な診断が必要な場合。

⑥ QT 延長症候群
なし。

⑦ WPW 症候群
① 副伝導路のカテーテルアブレーション，手術が必要と考えられる場合。
② 心室早期興奮を有する患者で，心停止や原因不明の失神がある場合。
③ 症状を有し，治療選択に不整脈の機序・副伝導路および正常伝導路の電気生理学的特性を知る必要がある場合。

⑧ 心室期外収縮，非持続性心室頻拍
なし。

⑨ 原因不明の失神
① 失神の原因が不明な器質的心疾患を有する患者。

⑩ 心停止
① 心停止から蘇生された患者で急性心筋梗塞の所見がない。
② 心筋梗塞発症の48時間以後に起こった非虚血性の心停止から蘇生された患者。

⑪ 原因不明の動悸
① 異常に速い頻拍(医療従事者により確認されている)を有し，心電図からは動悸の原因が不明の場合。
② 失神前に動悸を有する患者。

⑫ 有効薬剤の選択
① 持続性心室頻拍・心停止の患者(特に心筋梗塞の既往がある患者)。
② 房室回帰性頻拍，房室結節リエントリー頻拍，および偽性心室頻拍の患者で長期的薬物治療を考えている場合。

⑬ ICD の植え込み目的
① 植え込み前，植え込み時，および最終的な適切作動チェックをする場合。
② 治療の変更や病態の変化で抗頻拍機能の再評価が必要な場合。
③ ペースメーカが植え込まれている患者で除細動器の植え込みを予定し，交互のデバイスの干渉状態をチェックする必要がある場合。

⑭ カテーテルアブレーション目的

⑮ 小児
① 成人でEPSの適応ありとした同様の病態を有する患者。
② 洞性頻拍と鑑別ができない頻拍性不整脈の患者。

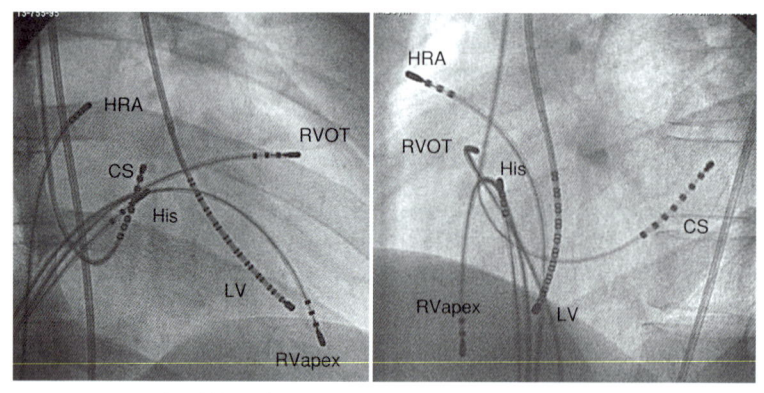

図15-6 心腔内電位記録
電極カテーテルが高位右房(HRA), ヒス束(His), 冠状静脈洞(CS), 右室流出路(RVOT), 右室心尖部(RV apex), 左室(LV)に挿入されている。

4. 検査機器の手技[16,17]

1 一般的な注意
① 検査の意義・危険性を患者と家族に説明し, 十分理解してもらう。
② 不整脈および心臓カテーテル検査に熟練した医師が行う。
③ EPSに必要な機器を備えたカテーテル検査室で行う。
④ 緊急処置のできる準備をしておく(検査中のモニター, 直流除細動器, 挿管, 抗不整脈薬, 他の緊急薬剤)。

2 電極カテーテルと挿入方法(図15-6)
ヒス束電位, 右室, 右房, および冠状静脈の心腔内電位を記録する電極カテーテルは, 肘静脈・大腿静脈・外頸静脈から挿入する。挿入方法は穿刺法を用いるのが一般的で, 同じ静脈から2本電極カテーテルを挿入することもある。左室の心腔内電位記録が必要なときは, 右肘動脈または大腿動脈よりカテーテルを大動脈弁を通じて逆向性に左室に挿入する。なお, 左副伝導路のカテーテルアブレーションの目的の場合は, 経心房中隔的に左房や左室のマッピングを行う。また, 心房細動のEPSには, 心房細動の発生部位が肺静脈であることが多いので, 経心房中隔的に肺静脈に挿入する必要がある。

3 記録部位と記録方法
記録はフィルター, 増幅器, 記録器が一体となったマルチチャンネル生体現象記録装置を使用する(図15-7, 8)。心腔内数か所の電位を双極誘導または単極誘導にて体表面心電図と同時記録する。

記録部位は各々の不整脈でその目的に応じて最も適している部位を選ぶ。房室ブロックの場合はヒス束電位の記録が重要であり, 上室性頻拍の場合は高位右房, 低位右房, 冠状静脈洞, ヒス束のそれぞれの記録が必要である。また, 心室頻拍の発生部位の同定には左室, 右室の各部位の記録が必要となる。

最近, 電極カテーテル押しつけにより単相性活動電位(MAP[*4]図15-9)を記録し, その部位の活動電位の異常〔活動電位持続時間(APD[*5])の延長, 早期後脱分極など〕を直接記録できるようになった。この検査の臨床的意義は不明で, 現時点では主に研究目的で行われている。

[*4]MAP : monophasic action potential
[*5]APD : action potential duration

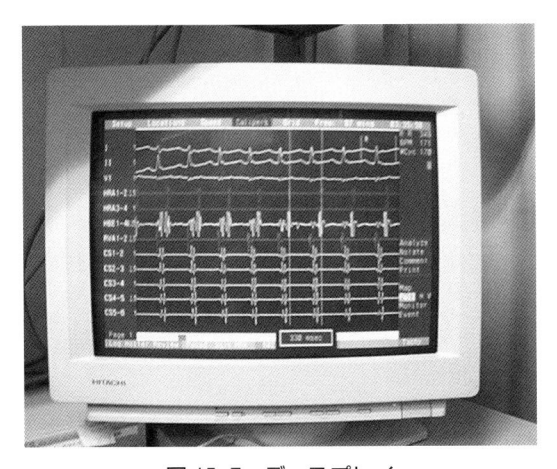

図 15-7 ディスプレイ
心電図および心腔内電位の同時記録を観察できる。

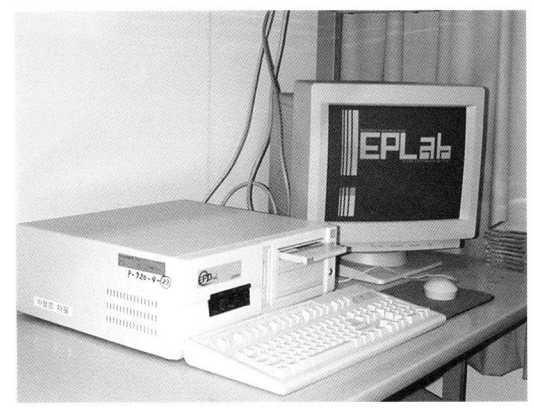

図 15-8 PC とディスプレイ
ディスプレイで観察されたデータを保存する PC（左）は，個々の症例に応じた編集が可能である。

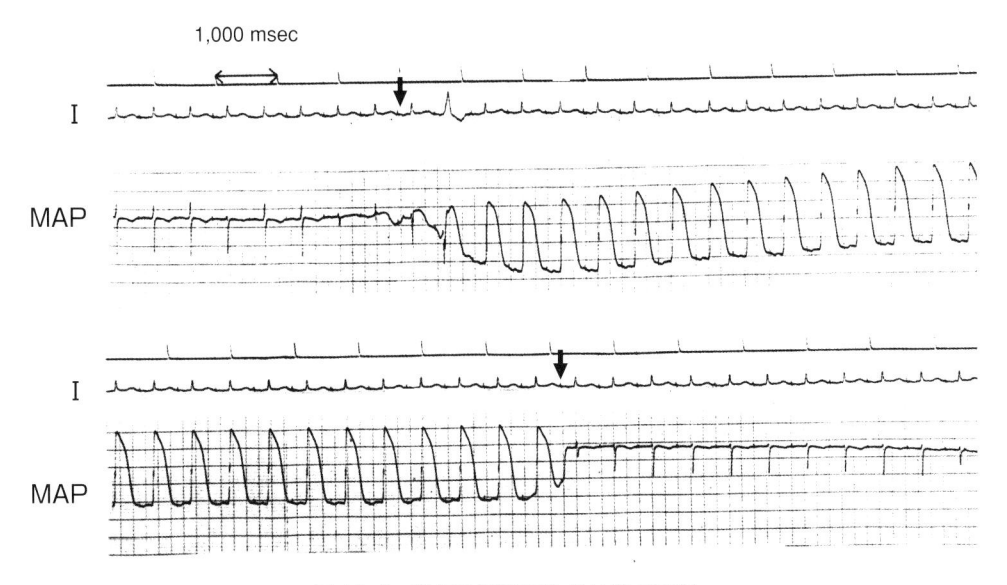

図 15-9 単相性活動電位(MAP)の記録
電極カテーテルが心内膜に接触すると（上段の↓）MAP が記録される（0.05～500 Hz のフィルターで記録している）。電極カテーテルが心内膜から離れると MAP は消失する（下段の↓）。

4 心臓刺激装置と刺激法

　刺激装置は出力，基本刺激周期，早期刺激の連結期，および刺激数を任意に変えることができるものを用いる（図 15-10）。刺激は通常拡張期閾値の 2 倍の出力，パルス幅は 2 msec の矩形波で行う。心臓ペーシング法には連続刺激法と期外刺激法がある。連続刺激法は自己心拍数よりやや速い刺激頻度でペーシングを始め，刺激頻度を 10～20/分ずつ上げていく方法である。期外刺激法は，自己リズムまたは一定の基本周期（basic cycle length）で 8～10 拍ペーシングした後，単一または複数の期外刺激を与える方法である。期外刺激は長い連結期より始め，10～20 msec ずつ短縮し，不応期まで行う。基本周期は遅いレートと早い

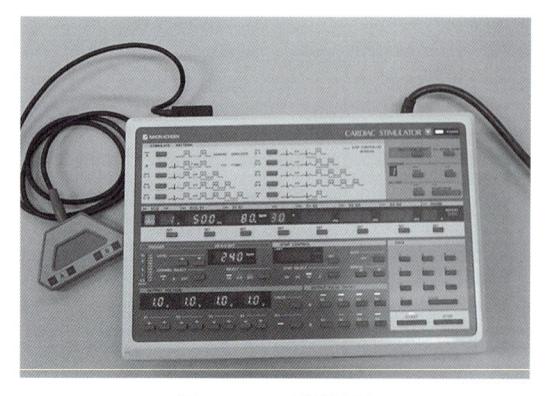

図 15-10　刺激装置
出力，基本刺激周期，早期刺激の連結期，および刺激数を任意に変えることができる。

レートの 2 種類の基本調律で行っているのが一般的である。筆者の施設では，800 msec，600 msec，500 msec，400 msec から個々の患者に応じて 2 基本周期を選択している。

5 刺激部位

刺激部位は対象としている不整脈と検査の目的により異なる。房室伝導を検査したいときは心房から行い，室房伝導を検査したいときは心室から行う。また，発作の誘発は原則として頻拍の発生部位に近いほど誘発されやすい。通常，上室性頻拍の場合は心房，心室頻拍の場合は心室から刺激して頻拍の誘発を試みる。

5．合併症[18]

死亡の報告は 0.1～0.6％ と施設で異なるが，ほぼ冠動脈撮影の死亡率と同じと考えられる。多くの死亡例は抗不整脈薬の投与後に施行された誘発試験の場合で，催不整脈と心機能低下が関連していると考えられる。合併症としては血管に関する（出血，血栓，動静脈瘻，偽性動脈瘤）ものが多く，頻度は 0.7％ 前後と報告されている。塞栓は 0.2％，心穿孔は 0.15％ 前後と報告されている。

1 出血

穿刺部位からの出血が起きることがある。穿刺部位の固定を十分にし，検査後の安静を守る。シースの太さにより異なるが，通常 3～6 時間安静が必要であるが，安静が長くなると静脈血栓症の頻度が高くなるので，個々の症例で判断する。

2 血栓

ヘパリンを用いるようになってからはまれである。

3 動静脈瘻

動脈穿刺の場合まれに起こる。穿刺部位の十分な止血と固定が予防に大切である。

4 心穿孔

心房と右室流出路で起こりやすい。Horowitz らは 0.47％ と報告している。

5 不整脈

カテーテル操作中や刺激中に期外収縮，非持続性心室頻拍はよく起こるが，心室細動が起こることもまれではない。

6．検査法

スクリーニングとしては，刺激伝導系，心房，および心室のすべての部位の機能評価を行う必要があるが，実際には個々の症例に応じて必要な部位に限定して検査することが多い。個々の不整脈に対する EPS 法はⅣ～Ⅵ篇で説明するので，ここでは EPS の基本的検査法について説明する。

EPS は，① 洞調律時に施行する場合，② 不整脈発生時に施行する場合で方法が異なるので分けて説明する。

1）洞調律時に行う検査法

1 心腔内電位の記録

洞調律時の心腔内電位の記録は，① 刺激伝導系の障害部位の同定，② 副伝導路の診断と部位の同定，③ 心房・心室における伝導遅延部位（チャネル，isthmus）の同定 ④ 単相性活動電位（MAP）の記

録を目的に行う。

1 伝導障害部位の同定（刺激伝導系）

刺激伝導系の伝導障害の部位や程度は，洞調律時の高位右房，ヒス束，右室の心腔内電位と心電図を同時記録して診断する。特に，ヒス束電位の記録が障害部位の同定には重要である（図15-3）。

2 副伝導路の診断と部位の同定

心電図と心腔内電位を同時記録し，洞調律時の房室伝導パターンを詳細に検討し，H-V間隔が短いことより疑う。心室の心腔内電位より心室の最早期興奮部位を同定し（通常，心電図のデルタ波の始まりに一致する），副伝導路の心室側付着部位を推定する。最近では，副伝導路電位（ケント電位）を直接記録して（図15-4），部位を決定することが多い。

3 伝導遅延部位の同定（心房・心室）

心房・心室の伝導遅延部位の同定には，心房や心室の多数の部位からの心腔内電位で検討する必要がある。しかし，頻拍の発生部位や解剖学的異常部位から電気的障害部位を推定して，その領域に限局して詳細に行うことが多い。通常，心房や心室の伝導異常は，心腔内電位で分裂・微小電位として記録される（図15-5a）。

最近，解剖学的情報と電気生理学的情報を統合して分析することが可能なelectroanatomical mapping法が開発され，リエントリの形成に不可欠な分裂・微小電位や遅延電位の部位同定が比較的簡単になった[19,20]。また，この機械によるvoltage mapping法を用いて，興奮ができない部位（伝導不可部位，電位が記録されない部位）を同定することが可能となった。この両者（分裂・微小電位の部位と伝導不可部位）をコンピュータで空間的に構築して，興奮ができない部位に挟まれた狭い伝導遅延部位（チャネル，isthmusと呼ばれる）を同定できるようになった[21,22]。しかし，この伝導遅延部位が実際に頻拍に関与しているかは頻拍中のペーシングが必要となる。

4 単相性活動電位（MAP）の記録[23,24]

通常のEPSから再分極過程の異常や活動電位の異常を検索することはできない。この欠点を補うために，MAP記録法が開発された。当初は，吸引電極法でMAPを記録していた。この方法は心筋に対する障害や方法の煩雑さに問題があり，EPSではあまり応用されなかった。最近，EPS時に電極カテーテルを心内膜に押しつけるとMAPに類似した波形が記録されることが報告されEPS時に得られる再分極過程のひとつの指標となりうる可能性がでてきた。特に，FranzがMAP用の電極カテーテルを開発してから，この方法を用いて種々の電気生理学的現象の解明に応用されている（図15-11）。

2 ペーシング法

ペーシングは心房，心室，ヒス束で行うが，それぞれの目的と方法が異なる。ここでは心房ペーシング，心室ペーシング，ヒス束ペーシングに分けて概説する。

1 心房ペーシング

心房ペーシングは，① 洞結節の機能評価，② 房室伝導能の評価，③ 副伝導路の伝導能（順行性）の評価，④ 上室性頻拍・心房粗動・心房細動の誘発を目的として施行される。記録は心電図と同時に心腔内電位を記録する。どの部位の心腔内電位記録を優先するかは個々の症例で決めるが，ヒス束，右房，右室，冠状静脈洞の電位は基本である。心房ペーシング部位は，通常高位右房で施行する。自己の心拍周期よりも10 msec短い間隔のペーシングで行い，刺激周期を10～20 msecずつ短縮して行う。原則として心房が2：1伝導になるまで毎回10～30秒行う。

洞機能評価は，心房ペーシングを通常30秒施行し，中止後の洞結節回復時間から検討している（overdrive suppression試験）[25]（図15-1b，12）。

房室伝導能の評価と障害部位の診断は，房室ブロックが出現するペーシングレートとブロック部位がA-HまたはH-Vかを診断する。副伝導路の順行性伝導能の評価も，房室伝導能の評価と同じプロトコールで行う。伝導が亢進している（250/分以上の伝導能）場合は，突然死の可能性が高くなる（図15-13）。

ペーシングによる上室性頻拍の誘発は，基本的には房室伝導能の評価と同じプロトコールで行う。誘発の有無は心房の刺激部位に依存すること

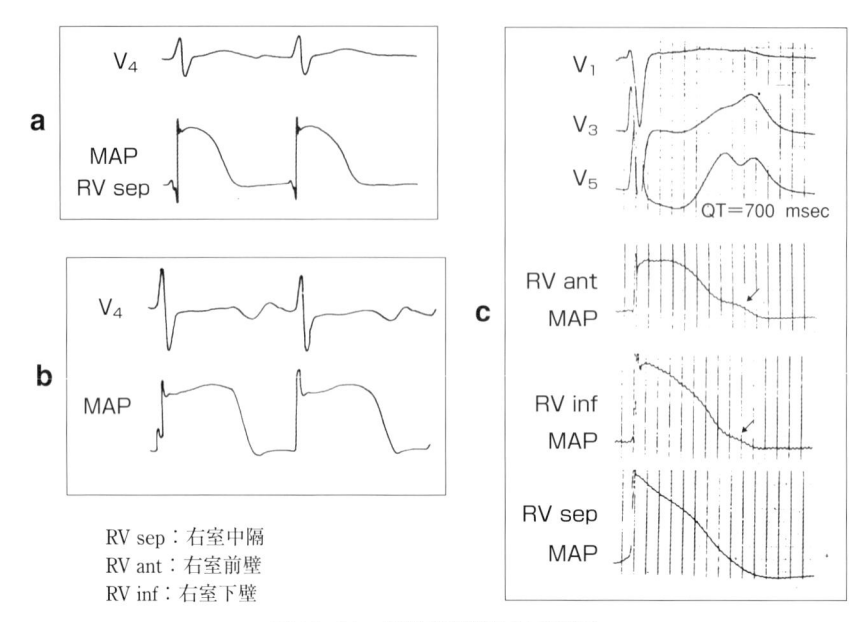

RV sep：右室中隔
RV ant：右室前壁
RV inf：右室下壁

図 15-11 単相性活動電位（MAP）

a：健常者の MAP（RV sep）
b：先天性 QT 延長症候群患者の MAP
健常者に比べて MAP 持続時間が著明に延長している。また MAP 持続時間の延長に対応して心電図（V_4）の QT 間隔が著明に延長している。
c：後天性 QT 延長症候群患者の MAP
体表面心電図（V_1, V_3, V_5）と右室各部位の MAP（RV ant, RV inf, RV sep）の同時記録。QT 間隔は 700 msec と著明に延長している。それに対応して MAP 持続時間の延長を認める。MAP で記録されている hump（↓）は波形から早期後脱分極と考えられる。

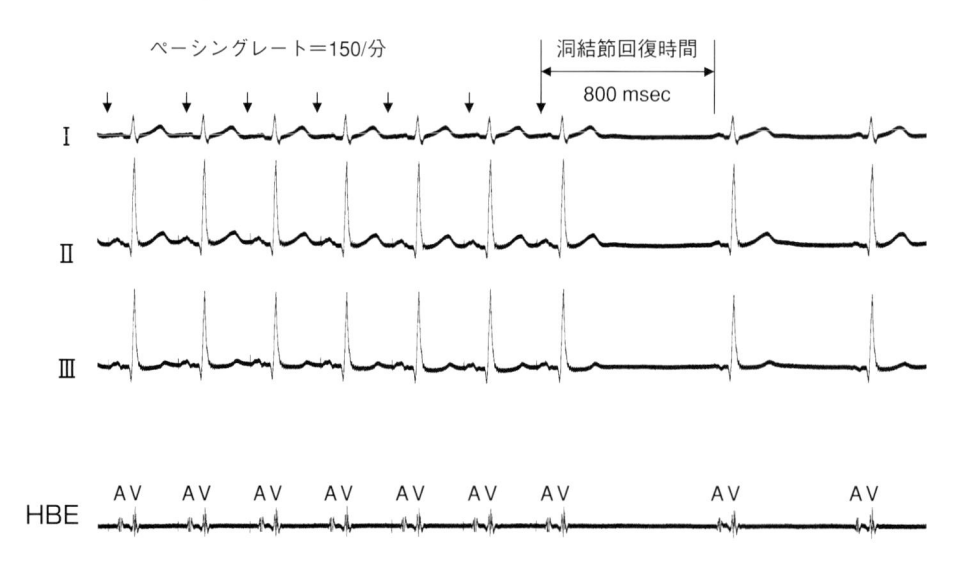

A：心房電位，V：心室電位

図 15-12 overdrive suppression 試験

体表面心電図（Ⅰ，Ⅱ，Ⅲ）とヒス束（HBE）を同時記録している。↓は心房刺激を示す。心房ペーシング 150/分を 30 秒間施行した後の洞結節回復時間は 800 msec である。

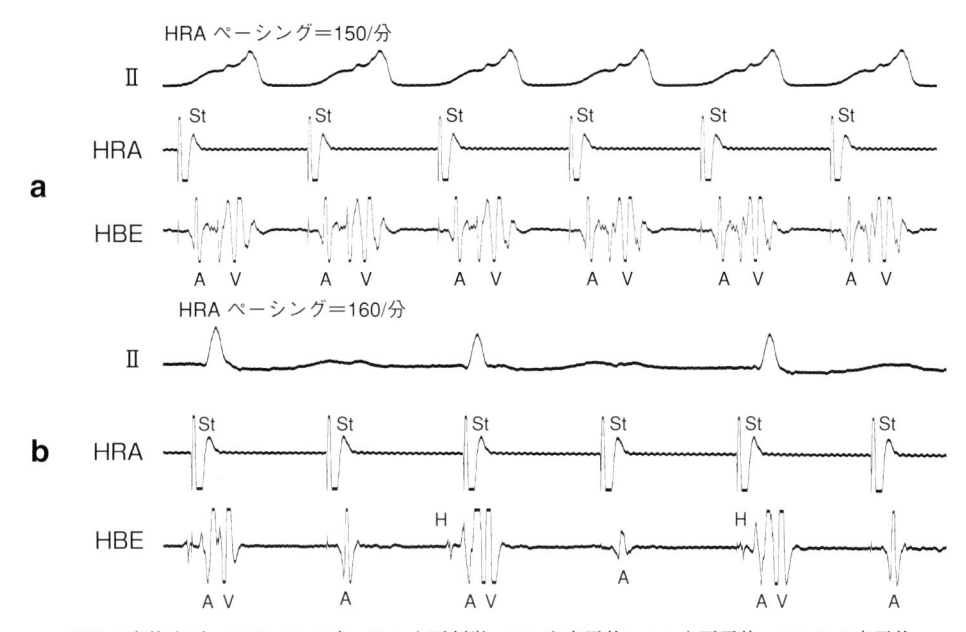

図 15-13 心房ペーシング（副伝導路の順行性伝導能の評価）
体表面心電図（Ⅱ）と心腔内電位 HRA, HBE を同時記録している。
a：HRA ペーシング 150/分
　副伝導路は 1：1 に対応している（デルタ波と短い A-V 間隔で診断される）。
b：HRA ペーシング 160/分
　デルタ波を認めず副伝導路は途絶している。正常伝導路も 2：1 の A-H ブロックとなっている。
　A-V が短く見えるが、V は 1 つ前の A からの伝導で A→H→V の関係となっている。
　この症例の副伝導路の順行性伝導能は 160/分未満と診断される。

が多いので，症例に応じた至適な刺激部位を決める。まれに，心房ペーシングで心室頻拍が誘発されることがある。

② 心室ペーシング

心室ペーシングは，①室房伝導能（逆行性伝導能）の評価，②心室頻拍の誘発，③心室頻拍の発生部位の同定を目的として施行される。基本的には心房ペーシングと同じプロトコルで，ペーシングレートは自己の基礎周期よりも 10 msec 短い間隔で行い，引き続き刺激周期を 10～20 msec ずつ短縮して行う。毎回 7～10 個の刺激を与え，原則として心室応答が 2：1 になるまで行う。

副伝導路の逆行性伝導能は，心房へ伝導する最大心室ペーシング頻度で表す（図 15-14）。通常，心室－心房伝導が 2：1 になるまで施行する。正常伝導路に逆行性伝導を認める場合は，副伝導路の逆行性伝導との鑑別が重要である。

マクロリエントリーの単形性心室頻拍は，ペーシングで誘発されることが多い。誘発法は逆行性伝導を検討する方法と同じである。

心室頻拍の発生部位の同定法に，頻拍と同一の QRS 波形が得られるペーシング部位から推定する方法（ペースマッピング）がある。この方法は，非リエントリー心室頻拍やマイクロリエントリーが機序の心室頻拍の発生部位同定に適している。

③ ヒス束ペーシング[26]（図 15-15）

ヒス束電位を記録しているカテーテル電極を用いて，ヒス束をペーシングすることができる。ヒス束ペーシングは心房ペーシングや心室ペーシングの場合と異なり，比較的遅い一定のペーシングレートで行う。通常，ヒス束の興奮閾値が心室中隔の興奮閾値に比べて著明に高いため，EPS ではヒス束のみを興奮させることは困難である。したがって，ヒス束カテーテルから低出力で刺激して

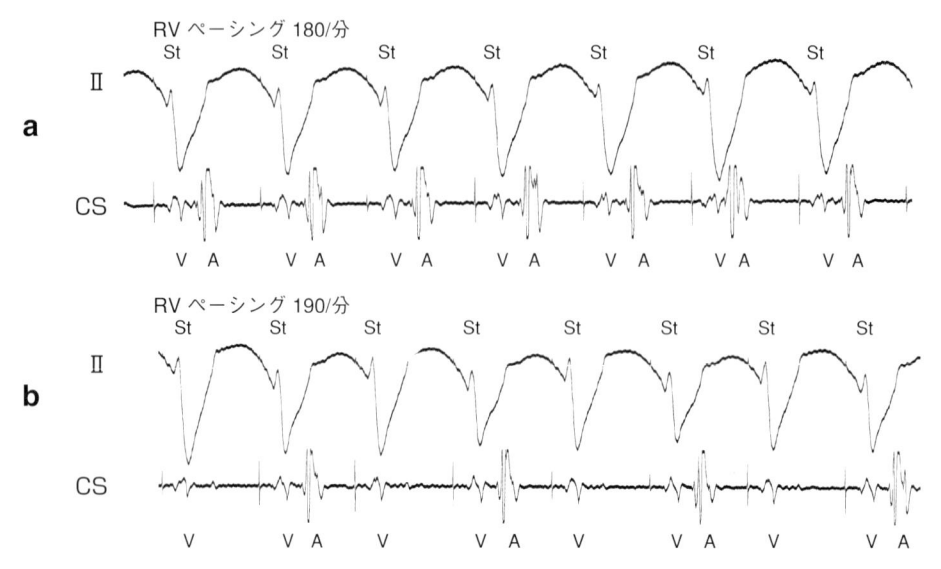

RV：右室，CS：冠状静脈洞，St：心室刺激，V：心室電位，A：心房電位

図 15-14　心室ペーシング（副伝導路の逆行性伝導能の評価）
体表面心電図（Ⅱ）と心腔内電位 CS を同時記録している。
a：RV ペーシング 180/分。心房に 1：1 伝導している。
b：RV ペーシング 190/分。心房に 2：1 伝導している（2：1 の室房ブロック）。
この症例の副伝導路の逆行性伝導能は 190/分未満と診断される。

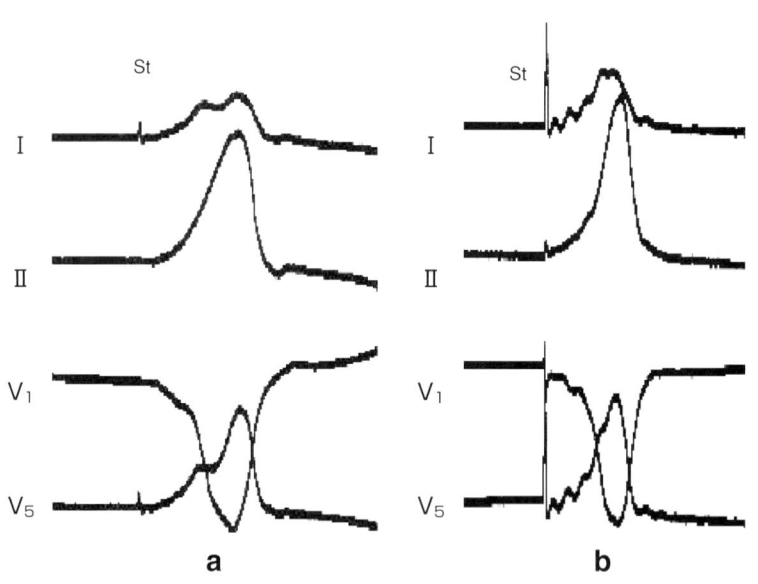

St：Para-Hisian 刺激

図 15-15　ヒス束ペーシング（Para-Hisian ペーシング）
体表面心電図（Ⅰ，Ⅱ，V_1，V_5）の同時記録
a：ヒス束記録部位（parahisian）からの低出力（2 V）ペーシング。QRS 波形は幅が広い。
b：ヒス束記録部位（parahisian）からの高出力（8 V）ペーシング。QRS 波形幅が図 a に比べて狭い。これは，心室中隔を介する心室興奮に加えてヒス束を介しての心室興奮（融合波）が起こったことを示唆している。

図15-16 心房期外刺激試験（副伝導路の順行性不応期の決定）

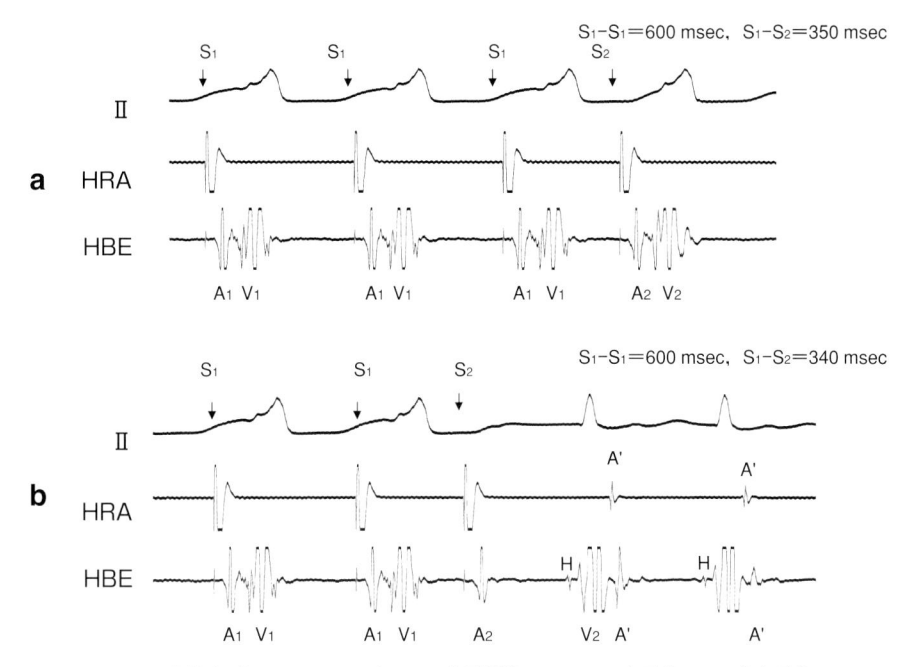

HRA：高位右房，HBE：ヒス束，A：心房電位，H：ヒス束電位，V：心室電位

体表面心電図（Ⅱ）と心腔内電位（HRA，HBE）を同時記録している。
a：基本調律（S_1-S_1＝600 msec）の心房ペーシングに連結期 350 msec（S_1-S_2＝350 msec）の心房期外収縮（S_2）を挿入している。S_2も副伝導路を順行伝導している（デルタ波を認める）。
b：基本調律（S_1-S_1＝600 msec）の心房ペーシングに連結期 340 msec（S_1-S_2＝340 msec）の心房期外収縮（S_2）を挿入している。S_2は副伝導路でブロックされ，正常伝導路を伝導している（P-R 延長，ヒス束の出現，デルタ波消失）。S_2により房室回帰性頻拍が誘発されている。

心室中隔のみを興奮させ，次に高出力で刺激して心室中隔とヒス束の両方を興奮させる方法（Para-Hisian ペーシング）を用いる。ヒス束が刺激されている診断は，心室興奮のみの（低出力刺激）QRS 波形に比べて QRS 幅が狭くなっていることから行う（図 15-15）。

Para-Hisian ペーシングは，中隔の副伝導路と正常伝導路の逆行伝導を鑑別するのに特に有用である（図 27-6，254 頁参照）。

3 期外刺激試験（extrastimulus test）

期外刺激試験は，①刺激伝導系，副伝導路，心房筋，および心筋の電気生理学的特性の検討，②頻拍発作の誘発を目的に施行される。期外収縮は心房または心室から行われるが，両者で方法と目的が異なるのでここでは分けて説明する。

◻ 心房期外刺激試験

心房期外刺激試験は，①洞房伝導時間，②房室伝導の評価，③心房の受攻性の評価，④上室性頻拍，心房細動・心房粗動の誘発を目的として施行される。

心電図と心房電位，ヒス束電位，心室電位を同時に記録しながら心房期外刺激試験を施行する。刺激部位は，通常高位右房で行うが，個々の症例に応じて心房刺激部位を変更して行う場合がある。心房期外刺激試験は単発刺激で行うが，あらかじめ基本となる周期 S_1-S_1 を設定（基本調律）し，これよりやや短い連結期（S_1-S_2間隔）から 10～20 msec ずつ短縮して心房不応期に達するまで行う。この方法で，房室結節，洞結節，副伝導路，心房の不応期が求められる（図 15-16）。不応期は基本周期に依存しているので，比較する場合は基本周期を統一することが重要である。

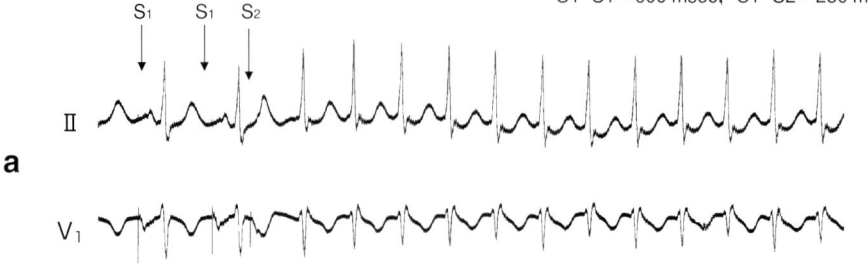

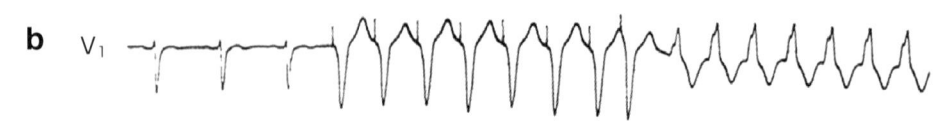

図 15-17 期外刺激試験による頻拍の誘発

a：房室回帰性頻拍（潜在性 WPW 症候群）
基本調律（S_1-S_1＝600 msec）の心房ペーシングに心房期外収縮（S_2）を S_1-S_2 間隔 280 msec で挿入している。S_2 に引き続いて上室性頻拍が誘発されている。

b：ベラパミル感受性左室起源特発性心室頻拍
基本調律（S_1-S_1＝400 msec）の心室ペーシングに心室期外収縮（S_2）を S_1-S_2 間隔 250 msec で挿入している。S_2 に引き続いて心室頻拍が誘発されている。

洞房伝導時間は上記と同じプロトコールで施行するが，刺激部位は洞結節に近い部位がよい[27,28]（24 章 213 頁参照）。また，房室結節 2 重伝導路や副伝導路を有している場合は，それぞれの特徴的な房室伝導曲線が得られる（図 26-13，図 27-5 243 頁，254 頁参照）。

房室回帰性頻拍と房室結節リエントリー頻拍の大部分は単発刺激で誘発される（図 15-17a）が，誘発されない場合は 2 連発刺激を挿入して誘発を試みる。

心房の vulnerability は，repetitive firing zone（図 15-18a），fragmented atrial activity zone（図 15-18b），conduction dealyed zone などを指標として評価する 31 章，294 頁参照）。

② 心室期外刺激試験

心室期外刺激試験は，① 逆行性伝導（正常伝導路および副伝導路）の評価，② 心室頻拍の誘発を目的として施行される。

逆行性伝導（正常伝導路および副伝導路）の検討では右房電位，ヒス束電位，左房（冠状静脈洞），心室電位を心電図と同時記録しながら，右室心尖部より基本調律（400～800 msec）の 8 拍目に連結期の長い期外収縮を挿入し，10 msec ずつ短縮して心室の不応期まで行う（図 15-19）。逆行性伝導を認めた場合は，正常伝導または副伝導路のいずれを介して伝導したかを診断する（27 章：253 頁参照）。

マクロリエントリー心室頻拍の場合は，単発の心室期外刺激で頻拍が誘発されることもあるが（図 15-17b），多くの場合，誘発には 2～3 連発刺激が必要となる。2 連発刺激は，基本周期 S_1-S_1 に対して心室不応期より 50～100 msec 長い間隔の S_2 を与え，さらに S_2-S_3 は S_1-S_2 と等間隔から始め 10 msec ずつ間隔を減じて S_3 に対する心室不応期まで行う。次に S_1-S_2 を 10 msec ずつ減じて S_3 が刺激に反応するところまで行う。これを繰り返し S_2 に対応する心室不応期まで行う。3 連発刺激は，上記の 2 連発に加えて S_4 を挿入する。

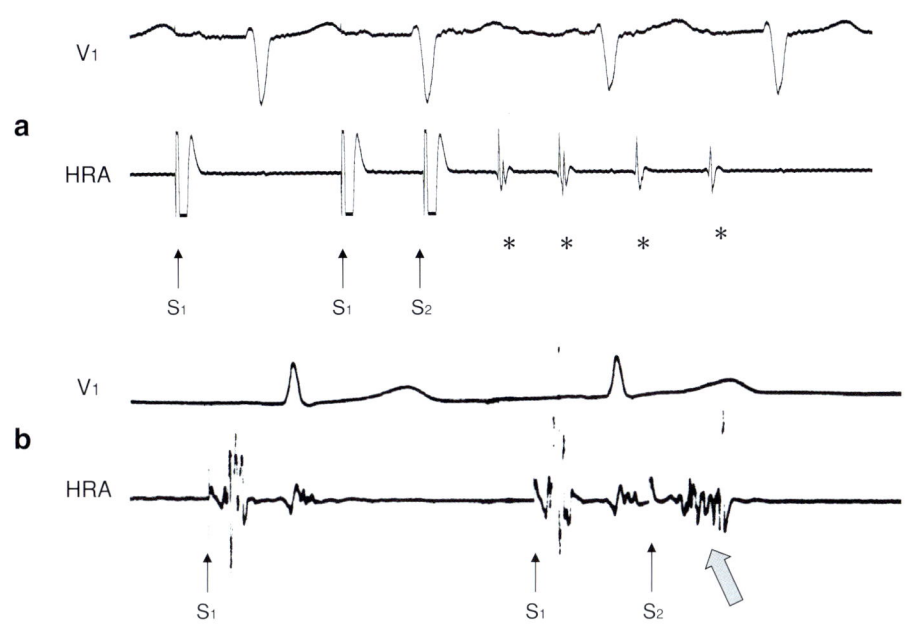

図 15-18 心房期外刺激試験による心房受攻性の評価
体表面心電図(V_1)と心腔内電位(HRA：高位右房)の同時記録。刺激は高位右房から行っている。
a：基本調律(S_1)に心房期外収縮(S_2)を挿入すると 4 発の心房興奮が誘発されている(atrial repetitive firing)。
b：基本調律(S_1)に心房期外収縮(S_2)を挿入すると S_2 による心房興奮は著明な fragmentation(太い矢印⇧)を呈した。

2）頻拍時に行う検査法

1 頻拍時の心腔内電位図

　発作時の心腔内電位記録は，① 頻拍の鑑別診断，② 旋回路の同定(マクロリエントリー頻拍の場合)，③ 発生部位の同定(異所性頻拍，マイクロリエントリーの場合)に重要である。

　頻拍の鑑別で問題となるのは，① 心室頻拍と上室性頻拍の変行伝導の鑑別，② 上室性頻拍の内訳の鑑別である。心室頻拍と上室性頻拍の変行伝導の鑑別は，頻拍中のヒス束電位記録が最も確実である(図 15-2)。また，上室性頻拍の内訳の鑑別診断は，発作時の心房波の頻度，心房の最早期興奮部位，および心房の興奮伝導パターンから検討する。

　房室回帰性頻拍・房室結節リエントリー頻拍の旋回路の同定は心室，ヒス束，心房各部位の心腔内電位から回路全体を構築できる。一方，心房や心室に限局したリエントリーの旋回路の同定は，頻拍中の詳細なマッピングから得られた心腔内電位記録より同定する。心室頻拍の場合は，QRS 波形と QRS 波形の間の分裂・微小電位の部位が伝導遅延部位である可能性が高いが(図 15-5b)，回路に関連しているかどうかは以下に述べるエントレインメントマッピングが必要である。

　非リエントリー頻拍やマイクロリエントリーの場合は，頻拍中の最早期興奮部位から発生部位を同定する。

2 ペーシング法

　この方法を用いて，① 頻拍の機序解明，② 旋回路の同定(マクロリエントリーの場合)を行う。

頻拍の機序解明
① 停止のパターン

　リエントリー頻拍は回路近傍のペーシングで通常停止できる。しかし，撃発活動による頻拍の場合もペーシング刺激によって停止が可能であるの

$S_1-S_1=600$ msec
$S_1-S_2=360$ msec

図 15-19　心室期外刺激試験(副伝導路の逆行性不応期の決定)

体表面心電図(Ⅱ)と心腔内電位(HRA, HBE, RVA)を同時記録している。
a：基本調律($S_1-S_1=600$ msec)の心室ペーシングに連結期 360 msec の心室期外収縮(S_2)を挿入している。S_2は副伝導路を逆行伝導し, 逆行性 A が生じている。
b：基本調律($S_1-S_1=600$ msec)の心室ペーシングに連結期 350 msec の心室期外収縮(S_2)を挿入している。S_2は心房に伝導していない。このことから, 副伝導路の逆行性不応期は 350 msec と診断された。

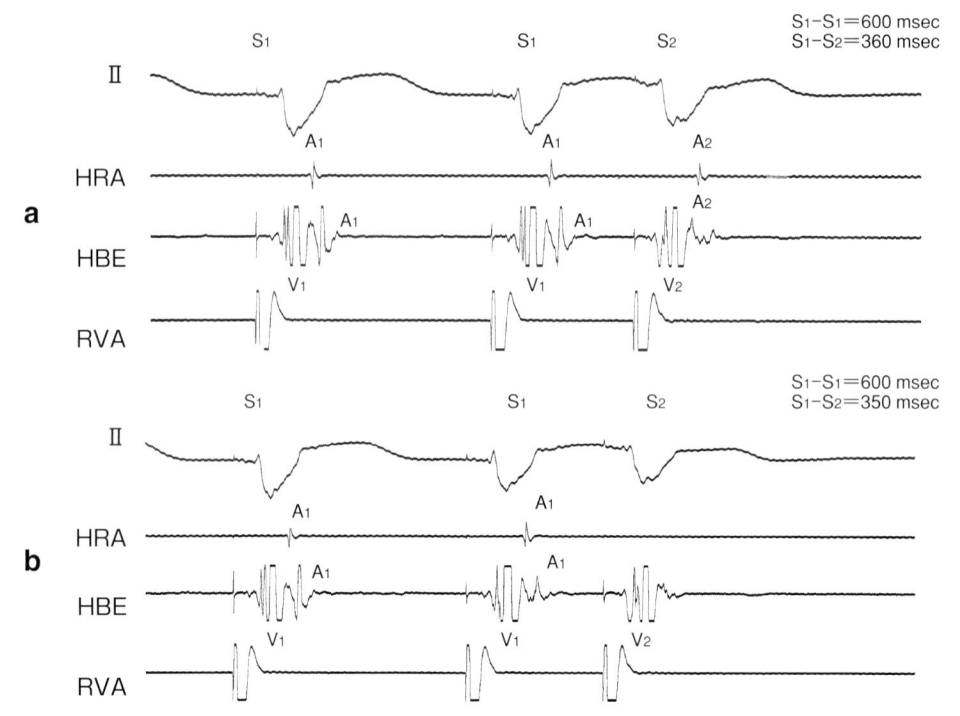

HRA：高位右房, HBE：ヒス束, RVA：右室心尖部, S：心室刺激, V：心室電位, A：心房電位

で, この現象のみでは両者を鑑別できない。鑑別は, 停止のパターンが異なることからある程度できる。リエントリーの場合は, ペーシングによって頻拍が停止する際にペーシングを中止すると同時に頻拍が停止しする(abrupt termination, 図 15-20a)。撃発活動(triggered activity)の場合は, ペーシング停止後数拍から十数拍頻拍が持続した後, 自然に停止することが多い(delayed termination, 図 15-20b)。

② Overdrive suppression と overdrive acceleration

Overdrive suppression は, 高頻度刺激により一過性に自動能が抑制される現象で, 一般に刺激中止後, 徐々にもとの自動能を回復する(warming up)。overdrive suppression の程度は, より高頻度でより長い時間ペーシングするほど強くなる。これは正常自動能に比較的特異性の高い現象である。

Overdrive acceleration はペーシングにより心室頻拍の周期が短縮する現象で, 撃発活動性頻拍に多くみられるが, リエントリーでも時に認められる。

③ Change to another tachycardia

ペーシングによってリエントリーの回路が変わったり, 同じ回路でも興奮伝播の進出部位(exit point)が変化することによって今までと異なったQRS 波形を示す頻拍に移行することがある。一般的にはリエントリーの証拠とみてよいが, 撃発活動でも自動能亢進でもペーシングによって他のfocus へ移行すれば同じ現象が起こる。

図 15-20 頻拍の停止

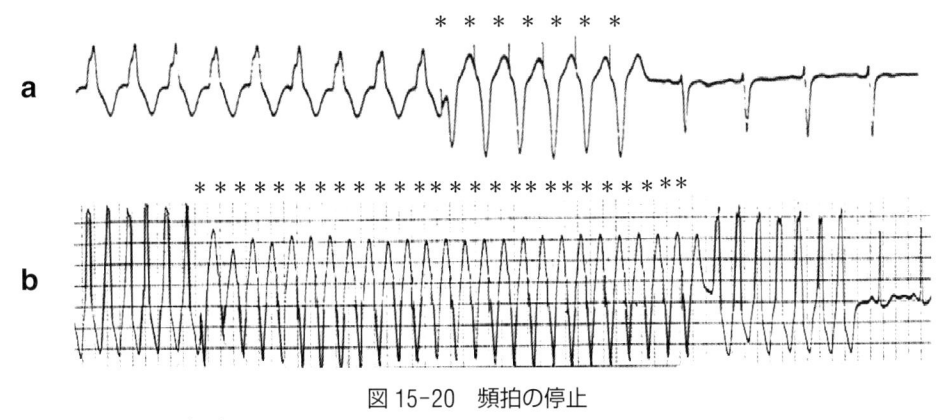

a：abrupt termination
　心室頻拍が心室ペーシング（＊）で停止している。ペーシングを中止した時点で頻拍は停止している（abrupt termination）。この停止パターンはリエントリー頻拍に多い。

b：delayed termination
　心室頻拍が心室ペーシング（＊）で停止している。上記と異なりペーシング中止後しばらく（7発）心室頻拍に戻ってから停止している（delayed termination）。この停止パターンは撃発活動が機序の頻拍に多いと考えられている。

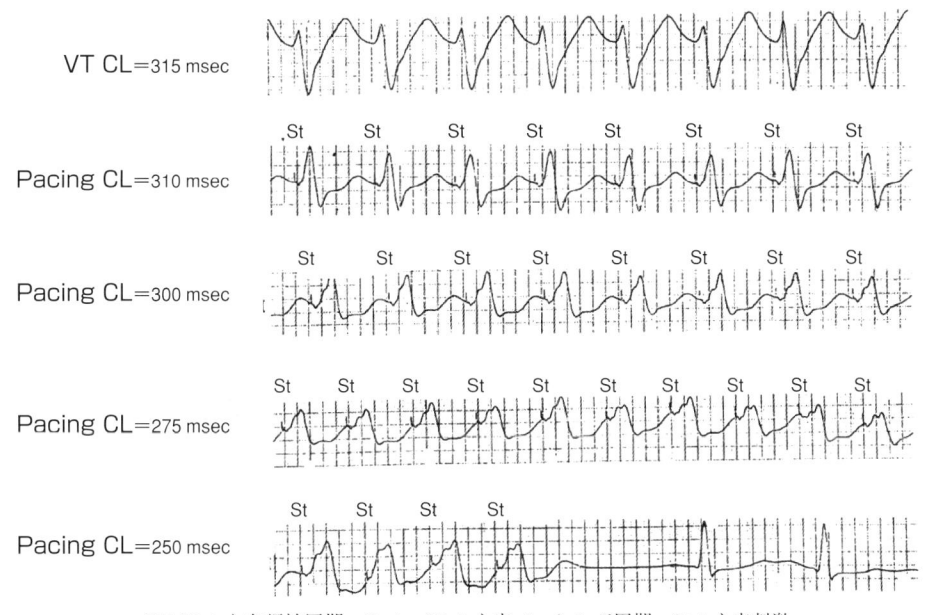

VT CL：心室頻拍周期，Pacing CL：心室ペーシング周期，St：心室刺激

図 15-21 Progressive fusion
VT CL＝315 msec に対して pacing CL＝310〜250 msec まで施行している。pacing CL＝250 msec で頻拍は停止している。最上段の QRS 波形はペーシングをしてないときの心室頻拍波形。最下段の QRS 波形（最初の 4 発）は洞調律時にペーシングしたペーシング波形と同じである。2〜4 段の QRS 波形は心室頻拍波形とペーシング波形との融合波形である。CL が短縮するにつれ融合波がペーシング波形に近づいていることがわかる（progressive fusion）。

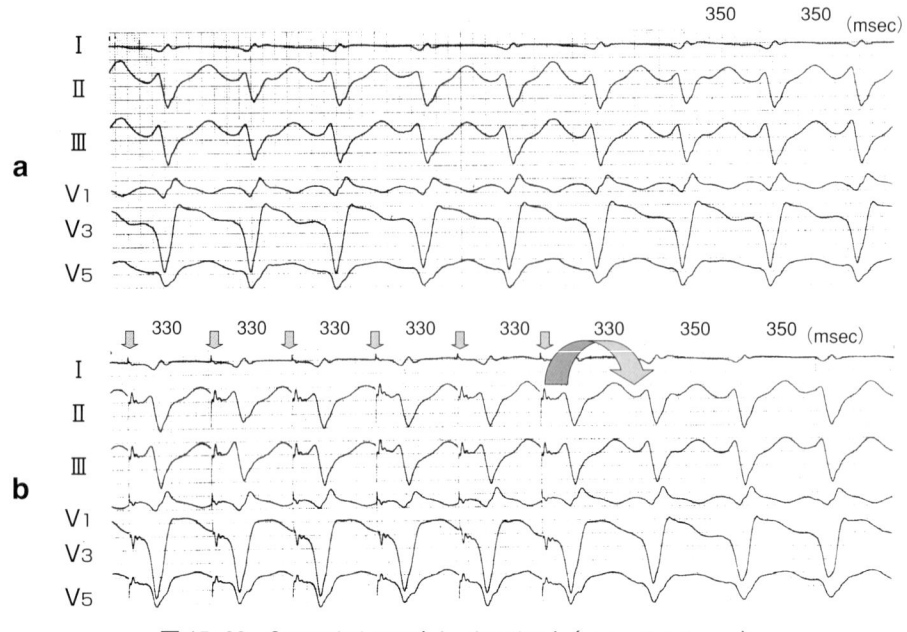

図 15-22 Concealed エントレインメント（concealed fusion）
a：心室頻拍時の（周期 350 msec）体表面心電図（Ⅰ，Ⅱ，Ⅲ，V_1，V_3，V_5）。
b：頻拍周期 350 msec の心室頻拍中に心室ペーシング（ペーシング周期＝330 msec，⇩）を施行している。心室興奮頻度はペーシング周期の 330 msec に短縮するが，QRS 波形は心室頻拍と同一である（concealed エントレインメント）。最後のペーシングは QRS 波形を 1 つ越えて心室を興奮させ，その間隔がペーシング周期の 330 ms と同じである。以上の所見は，リエントリーの機序で説明され，またペーシング部位が他から隔離された部位（チャネル）であることが推定される。

④ エントレインメント現象（entrainment，乗り込み現象）[29,30]

Waldo らの定義によると，エントレインメントとは頻拍の周期より短い周期でペーシングすると，ペーシングの周期に一致して頻拍が速くなり，ペーシングを急に中止すると，もとの頻拍に戻ることをいう。Waldo はこの現象をリエントリーで説明したが，リエントリーの証明としては以下の 3 項目を満たす必要があると提案している。① ペーシングによって作られる融合収縮の波形がペーシング周期によって変化し，ペーシング周期をより短くするほど本来の頻拍の波形から変形し，ペーシングの波形に近づく（progressive fusion，図 15-21）。ペーシング周期を固定しているとペーシングを持続してもペーシング中の波形（ペーシング波形と心室頻拍波形の融合波）は一定である（constant fusion），② ペーシング中止直後の第 1 拍目が頻拍の周期と等しく，かつ融合収縮を呈さない頻拍波形である，③ エントレンメントの状態（constant fusion）から停止に移行するときに，QRS の波形が変わりペーシングによる興奮波形となる。以上 3 項目の基準が満足すれば，頻拍の発生機序がリエントリーであることがほぼ確実となる。

② 旋回路の同定（マクロリエントリーの場合）
① Concealed エントレインメント（concealed fusion）[30]

Figure of eight 型（瘢痕型）リエントリー頻拍の維持に必要な伝導遅延部位は，洞調律時に同定したチャネル（瘢痕と瘢痕の狭い部位：チャネルあるいは isthmus と呼ばれる理由）に通常対応している。したがって，この部位は洞調律時に微小電位が記録され（fragmentation），頻拍中には mid-diastolic potential（心室頻拍の場合）が記録される部位である（図 15-5）。しかし，この部位が実際頻拍に通過しているかは，concealed エントレインメ

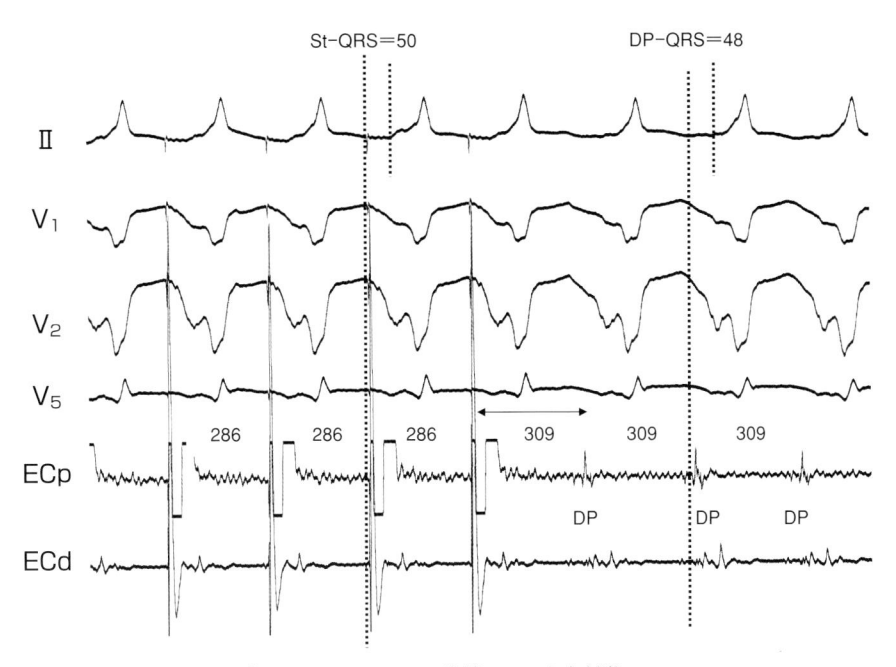

ECp：カテーテル近位，ECd＝カテーテル先端，St＝心室刺激，DP＝diastolic potential

図 15-23　Post pacing inteval＝tachycardia cycle length(St-QRS＝DP-QRS)

体表面心電図(II, V$_1$, V$_2$, V$_5$)と電極カテーテル(EC)から記録される心腔内電位(ECp, ECd)を同時記録している．図 15-22 と同様に concealed エントレインメントを認める（頻拍周期 309 msec に対して 286 msec の心室ペーシングを施行すると，QRS 周期はペーシング周期の 286 msec に短縮するが，QRS 波形は心室頻拍と同一である）．また，最後の St から DP までの間隔(309 msec)は心室頻拍の周期と同じである(post pacing interval＝tachycardia cycle length)．これは，ペーシング部位が旋回路上にあることを示唆している．さらに，ペーシング刺激と QRS 波の始まりまでの間隔(St-QRS＝50 msec)と心室頻拍時の心腔内電位(DP)と QRS 波の始まりまでの間隔(DP-QRS＝48 msec)がほぼ同じである．このことも，post pacing interval＝tachycardia cycle length と同様に，このペーシング部位がこの心室頻拍の旋回路上にあることを示唆している．

ント法を用いて検討する．この方法は，頻拍中に上記のチャネルからペーシングすると，ペーシングと共にレートが速くなるが，QRS 波形(または P 波形)は頻拍の波形と同じであるという現象を応用したものである(図 15-22)．これは，刺激興奮はチャネルから入口と出口以外からは進出できず(瘢痕と瘢痕の狭い部位に挟まれているため)，入口と出口の両方向に進み，一方は頻拍の興奮波とこのチャネル内でぶつかって消滅するが，出口の方向に進んだ興奮波は，頻拍と同じ出口から心筋全体に伝播する．したがって，このチャネルからのペーシングでは心室頻拍と同一波形を呈する．この concealed エントレインメントが存在すると，ペーシング部位のチャネルは頻拍の回路上に存在する可能性が高い．しかし，確定には以下の現象を認める必要がある．

② Post pacing interval＝tachycardia interval[31]

上記の concealed fusion のみではペーシング部位が正常心筋から隔離された部位で，ペーシングからの興奮は頻拍と同じ出口(ペーシング波形が頻拍の波形と同一の理由)であることは判明しても，実際に起こっているリエントリー頻拍がこの部位を通過してしているかは証明されていない．実際，Stevenson は回路上のチャネルでなくても袋小路になっている場合(dead end bystander)も

concealedエントレインメントが起こることを報告している[31]。リエントリー頻拍がペーシング部位を通過している証明は，①ペーシング刺激からQRS波への伝導時間が，頻拍中（ペーシングをしていない）に記録されるその部位の電位（DP[*6]）とQRS波までの伝導時間とほぼ同一である（St-QRS＝DP-QRS，図15-23），②最後のペーシング刺激からその部位での次の心腔内電位までの間隔が心室頻拍間隔とほぼ同一である（post pacing interval＝tachycardia cycle length，図15-23）の所見を満たすことが必要である[31]。上記の２つの所見は，ペーシング時と頻拍時に同じ伝導路を伝導していることを意味し，ペーシング部位はリエントリー回路の一部であることを示唆している。したがって，concealedエントレインメントを満足している部位（隔離された伝導路）で，かつ②の基準を満たす部位がアブレーション至適部位の目安となる。この方法は特に，瘢痕関連性単形性心室頻拍や瘢痕関連性心房頻拍の至適アブレーション部位の同定に用いられる。

●文献

1) Scherlag BJ, Lau SH, Helfant RH, et al：Catheter technique for recording His bundle activity in man. Circulation 1969, 39(1)：13-18.
2) Durrer D, Schoo L, Schuilenburg RM, et al：The role of premature beats in the initiation and the termination of supraventricular tachycardia in the Wolff-Parkinson-White syndrome. Circulation 1967, 36(5)：644-662.
3) Damato AN, Lau SH, Patton RD, et al：A study of atrioventricular conduction in man using premature atrial stimulation and His bundle recordings. Circulation 1969, 40(1)：61-69.
4) Wellens HJ：Value and limitations of programmed electrical stimulation of the heart in the study and treatment of tachycardias. Circulation 1978, 57(5)：845-853.
5) Josephson ME, Horowitz LN, Farshidi A, et al：Recurrent sustained ventricular tachycardia. 2. Endocardial mapping. Circulation 1978, 57(3)：440-447.
6) Fisher JD, Cohen HL, Mehra R, et al：Cardiac pacing and pacemakers II. Serial electrophysiologic-pharmacologic testing for control of recurrent tachyarrhythmias. Am Heart J 1977, 93(5)：658-668.
7) Waldo AL, MacLean WA, Karp RB, et al：Entrainment and interruption of atrial flutter with atrial pacing：Studies in man following open heart surgery. Circulation 1977, 56(5)：737-745.
8) 大江 透, 下村克朗：電極カテーテル押しつけ法で得られるmonophasic action potentialの検討. 記録法, 電気生理学的特徴, およびその有用性について. 心臓 1987, 19：900.
9) 大江 透, 下村克朗：エレクトロフィジオロジー"上室性頻拍の電気生理学的検査". 循環器病研究の進歩 1980, 1：61.
10) 大江 透：心室頻拍―電気生理学的検査と治療薬選択のための応用. Therapeutic Research 1985, 241.
11) 大江 透, 下村克朗：慢性持続性 心室頻拍の臨床電気生理学的検査の検討. 心臓 1987, 19：495.
12) Ohe T, Shimomura K, Matsuhisa M, et al：The electrophysiological characteristics of various types of paroxysmal tachycardias. Jpn Circ J 1986, 50(1)：99-108.
13) 大江 透, 小坂井嘉男, 磯部文隆・他：DDD（生理的ペーシング）の功罪 "不整脈の立場より". 心臓ペーシング 1987, 3：470.
14) Akhtar M, Fisher JD, Gillette PC, et al：NASPE Ad Hoc Committee on guidelines for cardiac electrophysiological studies. North American Society of Pacing and Electrophysiology. Pacing Clin Electrophysiol 1985, 8(4)：611-618.
15) Guidelines for clinical intracardiac electrophysiological and catheter ablation procedures. A report of the American College of Cardiology/American Heart Association Task Force on practice guidelines. (Committee on Clinical Intracardiac Electrophysiologic and Catheter Ablation Procedures). Developed in collaboration with the North American Society of Pacing and Electrophysiology. Circulation 1995, 92(3)：673-691.
16) Josephson ME：Clinical cardiac electrophysiology. Techniques and interpretations. 3rd ed. Lippincott Williams & Wilkins 2002.
17) 小田倉弘典, 伊東明一：電気生理学的検査法. 笠貫 宏（編）：不整脈（目で見る循環器病シリーズ）. メジカルビュー, pp70-79.
18) Horowitz LN：Safety of electrophysiologic studies. Circulation 1986, 73(2-Pt-2)：II28-31.
19) Ben-Haim SA, Osadchy D, Schuster I, et al：Nonfluoroscopic, in vivo navigation and mapping technology. Nat Med 1996, 2(12):1393-1395.
20) Gepstein L, Hayam G, Ben-Haim SA：A novel method for nonfluoroscopic catheter based electroanatomical mapping of the heart. in vitro and in vivo accuracy results. Circulation 1997, 95(6)：1611-1622.
21) Nakagawa H, Shah N, Matusdaira K, et al：Characterization of reentrant circuit in macroreentrant right atrial tachycardia after surgical repair of congenital heart disease: Isolated channetls between scars allow "focal" ablation. Circulation 2001, 103(5):699-709.
22) Soejima K, Suzuki M, Maisel WH, et al：Catheter ablation in patients with multiple and unstable ventricular tachycardias after myocardial infarction：Short ablation

---

[*6]DP：diastolic potential

23) Ohe T, Kurita T, Aihara N, et al：Electrocardiographic and electrophysiologic studies in patients with torsades de pointe-role of monophasic action potentials. Jpn Circ J 1990, 54(10)：1323-1330.
24) Shimizu W, Ohe T, Kurita T, et al：Early afterdepolarizations induced by isoproterenol in patients with congenital long QT syndrome. Circulation 1991, 84(5)：1915-1923.
25) Mandel W, Hayakawa H, Danzig R, et al：Evaluation of sino-atrial node function in man by overdrive suppression. Circulation 1971, 44(1)：59-66.
26) Hirao K, Otomo K, Wang X, et al：Para-Hisian pacing. A new method for differentiating retrograde conduction over an accessory AV pathway from conduction over the AV node. Circulation 1996, 94(5)：1027-1035.
27) Strauss HC, Saroff AL, Bigger JT Jr, et al：Premature atrial stimulation as a key to the understanding of sinoatrial conduction in man. Presentation of data and critical review of the literature. Circulation 1973, 47(1)：86-93.
28) Kerr CR, Strauss HC：The measurement of sinus node refractoriness in man. Circulation 1983, 68(6)：1231-1237.
29) Waldo AL：Current perspective on entrainment of tachyarrhythmnias. In Brugada P, Wellens HJJ (ed)：Cardiac Arrhythmias；Where to go from Here? Futura 1987, pp171-189.
30) Fontaine G, Frank R, Tonet J, et al：Identification of a zone of slow conduction appropriate for VT ablation；Theoretical and practical considerations. Pacing Clin Electrophysiol 1989, 12(1-Pt-2)：262-267.
31) Stevenson WG, Khan H, Sager P, et al：Identification of reentry circuit sites during catheter mapping and radiofrequency ablation of ventricular tachycardia late after myocardial infarction. Circulation 1993, 88(4-Pt-1)：1647-1670.

(начало отсутствует) lines guided by reentry：Circuit isthmuses and sinus rhythm mapping. Circulation 2001, 104(6)：664-669.

III

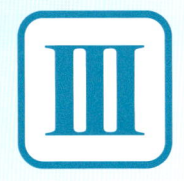

不整脈の治療

16. 薬物治療 …………………120
17. 体外ペーシング ……………135
18. 植込み型ペースメーカ ……140
19. 体外除細動 …………………156
20. 植込み型除細動器 …………161
21. 外科手術 ……………………176
22. カテーテルアブレーション ………184
23. 大規模臨床試験 ……………196

16 薬物治療

　抗不整脈薬の選択は，不整脈の発生機序と薬剤の作用機序の両面から論理的に行うのが最善である。最近，この方法を基本として個々の不整脈に対する適切な薬剤を選択するシシリアン・ガンビット(Sicilian Gambit)が発表された。しかし，発生機序が不明な不整脈も多く，また作用機序がはっきりしない抗不整脈薬もある。したがって，臨床現場における抗不整脈薬の選択は，① 不整脈の発生機序と薬剤の作用機序から薬剤を選択する，② 大規模臨床試験の結果から薬剤を選択する，③ 自分の経験に基づいて薬剤を選択する，以上のいずれかの方法で行っているが現状である。この章では，まず，抗不整脈薬の Vaughan Williams 分類を説明する。次に Sicilian Gambit の考えにそって，薬剤を選択する考え方を説明する。なお，個々の不整脈に対する薬剤選択は個々の不整脈の章で取りあげ，大規模臨床試験の結果からの薬剤選択は，23 章で取りあげる。また，抗不整脈薬の催不整脈作用に関しては 59 章で説明する。

1．抗不整脈薬の分類[1,2]

　Vaughan Williams は(1970，1975)抗不整脈薬を作用機序別に 4 つに分類し，その後 5 つに再分類した[3,4]。しかし，イオンチャネル機能の解明，心臓電気生理学的検査の進歩，および抗不整脈薬の大規模臨床試験の結果が明らかになるにつれ Vaughan Williams 分類では薬物治療を行ううえで不十分となってきた。特に，Vaughan Williams 分類は，① 不整脈の発生機序を考慮していない，② 抗不整脈薬が複数の作用をもっていることを考慮していない，③ 病的心筋における薬剤の特性を考慮していない，などの欠点が指摘されている。これを補うものとして Sicilian Gambit が登場した。Sicilian Gambit は，① 不整脈の発生機序，② 薬剤の特性，③ 治療上効果的な薬物作用点から個々の不整脈に対して論理的な薬物治療が選択できるように工夫されている。

1）Vaughan Williams 分類(表 16-1)[3,4]

　Vaughan Williams 分類は，① Na^+ 電流を抑制して伝導を遅くする薬剤：I 群，② $β$ 受容体遮断作用を有する薬剤：II 群，③ 活動電位持続時間を延長させる薬剤：III 群，④ Ca^{2+} 電流を抑制する薬剤：IV 群として 4 つに分類されている。抗不整脈薬の作用機序が複数のクラスにまたがる場合は，最も作用機序が著明か重要なクラスに分類する。最近では，様々な抗不整脈作用を有する薬剤に対しては，クラス分類せずに I 群，II 群，III 群作用などと薬剤のクラス作用に基づいて表現することが多い。

表16-1　Vaughan Williams 分類

クラス	作用		薬剤
Ⅰ群	ⅠA　Na^+チャネル遮断	APD 延長	キニジン，プロカインアミド，ジソピラミド，シベンゾリン，ピルメノール，アジマリン
	ⅠB　Na^+チャネル遮断	APD 短縮	リドカイン，メキシレチン，ジフェニルヒダントイン，アプリンジン
	ⅠC　Na^+チャネル遮断	APD 不変	フレカイニド，プロパフェノン，ピルジカイニド
Ⅱ群	β受容体遮断		プロプラノロール，ナドロール，ピンドロール，アセブトロール，メトプロロール
Ⅲ群	APD の延長が主な作用		アミオダロン，ソタロール
Ⅳ群	Ca^{2+}チャネル拮抗		ベラパミル，ジルチアゼム，ベプリジル

APD：活動電位持続時間
抗不整脈薬の作用のうち，イオンチャネル遮断（Ⅰ群薬とⅣ群薬），受容体遮断（Ⅱ群）および APDの変化（Ⅲ群）と異なる特徴で抗不整脈薬を分類している．したがって，個々の薬剤がもつほかの作用および薬剤の強さが無視されているので，実際の臨床では使いにくいとの批判がある．

2）Vaughan Williams 分類の問題点

① Ⅰ群薬とⅣ群薬がイオンチャネル遮断薬，Ⅱ群薬が受容体遮断薬，Ⅲ群薬が活動電位持続時間（APD[*1]）の延長と薬剤の異なる特性で分類されているので統一性がない．また，複数の作用を有する薬剤ではどのクラスに分類するかが明確でない．例えばアミオダロンはⅢ群薬に分類されているが，Ⅰ群・Ⅱ群・Ⅳ群作用も有し，臨床的有効性や副作用がⅢ群作用によるとは限らない．
② イオンチャネルや受容体を活性化する抗不整脈薬が含まれていない．また，α受容体遮断薬，コリン作動薬，ジギタリス，アデノシンなどが含まれていない．ギャップ結合での伝導性やポンプあるいはイオン交換機構などを修飾する薬物も考慮されていない．
③ 健常心筋組織に対する電気生理学的特性に基づいて分類されている．不整脈が起こりやすい病的心筋組織では，チャネルや受容体も変化しており，それに伴って薬物の作用も変化していると考えられる．

3）The Sicilian Gambit の概要(表16-2)[5]

1990 年 12 月，ヨーロッパ心臓病学会の不整脈 Working-Group が地中海のシシリー島で Workshop を開催し，その討論の結果を『Circulation』(1991) と『European Heart Journal』(1991) に The Sicilian Gambit として発表した．"The Sicilian Gambit" の名前は Workshop 開催地（シシリー島）とチェスの Queen's Gambit に由来する．Queen's Gambit はチェスの定石であり，「以後の攻撃をより積極的に展開するために打つ序盤の一手」という意味で，抗不整脈薬の研究，開発，治療をより有効に進めていくための提言という意図が込められている．1993 年 10 月には，New York で第 2 回目の会議が行われ，『Antiarrhythmic therapy；A pathophysiologic approach』(1994) という書籍が刊行された．

第 1 回目の会議では，Vaughan Williams 分類の不備な点を指摘したうえで，抗不整脈薬治療の進歩に見合った拡充可能な柔軟性をもち，コンピュータプログラミングを前提とした分類法の枠組みを提案した．しかし，その内容は，単一チャネル，単一細胞の実験研究から臨床研究にまで至る膨大な知識を統合しようとする目的のために，繁雑でやや基礎科学に片寄る傾向にあり，臨床レ

[*1]APD：action potential duration

表16-2 Sicilian Gambit

薬剤名	チャネル						受容体				ポンプ	臨床的効果			心電図上の効果		
	Na⁺			Ca²⁺	K⁺	If	α	β	M2	A1	Na⁺-K⁺ ATPase	左室機能	洞頻度	心外性副作用	PR	QRS	JT
	早	中間	遅														
リドカイン	○											→	→	◐			↓
メキシレチン	○											→	→	◐			↓
トカイニド	○											→	→	●			↓
モリシジン	❶											↓	→	○		↑	
プロカインアミド		Ⓐ			◐							↓	→	●	↑	↑	↑
ジソピラミド		Ⓐ			◐				○			↓	→	◐	↓↑	↑	↑
キニジン		Ⓐ			◐		○		○			→	↑	◐	↓↑	↑	↑
プロパフェノン		Ⓐ						◐				↓	↓	○	↑		
アプリンジン		❶		○	○	○						→	→	◐	↑	↑	→
シベンゾリン			Ⓐ	○	◐				○			↓	→	○	↑	↑	→
ピルメノール			Ⓐ		◐				○			↓	↑	○	↑	↑	↑→
フレカイニド			Ⓐ		○							↓	→	○	↑	↑	
ピルジカイニド			Ⓐ									↑→	→	○	↑	↑	
エンカイニド			❶									↓	→	○	↑	↑	
ベプリジル	○			●	◐							?	↓	○			↑
ベラパミル	○			●			◐					↓	↓	○	↑		
ジルチアゼム				◐								↓	↓	○			
ブレチリウム					●		◨	◨				→	↓	○			↑
ソタロール					●			●				↓	↓	○	↑		↑
アミオダロン	○			○	●		●	◐				→	↓	●	↑		↑
アリニジン					◐	●						?	↓	●			
ナドロール								●				↓	↓	○	↑		
プロプラノロール	○							●				↓	↓	○	↑		
アトロピン									●			→	↑	◐	↓		
アデノシン										□		?	↓	○	↑		
ジゴキシン									□		●	↑	↓	●	↑		↓

相対強度：○弱，◐中間，●強，A：活性状態の遮断薬，I：不活性状態の遮断薬，□：アゴニスト，◨：アゴニスト/アンタゴニスト
(Members of the Sicillian Gambit：Antiarrhythmic Therapy；A Pathophysiologic Approach. Futura Publishing 1994, p94 より引用・改変)

ベルでの考察が少なかった．また，生理的状態での薬理作用の提示であったため，病的心筋を対象とする臨床現場への応用には問題があった．そのため，第2回目の会議の結果として出版された書籍は臨床応用を十分に考慮して構成されている．

当初，Sicilian Gambit は，あたかも Vaughan Williams 分類に取って代わる分類法でもあるかのような扱われ方をしていたが，Sicilian Gambit のメ

表16-3 Sicilian Gambit のアプローチ法による薬剤選択

1．不整脈の機序 ↓	リエントリー：マクロリエントリー（旋回路の同定），マイクロリエントリー，機能的リエントリー，spiral wave，multiple wavelet 撃発活動　：早期後脱分極，遅延後脱分極 自動能亢進：異常自動能，異所性自動能
2．Critical component と受攻性因子 ↓	critical site（マクロリエントリー），イオンチャネル異常，自律神経異常
3．治療の標的 ↓	チャネル（Na^+，Ca^{2+}，K^+，など），受容体（β，α，M_2，A_1），ポンプ，心拍数
4．治療薬の選択	チャネル遮断薬と作動薬，受容体遮断薬と作動薬

ンバーたちは決してそのような意図はもっていないと述べている。Sicilian Gambit は，抗不整脈薬について考察するための手段（臨床医，研究者，製薬業界間の情報交換の手段）であり，特に臨床医に対して抗不整脈薬治療の思考過程を科学的根拠に基づいて解説したものであることを強調している。そういう意味で Sicilian Gambit は，薬物分類というよりは治療指針の意味あいが強い。

4）不整脈に対する Sicilian Gambit 的アプローチ

Sicilian Gambit は不整脈の薬物治療に関して，個々の不整脈の発生機序に基づいた論理的な思考過程を踏むことを勧めている。そのためには，不整脈の開始の機序および不整脈維持に不可欠な要素を把握することが必要である。次に，受攻性因子（vulnerable parameter：不整脈発生に不可欠な要素のうちで薬物に最も反応しやすく，容易に影響を受けて不整脈停止につながりやすい電気生理学的特性）を選びだし，その受攻性因子の標的分子（抗不整脈薬が影響を及ぼすイオンチャネルなど）を修飾する薬物を選択する。表16-3 に「不整脈発生機序」とそれぞれに対応する「受攻性因子」と「受攻性因子を修飾する可能性の高いイオンチャネルと受容体」を提示する。発生機序が明確な場合は，不整脈の受攻性因子を修飾する薬物を，第一選択薬として選び出すことが可能である。

具体的な例として房室回帰性頻拍の場合を示す。房室回帰性頻拍は，心房→房室結節→ヒス束

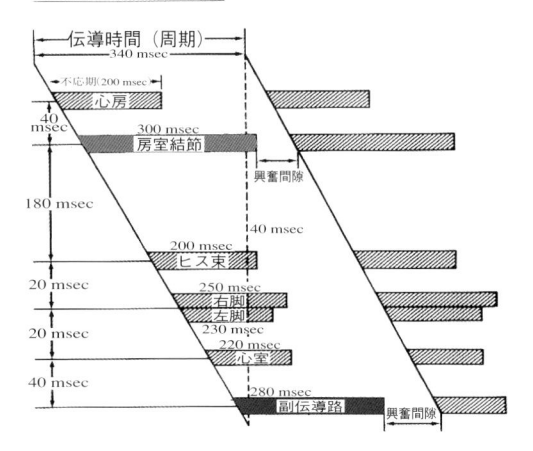

図 16-1　房室回帰性頻拍の受攻性因子

房室回帰性頻拍は心房→房室結節→ヒス束→脚→心室→副伝導路（逆伝導）→心房を旋回するマクロリエントリーである。このうち，最も不応期と伝導時間の間隔が短い（興奮間隙が狭い）のは房室結節または副伝導路である。この部位の電気生理学的特性が受攻性因子である。

→脚→心室→副伝導路（逆伝導）→心房を旋回するマクロリエントリーである（図 16-1）。この図から推測できるよう受攻性因子を有する部位は，房室結節または副伝導路である（最も不応期と伝導時間の間隔が短い部位は房室結節と副伝導である：興奮間隙が狭い）。房室結節の伝導は Ca^{2+} 電流に依存し，副伝導路の伝導は Na^+ 電流に依存している。したがって，標的は Ca^{2+} チャネルと Na^+ チャネルとなり，Ca^{2+} 拮抗薬または Na^+ チャネル遮断薬が選択される。図 16-2 は，受攻性因子である房室結節に対しては Ca^{2+} チャネルを抑制する

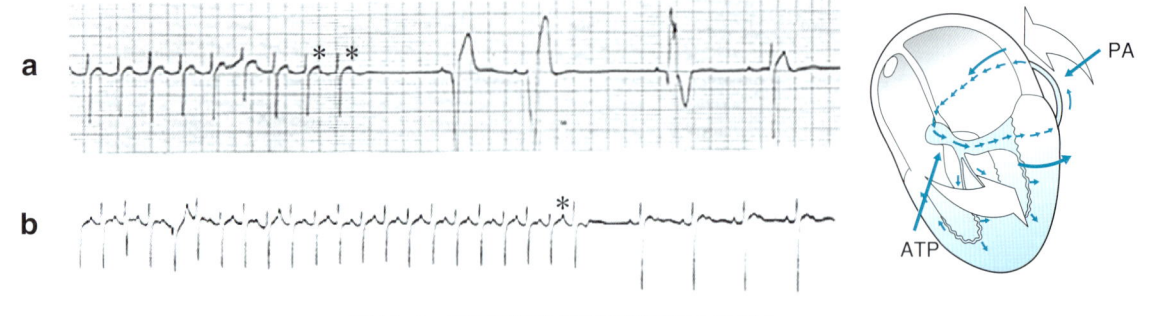

図 16-2 房室回帰性頻拍の薬剤による停止

a：ATP 20 mg 静注
　ATP は房室結節に作用し房室伝導を途絶して房室回帰性頻拍を停止させている。心房の興奮
　が心室に伝わっていない（＊は心房の興奮を示す）。
b：プロカインアミド（PA）200 mg 静注
　プロカインアミドは副伝導路に作用し室房伝導を途絶して房室回帰性頻拍を停止させている。
　心室興奮が心房に伝わっていない（＊は心房の興奮を示す）。

ATP[*2]（代謝されてアデノシンとなり Ca^{2+} チャネルを抑制する）を投与して，発作を停止させている。もう一方の受攻性因子である副伝導路に対してはプロカインアミド（Na^+ チャネル遮断薬）を用いて，停止させている。

　選択された薬物が有効となるためには正しい標的の同定が必要条件となるので，まずは不整脈の機序の同定が不可欠である。したがって，機序が不明な不整脈に対して Sicilian Gambit はあまり参考にならない。発作性上室性頻拍に関してはその発生機序はほぼ同定されているので，Sicilian Gambit の果たす役割は大きい。しかし，心室性不整脈や心房細動では発生機序が不明な場合が多く，現時点では Sicilian Gambit 的アプローチが困難な症例が多い。

2．抗不整脈薬の作用機序[1]

　抗不整脈薬は単一のイオンチャネルに作用することは少なく，通常，複数の作用をもっている。したがって，特定の不整脈に薬剤投与する場合は，薬剤のどの作用を期待して投与するのかを知る必要がある。Vaughan Williams 分類は抗不整脈の作用を，① Ⅰ群作用（Na^+ チャネル遮断作用），② Ⅱ群作用（β受容体遮断作用），③ Ⅲ群作用，④ Ⅳ群作用（Ca^{2+} チャネル拮抗作用），に大別している。この分類には上記に述べたような問題があるが，薬剤の作用機序を大まかに考えるうえでは理解しやすいので，ここでは，Vaughan Williams 分類に基づいて抗不整脈薬を説明する。なお，実際の使用に際しては，薬剤の適応，投与法，副作用などについては毎年変わるので最新の抗不整脈薬の専門書を参照にして貰いたい。

1）クラスⅠ群作用　　（Na^+ チャネル遮断作用）[6]

　Na^+ チャネル遮断作用をもつ薬剤の多くは，他のイオン遮断作用および種々の作用を併せもっているが，この多様性が各薬剤に特徴を与えている。Vaughan Williams 分類では Na^+ チャネル遮断作用をもつ薬剤は，さらに，活動電位持続時間（APD）からⅠA（延長），ⅠB（短縮），ⅠC（不定）に細分類される。心臓の伝導系のうち，心房筋，ヒス束，脚，プルキンエ線維，心室筋の伝導は Na^+ チャネルを介する Na^+ 電流が担っている。Na^+ チャネル遮断薬は Na^+ 電流を抑制することで，心房，心室，ヒス束，脚，プルキンエ線維の伝導速度を遅くする（または伝導を途絶する）。したがって，Na^+ チャネル遮断薬はこれらの組織が関与しているリエントリー頻拍の停止に有効である。一方，不整脈の

[*2]ATP：adenosine triphosphate

予防に関しては，器質的心疾患を有する患者ではNa^+チャネル遮断薬投与により予後を悪化させる症例が多いことが判明し（CAST[*3])[7]，予防薬としては慎重に投与するようになった。

1 抗不整脈作用

Na^+チャネル遮断薬の抗不整脈作用は，① Na^+電流の抑制，② 活動電位の減少，③ 伝導速度の低下，④ 自動能の抑制である。Na^+チャネル遮断薬は刺激頻度を増すほどNa^+電流を著明に抑制するという特性がある（頻度依存性ブロック）。この特性は薬剤・チャネル受容体の結合・解離の性質をもとにした modulated receptor 仮説で説明される。実際，Na^+チャネル遮断薬を投与すると，頻度依存性の伝導遅延を認め，心電図上で QRS 波の延長が記録される。これは薬剤と Na^+ チャネルの結合が固定されたものでなく，ダイナミックに結合・解離を繰り返すことによる。心拍が遅いときは受容体に結合した薬剤分子が次の心拍までに完全に解離する。一方，心拍が速くなると前の刺激で結合したのが十分に離れないうちに次の興奮が起こるので，次々と結合の割合が多くなる。また，Na^+チャネル遮断薬は個々の薬剤で，① 結合のタイミング（チャネルの活性期または不活性期のいずれの時期に結合するか），② チャネルからの薬剤の解離の速度，③ 遮断の強さが異なる。さらに，Na^+電流の抑制の程度は，K^+濃度，pH，虚血，心肥大，心拡大などの病的な状態で変動する。

2 臨床効果[8,9]

1 心室期外収縮

Na^+チャネル遮断薬で心室期外収縮は，40～75% 抑制されると報告されている。しかし，左室機能が低下している場合は有効率が著しく落ちる。心室期外収縮を抑制する臨床的意義が CAST 以来少なくなったが，症状が強い場合は QOL 改善の目的で投与している[10]。

2 心室頻拍

Na^+チャネル遮断薬は，持続性心室頻拍の停止目的で静注する場合，50～70% 有効である（図16-3a，b）。しかし，心室頻拍の予防として経口投与する場合は，Ⅲ群薬のほうが有効であることが報告された（ESVEM[*4])[11]。

3 突然死

突然死に対する予防薬剤としての Na^+ チャネル遮断薬の有効性は，CAST の報告で否定された。

4 心房細動

心房細動の停止薬として Na^+ チャネル遮断薬の評価は高い。多くは静注であるが，ピリジカイニドは消化管からの吸収が速いので経口投与も行われ，よい成績が得られている。一方，心房細動の再発予防にはⅢ群薬のほうが有効性が高いと報告されている。

5 発作性上室性頻拍

停止薬，予防薬として有用である。停止は旋回路のうち Na^+ チャネルが伝導に関与している部位（副伝導路など）で途絶させることによる（図16-2b）。予防の機序としては，引き金となる期外収縮の抑制と旋回路（Na^+ チャネルが伝導に関与している部位）での伝導抑制である。

2）クラスⅡ群作用（β 受容体遮断作用）[1,12,13]

β 遮断薬は高血圧，労作性狭心症，甲状腺機能亢進症，肥大型心筋症の治療のみならず，心筋梗塞後の左室リモデリングの抑制効果や拡張型心筋症の心機能改善などの新たな治療効果が明らかとなり，様々な病態に使用されるようになっている。また，Vaughan Williams 分類のⅡ群薬として頻脈性不整脈の治療に広く用いられている。

1 抗不整脈作用

主な作用は交感神経 β 作用の抑制である。洞結節に対しては内因性の心拍数を減少させ，房室結節に対しては伝導速度を減少させ，また不応期を延長させる。ヒス・プルキンエ線維に対しては脱分極を遅延させ，カテコラミンに対する自発活動の低下をきたす。心房筋や心室筋に対しては興奮性を低下させる。

頻脈性不整脈の発生機序のひとつである撃発活

[*3] CAST：Cardiac Arrhythmia Suppression Trial
[*4] ESVEM：Electrophysiologic Study Versus Electrocardiographic Monitoring trial

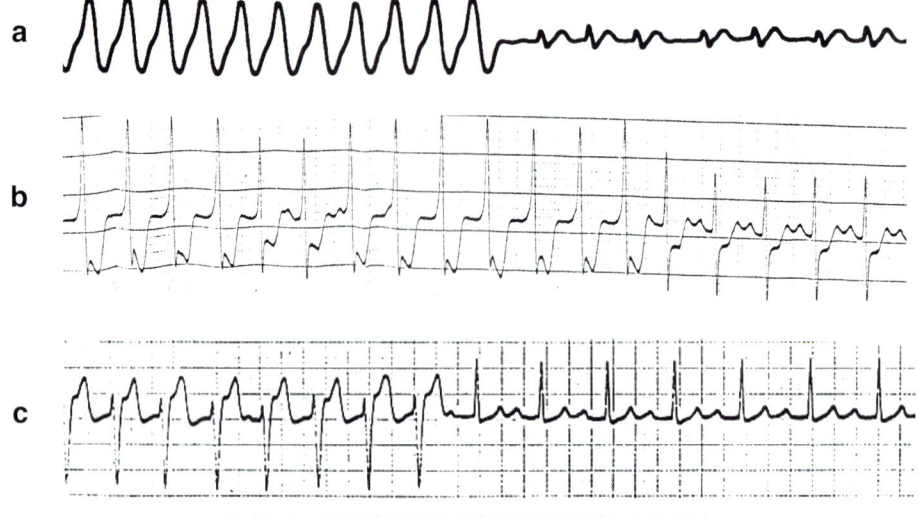

図 16-3 持続性単形性心室頻拍の薬剤による停止
a：陳旧性心筋梗塞患者。リドカイン（Na^+チャネル遮断薬）静注で停止。
b：拡張型心筋症患者。プロカインアミド（Na^+チャネル遮断薬）静注で停止。
c：特発性左室起源心室頻拍患者。ベラパミル（Ca^{2+}拮抗薬）静注で停止。

動の発生には，cAMP 依存性（カテコラミン依存性）の Na^+ チャネルや内向き Ca^{2+} チャネルが関係していると考えられているが，β遮断薬はこれらを遮断することで抗不整脈作用を発揮する。また，異常自動能は浅くなった静止膜電位からの興奮が原因と考えられているが，カテコラミンがこの浅い静止膜電位からの脱分極速度（第 4 相）を増大させる。β遮断薬はこの第 4 相の脱分極速度を抑制することで効果を発揮する。リエントリー頻拍に対しては，不応期のばらつきを減少させることにより抗不整脈作用を発揮すると考えられている。

2 臨床効果

1 洞性頻拍

洞性頻拍は種々の病態に合併して起こるが，通常は，その原因治療で改善する。カテコラミンや甲状腺ホルモン過剰によって引き起こされる洞性頻拍の治療にβ遮断薬は有効である。

2 心房頻拍・心房粗細動

β遮断薬は異所性心房頻拍の興奮頻度を低下させると共に，房室結節の伝導能を低下させて心室レートを低下させる。心房細動の場合は，主に房室結節の伝導能を低下させて心室レートを低下させる目的で使用されるが，時に洞調律へ復帰させる場合がある。

3 房室回帰性頻拍および房室結節リエントリー頻拍

β遮断薬は，房室結節の伝導能を低下させて発作を停止させる効果がある。また交感神経の緊張が亢進して発作が起こりやすくなっている（カテコラミンは，房室結節や副伝導路の伝導能を亢進する）場合にも有効である。

4 心室性不整脈

CAST に登録された患者のなかでβ遮断薬を併用していた患者では，約 30％ 死亡率が減少したと報告されている。心筋梗塞後の患者を対象として行われた他の大規模臨床試験でも同様の結果が報告され，β遮断薬には心筋梗塞後のハイリスク群における突然死の予防効果があることが明らかになった。予防効果の詳細な機序は明らかではないが，β遮断薬のもつ抗不整脈作用，抗交感神経

作用，あるいは抗虚血作用などが関連しているのではないかと考えられている。また，単剤による不整脈治療が困難な場合，β遮断薬の併用が奨励されている。これは，①不整脈発生に交感神経の緊張が関与している，②Ⅰ群薬やⅢ群薬の催不整脈作用をβ遮断薬が抑制するなどが理由として考えられている。

一方，明らかな器質的心疾患を認めない心室性不整脈のなかにも，β遮断薬が有効な場合がある。右室流出路起源の心室性不整脈の機序は非リエントリー性（撃発活動）と考えられ，β遮断薬が有効な場合が多い。また，運動誘発性のものやカテコラミン依存性の頻拍性不整脈の場合もβ遮断薬のよい適応となる。

5 先天性 QT 延長症候群

先天性 QT 延長症候群は，torsade de pointes 型の致死的な不整脈を生じることが知られている。先天性 QT 延長症候群に対するβ遮断薬の効果は明らかにされており，心臓発作の発生を約半分に減少させると報告されている。

6 その他

β遮断薬の投与は，抗不整脈効果や，上室性および心室性頻拍の徐拍化を目的とするだけでなく，植込み型除細動器（ICD[*5]）の誤作動の原因となる運動時の洞頻脈や上室性頻拍時の心室レート抑制する目的で投与することがある。また，肥大型心筋症においてはその流出路狭窄を解除するだけでなく，突然死をきたすような致死的な不整脈発生の予防薬としての効果が報告されている。

3）クラスⅢ群作用[1,14〜18]

K^+ チャネル遮断作用は種々の薬剤で認められるが，Vaughan Williams 分類におけるⅢ群薬が最も著明である。この群に属する薬剤としてアミオダロン，ソタロール，ニフェカラント，dofetilide（ドフェチライド），sematilide（塩酸セマチライド）などがある。このなかで 2005 年時点わが国で市販されているものはアミオダロン，ニフェカラント，ソタロールだけである。アミオダロンは K^+ チャネル遮断作用のほかに Na^+ チャネル遮断作用，β受容体遮断作用，Ca^{2+} チャネル拮抗作用を併せもっている。

1 抗不整脈作用

Ⅲ群の抗不整脈薬は，心筋の活動電位持続時間（APD）を延長させて不応期を延長し，抗不整脈作用を発揮する。リエントリーの場合は，心筋の不応期が延長するとリエントリー回路の形成を阻害して頻拍が予防できる。また，心筋の細動閾値を上げ細動を起こりにくくする。一方，Ⅲ群薬はAPDを延長させる結果，早期後脱分極を生じ，撃発活動のよる頻拍性不整脈を起こす可能性がある。臨床的にはQT延長とtorsade de pointesを生じる。

2 臨床効果

Ⅲ群薬は臨床的に，Ⅰ群薬よりも重篤な頻脈性不整脈の抑制に有効である。心室性不整脈を有する心筋梗塞後の患者の生命予後を改善するか否かを検討した臨床試験では，アミオダロンは1年後の総死亡率を有意に減少させ，致死的不整脈発生率も有意に減少させた。d,l-ソタロールの有効性を示した報告としては，ESVEMが有名で，この試験では他の抗不整脈薬に比べ極めて高い抗不整脈作用を有し総死亡率，不整脈死を有意に減少させた[11]。

しかし，K^+ チャネル遮断作用のみを有する d-ソタロールを用いた SWORD[*6] trial では，心不全を有する心筋梗塞後の患者〔左室駆出分画率（LVEF[*7]）＜40％〕に d-ソタロールを用いたところ偽薬群に比べ実薬群で総死亡率が有意に高く（d-ソタロール 4.6％，偽薬 2.7％），調査自体が中断された[14]。したがって，アミオダロンと d,l-ソタロールの抗不整脈作用は，K^+ チャネル遮断作用以外の作用を併せもっていることが関与している可能性が高い。

[*5]ICD：implantable cardioverter defibrillator

[*6]SWORD：Survival with Oral D-Sotalol
[*7]LVEF：left venticular ejection fraction

4）クラスIV群作用
　（Ca^{2+}チャネル拮抗作用）[1,19,20]

　心筋には，少なくとも 2 つの Ca^{2+} チャネル（L 型 Ca^{2+} チャネルおよび T 型 Ca^{2+} チャネル）が存在している。L 型 Ca^{2+} チャネル（long-lasting type）はすべての心筋に存在し，ベラパミル，ジルチアゼムなどのジヒドロピリジン系の Ca^{2+} 拮抗薬でブロックされる。一方，T 型 Ca^{2+} チャネル（transient type）は主にペースメーカ組織に存在し，上記の Ca^{2+} 拮抗薬ではブロックされない。ベラパミルやジルチアゼムは，膜電位や刺激頻度依存性に Ca^{2+} チャネルを抑制するため，L 型 Ca^{2+} 電流依存性の頻脈性不整脈に奏効する。一方，ニフェジピンは静止状態での L 型 Ca^{2+} 電流の遮断作用は強いが，刺激頻度依存性の抑制効果が少なく抗不整脈作用は少ない。ここでは，刺激頻度依存性の Ca^{2+} チャネル遮断作用をもつ薬剤（ベラパミルやジルチアゼムなど）の抗不整脈作用について述べる。

1 抗不整脈作用
　Ca^{2+} 拮抗薬の抗不整脈作用には，① 異常自動能の抑制，② 撃発活動（遅延後脱分極依存性）の抑制，③ 興奮伝導の途絶などがある。

1 異常自動能の抑制
　心房・心室筋やプルキンエ線維で発現する異常自動能は，Na^+ 電流または Ca^{2+} 電流（あるいはその両者）がその活動電位の立ち上がり相に関与している。Ca^{2+} 拮抗薬は，Ca^{2+} 電流を遮断して異常自動能を抑制する。

2 遅延後脱分極依存性撃発活動の抑制
　遅延後脱分極は心筋細胞内 Ca^{2+} 過負荷をきたすような状況下で，先行する活動電位の再分極後の第 4 相に生じる。臨床では，心筋細胞内 Ca^{2+} 過負荷はジギタリス中毒，カテコラミン投与時，虚血再灌流，高カルシウム血症で起こる。明らかな原因がなく起こる遅延後脱分極依存性頻拍としては，心房頻拍と右室流出路起源心室頻拍がある。遅延後脱分極依存性頻拍の治療は，原因となる要因を除去することが大切であるが，Ca^{2+} 拮抗薬は Ca^{2+} 過負荷を減少させるので遅延後脱分極依存性頻拍に有効である。

3 興奮伝導の途絶
　Ca^{2+} 拮抗薬は，Ca^{2+} 電流が関与している部位で伝導を途絶させる。したがって，リエントリー回路内に房室結節や Ca^{2+} チャネル依存性部位を有するリエントリー頻拍の停止には有効である。

2 臨床効果
　抗不整脈薬として Ca^{2+} 拮抗薬が用いられている頻脈性不整脈は，① 房室結節をリエントリー回路の一部に含む上室性頻拍，② 心房頻拍，③ 心房粗細動，④ 特発性心室頻拍などである。

1 房室結節をリエントリー回路の一部に含む上室性頻拍
　房室回帰性頻拍と房室結節リエントリー頻拍は，房室結節がリエントリー回路の一部に含まれているため頻拍の停止，予防に Ca^{2+} 拮抗薬が有効である。

2 心房頻拍
　ジギタリスやカテコラミンの投与で発生する心房頻拍は，遅延後脱分極による撃発活動が発生機序と考えられている。治療は Ca^{2+} 過負荷状態を軽減すること（原因の除去）が第一であるが，Ca^{2+} 拮抗薬も有効である。ただし，房室ブロックを伴う発作性心房頻拍（PAT[*8] with block）の場合は，高度の房室ブロックに進展する可能性があるので，薬物投与には注意を要する。

3 心房粗細動
　除細動が困難な心房細動の治療は，心室レートコントロールが中心となるため，房室結節に作用する Ca^{2+} 拮抗薬が投与される。Ca^{2+} 拮抗薬は，運動時の心拍数増加の抑制効果がジギタリスよりも優れているため，比較的心機能の保たれている患者の心室レートコントロールに適している。

4 特発性心室頻拍
　通常，器質的心疾患を有する患者に合併する心室性不整脈に対しては，Ca^{2+} 拮抗薬は無効である。一方，明らかな器質的心疾患を有さない単形性心室頻拍のうち，左室起源の持続性心室頻拍に

[*8]PAT：paroxysmal atrial tachycardia

は Ca^{2+} 拮抗薬が有効である。この左室起源の持続性心室頻拍は，ベラパミルが著効するため，ベラパミル感受性心室頻拍とも呼ばれている。この頻拍は電気生理学的特徴からマクロリエントリーと証明され，リエントリー回路中に Ca^{2+} チャネル依存性の遅延伝導路が存在し，その部位にベラパミルが作用すると考えられている。左脚ブロック・下方軸型の QRS 波形を呈する右室流出路起源の非持続性心室頻拍は，電気生理学的特徴から撃発活動と考えられている。頻拍の予防には β 遮断薬，Na^+ チャネル遮断薬などと共に Ca^{2+} 拮抗薬が有効である。

5）ジギタリス[21]

ジギタリスは William Withering の報告以来，200 年にわたり強心薬や抗不整脈薬として用いられてきた。しかし，ジギタリスは安全域の狭い薬剤であり，β 遮断薬や Ca^{2+} 拮抗薬が出現してからは以前ほど抗不整脈としては使用されなくなった。

ジギタリスの心臓に対する作用は，①自律神経を介する作用（迷走神経を亢進させる），②心筋への直接作用に分けられる。ジギタリスの房室伝導を抑制する作用は，主に自律神経を介するものと考えられている。一方，ジギタリスの催不整脈作用は主に，心筋の Na^+/K^+ ATPase（アデノシントリホスファターゼ）の阻害により Ca^{2+} 濃度が高くなる結果と考えられている（強心作用も同様の機序である）。

1 抗不整脈作用

①洞房結節
迷走神経刺激作用により洞性頻拍を抑制する。

②心房筋
迷走神経を介して心房筋に存在する K^+Ach チャネルを活性化して，静止膜電位を過分極させて APD を短縮し，心房筋の有効不応期を短くする。これは，ジギタリス投与後に心房粗動が心房細動に移行することから理解できる。一方，副伝導路の不応期を短くする（副伝導路は心房筋の電気的特性を有する）ので，WPW 症候群で心房粗細動を合併している（偽性心室頻拍）場合のジギタリス投与は禁忌とされている。

③房室結節
迷走神経の緊張亢進により房室伝導が抑制される。

④ヒス・プルキンエ線維と心室筋
ヒス・プルキンエ線維と心室筋に対するジギタリスの作用は，細胞への直接作用が主と考えられている。Na^+/K^+ ATPase の阻害により，細胞内 Na^+ と Ca^{2+} 濃度が高くなり，また細胞外の K^+ 濃度も高くなる。その結果，膜電位依存性の K^+ 電流の活性化，Ca^{2+} 依存性 K^+ チャネルの活性化，および Ca^{2+} 電流の不活性が促進し，活動電位持続時間（APD）と不応期が短縮する。APD の短縮は，心電図上 QT 時間の短縮と ST 低下をもたらす。

2 臨床効果

上記のジギタリスの電気生理学的特性のうち，抗不整脈作用として今日最も臨床応用されているのは，房室結節の伝導抑制である。特に，心房細動時の心拍数のコントロールを目的に投与することが多い。

6）アデノシン[22]

アデノシンは体内で産生される内因性ヌクレオチドで，低酸素や虚血時に増加する。アデノシンは，アデノシン（プリン）受容体のうち A2 受容体を介して血管に作用し，A1 受容体を介して洞結節，心房，および房室結節に作用する。わが国でよく用いられる ATP 製剤は体内で速やかに代謝されてアデノシンになるが，アデノシン自体も 10 秒以内に代謝される。

1 抗不整脈作用

アデノシンは，G 蛋白を介してアデニル酸シクラーゼ活性を抑制し，K^+ チャネルと Ca^{2+} チャネルに影響する。K^+ チャネル（ムスカリン性 K^+ チャネル）に対しては，アセチルコリンと同様に，K^+ 電流の透過性を高め APD を短縮する。ムスカリン性 K^+ チャネルは心房筋や洞結節細胞に多く発現しているので，アデノシンは洞結節と心房に

特に影響する。また，Ca^{2+}チャネルに対しては，AキナーゼのCa^{2+}チャネルの活性化に拮抗して，L型Ca^{2+}チャネルのCa^{2+}電流を抑制する。その結果，房室結節細胞（L型Ca^{2+}チャネルにより興奮・伝導が行われている）の伝導を抑制する。

このK^+チャネルとCa^{2+}チャネルに対する両方の作用で，洞結節自動能の低下，房室結節伝導の抑制，および心房自動能を抑制する。一方，心室への作用は主にL型Ca^{2+}チャネルを介している。

2 臨床効果

アデノシンの主な作用は，①洞結節自動能の抑制，②房室伝導の抑制，③心筋陰性変力，④抗交感神経作用，⑤末梢および冠動脈の拡張，⑥気管支収縮がある。臨床的にはアデノシンの房室伝導抑制の作用を利用して，房室回帰性頻拍や房室結節リエントリー頻拍を停止させている。また，自動能亢進による心房頻拍にも著効する。さらに，特発性右室流出路起源の持続性心室頻拍（頻拍の機序がCa^{2+}依存性の撃発活動と考えられている）の停止にも有効と報告されている。

3. 不整脈の機序に基づく薬物治療[1]

不整脈は，①徐脈性不整脈，②頻脈性不整脈，③期外収縮に大別される。徐脈性不整脈は，刺激伝導系の自動能低下や伝導障害で起こる。頻脈性不整脈は心房，心室，刺激伝導系における異常自動能，撃発活動，およびリエントリーで起こる。頻脈性不整脈は，頻拍と細動に大別され，機序も異なっている。期外収縮は，頻脈性不整脈と同様の発生機序で起こると考えられている。ここでは，徐脈，頻拍，細動の機序から，薬物治療を考えてみる。

1）徐脈に対する薬物治療[23〜25]

徐脈性不整脈の発生機序は，自動能低下（洞結節，房室接合部，プルキンエ線維）と刺激伝導系の伝導障害（洞結節周囲，心房筋，房室結節，ヒス束および脚）に大別される。徐脈性不整脈の治療としてはペースメーカ治療が確立しているので，薬物治療は補足的な場合が多い。

1 自動能低下[24,25]

心臓で自動能を有する細胞は洞結節，心房，房室接合部，プルキンエ線維であるが，臨床で問題となる自動能低下は洞結節の場合である。洞結節は，自律神経および様々な薬剤や病態に影響されやすい。迷走神経緊張，β遮断薬，Ca^{2+}拮抗薬は，洞結節の細胞膜電流（Ca^{2+}電流やIf電流）に作用して洞機能を低下させる。また，虚血，心筋炎，加齢は洞結節の細胞膜電流を障害し，洞機能低下を起こす。

洞結節細胞の自動能を亢進させる薬剤としては，Ca^{2+}電流を直接高める薬剤が理想的である。しかし，現在Ca^{2+}電流を刺激する薬剤は臨床応用されていないので，β受容体刺激薬（イソプロテレノール）および抗ムスカリン作働薬（アトロピン）で間接的にCa^{2+}電流を増加させて洞結節自動能を亢進させている。

2 伝導障害

房室結節における伝導障害は迷走神経緊張，β遮断薬，Ca^{2+}拮抗薬などによるCa^{2+}電流の低下で起こる場合が多い。この場合は，洞結節自動能低下に対する治療と同様に，β受容体刺激薬（イソプロテレノール）および抗ムスカリン作働薬（アトロピン）で房室結節細胞のCa^{2+}電流を増加させて伝導を改善する。一方，ヒス束以下の伝導障害の場合はNa^+電流を高める薬剤が理想的である（この部位の興奮伝導は主にNa^+電流が関与している）。しかし，純粋にNa^+電流を高める薬剤は存在しないので，伝導が完全に途絶した場合は，下位の自動能を亢進（補充調律の促進）させる意味でβ受容体刺激薬であるイソプロテレノールを投与する。

2）頻拍に対する薬物治療

頻拍の発生機序は正常自動能，異常自動能，撃

発活動，リエントリーに大別される。薬物治療は各々の機序で異なることがあるので，ここでは機序別に薬物治療を考える。以下の説明はあくまで理論的根拠に基づいてのものであるので，実際の患者に起こっている場合の治療と異なる場合がある。

1 自動能亢進[26]

正常自動能による頻拍は洞結節細胞にみられる生理的興奮の亢進なので，原因疾患（甲状腺機能亢進など）や病態（発熱，心不全，過緊張など）に対する治療が最優先である。洞結節以外の潜在性自動能を有する部位（心房，接合部，プルキンエ線維）が亢進している場合は，L型 Ca^{2+} 電流を遮断する薬剤（Ca^{2+} 拮抗薬）や外向きの K^+ 電流を増幅させる薬剤（アデノシン）が有効である。心筋虚血などで心房筋や心室筋の静止膜電位が減少した場合は，自発興奮することがある（異常自動能）。この場合の治療は原因（心筋虚血など）に対する治療が優先される。

2 撃発活動[27,28]

活動電位の再分極過程の途中や直後に生じた後電位の振幅が増大して興奮閾値に達すると興奮が再発生する。この現象を撃発活動（triggered activity）という。後電位には，再分極の途中から発生する早期後脱分極と再分極終了後に発生する遅延後脱分極の2種類がある。

① 早期後脱分極（EAD）

早期後脱分極は先行する活動電位のプラトー相または再分極第3相から発生する。再分極相には多数の電流が複雑に関与しており，それらのバランスにより APD が規定されている。早期後脱分極は，再分極過程が延長する場合に生じやすい。一般的には，内向き電流（Na^+ 電流または Ca^{2+} 電流）を増加させたり，外向き電流（主に K^+ 電流）を抑制するような条件下で APD は延長し早期後脱分極が発生する。したがって，早期後脱分極による撃発活動は，① Na^+ 電流または Ca^{2+} 電流を抑制する，② K^+ 電流を活性化させることにより APD を短縮させて抑制できる。臨床の現場では，早期後脱分極による頻拍は QT 延長症候群に合併して起こることが多い。薬物治療として後天性 QT 延長症候群の場合は，①心拍数を増加させる，② K^+ を補正するなどで APD を短縮させ，先天性 QT 延長症候群の場合は増悪因子であるカテコラミンを抑制する目的で β 遮断薬を投与する。

② 遅延後脱分極

遅延後脱分極は先行する活動電位の再分極後の第4相に生じる後電位と定義され，心筋細胞内 Ca^{2+} が増加するような状況下で起こりやすい。心筋細胞内 Ca^{2+} が増加すると，筋小胞体からの Ca^{2+} 放出が生じて一過性内向き電流，すなわち遅延後脱分極が発生する。心筋細胞内 Ca^{2+} の増加は，Na^+/K^+ ポンプの阻害，Ca^{2+} 電流の増大，Na^+/Ca^{2+} 交換機構を介する Ca^{2+} 流入の増大で起こる。これらを引き起こす臨床状況はジギタリス中毒，カテコラミン投与，虚血再灌流，高カルシウム血症，低カリウム血症などである。遅延後脱分極依存性の撃発活動による頻拍と考えられている特発性不整脈には，心房頻拍や右室流出路起源の特発性心室頻拍がある。

遅延後脱分極は Ca^{2+} 過負荷により生じるため，遅延後脱分極から生じる撃発活動（頻拍性不整脈）の抑制には Ca^{2+} 電流を遮断する Ca^{2+} 拮抗薬が有効であるが，原因となる Ca^{2+} 過負荷の除去が最も重要である。

3 リエントリー[29〜31]

リエントリーは臨床で認められる頻脈性不整脈の発生機序として最も重要である。リエントリー頻拍の治療は，持続する頻拍を停止する場合と再発を予防する場合があり，両者で薬剤が異なることがあるので分けて考えるのが一般的である。

① 頻拍の停止

持続性頻拍は解剖学的に固定されたマクロリエントリーであることが多い。マクロリエントリーによる頻拍は，リエントリー回路を遮断する薬剤で停止させることができる。マクロリエントリー頻拍の代表例である WPW 症候群に伴う房室回帰性頻拍の場合を考えてみる。房室回帰性頻拍は，心房→房室結節→ヒス束→脚→心室→副伝導路（逆伝性）→心房を旋回するマクロリエントリーである。旋回路の一部を構成している房室結節は自

律神経の影響を受けやすく，また Ca^{2+} 電流が関与している．一方，旋回路の一部である副伝導路は，Na^+ 電流が関与している．したがって，頻拍の停止には房室結節に作用する，① Ca^{2+} チャネル拮抗作用をもつ薬剤（ベラパミル），② β 受容体遮断作用をもつ薬剤（プロプラノロール），③ ムスカリン性 K^+ チャネルの作働作用をもつ薬剤（アデノシン），④ 副伝導路に作用する Na^+ チャネル遮断作用をもつ薬剤（プロカインアミド，ジソピラミドなど）が有効である（図 16-2）．もうひとつの代表的な上室性頻拍である房室結節リエントリー頻拍は，房室結節―心房間に存在する遅伝導路と速伝導路の 2 本の伝導路を旋回するマクロリエントリーである．遅伝導路は房室結節の特徴を有しているので，発作の停止には房室結節に作用する薬剤（ベラパミル，プロプラノロール，アデノシンなど）が有効である．

陳旧性心筋梗塞，拡張型心筋症，不整脈源性右室心筋症などに合併する瘢痕関連性の持続性単形性心室頻拍は，心筋傷害部位の緩徐伝導路と正常心筋とで構成されるマクロリエントリーである．持続する頻拍の停止には，心筋傷害部位の伝導を途絶させる Na^+ チャネル遮断作用を有する薬剤（リドカイン，プロカインアミド，ジソピラミドなど）が有効である（図 16-3a, b）．一方，Ca^{2+} チャネル依存性の遅伝導路が関与していると考えられている特発性左室起源のリエントリー心室頻拍には，ベラパミルが有効である（図 16-3c）．

② 頻拍の再発予防

リエントリー頻拍性不整脈は，不整脈基質（リエントリーの持続に必要な回路）に引き金因子（主に，期外収縮）が加わって発生することが多い．両者の関係はダイナミックで，多くの修飾因子（自律神経，電解質，薬剤，虚血など）も関連している．薬物治療は，① 基質に対する治療，② 引き金因子に対する治療，③ 修飾因子に対する治療に大別される．

① 不整脈基質（substrate）

房室回帰性頻拍の不整脈基質は先天性の副伝導路であり，瘢痕関連性の持続性単形性心室頻拍の場合は後天性に生じた心筋の瘢痕組織が関与している．予防薬としては，リエントリーが持続できないように旋回路内に作用する薬剤が有効である．上室性頻拍の場合は，房室結節に作用するベラパミル，プロプラノロールや副伝導路に作用するプロカインアミド，ジソピラミドなどの薬剤が有効である．心室頻拍の場合は，瘢痕内または付近の緩徐伝導路の伝導能を低下させるメキシレチン，プロカインアミド，ジソピラミドなどや心室筋の不応期全体を延長させるアミオダロンが有効である（図 16-4）．

② 引き金因子（triggering factor）

リエントリー頻拍の引き金因子のうち最も重要なのは期外収縮である．したがって，期外収縮を減少させることは，引き金因子の治療としては有効である．上室性の場合はプロカインアミド，ジソピラミドなど，心室性の場合はメキシレチン，プロカインアミド，ジソピラミド，アミオダロンなどが有効である．

③ 修飾因子（modulating factor）

自律神経，心筋虚血，心不全，電解質異常，代謝異常などの修飾因子がリエントリー頻拍を発生しやすくすることが知られている（図 57-1, 482 頁参照）．実際，発熱，術後，精神的ストレスなどで交感神経が亢進した場合や全身状態が悪化したときに不整脈が起こりやすくなる．交感神経緊張亢進が関与している場合はプロプラノロール（β 受容体遮断作用）が有効なことが多い[4]．

3）細動に対する薬物治療

1 心房細動[32]

心房細動を維持するためには，心房内に数個以上のリエントリー回路が同時に存在する必要があると考えられている．個々のリエントリー回路の持続は，不応期と伝導速度の積である "wave length" の概念を用いて説明されている．この理論では，伝導速度が遅いあるいは不応期が短いと wave length が小さくなり，リエントリー回路が形成しやすくなる．このリエントリー回路が同時に心房に複数存在するには，wave length が小さいほど，または心房表面積が大きいほど可能性が高い．したがって心房細動は，① 心房不応期が短い，② 心房の伝導速度が遅い，③ 心房が拡大している場

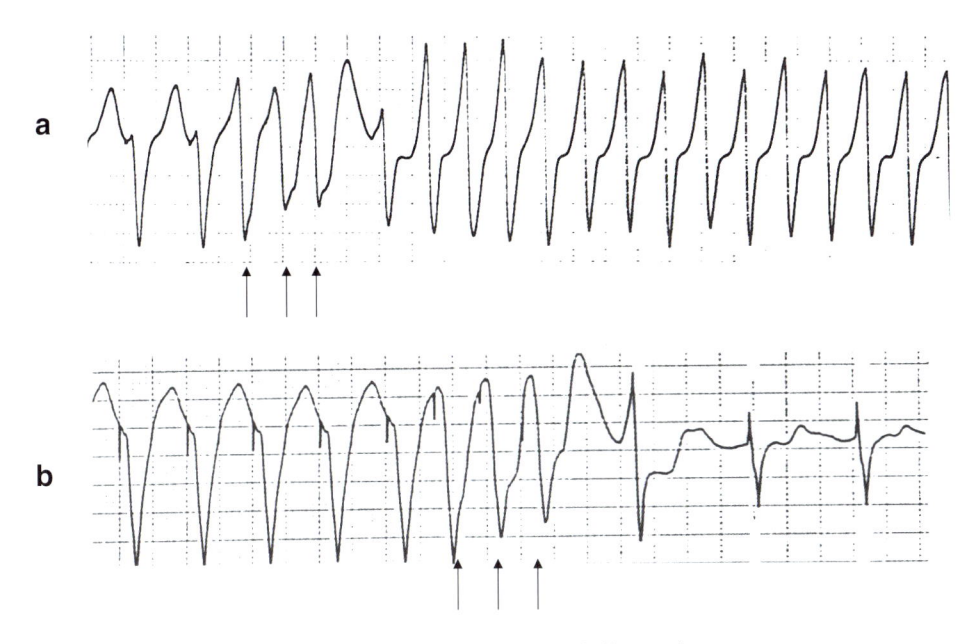

図16-4 持続性単形性心室頻拍の予防
基本調律（心室ペーシング中）に心室期外収縮を挿入して発作の誘発している。
a：薬剤投与前。期外収縮（↑）3連発で心室頻拍が誘発された。
b：メキシレチン（Na^+チャネル遮断薬）投与後。期外収縮（↑）3連発で心室頻拍が誘発されなくなった。メキシレチンが持続性単形性心室頻拍の不整脈基質に作用して，誘発されなくなったと解釈される。

合に発生し，また持続しやすいことになる。

心房細動の停止は，①wave length の消失（旋回路の伝導を途絶させる薬剤），②wave length を大きくする（不応期を延長させる薬剤の投与）ことで可能である。理論的には，Na^+チャネル遮断作用をもつ薬物は伝導を途絶させて停止させ，K^+チャネル遮断作用をもつ薬物は心房不応期を延長させて，心房細動を停止させることができる。実際，心房細動の停止にはピルジカニド（Na^+チャネル遮断作用）やジソピラミドなど（Na^+チャネル遮断作用と K^+チャネル遮断作用を併せもつ薬物）が用いられる。予防にはアミオダロンやベプリジルなどの K^+チャネル遮断作用が主な薬剤が最も有効である。

2 心室細動[33]

心室細動も心房細動と同様に wave length の概念で説明され，不応期の延長や伝導途絶で発生を防ぐことができる。しかし，心室の場合は3次元的（心筋が厚い）に考えなくてはならないので実際にイメージすることは難しい。動物実験で薬剤投与後に心室性不整脈を誘発した結果では，Na^+チャネル遮断薬や Ca^{2+}拮抗薬には抗細動効果は認められず[8]，Vaughan Williams 分類のⅢ群薬が細動閾値を上昇させ抗細動効果を示したと報告されている。最近の大規模臨床試験でも，心室細動の予防には不応期を延長させる薬剤（Ⅲ群薬）が伝導速度を低下する薬剤（Ⅰ群薬）より有用であると報告されている。

●文献
1) Surawicz B：Electropharmacology of antiarrhythmic drugs and digitalis. In Surawicz B (ed)：Electrophysiologic Basics of ECG and Cardiac Arrhythmias. Williams & Wilkins 1995, pp454-490.
2) 小川 聡：抗不整脈薬の分類．小川 聡，大江 透，井上 博（編）：抗不整脈薬のすべて．先端医学社 1997, pp64-70.
3) Vaughan Williams EM：Classification of antiarrhythmic drugs. In Sardoe E (ed)：Symposium on Cardiac

4) Singh BN, Hauswirth O：Comparative mechanisms of action of antiarrhythmic drugs. Am Heart J 1974, 87(3)：367-382.
5) The Sicilian Gambit：A new approach to the classification of antiarrhythmic drugs based on their actions on arrhythmogenic mechanisms. Task Force of the Working Group on Arrhythmias of the European Society of Cardiology. Circulation 1991, 84(4)：1831-1851.
6) 児玉逸雄：Naチャネル遮断作用．小川 聡，大江 透，井上 博（編）：抗不整脈薬のすべて．先端医学社 1997, pp71-82.
7) Preliminary report；Effect of encainide and flecainide on mortality in a randomized trial of arrhythmia suppression after myocardial infarction. The Cardiac Arrhythmia Suppression Trial（CAST）Investigators. N Engl J Med 1989, 321(6)：406-412.
8) Kou WH, Nelson SD, Lynch JJ, et al：Effect of flecainide acetate on prevention of electrical induction of ventricular tachycardia and occurrence of ischemic ventricular fibrillation during the early postmyocardial infarction period；Evaluation in a conscious canine model of sudden death. J Am Coll Cardiol 1987, 9(2)：359-365.
9) Patterson E, Lucchesi ER：Quinidine gluconate in chronic myocardial ischemic injury-differential effects in response to programmed stimulation and acute myocardial ischemia in the dog. Circulation 1983, 68：Ⅲ-155.
10) Mason JW：A comparison of seven antiarrhythmic drugs in patients with ventricular tachyarrhythmias. Electrophysiologic Study versus Electrocardiographic Monitoring Investigators. N Engl J Med 1993, 329(7)：452-458.
11) Determinants of predicted efficacy of antiarrhythmic drugs in the Electrophysiologic Study versus Electrocardiographic Monitoring Trial. The ESVEM Investigators. Circulation 1993, 87(2)：323-329.
12) Patterson E, Lynch JJ, Lucchesi BR：Antiarrhythmic and antifibrillatory actions of the beta adrenergic receptor antagonist, dl-sotalol. J Pharmacol Exp Ther 1984, 230(2)：519-526.
13) 橋本敬太郎：β受容体遮断作用．小川 聡，大江 透，井上 博（編）：抗不整脈薬のすべて．先端医学社 1997, pp104-112.
14) Waldo AL, Camm AJ, de Ruyter H, et al：Preliminary mortality results from the Survival With Oral D-Sotalol（SWORD）Trial. J Am Coll Cardiol 1995, Special issue：15 abstract.
15) Patterson E, Eller BT, Abrams GD, et al：Ventricular fibrillation in a conscious canine preparation of sudden coronary death-prevention by short-and long-term amiodarone administration. Circulation 1983, 68(4)：857-864.
16) Hondeghem LM, Snyders DJ：Class Ⅲ antiarrhythmic agents have a lot of potential but a long way to go. Reduced effectiveness and dangers of reverse use dependence. Circulation 1990, 81(2)：686-690.
17) Colatsky TJ, Follmer CH, Starmer CF：Channel specificity in antiarrhythmic drug action. Mechanism of potassium channel block and its role in suppressing and aggravating cardiac arrhythmias. Circulation 1990, 82(6)：2235-2242.
18) 佐藤俊明，有田 眞：Kチャネル遮断作用．小川 聡，大江 透，井上 博（編）：抗不整脈薬のすべて．先端医学社 1997, pp83-91.
19) Patterson E, Eller BT, Lucchesi BR：Effects of diltiazem upon experimental ventricular dysrhythmias. J Pharmacol Exp Ther 1983, 225(1)：224-233.
20) 中谷晴昭：Caチャネル遮断作用．小川 聡，大江 透，井上 博（編）：抗不整脈薬のすべて．先端医学社 1997, pp93-103.
21) 管野盛夫：ジギタリスの薬理作用．小川 聡，大江 透，井上 博（編）：抗不整脈薬のすべて．先端医学社 1997, pp113-124.
22) 堀江 稔：Vaughan Williamsで分類されない薬理作用．小川 聡，大江 透，井上 博（編）：抗不整脈薬のすべて．先端医学社 1997, pp125-137.
23) 伊東敏広，櫻井正之：徐脈性不整脈と抗不整脈薬．小川 聡，大江 透，井上 博（編）：抗不整脈薬のすべて．先端医学社 1997, pp200-209.
24) Ferrer MI：The sick sinus syndrome in atrial disease. JAMA 1968, 206(3)：645-646.
25) DiFrancesco D：Characterization of single pacemaker channels in cardiac sino-atrial node cells. Nature 1986, 324(6096)：470-473.
26) Imanishi S, Surawicz B：Automatic activity in depolarized guinea pig ventricular myocardium. Characteristics and mechanisms. Circ Res 1976, 39(6)：751-759.
27) Surawicz B：Triggerd rhythms and delayed afterdepolarizations. In Surawicz B（ed）：Electrophysiologic Basics of ECG and Cardiac Arrhythmias. Williams & Wilkins 1995, pp230-241.
28) 平岡昌和：triggered activity（誘発活動）．相澤良房，井上 博（編）：頻拍症．西村書店 1996, pp14-29.
29) Surawicz B：Reentry；Experimental models and reentrant ventricular tachycardia. In Surawicz B（ed）：Electrophysiologic Basics of ECG and Cardiac Arrhythmias. Williams & Wilkins 1995, pp173-190.
30) 児玉逸雄，外山淳治：伝導異常と頻拍．相澤良房，井上 博（編）：頻拍症．西村書店 1996, pp1-13.
31) 小野克重，有田 眞：リエントリーとは．矢崎義雄（編集主幹）：不整脈．病態理解と治療法の進歩．循環器Now 8．南光堂 1994, pp63-65.
32) 井上 博：心房細動．相澤良房，井上 博（編）：頻拍症．西村書店 1996, pp134-138.
33) 奥村 謙：心室細動．矢崎義雄（編集主幹）：不整脈．病態理解と治療法の進歩．循環器Now 8．南光堂 1994, pp203-204.

17 体外ペーシング

1. 方法・手技[1〜5]

1 経静脈心内膜ペーシング

心内膜への固定は透視下で行うほうがよい。セミフローティングカテーテル電極を用いる場合は、遠位極で心腔内電位を記録しながらカテーテルを進め、右室心尖部に固定する。穿刺部位には内頸静脈、鎖骨下静脈、大腿静脈、前肘静脈を用いるが、左鎖骨下静脈または右内頸静脈が最も安定性がよい。

2 心外膜ペーシング

心臓手術後の徐脈や頻拍性不整脈に対して施行される。電極は目的に応じて、心房、心室、または両方に固定される。

3 経胸壁的ペーシング[2]

透視装置がない状況で緊急にペーシングを必要とする場合は、胸壁に貼りつけた大きなパッチ電極を通じて心筋を興奮させる経胸壁的ペーシングを施行する。

4 経食道ペーシング[4〜8]

食道は左心房後面に近接しているため、食道誘導心電図により心房興奮波(P波)を大きく記録でき、経食道ペーシングで心房ペーシングが可能である。したがって、食道誘導心電図と経食道ペーシングを組み合わせることにより、上室性不整脈の診断、治療に有用である。観血的な電気生理学的検査(EPS[*1])と比較すると、心室の情報が得られないという欠点があるが、外来でも実施可能な非観血的検査であり、繰り返し施行することができるという利点がある。

機材と方法

双極誘導電極カテーテルあるいは、ピル型食道用電極カテーテルを使用する。局所麻酔薬で咽頭部を十分に麻酔し、経鼻的に電極カテーテルを食道に挿入する。経食道ペーシングは経静脈心内膜ペーシングよりも興奮閾値が高いため、より大きな電気エネルギーが必要となる。そのため、経食道ペーシング用刺激発生装置には刺激パルス幅30 msec程度まで延長可能で、出力も50 mA(定電流式)まで増幅されるものを使用する。電極間距離に関しては24〜30 mm程度が至適とされている。最大振幅のP波が記録できる部位(成人日本人の場合、門歯から約35 cm)が至適記録部位であり、通常その部位から安定した心房ペーシングが可能である。

[*1]EPS:electrophysiological study

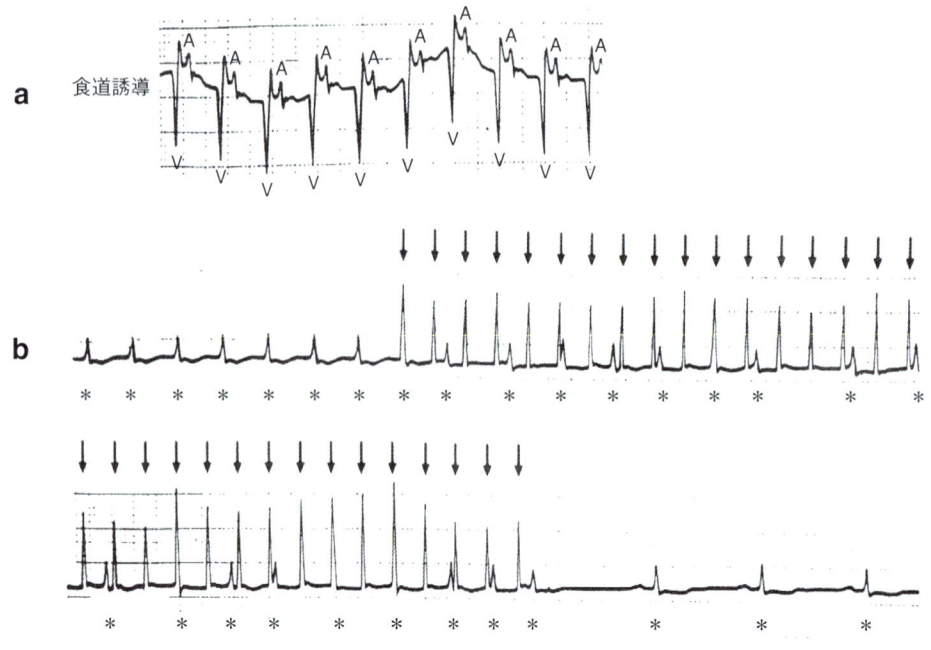

図 17-1 心房頻回刺激(経食道ペーシング)による発作性上室性頻拍の停止
a：発作性上室性頻拍中の食道誘導心電図
　心房電位(A)は心室電位(V)の直後に記録されている。
b：頻拍中の経食道ペーシング
　経食道ペーシング(矢印はペーシング刺激)により頻拍が停止し，心室レート(QRS波：＊)が突然遅くなっている。食道ペーシングを止めると洞調律に戻っていることがわかる。

2 ペーシング刺激閾値の設定[7,8]

経食道ペーシング中の胸部症状は刺激強度に関連しており，Andersonらによれば15 mAを超えると胸痛を伴う場合があるとされている[8]。そのため，患者の苦痛を最小限にかつ円滑な経食道ペーシングを実施するには，適正な刺激閾値の設定が重要である。ペーシング刺激閾値を規定する因子としてパルス幅，刺激部位，電極間距離などがあるが，パルス幅が最も重要である。通常は，パルス幅と刺激閾値の関係(「強さ―時間曲線」)から，20 msecのパルス幅を用いる。

2．適応および臨床応用[1,9〜15]

1 緊急を有する場合

① 心停止
② 症状を伴う洞不全症候群，房室ブロック
　植込み型ペースメーカまでの橋渡しとして行う。
③ 頻拍性不整脈の停止[14〜15] (図17-1)
　頻拍を早く停止する必要のある場合に直流通電(DC)の代わりに用いられる。全身麻酔を必要とせず，頻回に頻拍発作を繰り返す場合に有用である。

2 一過性の不整脈の場合[16〜18]

急性心筋梗塞や薬物の副作用などに合併して発生する不整脈で，より重篤な不整脈に移行する可能性が考えられる場合。

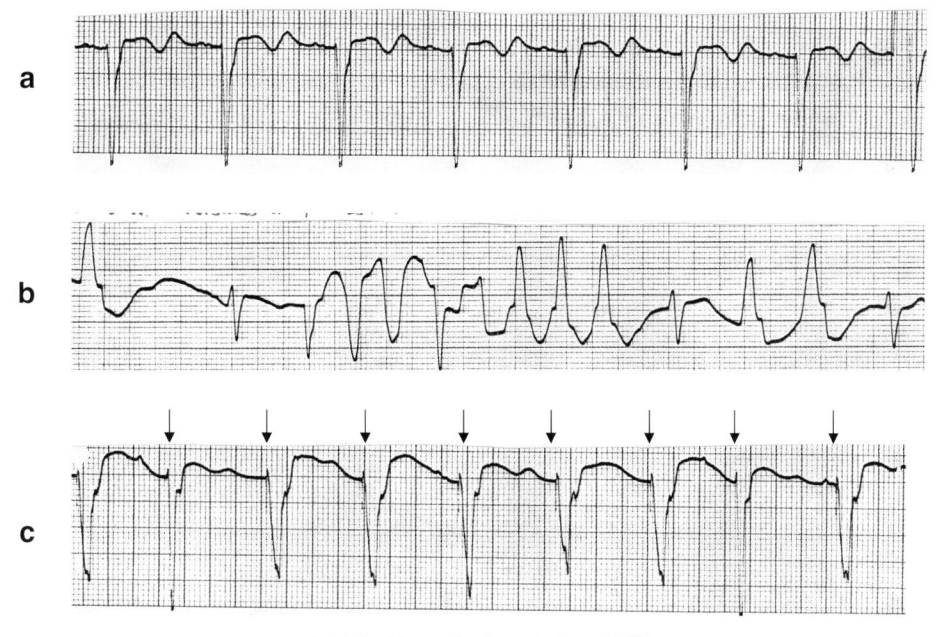

図17-2 Torsade de pointes の予防
a：ジソピラミド 300 mg 投与後，QTU 間隔が著明に延長している。70／分の洞調律
b：50／分の徐脈になったとき torsade de pointes が頻回に発生した。
c：緊急の経静脈的心室一時ペーシング（70／分，↓はペーシング刺激）により torsade de pointes の再発が予防された。

① 新たな二枝ブロック
② MotizⅡ型の第2度房室ブロック
③ Torsade de pointes の予防（図17-2）
後天性 QT 延長症候群で torsade de pointes が頻回に出現する場合に，ペーシングにより心拍数を増加させて発作の再発を予防する。
④ 手術，出産，薬剤投与などで不整脈の一時的悪化が予測される場合

3 ベットサイドで行う電気生理学的検査（EPS）[18〜21]

1 wide QRS 頻拍の鑑別
頻拍中の 12 誘導心電図からは P 波が同定できないことがある。この場合は電極カテーテルを心房に挿入して心腔内電位を記録するか，食道誘導心電図で心房電位を記録して，上室性頻拍の変行伝導か心室頻拍かの鑑別診断をする（図17-3）。

2 洞機能の評価
洞不全症候群が疑わしい患者に心房ペーシング（食道または心内膜）を行い，洞結節自動能回復時間（SNRT[*1]）を測定することができる。

3 房室伝導能の評価
房室伝導障害が疑われる患者に対して心房ペーシングを行い，房室ブロックの出現するペーシング頻度から，房室伝導能を評価することができる。さらに，自律神経ブロックを組み合わせることにより機能的ブロックと器質的ブロックの鑑別も可能である。

4 早期興奮症候群[20]
心房頻回刺激（食道または心内膜）により副伝導路の1：1伝導能を測定できる。また，ペーシングにより心房細動が誘発された場合は，心房細動中の平均心室レートや最短 R-R 間隔を測定できる。Klein らは，WPW 症候群患者における心室細動の既往群では心房細動中の最短 R-R 間隔が有意に短く，最短 R-R 間隔が 250 msec 以下の症例は突然死の危険性が高いと報告している。

[*1] SNRT：sinus node recovery time

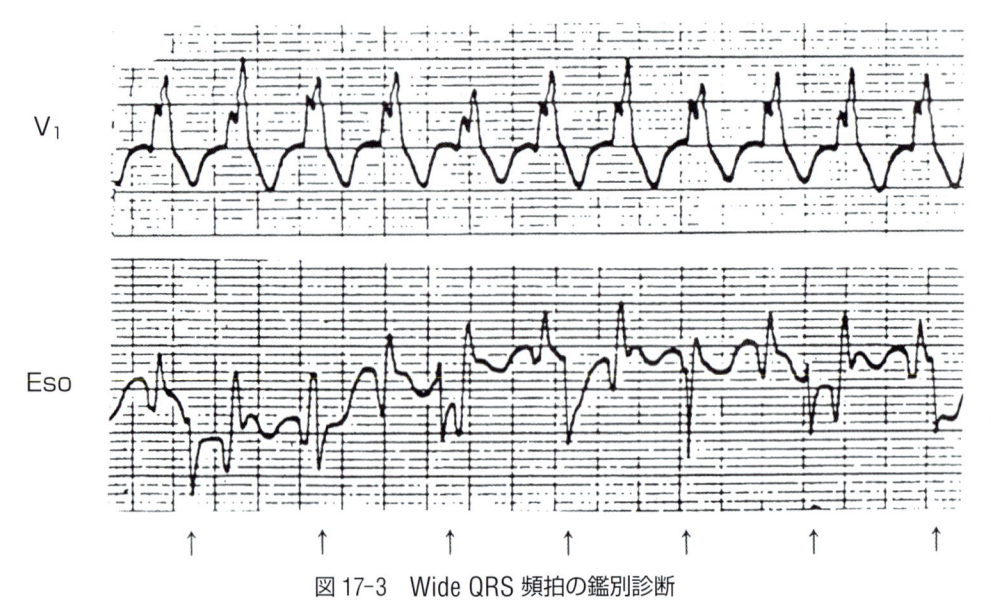

図 17-3　Wide QRS 頻拍の鑑別診断
体表面心電図(V_1)と食道誘導心電図(Eso)の同時記録
体表面心電図では頻拍中の P 波の同定が困難であるが，食道誘導心電図により明瞭な A 波(矢印)
が記録されて房室解離が明らかとなり，心室頻拍と診断される。

5 発作性上室性頻拍の薬効評価[21]

薬物治療開始前後で心房ペーシングによる頻拍誘発試験を実施し，薬物の有効性を評価することがある。薬効評価には，頻拍誘発の可否，頻拍レート減少の有無などを指標にする。

3. 合併症[1,22]

1 カテーテル挿入時

①動脈損傷，②気胸，③心室穿孔，④心タンポナーデ，⑤不整脈。

2 カテーテルの留置に伴うもの

①カテーテル感染，②血栓，塞栓症。

3 ペーシングに伴うもの

①横隔膜刺激，骨格筋刺激，②胸部不快感，異物感，動悸(特に，経食道ペーシングの場合)。

●文献

1) 新 博次，来馬明規：一時的ペーシング．笠貫 宏(編)：目でみる循環器病シリーズ．不整脈．メジカルビュー，1993，pp132-139．
2) Zoll PM: Resuscitation of the heart in ventricular standstill by external electric stimulation. N Engl J Med 1952, 247(20): 768-771.
3) 横山正義，保浦賢三：心臓手術後の心筋電極縫着法と刺激閾値の変動．日本胸部外科学雑誌 1974, 22: 918.
4) 横山正義：一時的ペーシングの適応と手技．ペースメーカー適応手技・管理．第 2 版．文光堂 1996, pp1-13.
5) Gallagher JJ, Smith WM, Kerr CR, et al: Esophageal pacing; A diagnostic and therapeutic tool. Circulation 1982, 65(2): 336-341.
6) 加藤孝和：経食道心房ペーシング法の基礎的検討．心臓ペーシング 1985, 1: 286.
7) Benson DW Jr, Sanford M, Dunnigan A, et al: Transesophageal atrial pacing threshold: Role of interelectrode spacing, pulse width and catheter insertion depth. Am J Cardiol 1984, 53(1): 63-67.
8) Andersen HR, Pless P: Trans-esophageal pacing. Pacing Clin Electrophysiol 1983, 6(4): 674-679.
9) Clinical competence in insertion of a temporary transvenous ventricular pacemaker. ACP/ACC/AHA Task Force on Clinical Privileges in Cardiology. J Am Coll Cardiol 1994, 23(5): 1254-125.
10) Silver MD, Goldschlager N: Temporary transvenous cardiac pacing in the critical care setting. Chest 1988, 93

(3) : 607-613.
11) Gillette PC : Antitachycardia pacing. Pacing Clin Electrophysiol 1997, 20(8-Pt-2) : 2121-2124.
12) Waldo AL, Wells JL Jr, Cooper TB, et al : Temporary cardiac pacing ; Applications and techniques in the treatment of cardiac arrhythmias. Prog Cardiovasc Dis 1981, 23(6) : 451-474.
13) Evans GL, Glasser SP : Intracavitary electrocardiography as a guide to pacemaker postitioning. JAMA 1971, 216(3) : 483-485.
14) Montoyo JV, Angel J, Valle V, et al : Cardioversion of tachycardias by transesophageal atrial pacing. Am J Cardiol 1973, 32(1) : 85-90.
15) Falk RH, Werner M : Transesophageal atrial pacing using a pill electrode for the termination of atrial flutter. Chest 1987, 92(1) : 110-114.
16) Takeda M, Furuse A, Kotsuka Y : Use of temporary atrial pacing in management of patients after cardiac surgery. Cardiovasc Surg 1996, 4(5) : 623-627.
17) Rosenfeld LE : Bradyarrhythmias, abnormalities of conduction, and indications for pacing in acute myocardial infarction. Cardiol Clin 1988, 6(1) : 49-61.
18) Ryan TJ, Antman EM, Brooks NH, et al : 1999 update ; ACC/AHA guidelines for the management of patients with acute myocardial infarction ; Executive summary and recommendations ; A report of the American College of Cardiology/American Heart Association Task Force on Practice Guidelines (Committee on Management of Acute Myocardial Infarction). Circulation 1999, 100(9) : 1016-1030.
19) 岡本 登・他：食道誘導心電図による房室伝導の解析―非観血的 His 束電位の検出．心電図 1986, 6(3) : 261-272.
20) Critelli G, Grassi G, Perticone F, et al : Transesophageal pacing for prognostic evaluation of preexcitation syndrome and assessment of protective therapy. Am J Cardiol 1983, 51(3) : 513-518.
21) Satake S, Hiejima K, Moroi Y, et al : Usefulness of invasive and non-invasive electrophysiologic studies in the selection of antiarrhythmic drugs for the patients with paroxysmal supraventricular tachyarrhythmia. Jpn Circ J 1985, 49(3) : 345-350.
22) Murphy JJ. Current practice and complications of temporary transvenous cardiac pacing. BMJ. 1996 ; 312(7039) : 1134.

18 植込み型ペースメーカ

 徐脈性不整脈に対するペースメーカ治療は確立されているが，近年のペースメーカの著しい進歩によりペーシングモードの選択の幅が広がり，より生理的状態に近いペーシングを行うことが可能となった。

1. 歴史[1,2]

 心臓を電気的に興奮させる試みは18世紀に始まった。最初は，バッテリーを用いて体表面から行われたが，1932年にHymanが最初に心拍数を変えることができるペースメーカを作製した[3]。この装置は人工ペースメーカと呼ばれたが，7.2 kgもある大きなものであった。1952年にZollは，胸壁から電流を流すと心臓を刺激できることを報告した[4]。しかし，この方法では皮膚に火傷を作ったり，痛みが強いのであまり臨床応用されなかった。開心術が行われるようになり，手術時に生じた房室ブロックに対して心筋電極を用いて心臓ペーシングが行われた。Furman(1958)は経静脈的に電極を右室心内膜に挿入してペーシングを施行する方法を考案した[5]。それまでのバッテリーは体外式であったが，1958年には植込み型ペースメーカが作られた。世界で初めての体内式ペースメーカ植え込み手術はスウェーデンで行われ，相次いでアメリカでもChardack[6]，Zoll[7]らが行った。

 その後，種々の異なった機能を有するペースメーカが作られたが，P波同期型はFolkmanとWatkins[8]によって試みられ，demand型といわれる心室R波に同期する機能または自己リズムが出ると抑制される機能をもつペースメーカがLemberg(1965)によって実用化された。植え込み後に体外からペーシングレートや出力を変えることができるいわゆるプログラマブルペースメーカは，1974年にCordis社が体外からの電磁波を利用することで作製した(Omnicor)。

 植込み型ペースメーカの電源は当初は水銀電池が使用されたが，この電池の寿命は2～3年であった。1971年頃から，電池寿命が長いリチウム電池が使用されるようになった。また，ペースメーカの回路にICが取り入れられペースメーカ本体の大きさが小さくなった。わが国では，早稲田大学工学部が作製したペースメーカを東京大学の木元外科のグループが最初に植え込んだ。

 患者の病態，年齢，生活環境などを考慮して，ペーシングモード，ペーシングリード，電池寿命，大きさ，形，テレメトリー機能が改良された。それに伴い適応が拡大され，植え込み数が年々増えている。

2．構造と原理

ペースメーカの基本構造は電池，ペーシングリード，回路の3つからなっている。

1）電池

核エネルギーを利用したバッテリーも過去には作られたが，患者や環境に対する影響が問題となり，現在は作られていない。今日用いられている電池は化学電池である。当初は水銀亜鉛電池が用いられたが，電池寿命が短く，また電池の消耗が徐々にではなく急激に起こるので交換時期を予測するのが困難であった。最近はリチウム電池が用いられているが，この電池は電池寿命が5〜8年と長く，電池消耗が予測可能である。また，プラス極が金属のリチウム，マイナス極がヨウ素で両極の間にはポリビニールピリジンが入っている。リチウムもヨウ素も固体であり，ガスも液体も生じないので完全密封が可能である[9]。

2）ペーシングリード

心筋が興奮（脱分極）するには電流がある範囲の心筋に流れることが必要である。リードには抵抗が少なく（同じ電圧でも回路の抵抗が低くなるとその分だけ電流が大きくなる：オームの法則）腐食しにくい合金（プラチナ，イリジウム，コバルトーニッケル）が用いられる。このリードの抵抗は75〜150Ω程度であるが，最近，リード抵抗が4Ωの銀メッキを施したニッケル線が開発された。リードは電流が心筋に接している先端以外から漏れないように，組織親和性が良好で柔らかく操作しやすいポリウレタンやシリコンラバーの絶縁体で被われている。

リードの先端にあるペーシング電極は，当初は大きな$100\,mm^2$が用いられたが，1970年代には$50\,mm^2$となり，最近は$8〜12\,mm^2$となった[10]。また，電極と心筋との接触状態が重要なので，種々の形の電極が考案された。特に，リング型電極は効率がよいと考えられている。最近では，ステロイドを塗布したリードも作製されている。これは電極と心筋との接触抵抗を減少させる目的で使用する。

ペーシングリードから心筋に電気刺激を与えて心筋を興奮させる方法には，双極刺激法と単極刺激法がある。双極刺激は，先端が2つの電極から形成されているペーシングリードで遠位電極（マイナス極）と近位電極（プラス極）の電極間で電流回路を形成し，心筋を興奮させる。したがって，双方の電極が心筋に接している必要がある。単極刺激は，先端電極がマイナス極でプラス極はペースメーカ本体のメタル部位なので，比較的大きな電流回路である。心電図記録では，電気シグナルの大きさから両者の鑑別ができる（電気シグナルは双極刺激で小さく，単極刺激で大きい）。当初は，単極使用のほうがペーシング閾値が低いと報告されていたが，今日ではほとんど両者に差がないと考えられている。まれに，双極刺激で閾値が異常に高い場合は単極刺激で閾値が低くなることがある。センシングに関しては，単極電極のほうが筋電図や他の電気干渉を受けやすい。今日では，ペースメーカの精能が向上し，どちらの刺激法でもあまり実際には差異がないので，いずれの刺激法を用いるかは各々の施設で決めている。

3）回路

1970年頃までは，ペースメーカ本体の回路は抵抗とコンデンサーを用いて作られていたが，今日ではIC回路が用いられるようになりペースメーカ本体が小型化した。ペースメーカの機能には，ペーシング機構とセンシング機構（心腔内電位を認識する機構）がある。

また，体動を感知してレートを増加させる心拍応答機構を有するものが作製されている。

4）ペーシングモード

現在，リードが1本のシングルチャンバー型とリードが2本のデュアルチャンバー型ペースメーカが存在する。ここではペーシング機能，セ

ンシング機能，心拍応答機能の有無などの機能別に説明する。

ペーシングモードの命名は，通常，Inter-Society Commission for Heart Diseases Resources の提唱した国際コード（ICHD コード）が用いられる[11]。第 1 文字はペーシング部位を，第 2 文字はセンシング部位を示し，A は心房，V は心室，D は心房および心室の両方を，O はセンシング機能のないことを表す。第 3 文字はセンシングした自己波形に対する刺激パルスの制御機能を示し，I は抑制，T は同期，D は抑制と同期の両方，O は機能なしを表している。第 4，第 5 文字は NASPE/BPEG genetic pacemaker code（NBG コード）に準じて，第 4 文字はプログラム様式と rate modulation を示し，R は心拍応答型ペースメーカであることを示している。第 5 文字は抗頻拍作用を示す。

1 VVI モード（図 18-1a）

心室電極を介してペーシングおよびセンシングを行うものである。VVI モードは，すべての徐脈性不整脈に適応することができる。VVI モードはシングルチャンバーペースメーカで可能なので，ペースメーカは小型で皮膚壊死や感染の頻度が少なく，電極が 1 本ですむ。挿入が簡単で静脈閉塞などの合併症が少なく，また電池消耗も少ない。

しかし，心房収縮と心室収縮の生理的順次性が保たれないため AAI モードや DDD モードに比べると心拍出量は約 20% 低下するといわれている[12,13]。また，ペースメーカ症候群と呼ばれる息切れやめまい，動悸などの症状が起こることがある[14]。洞不全症候群患者においては VVI モードは AAI および DDD モードに比べて塞栓症の頻度が高いと考えられていたが[15]，最近反論するデータが報告されている[16〜18]。

2 AAI モード（図 18-1b）

心房電極を介してペーシングおよびセンシングを行うものである。房室伝導に障害がなく，心房細動や心房粗動の既往のない洞不全症候群がよい適応となる。心房収縮と心室収縮の生理的順次性が保てるので心拍出量の低下がなく，ペースメーカ症候群を生じない。また AAI 用のペースメーカは，VVI 用と同様に小型で電池消耗が少ないという利点がある。欠点としては，電極の長期安定性の問題，ペーシング不全やセンシング不全を起こしやすい，植え込み後に房室ブロックや心房細動が起こった場合には対応しにくいなどの問題がある。

しかし，国立循環器病センターで植え込み前に電気生理学的検査（EPS[*1]）を施行して，① 心房の閾値が高くない，② P 波の振幅が大きい，③ 房室伝導に異常がないことが確認された洞不全症候群患者（66 人）に，AAI ペースメーカを植え込んだ結果では，明らかな房室ブロックを起こしたものは 2 人（臨床的には問題とならない程度）だけで大部分の患者では房室伝導の変化は認められなかった。また，ペーシング不全が発生したのは 1 人のみ，センシング不全は 15 人にみられたがそのうち 10 人はセンシングの設定を変更することで対処できた[19]。

3 DDD モード（図 18-1c）

心房電極および心室電極の両方を介してペーシングとセンシングを行うもので，P 波を認識できない場合は心房ペーシングが行われ，R 波を認識できない場合は心室ペーシングが自動的に行われる。洞不全症候群，房室ブロック，また両者の合併例にも適応できる。心房収縮と心室収縮の生理的順次性を保つことができ，洞機能が正常であれば労作に伴い心拍数は増加する。また，DDD モード用のペースメーカはそれ以外のペーシングモードにも変更可能である。

しかし，心房細動が持続する症例では DDD ペースメーカは必要がない。欠点としては，心房と心室に 2 本の電極を挿入しなければならないため技術的に難しい（電極の改良により以前ほど問題にならなくなったが），心房センシングの確実性にやや難がある，ペースメーカの電池寿命がやや短い，などがあげられる。また，DDD モードは，pacemaker mediated tachycardia と呼ばれる特殊な頻拍がまれに発生することがある。

[*1] EPS : electrophysiological study

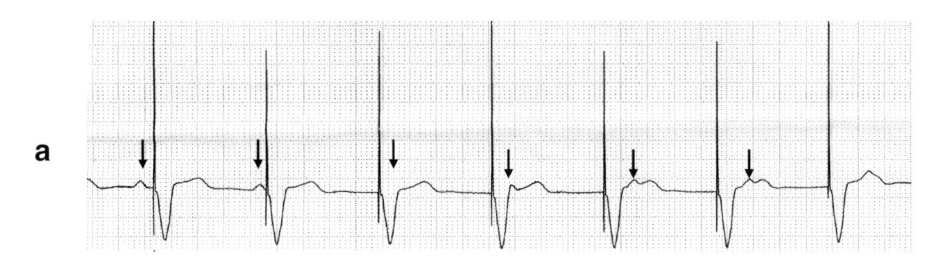

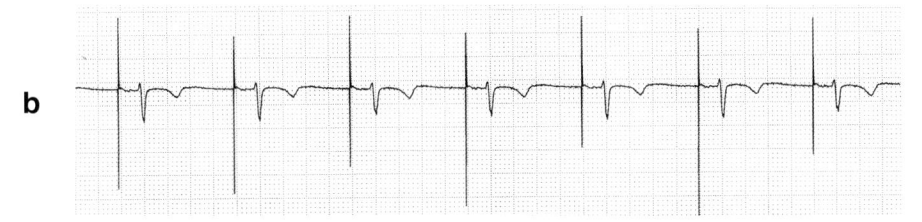

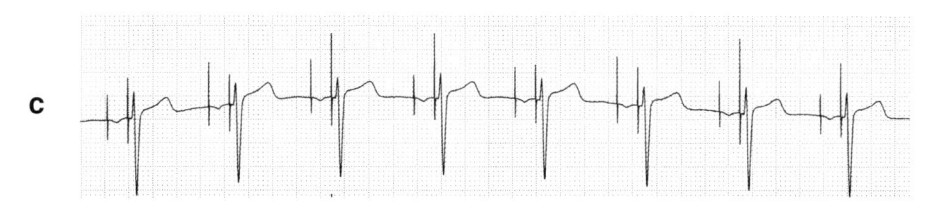

図 18-1　代表的なペーシングモード

a：VVI モード
　P 波(↓)は自己の洞調律，QRS 波はペースメーカ刺激で興奮している(QRS 直前にペースメーカスパイクが記録されている)。
b：AAI モード
　心房はペースメーカ刺激で興奮している。心房波直前にペースメーカスパイクが記録されている。QRS 波は自己の正常伝導系を介して興奮している(QRS 波形が正常である)。
c：DDD モード
　心房と心室の両方がペースメーカ刺激で興奮している。P 波直前と QRS 波直前にペースメーカスパイクが記録されている。

4　DDDR（心拍応答型ペースメーカ）

　より生理的なペーシングを目指して開発されたものである。実際にペーシングレートをコントロールするための指標としては，体動に伴う振動，呼吸数，QT 間隔，血液温などがあるが，体動感知型の機種が最も多い。
　DDDR モードは洞機能の障害と房室伝導障害を合併している例でも心房収縮と心室収縮の順次性を保つことができ，労作時の心拍数の増加も期待できる。また，植え込み後にモードの変更が可能であるため，心房細動や心房粗動を合併した場合には VVIR モードに変更して対処できるといった利点がある。DDDR と DDD モードあるいは VVIR モードを比較した報告では血行動態や運動耐容能の点で DDDR モードが優れていることが確認されている。
　心拍応答型ペースメーカの明確な適応基準はないが，①若年者や活動性の高い患者で生理的な心拍出量の増加が望まれるような場合，②持続性洞性徐脈症例などが適応となる。

5）頻拍治療用ペースメーカ（図 18-2）

　頻拍治療用ペースメーカは，主として内科的に治療が困難な発作性上室性頻拍に対して以前植え込まれていたが，今日では薬剤抵抗性の上室性頻

図18-2 抗頻拍ペースメーカ
a：房室結節リエントリー頻拍患者。抗頻拍ペースメーカのリードは右房に固定されている。
b：頻拍（周期 416 msec）は自動的に感知され，あらかじめプログラムされたレートで電気刺激を右房から発生している。周期 300 msec のペーシングの電気刺激（5連発）で頻拍が停止している。

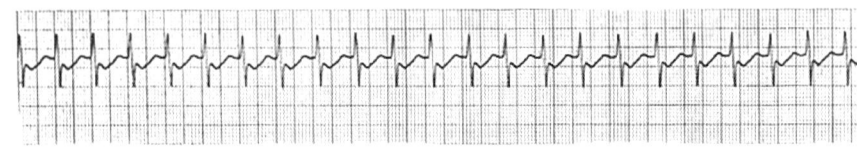

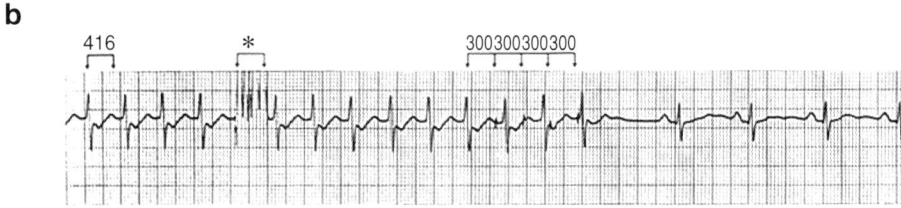

＊：アーチファクト

拍に対してはカテーテルアブレーションが第一選択となり，頻拍治療用ペースメーカを植え込むことはまれである。頻拍の停止方法としては，頻拍よりも遅い固定レートでペーシングを行いペーシングが偶然に頻拍停止帯に入ることを期待する underdrive 法，高頻度レートでペーシングを行う burst 法，頻拍の QRS に同期させ，少しずつ時相をずらしてペーシングを行う scanning 法がある。

6）両心室ペーシング
　　（心室再同期療法，CRT[*2]）

心室再同期療法は心室内伝導障害をもつ難治性心不全症例に対する有効な治療法として最近，開発され，その有効性が大規模臨床試験で実証された[20〜22]。心機能を改善する機序は，右室・左室の同時ペーシングにより左室収縮の非同期が改善されることによる。さらに，この両室ペーシングによる僧帽弁逆流の減少も心機能が改善する一因と考えられている。左心室電極を冠状静脈洞を介して心外側の静脈に留置する方法が一般的に用いられている。まれに，経静脈的に左心室心外側への電極挿入が困難な症例には，肋間に小開胸して左室心外膜電極を植え込むことがある。

[*2]CRT：cardiac resynchronization therapy

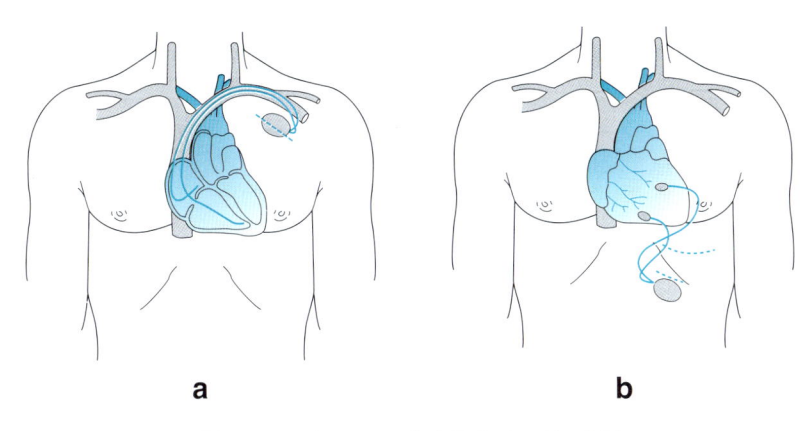

図18-3 ペースメーカ本体とリードの挿入
a：リードは心内膜に留置している。1本は右房，他の1本は右室に固定されている。
b：心筋電極は右室心外膜に2か所装着されている。

3．方法・手技(図18-3)[2]

ペースメーカが開発された頃は合併症の率が高く，高度のテクニックを要求された。今日では，テクノロジーの進歩により，短時間に合併症なく行えるようになった。胸部外科医が行うか循環器内科医が行うかは各々の施設によるが，ペーシングと不整脈の知識がある医師が行うべきである。

植込み型ペースメーカには心内膜にリードを固定する方法と心筋に固定する方法がある。心筋に固定する場合は通常，心臓手術時と幼児を対象として行われる。心内膜リードは静脈から挿入し，挿入法には皮膚切開法と静脈穿刺法とがあるが，今日では静脈穿刺法が多く行われている。

1）電極挿入部位

穿刺法による鎖骨下静脈アプローチ法は今日最も用いられている方法である。この方法は鎖骨下静脈が直径1～2 cmと太いので複数の電極（心房と心室）を挿入するのに適している。

2）電極の固定(図18-4)

心室リードは右室心尖部に固定することが多い。カテーテルによる不整脈が出現することがあり，また誤って冠状静脈に挿入することがあるので心電図と透視のモニターで確認しながら固定する。電極が至適部位に位置しているか否かは透視による解剖学的位置によりまず確かめるが，右室は症例により大きさが異なり，心尖部の透視での位置も異なっていることを念頭においておく必要がある。次に，この部位が至適ペーシング部位か否かの検討を，ペーシング閾値，R波の大きさ，インピーダンス値により行う。ペーシング閾値の検査は2, 5, 10, 20 msecのpulse durationで各々調べる。インピーダンスは5Vでペーシングしているときの値で表す。至適ペーシング部位の目安は，ペーシング閾値が0.3～1.0 V，R波の大きさは4 mV以上，インピーダンスは250～1,000 Ωである。また，横隔膜刺激がなく，電極のリードに十分にたるみがあり，深呼吸でも電極先端部が外れないことも確認する。以上をすべて確認できた後，電極リードを穿刺部位で固定する。

心房リードは右心耳固定用のJリードを用いる。心室リードと同様に心電図と透視のモニターで確認しながら，固定する。右心耳に固定されたことを複数の透視角度で確認した後，至適ペーシング部位であるか否かの検討を，ペーシング閾値，A波の大きさ，インピーダンスにより行う。ペーシング閾値は0.6～2.0 V，A波の大きさ1.5～2.5 mV，インピーダンスは250～1,000 Ωが目安である。

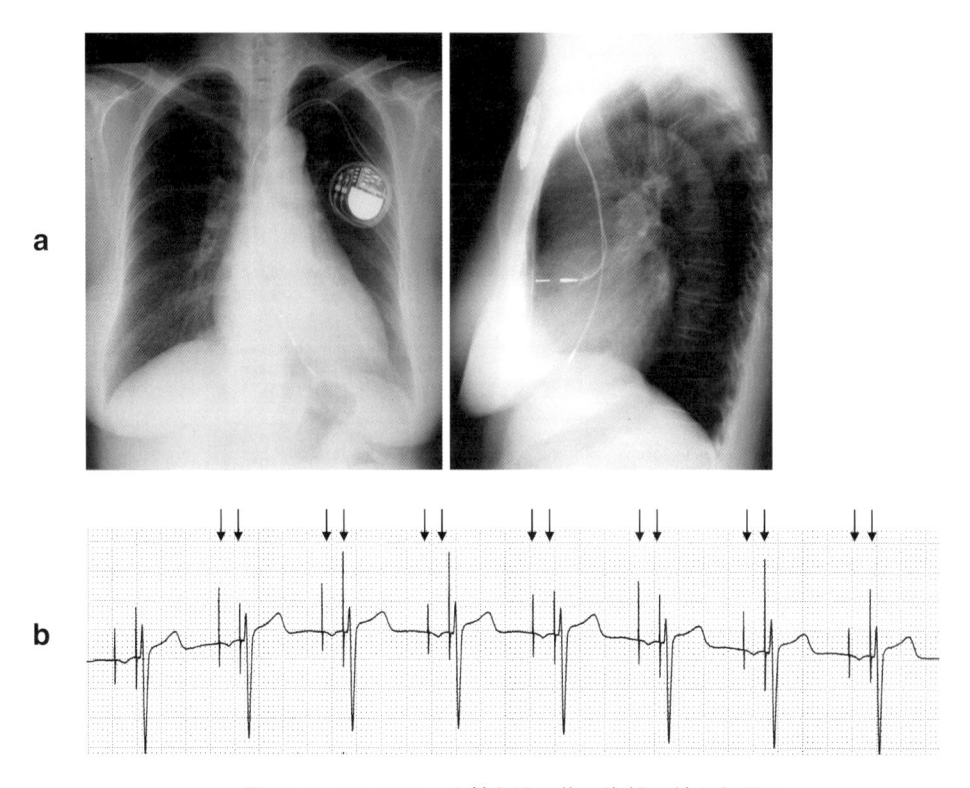

図 18-4 ペースメーカ植え込み後の胸部 X 線と心電図
a：リードは右心房と右心室心尖部に固定されている。
b：DDD モードでペーシングしている。心房波直前と心室波直前にペースメーカスパイク（↓）が記録されている。

心房ねじ込みリード（atrial screw-in lead）を用いると，右心房のどの部位でもリードの固定が可能であるので，上記の検討を複数の部位で行い至適ペーシング部位を見つける。方法は右心耳固定用の J リードと同じであるが，心筋にねじ込んだ直後は心筋障害により値がばらつくので，2〜3 分待ってから測定するのが望ましい。

今日では心房リードと心室リードの 2 本を固定するのが一般的であるが，この場合どちらのリードを先に固定するかは施設で異なっている。一般的には心室リードをまず固定し，その後心房リードを固定する施設が多い。電極を固定する部位は，このほかに心外膜リードがあるが，主に心臓手術時に行う。

3）ペースメーカ本体の植え込み

以前は，リード挿入とペースメーカ本体の植え込みは期間をあけて（1〜2 週間）施行していたが，今日では同時に行う。ペースメーカ本体の植え込み部位の大部分は鎖骨下の皮下である。まず，皮下脂肪組織の中深く，大胸筋の筋膜より上でポケットを作製する。ポケットはペースメーカ本体の大きさに合わせて作製するが，最新のペースメーカ本体は小さいので通常は指 3 本が入る大きさである。

4．合併症[2]

ペースメーカ植え込みの合併症としては，植え

込み直後に起こるものとしばらく経ってから起こる場合がある．

1）植え込み直後の合併症

植え込み直後に起こる合併症としては，穿刺による気胸，血腫，感染症，横隔神経刺激がある．また，まれではあるが鎖骨下静脈，上大静脈の血栓症，塞栓症を起こすことがあり，手術後の循環，呼吸，脳，腎機能のチェックが必要である．

2）中長期的に起こる合併症

1 皮膚壊死

ペースメーカ本体が皮膚壊死を起こして体表面に一部が顔を出すのは重篤な合併症である．ペースメーカ本体が大きく厚かった頃は比較的多かったが，最近の小さく薄いペースメーカでは起こる頻度は少なくなってきた．今日，この合併症が起こる原因は感染，植え込み時の傷，ペースメーカ本体の移動によることが多い．通常は皮膚壊死が生じても，ペーシング機能とセンシング機能は保たれている．皮膚壊死に進行した場合は感染を合併していると判断されるので，ペースメーカ本体の取り替えが必要である．

2 感染

感染がペースメーカ本体に限局されていれば発熱もないが，電極を介して感染が進行すると敗血症となる．ペースメーカ本体の感染は，手術直後に起こるよりも患者の抵抗力が低下したときの日和見感染で起こることのほうが多い．ペースメーカポケットの感染でもリードまで感染が進行した場合はリード抜去が必要である．

3 静脈血栓

鎖骨下静脈，無名静脈の血栓では上腕側の浮腫が生じる．この場合は安静，上腕を上げる，抗凝固療法で軽快することが多い．抗凝固療法で軽快しない場合は，外科的処置が必要となる．この場合は静脈リードを抜去して心筋電極に代える必要がある．

4 肺塞栓

ペーシングリードに血栓が生じた場合は，常に肺塞栓を起こす可能性がある．しかし，臨床的に問題となる肺塞栓の頻度は低く，発生した場合は患者の凝固因子を調べる必要がある．治療は抗凝固療法である．

5 ペースメーカ症候群

ペースメーカ症候群は，右室ペーシングをしている患者が胸痛，めまい，動悸，冷汗などを訴えるもので，三井らが命名した[14]．頻度は右室ペーシングの約20％に起こると報告されている．心室刺激が心房に逆行性伝導する患者で起こることが多い．これは心室ペーシング時，心室収縮の直後に心房収縮が生じる結果，心拍出量が約30％減少し，右房圧が上昇することが原因と考えられている．しかし，室房伝導がない患者でもペーシング症候群が生じることが報告されている．

6 横隔膜・骨格筋の刺激

ペーシングでまれに横隔膜が収縮する．ペーシングによる横隔膜刺激は症状が強く患者にとって苦痛である．通常は横隔膜の直接刺激であるが，時に横隔神経の刺激によることがある．

ペースメーカ植え込み時に出力を10Vにして横隔膜刺激が生じないことを確かめる．術後しばらく経過してから起こる場合はリードの移動によることが多い．

横隔膜以外の骨格筋の刺激は，ペースメーカ本体が骨格筋内に植え込まれた場合に起こる．まれにペースメーカ本体やリードの絶縁が障害された場合に起こる．

7 不整脈の発生

植え込み後，リード先端付近から期外収縮が発生することがあるが，通常は一過性である．重篤な不整脈としては，センシング機能に問題が起きたときRonTのスパイクが入り心室細動が誘発されることである．ペースメーカ起因頻拍はDDDペースメーカに伴う不整脈であるが，適切なプログラムに変更することで問題は解決する．

5．適応

ペースメーカの植え込みの適応は，12誘導心電図またはホルター心電図で捉えられている徐脈性不整脈と患者の症状に基づいて検討される。徐脈による症状としては失神，めまい，立ちくらみ，倦怠感，手足の冷感や心不全症状がある。症状と徐脈の因果関係が明らかであればペースメーカ植え込みの適応となる。しかし，症状の出現時のモニター記録ができない場合，あるいは徐脈・心停止の程度と症状があわない場合がある。このような症例にはEPSを施行し，症状と不整脈の関連性を明らかにする必要がある。

1）ペースメーカ植え込みに関するガイドライン[23〜26]

ペースメーカの著しい進歩は，徐脈性不整脈患者の予後とquality of lifeの改善をもたらした。

各疾患ごとのペースメーカ植え込みの適応については，1998年にACC[*3]とAHA[*4]の合同委員会によりガイドラインが作成され[23]，2002年に改訂された[24]。このガイドラインでは，適応を3段階に分けて分類している。

① クラスⅠ：ペースメーカ植え込みが有効という根拠があり，適応であることが一般に同意されているもの。

② クラスⅡ：ペースメーカ植え込みがしばしば行われるが，その必要性に関してはなお意見の相違がみられるもの。

③ クラスⅢ：ペースメーカ植え込みの適応がないことで意見が一致しているもの。

また，植え込みの適応を個々の不整脈および各疾患ごとに細かく決めている。

わが国でも日本心臓ペーシング学会のペースメーカ植え込み適応に関する小委員会が中心となってAHA/ACCガイドラインと整合性を保ち，わが国の特殊性を考慮してガイドラインを作成した[25]。2001年に日本循環器学会合同研究班がガイドラインを作成した（表18-1）[26]。このガイドラインも適応を3段階に分けている。一般的にはクラスⅠは絶対適応と考えられているが，クラスⅡは相対的適応である。したがって，クラスⅡの場合は患者，家族，医師の3者で医学的および社会的な要素を考慮して適応を決めている。

なお，2007年に日本循環器学会合同研究班（2004〜2005年度）による改訂版が発表されるが，ペースメーカ植え込みのガイドラインに関しては変更がない予定である。

2）不整脈・疾患別の適応

徐脈性不整脈は種々の疾患に合併するが，不整脈の種類および原因疾患でその危険度が異なっている。ここでは，① 成人における慢性房室ブロック，② 心筋梗塞後（急性期を過ぎた）の房室ブロック，③ 心室内伝導障害，二枝および三枝ブロック（慢性），④ 洞不全症候群，⑤ その他の疾患，におけるペースメーカ植え込みの適応を述べる。なお，適応に関してはクラスⅠに限定しアメリカおよびわが国のガイドラインを参考にして説明する（クラスⅡ・Ⅲは，表18-1参照）。また，日本循環器学会合同研究班のガイドラインとACC/AHA/NASPE合同委員会のガイドラインはほぼ同一であるが，異なっているところは（注）として指摘する。

1 成人における慢性房室ブロック

第3度房室ブロックおよび高度第2度房室ブロックの場合で，徐脈による症状があればペースメーカ植え込みの適応となる。また，心不全に陥っている症例も植え込みの適応である。一方，無症状な第3度房室ブロックや高度第2度房室ブロックの場合の適応を決めるのは難しい。この場合は，ブロックの部位や基礎疾患を考慮して個々に決めているのが現状である。ガイドラインでもブロック部位を考慮してクラス分けしている。

以下に成人の慢性房室ブロックに対するペースメーカ植え込みのACC/AHA/NASPEにおけるガイドラインのクラスⅠ適応をあげる。

[*3]ACC：American College of Cardiology
[*4]AHA：American Heart Association

表 18-1 植込み型ペースメーカのガイドライン(1999-2000 年度，日本循環器学会合同研究班報告書)[26]

房室ブロック

クラス I	□ ブロック部位にかかわらず，徐脈による明らかな臨床症状を有する第 2 度，高度または第 3 度房室ブロック
	□ ブロック部位にかかわらず，高度または第 3 度房室ブロックで以下のいずれかを伴う場合 　1．投与不可欠な薬剤によるもの 　2．改善の予測が不可能な術後房室ブロック 　3．房室接合部のカテーテルアブレーション後 　4．進行性の神経筋疾患に伴う房室ブロック 　5．覚醒時に著明な徐脈や長時間の心室停止を示すもの
クラス IIa	□ 症状のない第 2 度，高度または第 3 度房室ブロックで，以下のいずれかを伴う場合 　1．ブロック部位がヒス束内またはヒス束下のもの 　2．徐脈による進行性の心拡大を伴うもの 　3．運動または硫酸アトロピン負荷で伝導が不変もしくは悪化するもの
	□ 徐脈によると思われる症状があり，他の原因のない第 1 度房室ブロックで，ブロック部位がヒス束内またはヒス束下のもの
クラス IIb	□ 症状のない高度または第 3 度房室結節内ブロックで，覚醒時に著明な徐脈や長時間の心室停止がない．
	□ 至適房室間隔設定により血行動態の改善が期待できる心不全を伴う第 1 度房室ブロック
クラス III	□ 症状のない第 1 度房室ブロック（脚ブロックを有するものを含む）
	□ 症状のない Wenckebach 型第 2 度房室ブロック
	□ 一過性で，原因を取り除くことにより改善し，かつ再発もしないと思われる房室ブロック（薬剤性など）

二枝および三枝ブロック

クラス I	□ 慢性二枝または三枝ブロックがあり，第 2 度 Mobitz II 型，高度もしくは第 3 度房室ブロックの既往がある場合
	□ 慢性二枝または三枝ブロックがあり，投与不可欠な薬剤の使用が房室ブロックを誘発する可能性の高い場合
	□ 慢性二枝または三枝ブロックと Wenckebach 型第 2 度房室ブロックを認め，失神発作の原因としてさらに高度房室ブロック発現が疑われる場合
クラス IIa	□ 慢性二枝または三枝ブロックがあり，失神発作を伴うが原因の明らかでないもの
	□ 慢性二枝または三枝ブロックがあり，器質的心疾患を有し，電気生理検査によるヒス束以下での伝導遅延・途絶の証明された場合
クラス IIb	□ 慢性二枝または三枝ブロックがあり，電気生理検査でヒス束以下での伝導遅延・途絶を認めるが，器質的心疾患のないもの
クラス III	□ 慢性二枝または三枝ブロックがあるが，電気生理検査でヒス束以下での伝導遅延・途絶の所見がなく，症状のない器質的心疾患もないもの

洞不全症候群

クラス I	□ 失神，痙攣，眼前暗黒感，めまい，息切れ，易疲労感などの症状あるいは心不全があり，それが洞性徐脈，洞房ブロック，洞停止あるいは運動時の心拍応答不全によるものであることが確認された場合．それが長期間の必要不可欠な薬剤投与による場合を含む
クラス IIa	□ 上記の症状があるが，徐脈や心室停止との関連が明確でない
	□ 徐脈頻脈症候群で，頻脈に対して必要不可欠な薬剤により徐脈をきたす場合
クラス IIb	□ 症状のない洞房ブロックや洞停止
クラス III	□ 症状のない洞性徐脈

(続く)

表18-1 植込み型ペースメーカのガイドライン（日本循環器学会：1999-2000年度合同研究班報告）（続き）

徐脈性心房細動

クラスI	□	失神，痙攣，眼前暗黒感，めまい，息切れ，易疲労感などの症状あるいは心不全があり，それが徐脈や心停止によるものであることが確認された場合，それが長期間の必要不可欠な薬剤投与による場合を含む
クラスIIa	□	上記の症状があり，徐脈や心停止を認めるが，両者の関連が明確でない場合
クラスIII	□	症状のない徐脈性心房細動

過敏性頸動脈洞症候群・神経調節性失神

クラスI	□	過敏性頸動脈洞症候群で反復する失神発作があり，洞機能や房室伝導を抑制する薬剤を使用することなく，頸動脈圧迫により長い心停止が誘発される場合
クラスIIa	□	神経調節性失神で反復する失神発作があり，head-up tilt試験により心抑制反応が認められる場合 □ 心抑制反応を伴う嚥下性失神などの失神で，著しく生活が制限される場合
クラスIII	□	head-up tilt試験により心抑制反応が認められるが症状のない場合

閉塞性肥大型心筋症

クラスI	□	圧較差に基づく症状により生活の質の低下をきたす閉塞性肥大型心筋症で，症状と圧較差が関連しており，薬物治療が無効か副作用のため使用不能か，患者が望まず，かつ手術療法が不適切な場合

　高度第2度房室ブロックおよび第3度房室ブロック（ブロック部位は問わず）に加えて以下の所見がある。

　① 徐脈による症状がある場合。

　② 治療上不可欠（房室ブロック以外の疾患に対する）な薬剤で徐脈が悪化し症状が生じる場合。

　③ 症状はないが，日中に心停止3秒以上，または心拍数40/分以下の場合[注]。

　④ 房室接合部のカテーテルアブレーションを施行した場合。

　⑤ 心臓手術後に発生し，治る可能性が見込めない場合。

　⑥ 神経筋疾患に伴う場合（筋強直性筋ジストロフィー，進行性筋ジストロフィーなど）。

　[注] わが国のガイドラインでは著明な徐脈と心停止として，具体的な数値を示していない。

2 心筋梗塞後（急性期を過ぎた）の房室ブロック

　急性心筋梗塞後に発生する房室ブロックのペースメーカの適応は，伝導障害のタイプ，心筋梗塞部位，房室ブロック発生と心筋梗塞発生との時間的関係を参考にして突然死の予防という観点から決定している。また，梗塞後何日までを一過性とするかはガイドラインでは具体的な数値を述べていない。筆者の施設では2週間前後を目安としている。

　以下に，心筋梗塞後の房室ブロックに対するペースメーカ植え込みのACC／AHA／NASPEにおけるガイドラインのクラスI適応をあげる。

　① 持続性二枝ブロックを伴ったヒス束以下の第2度房室ブロック。

　② 持続性のヒス束以下の第3度房室ブロック。

　③ 一過性の脚ブロックを伴うヒス束以下の第2～3度房室ブロック。

　④ 持続性の症状を伴う第2～3度房室ブロック。

　[注] 急性心筋梗塞に合併する房室ブロックに関しては，日本循環器学会合同研究班のガイドライン（2001年）では記載がないが，日本ペーシング学会による心臓ペースメーカ植え込みに関するガイドライン（1995年）ではブロック部位に関しては限定してなく，① 持続性第3度房室ブロック，② 心室内伝導障害を伴う一過性または持続性高度房室ブロックとしている。

3 心室内伝導障害，二枝および三枝ブロック（慢性）

心電図上，右脚に加えて左脚の前枝または後枝の一方に伝導障害がみられるものを二枝ブロックと定義する．また，前者に加えて第1度の房室ブロックを認めた場合は三枝ブロックと呼ぶ．二枝ブロックは完全房室ブロックの前駆状態ではあるが，実際には完全房室ブロックへと進展する率は低いことが判明している．しかし，二枝および三枝ブロックの患者において失神がみられる場合には，一過性の完全房室ブロックによるものであると推定することができ，ペースメーカ植え込みの適応となる．P-R時間，H-V時間の延長や診断的心房ペーシングは完全房室ブロックや突然死を予測するパラメータとしては不確実と考えられている．

以下に，二枝および三枝ブロック（慢性）におけるACC/AHA/NASPEのクラスI適応をあげる．
① 間欠性の第3度房室ブロックを認める．
② 第2度房室ブロックを認める[注]．
③ 交代性脚ブロックを認める．

〔注〕日本循環器学会合同研究班のガイドラインでは第2度房室ブロックのうちのMobitzⅡ型に限定している．ただし，ブロックがWenckebachタイプの場合でも失神がある場合は，クラスIの適応としている．また，日本循環器学会合同研究班のガイドラインでは交代性脚ブロックの代わりに，薬剤投与でブロックが進行する可能性が考えられる場合もクラスIの適応としている．

4 洞不全症候群

洞不全症候群では徐脈，洞停止，発作性心房細動などが組み合わさって出現することがあるため，ペースメーカの植え込みの適応に関して，特に症状が重要視される．失神発作や息切れ，易疲労感などの症状があり，それが洞不全症候群による症状であることが確認された場合は適応（クラスI）となる．洞不全症候群の場合は症状が中心であるが，その理由としてスポーツ選手は時に30/分や3秒程度の徐脈を認めるので，具体的な数値からは鑑別が難しいことによると考えられる．

以下にACC/AHA/NASPEおよび日本循環器学会合同研究班の洞不全症候群におけるクラスI適応をあげる．
① 洞休止，洞停止による症状がある場合．
② 洞徐脈が持続性で全身倦怠感などの症状がある場合．

5 その他の疾患におけるペースメーカ植え込みの適応

ペースメーカの主な治療は徐脈性不整脈に対してであるが，最近は，① 神経調節性失神の失神予防，② 徐脈依存性の心室頻拍，③ 閉塞性肥大型心筋症の血行動態の改善，④ 重症心不全の治療に施行されることがある．

① 神経調節性失神

洞機能に異常がなくとも，迷走神経の緊張が強く頭頸部を動かすだけで，頸動脈洞が刺激されて徐脈や心停止を生じるような患者が存在する．このような症例も薬剤抵抗性の場合は，ペースメーカ植え込みの適応となる．軽い頸動脈マッサージ（薬剤が投与されていない状態）で心停止が3秒以上生じる場合は，極度の迷走神経の緊張の客観的裏づけとみなされている．

② 徐脈依存性の心室頻拍

心室頻拍は，徐脈あるいは長いR-R間隔が引き金となって起こることがある．この場合は，通常QT延長を伴い多形性（torsade de pointes）を呈することが多いが，時にQT延長を認めない徐脈依存性の心室頻拍も認める．徐脈やR-R間隔の延長が持続し，これが心室頻拍の引き金であることが認められればペースメーカ植え込みの適応となる．

③ 閉塞性肥大型心筋症

薬剤でも心室内圧格差が大きく血行動態的に改善しない閉塞性肥大型心筋症に右室ペーシングすると圧格差が減少することがある．一時的ペーシングで明らかな血行動態的に改善を認めた場合は，ペースメーカ植え込みはひとつの治療選択である．

④ 重症心不全の治療

慢性心不全患者は機械的な心室収縮力の低下と共に，心室内伝導障害による心室同期不全を合併することがある[20]．通常，心室同期不全の診断はQRS波形の間隔が120 msec以上の場合に疑われ

る。心室同期不全は心室収縮の効率を低下させ，僧帽弁の逆流も増加させる。重症の慢性心不全患者ではこの心室同期不全が大きな負担となり，心不全の病態を悪化させている。このような症例に対して，心室の収縮効率を高めて心拍出量を増加させる心室再同期療法（CRT[*1]）が開発された[21]。通常，標準的なペーシングリードを右心房と右心室に挿入し，特別にデザインされた左心室用ペーシングリードを冠状静脈洞経由で左心室の心外膜側に留置する。左右の心室に挿入したリードから同時に電気刺激を与えることで心室の同期性が高まり，血行動態が改善して運動能力やQOLを向上させる。このCRTの有効性は大規模臨床試験で確立された（MIRACLE試験）[22]。

6．ペーシングモードの選択[12〜19]

ペーシングモードにはVVI，AAI，DDD，DDI，DVI，VDDと種々あるが，DDDペースメーカはすべてのモードに対応できる。また，AAIR，VVIR，DDDRペーシングモードはレートレスポンス機能を有しているので運動の増加に対応するので，最近では心拍応答機能を有するペースメーカを選択する施設が多い。ACCとAHAの合同委員会の報告（1988）では，各種ペーシングモードの選択基準を述べているが，実際には個々の患者の心房・心室の電気的病態に加えて患者が抱えている他の病態や運動能力・活動などを多角的に考慮して，至適ペーシングモードを選択している。したがって，VVIが至適ペーシングモードである患者も存在し，その場合はシングルチャンバーペースメーカを選択する。以下に，2つの代表的なペーシングモードであるVVIモードとDDDモードに適している病態を述べる。

1）VVIモードの選択

1 よい適応
以下の2つの条件を満たす患者。
① 血行動態に対して心房収縮の関与が期待できない場合（心房細動，心房粗動，巨大心房）。
② 血行動態への心房収縮の関与がないことにより，ペースメーカ症候群を示さない場合。

2 全身の病態・身体所見を考慮した適応
① 生命の維持が主目的となるような高齢者。
② 推定余命が短い末期疾患の患者。

3 不適切
① ペースメーカ症候群を起こした症例，またはペースメーカ植え込み時の一時的心室ペーシングによって症状が出現する場合。
② 血行動態への心房の関与が最大限に必要な場合（うっ血性心不全など）。

2）DDDモードの選択

1 よい適応
広範囲の心拍数にわたって，心房と心室の収縮の順次性が必要な場合。
① 心房拍動数に応答する必要のある若年症例ないし活動的な患者。
② 血行動態的に心房と心室収縮の順次性が必要な場合。
③ ペースメーカ症候群を起こした症例，または，ペースメーカ植え込み時の心室ペーシングによって収縮期圧が20 mmHg以上低下する症例。

2 推奨される適応
① 心房拍動数があまり変化しない完全房室ブロック症例または洞不全症候群患者（DDDRが推奨される）。
② 心房および心室拍動数を同時に制御することで頻拍性不整脈を防止できる場合。

3 不適切
① 心房細動ないし心房粗動を含む上室性頻脈性不整脈を頻繁にまたは持続的に呈する症例。
② 心房内構造が心房電極留置に不適当な場合。

[*1]CRT：cardiac resynchronization therapy

3）VVI ペーシングモードと DDD ペーシングモードの比較

1 生命予後と塞栓の頻度

以前は，生理的ペーシング（DDD および AAI ペーシング）は VVI ペーシングより生命予後をよくし，塞栓頻度が低いと考えられてたが，最近の調査では両者に差がないと報告されている[16〜18]。

2 心房細動の頻度

生理的ペーシングのほうが VVI ペーシングより心房細動の頻度が少ないと報告されている[15]。特に，洞不全症候群で違いが明らかであったと報告されている[18]。

7. ペースメーカ植え込み患者の管理

1）ペースメーカクリニック

ペースメーカ植え込み後には，ペースメーカ手帳を持たせてペースメーカに作動不全が起きた場合に必要な情報がわかるようにしておく。患者は退院後，定期的にペースメーカクリニックに受診する。チェック間隔としては，電池消耗による交換指標から 3〜4 か月は作動能力があることから，3〜4 か月に一度のチェックが望ましい。

1 ペースメーカクリニックに必要な装置

心電計，直流通電装置，一時的ペーシング装置，ペースメーカ機能測定装置（ミニクリニックなど），プログラマー。

2 計測項目

① スパイク間隔（ペーシングレート）：心電計，ミニクリニックでスパイク間隔，ペーシングレートを測定する。
② パルス間隔：ミニクリニックでパルス間隔を測定する。
③ マグネットレート：電池消耗指標をマグネットレートの変化で表している機種には，ペースメーカ本体部分にマグネットを当て，心電計，ミニクリニックでマグネットレートを測定する。
④ ペーシング閾値，センシング閾値（感度）：プログラマーを用いる。刺激閾値は電圧，電流，パルス幅のいずれかを順次減少させ，無効パルスの 1 つ前の値をとる。また，感度は段階的に感度を鈍らせ，アンダーセンシングが起きる 1 つ前の値をとる。プログラマーの機種によって自動的に計測可能な機種もある。
⑤ 出力，電池電圧：プログラマーのテレメトリーによって測定する。
⑥ 抵抗：テレメトリーによって，リード線，ペーシングシステムの抵抗を測定する。
⑦ 胸部 X 線：電極の位置確認のため定期的（最低 1 年に 1 回）に撮影する。

2）日常生活の注意

原則として日常生活を制限する必要がない。

1 筋電位によるオーバーセンシング

単極電極を使用している場合は，筋電位を誤認識（心内電位と間違える）して，ペーシングしないことがある。これは，不感電極が大胸筋に接しているので大胸筋を特に使う運動や仕事で起こることがある。

2 電化製品による影響

通常，電子レンジ，冷蔵庫，テレビなどの電化製品に触れてもペースメーカ機能に影響しない。また，電気毛布，振動マッサージ，ヘアドライアーも影響しない。しかし，電化製品に電気漏れがあるとオーバーセンシングが起こる。また，プログラムに影響及ぼす強い電磁波を出す場所は避けるほうがよい。最近，携帯電話がペースメーカに影響を与えるとの報告がある。しかし，携帯電話を極端にペースメーカ本体に近づけなければ問題はない（22 cm 以上離すことを奨励している）。したがって，患者にはペースメーカ本体の反対側に携帯電話を持つようにと注意する。また，防犯防止のドアでは立ち止まらないことが重要である。

3 ペースメーカ本体の爆発

リチウムは 1,100℃ で気化する，ペースメーカ本体のリチウムは固形で密封されているので，気化すると体積が急膨張して爆発することがある。このような状況は，火葬場で起こる可能性がある。したがって，リチウム電池のペースメーカを植え込んだ患者が死亡した場合は，火葬前にペースメーカ本体を抜去するほうがよい。

3）作動不全の対応

1 ペーシング不全

初回ペースメーカ植え込み後 10 日間は閾値が上昇する。心筋電極は心内膜電極より閾値上昇が起こりやすい。これは心筋電極は心筋に押しつけられていないので，電極と心筋の間に線維組織が形成されるとすぐに閾値が上昇すると考えられている。閾値上昇をきたし，刺激閾値がペースメーカの出力以上になるとペーシング不全となる。著明な閾値上昇に対しステロイド薬投与が有効なことがある。無効パルスが認められた場合は，出力エネルギーを上げていくが，可能出力を超えたときはリード交換の必要がある。

2 センシング不全

これにはアンダーセンシングとオーバーセンシングの 2 つがある。アンダーセンシングは心腔内の A 波，V 波の電位が低いため設定感度で感知できない場合で，誤ってパルスを出力する。感度を上げても続く場合は，リードの位置を確かめて再固定する必要がある。また，オーバーセンシングは A 波，V 波以外の電位（T 波，筋電位など）を誤って感知するためパルスを発生しない場合である。最近のペースメーカではこれらのノイズに対する保護回路が仕組まれているため誤作動は減少したが，起こった場合は感度を下げる必要がある。

3 リードのトラブル

リードの移動は植え込み後 1 週間以内に生じることが多い。心室リードの場合は，右室が拡大，三尖弁閉鎖不全がある症例で起こりやすい。心房リードの場合は，右房が拡大している場合は電極の固定が困難である。このような症例は，ねじ込み式心内膜リードを用いる。まれに，ペーシングリードが心筋を穿孔して心膜腔に移動し，ペーシング不全となることがある。リードの離脱は特に心房リードによくみかけられる。J 型形状や先端が錨状になっているにもかかわらず移動などの位置異常が起こり，ペーシング不全やセンシング不全が起こる。この場合は電極の再挿入が必要となる。

また，リード自体に断線や，被覆損傷が生じ，ペーシング不全の原因となる場合がある。これらは，リード抵抗の増大や低下として発見される。この場合はリードの再植え込みが必要となる。

4 リード断線，被覆損傷

心内膜リードの断線の好発部位は静脈への挿入部である。これは，強くしばったり，無理な角度でリードを固定することが原因である。シリコンやポリウレタンの被覆が損傷すると電極間抵抗が減少したり，リードインピーダンスが低くなる（300 Ω 以下）。

リードが不完全断線の場合は不規則なペーシングスパイクを認める。

5 電池消耗の管理とペースメーカ本体の交換

最近の植込み型ペースメーカには電池としてリチウム電池が内蔵されており，様々な条件によって寿命は異なるが，数年から 10 年程度の寿命があるとされている。電池消耗の指標として多くの機種ではマグネットレートの変化を用いていることが多いが，機種によって異なるため取り扱い説明書やマニュアルで確認しておく必要がある。

6 ペースメーカ症候群[14]

ペーシングやセンシングの不全がないにもかかわらず，循環不全を主体とする様々な症状（息切れ，めまい）を呈するものである。DDD ペースメーカに代えると改善する場合が多い。強心利尿薬を投与すると改善するとの報告がある。

●文献

1) 堀原 一：不整脈の電気治療の歴史．治療学 1984, 13：272.
2) 横山正義：ペースメーカ適応・手技・管理．第2版．文光堂 1996.
3) Hyman AS：Resuscitation of the stopped heart by intracardial therapy. II：Experimental use of an artificial pacemaker. Arch Intern Med 1932, 50：283-305.
4) Zoll PM：Resuscitation of the heart in ventricular standstill by external electric stimulation. N Engl J Med 1952, 247(20)：768-771.
5) Furman S, Schwedel JB：An intracardiac pacemaker for Stokes-Adams seizures. N Engl J Med 1959, 261：943-948.
6) Chardack WM, Gage AA, Greatbatch W：A transistorized, self-contained, implantable pacemaker for the long-term correction of complete heart block. Surgery 1960, 48：643-654.
7) Zoll PM, Frank HA, Zarsky LR：Long-term electric stimulation of the heart for Stokes-Adams disease. Ann Surg 1961, 154：330-346.
8) Folkman MJ, Watkins E：An artificial conduction system for the management of experimental complete heart block. Surg Forum 1957, 8：331-334.
9) Greatbatch W, Lee JH, Mathias W, et al：The solid-state lithium battery；A new improved chemical power source for implantable cardiac pacemakers. IEEE Trans Biomed Eng 1971, 18(5)：317-323.
10) Pioger G, Ritter P, Chasouache M, et al：8,4, and 2 mm^2 pacing lead；Why reduce the surface. PACE 1995, 18(Part II)：846.
11) Bernstein AD, Camm AJ, Fletcher RD, et al：The NASPE/BPEG generic pacemaker code for antibradyarrhythmia and adaptive-rate pacing and antitachyarrhythmia devices. Pacing Clin Electrophysiol 1987, 10(4-Pt-1)：794-799.
12) Hartzler GO, Maloney JD, Curtis JJ, et al：Hemodynamic benefits of atrioventricular sequential pacing after cardiac surgery. Am J Cardiol 1977, 40(2)：232-236.
13) Kruse I, Arnman K, Conradson TB, et al：A comparison of the acute and long-term hemodynamic effects of ventricular inhibited and atrial synchronous ventricular inhibited pacing. Circulation 1982, 65(5)：846-855.
14) 三井利夫：Pacemaker症候群．診断と治療 1988, 76：2129.
15) Kosakai Y, Ohe T, Kamakura S, et al：Long term follow-up of incidence of embolism in sick sinus syndrome after pacing. (Abstract) PACE 1991, 14(4-Pt-2)：680.
16) Andersen HR, Nielsen JC, Thomsen PE, et al：Long-term follow-up of patients from a randomised traial of atrial versus ventricular pacing for sick-sinus syndrome. Lancet 1997, 350(9086)：1210-1216.
17) Connolly SJ, Kerr CR, Gent M, et al：the Canadian Trial of Physiologic Pacing Investigators；Effects of physiologic pacing versus ventricular pacing on the risk of stroke and death due to cardiovascular causes. N Engl J Med 2000, 342(19)：1385-1391.
18) Lamas GA, Lee KL, Sweeney MO, et al：The Mode Selection Trial in Sinus-node Dysfunction；Ventricular pacing or dual-chamberpacing for sinus-node dysfunction. N Engl J Med 2002, 346(24)：1854-1862.
19) Ohe T, Shimomura K, Isobe F, et al：Problems and anti-tachyarrhythmic effects of chronic atrial pacing. Jpn Circ J 1985, 49：379-384.
20) Farwell D, Patel NR, Hall A, et al：How many people with heart failure are appropriate for biventricular resynchronization？Eur Heart J 2000, 21(15)：1246-1250.
21) Kerwin WF, Botvinick EH, O'Connell JW, et al：Ventricular contraction abnormalities in dilated cardiomyopathy；Effect of biventricular pacing to correct interventricular dyssynchrony. J Am Coll Cardiol 2000, 35(5)：1221-1227.
22) Abraham WT, Fisher WG, Smith AL, et al：Cardiac resynchronization in chronic heart failure. N Engl J Med 2002, 346(24)：1845-1853.
23) Gregoratos G, Cheitlin MD, Conill A, et al：ACC/AHA Guidelines for Implantation of Cardiac Pacemakers and Antiarrhythmia Devices；Executive Summary；A report of the American College of Cardiology/American Heart Association Task Force on Practice Guidelines (Committee on Pacemaker Implantation). Circulation 1998, 97(13)：1325-1335.
24) Gregoratos G, Abrams J, Epstein AE, et al：ACC/AHA/NASPE 2002 guideline update for implantation of cardiac pacemakers and antiarrhythmia devices；Summary article；A report of the American College of Cardiology/American Heart Association Task Force on Practice Guidelines (ACC/AHA/NASPE Committee to Update the 1998 Pacemaker Guidelines). Circulation 2002, 106(16)：2145-2161.
25) 早川弘一, 田中茂夫, 笠貫 宏・他：心臓ペースメーカ植え込みに関するガイドライン(1995年)．心臓ペーシング 1995, 11：6.
26) 循環器病の診断と治療に関するガイドライン(1999-2000年度合同研究班報告)．不整脈の非薬物治療ガイドライン．Jpn Circ J 2001, 65(Supplement V)：1138.

19 体外除細動

1. 歴史

Zollは60 Hzの交流（AC[*1]）通電を用いて経胸壁的に心室細動の除細動に成功した（1956）[1]。その後，Lownらを中心に直流（DC[*2]）通電を用いて経胸壁的に除細動する方法が臨床応用されるようになった[2]。直流通電は心室細動のほかに，リエントリーを機序とするすべての頻拍発作の停止に有効であることが判明した[3,4]。臨床で認められる頻拍発作の多くがリエントリー頻拍なので，今日では，緊急を有する頻拍の第一選択となっている。最近では，軽量で除細動効率がよく，不整脈を自動的に診断し，医療関係者以外でも簡単に作動できる自動体外式除細動器（AED[*3]）が開発された。

2. 除細動の原理

多くの頻拍（発作性上室性頻拍，心房粗動，単形性心室頻拍など）は，旋回路が比較的安定している単一興奮波のリエントリー（マクロリエントリー）である。一方，細動（心室および心房）は数個以上の興奮波（細動興奮波）が複雑な回路を形成し，その回路も刻々変化する状態（ランダムリエントリー）である。従来，除細動の原理は直流通電によりすべての細動興奮波が消失する結果と考えられてきた。この除細動の考えは理解しやすいが，実際に起こっている現象はもっと複雑である。以下に現在提唱されている除細動に関する2つの理論を説明する。

1) Critical mass 理論[5]

この理論は，除細動後一部の心筋に細動興奮波が残っているにもかかわらず，細動が停止するという実験結果（除細動時の詳細な心筋マッピング）から導かれた。この理論では，残っている細動興奮部位がある程度小さくなれば（critical mass 以下）細動は停止するということになる。すなわち，十分なエネルギーを心筋全体に与えれば，細動興奮波が残存している範囲が少なく（細動部位が critical mass 以下になる），心筋全体としての細動興奮波の維持が困難になり，除細動が成功することになる。

[*1] AC：alternating current
[*2] DC：direct current
[*3] AED：automated external defibrillator

2）心室受攻性の上限理論（ULV）[6,7]

　この理論は，critical mass 理論とは逆に心筋における細動興奮波が完全に消失しても細動が再度起こるという実験結果より導かれた。この理論では除細動が成功するには2ステップあり，第1ステップで細動興奮の完全消失，第2ステップで細動興奮波が再発しないという2つの条件が満たされる必要があるとしている。直流通電により細動興奮波が完全に消失し，同じ直流通電が細動を誘発するという理論はわかりづらいが，洞調律時に直流通電で細動を誘発される機序を考えると理解しやすい。すなわち，洞調律時に低エネルギーの直流通電を与えると細動が誘発され，ある値以上の高エネルギーの直流通電を与えると細動が誘発されないということを考えると，心室受攻性の上限理論も理解しやすい。

　この心室細動を誘発する最小の刺激の強さ（心室細動閾値）が心室受攻性の下限（LLV[*4]）であり，心室細動を誘発する刺激の強さの上限が心室受攻性の上限（ULV[*5]）である。心室受攻性の上限は除細動閾値と関連があり，除細動閾値を決める理論的根拠である。この理論によれば十分なエネルギーを心筋に加えれば，第1ステップ（細動興奮波の消失）と第2ステップ（細動興奮波が誘発されない）の両方の条件が満たされ，除細動が成功することになる。

3．除細動効率に影響する因子[8]

1　エネルギー量

　経胸壁に加えたエネルギーのうち4〜5％が心臓に加わる。対象となる頻脈性不整脈により至適エネルギーは異なるが，通常の除細動器では50〜360ジュールまで出力可能である。360ジュール以上のエネルギーを用いない理由は，これ以上のエネルギーでも除細動の成功率は変わらず，心筋障害を起こして新しい他の不整脈を発生させる可能性が高くなるからである。

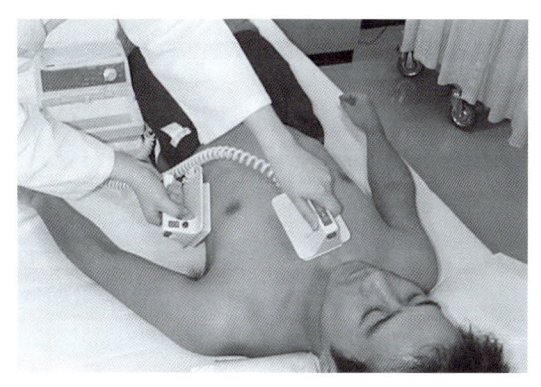

図19-1　直流除細動器の電極位置
一方の電極は胸骨第2〜3肋間に，他方の電極は心尖部に位置して除細動している。

2　波形[9]

　動物実験および植込み型除細動器（ICD[*6]）のデータでは単相性波形より二相性波形のほうが除細動効率がよいと報告されている。最近の体外式除細動器の放電波形は二相性波形となっている。

3　電極の部位[10,11]

　電極の部位は心臓を挟むように，前胸壁—左側胸壁（図19-1）または，前胸壁—背中の位置で通電する。後者（前胸壁—背中）のほうが成功率が高いとの報告があるが，いずれかの位置がよいかは個々の患者で異なっている。したがって，除細動が成功しない場合は電極位置を変えて試みるのも一案である。

4　電極の大きさ[12]

　電極の大きさが大きいほど成功率が高いと考えられているが，一般的には電極の大きさは12.8 cm である。

5　心筋の状態

　細動時間や低酸素の状態が長かった状況では，心筋障害が強く除細動されにくい。

[*4] LLV：lower limit of vulnerability
[*5] ULV：upper limit of vulnerability

[*6] ICD：implantable cardioverter defibrillator

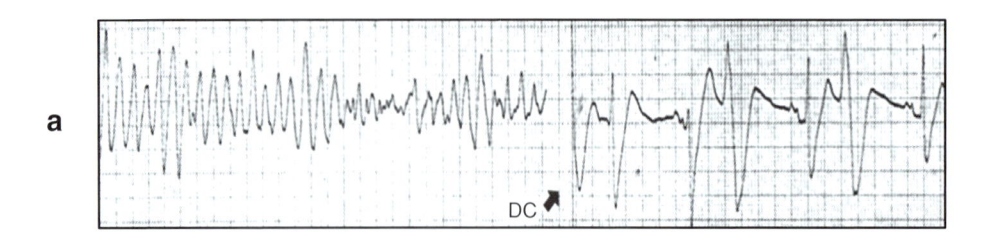

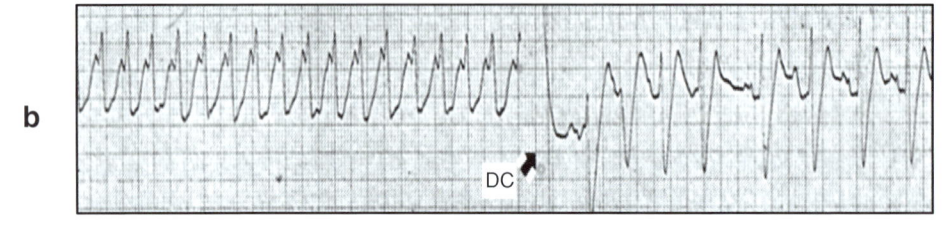

図19-2 直流通電による除細動・除頻拍
a：心室細動が300ジュールの直流通電(DC)で停止している。
b：心室頻拍が100ジュールの直流通電(DC)で停止している。

4. 直流通電の合併症

1 塞栓

心房細動の除細動で抗凝固療法を行っていない場合は5.3%に発生する。最近は，心房細動に対する除細動施行前後の抗凝固療法と経食道エコーで血栓がないことを確認することにより，塞栓が減少してきた。

2 心筋壊死

高エネルギーの使用した場合は，心筋由来のCPK[*7]の上昇および一過性のST上昇を認める。一過性の心筋障害が起こっていると考えられる。

3 一過性血圧低下

除細動後数時間続くことがあるが，治療の必要はない程度である。機序は不明であるが，末梢血管の拡張のためと考えられている。

4 肺水腫

まれに起こる合併症であるが，除細動後の左房圧上昇が原因と考えられている。

5 皮膚の熱傷

5. 実際の方法

頻拍発作で意識がない場合はただちに直流通電を施行する。意識がある場合は直流通電には疼痛を伴うので，薬剤で意識を低下させてから施行する。麻酔にはチオペンタール(ラボナール)を用いることが多い。

1) 心室細動(図19-2a)

200ジュールから始めて，停止しなければ360ジュールまで行う。このときR波同期にセットしていないことに注意する(R波同期にセットしていると放電しない)。成功率は心室細動発生から除細動を施行するまでの時間に依存している。心室細動発生からの時間が短く，また細動波が比較的大きく粗い場合は洞調律に戻る可能性は高い。

[*7]CPK：creatine phosphokinase

一方,心室細動発生からの時間が長く,また細動波が小さい場合は洞調律に戻る可能性は低い。

2) 心室頻拍 (図 19-2b)

心室頻拍中の QRS 波形と T 波が同定できる場合(多くの単形性心室頻拍)は R 波に同期させて施行する。通常,100 ジュール以下で停止する(時に,10〜20 ジュールで停止するもことある)。心室頻拍中の QRS 波と T 波の同定が困難な場合(多形性心室頻拍,非常に速い単形性心室頻拍)は R 波に同期させずに施行する。このタイプでは 200 ジュールから始める。

3) 心房細動・心房粗動

心室応答が速く血行動態の悪化している場合は直ちに除細動を行う。100〜200 ジュールから始めるが,時に 350 ジュールが必要となる。待期的に行う場合は,施行数週間前からワルファリンを投与してから行う[13]。最近は,経食道エコーで左房に血栓がないことを確認してから施行する施設が多い。経食道エコーで左房内に血栓がないことを確認された場合にも,ワルファリンを施行前に十分利かせてから行うべきか否かは意見が分かれている。筆者の施設では,経食道エコーで血栓がないことが確認されている場合も,可能な限り数週間前からのワルファリンを投与してから施行している。いずれの場合も,除細動後 4 週間のワルファリン投与が必要である(洞調律に復帰しても機械的な心房収縮が回復していない場合が多い)。心房細動に対する除細動の成功率は 75〜93%と報告されているが,これは心房細動の罹患期間に依存している。心房細動が 5 年間以上持続しているときの除細動率は 50%に減少し,左房径が 50 mm 以上のときはさらに成功率が低くなる。心房細動の除細動施行前に抗不整脈薬を投与すると,除細動の効率が上がり,また除細動後の再発を予防できる。

心房粗動は心房細動の場合よりも少ないエネルギー量で洞調律に戻せる。通常 50〜100 ジュールで十分である。施行前の抗凝固療法が必要か否かは明らかでないが,心房細動を合わせ持っていることが多いので筆者の施設では心房細動と同様に扱っている。

4) 上室性頻拍

上室性頻拍はベラパミルや ATP[*8]で停止可能なので直流通電を必要とすることはまれであるが,必要な場合は 100〜200 ジュールを用いる。比較的大きなエネルギー量を必要とする理由は明らかでないが,旋回路の大きさや深さに関係があると考えられている。

5) ペースメーカ植え込み患者

ペースメーカが植え込まれている患者に除細動をする場合は,ペースメーカ本体やリードを損傷することがあるので以下の注意が必要である。① 除細動の電極はペースメーカ本体から 12 cm 以上離す,② 除細動の電極は前胸壁—背中の位置が望ましい,③ 低いエネルギーから施行する。

6. 自動体外式除細動器(AED)[14,15]

頻脈性不整脈の緊急時の対処として直流通電による除細動は極めて有用であるが,多くの場合,医師などによる病院内での使用に限られるため,病院外での不整脈による突然死に関しては無力であった。一方,ICD は院外発生の心室性頻脈性不整脈にも有用であるが,重篤な心室性不整脈が発生してから植え込まれるのが一般的である。「Cardiac Arrest in Seattle」の報告では,除細動までの施行時間で生存率を分析すると 5 分以内に除細動が施行できた場合は 50% の患者が救命でき,その後の生存率は毎分 7〜10% ずつ低下していた。その結果,除細動をなるべく早く施行する手段として,AED が開発された。これは,器械が自動的に心室細動を認識するので救命隊員(または一般人)が AED を作動することができる。

[*8]ATP:adenosine triphosphate

除細動施行までの時間の重要性が明らかになるにつれ，公共の場でAEDを配置する必要性がでてきた。年間の突然死の頻度は，空港7/年，刑務所1/年，ショッピングセンター0.5/年，競技場0.4/年，ゴルフコース0.1/年で，突然死が起こる頻度は空港で最も高い。この調査結果に基づいて，空港や公共の場でAEDを設置するようになった。

●文献

1) Zoll PM, Linenthal AJ, Gibson W, et al：Termination of ventricular fibrillation in man by externally applied electric countershock. N Engl J Med 1956, 254(16)：727-732.
2) Lown B, Amarasingham R, Neuman J：New method for terminating cardiac arrhythmias. Use of synchronized capacitor discharge. JAMA 1962, 182：548-555.
3) Alexander S, Kleiger R, Lown B：Use of external electric countershock in the treatment of ventricular tachycardia. JAMA 1961, 177：916-918.
4) Paul MH, Miller RA：External electrical termination of supraventricular arrhythmias in congenital heart disease. Circulation 1962, 25：604-609.
5) Zipes DP, Fischer J, King RM, et al：Termination of ventricular fibrillation in dogs by depolarizing a critical amount of myocardium. Am J Cardiol 1975, 36(1)：37-44.
6) Chen PS, Shibata N, Dixon EG, et al：Activation during ventricular defibrillation in open-chest dogs. Evidence of complete cessation and regeneration of ventricular fibrillation after unsuccessful shocks. J Clin Invest 1986, 77(3)：810-823.
7) Chen PS, Shibata N, Dixon EG, et al：Comparison of the defibrillation threshold and the upper limit of ventricular vulnerability. Circulation 1986, 73(5)：1022-1028.
8) Kerber RE, Jensen SR, Gascho JA, et al：Determinants of defibrillation：Prospective analysis of 183 patients. Am J Cardiol 1983, 52(7)：739-745.
9) Mittal S, Ayati S, Stein KM, et al：Transthoracic cardioversion of atrial fibrillation：Comparison of rectilinear biphasic versus damped sine wave monophasic shocks. Circulation 2000, 101(11)：1282-1287.
10) Kerber RE, Jensen SR, Grayzel J, et al：Elective cardioversion：Influence of paddle-electrode location and size on success rates and energy requirements. N Engl J Med：1981, 305(12)：658-662.
11) Botto GL, Politi A, Bonini W, et al：External cardioversion of atrial fibrillation；Role of paddle position on technical efficacy and energy requirements. Heart 1999, 82(6)：726-730.
12) Dalzell GW, Cunningham SR, Anderson J, et al：Electrode pad size, transthoracic impedance and success of external ventricular defibrillation. Am J Cardiol 1989, 64(12)：741-744.
13) Bjerkelund CJ, Orning OM：The efficacy of anticoagulant therapy in preventing embolism related to D. C. electrical conversion of atrial fibrillation. Am J Cardiol 1969, 23(2)：208-216.
14) Kerber RE, Martins JB, Kienzle MG, et al：Energy, current, and success in defibrillation and cardioversion；Clinical studies using an automated impedance-based method of energy adjustment. Circulation 1988, 77(5)：1038-1046.
15) Weaver WD, Hill D, Fahrenbruch CE, et al：Use of the automatic external defibrillator in the management of out-of-hospital cardiac arrest. N Engl J Med 1988, 319(11)：661-666.

20 植込み型除細動器

1. 歴史

　心室細動や心室頻拍などの致死的心室性不整脈に対しては，以前より医療機関において医師が体外より直流通電を行い正常調律へ戻す治療が行われてきた。しかし，重症心室性不整脈が病院外で生じて突然死する症例が多い。そのため，体内に植え込まれた機器により心室細動を認識し，自動的に除細動を行うことを目的として，植込み型除細動器（ICD[*1]）が開発され，その動物実験での成績が，1970 年に Mirowski ら[1]によって報告された。その後も引き続き研究が行われ，1979 年にアメリカ FDA[*2] より臨床治験が承認され，1980 年に Johns Hopkins 大学で陳旧性心筋梗塞，特発性心室細動，および心筋症の 3 例に初めて臨床応用された[2]。1985 年にアメリカで認可され，欧米を中心に ICD の植え込み症例数は飛躍的に増加した。また，従来の治療に比べて明らかに突然死の予防効果を有することが最近の大規模臨床試験で報告されている。
　ICD の進歩は，本体の高機能化や小型化のみならず，植え込み電極の改善や通電波形の改良など幅広い領域に及んでいる[3〜5]。ICD は機能別に第一〜五世代に分類されている。

1 第一世代 ICD（図 20-1）

　1985 年から用いられた装置で，機能的には単純に心室頻拍，心室細動を感知すると 30〜34 ジュールの高出力通電をする。電池消耗が早く，たとえ通電回数が少なくても電池寿命は約 2 年程度であった。

2 第二世代 ICD

　機能的には第一世代に，rate program 機能と，除細動閾値に適した出力を行う output program を加えたものである。上室性頻拍と心室頻拍（心室細動）との鑑別には QRS 波形の形態を認識する方法（PDF[*3]）が設けられていたが，実際には十分機能しなかった。しかし，QRS 同期性を有し，個々の患者の除細動閾値に適した出力を行うことができるので，低出力で治療可能な心室頻拍を有する症例では電池寿命の改善に有用であった。

3 第三世代 ICD

　第三世代は機能面で飛躍的に進歩した ICD である。第二世代の機能にさらに，① back-up pac-

[*1]ICD：implantable cardioverter defibrillator
[*2]FDA：Food and Drug Administration

[*3]PDF：probability density function

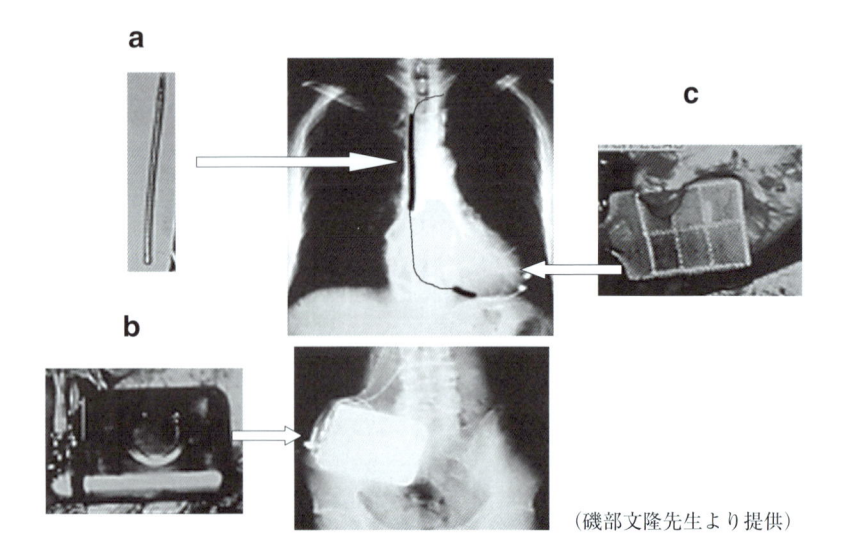

図20-1 わが国で植え込まれた第1号植込み型除細動器(ICD):第一世代
重量が重く容量も大きいので本体は腹部に植え込まれた(b)。また,除細動電極は上大静脈へ(a),もう1つの電極はパッチ電極で心外膜へ付着した(c)。機能的には心室波のレートを感知し,設定された以上のレートになると除細動する単純なものだった。

(磯部文隆先生より提供)

ing 機能,②抗頻拍ペーシング(anti-tachycardia pacing)機能,③non-committed 機構,④段階的治療(tiered therapy),⑤心内膜電極を用いた非開胸法による経静脈リードシステムなどの新しい機能が加わった。

back-up pacing 機能とは,通電後にときどき認められる心拍停止や徐脈に対して,ペーシングする機能である。また,抗頻拍ペーシング(anti-tachycardia pacing)機能により血行動態が比較的安定した持続性心室頻拍をペーシングで停止させることができるようになった。このペーシングによる停止法は,通電による苦痛がなく,また電池消耗が少なく,持続性心室頻拍患者への ICD 適応が拡大した。non-committed 機構とは,充電中にも心拍をモニターし,その間に頻拍が自然停止した場合は通電を停止させる機能である。

第一・二世代 ICD では,心外膜パッチ電極を植え込むために開胸手術を必要としたので,開胸手術による死亡,手術費用,手術に伴う長期の入院が必要であった。第三世代 ICD では,心内膜電極を用いた非開胸法による経静脈リードシステムを採用した。Saksena ら[5]は心内膜電極例と心外膜パッチ電極例を比較し,除細動閾値では前者が13.8 ジュール,後者が 9.2 ジュールであり心内膜電極ではやや高値であるが,手術死亡率では前者が 0.4%,後者が 5.5% と経静脈リードシステムのほうが手術時の死亡例が少なかったと報告している。

4 第四世代 ICD(図20-2)

第四世代 ICD は,ICD 本体の胸部植え込みに適した小型化(約 120 g)と通電電流の二相性波形化(biphasic waveform)による除細動効率の向上が特徴である。第四世代 ICD では,除細動閾値を低下させるため,通電電流波形を一相性波形(monophasic waveform)から二相性波形へ変更するなどの工夫が行われている[6,7]。また,心内膜リードシステムや ICD 本体を除細動電極として用い,最大出力の少ない ICD(25 ジュール以下)を用いるように工夫してある。

5 第五世代 ICD(図20-3)

第五世代 ICD は第四世代 ICD のシステムに心房リードを加え,上室性頻脈性不整脈(洞頻脈,発

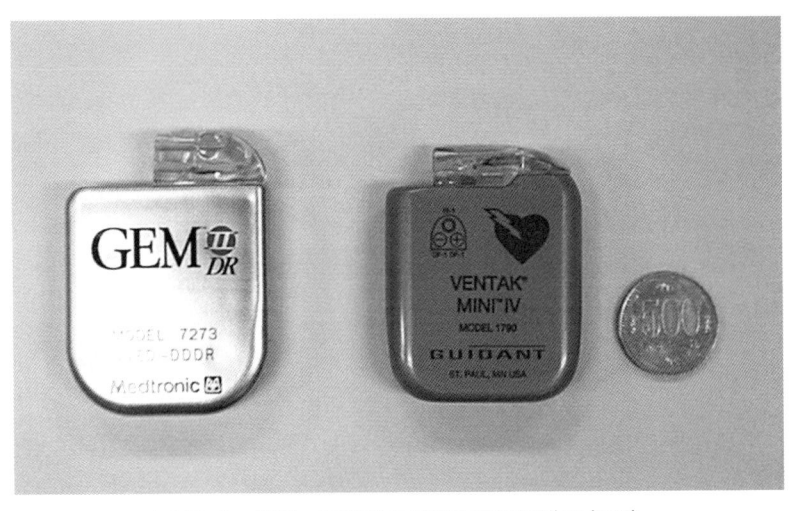

図 20-2　第四・五世代の植込み型除細動器（ICD）
第三世代以降の ICD は機能面で飛躍的に進歩した。大きさが第一世代に比べて飛躍的に小型化した（比較に 500 円玉が提示している）。機能的にも，① back-up pacing 機能，② 抗頻拍ペーシング（anti-tachycardia pacing）機能，③ non-committed 機構，④ 段階的治療（tiered therapy），⑤ 心内膜電極を用いた非開胸法による経静脈リードシステムの採用，などの新しい機能が加わった。

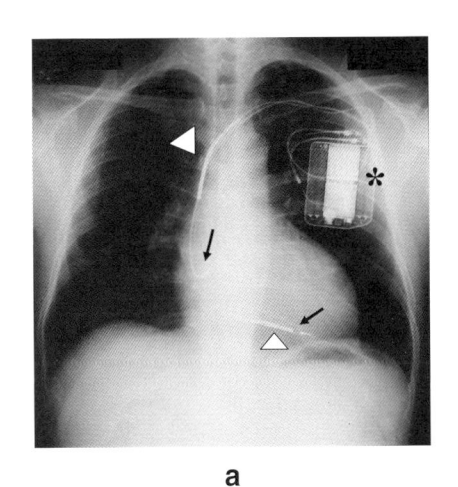

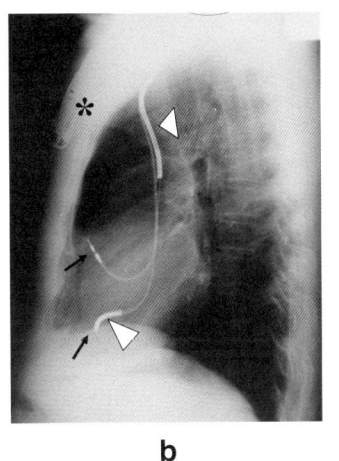

図 20-3　胸部 X 線（第五世代 ICD）
a：正面，b：側面
リードは右心房と右心室に固定されており（↓），本体（＊）は左前胸部皮下に植え込まれている。除細動電極（上大静脈と右室：△）間や ICD 本体と除細動電極間を電流が流れる。この 3 つの電極のうちどの電極間を通電するのか，また通電極性（プラス，マイナス）は機種により異なっている。

作性上室性頻拍，心房細動，心房粗動）と心室性頻脈性不整脈（心室頻拍，心室細動）を正確に鑑別して，上室性頻脈性不整脈に対する誤作動を少なくしたのが特徴である。

2．構造・機能[3,8〜10]

ICDは次々と改良され新しいタイプが作られている。これから，ますます多くの機能をもち，手技が簡素化する機種が出ると期待される。ここでは，2004年時点のわが国で使用可能な機種の構造・機能を説明する。

1）構造

ICDは本体，除細動電極，ペーシング・センシング電極の3つからなっている。現在使用されているICD本体の重量は110〜240gである。個人の体重・体型と本体の重さと大きさとの関係で，前胸部の皮下・筋肉または下腹部に植え込む。

1 本体
本体はバッテリー，高電圧コンデンサー（1〜2個），電気回路からなっている。バッテリーは，コンデンサーを設定されたボルト（最大750〜800V）に8〜12秒で充電し，充電が終了すると放電する（最大20A，最大36〜40ジュール）。

2 電極
除細動用の電極は1989年までは心外膜パッチであったが，最近では心内膜電極や皮下パッチが用いられている。通常は，電流が心臓を通過するように，少なくとも2個の電極（プラス極とマイナス極）が必要である。これには，①2個の心外膜パッチ，②心腔内リードと心外膜パッチ，③心腔内リードと皮下パッチ，④2本の心腔内リード（右室心尖部と上大静脈または冠状静脈洞），⑤プラス極電極とマイナス極電極の2個の電極を有した1本の心腔内リード（右室心尖部と上大静脈），⑥1本の心腔内リードとICD本体などのように，様々な組み合わせが可能であるが，今日では一般的には⑤または⑥を用いている。

心外膜パッチを用いたときは，単相のショック波形で心内膜電極と心外膜電極の間で行われていた。一方，心内膜電極のみで除細動を行う場合は，除細動閾値を下げる必要があり，除細動閾値が低くなる二相性波形，sequentialショック波が用いられる。当初は，心内膜電極だけで除細動できるのは40〜71％で皮下パッチの使用を必要とする患者が多かったが，二相性波形の導入により心内膜電極だけで除細動は100％近く可能となった。

また，ペーシング・センシング用の電極も当初は心外膜につけられていたが，新しい世代のICDでは，この機能も除細動電極のリードに組み込まれている。

2）機能

ICDの機能としては，感知機構と放電機構がある。感知機構は不整脈の認識機能である。放電機構には，①抗頻拍ペーシング機能，②低出力直流通電，③高出力直流通電の3段階の機能をもっている。

1 不整脈認識機能
心腔内電位のV-V間隔より，①正常心拍，②心室頻拍，③心室細動，④徐脈・心停止と診断する。これらの4つを区別するV-V間隔の値は変更可能で，個々の患者に応じて設定する。V-V間隔の認識のほかに，上室性頻拍と心室頻拍を鑑別するために，第五世代では心房電位のA-A間隔を測定している。

2 抗頻拍ペーシング機能（図20-4a）
持続性心室頻拍が心室高頻度ペーシングで停止できることは以前より報告され，心室頻拍の停止法として確立していた。しかし，植え込み型の抗頻拍ペースメーカは心室細動を誘発する危険性があり，心室性不整脈に対しては臨床応用されなかった。実際，抗頻拍ペーシングにより心室頻拍の加速する頻度は2.4〜5％と報告されている。一方，ICDの抗頻拍ペーシングは除細動のback-up機能を備えているので，心室頻拍が悪化した場合

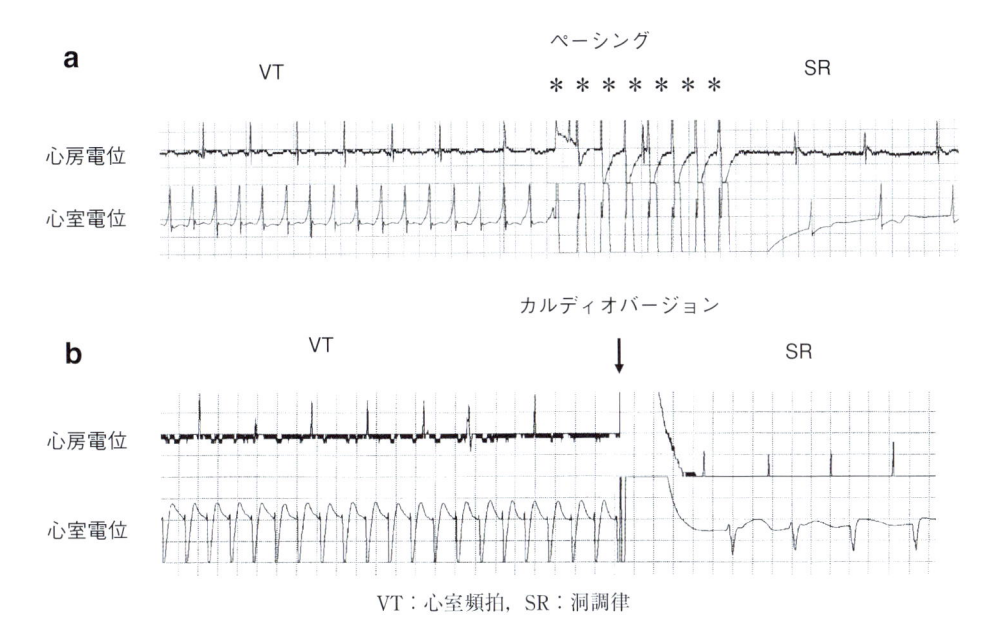

図20-4 抗頻拍ペーシングと低出力直流通電

a：心拍数の遅い心室頻拍
　心房リードにより心房電位（95／分）を感知し，心室リードにより心室電位（180／分）を感知している．レートの遅い心室頻拍（通常200／分以下に設定されているが，この値は変更可能である）と認識されて，心室ペーシング（200／分，＊）が作動して心室頻拍は停止している．

b：心拍数の速い心室頻拍
　心房リードにより心房電位（100／分）を感知し，心室リードにより心室電位（250／分）を感知している．レートの速い心室頻拍と認識されて，直流通電2ジュール（カルディオバージョン）が作動して心室頻拍が停止している．

も対応できる．また，抗頻拍ペーシングは除細動に比べて患者への侵襲が少ないので，QOLの立場からも望ましい．

　抗頻拍ペーシング機能が有効な心室性不整脈はリエントリーの持続性単形性心室頻拍である．通常，心室頻拍の心拍数が200／分以下の場合は停止しやすく，それ以上速い心室頻拍の場合は停止する可能性が低くなる．そのため，抗不整脈薬を投与して心室レートを遅くしてこの機能を作動させる場合もある．

　ペーシング頻度は心室頻拍のレートの％でプログラムされているが，連続刺激法にはburst法またはramp法がある．Schaumannらは，decremental rampペーシング8～10発を81％の心室周期から開始するのがよいと報告している[11]．

3 低出力直流通電（図20-4b）

　ペーシングで停止しない心室頻拍でも，低出力直流通電で停止させることができる．持続性単形性心室頻拍に対しては，通電1ジュールでの成功率は77％，5ジュールでは85％と報告されている．しかし，心室頻拍の増悪（加速化）が1ジュールでは23％に，25ジュールでは15％に認められたと報告されているので，高出力除細動のback-upが必要である．通常，レートが200／分以下の場合はペーシング機能をまず働かせ，停止しなかった場合に低出力機能を作動させる．まえもって，ペーシングで停止しないと判明している場合は，低出力直流通電を第一選択とする．

4 高出力直流通電（図20-5）

　最も確実に頻拍・細動を停止させる方法であ

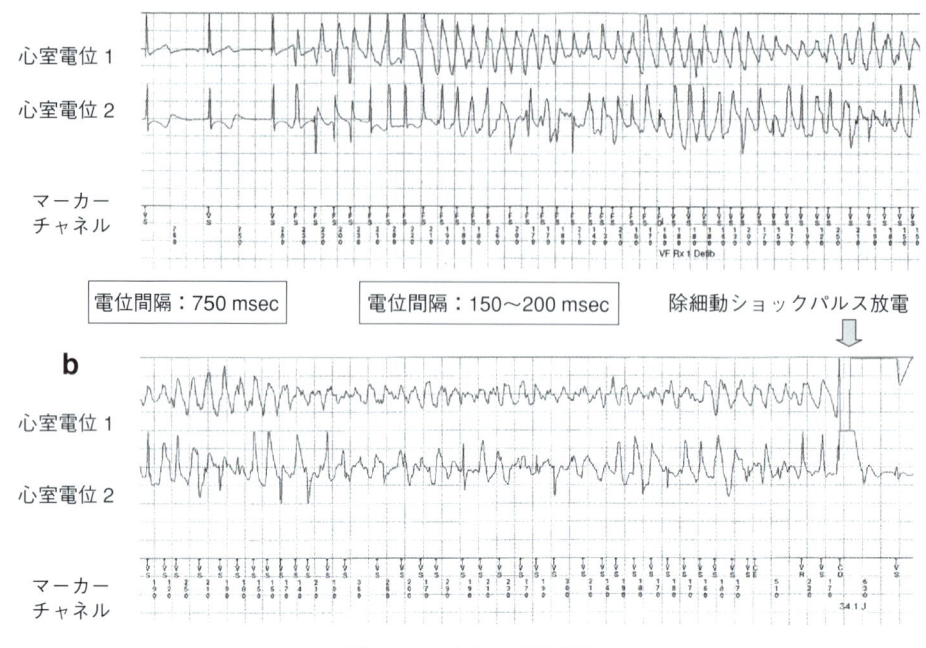

図 20-5　高出力直流通電

a・b は連続記録。洞調律時には心室電位 1 と 2 共に電位間隔 750 msec と認知している。心室細動時には 150〜200 msec と速い心室興奮として認知して，心室細動と診断している。短い心室電位間隔（心室細動間隔）が設定された数以上続いたので直流通電 34 ジュール（カルディオバージョン）が作動し，洞調律に戻っている。
（⬇）：ショックパルス

る。初回の通電で頻拍が停止しなかった場合は最大 4〜7 回まで続けて通電できるが，頻拍が一時停止しないとこれ以上の通電はできない。これは，心房細動や洞性頻拍などに対して誤作動が起こった場合に，誤作動が持続しないようにセットされているためである。

5　抗徐脈ペーシング

心室頻拍や心室細動停止後に起こる一過性の徐脈・心停止に対してペーシングするようにプログラムできる。第五世代の ICD では，持続する徐脈に対するペーシング機能を有している。

6　ホルター機能

メモリーの機能は機種により異なるが，通常，作動の回数と日時，頻拍周期，頻拍前後の周期，ショックのインピーダンスが記憶されている。

3．方法・手技[12]

1）ICD 植え込みに必要な設備

① 手術室・カテーテル室。
② 心電図と血圧モニター。
③ 挿管セットと人工呼吸器。
④ 不整脈に精通している医師。
⑤ ICD に精通している医師または技士。

2）術中の試験

① 右室に挿入されたリードから心室 R 波（洞調律時）が 5 mV 以上記録される部位を探す。また，心室細動時の波形が 2 mV 以上であることが

望ましい。

② 除細動閾値が 20～25 ジュール以下であることを確認する。20 ジュールの場合は電極の部位を変更するか，ショック波形を変える。

③ リードを皮下に通す。

④ リードを本体に接続する。

⑤ システムのチェックをする。

⑥ 心室細動をシステムを使って誘発する。

⑦ 除細動の確認

〔注〕心房リードはペースメーカと同様に，ペーシング・センシング機能が正確に作動する部位に固定する。

4．臨床成績

ICD の小型化と機能改良に伴い適応が拡大してきた。しかし，ICD の普及に最も大きなインパクトを与えたのは ICD の有効性を証明した大規模臨床試験である。突然死患者（心室細動または血行動態が破綻する心室頻拍）を対象にして，ICD 植え込みが死亡率を低下（二次予防）させるか否かを検討した調査には AVID[13]*4，CASH[14]*5，CIDS[15]*6 があるが，このうち最も大規模で影響力が大きかったのが AVID である。一方，突然死の一次予防としての有効性の評価は，MADIT[16]*7 と CABG-Patch[17]*8 試験で行われた。

1）不整脈死減少の調査

ICD を植え込んだ患者が 1 年以内に通電される割合は 40～50％，4 年後では 80％ 以上に達している。このことは，ICD の誤作動を考慮しても，多くの患者の不整脈死を予防していると推定される[18,19]。実際，ICD は心室頻拍・心室細動をただちに停止させるので，突然死（不整脈死）を減少させることは多くの施設の経験で実証されている[20,21]。

*4 AVID：Antiarrhythmics Versus Implantable Device Study
*5 CASH：the Cardiac Arrest Study Hamburg
*6 CIDS：Canadian Implantable Defibrillator Study
*7 MADIT：Multicenter Automatic Defibrilltor Implantation Trial
*8 CABG-Patch：Coronary Artery Bypass Graft Patch Trial

2）生命予後改善の調査

ICD が不整脈死を減少させることは統計的調査でも裏づけられたが，生命予後を改善するか否かについては意見が分かれていた。実際，ICD 植え込み後の死亡率（主に心不全死）は高く 5～10％/年と報告されている。Newman ら[22]は，ICD 植え込み患者（60 人）と非植え込み患者（120 人）を比較したところ，2 年目までの生存率は ICD 植え込み患者が優れていたが，5 年目の生存率では両者に差は認められなかったと報告している。また，年齢，左室駆出分画率（LVEF*9），不整脈，器質的心疾患をマッチさせた 68 人の ICD 植え込み例と 214 人の非植え込み例についての Choue ら[23]の報告でも，3 年間の生存曲線では有意な差は認められなかった。しかし，上記の調査はいずれも小規模臨床試験で，実際に生命予後改善をしないという確証は多数症例で裏づける必要があり，大規模臨床試験が計画され施行された。

1 二次予防としての ICD

心室細動または血行動態が破綻する心室頻拍の既往がある患者において，ICD の植え込みにより患者の予後を改善するか（二次予防）否かの疑問に答えるためにエンドポイントを死亡とした 3 つの大規模臨床試験（AVID[13]，CASH[14]，CIDS[15]）が実地された。3 つの大規模臨床試験のうち，最も大規模な AVID の結果では ICD 群がⅢ群抗不整脈薬群に比べて有意に生命予後を改善した[13]。症例が比較的少なかった CASH[14] と CIDS[15] では，死亡率を減少させたが有意には達しなかった。3 つの大規模臨床試験を合わせた結果では，ICD 群は薬物治療群に比べて 5 年間で死亡率を 27％ 減少させた。この結果をもとにして ICD の適応が拡大された。

2 一次予防としての ICD

血行動態の破綻をきたす心室頻拍・心室細動の自然発作の既往がないが，突然死が起こる可能性

*9 LVEF：left venticular ejection fraction.

の高い患者に対する予防的 ICD の植え込みの有用性を検討する大規模臨床試験が行われた。この ICD の一次予防に関する調査には MADIT[16], CABG-Patch[17], MUSTT[24]*[10] がある。MADIT では ICD の植え込み患者で死亡が有意に減少したが, CABG-Patch では差がなかった。これは, MADIT 患者が CABG-Patch 患者よりも不整脈に関するリスクが高い患者であったことによると考えられている。実際, MADIT の対象は, 非持続性心室頻拍を有し, かつ心室頻拍が EPS で誘発される患者(しかも, プロカインアミドでは心室頻拍の誘発が抑制できない)に限定していた。一方, CABG-Patch では低心機能で加算平均心電図が陽性の患者を対象にしていた。MUSTT の対象患者は MADIT の対象患者と類似していたが, 調査の目的は電気生理学的検査(EPS)*[11]による薬効評価の有用性の検討であった。EPS で治療法を決定した群において死亡率が減少していたが, その後の解析で死亡率の減少は ICD 植え込み患者の死亡率が減少した結果であることが判明した。以上の報告, 特に MADIT の結果により, 非持続性心室頻拍を有する虚血性心疾患患者で抗不整脈薬投与下でも心室頻拍(EPS にて)が誘発される患者は, 1998 年の ACC*[12]/AHA*[13]の ICD のガイドラインではクラス I 適応となった。

2002 年に MADIT II が発表された。この試験は, 心筋梗塞後 30 日を経過した LVEF が 30% 以下の患者を対象として生存率を調査したものである。対象患者は非持続性心室頻拍の有無や EPS を必要としなかった。ICD 植え込み群と通常治療群にランダムに割りつけて経過を観察したところ, 20 か月の死亡率が, ICD 群:14.2%, 非 ICD 群:19.8% と ICD 群で有意に死亡が少なかった。この死亡率の違いは突然死の減少によるものであった(突然死では, ICD 群:3.8%, 非 ICD 群:10.0%)。この結果を受けて 2002 年の ACC/AHA/NASPE*[14]の ICD のガイドラインでは, MADIT II の対象患者(心筋梗塞後 30 日を経過した LVEF が 30% 以下の患者)はクラス IIa となった。クラス I とならなかった理由は, 複数の大規模臨床試験の結果で確認されていないことによると考えられる。

3) わが国の調査[25,26]

わが国における臨床治験での成績では, Ventak-P1600(パッチ電極を用いた開胸法)を植え込まれた 23 人の患者のうち 4 人の死亡を認めた(最長 2 年 8 か月の経過観察)[25]。また PCD7217B は 31 人(24 人は経静脈リードシステムを用い, 残りの 7 人は開胸法による心外膜リードシステムにより植え込まれた)のうち, 自発心室頻拍は 12 人で認められ, 972 回の抗頻拍ペーシングと 86 回の直流通電が行われ, 成功率は 99.9% であった。一方, 心室細動は 10 人で認められ, 88 回の直流通電が行われ 100% の成功率であった。死亡例は 2 人で心不全と自殺が原因であり, 不整脈死は認められなかった[26]。

5. 適応

ICD 機能の進歩に伴い, その植え込みの適応も変遷してきている。1980 年に第 1 例の植え込み術が行われた初期の頃は, 薬剤抵抗性の致死的心室頻拍・心室細動が主な適応であった。その後, NASPE が ICD 植え込みのガイドラインを発表した(1991)[27]。これはパッチ電極を用いた開胸法による ICD 植え込み術を前提として提唱された基準であった。その後, 心内膜リードシステムを用いることでペースメーカとほぼ同程度の侵襲で植え込み可能となり, またアミオダロンを用いた薬物療法と比較してもより高い突然死の予防効果が認められた結果[13], 1988 年の AHA/ACC 合同委員会の報告では ICD 適応が拡大された[28]。さらに, 2002 年の ACC/AHA/NASPE 合同委員会の報告では ICD 適応がさらに拡大した[29]。

わが国における適応は, 植込み型除細動器調査

---

*[10]MUSTT:Multicenter Unsustained Tachycardia Trial
*[11]EPS:electrophysiological study
*[12]ACC:American College of Cardiology
*[13]AHA:American Heart Association
*[14]NASPE:North American Society of Pacing and Electrophysiology

委員会によりICDの臨床治験に関するガイドラインが示されている[30]。また，2001年に日本循環器学会合同研究班によるICDの植え込みのガイドラインが報告された[31]。これは，2007年に改定版(2004—2005年度日本循環器学会合同研究班報告)が発表される予定である。ここでは，2002年のACC/AHA/NASPE合同委員会と2001年に報告された日本循環器学会合同研究班による適応ガイドラインを示す。

1) ACC/AHA/NASPE 合同委員会ガイドライン(2002年)[29]

AHA/ACC/NASPE合同委員会(1998年)ガイドラインは，3段階の指針(クラスⅠ・Ⅱ・Ⅲ形式)で適応を表現している。クラスⅠは，ICDの植え込みが有効である根拠があり，植え込みに関しては一般的な同意が得られている。クラスⅡは有効性に関しては確立しておらず，また植え込みに関しては意見が分かれている。クラスⅡはさらにⅡa(多くの調査で有用と発表されている)とクラスⅡb(有用とする発表はあるが，まだ不確実である)に分かれている。クラスⅢは有効性がないと考えられている。

1 クラスⅠ

① 一過性または可逆的原因によらない心停止(持続性心室頻拍および心室細動)。

② 器質的心疾患を有する患者で自然発生した持続性心室頻拍。

③ 原因不明の失神発作があり，EPSで血行動態が破綻する心室頻拍・心室細動が誘発される。また，誘発される心室頻拍・心室細動は薬剤抵抗性である。

④ 非持続性心室頻拍を有する冠動脈疾患患者で，心筋梗塞の既往あるいは左室機能低下があり，Ⅰ群抗不整脈薬投与後も持続性心室頻拍・心室細動が誘発される。

⑤ 自然発生の持続性心室頻拍を認める器質的心疾患がない患者で，ほかに治療する方法がない。

2 クラスⅡa

LVEF≦30％で，心筋梗塞発生後1か月以上か冠動脈バイパス手術後3か月以上経過している。

3 クラスⅡb

① 心室細動による心停止が考えられるが，なんらかの理由でEPSが施行できず確定診断がされていない。

② 心室性頻脈性不整脈によると考えられる重篤な症状(失神など)を有する心臓移植待機中の患者。

③ 家族性のQT延長症候群・肥大型心筋症などの致死性不整脈のリスクが高い患者。

④ 冠動脈疾患，心筋梗塞の既往，または左室機能低下を伴う患者でEPSで持続性心室頻拍・心室細動が誘発される(クラスⅠとの違いは薬剤投与後も誘発されるという条件がはずされている)。

⑤ 原因不明の失神発作患者で，左室機能の低下とEPSで心室性不整脈が誘発される(クラスⅠとの違いは，誘発される不整脈が血行動態が破綻する心室頻拍・心室細動ではなく心室性不整脈であることと薬剤抵抗性の条件がはずされている)。

⑥ 原因不明の失神発作，または家族に原因不明の突然死を有するBrugada型心電図を呈する患者。

⑦ 重篤な心疾患を有する失神発作患者で，詳細な検査(観血的および非観血的)で失神の原因が不明な場合。

4 クラスⅢ

① 原因不明の失神発作があり，器質的心疾患を認めずまたEPSで心室性不整脈が誘発されない。

② Incessant型(頻発型)の心室頻拍・心室細動(電池がすぐ消耗する)。

③ 手術やカテーテルアブレーションで根治できる持続性心室頻拍，心室細動(特発性心室頻拍，偽性心室頻拍)。

④ 一過性または可逆的原因(急性心筋梗塞，薬剤など)による心室性頻脈性不整脈で，原因治療で不整脈のリスクが減少すると考えられる場合。

⑤ 重度の精神障害(ICDのフォローアップが困難)。

表 20-1　ICD のガイドライン（1999－2000 年度日本循環器学会合同研究班報告）[31]

持続性心室頻拍・心室細動

クラス I	□ 心室細動が臨床的に確認されている場合
	□ 基礎心疾患に伴う持続性心室頻拍を有し，以下の条件を満たすもの[注1]
	1．心室頻拍中に失神を伴う場合
	2．左室駆出率＜40%[注2]でかつ頻拍中の血圧が 80 mmHg 以下，あるいは脳虚血症状や胸痛を訴える場合
	3．血行動態的に安定している心室頻拍であっても薬物治療が無効または副作用のため使用できない場合，薬効評価が不可能の場合
クラス IIa	□ 基礎心疾患に伴う持続性心室頻拍がカテーテルアブレーションにより誘発されなくなった場合
	□ 基礎心疾患に伴う持続性心室頻拍を有し，左室駆出率＞40%[注2]でかつ薬効評価にて有効な薬剤が見つかっている場合
クラス III	□ 急性の原因（急性虚血，電解質異常，薬剤など）による頻拍で，その原因を除去することで心室頻拍・心室細動の再発が抑制できる場合
	□ 頻回に繰り返す心室頻拍あるいは心室細動
	□ カテーテルアブレーションや外科的手術により根治可能な原因に起因する心室細動・心室頻拍：例えば WPW 症候群に関連した心房性不整脈や特発性持続性心室頻拍
	□ 6 か月以上の余命が期待できない場合
	□ 精神障害などで治療法に患者の同意や協力が得られない場合
	□ 心臓移植とならない NYHA クラス IV の薬剤抵抗性の重度うっ血性心不全患者

（注 1）2004—2005 年度の改定では 4．として多形性心室頻拍が加わる予定．
（注 2）2004—2005 年度の改定では左室駆出率の条件が削除される予定．

非持続性心室頻拍

クラス I	□ 原因不明の失神発作を有し，冠動脈疾患，拡張型心筋症に伴う非持続性心室頻拍があり，左室機能不全（左室駆出率＜40%）を有し，電気生理検査によって持続性心室頻拍または心室細動が誘発され，かつそれらが抗不整脈薬によって抑制されない場合[注3]
クラス IIa	□ 失神発作の既往がなく，冠動脈疾患，拡張型心筋症に伴う非持続性心室頻拍があり，左室機能低下（左室駆出率＜40%）を有し，電気生理検査によって持続性心室頻拍または心室細動が誘発され，かつそれらが抗不整脈薬によって抑制されない場合[注4]
	□ 肥大型心筋症に伴う非持続性心室頻拍があり，突然死の家族歴と原因不明の失神を有し，かつ電気生理検査によって持続性心室頻拍または心室細動が誘発されるが薬効評価がなされていない場合
クラス IIb	□ 失神発作の既往がなく，冠動脈疾患，拡張型心筋症に伴う非持続性心室頻拍があり，左室機能不全（左室駆出率＜40%）を有し，電気生理検査によって持続性心室頻拍または心室細動が誘発されるが薬効評価されていない場合[注5]
クラス III	□ 基礎心疾患を伴わない非持続性心室頻拍
	□ 基礎心疾患を伴う非持続性心室頻拍を有するが，左室機能が比較的保たれている場合（左室駆出率≧40%）[注6]
	□ 左室機能低下（左室駆出率＜40%）を伴う基礎心疾患と非持続性心室頻拍を有するが，電気生理検査にて持続性心室頻拍または心室細動が誘発されない場合[注6]

（注 3）2004—2005 年度の改定では，"原因不明の失神発作を有し"の条件がなくなり，左室駆出率＜40%から左室駆出率≦35%となる予定．
（注 4）2004—2005 年度の改定では，"失神発作の既往がなく"の条件がなくなり，左室駆出率＜40%から左室駆出率≦35%となる予定．また，"抗不整脈薬によって抑制されない"の条件がなくなる予定．
（注 5）2004—2005 年度の改定では，この項目を含めてクラス IIb がなくなる予定．
（注 6）2004—2005 年度の改定では，これらの項目がなくなり，クラス III は"基礎心疾患を伴わない非持続性心室頻拍"の項目のみになる予定．

（続く）

表20-1 ICDのガイドライン（1999-2000年度日本循環器学会合同研究班報告）[31]（続き）

先天性QT延長症候群

クラスI	□ 心停止蘇生例または心室細動が臨床的に確認されている患者
クラスIIa	□ β遮断薬などの治療法が無効な再発性の失神を有し，torsade de pointesが確認され，突然死の家族歴を有する場合

2004—2005年度の改定では，クラスIIbとしてクラスIIaの条件から"突然死の家族歴を有する場合"の条件を除外した項目が加わる予定。

原因不明の失神既往歴

クラスI	□ 基礎心疾患に伴う原因不明の失神があり，電気生理検査によって血行動態の破綻する持続性心室頻拍または心室細動が誘発され，薬物治療が無効または使用できない場合
クラスIIa	□ 基礎心疾患に伴う原因不明の失神で，電気生理検査によって血行動態の安定した持続性心室頻拍が誘発される場合で，薬物療法またはカテーテルアブレーションが無効の場合 □ 心機能低下を伴う基礎心疾患を有し原因不明の失神があり，電気生理検査により血行動態の破綻する持続性心室頻拍または心室細動が誘発され，失神の他の原因が除外された場合で，薬効評価がなされていない場合
クラスIIb	□ 拡張型心筋症，肥大型心筋症に伴う原因不明の失神を有するが，電気生理検査によって血行動態の破綻する持続性心室頻拍または心室細動が誘発されない場合
クラスIII	□ 原因不明の失神で，電気生理検査にて持続性心室頻拍または心室細動が誘発されない場合

Brugada症候群

クラスI	□ 心停止蘇生例 □ 自然停止する心室細動または多形性心室頻拍が確認されている場合 □ 原因不明の失神とBrugada型心電図所見*を有し，電気生理検査にて多形性心室頻拍，また心室細動が誘発される場合（注7）
クラスIIa	□ Brugada型心電図所見*を示し，心室細動・失神の既往はないが突然死の家族歴を有し（注8），電気生理検査によって多形性心室頻拍あるいは心室細動が誘発される場合
クラスIIb	□ Brugada型心電図所見*を示し，心室細動・失神の既往はないが突然死の家族歴を有し（注9），電気生理検査によって多形性心室頻拍あるいは心室細動が誘発されない場合（注6）
クラスIII	□ Brugada型心電図所見*を示すが，心室細動・失神の既往や突然死の家族歴を認めず電気生理検査にて多形性心室頻拍あるいは心室細動が誘発されない場合

（注7）2004—2005年度の改定では，この項目がなくなる予定。
（注8）2004—2005年度の改定では，"心室細動・失神の既往がないが突然死の家族歴を有し"が"失神の既往または突然死の家族歴を有し"に変更予定。
（注9）2004—2005年度の改定では，"心室細動・失神の既往がないが突然死の家族歴を有し"が"失神の既往または突然死の家族歴を有し"に変更予定。
＊2004—2005年度の改定では，クラスII以下のBrugada型心電図はCoved ST上昇タイプに限定される予定。

⑥余命が6か月以内の末期疾患。
⑦冠動脈バイパス術を受ける冠動脈疾患患者で，左室機能低下およびQRS幅延長を認めるが心室頻拍がない（自然発作を認めず，また誘発されない）。
⑧薬物抵抗性のNYHA分類IVの心不全患者で，心臓移植の適応とならないもの。

2）日本循環器学会合同研究班報告ガイドライン（1999—2000年度）[31]

わが国の適応基準は，不整脈別に細かく適応を決めている。適応の表現は，ACC/AHA/NASPE合同委員会と同様に3段階の指針（クラスI・II・III形式）を用いている。日本循環器学会合同研

究班のガイドラインは5年ごとに改訂される予定で，2004—2005年度改定版が2007年に発表される。改訂に伴い内容が少し変わることが予想される。ここでは，1999—2000年度のガイドラインを表20-1に示す。なお，2007年に改定される予定の内容は(注)として付加した。

3）ACC/AHA/NASPE合同委員会と日本循環器学会合同研究班報告の相違点

1　ACC/AHA/NASPEガイドラインの特徴

NASPEのガイドラインが発表(1991)された後，ICDを対象としたCASH, AVID, CIDS, CABG-Patchなどの大規模試験の結果が発表され，また，ICDに抗頻拍ペーシング機能などの新しい機能が備わった機種が開発されたことで，1998年および2002年のガイドラインではICDの植え込み適応が拡大した。1991年のガイドラインでは，血行動態が破綻する心室頻拍・心室細動の患者でも，ICD植え込みの適応基準には薬剤抵抗性という条件が必要であったが，2002年のガイドラインでは器質的心疾患に合併する持続性心室頻拍(血行動態が安定している場合も含めて)は，薬剤抵抗性の有無は関係なくクラスⅠ適応となった。これは，CASH，AVID，CIDSのすべての結果で，ICDが突然死を減少させた(薬剤治療に比べて)結果に基づいている。

2　日本循環器学会合同研究班報告ガイドラインの特徴

日本循環器学会合同研究班より2001年に報告されたICDの植え込みのガイドラインは，不整脈のタイプ別や基礎心疾患別に適応を決めている点が異なるが，内容的には1998年と2002年のACC/AHA/NASPEのガイドラインに類似している。血行動態が安定した持続性心室頻拍に関しては，器質的心疾患がない場合では両者共に他の治療法(薬剤，カテーテルアブレーションなど)が無効の場合に限っている。一方，器質的心疾患を有する場合は，両者に相違点がある。

3　日米ガイドラインの相違点

1　器質的心疾患を有するが血行動態が安定している持続性心室頻拍

ACC/AHA/NASPE合同委員会のガイドライン(2002年)では，他の治療法が無効という条件がクラスⅠ適応についていないが，日本循環器学会合同研究班のガイドラインでは"薬剤抵抗性"という条件がクラスⅠ適応についている。

2　器質的心疾患を有する非持続性心室頻拍

ACC/AHA/NASPE合同委員会ガイドライン(2002年)では，MADITの結果[16]を重視して，冠動脈疾患患者，左室機能低下，Ⅰ群抗不整脈薬投与後も持続性心室頻拍・心室細動が誘発される場合はクラスⅠ適応とした。一方，日本循環器学会合同研究班(2001年)のクラスⅠ適応には，ACC/AHA/NASPE合同委員会ガイドラインの基準に加えて"失神発作を有する"という条件をつけている。しかし，この失神に関する条件は2004—2005年度の改訂版では削除される予定である。

3　原因不明の失神

失神を説明できる心室細動・心室頻拍が誘発されるという項目は共通であるが，日本循環器学会合同研究班報告(2001年)のクラスⅠ適応には器質的心疾患を有する場合に限定している。

4　左室機能が低下している急性期を過ぎた心筋梗塞患者

不整脈の有無にかかわらず，ACC/AHA/NASPE合同委員会ガイドラインではMADITⅡの結果を受けて，クラスⅡbとしたが，2001年の日本循環器学会合同研究班報告ではMADITⅡの発表前に作成されたため，この基準はない。

4　臨床現場におけるガイドラインの応用

わが国では致死的不整脈を起こす患者は，虚血以外の疾患の場合が多いことなどよりアメリカのガイドラインがそのまま当てはまらないと考えている不整脈の専門医もいる。しかし，2001年にわが国のガイドラインが報告されたので，このガイドラインをもとにして適応を決める施設が増加すると考えられる。このガイドラインはあくまで2001年でのガイドラインであり，今後の大規模試験の結果や新しい治療法の開発でガイドラインは

更新されていくと思われる．実際，日本循環器学会合同研究班の 2004—2005 年度の改訂版(2007 年発表予定)では非持続性心室頻拍と Brugada 症候群の項は大幅に改訂される予定である．また，ガイドラインが当てはまらない患者もいるので，実際の治療ではガイドラインを参考にして個々の患者に最も適した治療法を選択することが大切である．

6．合併症，問題点[32]

1）合併症

手術操作に起因する合併症としては手術死亡，感染症(敗血症，ポケット内感染，肺感染症)，血栓症(肺梗塞，鎖骨下静脈血栓症)，出血，心囊液貯留，胸水貯留，気胸，心不全，不整脈などがある．ICD 機器に関するものとしては電極移動，リード断線，接触不良，センシング・ペーシング不全，電池の早期消耗，誤作動などがある．最も問題となる手術死亡率は，開胸法での成績は Winkle ら[32]によれば，3.4% であったが，非開胸法では著しく減少して 0.3〜0.8% と報告されている．心内膜リードシステムでは気胸，血栓症，出血が問題となってくる．手術死亡の原因で多いものは，術後に起こる頻発(incessant)型の心室頻拍・心室細動であり，これはリードシステムとは無関係に生じるため，術前にこの頻拍の起こる可能性を考えて適応を考える必要がある．

ICD 本体の合併症としては第三世代 ICD でも誤作動が 35% と高頻度に認められる．誤作動の内容としては洞頻脈，心房細動，上室性頻拍や非持続性心室頻拍に対する誤作動である．しかし，第五世代 ICD は心房電位が記録されるのでこのタイプの誤作動は減少すると期待される．また抗頻拍ペーシングによる心室頻拍の acceleration や心室細動の誘発，段階的治療における inappropriate shock，徐脈に対して植え込まれている通常のペースメーカとの競合やセンシング不全も問題となっている．

2）問題点

ICD の植え込みに関して様々な問題点が指摘されている．① 医療コストの問題，② ICD 植え込み自体や繰り返される通電による慢性的な肉体的および精神的不快感，③ 頻回の心室性頻脈性不整脈や頻発(incessant)型の心室頻拍には適していないなどである．

また，不整脈起源でない死亡率の増加が，ICD 植え込みを施行された患者の生存率を低下させていることは広く知られている[33]．その原因としては，進行性の心機能障害や塞栓性の脳血管障害などの心血管系の障害が主要因となっている．

3）今後の ICD 展望

現在用いられている ICD 装置の発展については，① 小型化，② 心室頻拍の感知機構の精度を高める，③ 高度なペーシング機能を保持するなどが早急に望まれる．最近，難治性心不全の治療として両心室ペーシング(心室再同期療法：CRT[*13])が確立しつつあるが，両心室ペーシング機能と ICD 機能を併せもった CRT-D が開発された．この CRT-D は致死的不整脈が発生した場合の back-up も備えているので低心機能の患者の予後をさらに改善する可能性があり，期待されている．

ICD 治療と薬剤の併用も，① 心室頻拍・心室細動の頻度の減少，② 上室性不整脈を有する患者の管理，③ 心室頻拍の徐拍化(抗頻拍ペーシングで頻拍の停止を容易にする)が行われている．併用する抗不整脈としては I 群薬やアミオダロンの場合が多い．アミオダロンは除細動閾値を上昇させるとの報告があり，今後の検討が必要である．アミオダロンの併用が ICD 植え込み患者の生命予後や QOL に有益か否かの調査がわが国で進行中である(NIPPON[*14])．

新たな発展が期待されている新しい ICD としては，心房ペーシングおよび心房除細動機能を有

[*13]CRT：cardiac resynchronization therapy
[*14]NIPPON：Nippon ICD Plus Pharmacologic Option Necessity

する心房性不整脈に対するICDがある。体内式心房カルディオバージョンは現在実験的および臨床的研究が進行中である。現在の方法での問題点はショックパルス放電中に患者が知覚する疼痛と通電による心室性不整脈の誘発である。この方法が改良され臨床応用されれば，心房除細動器は，心房性不整脈を早期に洞調律へ復帰させることにより，塞栓の予防と血行力学的効果が期待される。

● 文献

1) Mirowski M, Mower MM, Staewen WS, et al：Standby automatic defibrillator. An approach to prevention of sudden coronary death. Arch Intern Med 1970, 126 (1)：158-161.

2) Mirowski M, Reid PR, Mower MM, et al：Termination of malignant ventricular arrhythmias with an implanted automatic defibrillator in human beings. N Engl J Med 1980, 303(6)：322-324.

3) Niebauer MJ, Wilkoff BL：Implantable cardioverter-defibrillator；Technical aspect. In Zipes DP, Japife J (eds)：Cardiac Electrophysiology；From Cell to Bedside. WB Saunders 2000, p949.

4) 矢島俊已，山田研一，別所竜蔵・他：植え込み型除細動器(ICD)の現況と展望．Heart View 1998, 8：72.

5) Saksena S：Defibrillation thresholds and perioperative mortality associated with endocardial and epicardial defibrillation lead systems. The PCD investigators and participating institutions. Pacing Clin Electrophysiol 1993, (1-Pt-2)：202-207.

6) Saksena S, An H, Krol RB, et al：Simultaneous biphasic shocks enhance efficacy of endocardial cardioversion defibrillation in man. Pacing Clin Electrophysiol 1991, 14 (11-Pt-2)：1935-1942.

7) Jones JL, Tovar OH：Threshold reduction with hiphasic defibrillator waveforms. Role of charge balance. J Electrocardiol 1995, 28 suppl：25-30.

8) Holmes, Curtis F：The battery. In Kroll MW, Lehmann MH(eds)：Implantable Cardioverter Defibrillator. Norwell MA Kluwer Academic 1996, pp205-221.

9) Klein H, Auricchio A, Huvelle E, et al：Initial clinical experience with a new down-sized implantable cardioverter-defibrillator. Am J Cardiol 1996, 78(5A)：9-14.

10) KenKnight BH, Jones BR, Thomas AC, et al：Technological advances in implantable cardioverter-defibrillators before the year 2000 and beyond. Am J Cardiol 1996, 78(5A)：108-115.

11) Schaumann A, von zur Muhlen F, Herse B, et al：Empirical versus tested antitachycardia pacing in implantable cardioverter defibrillators：A prospective study including 200 patients. Circulation 1998, 97(1)：66-74.

12) Bardy GH, Raitt MH, Jones GK：Unipolar defibrillation systmes. implantation technique. In Singer I(ed)：Implantable Cardioverter Defibrillatoer. Futura 1994, pp365-376.

13) A comparison of antiarrhythmic-drug therapy with implantable defibrillators in patients resuscitated from near-fatal ventricular arrhythmias. The Antiarrhythmics Versus Implantable Defibrillators(AVID) Investigators. N Engl J Med 1997, 337(22)：1576-1583.

14) Kuck KH, Cappato R, Siebels J, et al：Randomized comparison of antiarrhythmic drug therapy with implantable defibrillators in patients resuscitated from cardiac arrest：The Cardiac Arrest Study Hamburg(CASH). Circulation 2000, 102(7)：748-754.

15) Connolly SJ, Gent M, Roberts RS, et al：Canadian implantable defibrillator study(CIDS)；A randomized trial of the implantable cardioverter defibrillator against amiodarone. Circulation 2000, 101(11)：1297-1302.

16) Moss AJ, Hall WJ, Cannom DS, et al：Improved survival with an implanted defibrillator in patients with coronary disease at high risk for ventricular arrhythmia. Multicenter Automatic Defibrillator Implantation Trial Investigators. N Engl J Med 1996, 335(26)：1933-1940.

17) Bigger JT Jr：Prophylactic use of implanted cardiac defibrillators in patients at high risk for ventricular arrhythmias after coronary-artery bypass graft surgery. Coronary Artery Bypass Graft(CABG) Patch Trial Investigators. N Engl J Med 1997, 337(22)：1569-1575.

18) Lehmann MH, Thomas A, Jackson K, et al：Long-term outcome with implantable cardioverter defibrillator(ICD) therpy in a multicenter investigator-edited database. Circulation(abstract)1990, 82(Suppl Ⅲ)：Ⅲ-166.

19) Winkle RA, Mead RH, Ruder MA, et al：Long-term outcome with the automatic implantable cardioverter-defibrillator. J Am Coll Cardiol 1989, 13(6)：1353-1361.

20) Grimm M, Wieselthaler G, Avanessian R, et al：The impact of implantable cardioverter-defibrillators on mortality among patients on the waiting list for heart transplantation. J Thorac Cardiovasc Surg 1995, 110 (2)：532-539.

21) Tchou PJ, Kadri N, Anderson J, et al：Automatic implantable cardioverter defibrillators and survival of patients with left ventricular dysfunction and malignant ventricular arrhythmias. Ann Intern Med 1988, 109 (7)：529-534.

22) Newman D, Sauve MJ, Herre J, et al：Survival after implantation of the cardioverter defibrillator. Am J Cardiol 1992, 69(9)：899-903.

23) Choue CW, Kim SG, Fisher JD, et al：Comparison of defibrillator therapy and other therapeutic modalities for sustained ventricular tachycardia or ventricular fibrillation associated with coronary artery disease. Am J

Cardiol 1994, 73(15):1075-1079.
24) Buxton AE, Fisher JD, Josephson ME, et al. Prevention of sudden death in patients with coronary artery disease;The Multicenter Unsustained Tachycardia Trial (MUSTT). Prog Cardiovasc Dis 1993, 36(3):215-226.
25) 田中茂夫・他:致死性不整脈に対する植込み型除細動器—VENTAK-P 1600 植込み術の効果と安全性—. 心臓ペーシング 1994, 10:96.
26) 笠貫 宏, 他:心室性頻脈性不整脈に対する第三世代植込み型除細動器—PCD7217B 型の有用性の検討—. 心臓ペーシング 1994, 10:109.
27) Lehmann MH, Saksena S:Implantable cardioverter defibrillators in cardiovascular practice:Report of the policy conference of the North American Society of Pacing and Electrophysiology. NASPE policy conference committee. Pacing Clin Electrophysiol 1991, 14(6):969-979.
28) Gregoratos G, Cheitlin MD, Conill A, et al:ACC/AHA guidelines for implantation of cardiac pacemakers and antiarrhythmia devices:Executive summary;A report of the American College of Cardiology/American Heart Association Task Force on Practice Guidelines(Committee on pacemaker implantation). Circulation 1998, 97 (13):1325-1335.
29) Gregoratos G, Abrams J, Epstein AE, et al:ACC/AHA/NASPE 2002 guideline update for implantation of cardiac pacemakers and antiarrhythmia devices:Summary article:A report of the American College of Cardiology/American Heart Association Task Force on Practice Guidelines(ACC/AHA/NASPE Committee to Update the 1998 Pacemaker Guidelines). Circulation 2002, 106(16):2145-2161.
30) 田中茂夫:植え込み型除細動器の適応はどのように拡大したか. 不整脈 News & Views. life Science 1996, 11:14-15.
31) 不整脈の非薬物治療ガイドライン. 循環器病の診断と治療に関するガイドライン 8(1999-2000 年度合同研究班報告). Jap Circulation J 2001, 65(suppⅤ):1142.
32) Winkle RA, Mead RH, Ruder MA, et al:Long-term outcome with the automatic implantable cardioverter-defibrillator. J Am Coll Cardiol 1989, 13(6):1353-1361.
33) Luceri RM, Habal SM, Castellanos A, et al:Mechanism of death in patients with the automatic implantable cardioverter defibrillator. Pacing Clin Electrophysiol 1988, 11(11-Pt-2):2015-2022.

21 外科手術

1. 歴史

1）副伝導路切断術

1967年DurrerらはWPW[*1]症候群で心表面マッピングを行い，副伝導路が房室間溝に存在することを証明した。この結果に基づいてSealyらは，心外膜側からの三尖弁輪の切開により副伝導路の切断に成功し，岩らは心内膜側から副伝導路を切断する方法を開発した[1,2]。また，Guiraudonは心外膜アプローチにより副伝導路の切断を体外循環なしで成功した[3]。これらの先駆者の副伝導路における手術法の開発を通じ，種々の頻脈性不整脈に対する外科的治療法が確立した。今日では，カテーテルアブレーションの普及で不整脈に対する手術は激減したが，副伝導路切断法の開発は頻脈性不整脈における慢性不整脈基質の重要性を認識させ，その後のカテーテルアブレーション成功の基礎を作った。

2）心室頻拍に対する手術

心室頻拍に対する手術は心室瘤を切除する方法から始まったが，心室頻拍の再発率が高くまた5年生存率も約30％と低かった[4]。その後，手術中のマッピングが行われるようになり心室頻拍における外科的治療法が確立した[5,6]。しかし，器質的心疾患に伴う心室頻拍の多くは心室頻拍の発生部位が限局されておらず，また心室細動の不整脈基質を併せもっている場合が多いので，最近では，植込み型除細動器（ICD[*2]）を第一選択の治療法とすることが多い。

3）心房細動に対する手術

心房細動に対する外科的治療は，Williamsらの左房を切開して孤立する方法（left atrial isolation）から始まる[7]。Guiraudonらは洞結節と房室結節の間に細い経路を作り，洞調律から発生した興奮が心房を介することなく房室結節に伝導するようにした（corridor手術）[8]。この手術では心室レートは洞調律となるが心房は心房細動のままなので，心房の補助ポンプの作用がなくまた血栓予防とはな

[*1]WPW：Wolff-Parkinson-White

[*2]ICD：implantable cardioverter defibrillator

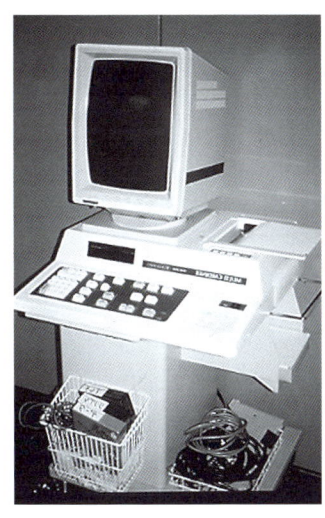

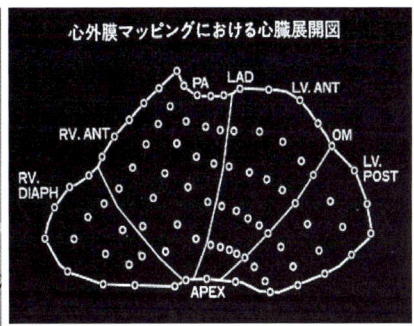

図 21-1　術中の心臓マッピングシステム
a：心臓マッピング装置
b：心外膜マッピングの心室展開図。点は記録部位を示す。

LAD：左前下降枝, OM：鈍角縁枝, LV POST：左室後壁, LV ANT：左室前壁, PA：肺動脈, RV ANT：右室前壁, RV DIAPH：右室横隔膜側, APEX：心尖部

らなかった。Cox らは動物を用いて心房細動中の心外膜マッピング（心房）を行い，心房細動の原因は多発性のマクロリエントリーであると考えた[9]。また，細動を起こしている心房筋を小さく切断することで細動を起こす回路を消失させることができることを証明し，maze 手術を考案した[10,11]。この手術は左右心房内を複数の切開で分割し，心房細動の旋回路を遮断する方法である。一方，洞結節から房室結節へ至る経路は確保されるように工夫しているので洞調律は維持される。1991 年に患者への応用が行われその有効性が確認された[11]。当初は薬剤抵抗性の lone AF[*3]（孤立性心房細動）を対象としたが，1993 年小坂井らは心臓弁膜症を有する心房細動患者への応用を行い，よい成績を報告している[12]。その後，心房切開線による出血を少なくすることと手術時間を短縮する目的で，冷凍アブレーション凝固を用いるなど多くの maze 変法や新しい手術法が考案されている[13]。

2．上室性頻拍

1）WPW 症候群[14,15]

1 術中マッピング（図 21-1, 2a）

術前の電気生理学的検査（EPS[*4]）から副伝導路の部位は大まかには判明しているが，正確には手術中の心表面マッピングが必要である。特に，複数副伝導路の場合には注意が必要である。副伝導路の付着部位は術中の心房および心室のアクティベーションマッピングを行い決定する。心室筋側の付着部位は心房ペーシング中の心室最早期興奮部位，心房側の付着部位は心室ペーシング中の心房最早期興奮部位で決定する。WPW 症候群の副伝導路は房室間溝に存在するので，房室間溝に限局してマッピングする簡便な方法をとることが多い。

[*3]AF：atrial fibrillation

[*4]EPS：electrophysiological study

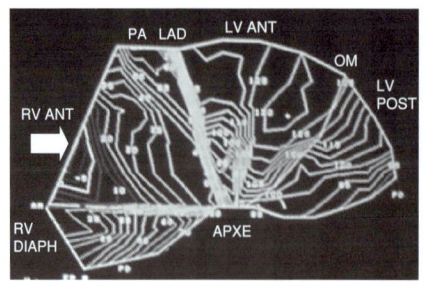

図21-2 WPW症候群の副伝導路切断術

LAD：左前下降枝，OM：鈍角縁枝，LV POST：左室後壁，LV ANT：左室前壁，PA：肺動脈，RV ANT：右室前壁，RV DIAPH：右室横隔膜側，APEX：心尖部

(小坂井嘉夫先生より提供)

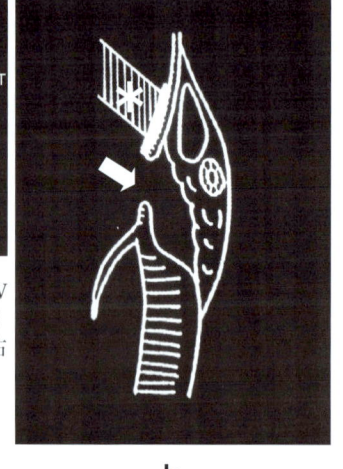

a：洞調律時の心室興奮伝導曲線
　心外膜マッピング(洞調律時)では右室の自由壁から心室興奮が始まっている(⇨)。副伝導路はこの部位に付着していると診断される。
b：心内膜側からの副伝導路切断方法(左側副伝導路)
　副伝導路は弁輪近傍の心房・心室間に付着しているので，弁輪部を心内膜側より剝離している(⇨)。
　この症例では，さらに切開線の上でcryoablation(冷凍アブレーション)を施行している(＊)。

2 手術方法

副伝導路は房室間溝の脂肪組織内にあるので，副伝導路を切断する方法として心外膜アプローチ法と心内膜アプローチ法がある。Sealyが行った心外膜アプローチ法は心外膜側から房室間溝の脂肪組織を剝離し，心房筋を切断再縫合して副伝導路を切断する方法である[1]。この方法の利点としては，体外循環を使用しないで行えることである。最近では，心拍動下に弁輪近傍を冷凍アブレーション凝固する方法も用いられている。この方法は右室自由壁側に副伝導路がある場合に特に適している。岩らが開発した心内膜アプローチ法は，胸骨正中切開で心臓に達し，体外循環下に心房を切開し心内膜側から房室弁輪直上の心房筋(弁輪から約2mm)を切離する術式である[2]。この方法で，心房筋下に存在する脂肪組織を剝離し副伝導路を切断する(図21-2b)。

3 手術成績

90％以上の成功率が報告されているが，今日ではカテーテルアブレーションが主流となり，他の心臓病が合併している患者に限定して行われている。

2) 房室結節リエントリー頻拍[15]

房室結節リエントリー頻拍の回路は完全には同定されていない。以前は，房室結節内の解剖学的な二重伝導路と考えられていたが，最近では，詳細なEPSやカテーテルアブレーションの結果より房室結節—心房間の二重伝導路である可能性が考えられている。

1 術中マッピング

右房切開後(体外循環心拍動下)Koch三角を中心に頻拍中の心内膜マッピングを施行する。Rossらは心房最早期興奮部位が房室結節の前方にある

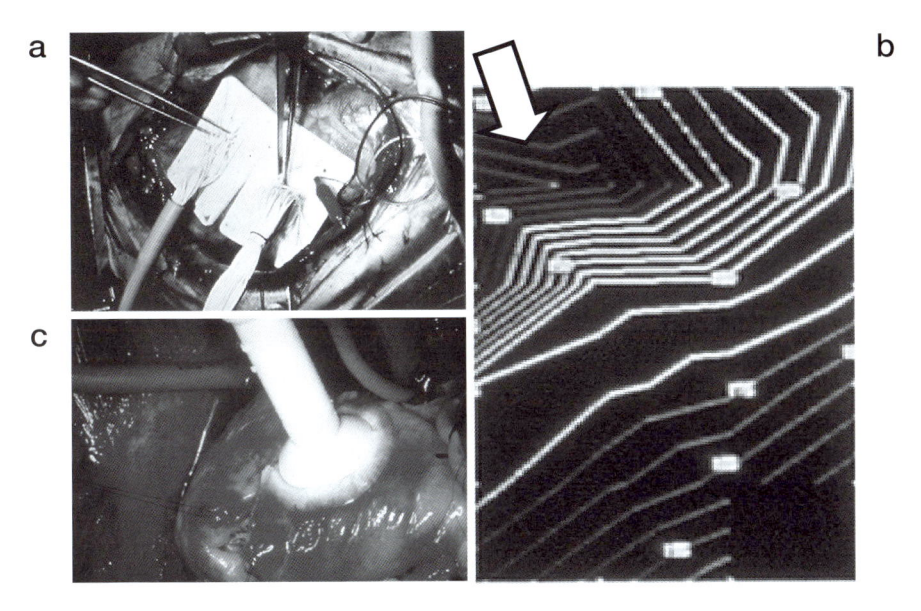

図 21-3 心室頻拍の術中マッピング
a：発作時の 12 誘導心電図から推定された心室頻拍発生部位に，多電極パッチを用いて心外膜側からマッピングしている（心室頻拍中）。
b：上記のマッピングで得られた心室頻拍時の伝導曲線。⇨部位から心室興奮が始まっている。
c：b で診断された部位に対して cryoablation を施行している。

場合（A 型）と後方で冠状静脈洞に隣接している場合（B 型）があることを報告した。前者（A 型）は房室結節伝導の速伝導路を逆行する場合で，後者（B 型）は遅伝導路を逆行する場合である。

2 手術方法

体外循環心拍動下に右房を切開し，房室結節の周囲組織を剥離する房室結節剥離術（Ross らが開発した方法）と房室結節周囲の冷凍凝固を行う術式（Cox らが開発した方法）がある。

3 手術成績

副伝導路切断術同様に 90% 以上の成功率が報告されている。しかし，今日ではカテーテルアブレーションでも 90% 以上治癒できるのでこの目的のみで手術が行われることはまれである。

3. 心室頻拍[16〜18]

心室頻拍に対する外科の手術は根治的な方法であるが，手術による侵襲が問題となる。また，心室頻拍の不整脈基質部位が広範囲なことがあり，最近では，ICD が選択されることが多い。現在行われている心室頻拍に対する外科的治療法には，Map-guided 手術[16,17]と nonmap-guided 手術[18,19]がある。

1）Map-guided 手術

1 術中マッピング（図 21-3）

心室頻拍を誘発して心臓表面各部位での興奮伝導時間を測定し，興奮伝播様式を等時線図として表示する（図 21-3b）。マッピングはまず心室頻拍の最早期興奮部位を心外膜側から推定するが，心室頻拍の発生部位は心内膜側にあることも多いの

で，体外循環下に心内膜マッピングも行う．心室切開すると心室頻拍が誘発されにくくなるので，心室を切開せずに心房側からバルーン型電極を挿入し心内膜マッピングする方法を用いることもある．

2 手術方法

当初は，プルキンエ線維が心室頻拍の旋回路に関与していると推定し，心室頻拍中の最早期興奮部位近傍の白色線維化した心内膜を剝ぎ取る心内膜剝離術が行われた．今日では前者に加えて冷凍アブレーションを用いている施設が多い．冷凍アブレーションは，心室頻拍の発生起源部位を－60〜－180℃に冷凍アブレーションする方法で，心筋組織が脆弱になることなくその部位の電気的活動を消失させることができる（図21-3c）．

2）Non map-guided 手術

この手術はマッピングを施行せず，肉眼的に異常を認める（白色線維化）心内膜部位を広範囲に切除する方法で，Moranら[18]により報告された（広範囲心内膜切除術）．当初，手術侵襲が大きく術後心不全を併発することが多かったため，Dor[18]はこの手術に梗塞瘢痕部と健常部との境界部に巾着縫合を行いさらに左室再建術を行った．この方法は心不全の発生率と心室頻拍の再発率を減少させた．

3）手術成績

単純心室瘤切除では，心室瘤と健常心筋との境界部に起源を有する心室頻拍が取り残され，再発率が高かった．冷凍アブレーション凝固を併用するようになってからの成功率は90%近い．Dorは106例の虚血性心疾患に合併する心室頻拍に対して，non map-guided 手術を行い死亡率7.5%，術後心室頻拍誘発率10.8%，遠隔期死亡率8%と報告している．しかし，拡張型心筋症などのように病気が進行し，他の部位から心室頻拍が発生する場合は再発率が高い．心機能が著明に低下している患者では手術のリスクが高いのでICDが選択される．また，不整脈基質が小範囲に限局している特発性心室頻拍に対しては，今日ではカテーテルアブレーション治療が手術に取って代わった．

4．心房細動[20,21]

心房細動の薬剤治療では約50%が再発することが明らかになり，洞調律維持の目的で外科的治療法が考案された．最近は心房細動に対するカテーテルアブレーションが進歩して孤立性心房細動（lone AF）の手術例は減少した．

1）手術の適応

Maze手術の対象とされているのは，① 孤立性心房細動の患者のQOL改善目的，② 弁膜症・先天性心疾患などの心臓手術が必要とされる患者で心房細動を合併している場合である．アメリカでは，主に，①の目的で施行されるが，この場合は薬剤抵抗性で症状が強く社会生活ができない患者が対象となる．わが国で最初のmaze手術を受けた患者は，筆者が外来で診察していた孤立性心房細動の患者であった．この患者は心房細動発作が生じると日常生活ができなくなるほど症状が強く，薬剤では症状をコントロールできなかった．この患者はmaze手術後15年経った今日でも洞調律を維持している．しかし，わが国では，孤立性心房細動の患者でmaze手術を受ける患者は少なく（maze手術の約5%），僧帽弁疾患や先天性心疾患患者の手術の際に行っていることが多い（図21-4a）．この場合は，maze手術で心停止時間が約1時間延長するため，基礎心疾患に対する手術時間との兼ね合いで考える必要がある．適応から除外される場合は，高度の心不全患者および基礎心疾患に対する外科的治療のみで心房細動が術後消失すると考えられる患者である．

2）手術方法

Maze手術は，術中のマッピングは施行せずに

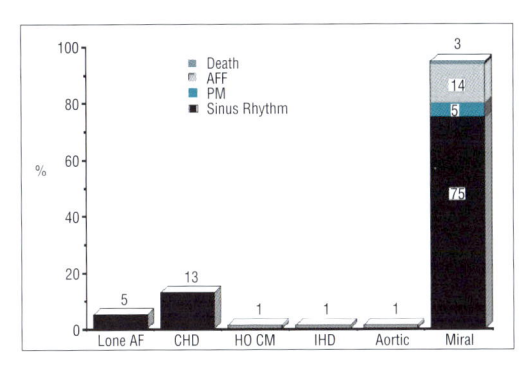

図 21-4 心房細動に対する外科手術

a：maze 手術の疾患の内訳と成績(小坂井らの成績)
　僧帽弁膜症(mitral)に合併する心房細動症例が最も多い。また、mitral 以外は術後洞調律がほぼ 100％ 維持できている。mitral の場合は約 80％ である。

b：maze 変法
　小坂井らの考案した方法で、洞結節動脈をできるだけ温存するため冷凍アブレーションを多用した方法である。右心耳を切断し、そこから右房自由壁を後方に切開し、洞結節および分界稜は傷害しないように後方に残し、下大静脈近傍まで切開する。その切開線の中央から三尖弁輪の方向へ切開し、房室間溝の脂肪組織まで切開する。次に大動脈を遮断し右側左房を縦切開する。その切開線を延長して 4 本の肺静脈を囲むように最大 4 cm 以内になるように心房壁を切開する。最後に、洞結節動脈および房室弁の温存のために切開できない部位を冷凍アブレーションする。

Mitral：僧帽弁疾患、Aortic：大動脈弁疾患、IHD：虚血性心疾患、HOCM：肥大型心筋症、CHD：先天性心疾患、Lone AF：孤立性心房細動。数値は症例数。AFF：術後心房粗細動(＋)、PM：術後ペースメーカ植え込み(＋)、Sinus Rhythm：術後洞調律が維持されている。

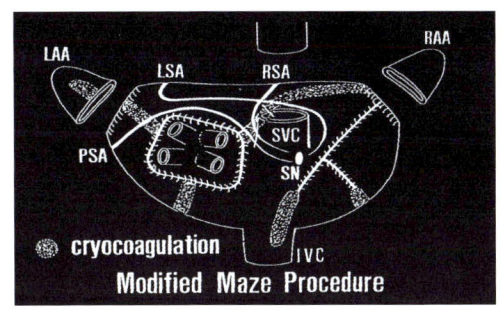

RAA：右心耳、SN：洞結節、LAA：左心耳、SVC：上大静脈、IVC：下大静脈、RSA：右洞結節動脈、LSA：左洞結節動脈、PSA：後洞結節動脈

(小坂井嘉夫先生より提供)

あらかじめ定められている解剖学的な指標で、切開および冷凍アブレーションを施行する。

基本的な手技は、体外循環下に右心耳・左心耳を切除し、左房を 4 本の肺静脈の周囲で切開し、右房・左房・心房中隔を迷路状に切開する。切開が困難な部位(弁輪部など)は冷凍アブレーションを行う。

Cox-maze 原法は洞結節動脈を切離するので術後の洞機能不全が問題となった。その後 Cox は Cox-maze 第一次変法(maze 2)を発表した。この方法は洞結節動脈を温存するために左房の上前部位を切開しない術式であった。一方、小坂井らは洞結節動脈をできるだけ温存するように冷凍アブレーションを多用した modified maze を考案した(図 21-4b)[20]。

新田らにより開発された Radial 手術は、洞結節より房室間溝に向かって放射状(心房興奮伝播と平行)に心房切開線を入れ、生理的な心房興奮パターンを保存することを期待して考案された[13]。

3) 手術成績

術後急性期に一過性の心房細動は約 1/3 に認められるが、術後 1 か月では洞調律に維持できる症例は 90％ となる(図 21-5)。小坂井らの報告では、孤立性心房細動の場合は全例洞調律に維持されており、他の疾患に合併してる場合でも良好な成績を収めている(図 21-4a)[20]。しかし、僧帽弁疾患に合併する心房細動は比較的不成功例が多く、洞調律維持率は約 80％ である。

術後には、抗不整脈薬は原則として投与しない施設が多いが、抗凝固療法は最低 3 か月間ワー

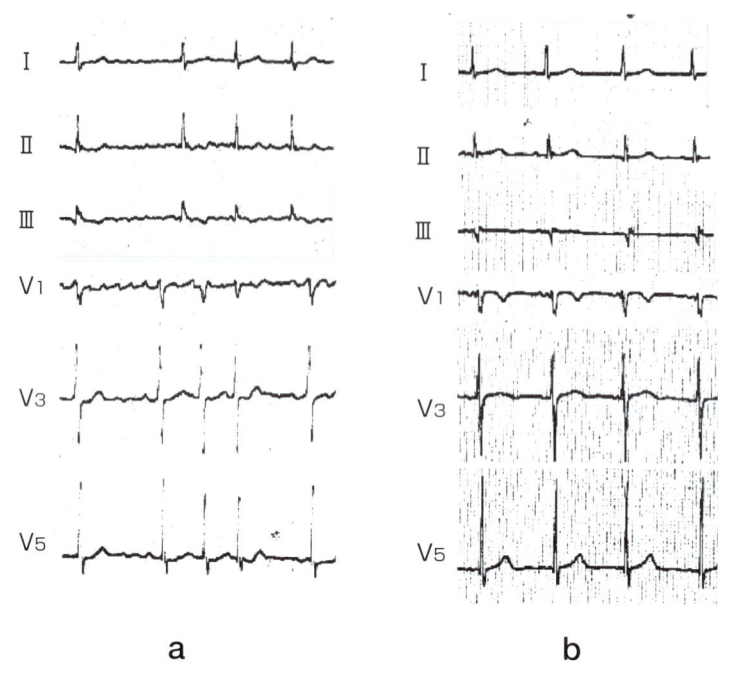

図 21-5　Maze 手術前後の心電図
a：maze 手術前
　R-R 間隔が不規則で f 波を認める典型的な心房細動
b：maze 手術後
　P 波は小さいが洞調律に復帰している。

ファリンを投与する。人工弁置換患者には永久的に抗凝固療法が必要である。

●文献

1) Sealy WC, Hattler BG Jr, Blumenschein SD, et al：Surgical treatment of Wolff-Parkinson-White syndrome. Ann Thorac Surg 1969, 8(1)：1-11.
2) 岩 喬, 数井輝久, 杉井重雄・他：Wolff-Parkinson-White 症候群の外科治療. 胸部外科 1970, 23：513.
3) Guiraudon GM, Klein GJ, Gulamhusein S, et al：Surgical repair of Wolff-Parkinson-White syndrome；A new closed-heart technique. Ann Thorac Surg 1984, 37(1)：67-71.
4) Ricks WB, Winkle RA, Shumway NE, et al：Surgical management of life-threatening ventricular arrhythmias in patients with coronary artery disease. Circulation 1977, 56(1)：38-42.
5) Fontaine G, Frank R, Guiraudon G：Surgical treatment of resistant reentrant ventricular tachycardia by ventriculotomy；A new application of epicardial mapping. Circulation 1974, 49(suppl-3)：319.
6) 磯部文隆：心筋梗塞後心室瘤に伴う難治性心室頻拍に対する外科治療. 日外会誌 1987, 88：1126.
7) Williams JM, Ungerleider RM, Lofland GK, et al：Left atrial isolation；New technique for the treatment of supraventricular arrhythmias. J Thorac Cardiovasc Surg 1980, 80(3)：373-380.
8) Guiraudon GM, Campbell CS, Jones DL et al：Combined sinoatrial node atrioventricular isolation. A surgical alternative to His bundle ablation in patients with atrial fibrillation. Circulation 1985, 72(suppl-3)：220.
9) Cox JL, Schuessler RB, Boineau JP：The surgical treatment of atrial fibrillation. Ⅰ. Summary of the current concepts of the mechanisms of atrial flutter and atrial fibrillation. J Thorac Cardiovasc Surg 1991, 101(3)：402-405.
10) Cox J L：The surgical treatment of atrial fibrillation；Ⅳ Surgical technique. J Thorac Cardiovasc Surg 1991, 101(4)：584-592.
11) Cox JL, Boineau JP, Schuessler RB, et al：Successful surgical treatment of atrial fibrillation. Review and clinical update. JAMA 1991, 266(14)：1976-1980.
12) Kosakai Y, Kawaguchi AT, Isobe F, et al：Cox maze procedure for chronic atrial fibrillation associated with mitral valve disease. J Thorac Cardiovasc Surg 1994,

108(6): 1049-1054.
13) Nitta T, Lee R, Schuessler RB, et al: Radial approach; A new concept in surgical treatment for atrial fibrillation I. Concept, anatomic and physiologic bases and development of a procedure. Ann Thorac Surg 1999, 67(1): 27-35.
14) 松浦雄一郎: WPW症候群副伝導路切断術. 鬼頭義次（編）: OPE. 心臓血管外科手術マニュアル. メディカ出版 1993, pp82-88.
15) 三崎拓郎, 岩 喬: 発作性上室性頻拍の手術療法. 高久史麿（監）, 早川弘一（編）: COMMON DISEASE SERIES 16. 不整脈. 南江堂 1990, pp72-82.
16) Josephson ME, Harken AH, Horowitz LN: Endocardial excision; A new surgical technique for the treatment of recurrent ventricular tachycardia. Circulation 1979, 60(7): 1430-1439.
17) 磯部文隆: 心室性不整脈の外科治療. 高久史麿（監）, 早川弘一（編）: COMMON DISEASE SERIES 16. 不整脈. 南江堂 1990, pp149-158.
18) Moran JM, Kehoe RF, Loeb JM, et al: Extended endocardial resection for the treatment of ventricular tachycardia and ventricular fibrillation. Ann Thorac Surg 1982, 34(5): 538-552.
19) Dor V, Sabatier M, Montiglio F, et al: Results of nonguided subtotal endocardiectomy associated with left ventricular reconstruction in patients with ischemic ventricular arrhythmias. J Thorac Cardiovasc Surg 1994, 107(5): 1301-1307.
20) 小坂井嘉夫, 磯部文隆, 川口 章・他: 外科治療―心房粗・細動への maze 手術. Cardiac practice 1994, 5: 59.
21) 新田 隆: 手術療法. 笠貫 宏（編）: 不整脈. メジカルビュー 2000, pp182-187.

22 カテーテルアブレーション

　カテーテルアブレーションは治療後に薬物療法が不要となり，また患者のQOLが向上するので，飛躍的に普及した。しかし，不整脈のタイプによっては成功率が低いものがあること，カテーテルによる心房・心室壁穿孔，心タンポナーデ，穿刺部位や焼灼部位での血栓形成など，頻度は少ないが合併症がある。また，放射線被曝の問題や焼灼部位が将来どのような障害をもたらすか不明であるため，カテーテルアブレーションの適応は慎重に検討する必要がある[1,2]。最近は，ほとんどの施設で高周波を用いているので，ここでは高周波カテーテルアブレーションに限定する。なお，不整脈のタイプにより方法が異なるので，実際の手技の詳細は個々の不整脈の章を参考にしてもらいたい。

1．歴史

　カテーテルアブレーションは，電極カテーテルの先端を不整脈の原因となっている心筋部位に接触させ，体表面に付着した対極板との間に通電して，先端に接触している心筋を焼灼する治療法である。エネルギー源としては直流通電，高周波，マイクロウェーブ，レーザーがあるが，現在では高周波によるカテーテルアブレーションが主体である。

　高周波通電の臨床応用は，脳外科の分野では1920年にCushingとBovieが用いている。1950年には高周波通電の機器が市販され，脳外科はもとより皮膚科など多くの分野で用いられるようなった。不整脈に対するカテーテルアブレーションは，1982年に報告された直流通電によるヒス束のカテーテルアブレーションが最初である[3]。

　Huangらは高周波通電の実験的検討を詳細に行い，Borggerefeらは副伝導路アブレーションに臨床応用した。その後，先端電極が大きく（large-tip：4 mm size），屈曲度を調節できるカテーテル（deflectable catheter），過剰な組織傷害を防ぐために電極の先端に温度センサーを組み込んだもの，電極温度が一定になるように出力を調節する機能のついた高周波通電装置の登場により治療成績と安全性が著しく向上した。特に，副伝導路に対するカテーテルアブレーションは95％以上の成功率をあげている[4]。

2．高周波カテーテルアブレーションの原理[5〜13]

1）Resistive heat と convective heat

　高周波カテーテルアブレーションは，電磁波のエネルギーを熱エネルギーに変換して生じた熱で組織を焼灼している[10]。心筋に接触している電極から患者の皮膚に接触している電極（対極板）に向かって高周波電流が流れる。心筋に接触している電極は小さいので（今日最も使われているのは 4 mm の large-tip 電極），高周波の密度（density）は心筋の部位で高い。高周波電流は電極に接触する組織にイオンの運動を起こし熱を生成する（図 22-1）[11〜13]。この熱は resistive heat（組織の抵抗によって生じる熱）と呼ばれ，約 2 秒で平衡となるが熱を生じる範囲は 1 mm である。この resistive heat が周囲組織（心筋，血液，電極）に拡散し，周りの心筋に熱が伝わる（convective heat）。この熱伝導は遅く，周りの心筋が熱せられるには時間がかかる（傷害範囲の大きさが一定になるのに 30〜40 秒かかる（図 22-2a）。心筋は 50℃ 以上の熱で細胞膜，細胞骨格，細胞代謝，および核に不可逆的傷害が生じる。45〜50℃ の間では，心筋細胞には様々な一過性の傷害を生じる（図 22-2b）[11〜13]。

　一方，皮膚に付着している対極板は面積が大きいので高周波の密度が低く，皮膚で生じる熱は少ない。

2）高周波発生装置

　心筋カテーテルアブレーションとしては 300〜1,000 kHz の高周波が用いられる。この範囲の高周波は心筋組織に熱を生じさせるが，筋肉の収縮や心筋・神経細胞を興奮させない。したがって，この範囲の高周波電流は痛みを感じさせず，また不整脈が生じにくい。

　心筋焼灼を行うための高周波発生装置として，

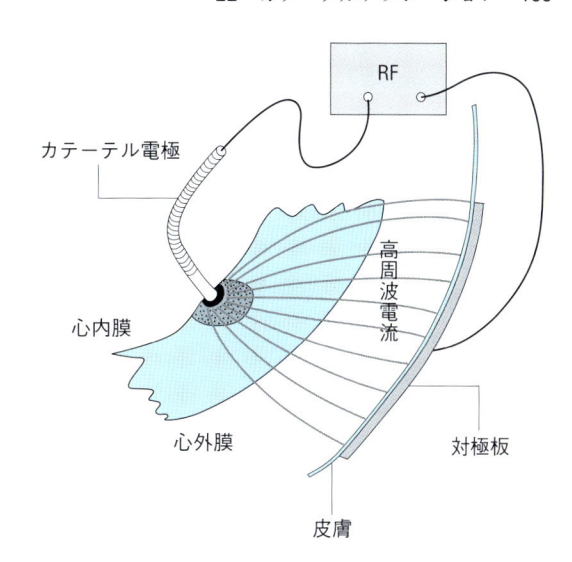

図 22-1　高周波カテーテルアブレーションの原理
高周波電流は，心筋に接触しているカテーテル電極の先端（白い部分）から患者の皮膚に接触している電極（対極板）に流れる。高周波電流は電極に接触する組織にイオンの運動を起こし熱を生成する（黒塗りの部分，接触組織層＝1 mm）。この熱（resistive heat）は周囲組織（心筋，血液，電極）に拡散して周りの心筋に熱が伝わる（斑点部分，convective heat）。なお，皮膚に付着している対極板は面積が大きいので高周波の密度が低く皮膚で生じる熱は少ない。心筋カテーテルアブレーションとしては 300〜1,000 kHz の高周波（RF）が用いられるが，この範囲の高周波は心筋の組織の熱を最も生じやすく，また筋肉の収縮や心筋・神経細胞を興奮させない。したがって，この範囲の高周波電流で痛みを感じず，また不整脈が生じにくい。

　従来は，出力電圧を固定できる定電圧型の機器（30〜45 V 程度の電圧に設定する場合が多い）を用いていた。しかし，高周波による心筋傷害は主に熱によるものなので，先端温度を一定に保つように出力を調整する機器が開発され，今日では一般的に用いられている。心筋傷害範囲は電極の温度（電極接触組織温度）が高いほどまた接触面積が広いほど大きくなるが，その場合大きな高周波エネルギーが必要となる。また温度が 100℃ に達すると血栓が生じる。今日一般的に用いられている 4 mm の電極カテーテルは半径 2〜3 mm の大きさの半球状の心筋組織傷害（凝固壊死）を形成する。通常，心内膜側のほうが心筋内よりも傷害部

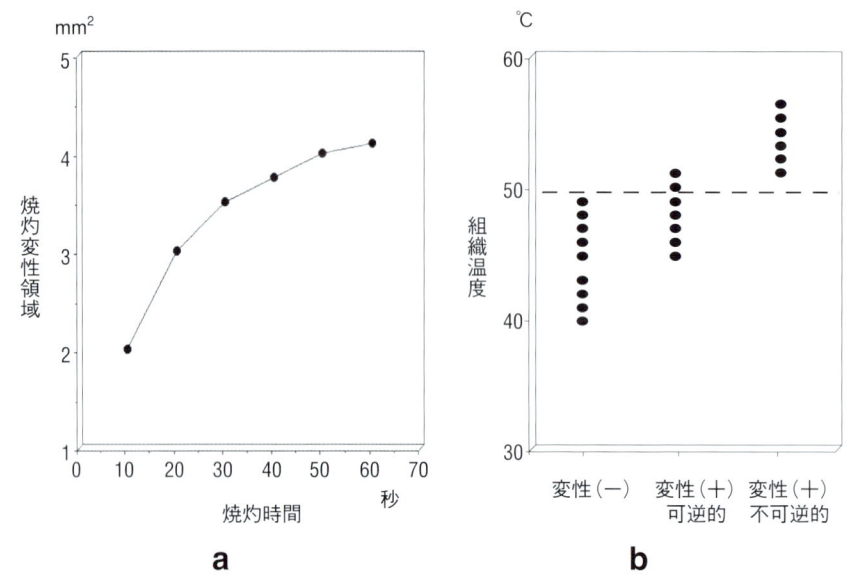

図 22-2 焼灼時間と変性領域および組織温度と組織変性の関係
a：焼灼時間と焼灼変性領域の関係
　焼灼時間 60 秒で焼灼変性領域は一定となっている〔文献 9）18 頁より引用，改変〕。
b：組織温度と組織変性傷害の関係
　変性が起こらない〔変性（−）〕，一過性の変性傷害〔変性（＋），可逆的〕，不可逆的な焼灼変性傷害〔変性（＋），不可逆的〕。
　組織温度 50℃ 未満では変性傷害が起こらないかまたは一過性傷害である。50℃ 以上では，不可逆的な焼灼変性傷害が多くの場合生じる。55℃ 以上では全例で不可逆的変性傷害が生じている。
Nath S, Lynch C 3rd, Whayne JG, et al：Cellular electrophysiological effects of hyper thermia on isolated guinea pig papillary muscle. Implications for catheter ablation. Ciculation 1993, 88（4）：1830 頁より引用・改変

位は小さい（心内膜側からは熱が逃げる）。

3）アブレーション部位の組織所見

　高周波で発生した熱により，組織は水分喪失，蛋白変性などの凝固壊死となる。凝固壊死部位の周辺には出血と急性炎症を認める（単球と好中球）。この周囲の炎症部位が循環障害をきたして壊死部位が拡大することがある。これが臨床で認められる遅延治癒の機序と考えられている。逆に，炎症部位の循環障害が改善すると後日に頻拍が再発する場合がある。通常，焼灼後 4〜5 日経つと焼灼部位と非焼灼部位に明確な境界を認める。2 か月経つと凝固壊死部位は線維化と肉芽を認め容積が小さくなるが，周囲との境界は明確で周辺の組織には病変を認めない。これが，高周波アブレーションによる催不整脈が少ない理由である。

3．設備・方法[5〜7,9)]

　カテーテルアブレーションは，電気生理学的検査（EPS[*1])に精通している施設で行うべきであり，NASPE もカテーテルアブレーションを施行してもよい施設と術者の資格を発表している。

1）一般的な設備

1 透視設備

　カテーテルの位置を正確に確認することが必要なので両方向透視画像（バイプレーン）が望ましい。また，高周波カテーテルアブレーションは単

[*1]EPS：electrophysiological study

純 X 線の透視時間が長くなるので，X 線被曝防止対策は重要である。

2 ポリグラフ

以前は，EPS で用いた 8 チャンネルのポリグラフを用いていたので，その場での解析が難しかった。最近はその場で解析できる EPS データプロセッサーが整備されている EPLab, Bird などが用いられる。いずれの機器も，体表面心電図と心腔内電位図のアナログ信号をデジタル変換しモニター画面に表示できる。モニター画面上のカーソルを用いて種々の測定が可能であり，複数の記録部位を同時に比較できる。これは，頻拍時の興奮伝導パターンや最早期興奮部位を決定するうえで重要で，アブレーションの至適部位の同定に不可欠である。また，モニター画面に表示されたデータを光ディスクに保存でき，25～400 msec/秒の任意の記録速度で再現できる。

3 心臓刺激装置

カテーテルアブレーションに特別な刺激装置は必要ないが，発作を誘発するために期外収縮・連続刺激が挿入可能な心臓電気刺激装置が必要である。

4 緊急時に対応できる安全装置

緊急の心停止，心室細動，血圧低下，呼吸停止にただちに対処できる用意が必要である。

① 直流除細動器，酸素吸入装置，気管内挿管セット，心腔ドレーリージセット。

② 心臓超音波：心タンポナーデや弁膜障害を早めに診断するために必要。心カテーテル室に用意しておくのが望ましい。

③ 救急薬剤。

2）アブレーションに必要な設備・装置

1 高周波通電装置

アブレーション専用の高周波発生装置が必要である。種類として，① 電圧で出力を設定する電圧制御型，② 電力で出力を設定する電力制御型，③ 温度で出力を設定する温度制御型（温度センサーつき電極を用いる）の 3 種類がある。電圧固定型では 35～40 V を用いる。この電圧であると 0.35～0.45 A の電流が流れ，カテーテル先端の温度は 60～80℃ 程度になる。電力制御型では 1～50 W（機種により 100 W まで）の範囲で出力設定可能である。

温度制御型通電装置を用いる場合は，60～70℃ の設定温度で通電を開始する。温度とインピーダンスをモニターしながらアブレーションを施行する。

2 アブレーションカテーテル

アブレーション用電極カテーテルは先端 4 mm の large-tip を用い，手元の操作でカテーテル先端部分のカーブが変えられる steerable カテーテルを用いる。アブレーションカテーテルのサイズは体格・心臓のサイズにあわせたカテーテルを用いる。電極は先端電極以外に，先端電極から 2, 4, 2 mm 間隔に計 4 個の電極がついている。これらの附属電極でアブレーション部位近傍の電気を同時に記録することが可能である。先端電極で温度が測定できる温度センサーつきカテーテルでは，設定温度にあわせて通電エネルギーが自動的に変動する通電システムが使用可能である。このカテーテル先端電極で温度をモニターすることにより，電極と心筋との接触具合の確認，組織の popping, や血栓形成防止が可能となった。また，先端電極温度と焼灼範囲は比例しているので焼灼部位の大きさを推定できる。しかし，病変がある心筋では温度と焼灼範囲と比例しないことがある。また，先端電極温度は真の組織温度を反映していないことも留意すべきである。

対極板は直径 10 cm 前後の皮膚面以外は絶縁されている金属板を使用する。対極板の位置は，通常，患者の背部に貼っている。

3）アブレーションの手順

① 前投与：通常，ジアゼパム 5～10 mg を施行 30 分前に経口投与する。必要に応じて鎮痛薬を筋注する。最近では，全身麻酔薬であるプロポフォー

188　III　不整脈の治療

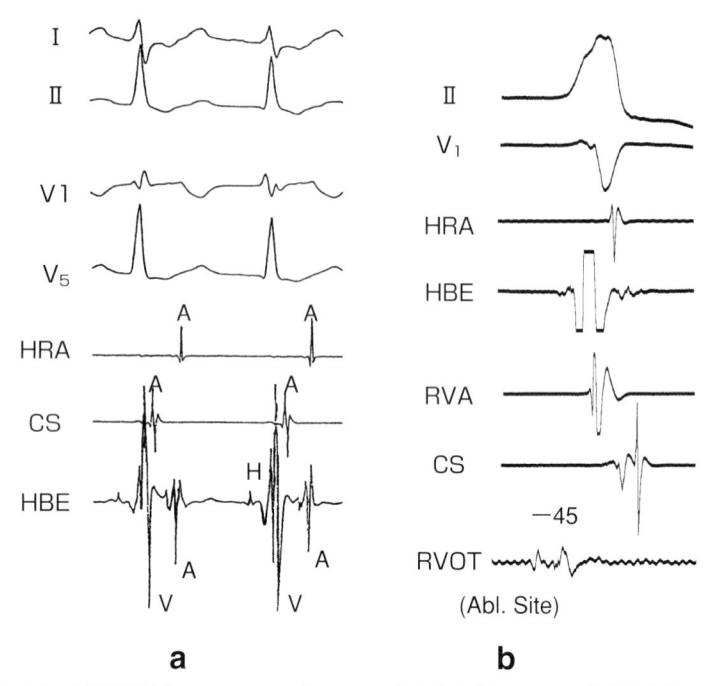

HRA：高位右房，CS：冠状静脈洞，HBE：ヒス束，RVA：右室心尖部，RVOT：右室流出路，A：心房電位，H：ヒス束電位，V：心室電位

図22-3　アクティベーション(activation)マッピング

a：房室回帰性頻拍

頻拍中の体表面心電図（I，II，V$_1$，V$_5$）と心腔内電位（HRA，CS，HBE）の同時記録。心腔内電位の心房電位（A）の最早期興奮は冠状静脈洞であり，副伝導路の付着部位は左房と推定される。

b：右室流出路起源特発性心室頻拍

心室頻拍時の体表面心電図（II，V$_1$）と心腔内電位（HRA，HBE，RVA，CS，RVOT）の同時記録。右室流出路では2つの電位が記録されている。後半の電位は体表面QRS波の始まりと一致しており，前方の電位は体表面心電図のQRS波形より－45 msec 先行している（pre-potential）。これより，右室流出路が心室最早期興奮部位であると診断する。通常，このタイプの心室頻拍では pre-potential が記録される部位がカテーテルアブレーションの至適部位とされる。この症例では，この部位（Abl. Site）からのアブレーションで心室頻拍が消失した。

ルの持続静注を用いる施設が増えてきた。

② カテーテル挿入のための静脈，動脈穿刺。

③ ヘパリン 3,000～5,000 単位を静注する。以後，1時間おきにヘパリン 1,000 単位を静注する。

④ アブレーションを行うのに必要な EPS。

⑤ アブレーションカテーテルを至適アブレーション部位に配置する。

⑥ アブレーション。

⑦ 施行後の確認 EPS（アブレーション施行前の所見と比較することが重要である）。

⑧ アブレーション後の薬剤投与（左室・左房のアブレーション後にはアスピリンを1～2か月投与する施設が多い）。また，心房細動の場合はワルファリンを投与する。

4）至適アブレーション部位の同定法

アブレーションの成功は，アブレーション部位が標的不整脈の至適部位であるか否かによる。それゆえ，至適アブレーション部位の同定は最も重要である。個々の不整脈で至適アブレーション部位が異なり，またその同定法が多少違うので，ここでは一般的な同定法を紹介する。

至適アブレーションの部位を同定する方法とし

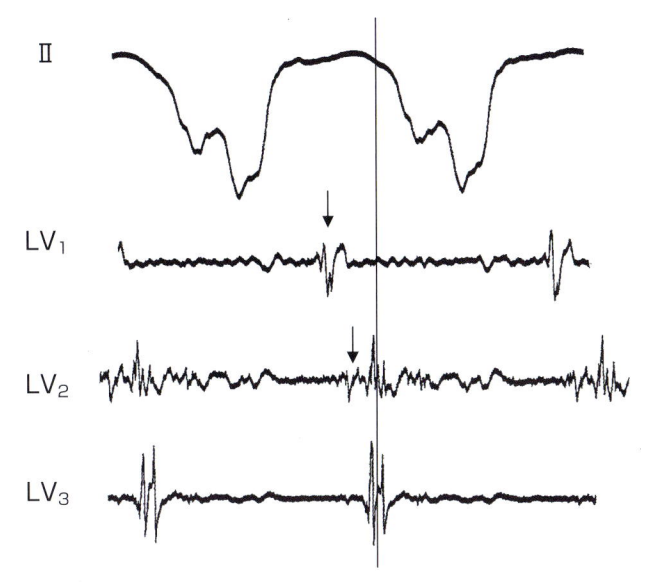

図 22-4 アクティベーションマッピング(持続性単形性心室頻拍：陳旧性心筋梗塞)

心室頻拍時の体表面心電図(Ⅱ)と左室電位($LV_{1~3}$)の同時記録。体表面 QRS 波形と心腔内電位を比較すると LV_3 が QRS 波の onset に一致している。LV_1，LV_2 における QRS-QRS 波形の間で記録される電位(↓)は diastolic potential と呼ばれる。この同時記録から，電気興奮は健常心筋を興奮(QRS 波形を構成)させた後，LV_1 の部位を興奮させて順番に LV_3 まで伝導し，再び健常心筋部位に戻る，いわゆる figure of eight 型リエントリー回路を構成していると解釈できる。LV_1 と LV_2 は，伝導遅延部位(チャネル)で，通常このタイプの心室頻拍においてはアブレーションの至適部位である。しかし，この部位が本当に至適カテーテルアブレーション部位か否かを同定するにはエントレインメントマッピングが必要である。この患者の場合は LV_1 部位でのアブレーションにより心室頻拍が消失した。

てアクティベーションマッピング，ペースマッピング，エントレインメントマッピング，解剖学的アプローチ，心腔内電位アプローチがあるが，実際は不整脈の種類や個々の症例で上記の方法を組み合わせて至適部位を決定している。

1 アクティベーションマッピング
(図 22-3，4)[14~16]

頻拍時の最早期興奮部位を心腔内電位から同定する方法で，最早期興奮部位は心房の場合は P 波の起こり始め(onset)，心室の場合は QRS onset を基準とする。この方法は，①解剖学的回路が限定されているリエントリー頻拍の場合(図 22-3a) ②非リエントリーの頻拍(異常自動能亢進，撃発活動など)の場合(図 22-3b)，特に有用である。一方，figure of eight 型のリエントリー頻拍の場合におけるアクティベーションマッピングの解釈は複雑である。瘢痕関連性心室頻拍の figure of eight 型リエントリーの場合を例にとると，最早期興奮部位は，体表面 QRS onset と一致する心腔内電位記録部位と考えることができる(図 22-4)。以前はこれを指標としてアブレーションを施行していたが最近では，エントレインメントマッピングで伝導遅延部位(チャネル)を直接同定してアブレーションすることが多い。

2 ペースマッピング(図 22-5)[17]

この方法は，洞調律時にアブレーションカテーテル先端からのペーシングにより記録される QRS 波形，または P 波形と発作時の波形とを比較する。全く同一であれば，頻拍性不整脈の発生部位(非リエントリーの場合)または回路の出口(マ

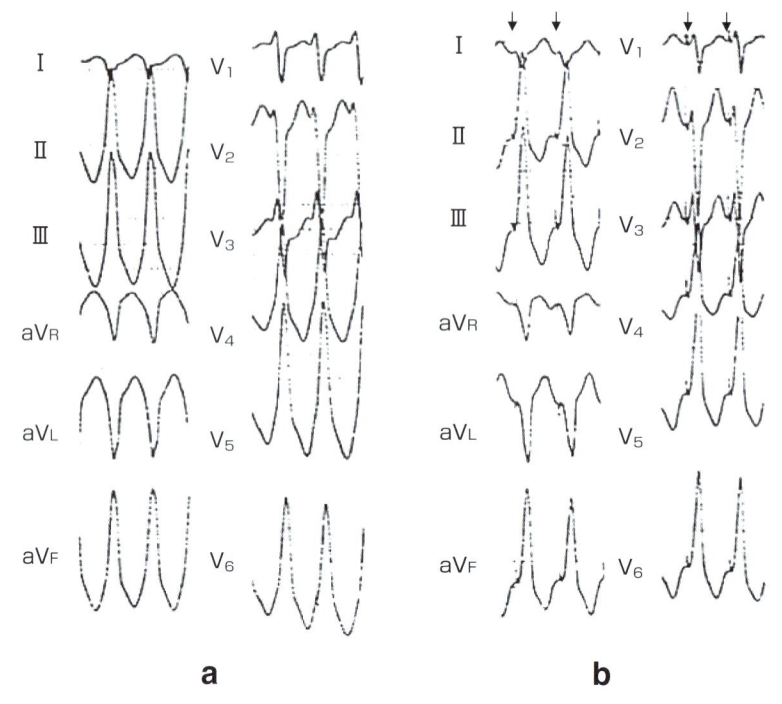

図 22-5 ペースマッピング（右室流出路起源特発性心室頻拍）
a：心室頻拍発作の 12 誘導心電図
b：洞調律時にアブレーションカテーテルの先端からペーシング（↓）を施行したときの 12 誘導心電図
心室頻拍波形とペーシング波形は同一である。このタイプの心室頻拍では，ペーシングマッピング法は，図 22-3b のアクティベーションマッピングと同様に，カテーテルアブレーションの至適部位の同定に有用である。実際，この症例もこの部位からのアブレーションで心室頻拍は消失した。

クロリエントリーの場合）と推定できる。この方法は主に非リエントリーの頻拍の場合に用いられる。

3 エントレインメントマッピング[18]

エントレインメントマッピングはアクティベーションマッピングやペースマッピングより複雑である。この方法は，当初陳旧性心筋梗塞に合併するマクロリエントリー頻拍である持続性単形性心室頻拍の場合に施行されていたが，他の器質的心疾患を有する患者で起こる持続性単形性心室頻拍にも応用される。さらに，最近では心房粗動のアブレーションのときにも応用されている。まず，洞調律時の心腔内マッピングで伝導遅延部位（チャネル：isthmus と呼ぶこともある）を推定する（図 15-5，100 頁参照）。次に，このチャネル部位が頻拍の回路に関与しているかを concealed エントレインメントの有無で確かめる。concealed エントレインメントが陽性の場合は，上記のチャネル部位からの頻拍より速い心拍数でペーシングを施行すると，体表面の心電図波形（心室頻拍の場合は QRS 波）を変化させずにペーシングレートになり，ペーシングを停止するともとの頻拍レートに戻る（図 15-22，114 頁参照）。concealed エントレインメントの所見は，ペーシング部位が頻拍に関与しているチャネル部位であることを示唆する。アブレーションの至適部位は上記の concealed エントレインメント部位でかつ post-pacing interval＝tachycardia interval の条件（図 15-23，115 頁参照）を満たす部位である。

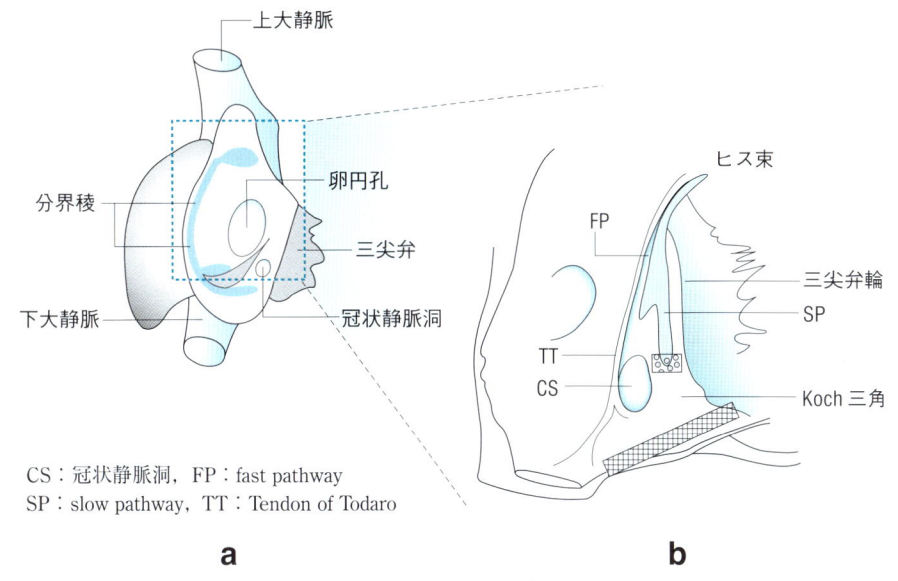

図 22-6 解剖学的アプローチ
a：右房中隔の図（右房の自由壁を切開して，心房中隔を見ている）
b：図aの心房中隔の拡大図でKoch三角と房室結節を模式的に描いている．この比較的狭い部位は通常型心房粗動と房室結節リエントリー頻拍の旋回路の一部を構成している．心房粗動の場合の解剖学的アプローチによるアブレーション部位は三尖弁輪から下大静脈までのライン（網目ライン）である．房室結節リエントリー頻拍の場合は三尖弁輪と冠状静脈洞の間のライン（玉模様ライン）である．

CS：冠状静脈洞，FP：fast pathway
SP：slow pathway，TT：Tendon of Todaro

4 解剖学的アプローチ（図 22-6）[19〜23]

頻拍の発生部位や旋回路が解剖学的に決まっている場合は，その解剖学的部位を目安にしてアブレーションすることができる．通常型の心房粗動は中隔を上行し右房自由壁を下降し，下大静脈と三尖弁輪の間（isthmus）を通過する．このisthmus部位がアブレーション部位として最適であるので，X線透視下でこの部位をアブレーションする．また，房室結節リエントリー頻拍の場合は，Kochの三角の部位を遅伝導路が通過していることが経験的に判明している．この部位に対する解剖学的アプローチアブレーションは電気的指標を用いたアブレーションと比べて同じ成功率である．最近，心房細動に対するアブレーションとしての肺静脈隔離を解剖学的アプローチで行う方法が行われている．

5 心腔内電位によるアプローチ[24〜26]

これは心腔内電位を指標としてアブレーションする方法である．具体的には，ヒス束のアブレーション（心房細動で心拍数のコントロールができない場合）や脚間リエントリー頻拍に対する脚アブレーション（図 36-6，348頁参照）がある．また，副伝導路電位を目安にして副伝導路アブレーションをすることもある（図 15-4b，100頁参照）．肺静脈電位を指標とした肺静脈隔離術もこのアプローチである．

4．適応・成功率

EPSによる頻脈性不整脈の機序の解明，技術や知識の進歩，経験の蓄積などによりカテーテルアブレーションの適応疾患は拡大しつつある．アメリカではカテーテルアブレーションの適応に関するガイドラインが1995年にACC/AHAから発表された[27]．一方，わが国ではカテーテルアブレーション施行に関するガイドラインが1990年に出

され，その後2001年に日本循環器学会合同研究班から不整脈の非薬物治療ガイドラインとして報告された[28]（表22-1）。なお，日本循環器学会合同研究班（2004～2005年度）から改訂版が2007年に発表される予定である。変更予定内容は表22-1に（注）として付記した。ここでは，ガイドラインの適応とは異なる見地から，以下に2006年時点のカテーテルアブレーションの成績，目的別に分けたものを示す．

- 非常に良好な成績が得られている（成功率90%以上）．
  ① 副伝導路を有する房室回帰性頻拍（ケント束，マハイム束など）．
  ② 房室結節リエントリー頻拍．
  ③ 心房粗動（ishmus依存性）．
- 比較的良好な成績が得られている（成功率75%以上）．
  ① 特発性心室頻拍（心室流出路起源，左室起源のいわゆるverapamil sensitive タイプ）．
  ② 心房頻拍．
- 成功率はあまり高くないが試みられている（成功率50～75%）．
  ① 切開（瘢痕）関連性心房粗動・心房頻拍．
  ② 心房細動[29]．
  ③ 瘢痕関連性単形性心室頻拍[30]．
- 症状軽減目的に行われている．
  ① 房室結節のmodificationによる心房細動心室レートのコントロール．
  ② 心房細動に対する房室ブロック作成．
- 研究段階の治療
  ① 多形性心室頻拍・心室細動の引き金となる心室期外収縮[31]．
  ② 心機能低下をきたす多発する心室期外収縮．

5．合併症[32]

カテーテルアブレーションに伴う合併症・死亡の頻度としては，1992年にNASPEから発表された報告があり，それぞれ2.1%，0.2%で，合併症の内容として弁損傷，心タンポナーデ，房室ブロック，肺や全身の塞栓症などがあげられている．

① 不整脈
心室細動，非持続型の心室頻拍，房室ブロックが報告されている．房室ブロックは，副伝導路が正常伝導路に近接している場合や房室結節リエントリー頻拍のアブレーション位置が房室結節に近い場合に起こりやすい．1%前後にペースメーカ植え込みが必要となると報告されている．

② 血管穿刺に関連する（2～4%）
出血，血腫，動静脈瘻，感染．

③ 心タンポナーデ，心囊液貯留，一過性の血圧低下，気胸

④ 動脈血栓塞栓症
電極の温度が100℃近くになると血栓を生じる．血栓が生じるとインピーダンスが急激に上昇するので常にインピーダンス上昇に注意する．

⑤ 大動脈弁閉鎖不全・僧帽弁閉鎖不全
アブレーションによる弁破壊による．

⑥ X線障害
急性の皮膚傷害はまれであるが，1時間の透視で将来癌になる可能性が0.1%増加し，子孫に遺伝子異常が生じる可能性は100万の出産に対し20人と推定している報告がある．

⑦ 肺静脈狭窄
心房細動に対する肺静脈隔離術のアブレーションを施行したときに起こる．

⑧ 死亡
0.1～0.2%に報告されている．

＊最近，心房細動に対するアブレーションで発生した左房―食道 fistula の合併症により死亡した症例が報告された．

表22-1 カテーテルアブレーションのガイドライン（1199—2000年度日本循環器学会合同研究班報告）[28]

WPW症候群

クラスI	☐ 重篤な症状（生命の危険がある心房細動や失神）を有する，または著明なQOLの低下をきたす頻拍発作の既往がある場合
	☐ 頻拍発作があり，かつ薬物治療が無効，副作用のため使用不要，薬物治療の継続を望まない。
クラスIIa	☐ 頻拍発作はないハイリスク群で，パイロットや公共交通機関の運転手など，発作により多くの人命にかかわる可能性がある職業の場合[注1]

（注1）2004—2005年度の改定ではクラスIになる予定。またクラスIIbに"患者が望む場合"が新たに入る予定。

房室結節リエントリ性頻拍

クラスI	☐ 失神などの重篤な症状や軽症状でも著明なQOLの低下をきたす頻拍発作の既往がある場合
	☐ 頻拍発作があり，薬物治療が無効または副作用のため使用不能または患者が望まない場合[注2]
クラスIIa	☐ 頻拍発作の心電図が確認されているが，電気生理検査で頻拍が誘発されず2重房室結節経路のみが認められた場合
	☐ 他の頻拍に対するカテーテルアブレーション治療中に偶然誘発された房室結節リエントリ性頻拍
クラスIII	☐ 頻拍発作の既往のない患者において，電気生理検査中に2重房室結節経路が認められるが，頻拍は誘発されない場合

（注2）2004—2005年度の改定では"薬物無効または使用不能"から"薬物治療の有無にかかわらず患者がカテーテルアブレーションを希望する場合"となる予定。

心房細動

クラスI	☐ なし
クラスIIa	☐ 重篤な症状またはQOLの著しい低下を伴う薬物治療抵抗性，または副作用のために使用不能な心房細動で，不整脈起源が限局しているもの[注3]
クラスIIb	☐ 重篤な症状またはQOLの著しい低下を伴う薬物治療抵抗性，または副作用のために使用不能な心房細動で，複数の肺静脈に起源が認められるもの[注3]
クラスIII	☐ 重篤な症状またはQOLの著しい低下を伴う薬物治療抵抗性，または副作用のために使用不能な心房細動でも，電気生理検査で頻拍の機序が不明[注4]
	☐ 薬物治療が有効な心房細動
	☐ QOLの著しい低下を伴わない心房細動

（注3）2004—2005年度の改定では"不整脈起源が限局"が除かれ発作性心房細動に限定される予定。また，クラスIIaに"パイロットなど職業上制限となる場合"が加わる予定。IIbでは慢性心房細動とする予定。
（注4）この項は除かれる予定。

I型心房粗動

クラスI	☐ 1：1房室伝導を伴うもの，失神や心不全などの強い症状を伴う頻拍発作，またはQOLの著しい低下を伴う場合
	☐ 症状があり薬物治療が無効または副作用のため使用不能な場合
クラスIIa（注5）	☐ 電気生理検査中にI型心房粗動は誘発されないが，パイロットや公共交通機関の運転手など，発作により多くの人命にかかわる可能性がある職業
	☐ 他の頻拍に対するカテーテルアブレーション治療中に偶然誘発されたI型心房粗動
	☐ 心房細動に対する抗不整脈薬治療中に出現したI型心房粗動

（注5）2004—2005年度改定では，クラスIIaに"症状を有する薬物有効性の通常型"と"器質的疾患を有し心室機能低下を伴う無症状な心房粗動"の2項が加わる予定。

（続く）

表 22-1 カテーテルアブレーションのガイドライン（1199—2000 年度日本循環器学会合同研究班報告）[28]（続き）

心房頻拍

クラス I	□ 症状を有する頻拍起源の限局した心房頻拍で薬物治療が無効または副作用のため使用不能な場合
クラス IIa	□ 症状を有する頻拍起源の限局した心房頻拍で薬物治療が有効な場合 □ 症状がない心房頻拍で基礎心疾患を有し心室機能低下を伴う場合
クラス III	□ 症状がない心房頻拍で心室機能が正常な場合

上室性頻脈性不整脈に対する房室ブロック作成術

クラス I	□ 重篤な症状あるいは頻拍による心不全を有し，薬物治療が無効または副作用のため使用不能な上室性頻脈性不整脈で，上室性不整脈に対するカテーテルアブレーション治療が不成功または施行できない場合
クラス IIa	□ QOL の低下が著しく，薬物治療が無効または副作用のため使用不能な上室性頻脈性不整脈で，上室性不整脈に対するカテーテルアブレーション治療が不成功または施行できない場合
クラス III	□ 房室伝導を温存したほうが有利だと考えられる場合

心室期外収縮

クラス I	□ なし
クラス IIa	□ 単源性心室期外収縮が多形性心室頻拍を誘発することが証明されている場合[注6]
クラス IIb	□ QOL の著しい低下や心不全を有し，薬物治療が無効または副作用のため使用不能な多発する右室起源の心室期外収縮[注7]

（注6）2004—2005 年度の改定ではクラス I になる予定。
（注7）右室起源が除かれクラス IIa となる予定。また，IIb として"QOL の低下，心不全，心機能低下を有する頻発性心室期外収縮"が加わる予定。

心室頻拍

クラス I	□ 症状を有する右室流出路起源の特発性持続性心室頻拍および左室起源の特発性ベラパミル感受性持続性心室頻拍で薬物治療が無効または副作用のため使用不能な場合[注8]
クラス IIa	□ 症状を有する基礎心疾患を伴う単形性持続性心室頻拍 □ 植込み型除細動器後に除細動通電が頻回に作動し，薬物治療が無効または副作用のため使用不能な心室頻拍[注9]

（注8）2004—2005 年度の改定では右室流出路，左室起源ベラパミルが除かれ，単に特発性心室頻拍となる予定。
（注9）2004—2005 年度の改定ではクラス I になる予定。

●文献

1) Scheinman MM : Catheter ablation for cardiac arrhythmias, personnel, and facilities. North American Society of Pacing and Electrophysiology Ad Hoc Committee on Catheter Ablation. Pacing Clin Electrophysiol 1992, 15(5) : 715-721.

2) Scheinman MM : Patterns of catheter ablation practice in the United States ; Results of the 1992 NASPE survey. North American Society of Pacing and Electrophysiology. Pacing Clin Electrophysiol 1994, 17(5-Pt-1) : 873-875.

3) Gallagher JJ, Svenson RH, Kasell JH, et al : Catheter technique for closed-chest ablation of the atrioventricular conduction system. N Engl J Med 1982, 306(4) : 194-200.

4) Jackman WM, Wang XZ, Friday KJ, et al : Catheter ablation of accessory atrioventricular pathways (Wolff-Parkinson-White syndrome) by radiofrequency current. N Engl J Med 1991, 324(23) : 1605-1611.

5) 家坂義人 : 心カテーテルアブレーションの実際. 中外医学社 1996.

6) 佐竹修太郎 : 高周波カテーテルアブレーション. メディカ出版 1994.

7) 笠貫 宏(編) : 心臓カテーテルアブレーション. 医学書院 1994.

8) Haines DE : The pathophysiology of radiofreqeney lesion formation. In Zipes DP (ed) : Catheter Ablation of Arrhythmias. Futura Publishing 1994, pp105-123.

9) Cosman ER, Rittman WJ : Physical aspects of radiofrequeney energy applications. In Huang SKS (ed) : Radiofre-

quency Catheter Ablation of Cardiac Arrhythmias. Basic Concepts and Clinical Applications. Futura Publishing 1995, pp13-23.
10) Darn CH：Electromagnetic field propagation and interaction with tissues. In Field SB, Hand J (eds)：An Introduction to the Practical Aspects of Clinical Hyperthermia. Taylor and Francies 1990, pp242-274.
11) Haines DE, Watson DD：Tissue heating during radiofrequency catheter ablation；A thermodynamic model and observations in isolated perfused and superfused canine right ventricular free wall. Pacing Clin Electrophysiol 1989, 12(6)：962-976.
12) Haines DE：Determinants of lesion size during radiofrequency catheter ablation；The role of electrode-tissue contact pressure and duration of energy delivery. J Cardiovasc Elecrophyiol 1991, 2：509-515.
13) Langberg JJ, Lee MA, Chin MC, et al：Radiofrequency catheter ablation；The effect of electrode size on lesion volume in vivo. Pacing Clin Electrophysiol 1990, 13(10)：1242-1248.
14) Chen SA, Chiang CE, Yang CJ, et al：Radiofrequency catheter ablation of sustained intra-atrial reentrant tachycardia in adult patients. Identification of electrophysiological characteristics and endocardial mapping techniques. Circulation 1993, 88(2)：578-587.
15) Kay GN, Chong F, Epstein AE, et al：Radiofrequency ablation for treatment of primary atrial tachycardias. J Am Coll Cardiol 1993, 21(4)：901-909.
16) Lesh MD, Van Hare GF, Epstein LM, et al：Radiofrequency catheter ablation of atrial arrhythmias. Results and mechanisms. Circulation 1994, 89(3)：1074-1089.
17) Coggins DL, Lee RJ, Sweeney J, et al：Radiofrequency catheter ablation as a cure for idiopathic tachycardia of both left and right ventricular origin. J Am Coll Cardiol 1994, 23(6)：1333-1341.
18) Stevenson WG, Sager PT, Friedman PL：Entrainment techniques for mapping atrial and ventricular tachycardias. J Cardiovasc Electrophysiol 1995 6(3)：201-216.
19) Cosio FG, Arribas F, Lopez-Gil M, et al：Radiofrequency ablation of atrial flutter. J Cardiovasc Electrophysiol 1996, 7(1)：60-70.
20) Wu D, Yeh SJ, Wang CC, et al：A simple technique for selective radiofrequency ablation of the slow pathway in atrioventricular node reentrant tachycardia. J Am Coll Cardiol 1993, 21(7)：1612-1621.
21) Feld GK, Fleck RP, Chen PS, et al：Radiofrequency catheter ablation for the treatment of human type 1 atrial flutter. Identification of a critical zone in the reentrant circuit by endocardial mapping techniques. Circulation 1992, 86(4)：1233-1240.
22) Cosio FG, Lopez-Gil M, Goicolea A, et al：Radiofrequency ablation of the inferior vena cava-tricuspid valve isthmus in common atrial flutter. Am J Cardiol 1993, 71(8)：705-709.
23) Cauchemez B, Haissaguerre M, Fischer B, et al：Electrophysiological effects of catheter ablation of inferior vena cava-tricuspid annulus isthmus in common atrial flutter. Circulation 1996, 93(2)：284-294.
24) Jackman WM, Beckman KJ, McClelland JH, et al：Treatment of supraventricular tachycardia due to atrioventricular nodal reentry, by radiofrequency catheter ablation of slow-pathway conduction. N Engl J Med 1992, 327(5)：313-318.
25) Haissaguerre M, Gaita F, Fischer B, et al：Elimination of atrioventricular nodal reentrant tachycardia using discrete slow potentials to guide application of radiofrequency energy. Circulation 1992, 85(6)：2162-2175.
26) Williamson BD, Man KC, Daoud E, et al：Radiofrequency catheter modification of atrioventricular conduction to control the ventricular rate during atrial fibrillation. N Engl J Med 1994, 331(14)：910-917.
27) Zipes DP, DiMarco JP, Gillette PC, et al：Guidelines for clinical intracardiac electrophysiological and catheter ablation procedures. A report of the American College of Cardiology/American Heart Association Task Force on Practice Guidelines (Committee on Clinical Intracardiac Electrophysiologic and Catheter Ablation Procedures), developed in collaboration with the North American Society of Pacing and Electrophysiology. J Am Coll Cardiol 1995, 26(2)：555-573.
28) 不整脈の非薬物治療ガイドライン．循環器病の診断と治療に関するガイドライン（1999-2000 年度合同研究班報告）．Jpn Circ J 65；SupplⅤ. 2001. pp1138-1142.
29) Haissaguerre M, Gencel L, Fischer B, et al：Successful catheter ablation of atrial fibrillation. J Cardiovasc Electrophysiol 1994, 5(12)：1045-1052.
30) Morady F：Radio-frequency ablation as treatment for cardiac arrhythmias. N Engl J Med 1999, 340(7)：534-544.
31) Haissaguerre M, Extramiana F, Hocini M, et al：Mapping and ablation of ventricular fibrillation associated with long QT and Brugada syndromes. Circulation 2003, 108(8)：925-928.
32) Scheinman MM：Patterns of catheter ablation practice in the United States；Results of the 1992 NASPE survey. North American Society of Pacing and Electrophysiology. Pacing Clin Electrophysiol 1994, 17(5-Pt-1)：873-875.

23 大規模臨床試験

　不整脈治療は従来の経験的薬物治療から，発生機序に基づく薬物治療，カテーテルアブレーション，ペースメーカ，植込み型除細動器（ICD[*1]），外科手術など著しい発展を遂げている．しかし，急性期の有効性が確認されている治療でもその長期的な効果の評価は，個々の医師の経験からでは明らかでないことがある．特に，臨床応用されている治療手段が，はたして本当に不整脈治療の主目的である「突然死の予防」に寄与しているかどうかについては不明な点も多かった．この点を明らかにするために施行された大規模臨床試験は，その後の不整脈治療の在り方に多大な影響を与えた．

　今日までに不整脈分野で多くの大規模臨床試験が行われたが，不整脈薬物治療に大きな影響を与え最近の臨床試験の流れを作ったのはCAST[*2]である．その後，心室性不整脈に関しては，薬物治療のみならず非薬物治療の大規模臨床試験が多数施行された．また，心房細動の合併症としての塞栓症の重要性がクローズアップされ，塞栓予防における大規模臨床試験が施行された．

　今日まで報告された大規模臨床試験は残念ながら欧米が中心の調査で，わが国からの発表は少ない．欧米の結果がそのまま日本人に当てはまらないことも多く，わが国における大規模臨床試験の必要性がいわれてきた．この反省に基づき，現在，日本循環器学会，日本心電学会，日本不整脈学会などが中心となって不整脈に関する大規模臨床試験が進行中である．

　わが国の大規模臨床試験は進行中なので，ここでは2004年までに発表された心室性不整脈と心房細動に関する欧米で行われた代表的な大規模臨床試験の結果とその臨床的意義を述べる．表23-1に大規模臨床試験を対象不整脈と治療別に記載している．

1．心室性不整脈の大規模臨床試験

1）薬物治療

1 CAST ⅠとCAST Ⅱ[1,2)]

　CASTは，心筋梗塞後における突然死の危険因子のひとつである心室期外収縮を抑制することにより死亡率が減少するという仮説（心室期外収縮抑制仮説）を立証するために計画された．

a 方法と結果

　心筋梗塞後に無症候性の心室期外収縮（1時間に6個以上）が認められた1,727人を対象に，エンカイニド，フレカイニド（共にVaughan Williams

---

[*1]ICD：implantable cardioverter defibrillator
[*2]CAST：Cardiac Arrhythmia Suppression Trial

表 23-1 主要な大規模臨床試験と文献

1. 心室性不整脈に対するⅠ群薬の大規模臨床試験 / 文献

IMPACT	International Mexiletine and Placebo Antiarrhythmic Coronary Trial	J Am Coll Cardiol 4：1148-1163, 1984
CAPS	Cardiac Arrhythmia Pilot Study	Am J Cardiol 61：501-509, 1988
CAST	Cardiac Arrhythmia Suppression Trial	N Engl J Med 324：781-788, 1991
CASTⅡ	Cardiac Arrhythmia Suppression Trial Ⅱ	N Engl J Med 327：227-233, 1992

2. 心室性不整脈に対するⅢ群薬の大規模臨床試験 / 文献

BASIS	Basel Antiarrhythmic Study of Infarct Survival	J Am Coll Cardiol 16：1711-1718, 1990
PAT	Polish Amiodarone Trial	J Am Coll Cardiol 20：1056-1062, 1992
ADEG	Antiarrhythmic Drug Evaluation Group Study	Eur Heart J 13：1251-1258, 1992
ESVEM	Electrophysiologic Study versus Electrocardiographic Monitoring	Circulation 87：323-329, 1993／N Engl J Med 329：452-458, 1993／N Engl J Med 329：445-451, 1993
SSSD	Spanish Study on Sudden Death	Am J Cardiol 72：1243-1248, 1993
CASCADE	Cardiac Arrest in Seattle：Conventional versus Amiodarone Drug Evaluation	Am J Cardiol 72：280-287, 1993
GESICA	Grupo de Estudio de la Sobrevida en la Insuficiencia Cardiaca en Argentina	Lancet 344：493-498, 1994
CHF-STAT	Congestive Heart Failure：Survival Trial of Antiarrhythmic Therapy	N Engl J Med 333：77-82, 1995
SWORD	Survival with Oral d-Sotalol	Lancet 348：7-12, 1996
CAMIAT	Canadian Amiodarone Myocardial Infarction Arrhythmia Trial	Lancet 349：675-682, 1997
EMIAT	European Myocardial Infarct Amiodarone Trial	Lancet 349：667-674, 1997
DIAMOND	Danish Investigations of Arrhythmia and Mortality on Dofetilide	N Engl J Med 341：857-865, 1999／Lancet 356：2052-2058, 2000
VAD	Ventricular Arrhythmias Dofetilide	Eur Heart J 22：2180-2191, 2001

3. 心室性不整脈に対するICDの大規模臨床試験 / 文献

CIDS	Canadian Implantable Defibrillator Study	Am J Cardiol 72：103F-108F, 1993
MADIT	Multicenter Automatic Defibrillator Implantation Trial	N Engl J Med 335：1933-1940, 1996
AVID	Antiarrhythmics versus Implantable Defibrillators	N Engl J Med 337：1576-1583, 1997
CABG-Patch	Coronary Artery Bypass Graft Patch	N Engl J Med 337：1569-1575, 1997
CASH	Cardiac Arrest Study Hamburg	Circulation 102：748-754, 2000
MADITⅡ	Multicenter Automatic Defibrillator Implantation Trial Ⅱ	N Engl J Med 346：877-883, 2002

(続く)

表23-1 主要な大規模臨床試験 (続き)

DEFINITE	Prophylactic defibrillator implantation in patients with non-ischemic dilated cardiomyopathy.	N Engl J Med 350：2151-2158, 2004
SCD-HeFT	Amiodarone or an implantable cardioverterdefibrillator for congestive heart failure.	N Engl J Med 352：225-237, 2005

4．心室性不整脈に対するその他の大規模臨床試験　　　　　　　　　文献

MUSTT	Multicenter Unsustained Tachycardia Trial	N Engl J Med 341：1882-1890, 1999

5．心房細動に対する抗不整脈薬の大規模臨床試験　　　　　　　　　文献

PSTAF	Pilsicainide Suppression Trial on Atrial Fibrillation	Am J Cardiol 78：694-697, 1996
AFIB	Atrial Fibrillation Investigation with Bidisomide	Circulation 96：2625-2632, 1997
SOPAT	Suppression of Paroxysmal Atrial Tachycardia	Z Kardiol 88：185-194, 1999
CTAF	Canadian Trial of Atrial Fibrillation Investigators	N Engl J Med 342：913-920, 2000
PIAF	Pharmacological Intervention in Atrial Fibrillation	Lancet 356：1789-1794, 2000
SVA-3	Azimilide Supraventricular Arrhythmia Program 3	J Am Coll Cardiol 36：794-802, 2000
SAFIRE-D	Symptomatic Atrial Fibrillation Investigative Research on Dofetilide	Circulation 102：2385-2390, 2000
AFFIRM	Atrial Fibrillation Follow-up Investigation of Rhythm Management	N Engl J Med 347：1825-1833, 2002
RACE	A comparison of rate control and rhythm control in patients with recurrent persistent atrial fibrillation	N Engl J Med 347：1834-1840, 2002

分類のIC群薬)またはモリシジン(Vaughan Williams分類のI群薬)投与群と偽薬群の死亡率抑制効果が比較された(CAST I)。平均10か月の追跡期間中，総死亡率(エンカイニド，フレカイニド投与群7.7%，偽薬群3.0%)，不整脈死と心停止の発生率(エンカイニド，フレカイニド投与群4.5%，偽薬群1.2%)共に実薬群において有意に高かったため，この試験は中止された。CAST I でのモリシジン投与群は偽薬群と有意差が認められなかったため，モリシジンに関してはCAST IIとして試験が継続された。1,095人の14日間の短期試験での死亡率(モリシジン投与群2.3%，偽薬群0.3%)は実薬群において高率であり，長期試験での心臓死または心停止率(モリシジン投与群15%，偽薬群12%)には有意差がみられなかった。CAST I・IIの結果は，心筋梗塞後の無症候性の心室期外収縮に対するI群薬投与は予後をむしろ増悪させる可能性があることを示唆した。

② CASTの臨床的意義

器質的心疾患を有する心室期外収縮は突然死のリスクが高い。このことは，心筋梗塞後の心室期外収縮(1時間に10個以上)は突然死ハイリスク患者の予測因子であるというBiggerらの報告からも裏づけられた。Lownは，心室期外収縮を抑制することで死亡率を低下させることができると報告し，この報告が"心室期外収縮抑制仮説"の根拠になっていた。しかし，心筋梗塞後の無症候性心室期外収縮を対象としたCASTの結果では，強力なNa^+チャネル遮断作用を有するVaughan Williams分類のIC群薬は心室期外収縮を減少させたにもかかわらず，予後を悪化させた。

抗不整脈薬で予後が悪化した原因として，①Vaughan Williams分類のIC群薬は虚血時に心筋の電気的状態を著しく修飾して催不整脈作用をきたす，②不整脈発生の基質(梗塞病変により形成される)や修飾因子(虚血，心不全，自律神経の関

与など）の状態が経過中に変化した（薬物は臨床試験開始時の投与設定のまま）などが考えられている。

CAST以来，無症状や症状の軽い心室期外収縮に対しては積極的に治療しない施設が多くなっている。しかし，CASTは虚血性心疾患における心室期外収縮を対象にしているので，わが国に多い心筋症，高血圧に合併する心室期外収縮や特発性心室期外収縮に関しても同様の結果になるか否かは結論が出ていない。

2 SWORD[3]*[3]

心筋梗塞後の左室機能低下例，[左室駆出分画率（LVEF[*4]）＜40％]を対象に，純粋なK^+チャネル遮断薬であるd-ソタロール（Vaughan Williams分類のIII群薬）の長期投与による延命・予後改善効果を調査するために計画された。

1) 実施方法と結果

SWORDは不整脈の有無にかかわらず6,400人を目標に調査が開始された。総死亡率（d-ソタロール投与群5.0％，偽薬群3.1％，$p=0.006$），不整脈死（d-ソタロール投与群3.6％，偽薬群2.0％，$p=0.008$），心不全死（d-ソタロール投与群1.1％，偽薬群0.8％，$p=0.008$）と総死亡率，不整脈死，心不全死のすべてにおいてd-ソタロール投与群のほうが有意に高く，予定より早期に中止された。

2) SWORDの臨床的意義

アミオダロンとdl-ソタロール（両者ともIII群薬）の重篤な心室性不整脈に対する一次予防効果に対する有効性は証明されている。しかし，アミオダロンには肺線維症などの重篤な副作用がみられ，dl-ソタロールにもβ受容体遮断作用による副作用があるため，これらマルチチャネルブロッカー（アミオダロンはNa^+チャネル遮断作用・β受容体遮断作用・K^+チャネル遮断作用・Ca^{2+}チャネル拮抗作用を有し，dl-ソタロールはβ受容体遮断作用・K^+チャネル遮断作用を有する）より純粋なK^+チャネル遮断薬が1990年代前半に開発された。しかし，d-ソタロール（dl-ソタロールの異性体でβ受容体遮断作用を有しない純粋なK^+チャネル遮断薬）の死亡に対する一次予防効果を調査したSWORDはCAST同様に死亡率増加に終わった。この理由は，d-ソタロールはアミオダロンと違って逆頻度依存性ブロック作用（不応期延長作用は頻拍時に少なく，徐脈時に著明となる）を有するので徐脈時，特にQT延長をきたし，torsade de pointesの発生が起こりやすくなったと考えられる。

3 BASIS[*5]・CAMIAT[*6]・EMIAT[*7]・CASCADE[*8]

アミオダロンの臨床試験のうち致死的心室性不整脈の一次予防（致死的心室性不整脈の既往がない患者の発作予防）を検討した代表的な臨床試験はBASIS，CAMIATおよびEMIATであり，二次予防（致死的心室性不整脈の再発予防）を検討した代表的な臨床試験はCASCADEである。

1) 実施方法と結果

① BASIS[4]

心筋梗塞後に無症候性の多形性あるいは連発性心室期外収縮が認められた312人を対象に，任意薬投与群（主にI群薬），アミオダロン（200 mg/日）投与群，無投与群の3群に無作為に割りつけ追跡調査を行った。1年間の総死亡率（任意薬投与群10％，アミオダロン投与群5.1％，無投与群13.2％）とアミオダロン投与群で有意に低かった。心機能別の検討では，LVEF≧40％の比較的心機能の保たれた患者群ではアミオダロンの予後改善効果が認められたが，LVEF＜40％の低心機能群においてはアミオダロンの効果は認められなかった。

② CAMIAT[5]

心筋梗塞後6〜45日のホルター心電図で，1時間10個以上の心室期外収縮または3連発以上の非持続性心室頻拍が認められた1,202人を対象（アミオダロン群：606人，偽薬群：596人）にア

[*3]SWORD：Survival With Oral d-Sotalol
[*4]LVEF：left ventricular ejection fraction
[*5]BASIS：Basal Antiarrhythmic Study of Infarct Survival
[*6]CAMIAT：Canadian Amiodarone Myocardial Infarction Arrhythmia Trial
[*7]EMIAT：European Myocardial Infarct Amiodarone Trial
[*8]CASCADE：Cardiac Arrest in Seattle：Convetional Versus Amiodarone Drugs Evaluation

ミオダロンの効果が検討された。20か月の追跡調査で不整脈死(蘇生例を含む)は，偽薬群：39人(6.9%)，アミオダロン群：25人(4.5%)で，アミオダロン群は有意に少なかった。しかし，総死亡率は，偽薬群：5.2%，アミオダロン群：4.0%と両群で有意差がなかった。

③ EMIAT[6]

心筋梗塞後の心機能低下例(LVEF≦40%)1,486人を対象(アミオダロン投与群：743人，偽薬群：743人)に，アミオダロン(維持量200mg/日)の効果が検討された。21か月間の経過中に不整脈死率(アミオダロン投与群5.7%，偽薬群8.2%)は35%の危険率低下がみられたものの，総死亡率(アミオダロン投与群14%，偽薬群14%)は有意差を認めなかった。

④ CASCADE[7]

心室細動蘇生例228人(心室細動発症後6か月以内)を対象に，電気生理学的検査(EPS[*9])ガイドによる薬剤選択とアミオダロン(経験的投与)の再発予防効果が比較された。心臓死・心室細動発生患者は，①2年目：アミオダロン投与群18%，Ⅰ群薬投与群31%，②4年目：アミオダロン投与群34%，Ⅰ群薬投与群58%，③6年目：アミオダロン投与群47%，Ⅰ群薬投与群60%といずれもアミオダロン投与群で少なかった。

2 BASIS・CAMIAT・EMIAT・CASCADEの臨床的意義

BASIS，CAMIAT，EMIAT，CASCADEのすべての臨床試験データの解析でアミオダロンは不整脈死を減少させた。しかし，予後をよくするか否かの調査では，CAMIAT，EMIAT共に生存率は変えなかった。また，予後改善効果を認めたBASISでも低心機能例ではアミオダロンの有効性はみられていない。これらの結果は，心機能が悪い患者群のアミオダロンによる生命予後改善には限界があることを示唆していると考えられる。

4 ESVEM[8,9] [*10]

心室性不整脈を有する患者における重症不整脈発生の予防薬の選択には，EPSまたはホルター心電図モニター(運動負荷心電図も含む)のどちらが有用であるかを比較するために計画された。また，これらの患者におけるⅠ群薬とdl-ソタロールの有効性の評価も併せて報告された。

1 方法と結果

48時間ホルター心電図で1時間に10個以上の心室期外収縮を認め，かつEPSで心室頻拍(>15秒)が誘発される患者486人(心筋梗塞既往例82%，平均LVEF=33±12%)を対象として，有効な抗不整脈薬を選択するにあたり，ホルター心電図モニター(HM)群とEPS群のいずれが有用であるかを検討した無作為・オープン試験である。

HM群では抗不整脈薬投与により，①心室期外収縮数：70%以上の減少，2連発：80%減少，3～15連発：90%以上の減少，16連発以上：完全消失，②運動負荷にて4連発以上の心室頻拍が誘発されない，①，②の両者を満たした場合に有効薬剤と判定した。EPS群では抗不整脈薬投与後，右室心尖部からの2連発刺激で心室頻拍が誘発されなくなった場合を有効薬剤と判定した。

有効薬剤の確定率は，EPS群45%，HM群77%($p<0.001$)でHM群において有意に高かった。不整脈の再発率・死亡率はいずれの方法で選択しても有意差がなかった。そのため，臨床的には，非侵襲的なホルター心電図の有用性が示唆された。

治療の有効性が認められた296人における薬剤別の長期予後では，dl-ソタロール群がⅠ群薬群と比べて総死亡率，心臓死率，不整脈死率，不整脈再発率ともに有意に低かった[9]。

2 ESVEMの臨床的意義

この試験は，心室期外収縮が多発しかつ持続性心室頻拍が誘発される患者に限定すれば，ホルター心電図による予防薬の選択がよいことを示唆している。しかし，ESVEMの結果を検討するとEPS群とHM群のいずれの方法で薬剤を選択しても再発が多い。これは，この患者群においては，両者いずれの方法で抗不整脈薬を選択しても長期的には無効になる症例が多いことを示唆し，抗不整脈治療の限界を示した試験と解釈できる。

一方，有効であった抗不整脈薬を検討した結果では，dl-ソタロールは他の薬剤に比べて有効率が

[*9] EPS：electrophysiological study
[*10] ESVEM：Electrophysiologic Study Versus Electrocardiographic Monitoring

高かった。この試験は本来有効薬剤の選択法の検討が目的であるが，結果として dl-ソタロールがⅠ群薬に比べて優れていることを示した試験として知られている。

2）植込み型除細動器（ICD）

ICD の普及に最も大きなインパクトを与えたのは，ICD の有効性を証明した大規模臨床試験である。突然死の二次予防としての ICD の有用性を検討した調査には，AVID[*11]，CASH[*12]，CIDS[*13] がある。また，突然死の一次予防としての ICD 有用性の評価は，MADIT[*14]，MADITⅡ，MUST[*15]，CABG[*16]-Patch 試験で行われた。

1 二次予防の試験

1 AVID[10)]

AVID は，① 心室細動または血行動態的に不安定な持続性心室頻拍から蘇生された既往，② LVEF が 40% 未満で失神または重篤な心室性不整脈を呈する，①，② のいずれかの条件を満たした患者 1,016 人を ICD 植え込み群とⅢ群投与群（アミオダロン：97.4%，dl-ソタロール：2.6%）に無作為に割りつけた。① 1 年目の生存率は ICD 植え込み群：89%，Ⅲ群投与群 82%，② 2 年目の生存率は ICD 植え込み群：81.6%，Ⅲ群投与群 74.7%，③ 3 年目の生存率は ICD 植え込み群：75.4%，Ⅲ群投与群：64.1% であった。ICD は特に不整脈死を減少させた（4.7% 対 10.8%）が，不整脈以外の心臓死に関しては両者に差を認めなかった。

2 CASH[11)]

CASH は心室細動（心筋梗塞に起因しない）から蘇生された患者（349 人）において，アミオダロン，メトプロロール，プロパフェノン，および ICD による治療効果を比較検討した調査（無作為試験）である。結果は，プロパフェノン群では総死亡率と心停止再発率が他の 3 群に比べて優位に高かったので，11 か月目にプロパフェノン群は中止された。アミオダロン，メトプロロール，および ICD の 3 群はそのまま継続された。57 か月目での死亡率は，ICD 群：36.4%，アミオダロンとメトプロロール群：44.9% と ICD 群で低かった。

3 CIDS[12)]

CIDS は心室頻拍・心室細動患者と失神患者（心室性不整脈による）659 人をアミオダロン群と ICD 群に無作為に割りつけて 5 年間経過観察した。総死亡率は，アミオダロン群 30%，ICD 群 25% であった（$p=0.072$）。また，不整脈死においても両者で有意な差を認めなかった。

2 AVID，CASH，CIDS の臨床的意義

3 つの調査をまとめた結果は，ICD 群は Vaughan Williams 分類のⅢ群薬に比べて 5 年間で死亡率は 27% 減少し，不整脈死は 52% 減少していた。この結果から，重症な心室性不整脈患者の突然死の二次予防は ICD 群が第一選択となった。さらに，患者の内訳を検討した結果でも，原因疾患（虚血性心疾患，心筋症，特発性心室細動）にかかわらず ICD 群はⅢ群薬に比べて総死亡率を減少させた。これは，ICD 群は原因疾患に関係なく有用であることを示したと考えられる。

AVID のデータを LVEF の程度で 3 グループ（LVEF＜20%，20〜34%，≧35%）に分けて，検討した結果では，LVEF が 20% 以下のグループ（有意でないが高い傾向）と 20〜34% のグループ（有意）で ICD 群のほうが生存率が高かった。一方，LVEF が 35% 以上のグループでは両者に差がなかった。このことは，左室機能が比較的保たれている重症心室性不整脈患者ではアミオダロン投与も 1 つの選択枝であることを示唆していると考えられる。

3 一次予防の試験

1 MADITⅠ[13)]

心筋梗塞後の患者で，① LVEF が 35% 以下，② 無症状の非持続性心室頻拍，③ 抗不整脈薬（プロカインアミド）投与下でも EPS で心室頻拍が誘発

[*11]AVID：Antiarrhythmies Versus Implantable Defibrillators
[*12]CASH：Cardiac Arrest Study Hamburg
[*13]CIDS：Canadian Implantable Defibrillator Study
[*14]MADIT：Multicenter Automatic Defibrillator Implantation
[*15]MUSTT：Multicenter Unsustained Tachycardia Trial
[*16]CABG：Coronary Artery Bypass Graft

される．①〜③の条件を満たす196人を，ICD群と抗不整脈群の2群に無作為に割りつけた．平均27か月の経過で，ICD群の死亡率は16%（15/95人），抗不整脈投与群では39%（39/101人）で，ICD群で54%の減少を認めた．

② MADIT II[14]

この試験は，心筋梗塞後30日を経過したLVEFが30%以下の患者を対象として生存率を調査したものである．対象患者は非持続性心室頻拍の有無の診断やEPSを必要としなかった．ICD植え込み群と通常治療群にランダムに割りつけて経過を観察したところ，20か月の死亡率が，ICD群：14.2%，非ICD群：19.8%とICD群で有意に死亡が少なかった．

③ CABG-Patch[15]

CABGを施行する患者のうち，① LVEFが36%未満，② 加算平均心電図で遅延電位（late potential）が陽性の両者を満たす患者900人を対象として，手術時にICDを予防的に植え込む群と植え込まなかった群に無作為に分け，ICDの突然死予防の効果を検討した．32か月の経過で，ICD植え込み群では71人が心臓死，ICDを植え込まなかった群では72人が心臓死で両群に差がなかった．しかし，不整脈死はICD植え込み群で42か月の経過中に45%の減少を認めた（ICD群：4%，非植え込み群：6.9%）．

④ MUSTT[16]

MUSTT試験は虚血性心疾患患者で，① 非持続性心室頻拍（無症状），② LVEF 40%以下，③ EPSで心室頻拍が誘発される，以上①〜③を満たす患者704人を対象として，不整脈に対して治療しない群（未治療群：353人）とEPSによる治療法を決定した群（EPS群：351人）に分けた．

5年の経過で心停止または不整脈死は未治療群：32%，EPS群：25%であった．同様に，5年間での死亡率は，EPS群のほうが未治療群に比べて低かった（42%対48%）．しかし，EPS群を治療の内訳別（抗不整脈薬群とICD群）に検討した結果では，ICD群で死亡率の減少が認められたが抗不整脈薬群では死亡率の減少を認めなかった．

4 MADIT，CABG-Patch，MUSTTの臨床的意義

MADIT，CABG-Patch，MUSTTは，心室細動・持続性心室頻拍の既往はないが，今後起こる可能性の高い患者を対象としたICDの一次予防（突然死の予防）の試験である．いずれも虚血性心疾患患者を対象としているが，虚血が不整脈に直接関与しないと考えられる患者を選択している．ICDはCABG-Patchでは死亡率を減少させなかったが，MADITでは減少させた．両試験の結果の違いは，MADIT患者がCABG-Patch患者よりも不整脈に関するリスクが高い患者であったことによると考えられる．実際，MADIT Iでは非持続性心室頻拍が臨床的に認められ，かつ心室頻拍がEPSで誘発される（しかも，プロカインアミドでは心室頻拍は抑制できない）患者に限定している．一方，CABG-Patchでは加算平均心電図が陽性患者にのみ限定している．MUSTTの目的はEPSの臨床的意義の検討であったが，結果はICDの有効性が確認された内容となった．

MADITの結果に基づいて，非持続性心室頻拍を有する低心機能の虚血性心疾患患者で抗不整脈薬投与下でもEPSにて持続性心室頻拍が誘発される患者は，ICDの植え込みの適応と判断され1998年AHA/ACCガイドラインのクラスI適応に加えられた．さらに，MADIT IIの結果を受けて，2002年のACC/AHA/NASPEのICDのガイドラインでは，MADIT IIの対象患者（心筋梗塞後30日を経過したLVEFが30%以下の患者）はクラスIIaとなった．クラスIとならなかった理由は，1つの大規模臨床試験の結果のみであるためと考えられる．

2．心房細動の大規模臨床試験

心房細動は期外収縮と共に日常臨床の現場で最も接することの多い不整脈である．最近のわが国の調査では心房細動の有病率は60〜70歳で2%，80歳代は4%と報告されている．従来，比較的予後がよいと考えられ経験的な治療法が行われていた．また，弁膜症に合併する心房細動以外は，塞

栓の頻度が比較的低いと考えられていた。しかし，1980年代頃から非弁膜症の心房細動患者にも塞栓症が多発することが報告され，その頻度と予防が問題となった。この点を解決するために大規模臨床試験が施行された。

1）心房細動の疫学

1 Framingham study[17〜19]

一般住民（Framingham市）を対象にして長年観察した有名な調査で，心房細動に関しても数多くの報告が発表されている。Framinghan heart study登録時に心房細動を認めない5,191人を22年間経過観察した結果では，登録時25〜34歳では心房細動の発生は0.24%，登録時55〜64歳では男性3.79%，女性2.99%であった。心房細動を起こす危険因子としては喫煙，高血圧，左室肥大，心筋梗塞の既往，脳卒中の既往，リウマチ性弁膜症患者，心不全患者であった。このうち，リウマチ性弁膜症患者と心不全患者で心房細動の発生が特に高かった。

孤立性心房細動における塞栓の発生率は，60歳以下の患者で低く，高齢者で高かった。

2 Olmstead county study[20]

Olmsteadの住民で明らかな心臓病がない心房細動患者（3,623人）の心房細動のタイプの内訳を調査した。心房細動のタイプは，一過性心房細動：21%，反復性心房細動：58%，慢性心房細動：22%であった。15年間の経過観察で脳卒中の発生頻度は1.3%であった。

3 Manitoba follow-up study[21]

飛行機搭乗員3,983人（男性）を対象として38年間観察調査した。心房細動の発生頻度は，50歳以下では0.5/1,000人年（人年＝症例数×経過観察年）以下，70歳以上は9.7/1,000人年であった。心房細動発生の危険因子は，心筋梗塞，狭心症，心電図のST-T変化，高血圧であった。心房細動は心不全の発生率（相対危険度3.0）と脳卒中の発生頻度（相対危険度2.1）を増加させ，また死亡率も増加（相対危険度1.4）させた。

2）塞栓予防（抗凝固薬）に関する大規模臨床試験

心房細動と塞栓の関連性は弁膜症では明らかにされていたが，孤立性心房細動における塞栓の発生率は低いと考えられていた。しかし，1980〜1990年における臨床試験で非リウマチ性弁膜症および孤立性心房細動患者においても塞栓の頻度が5%前後と報告され，医療の現場ばかりでなく社会的にも問題となってきた。そこで，抗凝固療法や抗血栓療法で非弁膜症や孤立性心房細動の患者における塞栓の発生を減少できるか，また脳出血の頻度が増加するかの答えが必要となった。この問題に対して大規模臨床試験が実施された。

1 AFASAK[22],*17

非リウマチ性の慢性心房細動患者（1,007人）を，ワルファリン投与群，アスピリン（75 mg）投与群，偽薬投与群の3群に無作為に分類した。2年間の経過中に，偽薬投与群の336人中21人が塞栓が発生した。一方，アスピリン投与群の336人中20人，ワルファリン投与群335人中4人であった。

2 BAATAF[23],*18

非リウマチ性心房細動患者（420人）を対象として，ワルファリン投与群（212人）と非投与群（208人）に分けて，ワルファリンの脳卒中予防効果を検討した無作為・オープン比較試験である。

脳卒中の発生率は，ワルファリン投与群：0.41%/年，ワルファリン非投与群：2.98%/年で，脳卒中の発生はワルファリン投与により86%低下した。死亡率は，ワルファリン投与群：2.25%/年，ワルファリン非投与群：5.97%/年であった。致死性出血の発生頻度は両群で差がなかったが，軽度の出血はワルファリン投与群のほうが高かった（ワルファリン投与群：38人，ワルファリン非

[*17] AFASAK：Atrial Fibrillation, Aspirin, and Anticoagulation Therapy study
[*18] BAATAF：Boston Area Anticoagulation Trial for Atrial Fibrillation

投与群：21 人）。

3 SPINAF[24],[*19]

非リウマチ性心房細動の患者（571 人，全例男性，平均年齢 67 歳）を対象にワルファリンの塞栓予防効果を検討した（無作為・偽薬対象・2 重盲検比較試験）。ワルファリンは INR[*20]1.4〜2.8 の範囲内でコントロールした。70 歳以上の患者に限定すると，塞栓の発生率はワルファリン投与群：0.9%/年，偽薬投与群：4.8%/年であった。また，塞栓発生は，脳卒中の既往を有する患者でより多く発生していた（6.1%/年 対 9.3%/年）。出血の合併症は，ワルファリン投与群：1.3%/年，偽薬投与群：0.9%/年で両群に有意な差はなかった。

4 SPAF[25],[*21]

1,330 人の非リウマチ性心房細動患者を対象にしてワルファリンとアスピリンの塞栓（脳梗塞および全身性塞栓症）に対する予防効果を，無作為・2 重盲検比較試験で 1.3 年間経過観察した。ワルファリンは INR 2.0〜4.5 の範囲で投与，アスピリンは 325 mg/日を投与した。抗血栓療法の適応と診断した 627 人においてワルファリン投与群（210 人），アスピリン投与群（206 人），偽薬（211 人）の 3 群に分けた。抗血栓療法が適応とならなかった患者においては，アスピリン投与と偽薬投与で比較した。塞栓発症は，ワルファリン投与群は偽薬群に対して 67% 低下し（2.3%/年 対 7.4%/年），またアスピリン投与群は偽薬群に対して 42% 低下した（3.6%/年 対 6.3%/年）。重篤な出血の頻度は，ワルファリン投与群：1.5%/年，アスピリン投与群：1.4%/年，偽薬群：1.6%/年であった。

5 SPAF II[26]

非リウマチ性心房細動患者（75 歳以下 718 人，76 歳以上 385 人）を対象に各年齢層におけるワルファリンとアスピリンの塞栓予防効果を比較検討した試験である（無作為・オープン，追跡期間は 2.3 年）。ワルファリンは INR 2.0〜4.5 の範囲で投与，アスピリンは 325 mg/日を投与した。75 歳以下の患者における塞栓発生率は，ワルファリン投与群：1.3%/年，アスピリン投与群：1.9%/年であった。76 歳以上の患者における塞栓発生率は，ワルファリン投与群：3.6%/年，アスピリン投与群：4.8%/年であった。

6 SPAF III[27]

心房細動で塞栓症を起こす可能性が高い女性患者（心不全，左室機能低下，塞栓の既往を有する，収縮期血圧＞160 mmHg，年齢＞75 歳，このうちひとつでも当てはまる患者）を無作為に少量で固定量のワルファリン（INR 1.2〜1.5）とアスピリン（325 mg）併用群と，ワルファリンを INR 2.0〜3.0 に調節して投与した単剤投与群の 2 群に分けた。脳梗塞および血栓塞栓の発生率は，併用群：7.9%/年，単剤投与群：1.9%/年であった。この試験はワルファリンでしっかり INR をコントロールした群が明らかに塞栓頻度が低いため 1.1 年で中止された。また，症候性の脳卒中の発生率も，併用投与群：5.6%/年，単剤投与群：1.7%/年で併用群で高かった。SPAF III 試験での部分検討として，塞栓の低リスク患者（前述の危険因子がない）にアスピリン 325 mg/日投与した場合では，脳卒中の発症率は年間 1.4% であり，ワルファリン投与された患者の発症率は年間 1.1% であった。

3）塞栓予防に関する大規模臨床試験の臨床的意義

これらの大規模臨床試験を分析した結果，心房細動以外の塞栓の危険因子は，① 加齢（65 歳以上），② 塞栓の既往，③ 高血圧，④ 糖尿病，⑤ 低心機能，⑥ 弁膜症，⑦ 人工弁であることが明らかにされた。そのほかに，甲状腺機能亢進症と冠動脈疾患を加えることもある。これらの大規模臨床試験をまとめて分析すると，ワルファリンは大出血のリスクを増大することなく塞栓予防に有効であった。

上記の大規模臨床試験の結果をまとめてメタア

[*19]SPINAF：Stroke Prevention in Nonrheumatic Atrial Fibrillation
[*20]INR：international normalized ratio
[*21]SPAF：Stroke Prevention in Atrial Fibrillation

ナリシス（メタ解析）を行うと，ワルファリン投与により塞栓症が69％減少した．これは1年間ワルファリンを投与すると1,000人のうち31人において塞栓が防げることになる．ワルファリンの効果は特に女性において大きく，脳卒中発症率を84％減少させた（男性では60％）．一方，アスピリンは，低リスク群（心房細動以外塞栓を起こす危険因子がない）において塞栓予防効果があった（年間1.4％でこれはワルファリン内服患者の年間1.1％と差がない，SPAF Ⅲ）．

これらの結果を踏まえて，塞栓予防の面から心房細動患者をアメリカ胸部専門医学会では以下の3グループに分けている[28]．① 65歳未満で塞栓発生の危険因子（心房細動以外）がない場合，② 65歳以上で塞栓発生の危険因子（心房細動以外）がない場合，③ 塞栓のハイリスクの患者（年齢に関係ない）．①の場合は塞栓発生頻度が低い（年間の塞栓発生率は1.0％）のでアスピリン投与，②と③の場合はワルファリン投与を奨励している．一方，ACC/AHA/NASPEは6つのグループに分けて各々の治療法を提案している[29]．わが国では上記の大規模臨床試験を基本にして，わが国で施行された前向き研究の結果や薬物使用の実態を加味してガイドラインが作成されている（日本循環器学会，1999～2000年合同研究班）[30]．

4）洞調律維持と心拍数コントロールの大規模比較試験

心房細動の治療として，① 心房細動自体に対しては治療せず，心室レートをコントロールする（レートコントロール），② 心房細動自体に対して積極的に治療し，できるだけ洞調律を維持する（リズムコントロール）の2つの治療法がある．しかし，積極的に抗不整脈薬を投与してリズムコントロールする試みは，キニジン投与患者で非投与患者に比べて死亡率が高かったのと報告がある[31]．このような背景から，アメリカを中心にリズムコントロールとレートコントロールのいずれが心房細動の治療目的としてよいのかを調査する無作為試験が施行された．このうち，代表的な2つの試験，AFFIRM[*22]とRACE[*23]を紹介する．

1 AFFIRM[32]

抗塞栓療法下の心房細動の治療として，正常洞調律維持（リズムコントロール群）と心室レートコントロール（レートコントロール群）のどちらが有益であるかを立証するために計画された．対象の心房細動患者は，① 脳血管障害ハイリスク症例，② 左室機能低下例（LVEF≦40％），③ 65歳以上のいずれか1つに対応する4,060人である．上記の患者をリズムコントロール群とレートコントロール群に無作為に割りつけた．リズムコントロール群はアミオダロン（低用量群：100～200 mg/日と通常用量群：300～400 mg/日），ソタロール，プロパフェノン，フレカイニド，キニジン，モリシジン，ジソピラミド，プロカインアミドを用い，レートコントロール群はβ遮断薬，ベラパミル，ジルチアゼム，ジゴキシンを用いた．ワルファリンは全例に投与（INR 2～3）し，レートコントロール群で洞調律の維持が確認された場合は中止した．5年間の経過観察から総死亡率，心停止発生率，合併症（出血，塞栓など）発生率，QOL，治療の経済効率などを両群で検討した．2002年（3.5年の経過）にこの試験のprimary end pointである総死亡数が報告された．リズムコントロール群では356人（23.8％），レートコントロール群では310人（21.3％）で，総死亡ではリズムコントロール群のほうがやや高かった（ただし，統計学的には有意差はなし）．また，心臓死，不整脈死，脳卒中には両群で有意差がなかった．ただし，脳塞栓の頻度がややリズムコントロール群で高かった（7.1％対5.5％）．

2 RACE[33]

AFFIRM試験とほぼ同じ目的でこの試験が実施された．対象は再発性のpersistent AF（自然停止しないが，薬物または直流通電で洞調律に戻る）患者（522人）である．リズムコントロール群の薬剤は，まずソタロール，無効の場合はプロパフェノン，フレカイニド，アミオダロンと順次投与し

[*22] AFFIRM：Atrial Fibrillation Follow-up Investigation of Rhythm Management
[*23] RACE：A comparison of rate control and rhythm control in patients with recurrent persistent atrial fibrillation

た。レートコントロール群の薬剤はAFFIRMの薬剤と同じであった。2.3年の経過でAFFIRMの結果と同様に，総死亡ではリズムコントロール群のほうがやや高かった（リズムコントロール群：22.6％，レートコントロール群：17.2％）。

3 AFFIRM，RACEの臨床的意義

2つの代表的な調査の結果から，アメリカでは心房細動の治療目標として，レートコントロールを選択する医師が多くなった。しかし，わが国にこの結果が直ぐに当てはまるかは議論があるところである。その理由は，わが国の心房細動に対するリズムコントロールの薬剤と異なっている（わが国では，孤立性の心房細動にはアミオダロンは通常投与しない）。また，AFFIRMもRACEもpersistent AFが多いのに対して，わが国でリズムコントロール目的の対象とする患者は発作性心房細動が多いことである。現在，日本心電学会が中心にこの問題（リズムコントロールかレートコントロールのいずれが生存率やQOLをよくするのかを検討する調査試験）に応えるべく大規模臨床試験（J-RHYTHM[*24]）が開始されている[34]。このJ-RHYTHMの結果は，CASTが心室性不整脈治療に与えた影響と同様に今後の心房細動の治療方針に多大な影響を及ぼすことであろうと考えられる。

●文献

1) Preliminary report；Effect of encainide and flecainide on mortality in a randomized trial of arrhythmia suppression after myocardial infarction. The Cardiac Arrhythmia Suppression Trial（CAST）Investigators. N Engl J Med 1989, 321(6)：406-412.
2) Effect of the antiarrhythmic agent moricizine on survival after myocardial infarction. The Cardiac Arrhythmia Suppression Trial II Investigators. N Engl J Med 1992, 327(4)：227-233.
3) Waldo AL, Camm AJ, deRuyter H, et al：Effect of d-sotalol on mortality in patients with left ventricular dysfunction after recent and remote myocardial infarction. The SWORD Investigators. Survival with oral d-sotalol. Lancet 1996, 348(9019)：7-12.
4) Burkart F, Pfisterer M, Kiowski W, et al：Effect of antiarrhythmic therapy on mortality in survivors of myocardial infarction with asymptomatic complex ventricular arrhythmias；Basel Antiarrhythmic Study of Infarct Survival（BASIS）. J Am Coll Cardiol 1990, 16(7)：1711-1718.
5) Cairns JA, Connolly SJ, Roberts R, et al：Randomised trial of outcome after myocardial infarction in patients with frequent or repetitive ventricular premature depolarizations；CAMIAT. Canadian Amiodarone Myocardial Infarction Arrhythmia Trial Investigators. Lancet 1997, 349(9053)：675-682.
6) Julian DG, Camm AJ, Frangin G, et al：Randomised trial of effect of amiodarone on mortality in patients with left-ventricular dysfunction after recent myocardial infarction；EMIAT. European Myocardial Infarct Amiodarone Trial Investigators. Lancet 1997, 349(9053)：667-674.
7) Randomized antiarrhythmic drug therapy in survivors of cardiac arrest（the CASCADE Study）. The CASCADE Investigators. Am J Cardiol 1993, 72(3)：280-287.
8) Determinants of predicted efficacy of antiarrhythmic drugs in the electrophysiologic study versus electrocardiographic monitoring trial. The ESVEM Investigators. Circulation 1993, 87(2)：323-329.
9) Mason JW：A comparison of electrophysiologic testing with Holter monitoring to predict antiarrhythmic-drug efficacy for ventricular tachyarrhythmias. Electrophysiologic Study Versus Electrocardiographic Monitoring Investigators. N Engl J Med 1993, 329(7)：445-451.
10) A comparison of antiarrhythmic-drug therapy with implantable defibrillators in patients resuscitated from near-fatal ventricular arrhythmias. The Antiarrhythmics Versus Implantable Defibrillators（AVID）Investigators. N Engl J Med 1997, 337(22)：1576-1583.
11) Siebels J, Cappato R, Ruppel R, et al：Preliminary results of the Cardiac Arrest Study Hamburg（CASH）. CASH Investigators. Am J Cardiol 1993, 72(16)：109F-113F.
12) Connolly SJ, Gent M, Roberts RS, et al：Canadian Implantable Defibrillator Study（CIDS）；Study design and organization. CIDS Co-Investigators. Am J Cardiol 1993, 72(16)：103F-108F.
13) Moss AJ, Hall WJ, Cannom DS, et al：Improved survival with an implanted defibrillator in patients with coronary disease at high risk for ventricular arrhythmia. Multicenter Automatic Defibrillator Implantation Trial Investigators. N Engl J Med 1996, 335(26)：1933-1940.
14) Moss AJ, Zareba W, Hall WJ, et al：Prophylactic implantation of a defibrillator in patients with myocardial infarction and reduced ejection fraction. N Engl J Med 2002, 346(12)877-883.
15) Bigger JT Jr：Prophylactic use of implanted cardiac defibrillators in patients at high risk for ventricular arrhythmias after coronary-artery bypass graft surgery. Coronary Artery Bypass Graft（CABG）Patch Trial Investigators. N Engl J Med 1997, 337(22)：1569-1575.

[*26]J-RHYTHM：Japanese Rhythm Management Trial for Atrial Fibrillation

16) Buxton AE, Leek L, Fisher JD, et al：A randomized study of the prevention of sudden death in patients with coronary artery disease. N Engl J Med 1999, 341(25)：1882-1890.
17) Kannel WB, Abbott RD, Savage DD, et al：Epidemiologic features of chronic atrial fibrillation；The Framingham study. N Engl J Med 1982, 306(17)：1018-1022.
18) Wolf PA, Dawber TR, Thomas HE Jr, et al：Epidemiologic assessment of chronic atrial fibrillation and risk of stroke；The Framingham study. Neurology 1978, 28(10)：973-977.
19) Brand FN, Abbott RD, Kannel WB, et al：Characteristics and prognosis of lone atrial fibrillation. 30-year follow-up in the Framingham study. JAMA 1985, 254(24)：3449-3453.
20) Kopecky SL, Gersh BJ, McGoon MD, et al：The natural history of lone atrial fibrillation. A population-based study over three decades. N Engl J Med 1987, 317(11)：669-674.
21) Krahn AD, Manfreda J, Tate RB, et al：The natural history of atrial fibrillation；Incidence, risk factors, and prognosis in the Manitoba Follow-Up Study. Am J Med 1995, 98(5)：476-484.
22) Petersen P, Boysen G, Godtfredsen J, et al：Placebo-controlled, randomised trial of warfarin and aspirin for prevention of thromboembolic complications in chronic atrial fibrillation. The Copenhagen AFASAK study. Lancet 1989, 1(8631)：175-179.
23) The effect of low-dose warfarin on the risk of stroke in patients with nonrheumatic atrial fibrillation. The Boston Area Anticoagulation Trial for Atrial Fibrillation Investigators. N Engl J Med 1990, 323(22)：1505-1511.
24) Ezekowitz MD, Bridgers SL, James KE, et al：Warfarin in the prevention of stroke associated with nonrheumatic atrial fibrillation. Veterans Affairs Stroke Prevention in Nonrheumatic Atrial Fibrillation Investigators. N Engl J Med 1992, 327(20)：1406-1412.
25) Stroke Prevention in Atrial Fibrillation Inverstigators：Stroke Prevention in Atrial Fibrillation Study. Final results. Circulation 1991, 84(2)：527-539.
26) Warfarin versus aspirin for prevention of thromboembolism in atrial fibrillation；Stroke Prevention in Atrial Fibrillation II Study. Lancet 1994, 343(8899)：687-691.
27) Adjusted-dose warfarin versus low-intensity, fixed-dose warfarin plus aspirin for high-risk patients with atrial fibrillation；Stroke Prevention in Atrial Fibrillation III randomised clinical trial. Lancet 1996, 348(9028)：633-638.
28) Albers GW, Dalen JE, Laupacis A, et al：Antithrombotic therapy in atrial fibrillation. Chest 2001, 119(1 Supp-1)：194S-206S.
29) Fuster V, Ryden LE, Asinger RW, et al：ACC/AHA/ESC guidelines for the management of patients with atrial fibrillation；Executive summary. A Report of the American College of Cardiology/American Heart Association Task Force on Practice Guidelines and the European Society of Cardiology Committee for Practice Guidelines and Policy Conferences (Committee to Develop Guidelines for the Management of Patients With Atrial Fibrillation)；Developed in Collaboration With the North American Society of Pacing and Electrophysiology. J Am Coll Cardiol 2001, 38(4)：1231-1266.
30) 心房細動治療（薬物）ガイドライン．循環器病の診断と治療に関するガイドライン（1999-2000年度合同研究班報告）．Jpn Cric J 2001，65(Suppl V)：931-998.
31) Coplen SE, Antman EM, Berlin JA, et al：Efficacy and safety of quinidine therapy for maintenance of sinus rhythm after cardioversion. A meta-analysis of randomized control trials. Circulation 1990, 82(4)：1106-1116.
32) Wyse DG, Waldo AL, DiMarco JP, et al：A comparison of rate control and rhythm control in patients with atrial fibrillation. N Engl J Med 2002, 347(23)：1825-1833.
33) Van Gelder IC, Hagens VE, Bosker HA, et al：A comparison of rate control and rhythm control in patients with recurrent persistent atrial fibrillation. N Engl J Med 2002, 347(23)：1834-1840.
34) Yamashita T, Ogawa S, Aizawa Y, et al：Investigation of the optimal treatment strategy for atrial fibrillation in Jpn Circ J 2003, 67(9)：738-741.

Ⅳ

徐脈性不整脈

24. 洞不全症候群 …………………… 210
25. 房室ブロック …………………… 221

　徐脈性不整脈は，洞不全症候群と房室ブロックに大別される。洞不全症候群は，洞結節自体とその周囲組織の障害を含むので多彩な不整脈を呈する。洞不全症候群の分類は，心電図（発作時）の特徴，原因，経過，および洞結節・心房の病理からされる。臨床では，発作時の心電図の特徴から分類する Rubenstein の分類が最も多く用いられる。また，原因と経過から分類することは，治療方針を決定するうえで有用である。房室ブロックの場合も，心電図（発作時）から分類するのが一般的である。また，洞不全症候群と同様に一過性と慢性に分けて病態を把握することは，房室ブロックの原因を考えるうえで重要である。房室ブロックの障害部位は，予後や治療を決定する際に有用であるが，正確な障害部位の診断にはヒス束電位の記録が必要である。

24 洞不全症候群

1. 概念・歴史

　洞不全症候群（sick sinus syndrome）は洞機能不全と関連した種々の不整脈を含めた心電図上の診断である[1]。病理学的には，傷害が洞結節に限局せず結節周囲組織を含むと解釈される[2]。したがって，洞不全症候群は心房の異常を含む疾患群として考えたほうが，心電図で認められる多彩な不整脈を解釈するのに理解しやすい。主な傷害部位が洞結節の著明な線維化である場合は，洞徐脈が主たる不整脈である。結節周囲組織の傷害が主病変の場合は洞房ブロックを示し，傷害が心房まで至っていると心房細動，心房粗動，および心房頻拍などの心房性不整脈を合併する徐脈頻脈症候群となる。

　洞機能異常に関する報告は，1909年に失神を伴う心房停止の症例が報告され，1913年にはジギタリス中毒による心房停止の症例が報告された。Shortは，洞徐脈と心房性頻脈を繰り返す患者をまとめて報告し，洞結節自体の異常とその周囲組織の異常の関連性を強調した[3]。Lownは長年にわたり心房細動が持続している患者に直流通電（DCショック）を施行し，心房細動を停止させると著明な洞停止や洞徐脈が出現する場合が多いことに注目し，この病態をsick sinusと命名した[4]。Ferrerはこの概念を発展させ，洞結節とその周囲組織の傷害に関連した種々の不整脈を総称して，sick sinus syndrome（洞不全症候群）と命名した[5]。その後，この洞結節異常と心房の異常を包括的に捉える考え方は一般的になった。Rubensteinは発作時心電図の特徴から洞不全症候群を3つに分類した[6]。

　診断法では，心房頻回刺激中止後の洞結節回復時間で洞機能を評価するoverdrive suppression test（オーバードライブサプレッション試験）が考案され，洞結節機能検査法として確立した[7]。治療としてはペースメーカ植え込みが確立したが，最近，洞不全症候群患者に塞栓症が多いことが判明し，その予防が問題となっている。

2. 病因・原因疾患

　洞不全症候群の原因としては，虚血性心疾患，高血圧，心筋症，アミロイドーシス，心膜炎，心筋炎，膠原病などであるが，原因不明の特発性も多い。これらの疾患は洞結節および周辺組織の著明な線維化を起こすが，加齢も程度は軽いが同様の線維化を起こす。実際，洞不全症候群の頻度は年齢と共に多くなる。50歳以上では0.17%との

表24-1 洞不全症候群の病因

```
1. 内因性の洞機能障害
  ① 特発性の洞結節変性
  ② 虚血性心疾患:洞結節領域動脈の狭窄,心筋梗塞後
  ③ 浸潤性心疾患:アミロイドーシス,ヘモクロマトーシス,腫瘍
  ④ 炎症性心疾患:心膜炎,心筋炎
  ⑤ 神経筋疾患:Duchenne's muscular dystrophy, Friedreich's ataxia
  ⑥ 膠原病:全身性エリテマトーデス,強皮症
  ⑦ 心臓外科手術後
2. 外因性の洞機能障害
  ① 薬剤:抗不整脈薬,β遮断薬,$Ca^{2+}$拮抗薬,ジギタリス,その他
  ② 電解質異常:高カリウム血症
  ③ 内分泌異常:甲状腺機能低下
  ④ 神経調節性徐脈:頸動脈洞症候群,迷走血管性失神,排尿後失神,その他
  ⑤ 脳圧亢進,その他
```

報告がある[8]。発症年齢は60〜70代が最も多い。男女差はない。家族内発症はまれで2%以下と報告されている[9]。小児に生じる洞不全症候群は先天性心疾患に伴う場合が多い。洞機能は自律神経の影響を強く受けるので,一過性の洞徐脈が副交感神経活性の亢進や交感神経活性の低下で起こることがある[10]。また心筋虚血,心筋炎,ジギタリス中毒,β遮断薬,高カリウム血症などに伴って起こる場合も一過性である。しかし心筋炎,心筋梗塞後の洞機能低下は慢性に移行することがある。洞不全症候群の本来の定義では慢性的な状態を指し,自律神経や薬剤の関与による機能的(一過性)のものは含まれない。しかし,一過性の因子が慢性の洞機能不全を悪化させていることがあるので,両者の鑑別が難しいことがある。今日では一過性の原因による場合も洞不全症候群と呼んでいる。

洞不全症候群患者の病因をSgarbossa[11]の報告およびACC[*1]とNASPE[*2]が発行したEPSAP[*3]で提示された資料をもとにして表24-1に示す。

[*1] ACC:American College of Cardiology
[*2] NASPE:North American Society for Pacing and Electrophysiology
[*3] EPSAP:Electrophysiology Self-Assessment Program

3. 分類

1) 病因による分類(表24-1)

2) 心電図による分類(Rubensteinの分類)[6]

この分類は発作時の心電図の特徴から分類したものであるが,臨床での病態と関連しているので広く使用されている。

① 洞徐脈(図24-1a)
② 洞停止(図24-1b),洞房ブロック(図24-1c)
③ 徐脈頻脈症候群(図24-1d)

洞徐脈は50/分以下の原因不明の持続性洞徐脈が確認された場合に診断される。洞停止(洞休止)は,基本調律のP-P間隔の150%以上にP-P間隔が突然延長した場合に診断される。また,P-P間隔が基本P-P間隔の整数倍に延長している場合は洞房ブロックと診断する。徐脈頻脈症候群の頻脈は,心房細動が多いが心房粗動や心房頻拍のこともある。徐脈頻脈症候群の徐脈は,洞停止や洞房ブロックが多い。Rubenstein分類の3つのパターンすべてを同一患者で認めることもある。心電図からの分類としてはRubenstienの分類のほかにも,Ferrerの分類,わが国のペースメーカ委員会分類があるが,Rubensteinの分類が最も多く用いられている。

3) 病理組織による分類(岡田の分類)[12]

① 洞結節疾患(sinus node disease)
② 洞房接合部疾患(sinoatrial junction disease)

洞結節疾患は,洞結節細胞の変性が主な病変で,病変が洞結節に限局している。洞房接合部疾患は,洞結節と心房筋との接合部に変性と炎症像が認められる。洞結節疾患の臨床像は洞徐脈・洞停止などの徐脈性不整脈が多く,洞房接合部疾患は洞房ブロックや徐脈頻脈症候群を呈する可能性が高い。

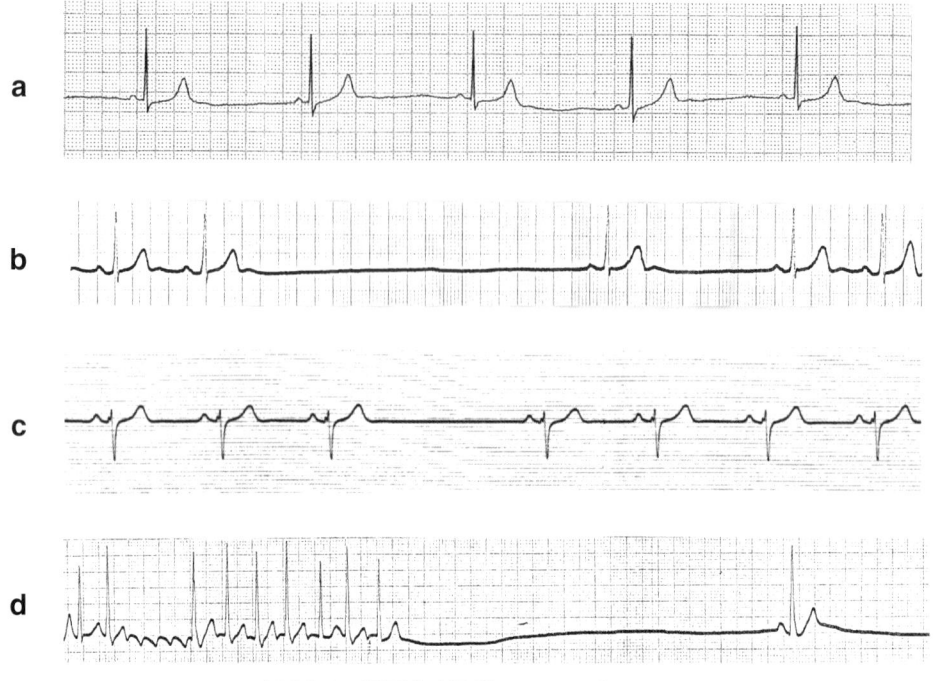

図 24-1 洞不全症候群の 3 つのパターン

a：洞徐脈。35/分の洞徐脈を認める。
b：洞停止。洞調律から突然約 5 秒の洞停止を認める。
c：洞房ブロック。4 拍目の P 波が脱落している。3 拍と 4 拍の P-P 間隔は，2 拍と 3 拍の P-P 間隔の約 2 倍である。
d：徐脈頻脈症候群。頻脈(心房粗動)停止後に約 5.5 秒の洞停止を認める。

4．診断

診断は自覚症状からある程度推測できるが，発作時の心電図とホルター心電図で確定される。時に，確定診断には電気生理学的検査(EPS[*4])が必要となることがある。

1）症状・身体所見

主な自覚症状は全身倦怠感およびめまい・失神である。全身倦怠感は持続性徐脈による心拍出量の低下が原因であることが多い。めまい・失神の症状は洞房ブロックや洞停止の場合に多い。徐脈頻脈症候群では頻拍の動悸が停止した後，めまい・失神の症状を訴えるのが特徴的である。睡眠中の洞徐脈や洞停止は無症状のことが多い。また，老年者では徐脈が気力の低下，記憶力の低下，および人格変化の原因となっていることがある。洞不全症候群の合併症として塞栓があり，この塞栓による症状が初発症状のこともある。

発作中の診察では，脈が異常に遅い(洞徐脈)，脈が飛ぶ(洞停止，洞房ブロック)，脈が乱れている(徐脈頻脈症候群の頻脈)所見を認めることより推定できる。また，洞不全症候群の原因疾患(高血圧，弁膜症，先天性心疾患など)に注意して診察することも大切である。

2）12 誘導心電図，ホルター心電図，ベッドサイドモニター

非発作時の心電図で P 波の幅の延長を認めることがある(心房内伝導障害を反映している場

[*4]EPS：electrophysiological study

合)．まれに，P-R 間隔の延長（房室伝導障害が合併している場合）や脚ブロックを伴っていることがある．

ホルター心電図やベッドサイドモニターは不整脈の発作や特徴を捉える機会が増す．特に，洞房ブロック・洞停止は夜間にみられることが多いため日中診察時の心電図では診断しがたく，ホルター心電図が有用である．また，ホルター心電図で得られる 1 日の総心拍数も洞機能の状態を知るうえで重要である．徐脈頻脈症候群のめまい・失神は，発作性心房細動などの頻脈自体が原因の場合と，頻拍停止後の洞停止の場合がある．また，洞不全症候群患者の不整脈は毎日起こるとは限らず，診断にはホルター心電図を頻回に繰り返す必要がある．最近，発作時に簡単に心電図を記録できる携帯用の機器が市販され，発作頻度の低い患者の不整脈の診断に役立っている．

3）運動負荷試験

安静時の洞徐脈が生理的なものか病的なものかの鑑別には運動負荷試験が有用である．通常，洞不全症候群患者では運動に必要とする心拍数に増加できず運動能力が低下しているが，運動選手などの生理的な徐脈の場合は必要に応じて心拍数が増加する．

4）加算平均心電図

最近，P 波の加算平均心電図記録が可能となり心房細動の発生の予測（11 章：加算平均心電図，84 頁参照）に用いられているが，洞機能不全の診断に有用かはまだ不明である．

5）自律神経試験

この試験は，洞機能の低下が自律神経による機能的なものか洞結節自体の器質的異常かを鑑別するために行われる．アトロピンで脈が正常化した場合は，副交感神経活性の亢進が洞徐脈に関与していることが示唆される．一般的に用いられている方法は，アトロピン（0.04 mg/kg）とプロプラノロール（0.2 mg/kg）を同時投与して洞結節の自律神経遮断を行い，洞結節固有心拍数を測定する方法である[13]．固有心拍数の正常値は年齢で異なるので，測定値を年齢補正する．

固有心拍数＝117.2－（0.53×年齢）

正常値は，45 歳未満の場合：予測固有心拍数の±14％，45 歳以上の場合：予測固有心拍数の±18％である．この値が低いと洞結節自体の器質的異常を意味する．

6）一般カテーテル検査（原因疾患の検索）

基礎心疾患の診断は症状，身体所見，12 誘導心電図，胸部 X 線，心臓超音波検査，血液検査，および運動負荷試験で通常可能である．しかし，虚血性心疾患や心筋症が疑われた場合は，冠動脈撮影を含めた心臓カテーテル検査を施行する．また，サルコイドーシス，アミロイドーシス，ヘモジデローシスなどの二次性心筋症の可能性が考えられる場合は心筋生検が必要となる．

7）電気生理学的検査（EPS）

洞不全症候群の診断は前述の非観血的検査で可能の場合が多いが，観血的な EPS が必要となる症例もある．1995 年に ACC/AHA[*5]合同委員会は，洞機能評価における EPS の適応についてガイドラインを発表している（表 24-2）[14]．要約すると，EPS の絶対適応は，洞機能不全と症状（失神など）の両者の関係が確立していない場合である．相対的な適応は，① 最適なペースメーカ部位とペーシングモードを決定するために房室伝導の順行性と逆行性伝導を評価する必要がある，② 薬剤投与するうえで洞機能不全の重症度やタイプを評価する必要がある，③ 洞機能不全のほかに心室頻拍など不整脈を合併している可能性がある場合である．わが国の大部分の施設もそのガイドラインに従って適応を決めている．なお，現在わが国でも日本循環器学会合同研究班が「臨床電気生理検査に関するガイドライン」を作成中で，そのなかで洞不全

[*5] ACC/AHA：American College of Cardiology/American Heart Association

表 24-2 洞機能不全における電気生理学的検査(EPS)の適応

クラス I   　洞機能不全を疑う症状があるが，不整脈との関連が不明である。   クラス II   　① 洞機能不全の診断はついているが，ペースメーカモードの選択のために房室伝導・室房伝導，および他の不整脈が合併しているか否かを検討する必要がある場合   　② 洞機能不全を疑う心電図が記録されているが，この病態が器質的，機能的，あるいは薬剤によるものかの鑑別が必要な場合   　③ 症状があり，また心電図でも洞機能不全の診断が確定している患者で，症状が他の不整脈による可能性が考えられた場合   クラス III   　① 症状と心電図上の洞機能不全の関連が確定している患者で EPS により治療方針が変わる可能性が低い   　② 睡眠時に出現する無症状の洞性徐脈・洞停止

ACC/AHA ガイドライン(Ciculation 92：673, 1995)文献[14]

クラス I：EPS が有用・有効であることについて証明されているか，見解が広く一致している。
クラス II：EPS の有用性・有効性に関するデータまたは見解が一致していない。
クラス III：EPS が有用・有効ではなく，適応がないとの見解が広く一致している。

症候群における EPS の適応を決めている(2007年発表予定)。内容的には AAC/AHA のものとほぼ同一の予定である。

　EPS による洞機能評価の指標には，① 洞結節回復時間(SNRT[*6])，② 洞房伝導時間(SACT[*7])，③ 洞結節有効不応期(SNERP[*8])がある。SNRT の測定には overdrive suppression test を用いる[7]。この方法は，徐脈頻脈症候群患者の頻脈後の洞停止を再現するが，病態の重症度とは必ずしも一致しない。SACT を間接的に測定する方法として，Strauss 法[15]と Narula 法[16]がある。近年，洞結節電位を直接記録する方法も開発され，直接 SACT を測定することが可能となった。

1 洞結節回復時間(SNRT, 図 24-2)

　洞機能評価の指標として最も多く使われている。原理は心房ペーシング後の洞調律回復状態で洞機能を評価する方法，いわゆる overdrive suppression test である。この試験の有用性は，洞機能が低下している場合は回復時間が長くなるというデータに基づいている[7]。方法は，上大静脈接合部(sinus node 近傍)に記録電極を置き，高位右房よりペーシングを行う(自己より少し速い脈拍数から始めて 200/分まで，30 秒ペーシングと 30 秒

[*6]SNRT：sinus node recovery time
[*7]SACT：sinoatrial conduction time
[*8]SNERP：sinus node effective refractory period

休止)[注]。最後の刺激による心房波から最初の自己の心房波を測定する。自己の 2, 3 拍目が長い場合は長いほうの値とする。測定された最大値が最大 SNRT で，正常値は 1,500 msec 以内である。洞不全症候群患者では延長を認める。自己の基本調律を考慮した SNRT の表現方法として，① 補正 SNRT(SNRT − 基本洞周期，正常値は 550 msec 以内)，② SNRT と基本洞周期との比(SNRT/基本洞周期，正常値は 150% 以内)がある。

〔注〕心房ペーシングの具体的な方法や正常値は各報告者で多少異なっている。上記の値は筆者の施設が用いている方法と正常値である。

2 洞房伝導時間(SACT, 図 24-3, 4)

　洞房ブロックが主な病態の場合に特に有用である。SACT を測定する方法として，心房期外収縮を用いる Strauss 法[15]と心房ペーシングを用いる Narula 法[16]がある。両者共，原理は同じで，心房刺激を洞結節に進入させて洞結節をリセットさせ，リセットされた洞結節刺激が心房に戻ってきて心房を再興奮するという一連の電気現象の原理を応用したものである。この方法で直接観察できるのはあくまで心房波のみであるから，洞結節に進入し洞結節をリセットする部分は仮説である。したがって，心房刺激が洞結節を本当にリセットしているかが重要なポイントとなる。この問題を

```
        I
a       II
        III

        RA

b       II
```

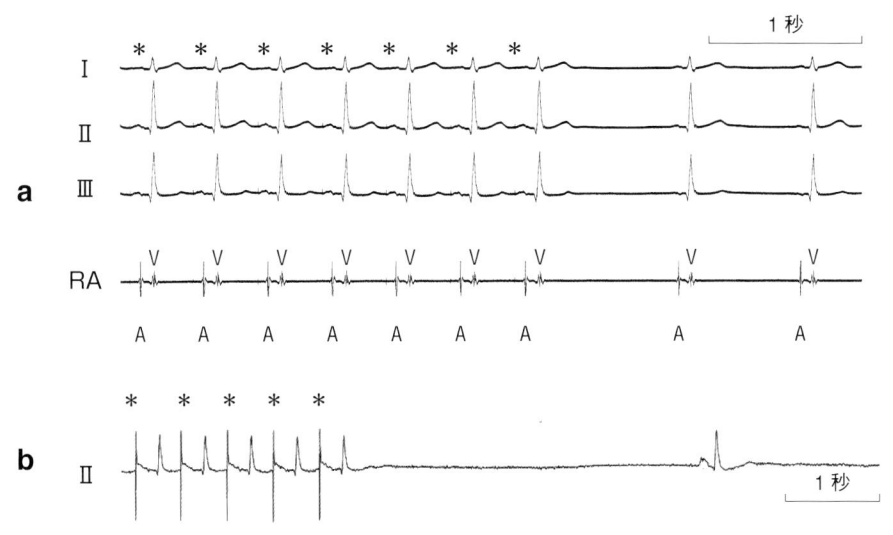

A：心房電位，V：心室電位

図 24-2　Overdrive suppression test
 a：正常洞機能．体表面心電図（I，II，III）と右房（RA）の心腔内電位の同時記録
　　右房からの 150/分の頻回刺激（＊）中止後約 1 秒（sec）で洞調律が回復している．
 b：洞機能不全．体表面心電図（II）のモニター
　　右房からの 130/分の頻回刺激（＊）中止後に約 4 秒の洞停止が発生した．

Strauss は心房期外収縮を系統的に入れてリセットゾーンを見いだすことで解決した．一方，Narula 法は自己より少し速い心房ペーシングを 8 拍目に挿入することで洞結節を簡便にリセットさせる方法を考えた．

具体的な Strauss 法の測定法（図 24-3a，4）は[15,17]，記録電極を洞結節近傍に固定し，自己基本洞周期の 8 拍後に高位右房より早期期外収縮を入れる．期外収縮の間隔を 5〜10 msec ずつ徐々に短縮し，期外収縮直前の自己心房波を A_1，期外収縮による心房波を A_2，刺激後の最初の洞調律の心房波を A_3 とする．A_1-A_2 間隔を徐々に短縮していくと，① A_2-A_3 間隔が延長する Zone I（interference zone：この zone では心房刺激は洞結節に到達していない），② A_2-A_3 間隔が一定になる Zone II（reset zone：この zone では心房刺激が洞結節に入り込みリセットしている），③ A_3 が A_2 に影響されない Zone III（interpolation zone：期外収縮刺激が洞結節の不応期で入り込めない zone），④ A_2-A_3 が極端に短い Zone IV（sinus node echo zone：この zone は期外収縮が洞房リエントリーを誘発する），のように A_1-A_2 の短縮に伴い特徴ある A_2-A_3 曲線が得られる（図 24-4b）．SACT は Zone II で測定する，この zone では心房期外収縮の興奮が逆行性に洞結節に入り，リセットされた洞性興奮が A_3 を作る．したがって，A_2-A_3 間隔は，① 心房から洞結節への伝導時間，② 基本の洞周期，③ 洞結節から心房への伝導時間との 3 者の和である．また，逆行性（心房→洞結節）と順行性（洞結節→心房）の伝導時間が同一と仮定すると，洞房時間の伝導時間は，A_2-A_3 間隔－基本洞周期（A_1-A_1）/2 で表される（図 24-4b，SACT）．正常値は 40〜150 msec と報告されている．

Narula 法は，洞調律より少し速い心房ペーシングレートで心房を 8 拍刺激し，最後の心房興奮（Ast）から洞結節をリセットして戻ってくる心房波（A）との間隔（Strauss の Zone II に対応する）を測定する[16]（図 24-3b）．

洞結節直接記録法は，電極を洞結節近傍に押しつけ 0.1〜50 Hz のフィルターを用いて大きく増幅して，低周波で低電位の洞結節電位を直接記録する方法である[18]．この洞結節電位から体表面心

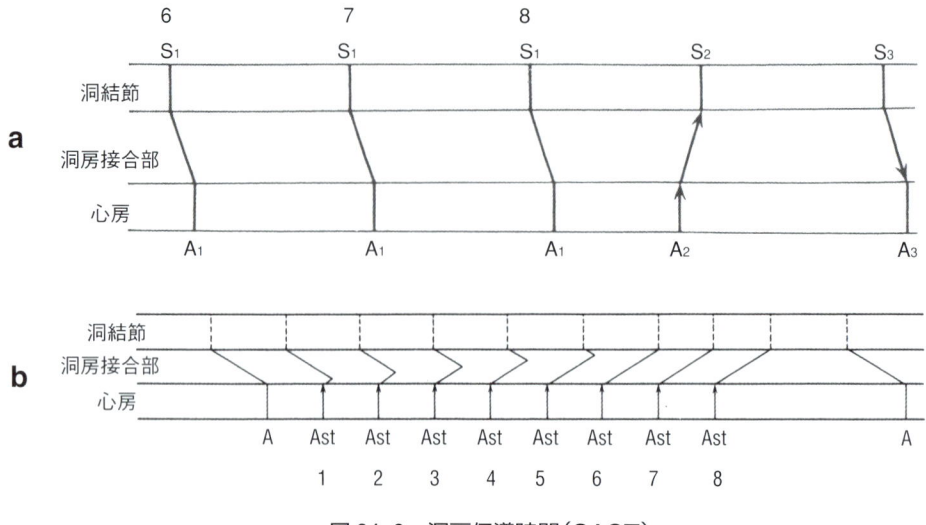

図 24-3 洞房伝導時間（SACT）

a：Strauss 法
心房期外収縮を系統的に入れて洞調律をリセットさせ SACT を測定する。具体的には，洞調律 8 拍後に高位右房より早期期外収縮（A_2）を入れる（図では，洞調律 6, 7, 8 拍を示している）。図の S_1 は洞結節の興奮を表しているが心電図では記録されず，S_1 による心房興奮（A_1）が記録される。洞調律の心房波を A_1，期外収縮による心房波を A_2，刺激後の最初の洞調律の心房波を A_3 とする。A_2-A_3 間隔は，① 心房から洞結節への伝導時間，② 基本洞周期，③ 洞結節から心房への伝導時間の 3 者の和である。したがって，順行性＝逆行性および S_2-S_3 ＝ S_1-S_1 と仮定すると，洞房時間の伝導時間は，A_2-A_3 間隔－基本洞周期（A_1-A_1）/2 で表される

b：Narula 法
洞調律による心房興奮（A）より少し早い心房ペーシング（Ast）を 8 拍行い，最後の心房刺激から洞結節をリセットして戻ってくる心房波との間隔を測定する。この図では心房ペーシング 5 拍目までは，洞房接合部で洞結節からの興奮と心房ペーシングからの興奮がぶつかっている。心房ペーシング 6 拍目からは心房からの興奮が洞結節に入りこんだことがわかる。したがって，8 拍目で中止すると Strauss 法と同じ原理で洞房時間が測定できる。

電図 P 波の始まりまでの時間が SACT となる。この直接法で計測された SACT は上記の間接的に測定した SACT の計測値とよく合致し，正常範囲は 50〜110 msec で，高度の洞不全症候群患者では 200 msec 以上と報告されている[19]。

3 洞結節有効不応期[20]（SNERP）

SNERP は，洞結節を興奮させない最長の心房期外収縮連結期と定義される。洞結節が興奮したか否かは洞結節がリセットされたか否かで判断する。したがって，SACT を求める Strauss 法の Zone Ⅱ（心房刺激が洞結節に入り込みリセットしている）から Zone Ⅲ（期外収縮刺激が洞結節の不応期で洞結節の入り込めない zone）への移行点が洞結節の有効不応期（SNERP）である（図 24-4）。Kerr らは，正常：325±39 msec，洞不全症候群：522±20 msec と報告している[20]。

5．治療

洞不全症候群の発症に増悪因子（機能的因子）が関与している場合が少なくない。この場合は，増悪因子の除去で洞機能不全が改善する。しかし，明らかな原因や増悪因子がなくまたはそれらの除去や治療ができない場合は，徐脈自体に対しての治療が必要となる。

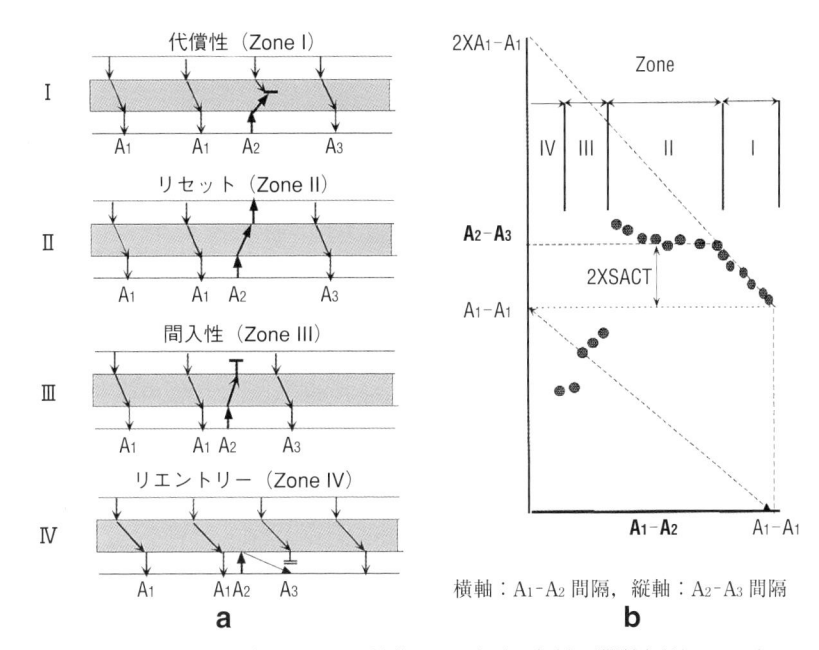

A_1=洞調律による心房興奮，A_2=心房刺激による心房興奮（心房期外収縮），A_3=心房期外収縮後の最初の心房収縮，A_1-A_1=洞調律間隔，A_1-A_2=心房期外収縮の連結期，A_2-A_3=心房期外収縮から最初の心房収縮までの時間

図24-4 Strauss 法による洞房伝導時間（SACT）の測定法

a：A_1，A_2，A_3の図式化（斜線部分：洞房接合部）
A_1-A_2間隔を徐々に短縮していくと，
Zone Ⅰ：A_2-A_3間隔が延長している（interference zone：この zone では心房刺激は洞結節に到達していない）
Zone Ⅱ：A_2-A_3間隔が一定（reset zone：この zone では心房刺激が洞結節に入り込みリセットしている）
Zone Ⅲ：A_3が A_2に影響されていない（interpolation zone：この zone では期外収縮刺激が洞結節の不応期で入り込めない）
Zone Ⅳ：A_2-A_3が極端に短い（sinus node echo zone：この zone では期外収縮が洞房リエントリーを誘発する）
b：A_1-A_2と A_2-A_3の関係の図式化（A_2-A_3 曲線）
洞房伝導時間（SACT）は Zone Ⅱで測定する．この zone では心房期外収縮の興奮が逆行性に洞結節に入り，リセットされた洞性興奮が A_3を作る．したがって，A_2-A_3間隔は，①心房から洞結節への伝導時間，②基本の洞周期，③洞結節から心房への伝導時間の 3 者の和である．逆行性（心房→洞結節）と順行性（洞結節→心房）の伝導時間が同一と仮定すると，洞房時間の伝導時間は，A_2-A_3間隔－基本洞周期（A_1-A_1）/2 で表される．正常値は 40～150 msec と報告されている．

1）原因疾患および増悪因子

心筋虚血，心筋炎，ジギタリス中毒，β遮断薬投与，高カリウム血症などはそれ自体で洞機能不全を起こす．この場合は主に洞徐脈や洞停止が主な病態である．また，慢性の洞不全症候群患者でも上記の機能的因子で増悪するので，できるだけ原因疾患および増悪因子を同定し除去する．図24-5にβ遮断薬投与で極端な徐脈となった患者で，投与を中止したら改善した症例を示す．

インデラル投与中

インデラル中止後

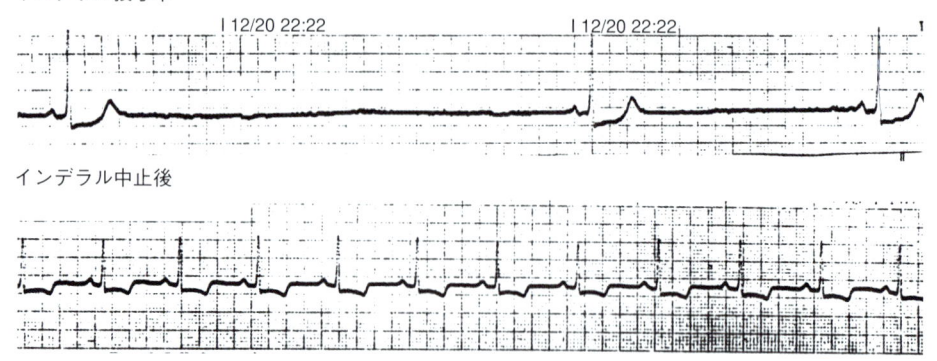

図 24-5　薬物による洞機能不全
β遮断薬（インデラル）投与により発生した著明な洞徐脈．投与中止後は正常な洞調律に戻っている．

2）薬物治療

　薬物治療は洞機能回復あるいは補充収縮の増加を目的として用いられるが，ペースメーカ治療に比べて不確実である．しかし，なんらかの理由でペースメーカ治療ができない場合や，ペースメーカ治療までの一時的な治療として投与される．薬剤として交感神経作動薬や副交感神経遮断薬が使用される．

1　一過性洞機能不全
　イソプロテレノールの持続点滴静注や硫酸アトロピンの静注を行う．

2　慢性の洞不全症候群
　硫酸アトロピン，硫酸オルシプレナリンを経口投与する．就寝時心停止を多く認める症例では，眠前投与とする．最近，ヒドララジンやシロスタゾール投与も有効であると報告されている[21,22]．

3　徐脈頻脈症候群
　徐脈に対しアトロピンなどを使用すると頻脈を悪化させ，頻脈に対して抗不整脈薬を使用すると徐脈を悪化させる．したがって徐脈頻脈症候群では薬物治療は不適当で，ペースメーカの植え込み後に，頻脈に対して薬物治療を行うのが一般的である．

4　塞栓予防
　洞不全症候群のうち徐脈頻脈症候群は特に塞栓が合併しやすい．したがって，心房細動と合併している場合は心房細動におけるワルファリン投与の適応に順じてワルファリンを投与する必要がある（31章：心房細動，302～305頁）．

3）ペースメーカ治療
（18章：151頁参照）

　徐脈による症状を有し（失神など），また原因が一過性でない場合は植込み型ペースメーカの適応となる．

1　適応
　植込み型ペースメーカの適応に関して1984年にACC/AHAのガイドラインが発表された（2002年に改訂された）[23]．日本循環器学会合同研究班のガイドラインも2001年に発表された（表24-3）が，ほぼACC/AHA/NASPEのガイドラインに順じている．なお，日本循環器学会合同研究班の改定版が2007年に発表予定であるが，洞不全症候群に対するペースメーカ植え込みに関する内容は変更されない予定である．ACC/AHA/NASPEおよび日本循環器学会合同研究班のガイドラインは

表24-3 洞不全症候群におけるペースメーカ植え込みの適応

クラス I
失神，痙攣，眼前暗黒感，めまい，息切れ，易疲労感などの症状あるいは心不全があり，それが洞徐脈，洞房ブロック，洞停止あるいは運動時の心拍応答不全によるものであることが確認された場合（長期間の必要不可欠な薬剤投与による場合を含む）
クラス IIa
① 上記の症状があるが，徐脈や心室停止との関連が明確でない．
② 徐脈頻脈症候群で，頻脈に対して必要不可欠な薬剤により徐脈をきたす場合
クラス IIb
症状のない洞房ブロックや洞停止
クラス III
症状のない洞徐脈

不整脈の非薬物治療ガイドライン (Jap Circulation J 2001, sup.65：1136)

クラス I：有用・有効であるこについて証明されているか，あるいは見解が広く一致している．
クラス II：有用性・有効性に関するデータまたは見解が一致していない場合がある．
　IIa：有用・有効である可能性が高い．
　IIb：有用性・有効性がそれほど確立されていない．
クラス III：有用・有効ではなく，時に有害となる可能性が証明されているか，あるいは有害との見解が広く一致している．

両者とも患者の症状中心で，徐脈の程度は考慮していない．

以下に洞機能不全患者に対するペースメーカ植え込みの適応を紹介する（ACC/AHA/NASPE および日本循環器学会合同研究班のガイドラインを参考に筆者が改訂）．

① 絶対適応：徐脈による臨床症状が明らかな慢性の洞不全症候群（このなかには洞機能不全の原因となっている薬に代用薬がなくその用量も減らせない患者も含まれる）．

② 相対適応：実際の症状と心電図上の徐脈との関係が明らかでない．

③ 適応がない：無症候性の洞徐脈，洞房ブロックおよび洞停止．

2 ペースメーカの種類

洞徐脈による心不全や，洞停止，洞房ブロックおよび徐脈頻脈症候群による失神発作の予防にはVVIペースメーカで十分であるが，最近はこのような患者に対してもDDDペースメーカを植え込むことが多くなってきている．その理由としてDDDペースメーカにより，① 生理的な血行動態が得られる[24]，② 心房の心拍数を正常化させることにより頻脈（心房粗細動）が予防できる[25]，③ 塞栓予防効果の可能性がある[25,26]，④ ペースメーカ症候群が発生しないなどがあげられる．

最近，大規模臨床試験で生理的ペーシングによる心房細動抑制効果は確認されたが，塞栓予防効果に関しては有用性を否定する結果が報告されている（CTTP[27]，MOST[28]）．

●文献

1) 第4回ペースメーカに関する研究会プロシーディングス 241, 1980.
2) Sugiura M, Ohkawa S：A clinicopathologic study on sick sinus syndrome with histological approach to the sinoatrial node. Jpn Circ J 1980, 44(7)：497-504.
3) Short DS：The syndrome of alternating bradycardia and tachycardia. Br Heart J 1954, 16(2)：208-214.
4) Lown B：Electrical reversion of cardiac arrhythmias. Br Heart J 1967, 29(4)：469-489.
5) Ferrer MI：The sick sinus syndrome. Circulation 1973, 47(3)：635-641.
6) Rubenstein JJ, Schulman CL, Yurchak PM, et al：Clinical spectrum of the sick sinus syndrome. Circulation 1972, 46(1)：5-13.
7) Mandel WJ, Hayakawa H, Allen HN, et al：Assessment of sinus node function in patients with the sick sinus syndrome. Circulation 1972, 46(4)：761-769.
8) Kulbertus HE, De Leval-Rutten F, Demoulin JC：Sino-atrial disease；A report on 13 cases. J Electrocardiol 1973, 6(4)：303-312.
9) Sigurd B, Jensen G, Meibom J, et al：Adams-Stokes syndrome caused by sinoatrial block. Br Heart J 1973, 35(10)：1002-1008.
10) Desai JM, Scheinman MM, Strauss HC, et al：Electrophysiologic effects on combined autonomic blockade in patients with sinus node disease. Circulation 1981, 63

(4): 953-960.
11) Sgarbossa EB, Pinski SL, Maloney JD: The role of pacing modality in determining long-term survival in the sick sinus syndrome. Ann Intern Med 1993, 119(5): 359-365.
12) 岡田良三: Sick Sinus 症候群の病理. 日本医師会雑誌 1977, 78: 1035.
13) Jose AD: Effect of combined sympathetic and parasympathetic blockade on heart rate and cardiac function in man. Am J Cardiol 1966, 18(3): 476-478.
14) Zipes DP, DiMarco JP, Gillette PC, et al: Guidelines for clinical intracardiac electrophysiological and catheter ablation procedures. A report of the American College of Cardiology/American Heart Association Task Force on Practice Guidelines (Committee on Clinical Intracardiac Electrophysiologic and Catheter Ablation Procedures), developed in collaboration with the North American Society of Pacing and Electrophysiology. Am Coll Cardiol 1995, 26(2): 555-573.
15) Strauss HC, Saroff AL, Bigger JT Jr, et al: Premature atrial stimulation as a key to the understanding of sinoatrial conduction in man. Presentation of data and critical review of the literature. Circulation 1973, 47(1): 86-93.
16) Narula OS, Shantha N, Vasquez M, et al: A new method for measurement of sinoatrial conduction time. Circulation 1978, 58(4): 706-714.
17) 早川弘一, 比江嶋一昌(編): 臨床心臓電気生理学—洞房伝導能の評価. 南江堂 1988, pp85-89.
18) Hariman RJ, Krongrad E, Boxer RA, et al: Method for recording electrical activity of the sinoatrial node and automatic atrial foci during cardiac catheterization in human subjects. Am J Cardiol 1980, 45(4): 775-781.
19) Reiffel JA, Gang E, Gliklich J, et al: The human sinus node electrogram; A transvenous catheter technique and a comparison of directly measured and indirectly estimated sinoatrial conduction time in adults. Circulation 1980, 62(6): 1324-1334.
20) Kerr CR, Strauss HC: The measurement of sinus node refractoriness in man. Circulation 1983, 68(6): 1231-1237.
21) Weiss AT, Rod JL, Gotsman MS, et al: Hydralazine in the management of symptomatic sinus bradycardia. Eur J Cardiol 1981, 12(5): 261-270.
22) Atarashi H, Endoh Y, Saitoh H, et al: Chronotropic effects of cilostazol, a new antithrombotic agents, in patients with bradyarrhythmias. J Cardiovasc Pharmacol 1998, 31(4): 534-539.
23) Gregoratos G, Abrams J, Epstein AE, et al: ACC/AHA/NASPE 2002 guideline update for implantation of cardiac pacemakers and antiarrhythmia devices; Summary article; A report of the American College of Cardiology/American Heart Association Task Force on Practice Guidelines (ACC/AHA/NASPE Committee to Update the 1998 Pacemaker Guidelines). Circulation 2002, 106(16): 2145-2161.
24) Rosenqvist M, Brandt J, Schuller H: Atrial versus ventricular pacing in sinus node disease; A treatment comparison study. Am Heart J 1986, 111(2): 292-297.
25) Ohe T, Shimomura K, Isobe F, et al: Problems and anti-tachyarrhythmic effects of chronic atrial pacing. Jpn Circ J 1985, 49(3): 379-384.
26) Sgarbossa EB, Pinski SL, Maloney JD, et al: Chronic atrial fibrillation and stroke in paced patients with sick sinus syndrome. Relevance of clinical characteristics and pacing modalities. Circulation 1993, 88(3): 1045-1053.
27) Connolly SJ, Kerr CR, Gent M, et al: Effects of physiologic pacing versus ventricular pacing on the risk of stroke and death due to cardiovascular causes. Canadian Trial of Physiologic Pacing Investigators. N Engl J Med 2000, 342(19): 1385-1391.
28) Lamas GA, Lee KL, Sweeney MD, et al: Ventricular pacing or dual-chamber pacing for sinus-node dysfunction. N Engl J Med 2002, 346(24): 1854-1862.

25 房室ブロック

1．概念・歴史

　房室ブロックを正しく理解するには刺激伝導系の解剖・生理・病理・薬理の知識が要求される。しかし，心房—心室間の伝導系，特に房室接合部位は複雑で，今日でも明らかにされてないところがある（3章：刺激伝導系の解剖，17項参照）。

　房室ブロックは心房から心室への伝導の途絶または伝導遅延と定義される。したがって，房室伝導系（房室接合部，ヒス束，プルキンエ線維）の器質的障害によるものばかりでなく，副交感神経過緊張などによる機能的障害も含まれる。

　房室ブロックが注目され始めたのは Adams (1827) と Stokes (1846) が徐脈に伴う失神を報告してからである。その後，Wenckebach と Mobitz は第2度房室ブロックを心電図のパターンから Wenckebach 型（または Mobitz I 型）と Morbitz II 型に分けた[1]。Starling は房室ブロックが間欠的に起こる症例を報告し，迷走神経が関与する房室ブロックの存在を明らかにした。

　房室ブロックの病態や機序の解明は，動物実験で房室ブロックを作成して検討された。Erlanger は房室接合部を破壊して房室ブロックを作成した[2]。その後，ジギタリスなどの薬剤投与や迷走神経活性を亢進させる（迷走神経直接刺激，頸動脈洞圧迫など）と，一過性の房室ブロックが出現することや，心房ペーシングで生理的な房室ブロックが生じることを示した。

　ヒトのヒス束電位を最初に記録（1960）したのは Giraud であるが，Scherlag らは今日用いられているような電極カテーテルを用いてヒス束電位を記録する方法を開発した[3]。

　房室ブロックの分類は，病因別，一過性・慢性，および伝導障害の程度と部位に基づいて行われることが多い。ブロックの程度は12誘導心電図で診断するが，時々出現する房室ブロックの場合はホルター心電図が必要である。ブロック部位の診断は12誘導心電図で推定できることもあるが，確定には電気生理学的検査（EPS[*1]）が必要である。

　治療としてはペースメーカ治療が確立し，房室ブロック患者の予後のみならずQOLが改善された。

2．病因・原因疾患

　通常，房室ブロックは刺激伝導系の本幹（房室結

[*1] EPS：electrophysiological study

節, ヒス束, 脚)の伝導障害・遅延で起こる。伝導障害・遅延は, ①刺激伝導系を構成する細胞の電気生理学的変化, ②細胞自体の減少・消失, ③細胞連続性の破綻のいずれでも起こる。

①の原因としては, 自律神経の関与と薬剤投与による場合が多い。代表的なものとしては, 運動選手で夜間に認められる第1～2度の房室ブロックである。また, 明らかな心臓病を有しない第1～2度の房室ブロックも, ①による可能性が高い。

②と③による伝導障害は, 器質的心疾患に合併して起こることが多い。心筋炎は刺激伝導系の末梢をび漫性に障害し, 房室ブロックを生じる。また, ヒス束以下の特発性房室ブロック(Lev病, Lenegre病)は脚の細胞の減少・消失と線維化が原因と考えられている。最近, Na^+チャネルの責任遺伝子(SCN5A)の異常が家族性のLenegre病の原因であることが報告され, この疾患は遺伝子異常による可能性があることも示唆されている[4]。

病因の診断や治療の選択には一過性と慢性の房室ブロックの区別は重要である。したがって, ここでは両者を分けて説明する。

1) 一過性房室ブロック

1 虚血[5]

急性心筋梗塞では8%に一過性の房室ブロックが出現する。特に下壁梗塞の場合は, 梗塞巣が小さくても房室ブロックを生じることがある。また, 右冠動脈の冠攣縮時に房室ブロックを認めることがある。一方, 前壁梗塞で房室ブロックを伴うのは広範囲梗塞の場合である。急性心筋梗塞に合併する房室ブロックは一過性のことが多いが, このうち約5%は慢性の房室ブロックに移行する。

2 急性リウマチ熱[6]

5.6%に房室ブロックが認められると報告されているが, 多くは第1度の房室ブロックで高度のブロックはまれである。通常は, 刺激伝導系の浮腫と細胞浸潤による一過性の障害が原因と考えられている。

3 心筋炎[7]

以前はジフテリアが房室ブロックの主な原因であったが, 今日ではウイルス性心筋炎による房室ブロックが多い。南アメリカではChagas病による房室ブロックが多い。

4 迷走神経過緊張[8,9]

頸動脈洞圧迫・眼球圧迫および胃腸障害, 嚥下・排尿後に一過性房室ブロックが起こることがある。通常は, 自覚症状を感じるほどの房室ブロックは起こらず, モニターで認められる程度である。しかし, 迷走神経が過緊張するタイプではネクタイを閉めるときや, 排尿後に高度の房室ブロックを起こすことがある。迷走神経の緊張が原因の場合は, 房室ブロックに加えて洞結節の機能低下や血管拡張を伴う血圧低下を伴うことが多い。

5 薬剤[10]

種々の薬剤は房室伝導系に影響を与える。特にジギタリス, Ca^{2+}拮抗薬, β遮断薬, 抗不整脈薬が多い。ジギタリス, Ca^{2+}拮抗薬, β遮断薬は房室結節内ブロックであるが, 抗不整脈薬であるプロカインアミド, キニジンなどのNa^+チャネル遮断薬はヒス束以下の房室ブロックを生じる。

6 心房頻拍に伴うもの

心房を150/分以上で非生理的(心房ペーシング, 心房頻拍など)に興奮させたときに起こる房室ブロックは機能的ブロックである。一方, 洞頻拍(運動, 熱などにより)に伴って房室ブロックが発生した場合は, 通常, 病的な房室ブロックと診断される。

2) 慢性房室ブロック

慢性房室ブロック患者の剖検を調べると特発性(硬化変性)が最も多く, 次に心筋症, 冠動脈疾患, 石灰化弁の順であった[11]。図25-1にHarrisが1969年に剖検から検討した病因別の頻度を示す。

1 変性[11～13]

Harris[11], Lev[12], Lenegre[13]の剖検例の検討で

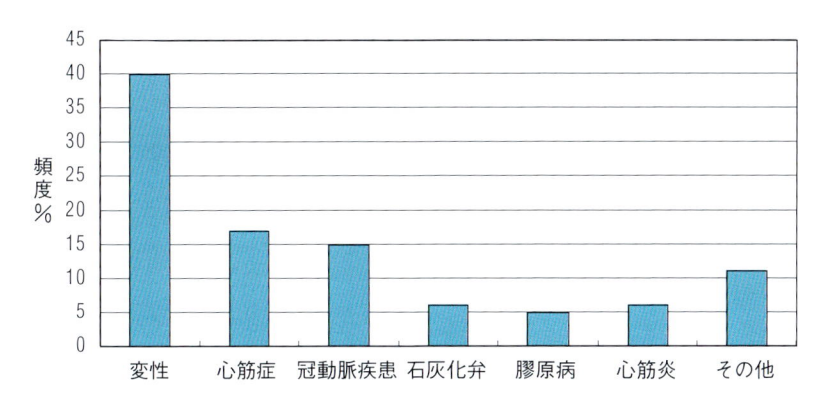

図 25-1 慢性房室ブロックの病因別の頻度
刺激伝導系の変性が最も多い。〔文献 11)より引用〕

は，刺激伝導系における原因不明の線維化と硬化変性が慢性房室ブロックの病因の約 50% である。これらの変性は冠動脈病変を伴わず，通常の加齢による変化と考えられているが，高血圧，糖尿病，肺性心などの病気をもっている患者に起こりやすい。変性部位は左脚，右脚，ヒス束が多く，変性は主に硬化病変である。また，大動脈弁や中心線維体が石灰化し，周囲組織を圧迫して房室ブロックを起こす場合がある。Lev 病は主に左脚近傍部の局所的な病変が主で，組織学的には細胞の減少・消失が認められる[12]。Lenegre 病は脚の中間・遠位部のび漫性の病変で，組織学的には線維性置換である[13]。しかし，両者の区別は明確でなく臨床的には同意語として用いられることが多い。最近，Na^+ チャネルの責任遺伝子(SCN5A)の異常が家族性 Lenegre 病の原因であることが報告された[4]。

2 浸潤[14〜16]

サルコイドーシス[14]，ヘモクロマトーシス[15]，アミロイドーシス[16]などで起こる。

サルコイドーシスの 10〜20% に心臓病変が認められる。サルコイドーシスの病変は心室中隔に起こることが多いので，房室ブロックが発生しやすい。一方，アミロイドーシスは洞機能不全が起こることが多く，完全房室ブロックになるのは比較的まれである。ヘモクロマトーシスと関節リウマチによる房室ブロックも報告されている。

3 外傷[17]

心臓手術で起こる房室ブロックは，比較的多く認められていたが，今日では 2% 以下と少なくなった。術式では大動脈弁置換術で起こることが多い。まれに外傷でも起こることがある。

4 先天性[18]

先天性房室ブロックは，刺激伝導系以外の先天的な解剖学的異常に合併して生じる場合と，刺激伝導系に限局している場合がある。房室ブロックを起こす主な先天性心疾患の代表的なものは房室弁閉鎖不全，心房中隔欠損，心室中隔欠損である。一方，刺激伝導系に限局した先天的異常の多くは刺激伝導系の一部の欠損(ヒス束，脚)による場合が多い。

5 心筋症

心筋症の病変は主に心室筋細胞の線維化・脂肪化であるが，刺激伝導系にも線維化が起こることがある。障害部位は主にヒス束や脚に多いが，末梢の刺激伝導系(プルキンエ線維)のび漫性線維化により房室ブロックを生じることがある。

6 虚血性心疾患[19]

房室ブロックは，心筋梗塞の急性期ばかりでなく慢性の虚血性心疾患でも起こる。これは，慢性虚血による刺激伝導系の線維化や変性によるものと考えられる。

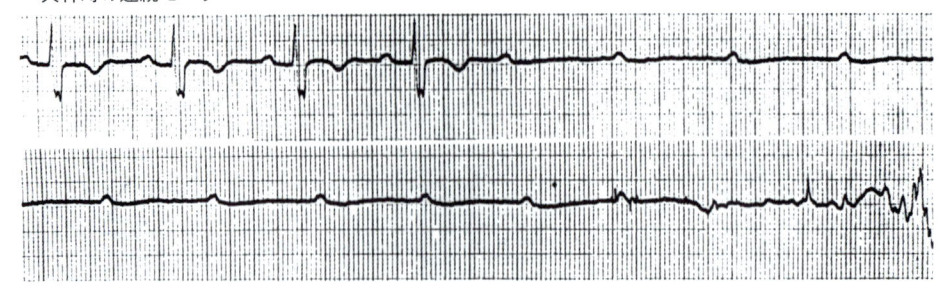

図 25-2　発作性房室ブロック
房室ブロックが P-R 間隔の延長なしに突然生じている．補充調律が出現しないので心停止が長く続き，失神・痙攣を起こしている（モニター右下の基線のブレ）．

7　自律神経の関与

房室結節は自律神経の影響を受けやすいので，迷走神経緊張が亢進している人（スポーツマンなど）は安静時や夜間に房室ブロックを呈することがある．実際，第 1 度房室ブロックの頻度は若年健常者の 0.52％ に認め[20]，40〜59 歳の男性の 5.3％ に認められると報告されている[21]．第 2 度房室ブロックも健常者で時に認められ[22]，ホルター心電図で調査すると子どもの 3〜11％ に認められたと報告されている[23]．一方，第 3 度房室ブロックは健常者ではまれで 0.016％[24]，心臓病の患者では 8％ と報告されている[25]．

3．分類

房室ブロックは，病因・原因疾患，経過（一過性・慢性），障害の程度，障害の部位で分類される．伝導障害の程度による分類は心電図所見に基づいて行われる．障害部位の診断にはヒス束電位の記録が必要であるが，心電図で認められる房室ブロックのタイプや補充調律のパターンからある程度推定できる．

1）病因・原因疾患による分類

2．病因・原因疾患，221 頁参照

2）伝導障害の程度とパターンによる分類

この分類は純粋に心電図所見に基づいて行われる．洞調律時に記録されている房室ブロックの程度を，第 1・2・3 度房室ブロックに分類する．第 2 度房室ブロックはさらに Wenckebach（Mobitz I）型と Mobitz II 型に分類する．心房と心室の伝導比が 3：1 以下のものを高度房室ブロックと呼び，房室ブロックが突然起こり補充調律が数秒以上出現しないものを発作性房室ブロックと呼ぶ（図 25-2）．

3）伝導障害の部位による分類[26]

ヒス束電位で診断された障害部位（または伝導遅延部位）に基づいて行われる．ブロックの部位は房室結節内ブロック（A-H ブロック），ヒス束内ブロック（H-H ブロック），ヒス束下ブロック（H-V ブロック）の 3 つに分類する．

4．診断[26,27]

房室ブロックの診断は通常，12 誘導心電図から診断される．房室ブロックが一過性であったり障害の程度が変動する場合には運動負荷やホルター心電図が必要となる．潜在的な障害を見いだすに

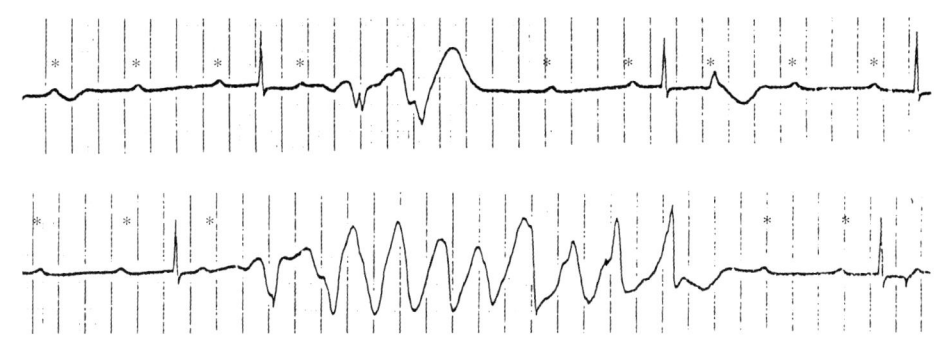

図 25-3 房室ブロック時に発生した torsade de pointes
第 3 度房室ブロック（*は P 波を示す）で，QRS 波は接合部からの補充調律（30/分）である．心室期外収縮，多形性心室頻拍（torsade de pointes）が発生している．このモニターでは明らかでないが，12 誘導心電図では著明な QT 延長を認める．

はペーシング負荷や薬剤負荷が有用である．正確なブロック部位の診断にはヒス束電位の記録が必要である．

特殊な房室ブロックとして発作性房室ブロックがある．発作性房室ブロックは，非発作時の心電図からは診断できないので見落すことが多い（図 25-2）．

1）症状と身体所見

房室ブロックの症状は失神，全身倦怠感，息切れである．失神は主に，発作性房室ブロック（図 25-2）と徐脈誘発性多形性心室頻拍（torsade de pointes，図 25-3）によることが多い．第 3 度房室ブロックで補充調律の心拍数が 30〜50/分と遅い場合は，全身倦怠感を訴えることが多い．また，徐脈が長時間続くと心不全が生じ，息切れを主訴として来院することがある．

第 3 度房室ブロックの身体所見は，脈（左室収縮に対応）は遅いが，頸静脈の a 波（右房収縮に対応）は正常に拍動している．また，Ⅰ音の強さが一定でなく（僧帽弁の閉鎖のタイミングが変動する），cannon 波（心房と心室の収縮が同期していないので，時折三尖弁が開放しているときに心室収縮が起こり，三尖弁逆流を生じる）を認める．第 2 度房室ブロックでは，頸静脈が規則正しく拍動しているのに対して頸動脈が時折欠落している．この関係から房室伝導比が推定できる．

2）器質的心疾患の検査

症状，身体所見，12 誘導心電図，胸部 X 線写真，心臓超音波検査，血液検査，運動負荷試験を行う．器質的心疾患が疑われた場合は，心臓カテーテル検査，冠動脈造影，心筋生検，心臓 CT，心臓 MRI を行って検討する．甲状腺機能検査などの内分泌検査も必要に応じて行う．

3）心電図（12 誘導心電図，モニター心電図，ホルター心電図）

房室ブロックの程度とタイプが固定している患者では，安静時の心電図から診断できる．房室ブロックが間欠性である場合や程度・タイプが変動する場合は，ベッドサイドモニターやホルター心電図で診断する．程度の異なるブロックが記録された場合は最も程度の重いものに分類するが，時間帯に分けて（夜間，日中，運動時，食事，睡眠時，その他），房室ブロックの程度と発生頻度を検討するのが望ましい．

P-R 間隔は，心房内伝導時間，房室結節内伝導時間，ヒス束—心室の伝導時間の 3 者の合計である．心電図上では P 波の始め（心房の興奮開始）から QRS 波の始まり（心室興奮の開始）までの時間である．心房内伝導時間は 0.04〜0.05 秒，房室結

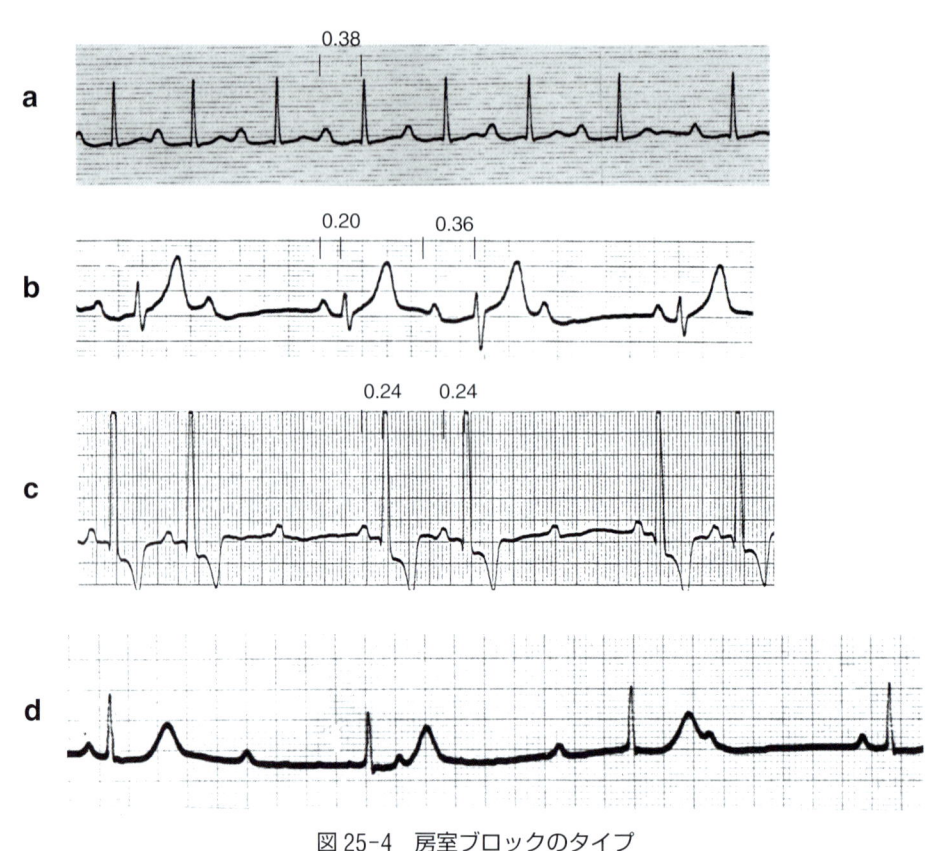

図 25-4 房室ブロックのタイプ

a：第1度房室ブロック
P-R 間隔は 0.38 秒と延長しているが，P 波と QRS 波は 1：1 に対応している。
b：第2度房室ブロック（Wenckebach 型）
P-R 間隔は 0.20 秒→0.36 秒と徐々に延長し，その後 QRS 波が脱落してる。
c：第2度房室ブロック（Mobitz II 型）
P-R 間隔は 0.24 秒と延長しているが，徐々に延長することなく突然 QRS 波が脱落してる。
d：第3度房室ブロック
P 波（60/分）と QRS 波（35/分）と別々の頻度で興奮し，両者に関連性がない。QRS 波は接合部からの補充調律である（レートは 35/分と遅いが QRS 波形は正常である）。

節内伝導時間は 0.05〜0.07 秒，ヒス束—脚—心室の伝導時間は約 0.05 秒である。P-R 間隔は 0.13〜0.20 秒が正常範囲であるが，0.21 秒以上の場合は心房，房室結節，ヒス束・脚のいずれかの部位に伝導障害（伝導遅延）があると診断される。

1 第1度房室ブロック

P-R 間隔が 0.21 秒以上に延長しているが 1：1 房室伝導は保たれている（図 25-4a）。

2 第2度房室ブロック

心房から心室への伝導が時々途絶するもので，心電図上は P 波に続く QRS 波が間欠的に脱落する。このうち，P-R 間隔が徐々に延長した後に QRS 波が脱落するタイプを，Wenckebach 型（または Mobitz I 型，図 25-4b），P-R 間隔が一定のまま突然 QRS 波が脱落するタイプを Mobitz II 型（図 25-4c）に分類する。Wenckebach 型第2度房室ブロックは房室結節内の伝導障害による場合が多く，Mobitz II 型第2度房室ブロックはヒス束以下の伝導障害による場合が多い。第2度房室ブロックの程度は，3：2の房室ブロックや 4：1 房室ブロックなどと呼ばれる。3：2 の房室ブロックは，3つの P 波に対して 2 つの QRS 波を認める

場合（3つ目の心房興奮が心室に伝導しない）である。4：1房室ブロックは，4つのP波に対して1つのQRS波を認める（4つに1つしか心室へ伝導しない）場合である。心房と心室の伝導比が3：1以下のものを高度房室ブロックと呼ぶ。発作性ブロックはMobitz Ⅱ型の特殊なパターンで，突然ブロックが出現し，補充調律が数秒以上出ない（図25-2）。

3 第3度房室ブロック

心房から心室への興奮の伝導が完全に途絶して，P波とQRS波は全く独立した周期で出現する（図25-4d）。心室興奮は接合部またはプルキンエ線維から発生する補充調律である。この補充調律の心拍数とQRS波形からある程度障害部位が推定できる。接合部からの補充調律は50/分前後でQRS波形はほぼ正常である。一方，プルキンエ線維からの補充調律は40/分以下でQRS幅が広い。

第3度房室ブロックで注意すべきことは，徐脈に伴う多形性心室頻拍の出現である。この頻拍はQT延長を伴って発生し，torsade de pointesと呼ばれる（図25-3）。

4）加算平均心電図

加算平均心電図でヒス束電位が心房と心室波形の間で記録される。ヒス束電位が記録されるには，被験者の房室ブロックが安定したブロックであることが必要条件である。今日では加算平均心電図を用いてヒス束電位記録をすることはまれである。

5）運動負荷試験

運動は心房レートの増加と伴に房室結節の伝導を亢進させる。それゆえ，正常では運動中に房室ブロックは生じない。また，房室結節伝導の低下が機能的な場合（運動選手など）は，運動負荷で伝導能が改善する。一方，ヒス束以下の伝導障害の場合は洞調律の頻度が増すほど伝導障害が生じやすい。したがって，運動負荷で房室ブロックが起こった場合はヒス束以下の伝導障害を疑う。

6）薬剤試験

房室ブロックが生理的かどうかの診断にアトロピンを用いる。生理的な場合は迷走神経活性が亢進しているのが原因なので，アトロピン投与で房室ブロックは改善する。また，症状との関連性を調べるために，ATP[*1]を静注して房室ブロック（房室結節の伝導低下）を一過性に発生させることがある。

7）電気生理学的検査（EPS）
（15章：電気生理学的検査，96頁参照）

ペースメーカの適応は症状と心電図所見で決定し，EPSを省略する施設が多い。1995年にACC/AHA合同委員会は，房室ブロックにおけるEPSの適応についてのガイドラインを発表している（表25-1）。現在，わが国でも日本循環器学会合同研究班が中心に「臨床心臓電気生理検査に関するガイドライン」を作成中である（2007年発表予定）。筆者の施設ではACC/AHA合同委員会のガイドラインを参考にして以下の場合にEPSを行っている。① 失神の原因として房室ブロックが疑われるが，12誘導心電図・ホルター心電図では房室ブロックを認めない，② 時々房室ブロックを認めるが，症状（失神など）との関連性が不明である，③ 発作性房室ブロックの可能性が考えられる，④ ペースメーカ植え込み後も失神がある，⑤ 房室ブロックは心電図上明らかであるが，症状から頻拍性不整脈の可能性が疑われる。

検討事項としては，① 症状と房室ブロックの関連性，② 房室ブロックの確定診断，③ 房室伝導障害の部位と程度の診断，④ 室房伝導（逆行性伝導）の有無である。これらの検討は，① 洞調律時の心腔内電位記録，② 心房・心室連続刺激，③ 心房期外刺激の結果を総合的に判断して行う。

1 房室ブロックの誘発（症状との関連）

心房ペーシングを施行すると，あるレートで突

[*1]ATP：adenosine triphosphate

表25-1　房室ブロックにおける電気生理学的検査(EPS)の適応

クラスⅠ
　1．症状がヒス束下の房室ブロックによるが可能性が高いが，両者の関連が証明されていない。
　2．ペースメーカ植え込み後も症状がある第2～3度房室ブロック患者
クラスⅡ
　1．ブロック部位の同定やブロックの機序の診断が治療をするうえで必要と考えられる第2～3度房室ブロック患者
　2．潜在性接合部期外収縮が心電図第2～3度上房室ブロックの原因として疑われる（偽性房室ブロック）。
クラスⅢ
　1．症状と房室ブロックに関連性を認めた場合
　2．一過性の無症状の房室ブロックで迷走神経が関与している可能性が高い。

ACC/AHA ガイドライン (Ciculation 1995, 92：673)

クラスⅠ：EPSが有用・有効であることについて証明されているか，あるいは見解が広く一致している。
クラスⅡ：EPSの有用性・有効性に関するデータまたは見解が一致していない場合がある。
クラスⅢ：EPSが有用・有効ではなく，適応がないとの見解が広く一致している。

然房室ブロックが出現することがある。房室ブロック時の症状と臨床の症状を比較し，症状が房室ブロックによるものかを診断する。同様に，心房期外収縮で突然房室ブロックが出現することがある。

2　房室伝導障害部位の同定

　房室ブロック部位の同定は，房室ブロック時のヒス束電位の記録で行う（図25-5）。ブロック部位より房室結節内ブロック（A-Hブロック，図25-5a），ヒス束内ブロック（H-Hブロック，図25-5b），ヒス束下ブロック（H-Vブロック，図25-5c）の3つに分類する。ヒス束内ブロック，ヒス束下ブロックの場合はペースメーカ植え込みの適応となることが多い。

3　房室ブロックの程度の診断

　洞調律時で房室ブロックを認める場合は，洞調律時の房室伝導の障害の程度で表現する。一方，洞調律時に房室ブロックが明らかでない場合は，心房ペーシング法と心房期外収縮法を用いて診断する。心房ペーシングでは，最大1：1伝導能（どの心房ペーシングレートまで1：1伝導が可能か）を調べる。120/分以下の心房レートでA-Hブロックが出現した場合は，房室結節の伝導が低下していると診断する。一方，200/分以下の心房ペーシングでH-Vブロックが出現した場合は，ヒス束内またはヒス束下の障害と診断する。心房期外収縮法を施行して，房室結節の機能的不応期や有効不応期を計測する。

4　室房伝導（逆行性伝導）の有無

　室房伝導（心室から心房への逆行性伝導）を有する患者にDDDペースメーカを植え込むとendless loop頻拍（ペーシングによる心室興奮が正常伝導路を逆行性に伝導して心房を興奮させ，この心房興奮をペースメーカ本体が感知して再度電極リード先端から心室を刺激する）が発生することがある。そのため，DDDペースメーカの植え込みを検討している患者においては，室房伝導の有無と逆行性伝導能の程度を検討しておくことが大切である。

5．治療

　一過性の場合は，原因疾患の治療が最も重要であるが，症状の程度，ブロックの部位と程度，ブロックが進行する危険性などを総合的に診断して治療を行う。一方，めまい，失神などの徐脈による症状を有する慢性の房室ブロックの患者に対する植込み型ペースメーカ治療は確立している。しかし，ペースメーカ植え込みを行うべきか否かを迷う場合がある。表25-2に日本循環器学会合同研究班の房室ブロックに対する植込み型ペースメーカ植え込みの適応のガイドラインを示す[28][注]。多くの施設はこのガイドラインとACC/AHA/NASPEが2002年に改訂した房室ブロック

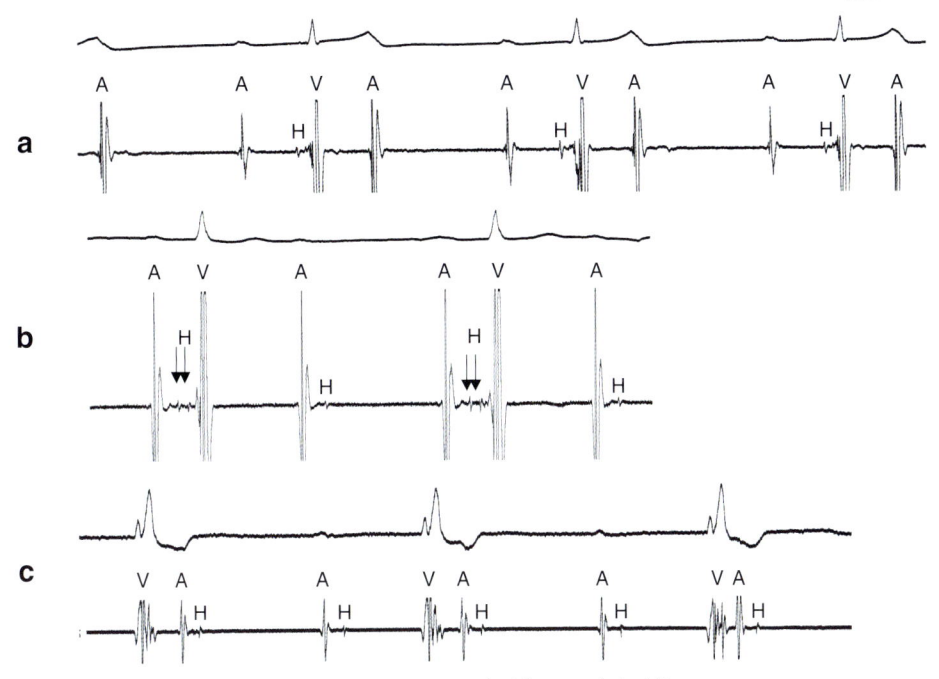

A：心房電位，H：ヒス束電位，V：心室電位

図 25-5 房室ブロック部位の同定

a：A-H ブロック（房室結節内ブロック）
心電図では 2：1 の房室ブロックである。1, 3, 5 番目の A 電位は V 電位を伴っていない。このときのヒス束電位記録で，ヒス束電位（H）を伴わない A 電位であることがわかり，A-H ブロックと診断される。

b：H-H ブロック（ヒス束内ブロック）
心電図では 2：1 の房室ブロックである。ヒス束電位記録では，A 電位が V 電位を伴わない場合（2 と 4 番目の A 電位）でも A 電位の後に常にヒス束電位（H）が記録されている。A 電位が V 電位を伴う場合は split ヒス束電位（↓↓）が記録され V 電位を伴わない場合は 1 つ目のヒス束電位のみ記録されている。このことから房室ブロックはヒス束内ブロックと診断される。

c：H-V ブロック（ヒス束下ブロック）
心電図は第 3 度房室ブロックである。すべての A 電位は V 電位を伴っていないが，A 電位は常にヒス束電位（H）を伴っている。この所見からブロック部位はヒス束下であると診断される。補充調律は心室からである（QRS 波形が幅広く，先行するヒス束電位が記録されていない）。

における植込み型ペースメーカの適応のガイドライン[29]を参考にしてペースメーカの植え込みを決めている（18 章：植込み型ペースメーカ，150 頁参照）。ここでは房室ブロックを，① 房室ブロックの程度とタイプ，② 一過性または慢性に分けて，各群での筆者の施設で行っている治療方針を紹介する。

〔注〕2007 年に不整脈の"非薬物治療ガイドライン"の改定が発表される予定であるが，房室ブロックに対するペースメーカ植え込みの適応は改定されない予定。

1）第 1 度房室ブロック，第 2 度房室ブロック（Wenckebach 型）

1 一過性の場合

急性心筋梗塞，異型狭心症，心筋炎，ジギタリス，Ca^{2+} 拮抗薬，β 遮断薬の過剰投与などが原因の場合は，まず原因治療を行う。この場合，ブロックの程度が進行することがあるので注意深く観察する必要がある。第 2 度房室ブロック（Wenckebach 型）で QRS 波の脱落が多く，めまい，失神などの症状が出現した場合は一時的ペーシング治療

表25-2 房室ブロックにおけるペースメーカ植え込みの適応

クラス I
1. ブロック部位にかかわらず，徐脈による明らかな臨床症状を有する第2，高度または第3度房室ブロック
2. ブロック部位にかかわらず，高度または第3度房室ブロックで以下のいずれかを伴う場合
   ① 投与不可欠な薬剤によるもの
   ② 改善の予測が不可能な術後房室ブロック
   ③ 房室接合部のカテーテルアブレーション後
   ④ 進行性の神経筋疾患に伴う房室ブロック
   ⑤ 覚醒時に著明な徐脈や長時間の心室停止を示すもの

クラス IIa
1. 症状のない第2度房室ブロック，高度または第3度房室ブロックで，以下のいずれかを伴う場合
   ① ブロック部位がヒス束内またはヒス束下のもの
   ② 徐脈による進行性の心拡大を伴うもの
   ③ 運動または硫酸アトロピン負荷で伝導が不変もしくは悪化するもの
2. 徐脈によると思われる症状があり，他の原因のない第1度房室ブロックで，ブロック部位がヒス束内またはヒス束下のもの

クラス IIb
1. 症状のない高度または第3度房室結節内ブロックで，覚醒時に著明な徐脈や長時間の心停止がないもの
2. 至適房室間隔設定により血行動態の改善が期待できる心不全を伴う第1度房室ブロック

クラス III
1. 症状のない第1度房室ブロック（脚ブロックを有するものを含む）
2. 症状のない Wenckebach 型第2度房室ブロック
3. 一過性で，原因を取り除くことにより改善し，かつ再発もしないと思われる房室ブロック（薬剤性など）

不整脈の非薬物治療ガイドライン（Jpn Circ J 2001, Supl 65：1135）[注]

クラス I：有用・有効であることについて証明されているか，あるいは見解が広く一致している。
クラス II：有用性・有効性に関するデータまたは見解が一致していない場合がある。
　IIa：有用・有効である可能性が高い。
　IIb：有用性・有効性がそれほど確立されていない。
クラス III：有用・有効ではなく，時に有害となる可能性が証明されているか，あるいは有害との見解が広く一致している。
[注] 2007年に「不整脈の非薬物治療ガイドライン」の改定版が発表される予定であるが，房室ブロックに対する適応は変更されない予定。

を必要とするが，これができないときはアトロピン（0.5〜1.0 mg）を静注またはイソプロテレノール（0.5〜4.0 μg/分）を点滴する。

2 慢性の場合

無症状である限り，無投薬で経過観察している。ブロック時に症状がある場合は植込み型ペースメーカを植え込んでいる。なんらかの理由で人工ペースメーカを挿入できない場合は交感神経作動薬を用いている。

2）MobitzⅡ型の第2度房室ブロック

1 一過性の場合

一般に，MobitzⅡ型の第2度房室ブロックは第3度房室ブロックに移行しやすく，また下位の中枢からの補充調律が不安定なので，Wenckebach型の第2度房室ブロックより重症である。特に，急性心筋梗塞，心筋炎などはブロックの程度が突然進行する可能性があるので，ブロックによる症状がなくても一時的ペースメーカを挿入し，注意深く観察する必要がある。

2 慢性の場合

ブロックに伴う症状がある場合は植込み型ペースメーカの挿入が必要となる。ブロックに伴う症状がない場合でもブロック部位がヒス束内またはヒス束下の場合は植込み型ペースメーカを挿入することが多い（日本循環器学会合同研究班のガイドラインではクラスIIaとしている）[28]。

3）高度または第3度房室ブロック

1 一過性の場合

急性心筋梗塞や心筋炎による場合は，補充調律が不安定であり一時的ペースメーカを挿入し，注意深く観察する必要がある．QT延長をきたしてtorsade de pointes を起こしている場合（図25-3）は，マグネシウムの静注が有効である．しかし，徐脈に伴う torsade de pointes は頻回に繰り返すので一時的ペースメーカを挿入して心拍数を上げることが必要である．

2 慢性の場合

①徐脈による症状を有する，②徐脈による心不全を有する，③改善の予測が不可能な術後房室ブロック，④ ヒス束のカテーテルアブレーション施行後，⑤ 進行性の神経筋疾患に伴う場合，⑥ 無症状であるが覚醒時に著明な徐脈（持続性の40/分以下を目安にしている：AHAのガイドライン[29]ではこの値を示しているが，日本循環器学会のガイドライン[28]では具体的な数値は示していない），⑦ 無症状であるが長時間の心室停止（3秒以上を目安にしている：AHAのガイドライン[29]ではこの値を示しているが，日本循環器学会のガイドライン[28]では具体的な数値は示していない），以上のいずれかを満たした場合は植込み型ペースメーカを植え込んでいる．また，二枝ブロックを有する患者では，第2～3度房室ブロックを認められた場合は，症状の有無にかかわらず植え込んでいる．なお，補充調律のQRSの幅が広くなく，心拍数も50/分以上と安定している無症状の第3度房室ブロックに対しては無治療とすることが多いが，突然QRSの脱落が起こったり，心室頻拍が起こる場合があるので注意深く経過観察する必要がある．

4）高度の房室ブロックを伴う心房頻拍，心房粗動，心房細動

1 一過性の場合

心房頻拍，心房粗動，心房細動の心拍数のコントロールを目的にジギタリス，Ca^{2+}拮抗薬，β遮断薬を投与している場合は，ただちに薬剤を中止する．なお，高度房室ブロックを伴う心房頻拍の場合はジギタリス中毒を疑う．徐脈による症状がある場合は，一時的ペースメーカを挿入するかアトロピン（0.5～1.0 mg）を静注またはイソプロテレノール（0.5～4.0 μg/分）を点滴する．その後，頻拍のコントロールのための薬剤を再開する．この場合，薬剤の影響は全身状態と関係があるので，電解質異常，腎機能，肝機能，薬剤血中濃度などを総合的に考慮して至適薬剤投与量を決めて投与を開始する．

2 慢性の場合

薬剤などの明らかな原因がない場合は，心房性不整脈のほかに房室伝導の障害を合併していると考えられる．徐脈による症状がある場合は植込み型ペースメーカを挿入する．また，覚醒時に著明な徐脈または長時間の心室停止を示す場合も植込み型ペースメーカが必要となる．さらに，心房性不整脈を積極的に治療する（カテーテルアブレーション）場合は，洞調律に復帰したときに房室ブロックが出現する可能性があることを考えておく必要がある．

●文献

1) Wenckebach KF：Zur Analyse des Unregelmassigen Pules. Z Klin Med 1899, 37：475.
2) Erlanger：Physiology of heart block in mammals. Heart 1909, 1：177.
3) Scherlag BJ, Lau SH, Helfant RH, et al：Catheter technique for recording His bundle stimulation and recording in the intact dog. J Appl Physiology 1968, 25：425-428.
4) Schott JJ, Ashinawi C, Kyndt F, et al：Cardiac conduction defects associated with mutation in SCN5A. Nat Genet 1999, 23：20.
5) James TN：Arrhythmias and conduction disturbances in acute myocardial infarction. Am Heart J 1962, 64：416-426.
6) Jones TD：The diagnosis of rheumatic fever. JAMA 1944, 126：481-484.
7) Whitehead R：Isolated myocarditis. Br Heart J 1965, 27：220-230.
8) Zehender M, Meinertz T, Keul J, et al：ECG variants and cardiac arrhythmias in athletes；Clinical relevance and prognostic importance. Am Heart J 1990, 119(6)：1378-1391.

9) Weiss S, Ferris FB：Adams-Stokes syndrome with transient complete heart block of vagovagal reflex origin. Arch Intern Med 1934, 54：931.
10) Bigger JT Jr, Hoffman BF：Antiarrhythmic drugs. In Gilman AG, Rall TW, Nies AS, (eds)：The Pharmacological Basis of Therapeutics. 8th ed. Pergamon Press 1990, pp840-873.
11) Harris A, Davies M, Redwood D, et al：A etiology of chronic heart block. A clinico-pathological correlation in 65 cases. Br Heart J 1969, 31(2)：206-218.
12) Lev M：Anatomic basis for atrioventricular block. Am J Med 1964, 37：742-748.
13) Lenegre J：Etiology and pathology of bilateral bundle branch block in relation to complete heart block. Prog Cardiovasc Dis 1964, 56：409-444.
14) Gozo EG Jr, Cosnow I, Cohen HC, et al：The heart in sarcoidosis. Chest 1971, 60(4)：379-388.
15) James TN：Pathology of the cardiac conduction system in hemochromatosis. N Engl J Med 1964, 271：92-94.
16) Buja LM, Khoi NB, Roberts WC：Clinically significant cardiac amyloidosis. Clinicopathologic findings in 15 patients. Am J Cardiol 1970, 26(4)：394-405.
17) Williams JF Jr, Morrow AG, Braunwald E：The incidence and management of "medical" complications following cardiac operations. Circulation 1965, 32(4)：608-619.
18) Michaelson M：Congenital complete atrioventricular block. Prog Pediat Cardiol 1995, 4：1.
19) Ide LW：The clinical aspects of complete auriculoventricular heart block：A clinical analysis of 71 cases. Ann Intern Med 1952, 32：510.
20) Johnson RL, Averill KH, Lamb LE：Electrocardiographic findings in 67,375 asymptomatic subjects. VII. Atrioventricular block. Am J Cardiol 1960, 6：153-177.
21) Erikssen J, Otterstad JE：Natural course of a prolonged PR interval and the relation between PR and incidence of coronary heart disease. A 7-year follow-up study of 1832 apparently healthy men aged 40-59 years. Clin Cardiol 1984, 7(1)：6-13.
22) Clarke JM, Hamer J, Shelton JR, et al：The rhythm of the normal human heart. Lancet 1976, 1(7984)：508-12.
23) Dickinson DF, Scott O：Ambulatory electrocardiographic monitoring in 100 healthy teenage boys. Br Heart J 1984, 51(2)：179-183.
24) Shaw DB, Eraut D：Prevalence and morbidity of heart block in Devon. Br Med J 1970, 1(5689)：144-147.
25) White PD：Heart Disease. 4th ed. Macmillan 1951.
26) 安田正之, 中田八洲朗：房室ブロック. 矢崎義雄 (編修主幹)：不整脈 (循環器 Now8). 南江堂 1995, pp171-177.
27) 大江 透：徐脈性不整脈. 杉本恒明, 小俣政男, 水野美邦 (総編集)：内科学. 第8版. 朝倉書店 2003, pp588-593.
28) 循環器病の診断と治療に関するガイドライン (1999～2000年度合同研究班報告). 不整脈の非薬物治療ガイドライン. Jpn Circ J 2001, 65 (Suppl 5)：1135-1138.
29) Gregoratos G, Abrams J, Epstein AE, et al：ACC/AHA/NASPE 2002 guideline update for implantatin of cardiac pacemakers and antiarrhythmia devices；Summary article；A report of the American College of cardiology/American Heart Association Task Force on Practice Guidelines (ACC/AHA/NASPE Committee to Update the 1988 Pacemaker Guidelines). Circulation 2002, 106(16)：2145-2161.

V

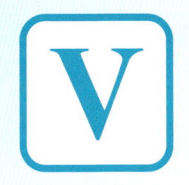

上室性不整脈

26．房室回帰性頻拍 ……………234
27．房室結節リエントリー頻拍 ………250
28．接合部頻拍 ……………261
29．心房頻拍 ……………266
30．心房粗動 ……………274
31．心房細動 ……………288
32．上室性期外収縮 ……………310

　従来，上室性不整脈（supraventricular arrhythmia）は心房または房室接合部から発生する不整脈と定義されていた．しかし，WPW症候群に合併する房室回帰性頻拍は，心房→房室結節→脚→心室→副伝導路→心房を旋回する頻拍なので，正確には心房または房室接合部から発生しているとはいえない．最近は，上室性不整脈の定義を，①心房または房室接合部から発生する不整脈，②心房または房室接合部が不整脈（頻拍）の維持に不可欠，のいずれかを満たす場合と拡大した．したがって上室性不整脈には，①房室回帰性頻拍，②房室結節リエントリー頻拍，③接合部頻拍，④心房頻拍，⑤心房粗動，⑥心房細動，⑦上室性期外収縮が含まれる．

　欧米では，上室性期外収縮を除くすべてを上室性頻拍（supraventricular tachycardia）に分類する専門医が多いが，わが国では上室性頻拍は狭義の頻拍（心房興奮頻度120～250/分）と捉え，心房粗動および心房細動と区別している．上室性頻拍は発作時の心房レートと頻拍の特徴から，発作性（心拍数120/分以上），非発作性（心拍数120/分未満），房室ブロックを伴う発作性心房頻拍，long RP頻拍，反復性（数拍の洞調律を挟んで上室性頻拍を繰り返す），多源性心房頻拍（心電図上3つ以上の異なるP波を認める）などと呼んでいる．

26 房室回帰性頻拍

1. 概念・歴史

　房室回帰性頻拍は心房，正常伝導路，心室および副伝導路を旋回する頻拍と定義される。副伝導路には，ケント(Kent)束とマハイム(Mahaim)束がある。ケント束の場合は，Wolff-Parkinson-White(WPW)症候群と呼ばれ，房室回帰性頻拍のほとんどがケント束を介する頻拍である。一方，マハイム束を介して起こる房室回帰性頻拍も存在するが，この頻拍は特殊なので「53章：マハイム線維頻拍」で扱う。

1) 発生機序

　1930年にWolff, ParkinsonおよびWhiteは，短いP-R間隔と脚ブロックを呈する特徴的な心電図を有し，頻拍発作を繰り返す若年者の患者を報告し，3人の報告者の頭文字をとってWPW症候群と命名した[1]。また，特徴的な脚ブロックは心室の早期興奮によるデルタ(Δ)波であることがHolzmannとScherfにより指摘された。Wood, WolferthおよびGeckelerは，短いP-R間隔，特殊なQRS波形および上室性頻拍の発生にケント束が関与していると推測した。その後，ケント束に関する解剖学および電気生理学の知識が深まり，心房と心室を直接連結する副伝導路として理解されるようになった[2]。1960年にDurrerらは，電気生理学的手法を用いてこの頻拍が期外収縮で誘発および停止できることを報告し，頻拍の回路を同定した[3]。最近では，頻拍の機序と旋回路の特徴から房室回帰性頻拍と命名されるようになった[4,5]。

2) 突然死

　WPW症候群は発表当時から，突然死が起こることが知られていた。これは副伝導路(ケント束)の不応期(順行性)が短い症例で心房細動が生じた場合，心房細動が副伝導路を介して心室を興奮させ，心室細動に移行することによると考えられている。また，複数の副伝導路を有する症例や心機能が低下している症例は，突然死を起こすハイリスク群とされている。WPW症候群の有病率は，人口の0.1〜0.3%程度であるが，突然死の割合はこのうちの0.15%/年と推定されている。

3) 治療法

　従来，房室回帰性頻拍の発作予防として種々の薬剤が投与されていたが，Sealyらは副伝導路の

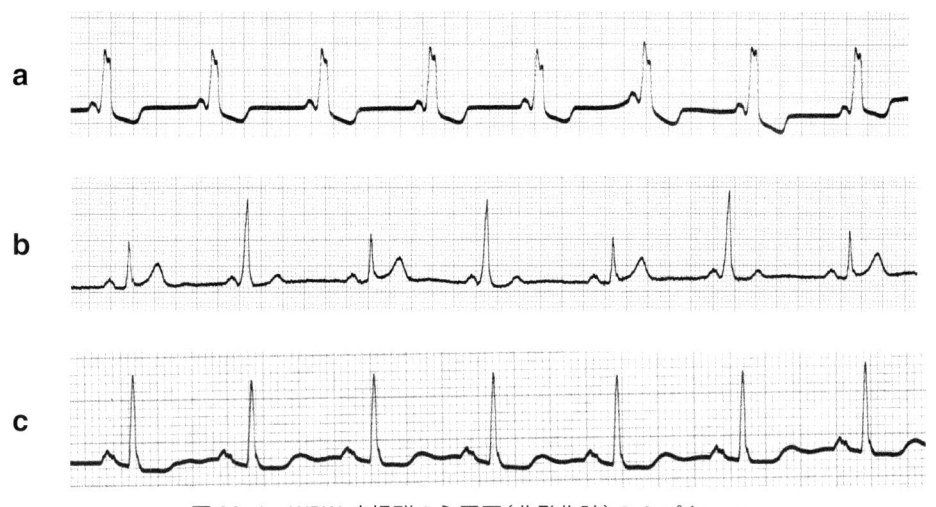

図 26-1 WPW 症候群の心電図（非発作時）の3パターン
 a：顕在性 WPW 症候群。P-R 間隔が短く，デルタ波を認める。
 b：間欠性 WPW 症候群。2, 4, 6 拍目にデルタ波を認める。
 c：潜在性 WPW 症候群。P-R 間隔は正常で，デルタ波を認めない

切断術を 1968 年に施行し，心電図上のデルタ波の消失および発作の再発予防ができたと報告した[6]。わが国では岩らが薬剤抵抗性の WPW 症候群に対して副伝導路の切断術を施行した[7]。1980 年頃には，電気生理学的検査（EPS[*1]）で副伝導路の部位が正確に同定できるようになり，カテーテルから直流通電（DC[*2]）して副伝導路を切断する方法が報告された。当初は，直流通電アブレーションを行い合併症が多かったが，Jackmann らの努力で高周波を用いたカテーテルアブレーションが比較的簡単に，しかも安全に行われるようになり飛躍的に普及した。今日ではほとんどの副伝導路が高周波カテーテルアブレーションで切断できるようになった[8,9]。

2．発生機序・原因疾患

房室回帰性頻拍の不整脈基質は心房と心室を直接連結する副伝導路である。副伝導路は組織学的には心房筋で，房室弁輪部の線維組織や脂肪組織のなかを走行し，心房筋と心室筋を連結している[10]。特殊な副伝導路としては，扇形を呈しているもの，斜走しているもの，心外膜側よりに存在しているもの，減衰伝導特性を有するもの，逆行性伝導のみ可能なものがある。副伝導路の順行性伝導は正常伝導路に比べて伝導時間が短いので，副伝導路の心室付着部位が早期に興奮する。この心室の早期興奮がデルタ波として心電図で記録される。房室副伝導路は通常，順行性伝導（心房→心室）と逆行性伝導（心室→心房）の両方向伝導が可能である。時に，順行性のみ可能な副伝導路や逆行性のみ可能な副伝導路が存在する。順行性伝導を有する場合は顕在性 WPW 症候群と呼ばれ，洞調律でデルタ波が記録される（図 26-1a）。また，順行性伝導が間欠的に起こる場合は間欠性 WPW 症候群と呼ばれる（図 26-1b）。一方，逆行性伝導のみ可能な副伝導路を有する患者は，潜在性 WPW 症候群と呼ばれ，12 誘導心電図ではデルタ波を認めない（図 26-1c）。筆者が経験した WPW 症候群の顕在性，間欠性，潜在性の内訳を図 26-2 に示す。

房室回帰性頻拍の旋回方向は，① 正常伝導路を順伝導し副伝導路を逆行する順方向タイプ（順方向房室回帰性頻拍，図 26-3），② 副伝導路を順行性に正常伝導路を逆行する逆方向タイプ（逆方向

[*1]EPS：electrophysiological study
[*2]DC：direct current

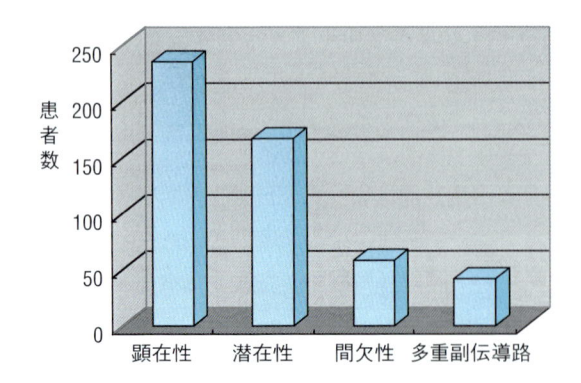

図 26-2 WPW 症候群における顕在性，潜在性，間欠性および多重（複数）副伝導路を有する患者の頻度（筆者の経験）

房室回帰性頻拍，図 26-4）の 2 種類がある。臨床で起こる大部分の房室回帰性頻拍の旋回方向は順方向である。逆方向が起こりにくい理由は，正常伝導路の逆行性伝導能が低下していることによる。また，複数副伝導路を有する患者では，一方の副伝導路を順行性に他方の副伝導路を逆行性に伝導する頻拍が起こる（図 26-5）。

3．分類・命名[11]

1）正常伝導路と副伝導路の旋回パターンによる分類

① 順方向房室回帰性頻拍（図 26-3）
② 逆方向房室回帰性頻拍（図 26-4）
③ 副伝導路間（副伝導路が 2 本以上の場合）房室回帰性頻拍（図 26-5）

2）P 波と QRS 波の関係による分類

1 Short RP 頻拍（図 26-6a）

P 波を QRS 波の直後に認める典型的な順方向房室回帰性頻拍である。これは，逆行性の副伝導路の伝導時間（R-P 間隔）が順行性の正常伝導路の伝導時間（P-R 間隔）より短いことによる。房室回帰性頻拍は通常このパターンである。

2 Long RP 頻拍（図 26-6b）[12,13]

P 波を QRS 波と QRS 波の中間に認める非典型

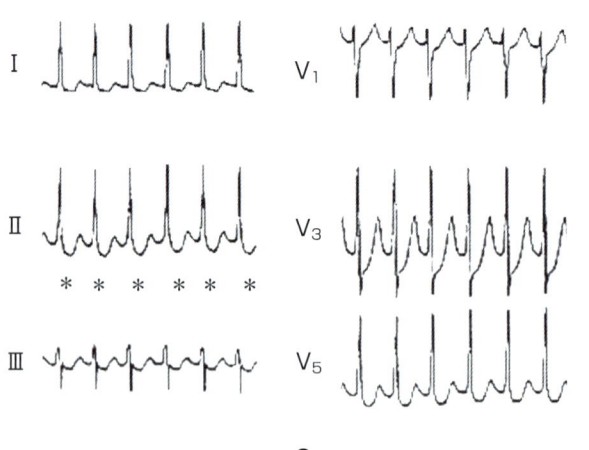

図 26-3 順方向房室回帰性頻拍
a：頻拍時の心電図（I, II, III, V₁, V₃, V₅）
QRS 波は正常波形で，QRS 波直後に P 波（*）を認める。
b：頻拍の旋回路
興奮伝導は，心房→房室結節→ヒス束→脚→心室→副伝導路（逆行性）→心房のパターンで旋回している。

bypass：副伝導路

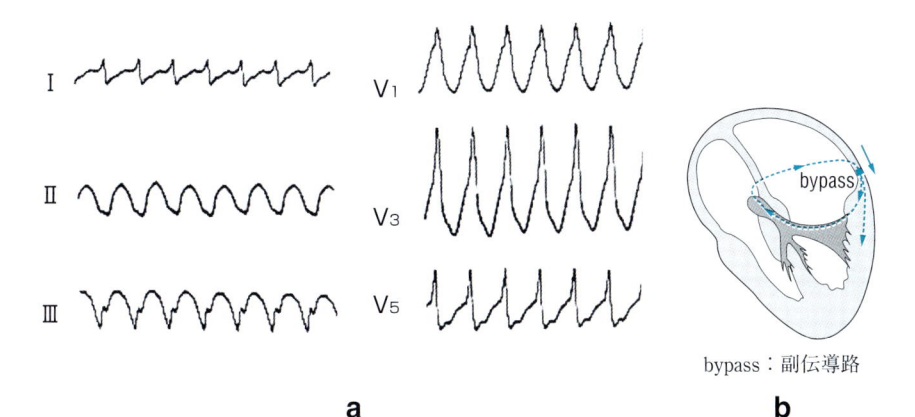

図 26-4 逆方向房室回帰性頻拍
a：頻拍時の心電図（Ⅰ, Ⅱ, Ⅲ, V₁, V₃, V₅）
QRS 波は異常波形で，洞調律時のデルタ波と同じ波形を呈している。
b：頻拍の旋回路
興奮伝導は，心房→副伝導路（順行性）→心室→脚→ヒス束→房室結節→心房のパターンで旋回している。

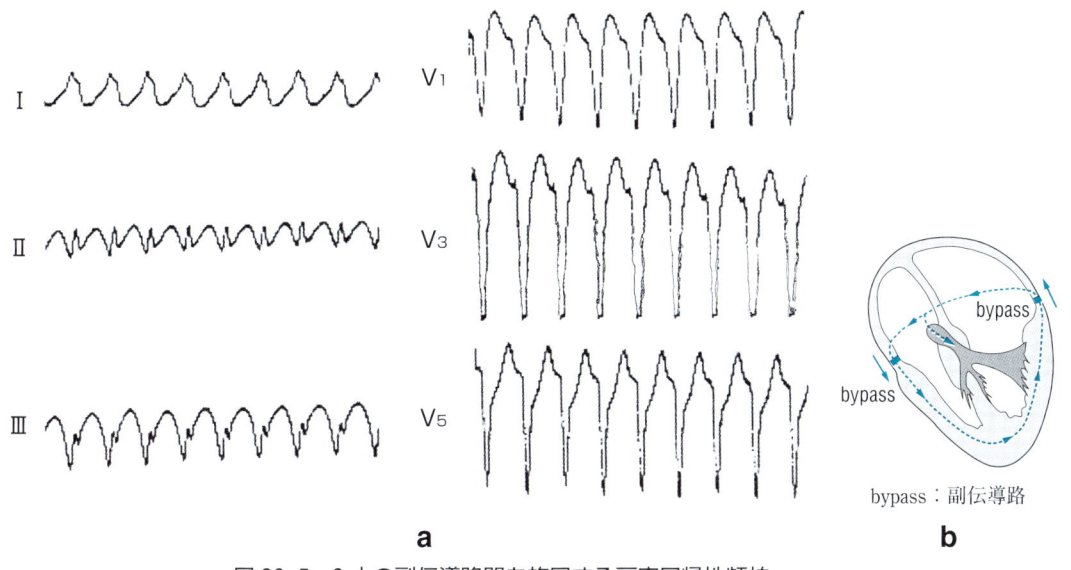

図 26-5 2本の副伝導路間を旋回する房室回帰性頻拍
a：頻拍時の心電図（Ⅰ, Ⅱ, Ⅲ, V₁, V₃, V₅）
QRS 波はデルタ波を呈している。
b：頻拍の旋回路
興奮伝導は，心房→副伝導路（順行性，右側）→心室→副伝導路（逆行性，左側）→心房のパターンで旋回している。

的な順方向房室回帰性頻拍である。これは，逆行性の副伝道路の伝導時間（R-P 間隔）が順行性の正常伝導路の伝導時間（P-R 間隔）より長いことによる。したがって，副伝導路の逆行性伝導が遅い場合に起こる。この特殊な電気生理学的性質の副伝導路を介する房室回帰性頻拍は，1日中発作を繰り返す頻発（incessant）型になりやすい。

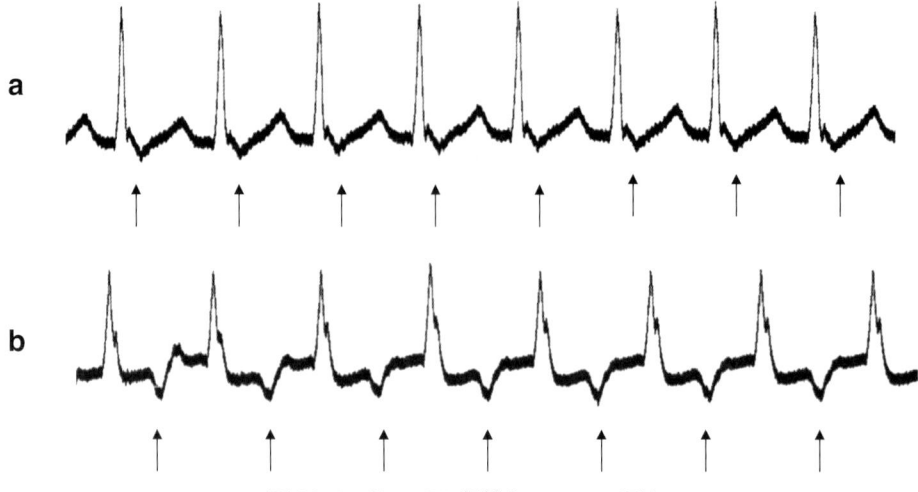

図 26-6　Short RP 頻拍と long RP 頻拍

a：short RP 頻拍
　QRS 波と逆行性 P 波（↑）は 1：1 の関係で，P 波は QRS 波直後に認められる。P 波と R 波の間隔を計測すると，P-R 間隔＞R-P 間隔である。大部分の順方向房室回帰性頻拍はこのタイプである。

b：long RP 頻拍
　QRS 波と逆行性 P 波（↑）は 1：1 の関係を保っているが，P 波は QRS 波と QRS 波の中間に認められる。P 波と R 波の間隔を計測すると P-R 間隔＜R-P 間隔である。逆行性伝導が遅い特殊な電気生理学的性質を有する副伝導路の場合に認められる。

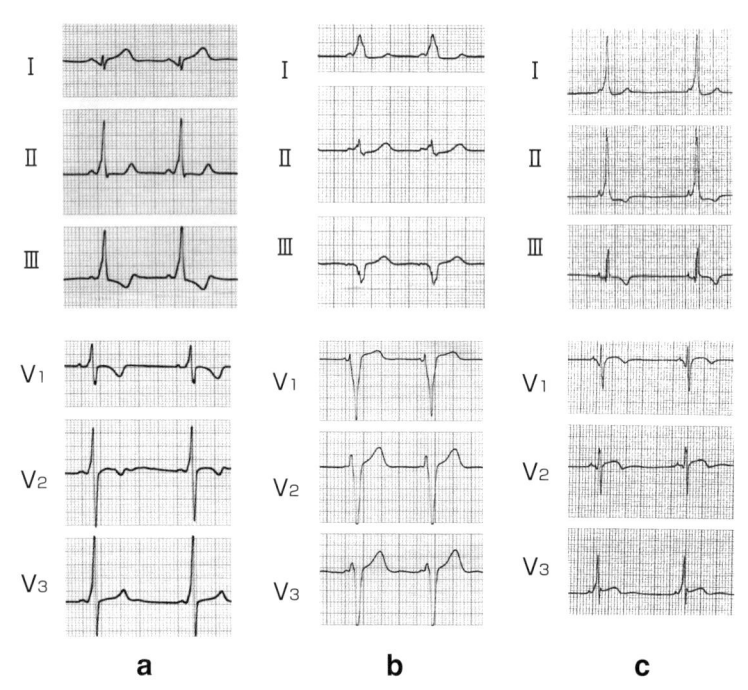

図 26-7　WPW 症候群における 3 つの代表的なデルタ波のパターン

a：V_1 誘導で上向きのデルタ波を認める。従来 A 型と呼ばれ，左側自由壁の副伝導路の場合が多い。
b：V_1 で rS パターンを認める。従来 B 型と呼ばれ，右側自由壁の副伝導路の場合が多い。
c：V_1 で下向きのデルタ波を認める。従来 C 型と呼ばれ，中隔の副伝導路の場合が多い。

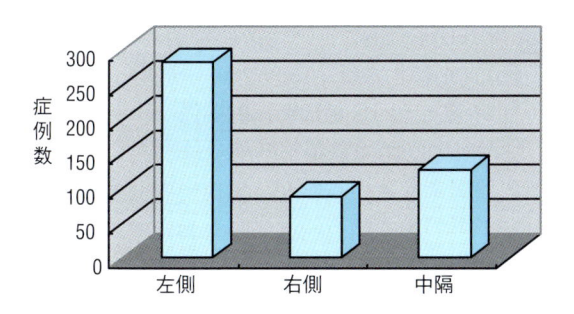

図 26-8 副伝導路の部位別の頻度
左側の副伝導路がいちばん多い.（筆者の経験）

3）非発作時の心電図からの分類

1 デルタ波の有無
① 顕在性 WPW 症候群（図 26-1a）
② 間欠性 WPW 症候群（図 26-1b）
③ 潜在性 WPW 症候群（図 26-1c）

2 デルタ波のパターン

デルタ波の特徴から A, B, C 型の分類される.
① A 型（図 26-7a）
② B 型（図 26-7b）
③ C 型（図 26-7c）

A 型は左側自由壁，B 型は右側自由壁，C 型は中隔に各々対応する．図 26-8 に筆者の経験における副伝導路の付着部位の頻度を示す．最近，カテーテルアブレーションの普及で個々の患者における副伝導路の正確な部位が診断できるようになり，洞調律時の 12 誘導心電図のデルタ波の極性から副伝導路の位置がより詳細に推定できるようになった．デルタ波の極性から副伝導路の部位を推測するアルゴリズムは多く発表されているが，Oklahamha 大学のアルゴリズムを図 26-9 に示す[14]．このアルゴリズムを正しく活用するには，デルタ波の始まりを正確に把握する必要があり，12 誘導心電図を同時記録して検討する必要がある．

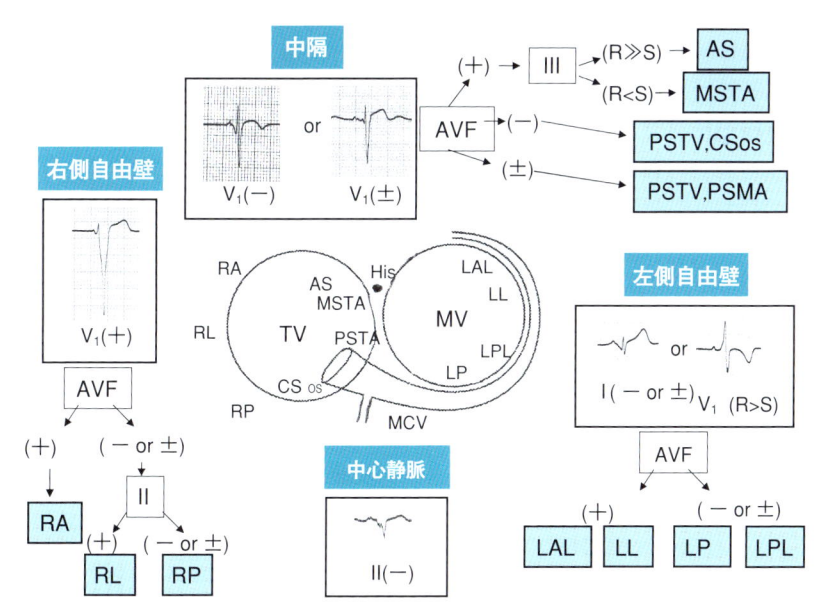

AS：前中隔，MSTA：中中隔三尖弁輪，PSTV：後中隔三尖弁輪，CSos：冠状静脈洞入口部，PSMA：後中隔僧帽弁輪，LAL：左前側壁，LL：左側壁，LP：左後壁，LPL：左後側壁，RA：右前壁，RL：右側壁，RP：右後壁

図 26-9 デルタ波の波形より副伝導路の部位を推定する方法
Oklahamha 大学の Arruda らが提唱しているアルゴリズム．〔文献 14）からの引用・一部改変〕

4．診断

房室回帰性頻拍の診断は通常，臨床的特徴と発作時の心電図で可能であるが，時に他の上室性頻拍（房室結節リエントリー頻拍，心房頻拍，接合部頻拍など）との鑑別にEPSが必要となる．

1）臨床的特徴[15]

房室回帰性頻拍の不整脈基質は先天性の副伝導路であるので，発作は若いときから起こり（10歳代が初発のことが多い），男性に多い（房室回帰性頻拍の原因疾患であるWPW症候群は男性に多い）．右側の副伝導路の場合は，Ebstein奇形を合併していることがある．また，肥大型心筋症にWPW症候群の合併が多い．

頻拍は"突然起こり，突然停止する"リエントリー頻拍に特徴的な発作のパターンを呈する．発作は，しゃがみ込んだり，背伸びをしたりした瞬間に発生することが多い．発作時の症状としては動悸が多いが，発作開始時にめまい，失神を起こすことがある（図2-1，11頁参照）．頻拍のレートが速いほど症状が強いが，年齢や心機能の状態で症状の強さは異なる．息ごらえ，冷たい水を飲む，頸動脈洞圧迫などで房室結節の伝導を途絶させて，頻拍を停止させることができる（図26-10）．一方，運動中や飲酒後に発作が起こった場合は，止まりにくい．

2）心電図診断

1 非発作時心電図

デルタ波を認めれば房室回帰性頻拍を起こす不整脈基質があることを意味する（図26-1a, 7）．ただし，副伝導路を有する患者でも他の頻拍が起こるので，デルタ波はあくまで間接的な証拠である．また，潜在性WPW症候群の場合は，非発作時の12誘導心電図からは診断できない（図26-1c）．

2 発作時心電図[16]

発作時の心拍数は，150〜200/分が多い．

1 P波とQRS波の時間的関係

順方向房室回帰性頻拍の場合は，P-R間隔はR-P間隔より著明に長く，発作中の心電図ではQRS波形のすぐ後ろに逆行性P波が認められる（図26-6a）．まれに，P波をQRS波の前に認める非典型的な順方向房室回帰性頻拍（longRP頻拍）であることがある（図26-6b）．

逆方向房室回帰性頻拍は，QRS波形の直前に逆行性P波が存在するが，QRS波のデルタ波との鑑別が難しく12誘導心電図からはP波を同定しにくい（図26-4）．

2 P波とQRS波の特徴

順方向の場合は，発作中のP波はⅡ，Ⅲ，aV$_F$で陰性P波を示し，QRS波は洞調律時と同一波形である（図26-3）．頻拍が速くなると変行伝導により脚ブロックを呈することがあるが，従来考えられていたように右脚ブロックパターン（図26-11a）に限らず，左脚ブロックパターンの変行伝導も起こる（図26-11b）．変行伝導は発作の起こり始めに認められることが多い．また，頻拍発作時の途中で脚ブロックが起こると心拍数が減少することがある．これは，副伝導路と同側の脚ブロック（副伝導路が左の場合は左脚ブロック）が生じると，反対側の脚を介して伝導することにより，旋回路が長くなった分だけ伝導時間が長くなり心拍が遅くなる（脚ブロックに伴う頻拍の変化，図26-12）．したがって，左側に副伝導路がある場合は左脚ブロックが生じると心拍数が減少し，右側に副伝導路がある場合は右脚ブロックが生じると心拍数が減少する．

逆方向房室回帰性頻拍の発作時のQRS波形は，洞調律時のデルタ波と同一であるのが特徴である．

3）電気生理学的検査（EPS）[17〜19]

EPSの目的は，①副伝導路の証明，②房室回帰性頻拍の確定診断，③至適カテーテルアブレーション部位の同定である．

房室回帰性頻拍の不整脈基質は房室間の副伝導

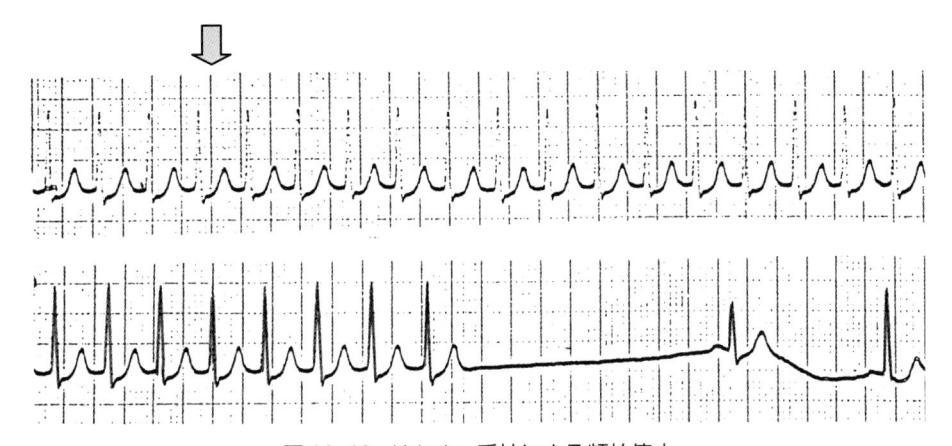

図 26-10 Valsalva 手技による頻拍停止
房室回帰性頻拍中に Valsalva 手技を施行し(⇩開始)，約 7 秒後に頻拍が停止した。

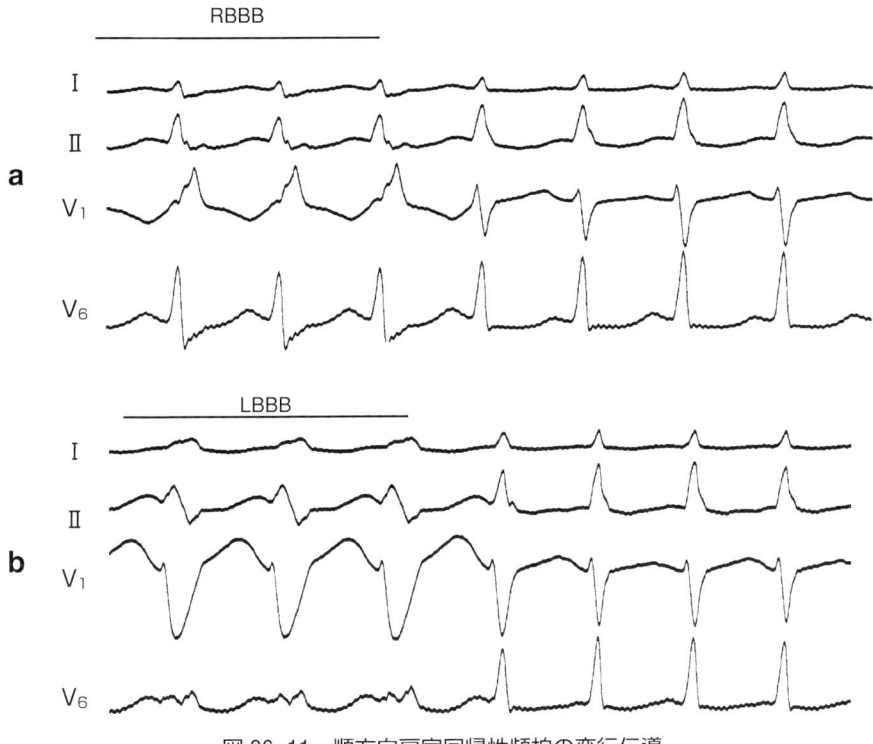

図 26-11 順方向房室回帰性頻拍の変行伝導
a：右脚ブロックパターン
　右脚ブロック(RBBB)の変行伝導を起こしている。図では変行伝導が途中から消失している。
b：左脚ブロックパターン
　左脚ブロック(LBBB)の変行伝導を起こしている。図では変行伝導が途中から消失している。

路であるので，まず副伝導路の存在を診断する。これには右房，左房(冠状静脈洞)，ヒス束，右心室(右室心尖部)からの心腔内電位図と体表面心電図を同時記録して副伝導路の存在を調べる。このカテーテルポジションが一般的であるが，個々の症例に応じて心腔内電位記録部位を変える必要が

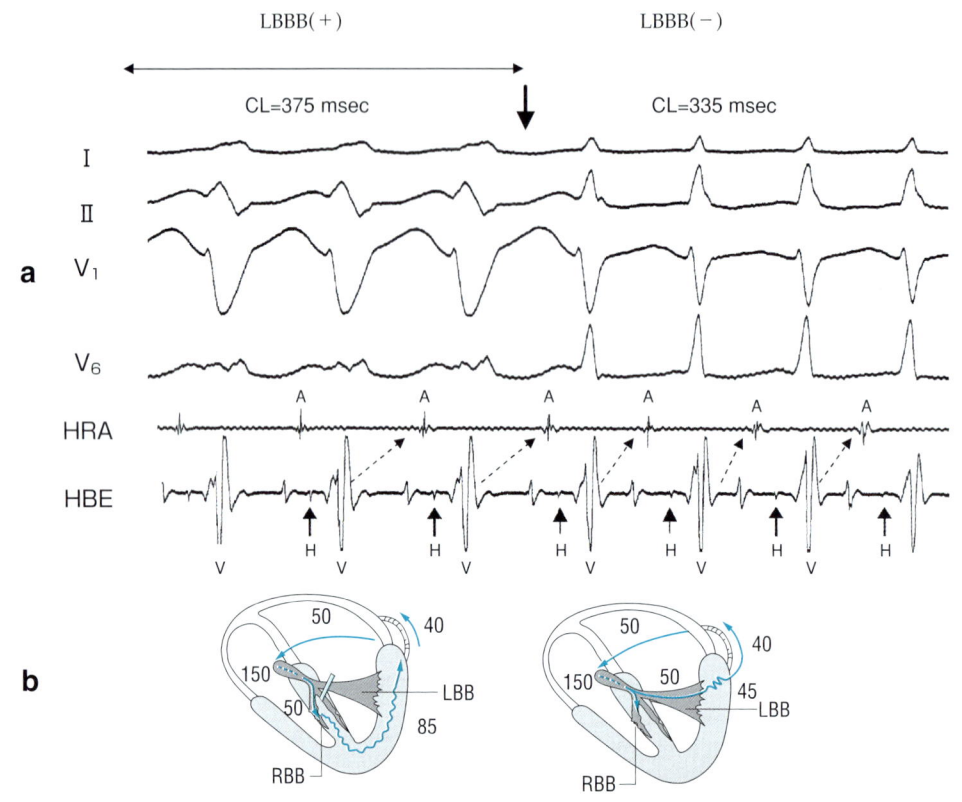

HRA：高位右房，HBE：ヒス束，A：心房電位，H：ヒス束電位，V：心室電位，CL：頻拍周期

図 26-12 順方向房室回帰性頻拍（左側副伝導路）の左脚ブロックに伴う心拍数変化
a：体表面心電図（Ⅰ，Ⅱ，V₁，V₆），と心腔内電位（HRA，HBE）の同時記録．矢印（↓）の時点で左脚ブロックが消失している．
b：左脚ブロックあり（左図），なし（右図）での旋回路各部位の伝導時間．

左脚ブロック（LBBB）の変行伝導が生じると右脚（RBB）を介して心室へ順伝導する結果，旋回路の距離が増し，CL（頻拍周期）が長くなる．変行伝導（左脚ブロック）出現時の CL＝375 msec，変行伝導なし（正常 QRS）の CL＝335 msec．この 40 msec の延長は，LBBB（＋）時の心室→副伝導路伝導時間＝85 msec，LBBB（－）時＝45 msec と左脚ブロック（＋）時に延長したことによる．a の心腔内電位図では心室（V）→心房（A）への時間が延長していることがわかる（点線↑の傾きに注意）．他の旋回路の部位の伝導時間には変化がない．房室結節伝導時間＝150 msec，副伝導路の逆行性伝導時間＝40 msec，心房間伝導時間＝50 msec，脚伝導時間＝50 msec．
模式図の数値の単位は msec．この数値は電気生理検査（EPS）で実際測定した値である．

ある．次に，副伝導路が実際頻拍に関与しているかをペーシング法や期外収縮法を用いて確かめる．最近は，至適カテーテルアブレーション部位の同定の目的で EPS を行う場合が多くなってきた．

1 副伝導路の証明

① 洞調律時の心腔内電位図

順行伝導がある場合は H-V 時間が短いのが特徴である．典型例では，ヒス束電位が体表面心電図で記録されるデルタ波の始まりより後ろに記録される．

2 心房ペーシングと心房期外収縮

心房ペーシングの頻度を増加させると副伝導路はMobitz II型ブロックをきたす。また，早期心房刺激に対する副伝導路の房室伝導曲線は相対的不応期を示さず，A_1-A_2（心房期外収縮間隔）とV_1-V_2（心室間隔，Δ-Δ間隔）の関係は直線的である（図26-13）。A_1-A_2が副伝導路の不応期より短くなると，A-V間隔（心房—心室伝導時間）が突然延長し（正常伝導路に乗り換えた結果，図26-13），頻拍発作が誘発される（図26-14）。

3 心室ペーシングと心室期外収縮

副伝導路が左室・右室の自由壁の場合は，心房の逆行性最早期興奮部位が正常伝導路を介する部位と異なるので副伝導路の存在が診断される（図26-15）。一方，副伝導路が中隔の場合は，心房への逆行性伝導が正常伝導路（正常伝導路の1/3は逆伝導する）を介して伝導したのか，副伝導路を介しているのかの鑑別が難しい。正常伝導路を逆行

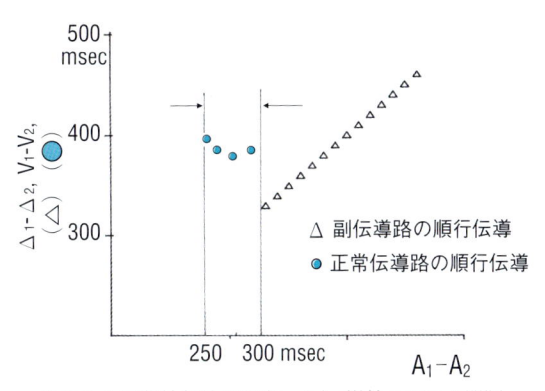

△ 副伝導路の順行伝導
● 正常伝導路の順行伝導

横軸：心房期外収縮間隔（A_1-A_2），縦軸：デルタ間隔（Δ_1-Δ_2）または心室間隔（V_1-V_2）

図26-13 WPW症候群の房室伝導曲線（副伝導路から正常伝導路への乗り換え）
心房期外収縮間隔（A_1-A_2）を短縮すると，Δ_1-Δ_2（Δ-Δ）間隔も比例して短縮する。したがって，房室曲線は直線である（△）。副伝導路の順行性不応期（300 msec）に達すると，房室伝導は正常伝導路を介して伝導する（●）。このときA-V伝導が突然延長しΔが消失する250 msecは正常伝導路の不応期。

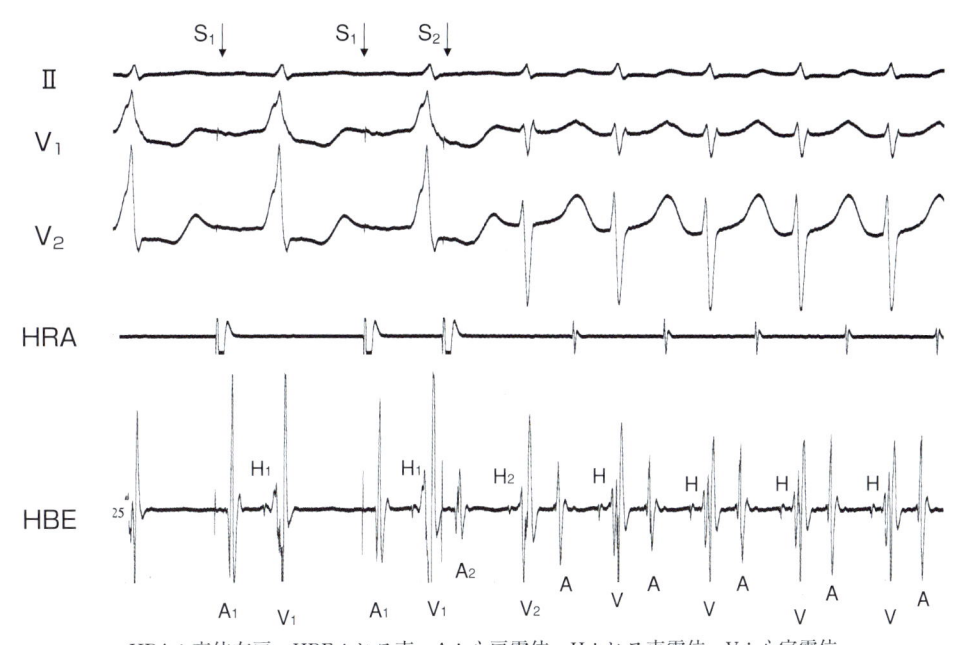

HRA：高位右房，HBE：ヒス束，A：心房電位，H：ヒス束電位，V：心室電位

図26-14 心房期外収縮による房室回帰性頻拍の誘発
体表面心電図（II, V_1, V_2），と心腔内電位（HRA, HBE）の同時記録
基本調律時（S_1）ではデルタ波を認め，副伝導路が順行伝導している。期外収縮（S_2）で副伝導路の不応期（デルタ波が消失）になり，頻拍が生じている。この頻拍が順方向房室回帰性頻拍（心房→房室結節→ヒス束→脚→心室→副伝導路→心房のパターン）であることは，頻拍時の心腔内電位（A→H→V→A）から診断される。S_2に対するA-H時間（A_2-H_2）は基本調律の時間（A_1-H_1）より延長している。このA-H延長は，デルタ波の消失（一方向性ブロック）と共にリエントリーを起こす必要条件である。

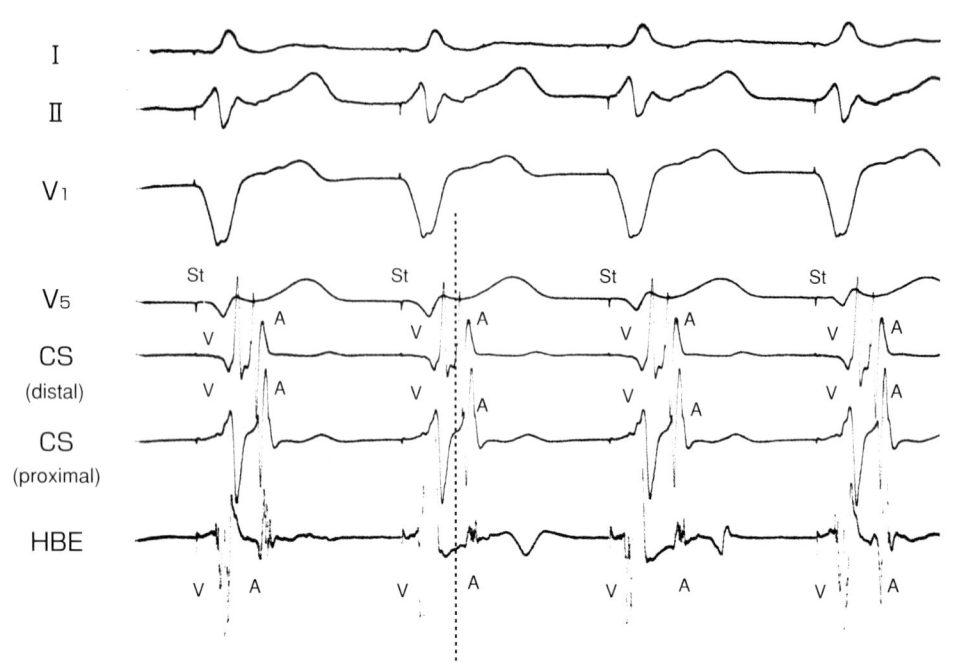

CS distal：冠状静脈洞遠位，CS proximal：冠状静脈洞近位，HBE：ヒス束，A：心房電位，V：心室電位，St：電気刺激

図 26-15　副伝導路の逆行性伝導（心室ペーシング）
心室ペーシング時の体表面心電図（I，II，V₁，V₅）と心腔内電位（CS，HBE）の同時記録。
心室ペーシングで冠状静脈洞遠位（CS Distal）で記録されるAが最も早期に興奮している。このことから副伝導路は左側遠位部と推定される。

している場合は，ペーシング頻度の増加に伴い室房伝導時間（V-A時間）が延長し，高頻度刺激では，Wenckebach型ブロック（房室結節において）を起こす。また，正常伝導路を逆行性伝導している場合は，心室期外収縮の短縮に伴うV-H間隔およびH-A間隔の変化にV-A間隔が連動して変化する。これは，V-A伝導がヒス束を介していると解釈され，正常伝導路の逆行性伝導と診断される。一方，副伝導を逆行伝導している場合は，ペーシング頻度を増加してもV-A時間は一定で，高頻度刺激ではMobitz II型ブロックを示す。また，副伝導路を逆行している場合は，V-H間隔およびH-A間隔とV-A間隔が連動していない。

④ Para-Hisian ペーシング

副伝導路と正常伝導路の逆行性伝導を鑑別する方法としてHiraoらは，Para-Hisianペーシングを提唱している[20]。この方法は，心室中隔刺激で心室筋のみを興奮させた場合と，心室筋とヒス束の両方を興奮させた場合のV-A時間を比較することで，心房への室房伝導が副伝導路または正常伝導路のいずれを介しているのかを鑑別をする。この方法は，中隔の副伝導路の場合に特に有用である。具体的な方法は，27章：房室結節リエントリー頻拍（図27-6，253～254頁参照）で説明する

⑤ 奇異性心房捕捉（paradoxical atrial capture）

順方向房室回帰性頻拍時に，順行性の興奮が正常伝導路を通過しているタイミングで心室に期外収縮を挿入すると，正常伝導路に逆進行した興奮は正常伝導路内で順行性の興奮とぶつかり消失するが，他方向に逆進行した興奮は本来の興奮より早期に副伝導に進入し，心房が頻拍時よりも早期に興奮することになる。この原理を用いて，副伝導路の存在を証明する方法が奇異性心房捕捉である（図26-16）。この証明には心室期外収縮のタイミングが重要で，あまり早期に挿入すると興奮は

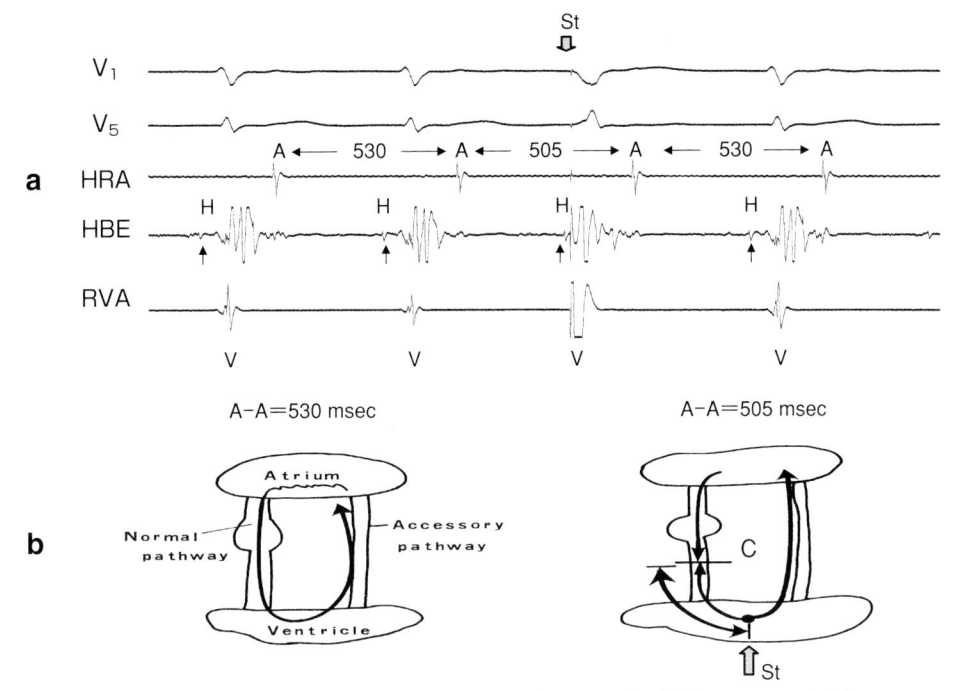

HRA：高位右房，HBE：ヒス束，RVA：右室心尖部，A：心房電位，H：ヒス束電位

図 26-16　奇異性心房捕捉（paradoxical atrial capture）

a：体表面心電図（V_1, V_5）と心腔内電位（HRA, HBE, RVA）の同時記録
頻拍中に心室期外収縮（St，⇩）を，ヒス束電位と心室電位の間で挿入している（ヒス束電位直後）。心室期外収縮により心房が早期（A-A＝530 msec から 505 msec に短縮）に興奮している。これは，心室期外収縮が逆行性に副伝導路に進入して心房を早期に興奮させたと解釈される。心房─心室間に正常伝導路以外に伝導路（副伝導路）が存在しないと起こらない現象である（paradoxical と命名された理由）。

b：奇異性心房捕捉の模式図
左は頻拍時，右は奇異性心房補足時。頻拍中に心室期外収縮を挿入すると，collision site（C）と心室刺激（St）の間の伝導（弓矢印の部分）の部分をスキップした時間だけ心房が早期に興奮する。

房室結節でぶつかる。この場合は，房室結節リエントリー頻拍でも奇異性心房捕捉が起こることがある（房室結節のレベルで 2 本伝導路が存在するため）。一方，タイミングが遅いと本来の頻拍の興奮が先に副伝導路に進入するので，この現象は認めない。通常，心室期外収縮の挿入時期は，頻拍の順行性興奮がヒス束を通過しているタイミングで行う。

2　旋回路の同定

房室回帰性頻拍の不整脈基質である副伝導が認められても，この副伝導路が実際に起こっている頻拍に直接関与しているかの確認が必要である。この場合は，発作中の心腔内電位（心房，ヒス束，心室，時に右脚の電位）と体表面心電図を同時記録して，旋回路を同定するのが最も確実である。順方向房室回帰性頻拍の場合は，正常伝導路の通過をヒス束電位で確認し，副伝導路の逆行性の伝導を副伝導路の電位または心房の最早期興奮部位で確かめる（図 26-17）。左側副伝導路の場合は，僧帽弁輪部のマッピング（冠状静脈洞に挿入した多極の電極カテーテルによる），右側副伝導路や中隔副伝導路の場合は三尖弁輪部のマッピングが必要である。

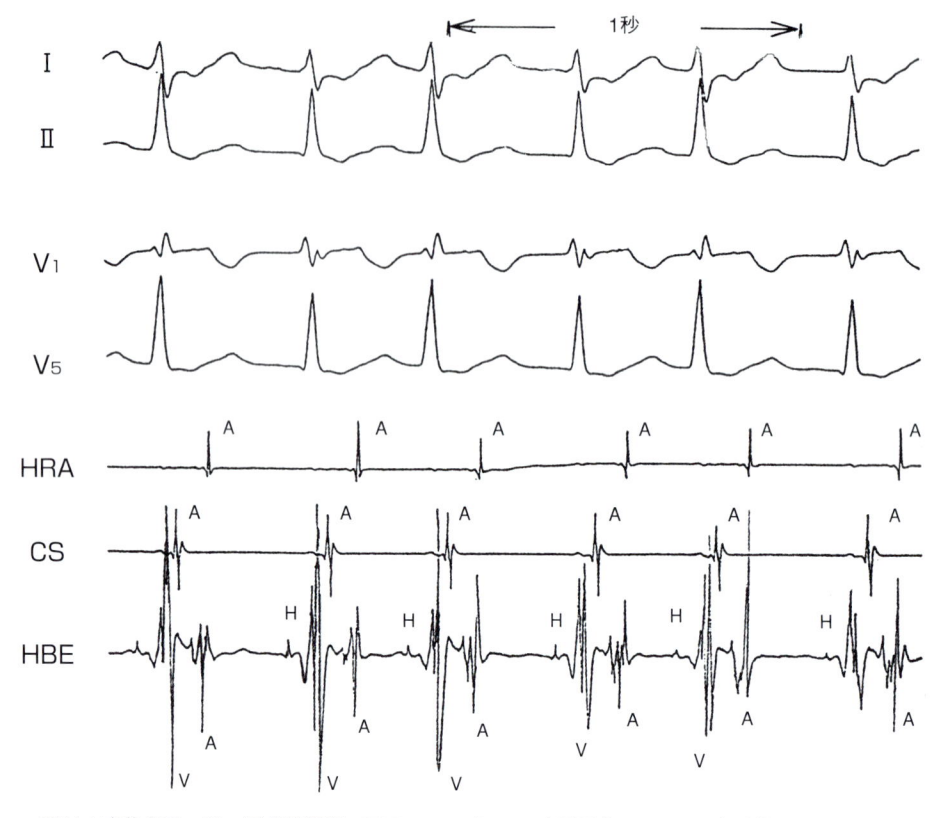

HRA：高位右房，CS：冠状静脈洞，HBE：ヒス束，A：心房電位，H：ヒス束電位，V：心室電位

図26-17　旋回路の診断

頻拍中の体表面心電図（Ⅰ，Ⅱ，V₁，V₅）と心腔内電位（HRA, CS, HBE）の同時記録。心房波の最早期興奮は冠状静脈洞（左房）である。興奮伝導は心房からヒス束を通過し，心室を興奮させた後副伝導路を逆伝導して左房に達していることがわかる。

3 カテーテルアブレーション至適部位の同定[8,21,22]

顕在性WPW症候群の至適通電部位の電気的指標としては，①デルタ波に対する局所V波の早期性，②局所最短A-V間隔，③A波とV波の連続性とその間に認められるケント束電位（accessory pathway potential）の存在，④単極誘導でQS型波形（興奮がこの部位から発生していることを意味する）などが提唱されている。潜在性WPW症候群では頻拍中または心室ペーシング中における，①局所最短V-A時間またはSt-A時間（St：ペーシングスパイク），②V波とA波の連続性とその間に認められるケント束電位の存在などが至適通電部位の電気的指標として提唱されている。

Jackmanは，上記の指標の内ケント束電位を最も重要視している（図26-18a）。実際Jackmanは，カテーテルアブレーション成功例のうちの91%の症例で，アブレーション施行部位にケント電位を認めたと報告している[8]。

ケント束電位が明らかでない場合は，体表面心電図におけるデルタ波の始まりと心腔内電位図での心室電位（V電位）が一致している部位（デルタ波は副伝導路による心室興奮により形成される）を目安にするのが一般的である。心腔内電位図における心房電位（A）と心室電位（V）の間隔が最も短く記録される部位を目安にする方法は，副伝導路の走行が斜めであったりすることがあるので確実な方法ではない。

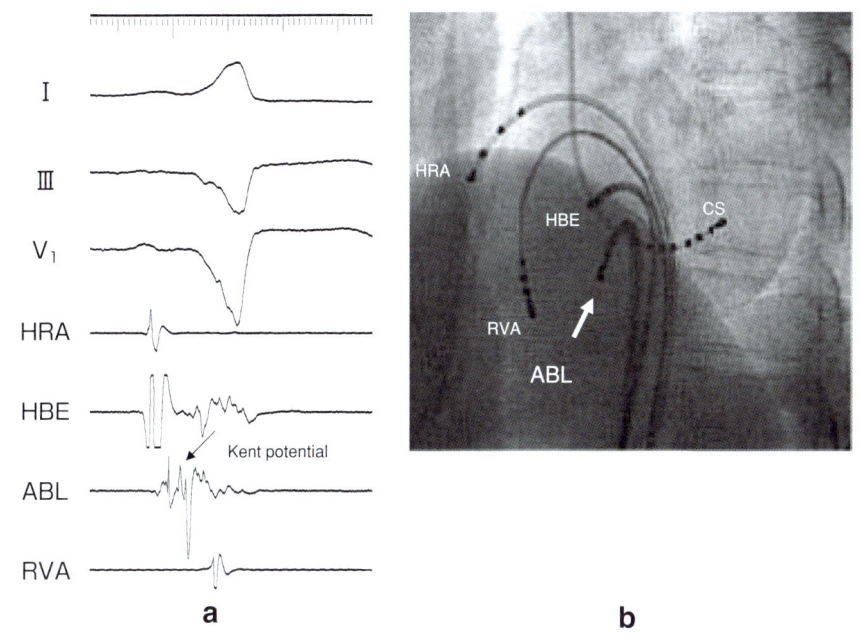

HRA：高位右房，CS：冠状静脈洞，HBE：ヒス束，RVA：右室心尖部，ABL：アブレーションカテーテル

図 26-18 副伝導路電位（Kent potential）
a：洞調律時の体表面心電図（Ⅰ，Ⅲ，V₁）と心腔内電位（HRA，HBE，ABL，RVA）の同時記録。Kent potential（↓）が心房電位（A）と心室電位（V）の間に記録されている。
b：アブレーションカテーテルのポジション（左前斜位 60°）。

5．治療

房室回帰性頻拍はいったん起こると持続することが多いので，発作を停止させる必要がある。発作が何回も繰り返す場合は予防的治療が必要となる。

1）停止（発作時の治療）

房室回帰性頻拍（順方向）は，心房→房室結節→ヒス束→脚→プルキンエ線維→心室→副伝導路→心房を旋回するマクロリエントリーである。このうち，電気興奮が途絶しやすい部位は房室結節と副伝導路である（図 16-1, 2, 123～124 頁参照）。房室結節で頻拍を停止させるには，① 冷水飲水，Valsalva 手技，顔面冷水，息ごらえ，頸動脈洞圧迫などで副交感神経の緊張を亢進させる，② ATP[*3]，Ca^{2+} 拮抗薬および β 遮断薬で房室結節の伝導能を低下させる方法がある。ジギタリスも房室結節の伝導能を低下させるが，効果が出るまでに時間がかかるので最近ではあまり用いられていない。副伝導路を途絶させるには，主に Na^+ チャネル遮断薬を用いる。状態が悪い場合は，直流通電 50～100 ジュール（R 波に同期させて行う）で停止させるのが最も確実である。また，心房ペーシングや心室ペーシングでも頻拍発作を停止させることができる。

2）予防

1 薬物治療

薬物治療は，① 房室結節の伝導能を低下さ

[*3] ATP：adenosine triphosphate

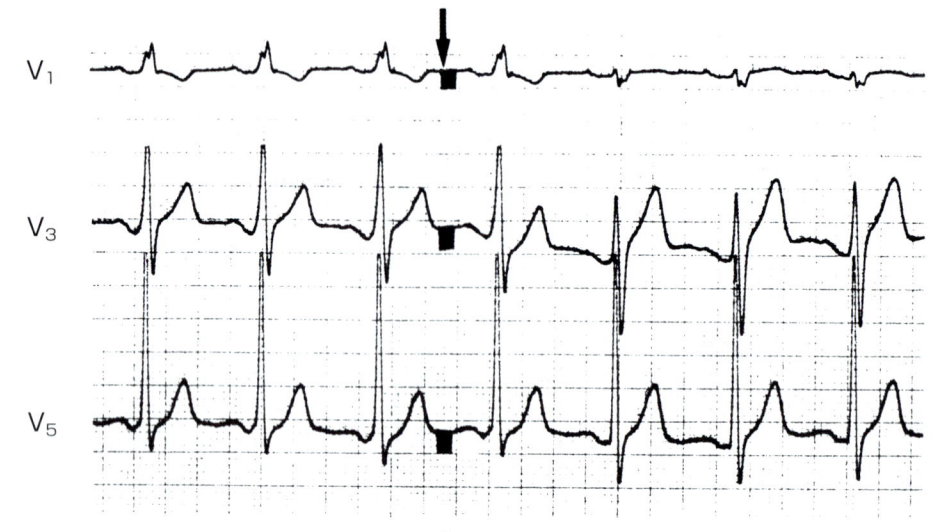

図 26-19　カテーテルアブレーションによる副伝導路の焼灼
通電(↓)直後にデルタ波が消失し，P-R 間隔が延長している)。

る，② 副伝導路の伝導を抑制することで旋回路が回らないようにして発作を予防する。また，リエントリーの引き金となる期外収縮を減少させて，発作の頻度を減少させることができる。房室結節の伝導を抑制する薬剤には，ジギタリス，β遮断薬および Ca^{2+} 拮抗薬がある。Na^+ チャネル遮断薬は，主に副伝導路に作用してリエントリーを予防すると共に心房期外収縮を抑制し，発作の頻度を減少させる。

2 非薬物治療

1 カテーテルアブレーション[8,21,22]
(図 26-18，19)

カテーテルアブレーションは当初，直流通電を用いて副伝導路を焼灼したが，今日では高周波が用いられる。高周波による焼灼の成功率と安全性が確認されたので，発作が頻回に起こる患者には第一選択としている施設が多い。

なお，カテーテルアブレーションの適応に関するガイドラインが，ACC/AHA と日本循環器学会合同研究班から発表されている(22 章カテーテルアブレーション，191 頁参照)。筆者の施設でもこの 2 つのガイドラインを参考にして適応を決めている。

① アプローチ法

副伝導路に対してカテーテルアブレーションを行う場合，弁輪下心室側アプローチと弁輪上心房側アプローチがある。それぞれ，アブレーションの標的が副伝導路の心室側の付着部位，または心房側の付着部位を焼灼することになる。左側副伝導路の場合，大動脈弁を介して逆行性にカテーテルを僧帽弁輪の弁下，または弁上に固定する方法と Brockenbrough 法により経心房中隔的にカテーテルを僧帽弁輪の弁上に固定する方法がある。右側副伝導路に対しては，大腿静脈あるいは鎖骨下静脈を介してアブレーションカテーテルを三尖弁輪の弁上に固定する方法が一般的である。

アブレーションカテーテルの先端が弁輪部にしっかりと固定されているかどうかを確かめる方法としては，心房電位，心室電位，心房電位と心室電位の比率(A/V 比)などを検討して行う。

② 通電

通常，顕在性 WPW 症候群では洞調律時に，潜在性 WPW 症候群では心室ペーシング下に通電を行う。10〜30 ワット(W)で高周波通電を開始するが，通電開始 10 秒以内に副伝導路の伝導の途絶を認めた場合はさらに 20〜50 秒通電を継続して行う。また，同部位またはその周囲に追加通電を行うことが多い。10〜15 秒以内で副伝導路の伝導

途絶を認めない場合は通電を中止し，通電部位を変更する．また，インピーダンスの上昇や胸痛出現時も通電を中止する．最近では，電極先端温度センサー付きカテーテルも開発され，先端温度をモニターしながら焼灼できるようになった．副伝導路の伝導の離断に成功した場合，再発の有無を30分以上観察し，イソプロテレノール投与下の心房，心室ペーシングで副伝導路の伝導が完全に途絶されていることを確認して終了とする．

② 外科手術[6,7]

副伝導路の外科手術は，成功率が高くまた確立された治療法である．カテーテルアブレーションの成功は，長年の不整脈外科医の副伝導路に対する手術時の経験と知識のたまものものである．しかし，今日ではカテーテルアブレーションが主流となり，副伝導路に対する外科手術は他の外科的治療が必要な心臓病を合併している患者に限定して行われている．

●文献

1) Wolff L, Parkinson J, White PD：Bundle-branch block with short P-R interval in healthy young people prone to paroxysmal tachycardia. Am Heart J 1930, 5：685-704.
2) Ferrer MI：Preexcitation. Am J Med 1977, 62(5)：715-730.
3) Durrer D, Schoo L, Schuilenburg RM, et al：The role of premature beats in the initiation and the termination of supraventricular tachycardia in the Wolff-Parkinson-White syndrome. Circulation 1967, 36(5)：644-662.
4) Yee R, Klein GJ, Sharma AD, et al：Tachycardia associated with accessory atrioventricular pathways. In Zipes DP, Jalife J (eds)：Cardiac Electrophysiology；From Cell to Bedside. WB Saunders 1990, p463.
5) 鎌倉史郎：WPW症候群に伴う不整脈の病態と診断．日本内科学会雑誌 1991，80：1058．
6) Sealy WC, Hattler BG Jr, Blumenschein SD, et al：Surgical treatment of Wolff-Parkinson-White syndrome. Ann Thorac Surg 1969, 8(1)：1-11.
7) 岩 喬：Wolff-Parkinson-White症候群の外科治療．胸部外科 1970，23：513．
8) Jackman WM, Wang XZ, Friday KJ, et al：Catheter ablation of accessory atrioventricular pathways (Wolff-Parkinson-White syndrome) by radiofrequency current. N Engl J Med 1991, 324(23)：1605-1611.
9) Jackman WM, Wang XZ, Friday KJ, et al：Catheter ablation of atrioventricular junction using radiofrequency current in 17 patients. Comparison of standard and large-tip catheter electrodes. Circulation 1991, 83(5)：1562-1576.
10) Sugiura M, Ohkawa S, Watanabe C, et al：A clinicopathologic study of the accessory bypass tracts in six cases of Wolff-Parkinson-White syndrome. Jpn Heart J 1989, 30(3)：313-330.
11) 尾形仁子，大江 透：WPW症候群．笠貫 宏(編)：不整脈(目でみる循環器病シリーズ1)．メジカルビュー 2000, pp260-271．
12) Brugada P, Vanagt EJ, Bar FW, et al：Incessant reciprocating atrioventricular tachycardia. Factors playing a role in the mechanism of the arrhythmia. Pacing Clin Electrophysiol 1980, 3(6)：670-677.
13) Okumura K, Henthorn RW, Epstein AE, et al："Incessant" atrioventricular (AV) reciprocating tachycardia utilizing left lateral AV bypass pathway with a long retrograde conduction time. Pacing Clin Electrophysiol 1986, 9(3)：332-342.
14) Arruda MS, McClelland JH, Wang X, et al：Development and validation of an ECG algorithm for identifying accessory pathway ablation site in Wolff-Parkinson-White syndrome. J Cardiovasc Electrophysiol 1998, 9(1)：2-12.
15) Morillo CA, Klein GJ, Yee R, et al：The Wolff-Parkinson-White Syndrome. Clinical presentation. In Camm AJ (ed)：Clinical Approaches To Tachyarrhythmias. Futura publishing 1996, pp14-18.
16) Morillo CA, Klein GJ, Yee R, et al：The Wolff-Parkinson-White syndrome. Atrioventricular reentrant tachycardia. In Camm AJ (ed)：Clinical Approaches to Tachyarrhythmias. Futura publishing 1996, pp51-67.
17) 比江嶋一昌，鈴木文男：早期興奮症候群．早川弘一，比江嶋一昌(編)：臨床電気生理学．改定第3版．南江堂 2001, pp191-215．
18) Yee R, Klein GJ, Sharma AD, et al：Tachycardia associated with accessory atrioventricular pathways. In Zipes DP, Jalife J (eds)：Cardiac Electrophysiology；From Cell to Bedside, WB Saunders 1990, p463.
19) Josephson ME：Preexcitation syndromes. Clinical cardiac electrophysiology. 2nd ed. Lea & Febiger 1993, pp311-416.
20) Hirao K, Otomo K, Wang X, et al：Para-Hisian pacing. A new method for differentiating retrograde conduction over an accessory AV pathway from conduction over the AV node. Circulation 1996, 94(5)：1027-1035.
21) 庄田守男，大西 哲，梅村 純・他：カテーテルアブレーション．笠貫 宏(編)：不整脈(目でみる循環器病シリーズ1)．メジカルビュー 2000, pp152-169．
22) Miller JM, Olgin JE：Catheter ablation of free wall accessory pathways and mahaim fibers. In Zipes DP, Haissaguerre M (eds)：Catheter Ablation of Arrhythmias. Futura Publishing 2002, pp277-287.

27 房室結節リエントリー頻拍

1．概念・歴史

　房室結節を旋回する頻拍の研究は，1956年にMoeらがイヌの房室結節に二重伝導路の存在を示唆する心室エコー現象を観察したことから始まった[1]。その後，MendezとMoeはウサギの房室結節近傍の詳細なマッピングから房室結節に二重伝導路が存在し，期外収縮に伴う心室エコーの発生にはこの二重伝導路が関与していることを明らかにした[2]。SchilenburgとDurrer(1968)は，期外収縮時に発生するP-R間隔の突然の延長が心室エコー現象に関与していることを観察した。Biggerら(1970)は，上室性頻拍の多くは房室結節二重伝導路が関与していると報告した。Rosenは，房室結節の二重伝導路が関与する上室性頻拍を房室結節リエントリー頻拍と命名した[3]。これらの研究から房室結節における機能的な二重伝導路の存在は確定したが，解剖学的な裏づけはいまだに不明な点が多く今後の検討が必要である[4,5]。最近，この頻拍は房室結節に限局した頻拍ではなく，房室結節と心房の一部を旋回する頻拍であることが明らかになり，房室接合部リエントリー頻拍と命名すべきとの意見がある。

2．機序・原因疾患[6〜8]

　房室結節リエントリー頻拍は，房室結節に速伝導路と遅伝導路の二重伝導路を有する場合に起こり，房室結節と心房の一部を旋回する頻拍である。しかし，房室結節と心房間の二重伝導路の正確な解剖学的位置はまだ確定されていない(図27-1)。発作は心房期外収縮が引き金となって始まることが多い。

3．分類・命名

　二重伝導路(房室結節と心房間)の速伝導路と遅伝導路の旋回パターンから2つに分類する[8]。

1 通常型
　遅伝導路を順行性に速伝導路を逆行性に旋回する(図27-2)。

2 非通常型[9,10]
　速伝導路を順行性に遅伝導路を逆行性に旋回する(図27-3)。

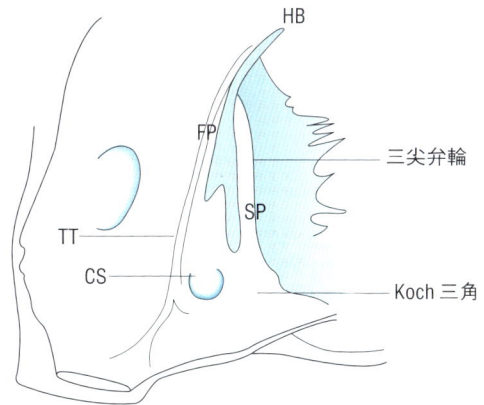

FP：速伝導路，SP：遅伝導路，TT：tendon of Todaro，CS：冠状静脈洞，HB：ヒス束

図 27-1 房室結節リエントリー頻拍の解剖学的基質

房室結節リエントリー頻拍は，速伝導路と遅伝導路の二重伝導路間のリエントリーで説明されるが，その解剖学的基質は複雑である．この図は，Tawara と Waki & Becker らによる房室接合部の解剖図をもとにして二重伝導路を書き加えた想像図である．三尖弁輪にそって下方に延びているのが遅伝導路(SP)で，tendon of Todaro にそって短く腕を出しているのが速伝導路(FP)である．

4．診断

房室結節リエントリー頻拍は，臨床的特徴と発作時の心電図で診断できる場合が多い．しかし，他の上室性頻拍（房室回帰性頻拍，心房頻拍など）との鑑別に電気生理学的検査(EPS[*1])が必要となることがある．

1）臨床的特徴[11,12)]

欧米では上室性頻拍の約 60% がこの機序によると報告されているが，筆者の施設の統計では房室結節リエントリー頻拍は上室性頻拍の約 40% で，房室回帰性頻拍のほうが多い．房室結節リエントリー頻拍の発生頻度は男女間の差はなく（女性に多いとの報告もある），発作は 30 歳過ぎから起こることが多い．発作時の症状としては動悸が多いが，発作の起こり始めにめまいや失神を起こすことがある．房室結節リエントリー頻拍は，房室回帰性頻拍と同様に，「突然起こり，突然停止す

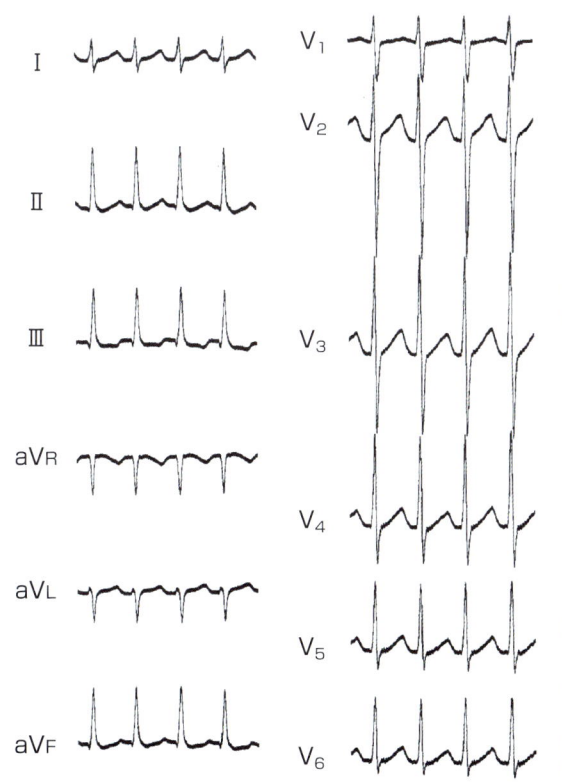

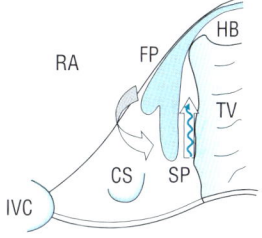

RA：右房，HB：ヒス束，CS：冠状静脈洞，TV：三尖弁，IVC：下大静脈，FP：速伝導路，SP：遅伝導路

図 27-2 房室結節リエントリー頻拍：通常型

遅伝導路(SP)を順行性（心房→ヒス束）に速伝導路(FP)を逆行性（ヒス束→心房）に旋回する．
心電図では逆行性の心房興奮（P 波）は心室興奮（QRS 波）に重なり，明らかでない．この発作時心電図の特徴から，以前は，接合部頻拍と呼ばれていた．

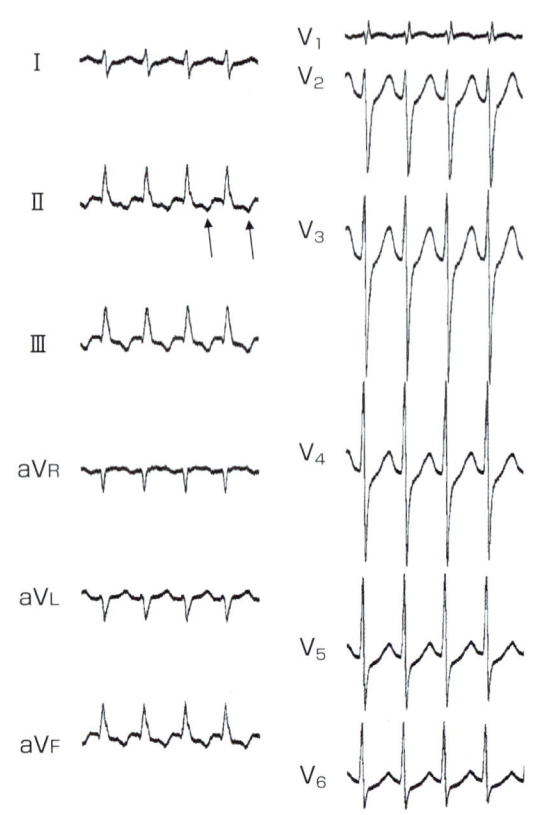

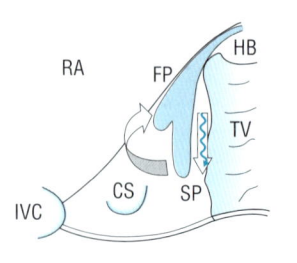

RA：右房, HB：ヒス束, CS：冠状静脈洞, TV：三尖弁,
IVC：下大静脈, FP：速伝導路, SP：遅伝導路

図 27-3　房室結節リエントリー頻拍：非通常型
速伝導路(FP)を順行性(心房→ヒス束)に遅伝導路(SP)を逆行性(ヒス束→心房)に旋回する。
心電図では逆行性の心房興奮(P波，↑)はQRS波とQRS波の中間に認められることが多い。発作時心電図のP-RとR-P間隔の関係は通常，P-R間隔＜R-P間隔(long RP頻拍)である。

る」リエントリー頻拍に特徴的な発作性パターンを呈する。発作はしゃがみ込んだり，背伸びをしたりした瞬間に発生することが多い。また，息ごらえ，冷たい水を飲む，頸動脈洞圧迫などにより副交感神経活性を亢進させて，頻拍を停止させることができる。

2) 心電図

非発作時心電図には特徴的な所見はない。発作時心電図は，通常型では逆行性P波がQRS波形のなかに隠れている場合が多いが(図27-2)，非通常型ではⅡ，Ⅲ，aVFで陰性P波を呈する逆行性P波がQRS波の前(QRS波とQRS波の中間に記録されることが多い)に認められ，long RP頻拍となる(図27-3)。心拍数は150〜200/分が多い。

発作時心電図のP波とQRS波の関係は通常1:1であるが，まれに房室ブロックを伴うことがある(ヒス束下ブロック)。この場合は心房頻拍との鑑別が難しい。

3) 電気生理学的検査(EPS)[13,14]

房室結節リエントリー頻拍の不整脈基質は房室結節二重伝導路である。房室結節二重伝導路の存在は，心房および心室からの期外収縮法やペーシング法を用いて診断する。房室結節二重伝導路の存在が確認されている場合でも，頻拍に実際に関与していることを確かめる必要がある。

1 房室結節二重伝導路の診断
1 心房ペーシングと心房期外収縮

自己リズムより少し速いレートから始めて房室伝導が2:1になるまでペーシング頻度を増加

[*1] EPS：electrophysiological study

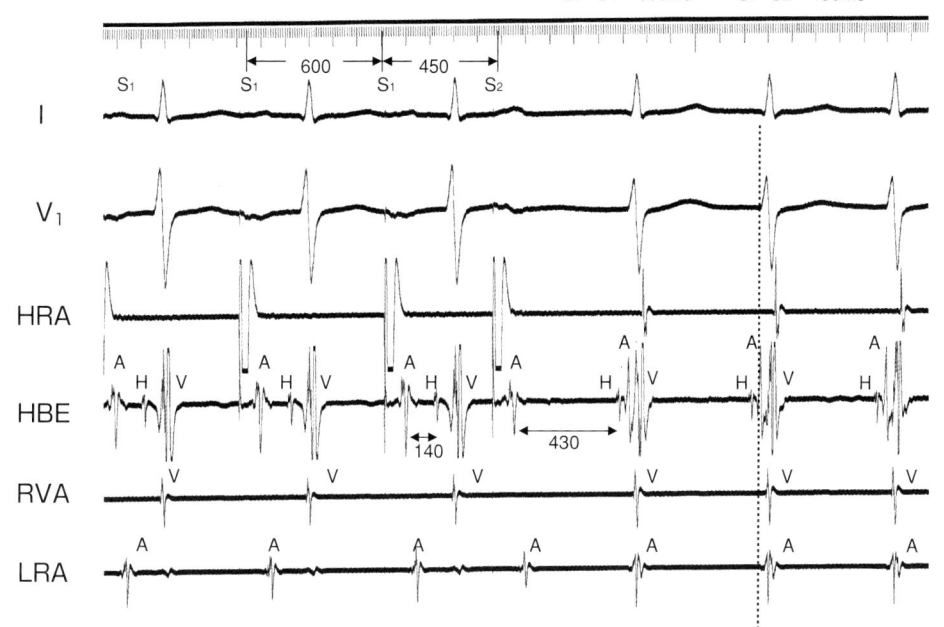

図 27-4 速伝導路から遅伝導路への乗り換え

体表面心電図（I，V_1）と心腔内電位（HRA，HBE，RVA，LRA）の同時記録。基本周期 600 msec（S_1）に 450 msec の連結期の心房期外収縮（S_2）を挿入した。
S_1 時の A-H 間隔（140 msec）は S_2 では 430 msec と突然延長し，頻拍が誘発されている。これは，順行性の速伝導路が不応期になり，S_2 の興奮は遅伝導路に乗り換えてヒス束に伝導したと解釈される。頻拍時の心腔内電位から心房最早期興奮部位がヒス束近傍であることが診断される。また，この部位の心房興奮（A，点線）は V 波より手前であることより，心房への逆行性伝導は心室の関与がないことがわかる。

し，レートの変化に伴う房室伝導の特徴を調べる（A-H 時間・A-V 時間の変化）。房室結節二重伝導路を有する場合は，ペーシングレートを上げていくと非典型的 Wenckbach タイプの第 2 度房室ブロック（速伝導路から遅伝導路へ乗り換えるときに生じる著名な A-H 延長）を認めることがある。

心房期外収縮を系統的に挿入すると，通常は速伝導路の不応期が遅伝導路より長いので，心房期外収縮の連結期が速伝導路の不応期より短くなると遅伝導路に乗り換え，A_1-A_2 と V_1-V_2（H_1-H_2：ヒス束間隔）の関係は不連続曲線となり（50 msec 以上延長した場合に伝導路を乗り換えたと解釈される），このとき頻拍が誘発されることが多い（図 27-4，5）。

② 心室ペーシングと心室期外収縮

心室ペーシング刺激は，逆行性にヒス束を興奮させた後，通常，二重伝導路の速伝導路を逆伝導して心房に至る。したがって，ヒス束近傍の心房が最早期興奮部位である。ヒス束電位は QRS 波形に埋没してわからないことが多いが，ヒス束までの逆行性伝導時間（V-H 時間）と速伝導路の逆行性伝導時間（H-A 時間）は共に 50 msec 前後が多い。まれに，速伝導路がブロックされたときに遅伝導路に乗り換えることがあるが，このときは突然の V-A（H-A）延長として現れ，冠状静脈洞の入口部が最早期興奮部位である[10]。

心室期外収縮法は，期外収縮を右室心尖部から挿入し，早期刺激に対する室房伝導の特徴を調べる。逆行性伝導がヒス束を介して伝導しているこ

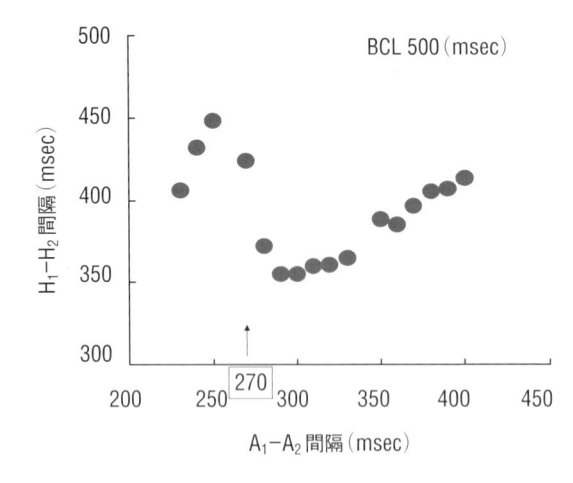

図 27-5 房室結節二重伝導路の房室伝導曲線

心房基本刺激（BCL：500 mcec）の 8 拍目に系統的に心房に早期刺激を挿入して，心房間隔（A_1-A_2）とヒス束間隔（H_1-H_2）の関係を調べる。

A_1-A_2：270 msec の時点で H_1-H_2 が突然延長し（S_2 に対する A-H 間隔が突然延長した結果，図 27-4 参照），心房からヒス束への興奮伝導が速伝導路から遅伝導路に乗り換えたと解釈される。

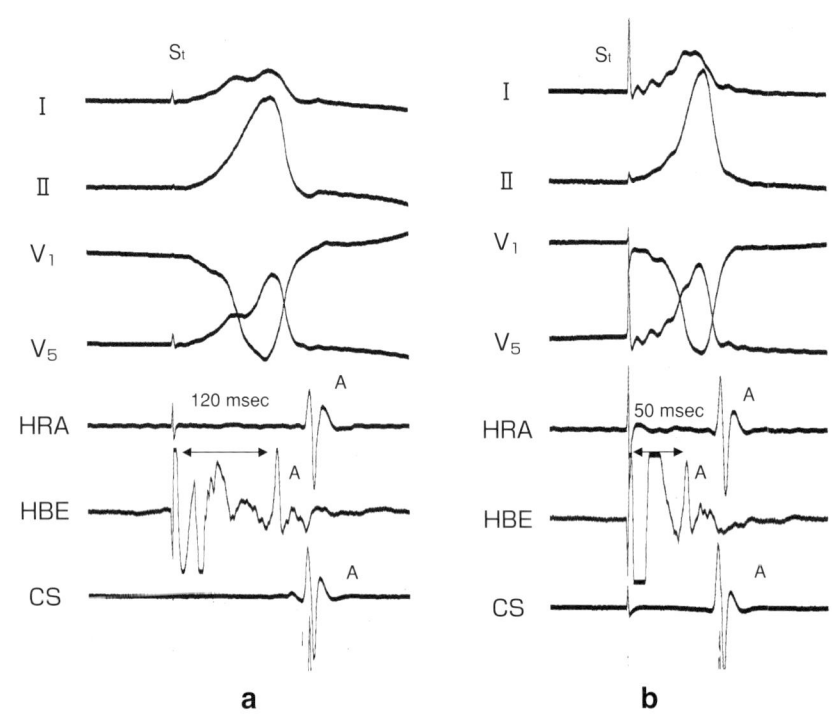

HRA＝高位右房，HBE＝ヒス束，CS＝冠状静脈洞，A＝心房電位，St＝ヒス束近傍（Parahisian）からの刺激

図 27-6　Para-Hisian ペーシング

体表面心電図（I，II，V_1，V_5）と心腔内電位（HRA，HBE，CS）の同時記録

a：ヒス束が記録される部位からの電気刺激（St，2 mA）で幅の広い QRS 波が記録される。これは，電気興奮が心室中隔の心筋を介して心室筋全体に伝導したと解釈される。また，このときの心房早期興奮部位はヒス束近傍で，電気興奮は房室結節の速伝導路を逆行して心房を興奮させたことを示唆している。St-A 時間（↔）は 120 msec と長いが，これは電気興奮が心室から逆行性にヒス束→房室結節→心房と伝導していることによる。

b：同部位からの強い電気刺激（10 mA）により，刺激が弱い a の場合に比べて狭い QRS 波形が記録される。これは，電気興奮が心室中隔の心筋とヒス束を同時興奮されたことによると解釈される。したがって，QRS 波形は中隔心筋とプルキンエ線維を介して心室を興奮させた融合波である。心房の興奮パターンは a の場合と同一であるが St-A 時間（↔）は短くなっている（50 msec）。これは，ヒス束を直接興奮させ房室結節の速伝導路を介して逆行性に心房に伝導したことによると解釈される。St-A 時間が両者で異なるのは，ヒス束が心筋を介して逆行性に興奮した場合と直接興奮した場合の違いである。

a **b**

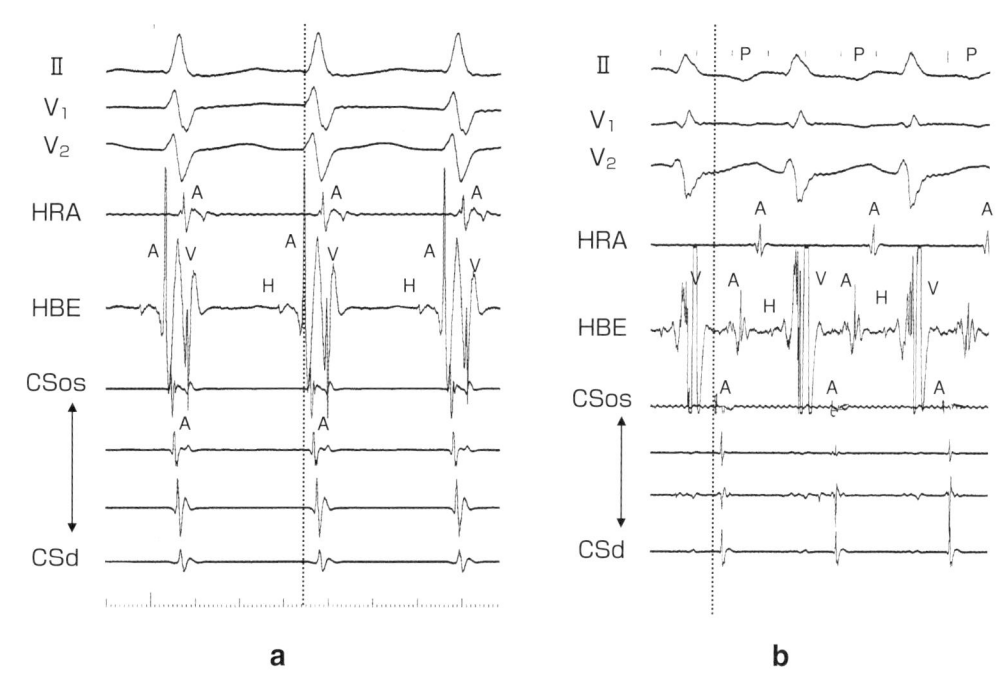

HRA：高位右房，HBE：ヒス束，CSos：冠状静脈洞の入口部，CSd：冠状静脈洞遠位部，A：心房電位，
H：ヒス束電位，V：心室電位

図27-7　房室結節リエントリー頻拍時の心腔内マッピング
体表面心電図（II，V_1，V_2）と心腔内電位（HRA，HBE，CSos，CSd）の同時記録
a：通常型：心房最早期興奮部位はヒス束近傍である。心電図上のP波の同定は難しい。
b：稀有型：心房最早期興奮部位は冠状静脈洞の入口部（CSos）近傍である。心房の興奮（A）はV-V波の中間に記録されているおり，H-A間隔はA-H間隔より長い。これが心電図上のR-P>P-Rに対応し，long RP頻拍となっている。

とを逆行性のヒス束電位を記録して確認する。通常，心室刺激間隔（V_1-V_2）の短縮に伴い心室—心房の逆行性伝導間隔（V_2-A_2）は除々に延長する。この心室期外収縮の連結期の短縮に伴うV-H延長およびH-A延長とV-A延長とが比例していれば，V-A伝導はヒス束を介していることがわかる。また，速伝導路の逆行性伝導がブロックされたとき遅伝導路に乗り換え，突然のV-A（H-A）延長を認める。

3 Para-Hisianペーシング

心室→心房伝導が房室結節二重伝導路の速伝導路による逆行性伝導であることを証明する方法として，HiraoらはPara-Hisianペーシングを提唱している[15]（図27-6）。この方法は，ヒス束の興奮閾値が心筋の興奮閾値より高いことを応用している。弱い電気刺激では心筋（心室中隔）のみが興奮し，ヒス束は興奮しない。一方，強い電気刺激では心筋とヒス束の両方が興奮する。ヒス束が興奮しているか否かは，ペーシング時のQRS波形からわかる。すなわち，心筋のみ興奮した場合は，心室中隔の心筋の興奮が心室筋全体に伝播するのでペーシング波形（QRS波）は幅が広い。一方，心筋とヒス束の両者が興奮した場合は，心室中隔の心筋の興奮とヒス束を介したプルキンエ線維の興奮の両方を介して心室が興奮する。したがって，QRS波形は心室ペーシング波形とヒス束―プルキンエ線維を介する心室波形との融合波で，前者よりも狭い（図27-6）。この両者（ヒス束が興奮した場合とヒス束が興奮しなかった場合）の房室伝導時間（V-A時間）を比較することで，心室―心房の逆行性伝導が正常伝導路または副伝導路のいずれを介して伝導しているのかを鑑別する。房室結節の速伝導路を介して心房に逆伝導している場合は，ヒス束が興奮する場合はしない場合に比べて

```
       Ⅱ
       V₅
      HRA
      MRA
      LRA
      HBE      A H V  A H V  A H V
      CSos
      CSmid
      CSdist
      RVA

            a                    b
```

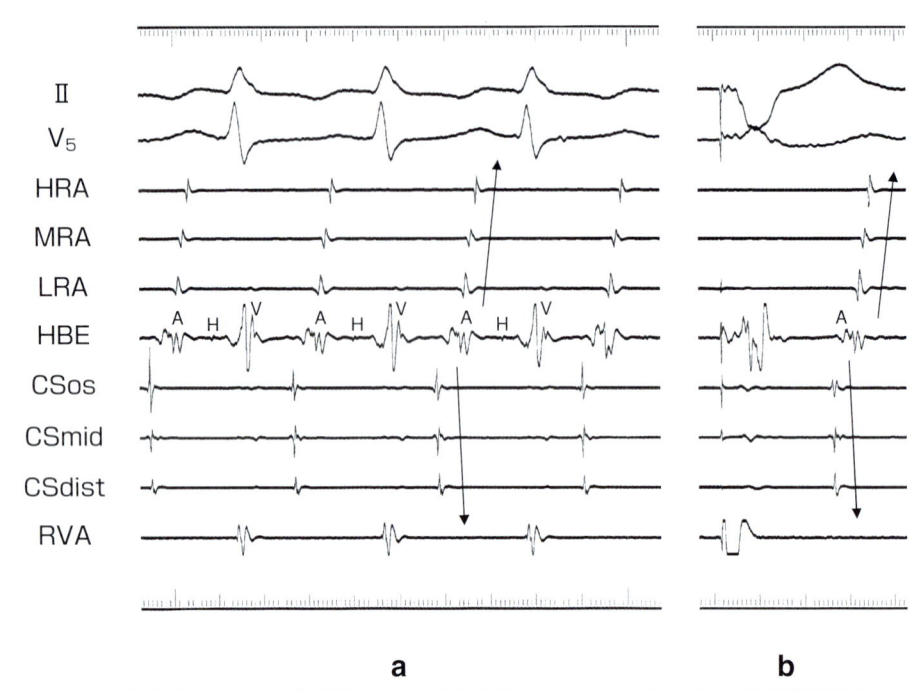

HRA＝高位右房，MRA＝中位右房，LRA＝低位右房，HBE＝ヒス束，CSos＝冠状静脈洞入口部，CSmid＝冠状静脈洞中位部，CSdis＝冠状静脈洞遠位部，RVA＝右室心尖部，A：心房電位，H：ヒス束電位，V：心室電位

図 27-8　頻拍時と心室ペーシング時の心房興奮パターン（非通常型）

体表面心電図（Ⅱ，V₅）と心腔内電位（HRA，MRA，LRA，HBE，CSos，CSmid，CSdist，RVA）の同時記録。頻拍中 a と心室ペーシング b との心房最早期興奮部位は共に冠状静脈洞入口部（CSos）近傍で，心房の興奮パターンは同一である。このことから，頻拍と心室ペーシング時の心房への逆行伝導は共に遅伝導路を介していることが推定される。

V-A 時間が短縮する。つまり，ヒス束が興奮しない場合の V-A 時間は心室（刺激部位近傍：心室中隔）→心筋全体→プルキンエ線維（逆行性伝導）→脚（逆行性）→ヒス束（逆行性）→房室結節（速伝導路の逆行性）→心房と多数の部位を介するので長い。一方，ヒス束が興奮した場合は，ヒス束→房室結節（速伝導路の逆行性）→心房と心室筋を介さず心房へ興奮伝導するので V-A 時間は短くなる（図 27-6）。これに対して，副伝導路の V-A 時間はヒス束の興奮の有無に無関係なので QRS 波形が変化しても一定である。この Para-Hisian ペーシングは副伝導路が中隔（中隔の場合は，逆行性心房最早期興奮部位は速伝導路と同じなので心房最早期興奮部位から両者は鑑別できない）にある場合に，正常伝導路の逆行性伝導との鑑別に有用である。

2 房室結節二重伝導路と頻拍の関連性

房室結節に二重伝導路を有する場合でも，これが臨床上生じている頻拍に直接関与しているかを確認する必要がある。これは頻拍中の心腔内電位図から診断する。

通常型の心房最早期興奮部位はヒス束近傍である（図 27-7a）。しかし，この所見のみではヒス束近傍に存在する副伝導を介する頻拍（房室回帰性頻拍）およびヒス束近傍から発生する心房頻拍を除外できない。房室結節リエントリー頻拍を示唆する電気生理学的所見としては，① 逆行性の心房最早期興奮部位が頻拍と心室ペーシングと同一である，② 心房期外収縮法による房室伝導曲線で速伝導路から遅伝導路に乗り換えたときに頻拍が出現する，③ 頻拍中の A-A 間隔の変動が A-H 間隔の変動に依存していることなどがある。

図 27-9　遅伝導路電位

遅伝導路由来と思われる電位は Koch の三角領域の三尖弁輪にそって冠状静脈洞の入口部からヒス束(HB)近くまで記録される。この電位は心房電位(A)より遅くヒス束電位(H)より前に記録される。Jackman が報告した電位は，冠状静脈洞の入口部近傍で記録され，鋭い電位が心房電位(A)に遅れて記録される(Asp)。一方，Haissaguerre が報告した電位は Jackman 電位より上で記録され，電位も鈍である(SP)。いずれの電位も遅伝導路と関連があると考えられ，房室結節リエントリー頻拍に関与している。至適アブレーション部位として Jackman 電位と Haissaguerre 電位のどちらかを重んじるかは各施設で異なっている。左の模式図は文献20)より引用・一部改変。

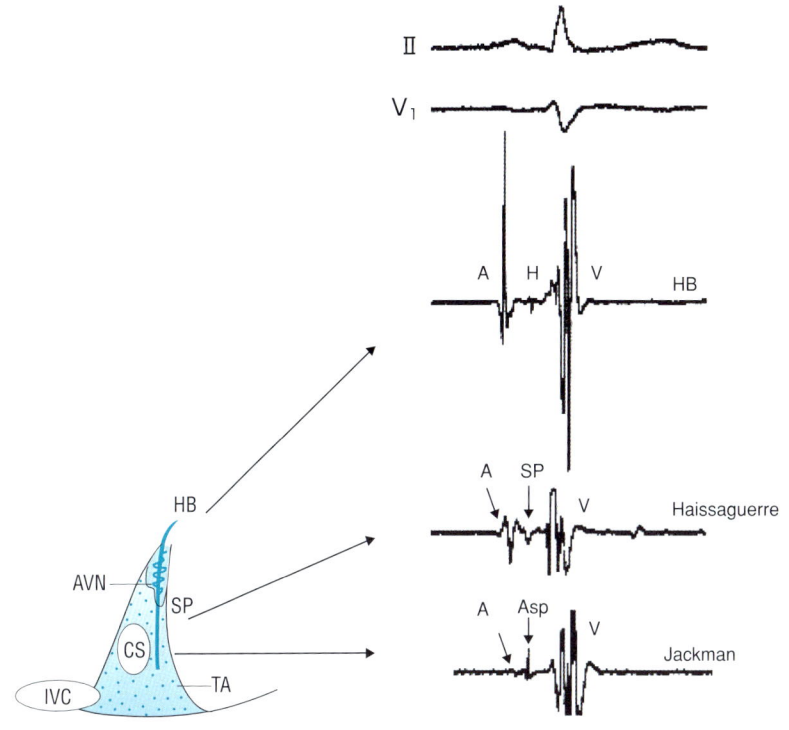

SP：遅伝導路，CS：冠状静脈洞，HB：ヒス束，TA：三尖弁輪，IVC：下大静脈，AVN：房室結節，A：心房電位，V：心室電位，H：ヒス束電位

非通常型の場合は，頻拍中の心房最早期興奮部位は冠状静脈洞の入口近傍である(図 27-7b)。非通常型房室結節リエントリー頻拍を示唆する電気生理学的所見としては，①逆行性の心房最早期興奮部位が頻拍と心室ペーシングと同一である(図 27-8)，②心室期外収縮法による室房伝導曲線で速伝導路から遅伝導路に乗り換えたときに頻拍が出現する，③頻拍中の A-A 間隔の変動が A-H 間隔の変動に依存していることなどがある。しかし，詳細な EPS を施行しても，冠状静脈洞の入口近傍の副伝導路(逆行性伝導速度が遅い副伝導路)を介する房室回帰性頻拍および冠状静脈洞の入口近傍の心房頻拍との鑑別が困難な症例もある。

3 カテーテルアブレーション至適部位の診断(図 27-9)

房室結節リエントリー頻拍症の至適アブレーション部位は遅伝導路である。その同定は，①冠状静脈洞入口部近傍の心房後中隔で記録される"slow pathway potential (Jackman 電位)"[16]，② slow pathway potential 記録部位より少しヒス束に近い部位の三尖弁輪部で記録される"slow potential (Haissaguerre 電位)"[17]を指標として行われる。最近では，上記の電位を指標としないで，解

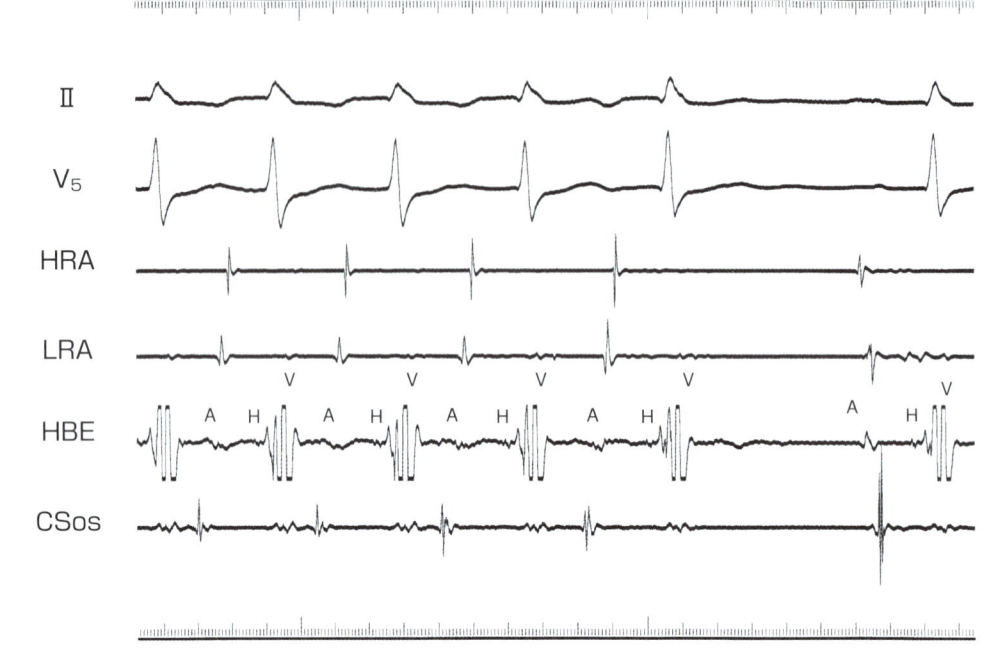

HRA＝高位右房，LRA＝低位右房，HBE＝ヒス束，CSos＝冠状静脈洞入口部，A：心房電位，H：ヒス束電位，V：心室電位

図 27-10　ATP による房室結節リエントリー頻拍（非通常型）の停止

体表面心電図（Ⅱ，V_5）と心腔内電位（HRA，LRA，HBE，CSos）の同時記録。頻拍は ATP 20 mg 静注で H-A 間（ヒス束電位の興奮後に心房波が記録されていない）で途絶して停止している（遅伝導路の逆行性伝導が途絶したと解釈される）。

剖学的指標を用いて遅伝導路のアブレーションを施行する施設が増えてきた。

5．治療

　房室結節リエントリー頻拍は，いったん起こると持続するので発作を停止させる必要がある。発作を何回も繰り返す場合は予防的治療が必要となる。

1）停止（発作時の治療）

　頻拍を停止させる方法としては，①冷水飲水，Valsalva 手技，顔面冷水，息ごらえ，頸動脈洞圧迫などで副交感神経活性を亢進させる，②ATP[*2]，

[*2] ATP：adenosine triphosphate

Ca^{2+} 拮抗薬，β 遮断薬で房室結節の伝導能を低下させる（図 27-10），③Na^+ チャネル遮断薬で速または遅伝導を途絶させるなどがある。ジギタリスも房室結節の伝導能を低下させるが効果が出現するまでに時間がかかるので最近ではあまり用いられない。遅伝導路と速伝導路は共に Ca^{2+} 伝導と Na^+ 伝導の両者を有していると考えられているが，副交感神経活性に感受性が高いのは遅伝導路である。

2）再発予防

1 薬物治療

　房室結節リエントリー頻拍の予防には，①発作の引き金となる期外収縮を抑制する，②旋回路での電気興奮が旋回できないようにする，この両者の作用を期待して薬剤を投与する。薬剤による予防は房室回帰性頻拍と同じである。ジギタリス，

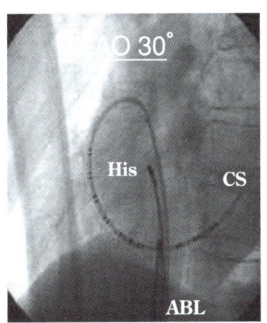

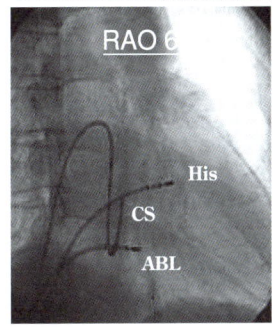

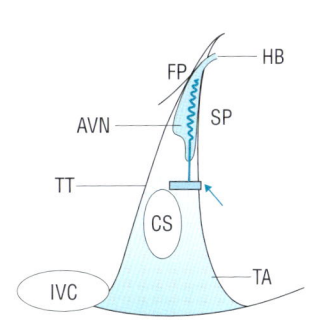

図 27-11　遅伝導路のカテーテルアブレーション
遅伝導路の焼灼には，① Jackman 電位を指標とする，② Haissaguerre 電位を指標とする，③ 冠状静脈洞入口部―三尖弁輪間の線状焼灼（解剖学的アプローチ）があるが，右図に示しているのは解剖学的アプローチで，線状焼灼部位を長方形（↘）で示している。この部位で Jackman 電位または Haissaguerre 電位が記録されることが多い。左図はアブレーションカテーテル（ABL）のポジションを示す。右図は文献20）より引用・一部改変。

His：ヒス束記録用の電極カテーテル，ABL：アブレーションカテーテル，IVC：下大静脈，CS：冠状静脈洞，TT：tendon of Todaro，HB：ヒス束，TA：三尖弁輪，IVC：下大静脈，AVN：房室結節，FP：速伝導路，SP：遅伝導路

β遮断薬，Ca^{2+}拮抗薬は，房室結節の速伝導路と遅伝導路の両方に作用し，順行性伝導および逆行性伝導の両方を抑制する。Vaughan Williams 分類の IA 群薬は，主に，速伝導路の逆行性伝導を抑制して房室結節リエントリー頻拍の再発を予防する。

2 非薬物治療

恒久的治療として，以前は速伝導路のカテーテルアブレーションが施行されていたが，房室ブロックの合併が多かったため，今日では遅伝導路のカテーテルアブレーションによる旋回路の切断が行われている。遅伝導路に対してのカテーテルアブレーションは成功率が高く，また比較的安全に施行できるので，予防には第一選択としている施設が増えてきている[16,17,18]。方法には，① Jackman 電位[16]（図 27-9）を指標とする，② Haissaguerre 電位[17]（図 27-9）を指標とする，③ 冠状静脈洞入口部―三尖弁輪間の線状焼灼（解剖学的アプローチ，図 27-11）がある。いずれの方法を用いても遅伝導路を焼灼することが可能である。上記の 3 つの方法のうち，いずれを選択するかは各施設により異なっているが，どの方法でも成功率は 95% 以上である[18,19]。筆者の施設では，③ の解剖学的アプローチを選択しているが，Jakchman 電位と Haissaguerre 電位もできる限り記録し，それらの電位も参考にして解剖学的アプローチを施行している。適切な焼灼部位の場合は焼灼中に接合部頻拍が起こり房室接合部に影響を与えていることがわかる。実際，焼灼中に接合部頻拍が生じない場合は成功しないことが多い。接合部頻拍が起こった場合は，速伝導路に伝導障害が起こっていないかを慎重に判断しながら施行する。合併症としては 0.3% に房室ブロックを生じると報告されてい

る。また，約3％の患者が再発すると報告されている。

なお，房室結節リエントリー頻拍におけるカテーテルアブレーションの適応に関しては，22章カテーテルアブレーション，191頁参照。

● 文献

1) Moe GK, Preston JB, Burlington H：Physiologic evidence for a dual A-V transmission system. Circ Res 1956, 4(4)：357-375.
2) Mendez C, Moe GK：Demonstration of a dual A-V nodal conduction system in the isolated rabbit heart. Circ Res 1966, 19(2)：378-393.
3) Rosen KM, Mehta A, Miller RA：Demonstration of dual atrioventricular nodal pathways in man. Am J Cardiol 1974, 33(2)：291-294.
4) Yamabe H, Shimasaki Y, Honda O, et al：Demonstration of the exact anatomic tachycardia circuit in the fast-slow form of atrioventricular nodal reentrant tachycardia. Circulation 2001, 104(11)：1268-1273.
5) Waki K, Kim JS, Becker AE：Morphology of the human atrioventricular node is age dependent；A feature of potential clinical significance. J Cardiovasc Electrophysiol 2000, 11(10)：1144-1151.
6) Janse MJ, Anderson RH, McGuire MA, et al："AV nodal" reentry；Part I："AV nodal" reentry revisited. J Cardiovasc Electrophysiol 1993, 4(5)：561-572.
7) McGuire MA, Janse MJ, Ross DL："AV nodal" reentry；Part II：AV nodal, AV junctional, or atrionodal reentry？ J Cardiovasc Electrophysiol 1993, 4(5)：573-586.
8) 山本直人，比江嶋一昌：房室結節リエントリー性頻拍．杉本恒明(監)，相澤義房，井上 博(編)：頻拍症．西村書店 1996, pp221-244.
9) 鈴木文男，佐竹修太郎，比江嶋一昌・他：稀有型房室結節リエントリー性頻拍に関する電気生理学的研究．呼と循 1982, 30：1047.
10) 八木哲夫，伊藤明一，小田倉弘典・他：冠静脈洞開口部を最早期心房興奮部位とする房室結節リエントリー性頻拍の検討．心電図 1998, 18：288.
11) Goyal R, Zivin A, Souza J, et al：Comparison of the ages of tachycardia onset in patients with atrioventricular nodal reentrant tachycardia and accessory pathway-mediated tachycardia. Am Heart J 1996, 132(4)：765-767.
12) Pieper SJ, Stanton MS：Narrow QRS complex tachycardia. Mayo Clin Proc 1995, 70(4)：371-375.
13) Josephson ME：Supraventricular tachycardia. Clinical cardiac electrophysiology. 2nd ed. Lea & Febiger 1993, pp181-274.
14) 伊藤明一：リエントリー性上室頻拍．早川弘一，比江嶋一昌(編)：臨床心臓電気生理学．改訂第3版．南江堂 2001, pp237-248.
15) Hirao K, Otomo K, Wang X, et al：Para-Hisian pacing. A new method for differentiating retrograde conduction over an accessory AV pathway from conduction over the AV node. Circulation 1996, 94(5)：1027-1035.
16) Jackman WM, Beckman KJ, McClelland JH, et al：Treatment of supraventricular tachycardia due to atrioventricular nodal reentry by radiofrequency catheter ablation of slow-pathway conduction. N Engl J Med 1992, 327(5)：313-318.
17) Haissaguerre M, Gaita F, Fischer B, et al：Elimination of atrioventricular nodal reentrant tachycardia using discrete slow potentials to guide application of radiofrequency energy. Circulation 1992, 85(6)：2162-2175.
18) Gaita F, Riccardi R, Marco S, et al：Catheter ablation of typical atrioventricular nodal reentrant tachycardia. In Zipes DP, Haissaguerre M (eds)：Catheter Ablation of Arrhythmia. 2nd ed. Futura Publishing 2002, pp225-248.
19) 庄田守男，大西 哲，梅村 純・他：カテーテルアブレーション．笠貫宏(編)：不整脈(目で見る循環器病シリーズ1)．メジカルビュー 2000, pp152-169.
20) Otomo K, Wang Z, Lazzara R, et al：Atrioventricular nodal reentrant tachycardia；Characteristics of four forms and implication for the reentrant circuits. In Zipes DP, Jalife J (eds)：Cardiac Electrophysiology. From Cell to Bedside. 3rd ed. WB Saunders 2000, p505 (Fig 58-1)

28　接合部頻拍

1．概念・歴史

　以前は房室結節リエントリー頻拍も接合部頻拍に分類していたが，最近では房室接合部から発生する頻拍に限定し，房室結節を回路の一部としているリエントリー頻拍（房室結節リエントリー頻拍）は除外される。この頻拍には，① 異所性接合部頻拍，② 非発作性接合部頻拍がある[1]。異所性接合部頻拍は，1975年にCoumelら[2]が乳幼児に認められる予後の悪い頻拍として報告したが，その後，成人の心臓手術後に起こる不整脈として注目された（図28-1a）[3]。心拍数は140〜270/分で主に頻発（incessant）型を呈し，乳幼児の場合は心不全を合併することが多い。非発作性接合部頻拍は，1957年にPickら[4]が30人の症例をまとめて房室結節非発作性頻拍[*1]と報告したが，その後，房室結節自体には自動能がないことが判明し，今日では非発作性接合部頻拍[*2]と呼ばれている（図28-1b）[5〜7]。非発作性の命名は，① 心拍数が60〜120/分と遅い，② 発作時の心拍数の変動は著明で，発作の心拍数が徐々に増加し，徐々に低下して自然停止するなどの特徴による。しかし，120/分以下の不整脈を頻拍と呼ぶことに異論をとなえ，accerelated junctional rhythmと呼ぶ専門医も多い。また，異所性接合部頻拍と非発作性接合部頻拍の違いは単なる心拍数の違いで本質的な違いではないとする考えもある。

2．発生機序・原因疾患

1）異所性接合部頻拍

　小児に発生する頻拍の約1%と報告されている。乳幼児の症例では先天性のことが多く，家族で同じ頻拍を認める場合がある[2]。小児の症例は重篤な先天性心臓病の術後に多くみられる[2,3]。成人の場合は心臓手術後，心筋梗塞，心筋炎，ジギタリス中毒が原因で起こる[5,6]。心臓手術後では，特に心室中隔欠損症の術後に起こりやすく，術後1〜4日の間で発生することが多い。これは房室接合部への侵襲がきたしやすい手術であることと関連があると考えられている。まれに，成人で原因がなく発症することがある。発生機序は異常自動能の可能性が考えられている。

[*1] nonparoxysmal atrioventricular nodal tachycardia
[*2] nonparoxysmal junctional tachycardia

図 28-1 接合部頻拍

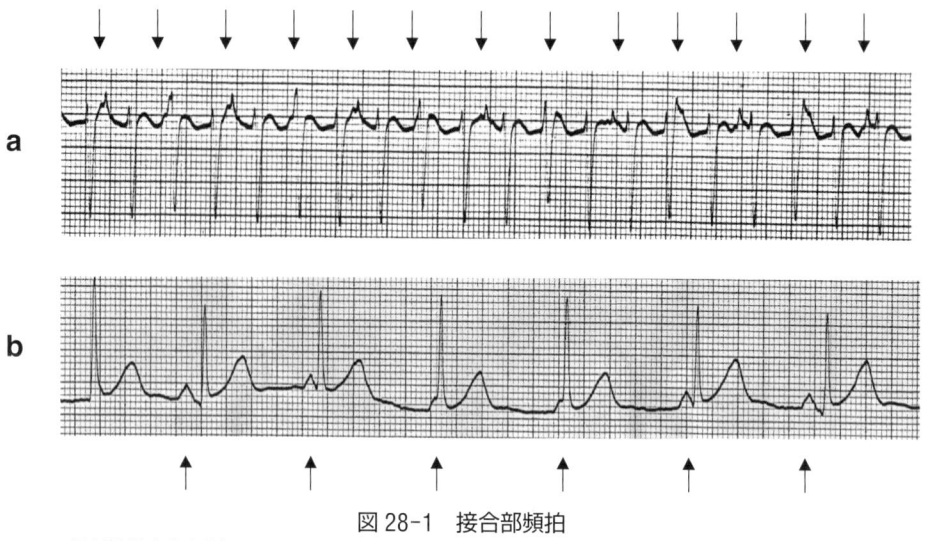

a：異所性接合部頻拍
　1 歳男児。心室中隔欠損症の術後 1 日目：QRS 波は正常で 167/分，P 波（↓）は 115/分，P 波と QRS 波は解離している。これらの所見から異所性接合部頻拍と診断される。
b：非発作性接合部頻拍
　56 歳男性。急性心筋梗塞後 1 日目：QRS 波は正常で 65/分，P 波（↑）は 62/分。2 拍目と最後の 1 拍は心房から心室へ伝導している。以上の所見から非発作性接合部頻拍と診断される。

2）非発作性接合部頻拍

　従来，ジギタリス中毒の合併症として報告されていたが，最近では心筋梗塞に合併して起こる症例のほうが多い[6〜8]。実際，急性心筋梗塞の約 10% に認められると報告されている。急性心筋梗塞に合併する場合は，①心筋梗塞発症後 24 時間以内に発生する，②前壁梗塞より下壁梗塞に合併しやすい，③夜間や薬剤により洞徐脈になったときに出現するなどの特徴がある[7]。また，血栓溶解術や経皮的冠血管形成術の再灌流時に起こることが多い。急性心筋梗塞以外にも心筋症，心臓手術後に起こる。また，房室結節リエントリー頻拍の遅伝導路に対するカテーテルアブレーション時には約 90% に出現する。発生機序としては遅延後脱分極による撃発活動が考えられている[9]。

3．分類

1）異所性接合部頻拍

① 先天性
　心拍数は 140〜270/分で頻発（incessant）型を呈することが多い。

② 心臓手術後（図 28-1a）
　接合部付近に侵襲を加える心臓手術後に発生することが多い。

③ 特発性

2）非発作性接合部頻拍

① 心筋梗塞後（図 28-1b）
② 心筋炎
③ ジギタリス中毒
④ カテーテルアブレーション時（房室結節の遅伝導路に対するアブレーション）
⑤ 特発性

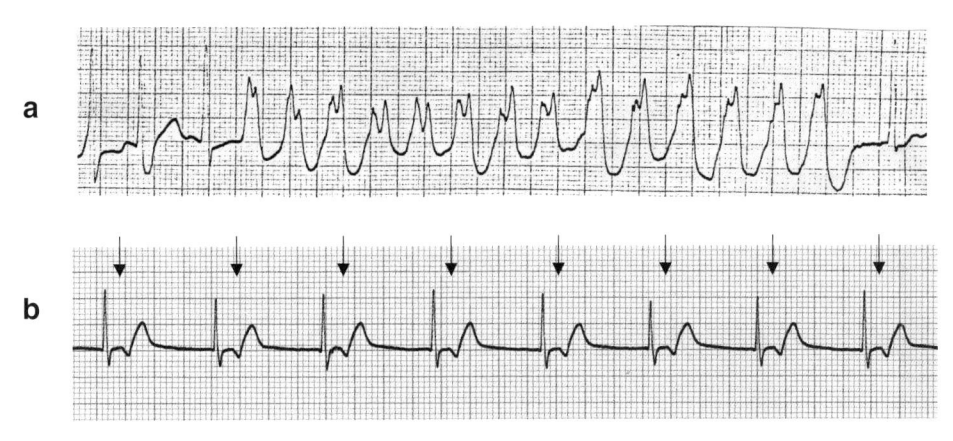

図 28-2 接合部頻拍の変行伝導および逆行性伝導
a：異所性接合部頻拍。レートの増加に伴い変行伝導を呈している。
b：非発作性接合部頻拍。逆行性心房興奮(↓)を認める。

4. 診断

1) 異所性接合部頻拍[3,6,10]

持続する頻拍による心不全症状で来院することが多い。成人で認められる異所性接合部頻拍は一過性のことが多く，予後も良好である。発作時の心電図の特徴は，① QRS 幅が狭い(変行伝導を伴う場合は脚ブロックパターンを呈する)が，房室解離を認める(図 28-1a)，② 頻拍は 140〜270/分(平均 230/分)で変動が著明である(頻拍が速いときは変行伝導を伴うことが多い，図 28-2a)。電気生理学的検査(EPS[*3])では，① QRS 波前にヒス束電位が記録され，H-V 間隔は洞調律時の間隔と等しい，② 房室解離を認める，③ アデノシン静注により頻拍が停止することがある(約 40％)，④ 心房・心室の電気刺激により頻拍は停止・誘発されない(まれに，誘発されたとの報告がある)などの所見が認められる。

病歴，心電図所見，電気生理学所見(必要な場合)を総合的に考えて，異所性接合部頻拍と診断する。

2) 非発作性接合部頻拍[4,7,8]

異所性接合部頻拍との違いは，発作時の心拍数のみである。したがって診断は，① QRS 幅が狭いが房室解離を認める，② 頻拍は 60〜120/分で，洞徐脈を伴うことが多く isorhythmic atrioventricular dissociation を認めることがある(図 28-1b)。また，逆行性の P 波を認めることがある。この場合は房室解離がない(図 28-2b)。EPS では，① QRS 波前にヒス束電位が記録され(図 28-3)，H-V 間隔は洞調律時の間隔と等しい，② 室房伝導を認めることがある(図 28-3)，③ 室房伝導がない場合は房室解離を認める，④ 電気刺激(心房・心室)は頻拍を停止・誘発できない(まれに，誘発されるとの報告がある)などの所見が認められる。

病歴，心電図所見，電気生理学所見(必要な場合)を総合的に考えて，非発作性接合部頻拍と診断する。

5. 治療

1) 異所性接合部頻拍

異所性接合部頻拍を一過性に停止させるにはア

[*3]EPS：electrophysiological study

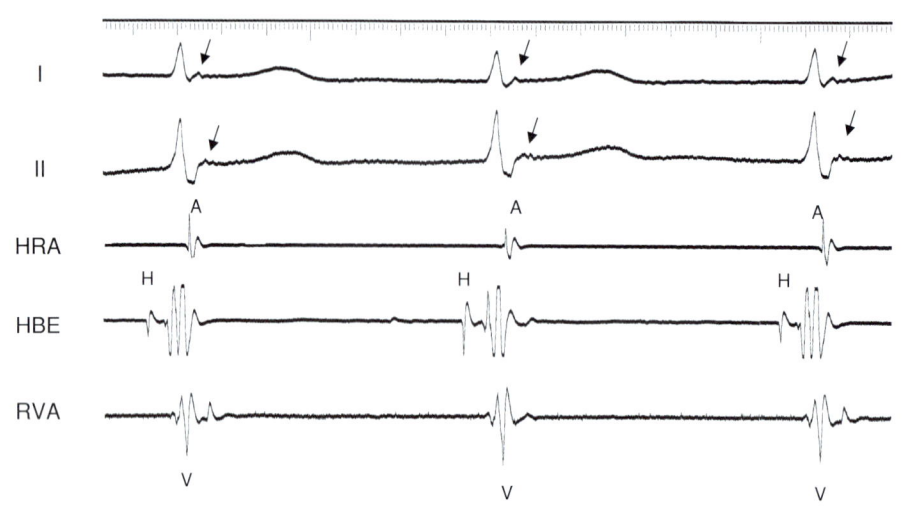

HRA：高位右房，HBE：ヒス束，RVA：右室心尖部，A：心房電位，H：ヒス束電位，V：心室電位

図 28-3 非発作性接合部頻拍の心腔内電位
心腔内電位図では体表面心電図（I，II）と心腔内電位（HRA，HBE，RVA）の同時記録。QRS 波の前にヒス束電位（H）を認める。また，逆行性の A 電位を認め，最早期興奮部位はヒス束近傍である（HBE 記録部位では A 電位は V 電位に隠れてわかりづらい）。体表面心電図では QRS 波の後に逆行性 P 波（↓）を認める。以上の所見から，心房への逆行性伝導を有する R-R 間隔 700 msec（85／分）の非発作性接合部頻拍と診断される。

デノシン（わが国では ATP が用いられる）静注が最も有効である[11]。心臓手術後に発生する異所性接合部頻拍は一過性なので，全身状態の管理とアデノシン静注で急性期を治療し，発作が自然に治まるのを待つのがよい。アミオダロン静注またはプロカインアミド静注が約 70％の患者に有効であったとの報告がある[12]。一方，先天性の場合は，ジギタリスや β 遮断薬が有効と報告されている[13]が薬剤で頻拍を抑制するのが困難な症例が多い。薬剤抵抗性の場合は頻拍の発生部位のアブレーションを試みる。頻拍中に低出力で停止する部位（アブレーションマッピング）を見つけ，この部位で高出力の焼灼を行う[14,15]。アブレーションは理論的には有効であるが，発生部位を正確に同定するのは困難な場合が多い。

2）非発作性接合部頻拍

原因治療が主で，不整脈自体に対しては治療しないのが一般的である。

●文献

1) 比江嶋一昌：非発作性型房室接合部頻拍．杉本恒明（監），相澤義房，井上 博（編）：頻拍症．西村書店 1996, pp255-262.
2) Coumel P, Fidelle JE, Attuel P, et al：Congenital Bundle-of-His focal tachycardias. Cooperative study of 7 cases. Arch Mal Coeur Vaiss 1976, 69(9)：899-909.
3) Garson A Jr, Gillette PC：Junctional ectopic tachycardia in children；Electerocardiography, electrophysiology and pharmacologic response. Am J Cardiol 1979, 44(2)：298-302.
4) Pick A, Dominguez P：Nonparoxysmal A-V nodal tachycardia. Circulation 1957, 16(6)：1022-1032.
5) 渡辺良夫，羽淵義純，野田剛毅：接合部自動能とその異常．心電図 1988, 8：295.
6) Ruder MA, Davis JC, Eldar M, et al：Clinical and electrophysiologic characterization of automatic junctional tachycardia in adults. Circulation 1986, 73(5)：930-937.
7) Konecke LL, Knoebel SB：Nonparoxysmal junctional tachycardia complicating acute myocardial infarction. Circulation 1972, 45(2)：367-374.
8) Rosen KM：Junctional tachycardia. Mechanisms, diagnosis, differential diagnosis, and management. Circulation 1973, 47(3)：654-664.
9) Rosen MR, Reder RF：Does triggered activity have a role in the genesis of cardiac arrhythmias? Ann Intern

Med 1981, 94(6): 794-801.
10) Case CL, Gillette PC: Automatic atrial and junctional tachycardias in the pediatric patient; Strategies for diagnosis and management. Pacing Clin Electrophysiol 1993, 16(6): 1323-1335.
11) Kall JG, Kopp D, Olshansky B, et al: Adenosine-sensitive atrial tachycardia. Pacing Clin Electrophysiol 1995, 18(2): 300-306.
12) Perry JC, Knilans TK, Marlow D, et al: Intravenous amiodarone for life-threatening tachyarrhythmias in children and young adults. J Am Coll Cardiol 1993, 22(1): 95-98.
13) Villain E, Vetter VL, Garcia JM, et al: Evolving concepts in the management of congenital junctional ectropic tachycardia. A multicenter study. Circulation 1990, 81(5): 1544-1549.
14) Ehlert FA, Goldberger JJ, Deal BJ, et al: Successful radiofrequency energy ablation of automatic junctional tachycardia preserving normal atrioventricular nodal conduction. Pacing Clin Electrophysiol 1993, 16(1-Pt-1): 54-61.
15) Wu MH, Lin JL, Chang YC: Catheter ablation of junctional ectopic tachycardia by guarded low dose radiofrequency energy application. Pacing Clin Electrophysiol 1996, 19(11-Pt-1): 1655-1658.

29 心房頻拍

1. 概念・歴史

心房頻拍は頻拍の発生・維持に心房のみを必要とし，房室結節や心室が関与していないものと定義される[1]。この定義により房室結節リエントリー頻拍，接合部頻拍，房室回帰性頻拍が除外されるが，心房粗動が含まれることになる。2001年に発表されたESC[*1]とNASPE[*2]の作業部会の提案では，心房頻拍と心房粗動を区別していない[2]。一方，わが国では心房頻拍を狭義に捉え，上記の定義に心房レート250/分以下の条件を加えて，心房粗動と区別している専門医が多い。ここでは，心房頻拍を狭義の意味にとり，心房粗動は別の項で取り上げる。

頻度としては，成人では上室性頻脈性不整脈の15%，小児では14～23%と報告されている。心房頻拍は発作性心房頻拍，自動性心房頻拍，異所性心房頻拍，心房内リエントリー頻拍，洞結節リエントリー頻拍，AVブロックを伴う発作性心房頻拍，多源性心房頻拍など頻拍の特徴や機序に基づいて様々に呼ばれている。このうち，心房頻拍という呼び名は機序や特徴に限定されていないので最も広く用いられている。

2. 病因・原因疾患[3~6]

心房頻拍は房室回帰性頻拍や房室結節リエントリー頻拍のような単一の疾患でなく，種々の器質的心疾患や病態に合併して起こる。心房頻拍の原因としてはジギタリス中毒が有名であるが，その他の原因としてはテオフィリン投与，心房腫瘍，妊娠，副伝導路のカテーテルアブレーション後，外科手術後，心臓移植後などが報告されている。また，心筋梗塞患者のうち約7%が急性期に心房頻拍を発症すると報告されている。しかし，心房頻拍の約30%が原因不明の心房頻拍である。

心臓手術後に発生する心房頻拍は，心房切開と密接に関連して起こり切開関連性心房頻拍（incisional atrial tachycardia）と呼ばれる。また，心房の瘢痕（器質的心疾患に合併する）が関与する心房頻拍は，瘢痕関連性心房頻拍と呼ばれることがある。特殊な心房頻拍である多源性心房頻拍は心不全，肺塞栓，感染に伴う低酸素やカテコラミン投与中に生じるが，慢性肺疾患の急性増悪時にも認められる。房室ブロックを伴った心房頻拍はジギタリス中毒によるものが最も有名であるが，他の原因

[*1] ESC: The European Society of Cardiology
[*2] NASPE: The North American Society of Pacing and Electrophysiology

で起こる心房頻拍の場合も房室ブロックを伴うことがある。一見生理的な洞性頻拍にみえる心房頻拍として，inappropriate sinus tachycardia（不適切洞頻脈）と洞結節リエントリー頻拍がある。inappropriate sinus tachycardia は若い女性に多い原因不明の頻拍である。原因として，① 自律神経の異常，② 洞結節の自動能の異常，③ 洞結節近傍の異所性頻拍が考えられている。最近，アブレーション（特に，房室結節近傍のアブレーション）後に発生する inappropriate sinus tachycardia が報告されている[5]。洞結節リエントリー頻拍の頻度は心房頻拍の 10～27％ と報告されている[6]。

3．発生機序[7～13]

心房頻拍の発生機序として，① リエントリー，② 異常自動能・撃発活動が報告されている。

1）リエントリー

1 マクロリエントリー

心臓手術後の切開に関連して起こる心房頻拍の多くは，マクロリエントリー頻拍である。このタイプは，特に incisional tachycardia（切開関連性頻拍）と呼ばれる。マクロリエントリーの根拠は，① 心房内伝導遅延が記録される，② 電気刺激で誘発および停止する，③ エントレインメント現象を認めることによる。この切開関連性心房頻拍と切開関連性心房粗動との区別は曖昧で，両者を区別せずに切開関連性心房頻拍と呼ぶ専門医もいる[8]。一般的には，心房興奮頻度が 300/分前後は切開関連性心房粗動，250/分以下の場合は切開関連性心房頻拍と呼ばれている。切開関連性頻拍のほかにも，種々の疾患による心房の瘢痕が関与して起こるマクロリエントリー心房頻拍が報告されている（瘢痕関連性心房頻拍）[9]。

特殊なマクロリエントリー心房頻拍として洞房結節リエントリー頻拍がある。この頻拍は，動物実験と電気生理学的検査（EPS[*3]）の検討から洞結節を含んだリエントリーと考えられている[10]。

2 マイクロリエントリー

回路が比較的小さいマイクロリエントリー心房頻拍は，頻拍の特徴はリエントリーであるが，心房興奮パターンは異所性頻拍の特徴を呈している。非リエントリーの異所性頻拍との鑑別には詳細な EPS が必要となる。

2）異常自動能・撃発活動[11～13]

一般的に異所性心房頻拍と呼ばれる頻拍の発生機序として最も重要と考えられている。この頻拍は，心房のいずれの部位からも起こるが，好発部位は，① 分界稜，② 肺静脈，③ 冠状静脈洞入口部近傍，④ 三尖弁輪部，⑤ 僧帽弁輪部，⑥ 房室結節近傍である。この部位が異常自動能の好発部位である原因は今のところ不明である。

房室ブロックを伴う心房頻拍としてジギタリス中毒が代表的であるが，この頻拍の発生機序は撃発活動と考えられている。また，inappropiate sinus tachycardia の機序は自動能と考えられているが，自律神経の異常によるものか洞結節近傍の異常自動能によるものかは不明である。

4．分類

心房頻拍は種々の病因・機序を含むので分類も難しい。従来は，発作（心電図）のタイプから分類していたが，最近は発生機序・発生部位やアブレーション治療の観点からの分類も提案されている。2001 年に発表された ESC・NASPE の提案している分類は発生機序と解剖的知見を考慮した分類である[2]。

[*3]EPS：electrophysiological study

図 29-1 心房頻拍のタイプ

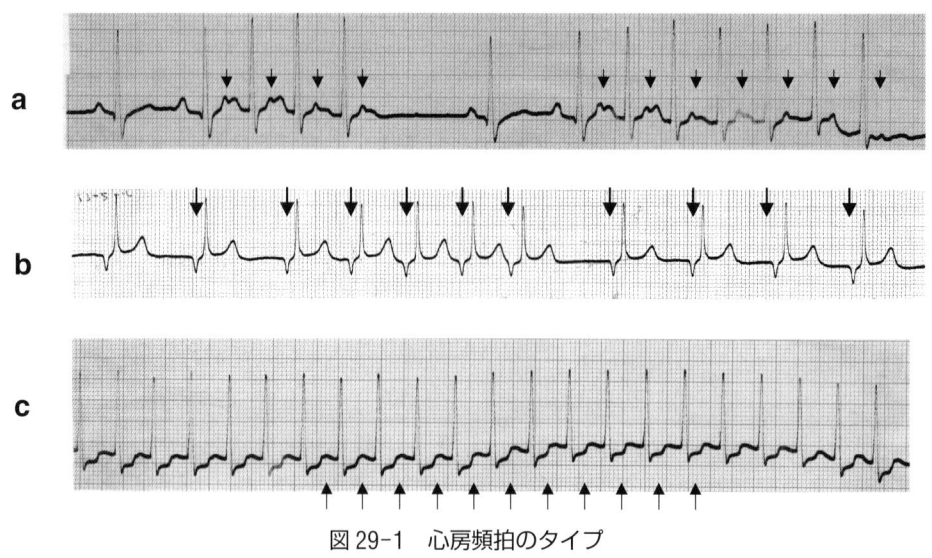

a：反復型
　心房頻拍 4～7 連発(↓)と洞調律が繰り返している。
b：慢性持続型
　心房頻拍が長時間(時に，数日間)持続し，心不全に陥って来院することがある。心房レートが著明に変動しているが，このタイプは自律神経に密接に関連しており頻拍レートの変動が著明であることが多い。
c：発作性持続型
　心房レート(↑)が 180／分，房室伝導が 1：1 伝導しているので心拍数も 180／分である。突然起こり突然停止するのが特徴的で，このタイプは先天性心疾患や心臓手術後に合併することが多い。

1）発作のタイプからの分類

① 反復型(repetitive，図 29-1a)
② 慢性持続型(continuous type，図 29-1b)
③ 発作性持続型(paroxymal sustained，図 29-1c)

　反復型は頻拍が自然に出現するが自然に消失し，3 拍から 10 秒ぐらい続く頻拍が頻回に繰り返す．慢性持続型は頻拍が持続している．このタイプは，自律神経に密接に関連して心房レートの変動が著明であることが多く(図 29-2)，頻発(incessant)型になりやすい．この頻拍の発生機序は非リエントリーと考えられている．発作性持続型は頻拍が突然出現して，頻拍が数分から数時間持続する．このタイプは心臓手術後や心房拡大を有する患者で起こることが多く，発生機序はリエントリーと考えられている．

2）発生機序からの分類

① リエントリー
　a．マクロリエントリー
　b．マイクロリエントリー
② 異常自動能・撃発活動

3）ESC・NASPE が提案してる分類[2]

① 異所性心房頻拍
　異常自動能・撃発活動，マイクロリエントリー
② マクロリエントリー心房頻拍
　a．通常型心房粗動(typical atrial flutter)
　　＊旋回路に三尖弁輪下大静脈間峡部を含むマクロリエントリー(峡部依存性心房粗動)
　　＊興奮パターンは右房自由壁を頭側から

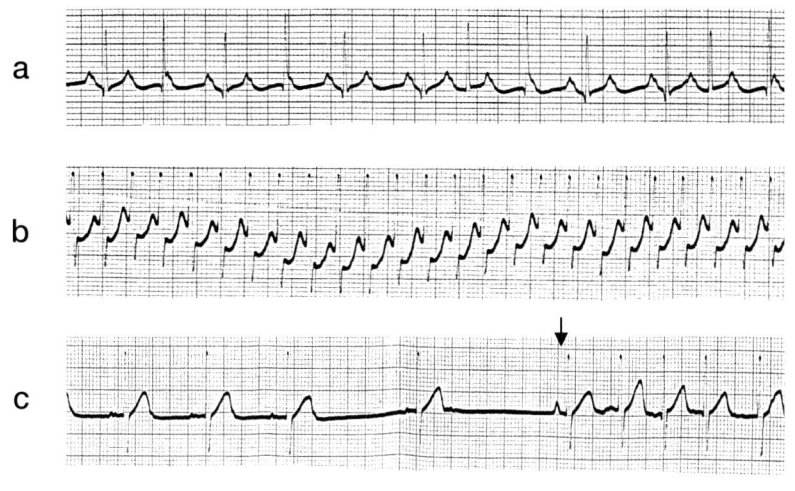

図 29-2 慢性持続性タイプ
このタイプは，運動時に早くなり夜間睡眠時に遅くなるのが特徴的である。
a：日中安静時
　心房頻度 160/分。第 2 度房室ブロックを伴っている。
b：運動時
　心房頻度は 220/分と増加し，房室伝導も 1：1 伝導になっている。
c：夜間睡眠時
　心房頻度は 70/分に減少し，一過性に洞調律(↓)に戻っている。

　尾側へ，中隔を尾側から頭側へ旋回するパターン。
b．逆方向典型的心房粗動(reverse typical atrial flutter)
　＊興奮方向が a と逆
c．切開関連性(瘢痕関連性)心房頻拍
d．その他のマクロリエントリー心房頻拍
　①右房マクロリエントリー心房頻拍
　②左房マクロリエントリー心房頻拍
〔注〕ESC・NASPE の作業部会の提案では，心房頻拍を広義にとり心房粗動を心房頻拍に分類している。

5．診断[12,13]

1）症状と身体所見

　症状は動悸が主であるがまれに失神を伴う。約 1/3 の患者が無症状であるが，持続が長いと心不全をきたし，初発症状が呼吸困難や浮腫のこともある。この場合の心機能低下(tachycardiomyopathy)は，心房頻拍の治療で回復するのが特徴である。心房頻拍時の心室レートと持続時間が tachycardiomyopathy を起こすか否かを決定している。子どもで 150/分以上の心房頻拍が長時間持続した場合は，ほぼ全員が左室機能が低下し心不全をきたすと報告されている。

2）12 誘導心電図

　成人では心房レートが 160/分前後が多い(このレートでは房室結節を 1：1 伝導することが多いので，心室レートも 160/分前後)。子どもの心房頻拍は成人に比べて速い。心房頻拍を疑わせる心電図所見としては，①R-P 間隔＞P-R 間隔(図 29-3a)，②R-P 間隔が変動する(図 29-3a)，③房室ブロックを伴う(図 29-3b)，がある。このうち，発作中の房室ブロックの出現は心房頻拍の診断のよい指標となり，ATP[*4]などの房室結節を抑制する薬剤を用いて他の上室性頻拍との鑑別に用いる。

　頻拍中の P 波形から発生部位をある程度推定

[*4] ATP：adenosine triphosphate

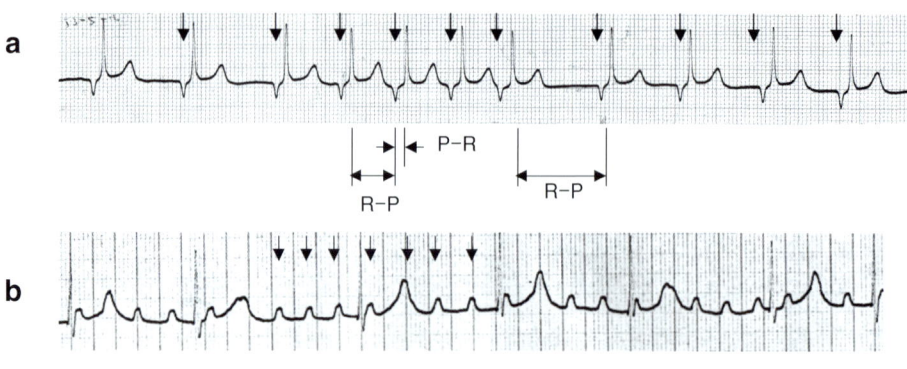

図29-3 心房頻拍の特徴的な心電図

a：long RP 頻拍
　心房頻拍中の R-P 間隔は P-R 間隔より長い。また心房レートの変動に伴い R-P 間隔が変動している（心房波は↓で示す）。
b：房室ブロックを伴う心房頻拍
　発作中に房室ブロックが出現している（心房波は↓で示す）。

できる。inappropriate sinus tachycardia と洞結節リエントリー頻拍の場合は，洞調律時の P 波と同一である。大まかには，右房起源の心房頻拍における aV_L の P 波は陽性，左房起源の場合における V_1 の P 波は陰性と報告されている。また，Ⅱ，Ⅲ，aV_F の誘導での P 波のパターンから心房上部または下部の発生起源を診断する。しかし，心房中隔起源や右肺静脈起源の場合は他の部位との鑑別が困難である。多源性心房頻拍は，3 つ以上のパターンが異なる P 波を認めた場合に診断される[14]。

3）電気生理学的検査（EPS）[15,16]

心房頻拍に対する EPS は，① 心房頻拍の確定診断，② 発生機序の診断，③ 至適カテーテルアブレーション部位の同定を目的として行われる。通常，ヒス束記録用電極カテーテルのほかに，右房のマッピング用として複数の多電極カテーテルを用いる。左房のマッピングは冠状静脈洞で代用するが，時に経心房中隔的にマッピングする必要がある。検査方法としては，① 発作時の心腔内電位（心房），② ペーシングによる発作の誘発と停止，③ 最早期心房興奮部位の同定，④ 伝導遅延部位（チャネル，isthmus 部位）の同定を行う

1 心房頻拍の確定診断

心房頻拍は通常，発作時の 12 誘導心電図の所見から診断できる。特に，発作時に出現する房室ブロックは心房頻拍を疑わせる。しかし，例外的に房室結節リエントリー頻拍でも発作中に房室ブロックが出現することがある。発作時の心腔内電位記録で最早期心房興奮部位が，心房自由壁の場合は心房頻拍の可能性が高い（図 29-4）。しかし，心房頻拍の最早期心房興奮部位が房室結節近傍であると，房室結節リエントリー頻拍や中隔の副伝導路を介する房室回帰性頻拍との鑑別が難しい。この場合は頻拍の発生および維持に房室結節が関与していないことを証明して，房室結節リエントリー頻拍や房室回帰性頻拍と鑑別する。

2 発生機序の診断

マクロリエントリーの場合はエントレインメント現象が認められるが，この証明には発作が持続していることが必要である。一方，異常自動能，および撃発活動が機序の場合は，エントレインメント現象を認めない。これらの発生機序が原因の場合は，頻拍中の心腔内マッピング（activation mapping）を施行すると電気興奮が同心円的に伝達している。また，異常自動能，撃発活動およびマイクロリエントリーの鑑別は，ペーシングに対する反応（overdrive suppression の有無，delayed termination の有無，overdrive acceleration の有無）が有用であるが，確定するのが難しい症例も多い。

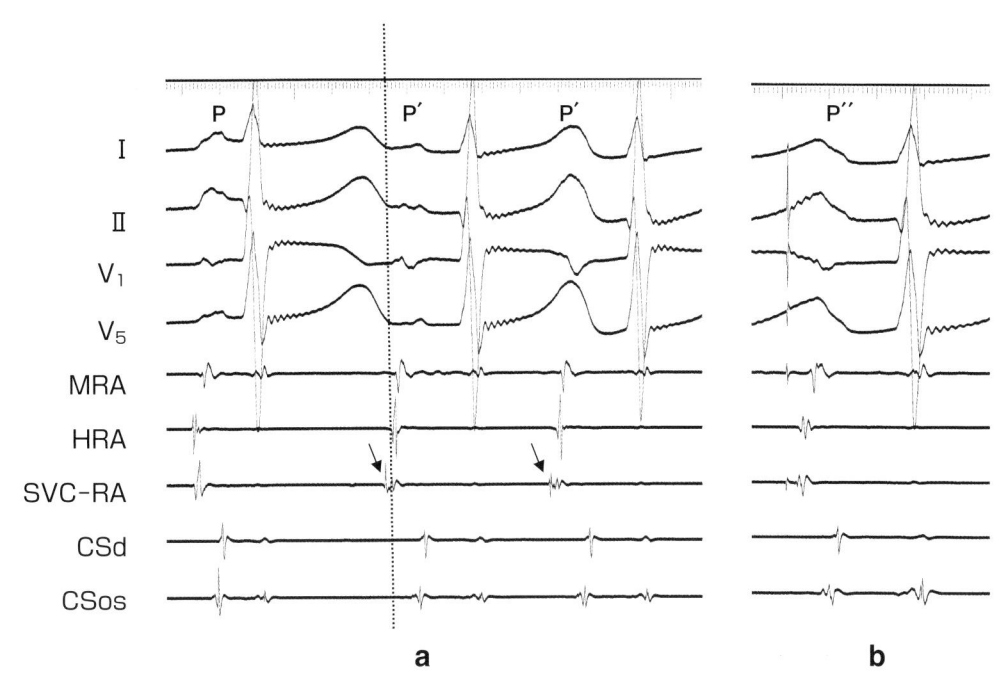

MRA：中位右房，HRA：高位右房，SVC-RA：上大静脈と右房の接合部，CSd：冠状静脈洞遠位部，CSos：冠状静脈洞入口部

図29-4 心房頻拍の発生部位の同定

体表面心電図（Ⅰ，Ⅱ，V₁，V₅）と心腔内電位（MRA，HRA，SVC-RA，CSd，CSos）の同時記録。
a：頻拍時の心腔内マッピング
1拍目（P）は洞調律，2と3拍目（P'）は心房頻拍
洞調律時は高位右房（HRA）が最早期心房興奮部位で，心房頻拍時は上大静脈と右房（SVC-RA）の接合部が最早期心房興奮部位である。また，心房頻拍時のSVC-RAでの心腔内電位でfragmentaion（↓）を認め，体表面のP波より30 msec早く興奮が始まっている。
b：ペースマッピング
SCV-RA部位からのペーシング。体表面心電図ではペーシング時のP''波と頻拍時のP'波の波形を比較するのは難しいが，ペーシング時の心腔内の伝導パターンが図aの頻拍時のパターンと同一であることにより，発生起源がこのペーシング部位であると推定される。この部位でのアブレーションで心房頻拍は消失した。

3 至適カテーテルアブレーション部位の同定

1 マクロリエントリーの場合

心臓手術の切開が関連するマクロリエントリー（切開関連性心房頻拍）は，手術時の切開などによる瘢痕が伝導途絶部位（頻拍時に形成される機能的バリアの場合もある）となり，複数の途絶部位の間や途絶部位と三尖弁輪などの解剖学的途絶部位の間で固定された伝導路（チャネル，isthmus）が形成される。この部位は，①頻拍時にこの部位でdouble potentialが記録される，②頻拍時にこの部位からのペーシングでconcealedエントレインメント現象を認めるなどにより同定する。

2 異所性頻拍の部位同定

12誘導心電図のP波から大まかに発生部位を推定し，頻拍中に最早期心房興奮部位を同定する（図29-4a）。EPS時に頻拍が起こらない場合は心房各部位からペーシングを行い，波形が類似している部位を同定し，発生部位を推定する（ペースマッピング：図29-4b）。心房波形の同定が難しい場合は，ペーシング時と発作時の心腔内の興奮伝導パターンを比較して発生部位を検討する（図29-4b）。

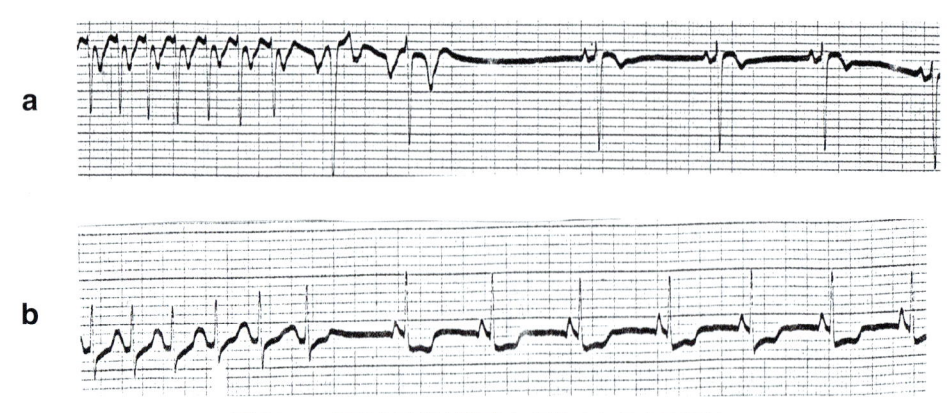

図29-5 異常自動能が機序と考えられる心房頻拍
a：ATP 20 mg（静注）
　ATPで心房頻拍は停止している。
b：リドカイン 30 mg（静注）
　リドカインで心房心拍が停止している。

6．治療

1）薬物治療[17]

発生機序がマクロリエントリーの場合は，アミオダロン，ソタロールのVaughan Williams分類のⅢ群薬の有効性が高い．異常自動能が機序の場合は，ATP静注が有効であるがすぐに再発することが多い（図29-5a）．このタイプの心房頻拍の再発予防には，Vaughan Williams分類Ⅰ群の薬剤が有効なことが多く約50％の抑制率が報告されている（図29-5b）．Ca^{2+}拮抗薬とβ遮断薬は発生機序が撃発活動の心房頻拍に有効である．

心房頻拍自体の治療が困難な場合は，房室結節の伝導を抑制する薬剤（ジギタリス，β遮断薬，Ca^{2+}拮抗薬など）で心拍数をコントロールする．特殊な心房頻拍として，ジギタリス中毒による房室ブロックを伴う心房頻拍がある．この場合はジギタリスの中止が最も重要であるが，β遮断薬投与，K^+補給，プロカインアミドも有効である．

2）非薬物治療[18,19]

心房頻拍に対する非薬物治療は，今日では主にカテーテルアブレーションである．至適アブレーション部位の同定は房室回帰性頻拍，房室結節リエントリー頻拍に比べて複雑である．最近は切開（瘢痕）関連性心房頻拍などのマクロリエントリー心房頻拍には，磁場を利用して解剖学的なカテーテルの位置と電気的記録を対応させるelectroanatomic mappingを行う施設が増え，成功率が向上した[18,19]．心房頻拍が薬剤およびカテーテルアブレーションで抑制できず，また房室結節での心拍数コントロールが困難な症例に対して，ヒス束カテーテルアブレーションを施行することがある．この場合は，ペースメーカ植え込みが必要となる．

●文献

1) Aktar M：Mechanisms of supraventricular tachycardia originating in the atria. In Touboul P, Waldo AL(eds)：Atrial Arrythmias：Current Concepts and Management. Mosby Year Book 1990, pp270-281.
2) Saodi N, Cosio F, Waldo A, et al：A classification of atrial flutter and regular atrial tachycardia according to electrophysiological mechanisms and anatomical bases；A Statement from a Joint Expert Group from The Working Group of Arrhythmias of the European Society of Cardiology and the North American Society of Pacing and Electrophysiology. Eur Heart J 2001, 22(14)：1162-1182.
3) Garson A Jr, Smith RJ, Moak JP：Atrial automatic tachycardia in children. In Touboul P, Waldo AL(eds)：Atrial Arrythmias：Current Concepts and Management. Mosby Year Book 1990, pp282-287.

4) Poutiainen AM, Koistinen MJ, Airaksinen KEJ, et al：Prevalence and natural course of ectopic atrial tachycardia. Eur Heart J 1999, 20(9)：694-700.

5) Skeberis V, Simonis F, Tsakonas K, et al：Inappropriate sinus tachycardia following radiofrequency ablation of AV nodal tachycardia；Incidence and clinical significance. Pacing Clin Electrophysiol 1994, 17(5-pt-1)：924-927.

6) Key GN, Chong F, Epstein AE, et al：Radiofrequency ablation for treatment of primary atrial tachycardias. J Am Coll Cardiol 1993, 21(4)：901-909.

7) 沢登 徹：心房頻拍の発症機序．早川弘一，笠貫 宏（編）：心房細動・粗動・頻拍．医学書院 1999, pp368-375.

8) Lesh MD, Kalma JM：To fumble flutter or tackle "tach"？ toward updated classifiers for atrial tachyarrhythmia. J Cardiovasc Electrophysiol 1996, 7(5)：460-466.

9) Lesh MD, Van Hare GF, Epstein LM, et al：Radiofrequency catheter ablation of atrial arrhythmias；Results and mechanisms. Circulation 1994, 89(3)：1074-1084.

10) Ogawa S, Dreifus LS, Osmick MJ：Induction of sinus node reentry. Its relation to inhomogenous atrial conduction. J Electrocardiol 1978, 11(2)：109-116.

11) Gillette PC：The mechanisms of supraventricular tachycardia in children. Circulation 1976, 54(1)：133-139.

12) Ko JK, Deal BJ, Strasburger JF, et al：Supraventricular tachycardia mechanisms and their age distribution in pediatric patients. Am J Cardiol 1992, 69(12)：1028-1032.

13) Chen SA, Chiang CE, Yang CJ, et al：Sustained atrial tachycardia in adult patients；Electrophysiological characteristics, pharmacological response, possible mechanisms, and effects of radiofrequency ablation. Circulation 1994, 90(3)：1262-1278.

14) Habibzadeh MA：Multifocal atrial tachycardia；A 66 month follow-up of 50 patients. Heart Lung 1980, 9(2)：328-335.

15) Gilette PC, Garson A Jr：Electrophysiologic and pharmacological characteristis of automatic ectopic atrial tachycardia. Circulation 1977, 56(4-pt-1)：571-575.

16) Wu D, Amat-Y-Leon F, Denes P, et al：Demonstration of sustained sinus and atrial reenty as a mechanims of paroxysmal supraventircular tachycardia. Circulation 1975, 51(2)：234-243.

17) Coumel P, Leclercq J, Assayag P：European experience with the antiarrhythmic efficacy of propafenone for supraventricular arrhythmias. Am J Cardiol 1984, 54(9)：60D-66D.

18) Gepstein L, Hayam G, Ben-Haim SA：A novel method for nonfluoroscopic catheter-based electroanatomical mapping of the heart. *In vitro* and *in vivo* accuracy results. Circulation 1997, 95(6)：1611-1622.

19) Shpun S, Gepstein L, Hayam G, et al：Guidance of radiofrequency endocardial ablation the real-time three-dimensional magnetic navigation system. Circulation 1997, 96(6)：2016-2021.

30 心房粗動

1. 概念・歴史[1~2]

1) 粗動の命名

1887年にMacWilliamsは，イヌの心房に電気刺激を加えると心房が規則正しく高頻度で収縮しているのを肉眼で観察し，この頻拍を粗動(flutter)と記載した[3]。JollyとRitchie(1911)は，ヒトの心房粗動を心電図で記録し，MacWilliamsがイヌで観察した頻拍と同じであると考え彼の記述に従って粗動(flutter)と呼んだ[4]。Lewisは，心房粗動患者16人の心電図を検討し，Ⅱ・Ⅲ誘導の鋸歯状心房波形が心房粗動の特徴と記載した(図30-1)[5]。フランス学派は発作時心電図の特徴から典型的心房粗動(Ⅱ，Ⅲ，aVFで陰性鋸歯様の波形)と非典型的心房粗動(Ⅱ，Ⅲ，aVFで陽性波)に分類した。その後Puechらは，発作時の心房波形とレートから，①通常型：心房レート250～300/分でⅡ，Ⅲ，aVFで陰性鋸歯様の波形，②非通常型：心房レート250～300/分でⅡ，Ⅲ，aVFで陽性波形，③不純粗動：心房レートが320/分以上の3つに分類した。Wellsらは，心房興奮頻度からタイプⅠ(心房レートが300/分)とタイプⅡ(心房レートが340-430/分)に分類した[6]。

2) 心房粗動モデル

心房粗動の機序に関しては，多くの動物実験モデルが作製され検討されている。Lewisは，電気刺激で心房粗動を誘発して粗動中に右房の数か所からのマッピングを行った結果，心房粗動は上大静脈と下大静脈を旋回するリエントリーによると考えた[7]。しかし，電気刺激のみで心房粗動を誘発する方法は誘発率が低く実験モデルとしては不適当であった。RosenbleuthとGarcia Ramosは，上大静脈口と下大静脈口の間を挫滅させた後に電気刺激し，上大静脈と下大静脈の周りを旋回する安定したリエントリー頻拍を発生させるのに成功した[8]。木村らは，このリエントリーが心房粗動の機序であると推定した(図30-2a)。Frameは，RosenbleuthとGarcia Ramosの解剖学的バリアに加えて右房自由壁を切開し，Y字型モデル(三尖弁リングモデル)を作製した[9]。このモデルでは，電気刺激により半永久的に時計方向と反時計方向の両方のリエントリー頻拍が持続する。また，心房期外収縮で誘発・停止が可能で心電図の心房波形も患者で記録される心房粗動と類似している。

Waldoのグループは，解剖学的バリアを設けずにtalcum沫を心房に振りかけて無菌的心膜炎を起こさせ，安定した持続性の心房粗動を発生させ

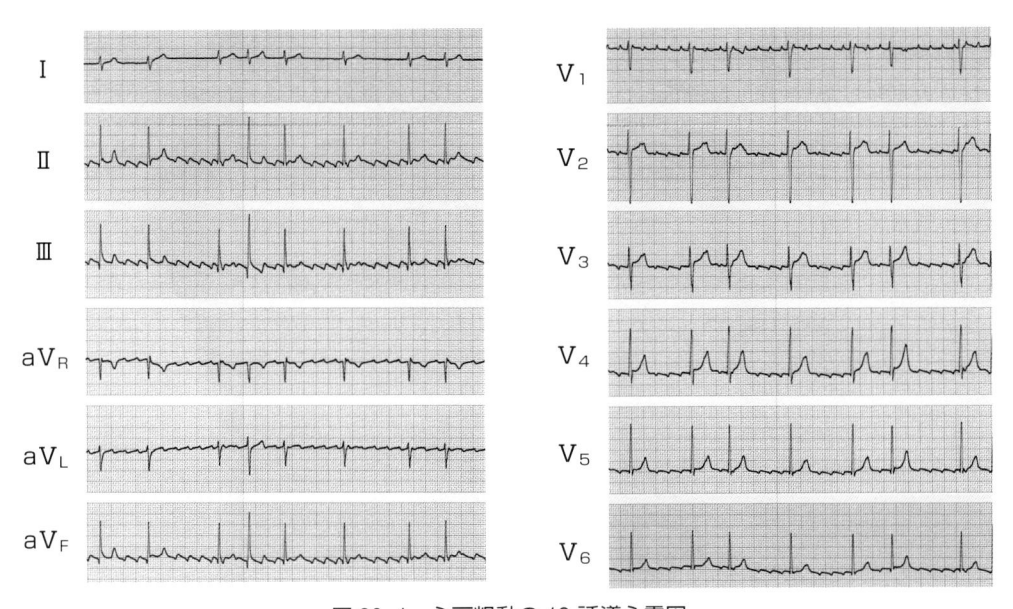

図30-1 心房粗動の12誘導心電図
Ⅱ, Ⅲ, aV_Fに鋸歯状心房波形を認め, 心房レートは約300/分である.

た[10]. Allessieらはアセチルコリンモデルを用いて, 解剖学的なバリアがなくても心房内で速い頻拍が起こることを見いだした. これらの解剖学的バリアを有さないで発生する頻拍は, 解剖学的バリアを有する頻拍より速いのが特徴で, Wellsの報告したタイプⅡに類似している. また, 1988年にBoydenは, 右房を拡張(肺動脈狭窄と三尖弁閉鎖不全により)させることで, 明らかな解剖学的バリアがなくても右房を旋回するリエントリーが起こることを示した[11].

3) 電気生理学的検査(EPS)

患者を対象とした電気生理学的検討はWaldoらにより行われ, 心臓手術後の心房粗動はエントレインメント現象を有するリエントリーであることが明らかにされた[12]. Waldoはさらに, ペーシングに対する反応から心房粗動をタイプⅠとタイプⅡに分類した. タイプⅠの心房興奮頻度は300/分前後で, 心房ペーシングで停止する. タイプⅡは, タイプⅠより心房興奮頻度が速く, またペーシングで停止しない. ペーシングによる停止の有無から分類したWaldoのタイプⅠとタイプⅡは, 心房レートから分類したWellsのタイプⅠとタイプⅡ

に対応すると考えられる. 井上らは, 心房粗動の動物モデルと心房粗動患者の両者でペーシングを行い, 心房粗動は興奮間隙をもったマクロリエントリーであることを示した[13]. Olshanskyは心房粗動中の右房マッピングとエントレインメントマッピングを用いて, 心房粗動時に右房後下壁で機能的な伝導遅延が生じていることを明らかにした[14].

Lewisの記述した心房粗動, フランス学派が命名した通常型心房粗動, およびWellsとWaldoのタイプⅠの心房粗動は, 同じタイプの心房粗動を指していると考えられる. このタイプは臨床で最も多くみられ, 最近の詳細な頻拍中のマッピングより, 右房中隔側と右房自由壁を反時計方向に旋回するマクロリエントリーであることが明らかになった(図30-2b, 3b).

4) 治療

治療においては, 心房粗動に対してChauvinとBrechenmacher[15]がカテーテルアブレーションを行ったのに続いて, Feldが高周波カテーテルアブレーションを用いて心房粗動を治療し, よい結果を報告した[16]. 今日では, 三尖弁輪・下大静脈間

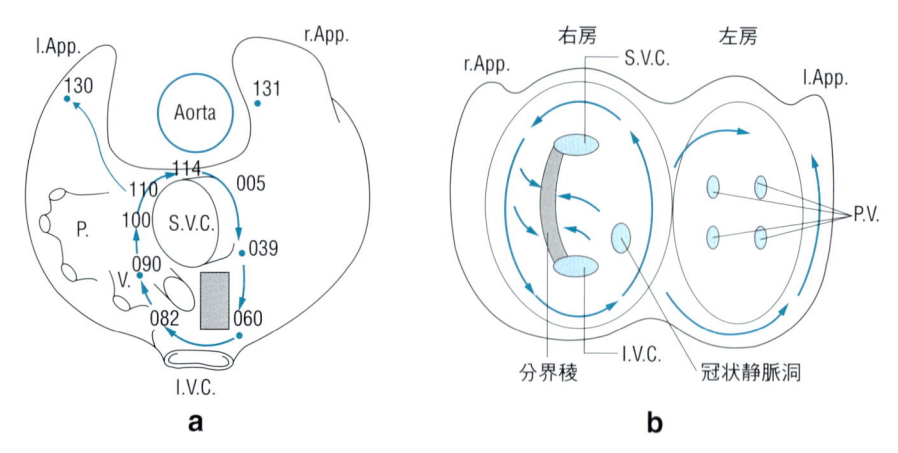

Aorta：大動脈，SVC：上大静脈，IVC：下大静脈，P. V.：肺静脈，lApp：左心耳，rApp：右心耳

図 30-2　心房粗動のリエントリー回路
a：木村らが推定したリエントリー回路
　木村はイヌで心房粗動中に心表面からマッピングを施行し，図のようなリエントリー回路を考えた。▨：伝導障害作成部位。数値は心房内伝導時間(msec)。文献 52) より引用・一部改変。
b：Cosio らが提唱したリエントリー回路
　Cosio らは心房粗動の患者で施行した心内膜マッピングより，図のようなリエントリー回路を考えた。文献 53) より引用・一部改変。

峡部を回路の一部とする心房粗動(峡部依存性)に対しては高周波カテーテルアブレーションが治療法として確立している。

2. 病因・原因疾患

1) 頻度・病因

　一般人における心房粗動の有病率は低く，心房細動の 10% 以下と考えられている。実際，2 万人を対象とした調査では 1 人見つかるかどうかの頻度である[17]。外来患者を対象とした心房粗動の頻度は 0.4～1% と報告されている[18,19]。
　心房細動は左室系の心疾患に伴う場合が多いが，心房粗動は右室系の心疾患に起こしやすい。したがって，肺疾患[20]と心臓手術後(特に Mustarad や Fontane 手術)に合併することが多い[21]。また，心膜炎の 30% に合併するすると報告されている。しかし，患者数としては虚血性心疾患に合併することが多い(疾患の母集団が多い)[17]。また，心房粗動は心房細動と異なり甲状腺機能亢進症に伴うことはまれである。
　従来，心房粗動は器質的心疾患に伴う症例が大部分と考えられていたが，最近では，心房粗動の約半数が器質的心疾患を認めない患者に発生している[22]。また，心房粗動はジギタリス中毒の不整脈として有名であるが，今日ではまれである[23]。

2) 心房細動・洞機能不全の合併

　心房粗動と心房細動は交互に移行することがある。この理由として自律神経の関与と薬剤の影響が考えられている。具体的には，迷走神経活性の亢進により心房不応期が短縮して，心房粗動の心房レートが速くなり，心房細動に移行する機序が考えられている。一方，抗不整脈薬投与後に心房不応期が延長して心房細動が心房粗動と移行することはよく経験する。
　心房粗動と洞不全症候群が合併する正確な頻度は明らかではないが，一般的には 10% 以下と考えられている。心房粗動と洞機能不全の合併は心

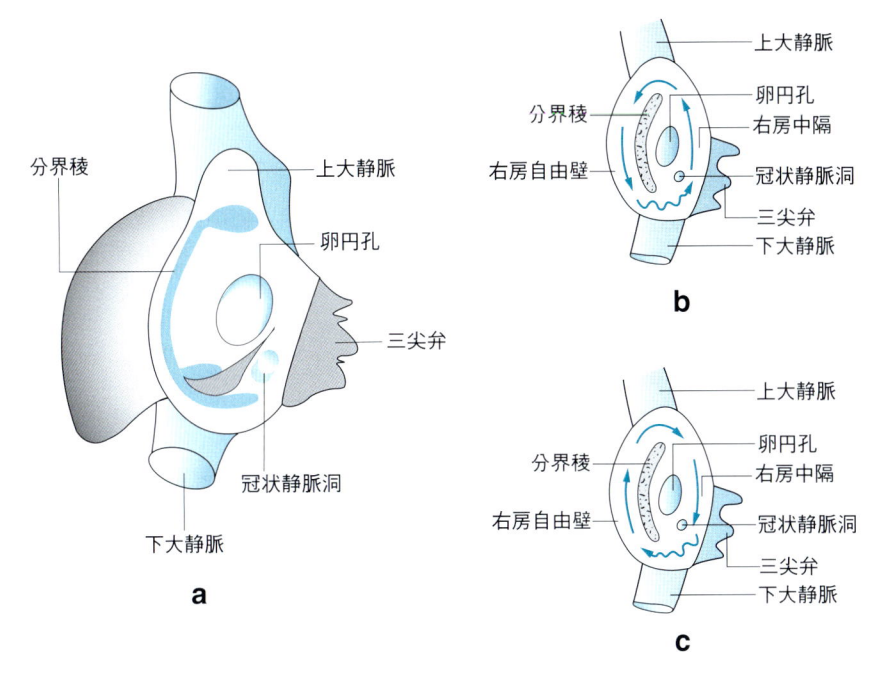

図 30-3　右房の解剖と粗動の旋回路

a：右房の解剖
　右房の自由壁を取り除き，心房中隔を観察した図。中隔には興奮伝導の障害（バリア）となる，分界稜，三尖弁，冠状静脈洞入口部，eustachian valve/ridge，上大静脈，下大静脈，卵円孔が存在している。通常型心房粗動の伝導遅延部位は，三尖弁輪，下大静脈入口部，eustachian valve/ridge に挟まれている比較的狭い部位である。

b：通常型心房粗動のリエントリー回路
　右房を心内膜側より観察した図。右房中隔側を尾側から頭側に右房自由壁を頭側から尾側に反時計方向に旋回しているマクロリエントリーである。

c：非通常型心房粗動のリエントリー回路
　リエントリー回路は通常型と同一であるが，回り方が逆で右房自由壁を尾側から頭側に，心房中隔側を頭側から尾側に時計方向に旋回しているリエントリーである。

筋梗塞，心筋症，心房中隔欠損術後，Mustard 手術後，Fallot 四徴症の手術後で報告されている。明らかな心疾患を認めない場合でも，心房粗動停止後に洞停止を認める症例や非発作時の洞徐脈が著明な症例を認めることがある。一般的には投与している薬剤が洞機能低下に関与していることが多いが，心房粗動をカテーテルアブレーションで治癒した後に洞機能不全を認める症例を往々に経験することがある。

3. 発生機序

1) 動物モデル

臨床で最も多く認められる心房粗動（通常型）は，動物での右房障害モデル（解剖学的バリアを有する）で発生する頻拍と類似し，解剖学的に固定したリエントリーであることが電気生理学的検査（EPS[*1]）で明らかになった。一方，粗動頻度が速

[*1]EPS：electrophysiological study

い心房粗動（不純粗動，タイプII）は，無菌的心膜炎モデルやアセチルコリンモデル（解剖学的バリアがない）に発生する頻拍に類似している[10]。

2）電気生理学的検査（EPS）

1 典型的な心房粗動

Waldoは，心房粗動患者に対してEPSを行い，①心房ペーシングで停止させることができる，②心房粗動中に心房頻回刺激を行うとエントレインメント現象が認められることを報告した。その当時は心房粗動の発生機序が明らかでなかったのでこの現象の解釈が難しかったが，Waldoらはこの現象をリエントリーで明快に説明した[12]。その後，心腔内マッピングのテクニックが進歩して通常型の心房粗動は右房内のマクロリエントリーで，伝導遅延部位は右房の下後中隔部位であることが判明した[14,24]。この伝導遅延部位は，三尖弁輪，下大静脈入口部およびeustachian valve/ridgeに挟まれている比較的狭い部位である（図30-3a）[25,26]。さらにこのタイプは，右房中隔側を尾側から頭側に，右房自由壁を頭側から尾側に反時計方向に旋回しているマクロリエントリーであることが明らかにされた（図30-3b）[25,26]。一方，非通常型のリエントリー回路は通常型と同じであるが，回り方が逆で右房自由壁を尾側から頭側に，心房中隔側を頭側から尾側に時計方向に旋回しているリエントリーであることが判明した（図30-3c）[27]。

2 心臓手術後に発生する心房粗動

心臓手術後に起こる心房粗動は，ペーシングで誘発・停止可能でエントレインメント現象を認めることより，マクロリエントリーと考えられている。これは手術操作や人工心肺などの右房の切開，カニュレーション，パッチなどによって生じた解剖学的バリアがリエントリー回路の成立に関与していると考えられ切開関連性（incisional）リエントリーと呼ばれる。このような複雑な不整脈（解剖学的）基質を有する切開関連性リエントリーの旋回路の同定は通常のマッピング方法では困難であったが，最近，磁気を利用する心臓マッピングシステム（CARTO）が開発され可能となった[28]。このマッピングシステムでは，電気的情報と解剖学的位置との関係が一対のデータとなって分析されるので，切開関連性リエントリーのような複雑なリエントリー回路のマッピングが可能となってきた。その結果，切開関連性リエントリーは切開線やパッチ閉鎖瘢痕部周囲を旋回していることが判明した。

3 特殊な心房粗動

心房興奮頻度が340〜350/分と速い心房粗動（不純粗動，タイプII）は，心房ペーシングで捕捉されずまた停止できないのが特徴である[12]。このタイプは不安定で心房細動に移行しやすい[29]。このタイプの発生機序は個々の症例で異なっている可能性が考えられている。

4．分類

心房粗動は，①動物モデルから得られた心電図，②患者の発作時心電図，③心房ペーシングに対する反応，④発作時の心房マッピングなどいろいろな角度からの特徴で分類されているので，臨床の場で混乱が起きている[30]。一般的には，心房レートと心房波形の特徴から分類している。最近，EPSが進歩して各タイプの発生機序が明らかになり，これに基づいた分類や命名がされるようになってきた。

1）発作時心電図（F波）の形態に基づいた分類（Puechの分類）[31]

Puechは，発作時の12誘導心電図における心房波形の特徴から以下の3つに分類した。
①通常型（common type）
②非通常型（uncommon type）
③不純粗動（impure flutter）

通常型は古典的な心房粗動を意味し，発作時の心電図は，①II，III，aV_F，V_6で鋸歯状の陰性のF波形を認め，②心房レートは250〜300/分である（図30-4a）。非通常型の心房レートは250〜

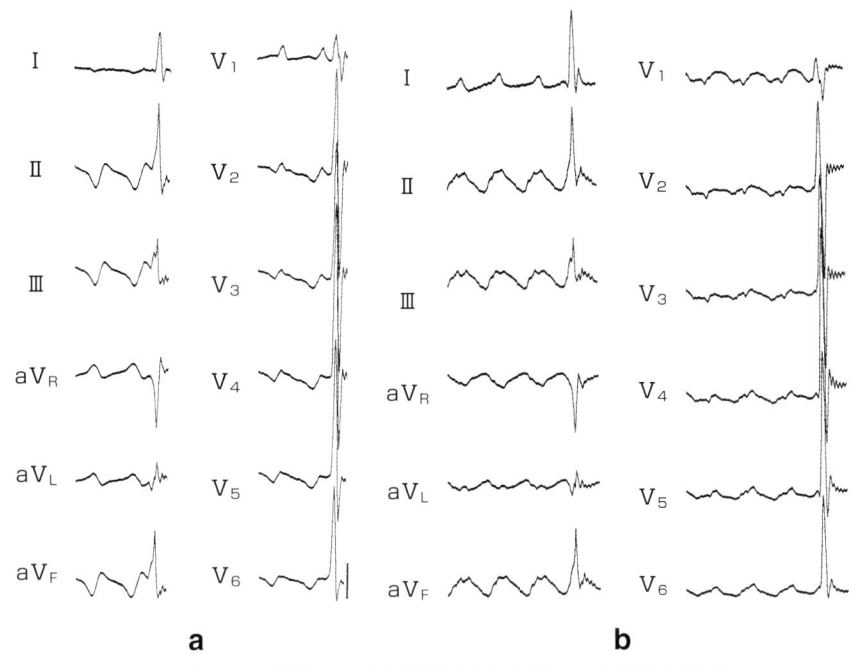

図 30-4 通常型および非通常型心房粗動の 12 誘導心電図

a：通常型心房粗動
　心房レートは 300/分で，心電図上 II・III・aV_F・V_6 誘導で陰性 F 波を認め，いわゆる鋸歯状波(saw-tooth wave)を呈している。

b：非通常型心房粗動
　心房レートは通常型同様に 300/分であるが，通常型と異なり II・III・aV_F・V_6 誘導で陰性 F 波は典型的な鋸歯状波(saw-tooth wave)ではない。また，V_1 の F 波が陰性であることも通常型と異なっている。

300/分で通常型と同じであるが，II，III，aV_F，V_6 の F 波が陽性である(図 30-4b)。不純粗動は，心房レートが 340〜400/分で心房粗動と心房細動の移行を認めるものとした。

2）心房レートからの分類（Wells の分類）[6]

Wells は，心房粗動の心房レートに基づいて分類した。
① タイプ I (240〜300/分の心房レート)
② タイプ II (340〜433/分の心房レート)
　タイプ I は，Puech の分類の通常型および非通常型に対応している。タイプ II は，Puech の不純粗動に対応している。

〔注〕Waldo はペーシングによる誘発の有無で Wells と同様にタイプ I (誘発される)とタイプ II に分類した。両者は大まかに対応していると考えられる。

3）ESC・NASPE[*2] が提案してる分類[32]

　この分類は，EPS に基づいた機序と解剖所見に基づいている。
① マクロリエントリー心房頻拍(macroreentrant atrial tachycardia)
　（i） 典型的心房粗動(typical atrial flutter)
　（ii） 逆方向性典型的心房粗動(reverse typical atrial flutter)
　（iii） 切開・瘢痕関連性心房頻拍(incisional macroreentrant atrial tachycardia)

[*2]ESC・NASPE：European Society of Cardiology and the North American Society of Pacing and Electrophysiology

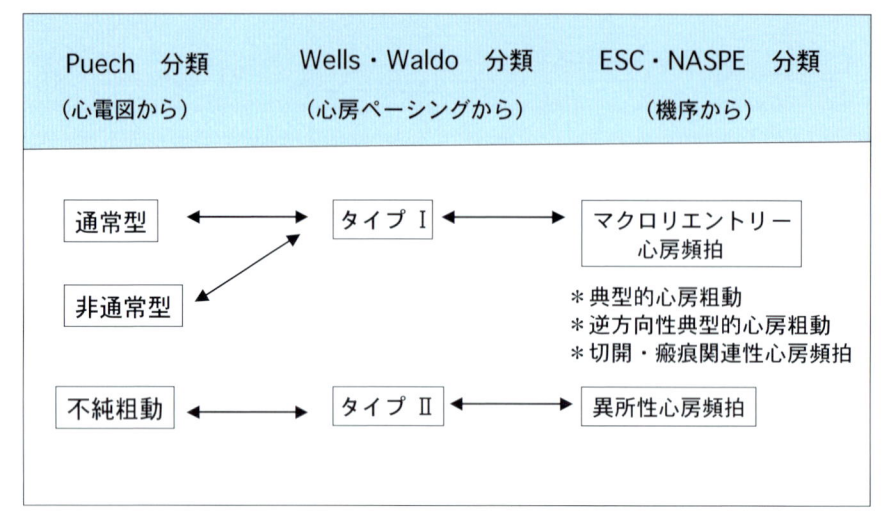

図30-5 Puech分類，Wells・Waldo分類，ESC・NASPE分類の対比
Wells・Waldo分類のタイプⅠはPuechの分類の通常型・非通常型およびESC・NASPE分類のマクロリエントリー心房粗動に対応している。Wells・Waldo分類のタイプⅡはPuech分類の不純粗動とESC・NASPE分類の異所性心房頻拍に対応している。

　（ⅳ）その他のマクロリエントリー
② 異所性心房頻拍（focal atrial tachycardia）

4）アブレーションを考慮した分類

① マクロリエントリー心房粗動
　（ⅰ）峡部依存性心房粗動（isthmus-dependent atrial flutter）
　　・反時計方向旋回型
　　・時計方向旋回型
　（ⅱ）切開・瘢痕関連性心房粗動／心房頻拍
　　（incisional atrial flutter/tachycardia）
② 異所性心房頻拍

〔注〕Puechの分類は発作時の心電図で診断できるのでベッドサイドにおける分類としては有用である。Waldoは，ペーシングによる誘発の有無で分類したが，これは機序を考えるうえで有用である。しかし，心房粗動に対するアブレーションを施行する立場からは，ESC・NASPEが提案している分類，あるいは4）のアブレーションを考慮した分類が有用である。図30-5にPuech分類とWells・Waldo分類およびESC・NASPE分類の対比を示す。大まかに対応する（完全には1：1対応ではない）と考えられるものを線で結んでいる。

5．診断

1）症状と身体所見

症状は動悸が主で，まれに失神を起こす（房室伝導が1：1伝導になった場合）。身体所見は，300/分の心房粗動波形を頸静脈で観察されることがある[33]。発作時の脈は150/分前後で規則正しい場合が多い（房室伝導が2：1）。

2）12誘導心電図

発作時の心房波形の特徴は各々のタイプで異なっている。通常型の心房レートは250〜300/分で，心電図上Ⅱ・Ⅲ・aV_F・V_6誘導で陰性F波を認め，いわゆる鋸歯状波（saw-tooth wave）を呈する（図30-4a）。非通常型の心房レートは通常型と同様に250〜300/分であるが，通常型と異なり心電図上Ⅱ・Ⅲ・aV_F・V_6誘導で陽性F波を認める（図30-4b）。不純粗動の心房レートは340〜400/分と速く，波形は粗動の特徴的な心電図波形を呈さず，心房細動に類似している。切開・瘢痕関連

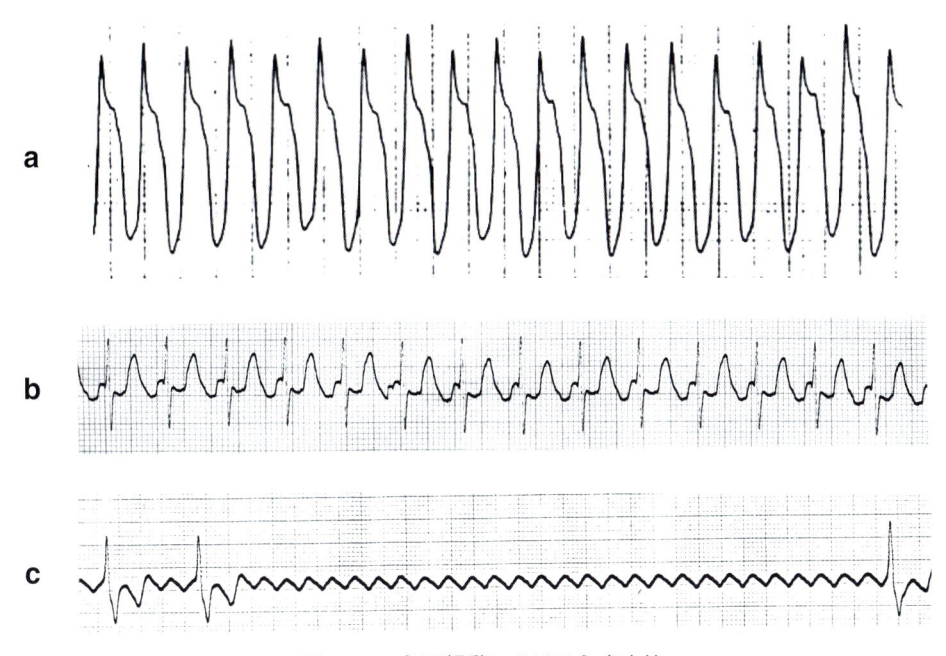

図 30-6　心房粗動における心室応答

a：房室伝導が 1：1 伝導の場合
　心室レートは約 300/分となり変行伝導を伴っているので，心室頻拍との鑑別が必要である。
b：房室伝導が 2：1 伝導の場合
　心室レートが約 150/分となり，心房頻拍・洞頻脈との鑑別が問題となる。粗動波が QRS 波と T 波に重なっているので心房興奮が 300/分であることを見落としやすい。
c：高度の房室ブロックを伴う場合

性の場合は，心疾患に伴う解剖学的異常や心臓手術に伴う切開部位によりリエントリー回路が異なるので，心房波形は一定でない。

心室レートは房室伝導によって規定される。房室伝導が 1：1 伝導の場合は，約 300/分となり変行伝導を伴うことが多く，心室頻拍との鑑別が必要である(図 30-6a)。2：1 伝導の場合は心室レートは約 150/分となり，心房頻拍・洞頻脈との鑑別が問題となる(図 30-6b)。高度の房室ブロックを伴うと著明な徐脈となる(図 30-6c)。

3）電気生理学的検査（EPS）[34〜38]

EPS は，① 心房粗動の診断を確定する，② 心房粗動のタイプと機序を決定する，③ リエントリー回路と旋回方向を決定する(マクロリエントリーの場合)，④ 至適カテーテルアブレーション部位を決定する，以上を目的として行う。

1　心房粗動の誘発と停止

Walso らの定義では，タイプⅠ(puech 分類の通常型と非通常型に対応する)は心房ペーシングで停止でき，タイプⅡは停止不可で，高頻度刺激で心房細動に移行することが多いとしている。今日では心房粗動の誘発は，タイプや機序を同定する目的よりも右房内興奮のパターンを調べる目的で行うことが多い。心房粗動の誘発には，心房期外収縮法と心房頻回刺激法が用いられる。中隔側から刺激すると通常型が起こることが多い。一方，刺激を右房自由壁から挿入すると，非通常型の心房粗動が誘発されることが多い。これは，興奮の旋回方向が刺激部位とブロック部位との位置関係で規定されていることによる。

2　発生機序・リエントリー回路の同定

粗動中の右房内の心内膜マッピングで大まかな右房内興奮パターンを調べ，マクロリエントリーまたは異所性心房頻拍かを鑑別する。近年，多極

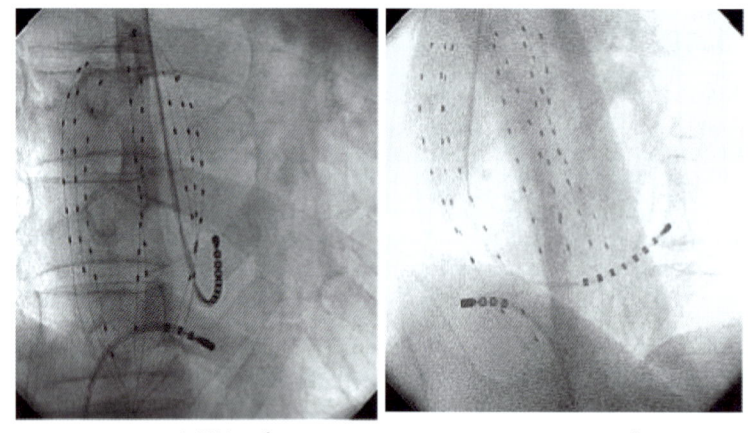

RAO：右斜位 30° LAO：左斜位 60°

図 30-7　心房粗動のマッピング
多極電極（Halo カテーテル）を用いて心房粗動中の詳細な心内マッピングを施行し，リエントリー回路を推定する。

FW：右房自由壁
isthmus：下大静脈と三尖弁に囲まれた部位
CSos：冠状静脈洞入口部
HBE：ヒス束

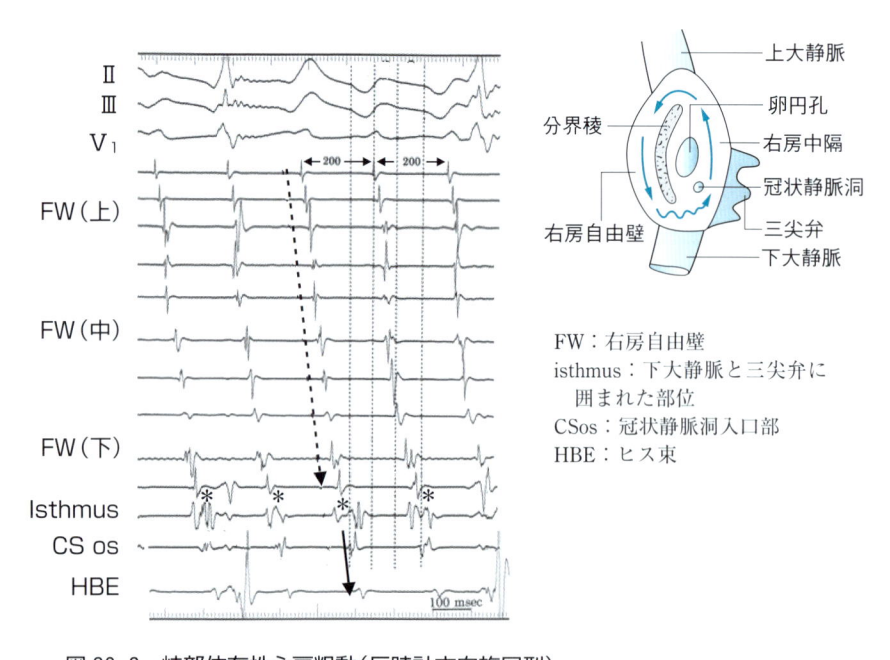

図 30-8　峡部依存性心房粗動（反時計方向旋回型）
心房興奮は右房自由壁（FW）の頭側（上）から尾側（下）に伝導し（↓），中隔を尾側（CSos）から頭側（HBE）へ伝導している（↓）ことがわかる（反時計回り）。isthmus で double potential（*）が記録され，この部位が伝導遅延部位であることがわかる。この伝導パターンから峡部依存性心房粗動（isthmus-dependent atrial flutter）の反時計方向旋回型の心房粗動と診断される。

電極カテーテルを用いた右心房内のマッピングにより，詳細に右房内興奮パターンを短時間に調べられるようになった（図 30-7）。
　右房内興奮パターンより，①興奮が右房自由壁を頭側から尾側へ，心房中隔を尾側から頭側へ旋回するパターン：反時計方向旋回型の峡部依存性心房粗動（図 30-8），②右房自由壁を尾側から頭側へ，心房中隔を頭側から尾側へ旋回するパター

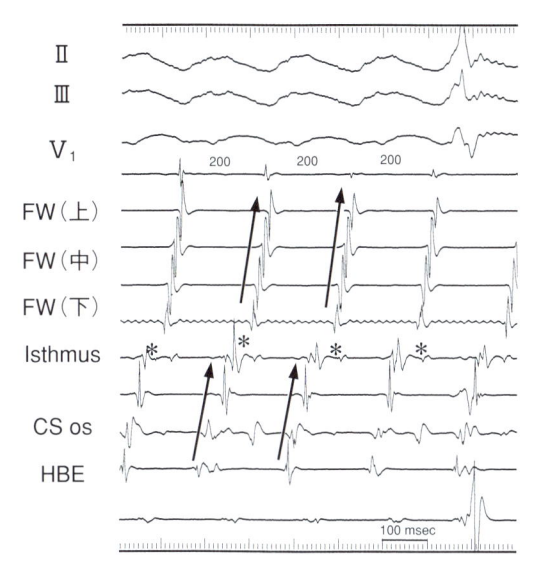

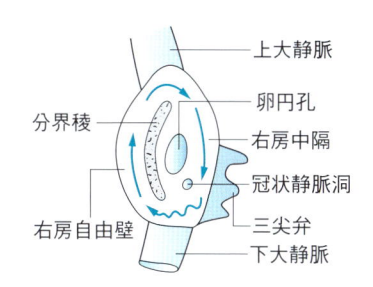

図 30-9 峡部依存性心房粗動（時計方向旋回型）の心腔内マッピング
心房興奮は右房自由壁（FW）の尾側（下）から頭側（上）に伝導し，中隔を頭側（HBE）から尾側（CSos）へ伝導していることがわかる（時計回り）。isthmus で double potential（＊）が記録され，この部位が，通常型と同様に，伝導遅延部位であることがわかる。この伝導パターンから峡部依存性心房粗動（isthmus-dependent atrial flutter）の時計方向旋回型の心房粗動と診断される。

ン：時計方向旋回型の峡部依存性心房粗動（図30-9），③その他のマクロリエントリーパターン，④異所性頻拍のパターンに分けられる。①と②のパターンを認めた場合は三尖弁輪，下大静脈，および eustachian valve/ridge に挟まれている比較的狭い部位の心腔内電位図の記録が特に重要である。この場合は通常，心房粗動中に double potential（振幅の小さい基線を挟む明瞭な2つの電位が記録されるもの）が記録される（図30-8, 9）[38,24]。この double potential は洞調律時には記録されないので，頻拍時に形成される機能的な伝導遅延に由来するといえる。しかし，この伝導遅延部位が心房粗動に実際関与しているかどうかの検討は，心房粗動中のエントレインメント現象を調べる必要がある（第15章：電気生理学的検査，114〜116頁参照）。この部位からエントレインメント現象を認めれば，心内興奮パターンと併せて峡部依存性心房粗動と診断される。

峡部依存性でないマクロリエントリーは，切開・瘢痕関連性心房頻拍の可能性が高い。このタイプの解剖学的異常や心臓手術に伴う切開部位は個々の症例で異なっているので，リエントリー回路は一定でなく複雑である。リエントリー回路の同定には詳細な電位記録とエントレインメントマッピングが必要である。

異所性の心房頻拍（粗動）は，非リエントリーなので右房の心腔内マッピングでは同心円状の興奮パターンを呈し，その中心部が発生部位である。

6．治療[40]

心房粗動の治療は，①心室レートのコントロール，②心房粗動の停止（洞調律の復帰），③再発予防（洞調律の維持）に分けられる。心房粗動の停止と再発予防の方法は，薬物治療と非薬物治療に大別される。峡部依存性心房粗動の至適アブレーション部位は確定しているので，比較的簡単にカテーテルアブレーションで治療できるようになり，適応症例が増えている。一方，他のタイプのアブレーションの成功率は前者ほど高くない。特に，頻度が速い不純心房粗動（タイプII心房粗動）

に対する治療は心房細動の場合と同じで，難しい症例が多い。

1）心室レートコントロール

　薬剤で心房粗動の心室レートをコントロールすることは，心房粗動そのものを治療するまでのつなぎの治療として重要である。心房粗動時の心室レートのコントロールは，房室結節の伝導能を低下させる薬剤を用いる。従来はジギタリスが多く用いられた。ジギタリスは房室結節に対する直接作用と迷走神経活性亢進作用により房室結節の伝導時間と不応期を延長させ，房室結節の伝導能を低下させる。しかし，ジギタリスは効果がでるまでに時間がかかる（心室レートがコントロールされるまでの時間は平均 11 時間と報告されている）。これに対して，Ca^{2+}拮抗薬は即効性が期待でき，また効果は 1～3 時間維持できると報告されている。わが国では Ca^{2+} 拮抗薬のうちベラパミルがよく用いられるが，静注後（5～10 mg 静注）数分以内に効果が現れ，その効果が数時間維持される。

2）頻拍の停止

　心房粗動の停止には，① 薬物投与，② 高頻度心房ペーシング，③ 直流通電の 3 つの方法がある。薬物による頻拍停止率は低いが，直流通電や高頻度心房ペーシングによる頻拍停止効率を高める作用があるため，まず薬物投与をすることが多い。

1 薬物治療

　イヌのモデルを用いての抗不整脈薬の停止効果はソタロール 93％，キニジン 60％，リドカイン 20％ であると Feld は報告している[41]。このモデルでの薬物効果の検討では，ソタロールは心房不応期を延長（＋32％）させるが，粗動周期の延長は軽度（＋8％）である。一方，キニジンは心房不応期を延長（＋40％）させると共に粗動周期も延長（＋31％）させた。しかし，実際の患者では動物実験の場合ほど停止効果は少ない。今日までの報告では，Vaughan Williams 分類のⅢ群薬が最も効果が高く約 50％，Ca^{2+} 拮抗薬が 25％，ジギタリスは通常は無効である[42]。キニジンとジソピラミドは房室伝導を亢進させることがあるので，投与前に心室レートを房室結節の伝導を低下させる薬物でコントロールしておく必要がある。

2 高頻度心房ペーシング[43,44]

　高頻度心房ペーシングには，食道ペーシングと経静脈右房ペーシングがあるが，後者のほうが除粗動率が高い。ペーシングのやり方には，① 心房レートよりも少し速いレートでペーシングを開始し，心房がペーシングに捕捉されたのを確かめてから，ペーシングをそのまま続けながらレートを徐々に上げる（ramp-up ペーシング法），② ペーシングを続けながら頻度を徐々に下げる（ramp-down ペーシング法），③ 1 回ごとのペーシング頻度は一定にしてペーシングレートを 5～10/分ずつ上げていく法（constant ペーシング法）がある。筆者の施設では主に constant ペーシング法を用いている。具体的には，心房粗動の心房レートより 120～130％ 速いペーシングレートで 15～30 秒程度の頻回刺激を行い，停止するまで 5～10/分ずつレートを上げていく。高頻度心房ペーシングで心房粗動が停止できるのは 80％ 程度である。

　停止の仕方はペーシング後直ちに洞調律に戻る（約半数）場合と一過性に心房細動に移行しその後洞調律に戻る（約 1/3）場合がある。抗不整脈薬を前もって投与していると成功率が高くなる。

3 直流通電[45,46]

　最も除粗動率が高いのは直流通電であるため緊急を要する場合は第一選択となるが，事前に麻酔を必要とする。直流通電 25 ジュールでも除粗動される場合もあるが，100 ジュールで 57％，200 ジュールで 75％ 以上の成功率と報告されている[46]。筆者の施設では通常 100 ジュールから始めている。

3）再発予防

　心房粗動の再発予防には，薬物療法とカテーテルアブレーションがある。

1 薬物療法[42]

一般的には，薬剤で心房粗動の再発を予防することは難しい症例が多い。従来，心房粗動の薬物療法には Vaughan Williams 分類 IA 群薬（キニジン，ジソピラミド）が用いられていたが，最近は IC 群薬（フルカイニド，ピリジカイニド，プロパフェノン）を用いる施設が多くなった。IC 群薬は，催不整脈が強いので器質的心疾患，特に虚血性心疾患がある患者では慎重に投与する必要がある。有効率が高いと報告されている IC 群薬でも再発予防効果は 50% 前後である[47]。また，欧米ではⅢ群のアミオダロンを低用量投与することも多いが，わが国では肥大型心筋症以外では保険が認められていない。

心房粗動における塞栓の合併症に関しては大規模臨床試験がないので正確には不明である。後ろ向きの調査では心房粗動の塞栓の発症率は心房細動と同じぐらい高いと報告されている[48]。また，心房粗動は心房細動を合併しやすいので心房細動と同様の基準で抗凝固療法を施行するほうがよいと考える。

2 カテーテルアブレーション[49〜51]

1 峡部依存性心房粗動[*3]の場合

峡部依存性心房粗動のマクロリエントリー回路が同定された結果，カテーテルアブレーションが試みられるようになった。心房粗動にカテーテルアブレーションを最初に行ったのは Chauvin と Brechenmacher（1988）と Saudi（1990）[50]であるが，Feld ら（1990）が高周波アブレーションを用いて冠状静脈洞と三尖弁輪の間および冠状静脈洞と eustachian valves の間をアブレーションする方法を開発した[16]。一方，Cosio らは下大静脈と三尖弁輪の間をカテーテルアブレーションする方法を報告した[51]。下大静脈と三尖弁輪間での線状アブレーションが達成されたか否かの判定は，線状部位の両側からのペーシングを施行し，心房伝導パターンから心房内ブロックが作成されたことを確認する。上記のいずれの方法でもよい成績が得られているが，冠状静脈洞と三尖弁輪の間のアブレーションは，冠状静脈洞と eustachian valves の間を伝導する症例（約 10%）では興奮を途絶できない。したがって，今日では Cosio らによって提唱された解剖学的アプローチ（下大静脈—三尖弁輪間の右房壁を三尖弁輪側から下大静脈側に線状アブレーションする方法）が一般的である（図 22-6，191 頁参照）。

2 切開・瘢痕関連性心房粗動[*4]の場合

心疾患に伴う瘢痕や心臓手術に伴う切開部位は個々の症例で異なっているので，リエントリー回路は一定でなく複雑である。至適アブレーションの部位は，頻拍中の詳細な電位記録とエントレインメントマッピングで同定する（第 15 章：電気生理検査，114〜116 頁参照）。

3 異所性心房粗動の場合

異所性心房頻拍と同じ方法でアブレーションが可能である（第 29 章：心房頻拍，271 頁参照）。

● 文献

1) Mary-Rabine L, Mahaux V, Waleffe A, et al：Atrial flutter；Historical background. J Cardiovasc Electrophysiol 1997, 8(3)：353-358.
2) 浅野由起夫，松尾博司：心房粗動研究の歴史．早川弘一，笠貫 宏（編）：心房細動・粗動・頻拍．医学書院 1999, pp304-307.
3) MacWilliam JA：Fibrillar contraction of the heart. J Physiol 1887, 8(5)：296-310.
4) Jolly WA, Ritchie WT：Auricular flutter and fibrillation. Heart 1911, 2：177-221.
5) Lewis T：Observation upon a curious and not uncommon form of extreme acceleration of the auricle. Auricular flutter. Heart 1912, 4：171.
6) Wells JL Jr, MacLean WA, James TN, et al：Characterization of atrial flutter. Studies in man after open heart surgery using fixed atrial electrodes. Circulation 1979, 60(3)：665-673.
7) Lewis T, Feil HS, Stroud WD：Observations upon flutter and fibrillation Ⅱ；The nature of auricular flutter. Heart 1920, 7：191.
8) Rosenblueth A, Garcia Ramos J：Studies on flutter and fibrillation Ⅱ. The influence of artificial obstacles on experimental auricular flutter. Am Heart J 1947, 33：677-684.
9) Frame LH, Page RL, Hoffman BF：Atrial reentry around an anatomic barrier with a partially refractory excitable gap；A canine model of atrial flutter. Circ Res 1986, 58(4)：495-511.

---

*3：isthmus-dependent atrial flutter
*4：incisional・scar related atrial flutter

10) Page PL, Plumb VJ, Okumura K, et al：A new animal model of atrial flutter. J Am Coll Cardiol 1986, 8(4)：872-879.

11) Boyden PA：Activation sequence during atrial flutter in dogs with surgically induced right atrial enlargement；Ⅰ. Observations during sustained rhythms. Circ Res 1988, 62(3)：596-608.

12) Waldo AL, MacLean WA, Karp RB, et al：Entrainment and interruption of atrial flutter with atrial pacing；Studies in man following open heart surgery. Circulation 1977, 56(5)：737-745.

13) Inoue H, Matsuo H, Takayanagi K, et al：Clinical and experimental studies of the effects of atrial extrastimulation and rapid pacing on atrial flutter cycle. Evidence of macro-reentry with an excitable gap. Am J Cardiol 1981, 48(4)：623-631.

14) Olshansky B, Okumura K, Hess PG, et al：Demonstration of an area of slow conduction in human atrial flutter. J Am Coll Cardiol 1990, 16(7)：1639-1648.

15) Chauvin M, Brechenmacher C：Endocardial catheter fulguration for treatment of atrial flutter. Am J Cardiol 1988, 61(6)：471-473.

16) Feld GK, Fleck RP, Chen PS, et al：Radiofrequency catheter ablation for the treatment of human type 1 atrial flutter. Identification of a critical zone in the reentrant circuit by endocardial mapping techniques. Circulation 1992, 86(4)：1233-1240.

17) Kastor J：Atrial flutter. In Kastor J(ed)：Arrhythmias. 2nd ed. WB Saunders 2000, pp131-134.

18) White PD：Heart Disease. 4th ed. Macmillan 1951.

19) Katz IN, Ick AS：Clinical Electrocardiography. PartⅠ. The arrhythmias. Lea & Febiger 1956, p43.

20) Biggs FD, Lefrak SS, Kleiger RE, et al：Disturbances of rhythm in chronic lung disease. Heart Lung 1977, 6(2)：256-261.

21) Ommen SR, Odell JA, Stanton MS：Atrial arrhythmias after cardiothoracic surgery. N Engl J Med 1997, 336(20)：1429-1434.

22) Fischer B, Haissaguerre M, Garrigues S, et al：Radiofrequency catheter ablation of common atrial flutter in 80 patients. J Am Coll Cardiol 1995, 25(6)：1365-1372.

23) Coffman JD, Whipple GH：Atrial flutter as a manifestation of digitalis toxicity. Circulation 1959, 19(2)：188-194.

24) Cosio FG, Arribas F, Palacios J, et al：Fragmented electrograms and continuous electrical activity in atrial flutter. Am J Cardiol 1986, 57(15)：1309-1314.

25) Olgin JE, Kalman JM, Fitzpatrick AP, et al：Role of right atrial endocardial structures as barriers to conduction during human typeⅠatrial flutter. Activation and entrainment mapping guided by intracardiac echocardiography. Circulation 1995, 92(7)：1839-1848.

26) Nakagawa H, Lazzara R, Khastgir T, et al：Role of the tricuspid annulus and the eustachian valve/ridge on atrial flutter. Relevance to catheter ablation of the septal isthmus and a new technique for rapid identification of ablation success. Circulation 1996, 94(3)：407-424.

27) Cosio FG, Goicolea A, Lopez-Gil M, et al：Atrial endocardial mapping in the rare form of atrial flutter. Am J Cardiol 1990, 66(7)：715-720.

28) Ben-Haim SA, Osadchy D, Schuster I, et al：Non-fluoroscopic, in vivo navigation and mapping technology. Nat Med 1996, 2(12)：1393-1395.

29) Cosio FG, Arribas F, Lopez-Gil M, et al：Atrial flutter mapping and ablation.Ⅰ. Studying atrial flutter mechanisms by mapping and entrainment. Pacing Clin Electrophysiol 1996, 19(5)：841-853.

30) Lesh MD, Kalman JM：To fumble flutter or tackle "tach"? Toward updated classifiers for atrial tachyarrhythmias. J Cardiovasc Electrophysiol 1996, 7(5)：460-466.

31) Puech P, Latour H, Grolleau R：Flutter and his limits. Arch Mal Coeur Vaiss 1970, 63(1)：116-144.

32) Saoudi N, Cosio F, Waldo A, et al：A classification of atrial flutter and regular atrial tachycardia according to electrophysiological mechanisms and anatomical bases；A statement from a Joint Expert Group from The Working Group of Arrhythmias of the European Society of Cardiology and the North American Society of Pacing and Electrophysiology. Eur Heart J 2001, 22(14)：1162-1182.

33) Mccord MC, Blount SG Jr：Auricular flutter；A hemodynamic basis of clinical features. Am Heart J 1955, 50(5)：731-741.

34) Shah DC, Haissaguerre M, Jais P, et al：Atrial flutter；Contemporary electrophysiology and catheter ablation. Pacing Clin Electrophysiol 1999, 22(2)：344-359.

35) 奥村 謙：心房粗動の発症機序-電気生理学的所見. 早川弘一, 笠貫 宏(編)：心房細動・粗動・頻拍. 医学書院 1999, pp314-320.

36) Watson RM, Josephson ME：Atrial flutter.Ⅰ. Electrophysiologic substrates and modes of initiation and termination. Am J Cardiol 1980, 45(4)：732-741.

37) Disertori M, Inama G, Vergara G, et al：Evidence of a reentry circuit in the common type of atrial flutter in man. Circulation 1983, 67(2)：434-440.

38) Shah DC, Jais P, Haissaguerre M, et al：Three-dimensional mapping of the common atrial flutter circuit in the right atrium. Circulation 1997, 96(11)：3904-3912.

39) Olshansky B, Okumura K, Henthorn RW, et al：Characterization of double potentials in human atrial flutter；Studies during transient entrainment. J Am Coll Cardiol 1990, 15(4)：833-841.

40) Olshansky B, Wilber DJ, Hariman RJ：Atrial flutter-update on the mechanism and treatment. Pacing Clin Electrophysiol 1992, 15(12)：2308-2335.

41) Feld GK, Venkatesh N, Singh BN：Pharmacologic conversion and suppression of experimental canine atrial flutter；Differing effects of d-sotalol, quinidine, and

lidocaine and significance of changes in refractoriness and conduction. Circulation 1986, 74(1)：197-204.
42) 加藤貴雄：心房粗動の薬物治療．早川弘一，笠貫 宏（編）：心房細動・粗動・頻拍．医学書院 1999, pp344-348.
43) 八木 洋，青山 浩，上松瀬勝男：心房粗動のペーシング療法．早川弘一，笠貫 宏（編）：心房細動・粗動・頻拍．医学書院 1999, pp349-352.
44) Waldo AL, MacLean WAH：Diagnosis and treatment of arrhythmias following open heart surgery-emphasis on the use of epicardial wire electrodes. Futura publishing 1980.
45) DeSilva RA, Graboys TB, Podrid PJ, et al：Cardioversion and defibrillation. Am Heart J 1980, 100(6-Pt-1)：881-895.
46) Chalasani P, Cambre S, Silverman ME：Direct-current cardioversion for the conversion of atrial flutter. Am J Cardiol 1996, 77(8)：658-660.
47) Hohnloser SH, Zabel M：Short- and long-term efficacy and safety of flecainide acetate for supraventricular arrhythmias. Am J Cardiol 1992, 70(5)：3A-9A.
48) Wood KA, Eisenberg SJ, Kalman JM, et al：Risk of thromboembolism in chronic atrial flutter. Am J Cardiol 1997, 79(8)：1043-1047.
49) 佐竹修太郎：心房粗動のカテーテルアブレーション．早川弘一，笠貫 宏（編）：心房細動・粗動・頻拍．医学書院 1999, pp353-360.
50) Saoudi N, Atallah G, Kirkorian G, et al：Catheter ablation of the atrial myocardium in human typeⅠatrial flutter. Circulation 1990, 81(3)：762-771.
51) Cosio FG, Lopez-Gil M, Goicolea A, et al：Radiofrequency ablation of the inferior vena cava-tricuspid valve isthmus in common atrial flutter. Am J Cardiol 1993, 71(8)：705-709.
52) Kimura E, Kato K, Murao S, et al：Experimental studies on the mechanism of the auricular flutter. Tohoku J Exp Med 1954, 60：197.
53) Casio FG, Lopez Gil M, Arribas F, et al：Mechanisms of entrainment of human common flutter studied with multiple endocardial recordings. Circulation 1994, 89：2117-2125.

31 心房細動

1. 概念・歴史[1]

　心房細動は心房が高頻度（400〜600/分）で無秩序に興奮する不整脈である．心房細動は種々の慢性疾患や一過性の原因で起こる[2]．以前はリウマチ性心臓弁膜症（特に僧帽弁疾患）に合併して起こる場合が多かったが，最近では弁膜症とは無関係な心房細動（非弁膜症性心房細動）が多くなり，明らかな心疾患を伴わない患者（孤立性心房細動）の割合が増してきた[3]．従来，心房細動は比較的良性と考えられていたが，最近の大規模臨床試験で塞栓の頻度が高いことが判明し，新しい治療法が次々と考案されている．

　心房細動の報告は古く，1872年にRobert Adamsにより1つの疾患として記載されている．1908年にLewisは，ウマの心臓で心房が機械的に細かい波を打っていることを目で観察し，auricular fibrillationと命名した．Lewisは心房細動の特徴として，①心房に正常収縮を認めない，②心室拍動が全く不規則であると記述している[4]．心房細動の心電図を最初に記録したのはEinthovenであるが[5]，Lewisは心電図を用いて心房細動の疾患概念を確立した[6]．

　心房細動の発生機序に関しては，Scherfらはアコニチンを用いた心房細動の動物実験よりfocal ectopic activityによるものと考えた（focal ectopic activity説，局所異所性興奮理論）[7]．一方，Moeらは，ペーシングで誘発される心房細動とコンピュータシミュレーションから，心房細動の発生機序としてmultiple wavelet reentryを考えた（multiple wavelet reentry説，多重興奮旋回理論）[8〜10]．最近，multiple wavelet reentry説に変わるものとしてspiral reentry説（渦巻き型リエントリー）が提唱されている[11]．

2. 病因・原因疾患

1）頻度

　心房細動は期外収縮の次に多い不整脈である．心房細動の罹患率は，アメリカの空軍の16〜50歳までの軍人を対象とした調査では0.004％[12]，一般成人を対称にした調査では0.4〜0.5％と報告されている[12,13]．Framingham studyでは，約5,000人の住民（30〜62歳）を20年間観察した結果，その間に2％が心房細動になったと報告している[14]．発表されている疫学のデータをまとめると心房細動の罹患率は，①健常者を対象にした場合は0.4％，②入院患者を対象にした場合は4％，③

心不全患者を対象にした場合は10%である[15]。また，孤立性心房細動(明らかな心疾患を伴わない)の有病率は年齢と共に増加する。欧米での報告は40歳以下では0.2%，60歳以上では2～4%と報告されている[16]。わが国でも50歳代で0.2%，60歳代で0.5%，80歳代では2.5%との報告がある[17]。性差では男性の頻度のほうが女性より高いが，これは心房細動を起こす基礎疾患が原因と考えられる。また，胎児や小児の心房細動はまれである。

2) 病因・原因疾患

心房細動は種々の人工的方法(心房受攻期の電気刺激，心房高頻度刺激，アコニチン塗布，イソプロテレノール投与，アセチルコリン静注，迷走神経刺激など)で誘発される。

臨床では，① 心房の拡張と圧の上昇，② 心房の炎症，③ 自律神経の緊張に合併して心房細動が発生することが多い。心房拡大と心房圧の上昇は，① 心房不応期の短縮，② 心房線維化(伝導障害)をきたし心房細動が起こりやすくなる。実際，心房細動は左房拡大と左房圧の上昇をきたす心不全，高血圧，弁膜症などに合併することが多い[18]。Framingham studyでは，リウマチ性心疾患患者が心房細動を合併する可能性は健常者に比べて8～27倍，高血圧患者では約4倍，心不全の男性では8～14倍と高い。また，右房負荷を伴う呼吸不全で入院した患者では7%に心房細動を合併し[19]，肺塞栓の10%に心房細動を認めたとの報告がある[20]。

心房の炎症の代表的な疾患である心膜炎では，約35%に心房細動を合併すると報告されている[21]。また，心房細動は心臓手術後に起こりやすく，冠動脈バイパス後の25%に認められる[22]。心臓手術以外の胸部手術後でも約4%に合併するが，術後の3日間に起こることが多い[23]。

甲状腺機能亢進症患者の10～20%前後が心房細動を合併し，心房細動全体の2～3%が甲状腺機能亢進症が原因と考えられている[24]。また，孤立性心房細動と考えられている患者の約30%に甲状腺機能亢進症を認めたとする報告がある[25]。

アルコールと心房細動との関連は多く報告されており，"holiday heart"といわれる全身倦怠感は，休日にアルコールを多量に飲む結果起こる発作性心房細動が原因と考えられている[26～28]。アルコール以外としてはカテコラミン，テオフィリン，カフェインなどが心房細動を起こすことがある。

自律神経と心房細動の関連性は臨床の現場でよく経験する[29]。最近では，心房細動を迷走神経の緊張で起こる場合と，交感神経緊張で起こる場合に分けることがある[30]。迷走神経の緊張が関与している例としては夜間や安静時の徐脈に伴って心房細動が起こる場合である。交感神経の興奮が関与している場合は，運動や興奮しているときに脈が速くなって起こるのが特徴である。

洞不全症候群で起こる頻脈は通常，心房細動である(徐脈頻脈症候群)[31]。この心房細動は徐脈依存性の場合があり，心房レートを正常化すると心房細動が消失することがある[32]。

孤立性心房細動は心房細動患者の2.7%(Mayo clinic)，11%(Framingham study)[33]，7.6%(Cardiovascular Health Study)と報告されている。各報告で頻度が大きく異なるのは，孤立性心房細動の診断精度と調査対象とした母集団の違いによると考えられる。また，超音波，心臓カテーテル，核医学などの検査が普及し，孤立性と考えられていた患者が心筋症を合併していることが後日明らかになる場合がある。

家族性の心房細動は以前より報告されていたが，Brugadaらは家族性心房細動患者のDNAの検討から原因遺伝子として第10染色体長腕に存在する遺伝子の異常を報告した[34]。

3) 心房の電気的リモデリング

心房細動が長く続くと，いったん洞調律が戻った後も心房細動が起こりやすくなることを経験する[35]。Wiffelsらは，心房細動が心房筋の電気生理学的性質を変化させて，心房細動を持続させやすくすることをヤギの実験で実証した。彼らは心房細動がいったん発症すると心房細動が起こりやすくなる現象をatrial fibrillation begets atrial fibrillation(心房細動の悪循環)と名づけた[36]。心房細動が引き起こす心房の電気生理学的変化としては，

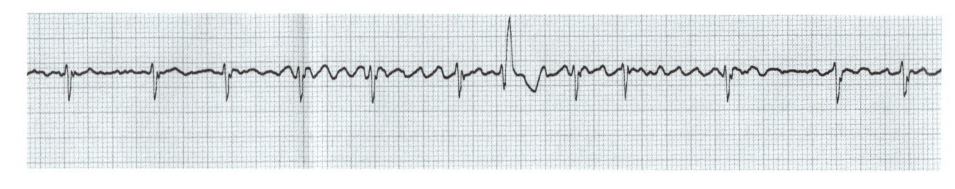

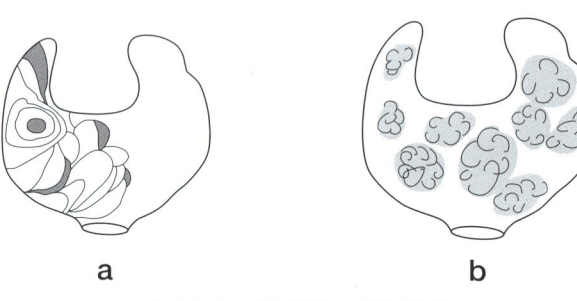

図31-1 心房細動の発生機序
a：focal ectopic activity（局所異所性興奮理論）
b：multiple wavelet reentry（多重興奮旋回理論）
上記のいずれの機序でも心電図上は心房細動と記録される。

① 心房不応期の短縮，② 心房不応期の基本周期依存性の減弱，③ 心房内伝導時間の延長が報告されている。これらの電気生理学的変化は心房の電気的リモデリングと呼ばれ，心房細動の再発に深く関与していると考えられている。実際，Daoud らは数分間の短い心房細動でも心房不応期が短縮することを報告した[37]。また，熊谷らは除細動の24時間後も右房の不応期が短縮していることを報告し，心房の電気的リモデリングが実際臨床でも起こっていることを示した[38]。心房の電気的リモデリングの分子生物学的研究からは，内向き電流系のひとつであるL型Ca^{2+}チャネルの減少が心房活動電位持続時間の短縮の主な原因であると報告された[39,40]。イヌの実験では，高頻度心房刺激によりこのL型Ca^{2+}チャネル密度が刺激1日後で減少し始め，刺激開始後42日には刺激前に比べて25％まで減少していると報告された[41]。そのほかにも高頻度心房刺激で影響を受けるチャネルが報告されているが，その生理学的意義については不明である。

3．発生機序

心房細動の発生機序は，focal ectopic activity（局所異所性興奮理論）説と multiple wavelet reentry（多重興奮旋回理論）説の2つの発生機序が考えられている（図31-1）。最近はこの2つの古典的な説に加えて，高解像度マッピング解析とコンピュータシミュレーションの結果から spiral reentry 説（渦巻き型興奮説）が提唱されている（図31-2）。

1 Focal ectopic activity 説

Scherf らは，アコニチンを用いた心房細動の動物実験より，focal ectopic activity を心房細動の発生機序として提唱した[7]。心電図上で心房細動となる理由として，アコニチンの塗布部位からの速い興奮刺激に対して周りの心房筋が対応できない結果と解釈された（図31-1a）。最近，心房細動の詳細なマッピング（オプティカルマッピング法）により，局所性の速い興奮刺激の存在が確認された[42]。Haissaguerre らは肺静脈起源からの異所性頻拍が心房細動の発生と密接に関連があると考え，この局所興奮部位にアブレーション施行した。その結果，多くの心房細動が治癒したと報告している[43,44]。Haissaguerre らの報告は，Scherf らの提唱した focal ectopic activity 説を支持している。

2 Multiple wavelet reentry 説

Moe らは，心耳の頻回刺激で心房細動を誘発さ

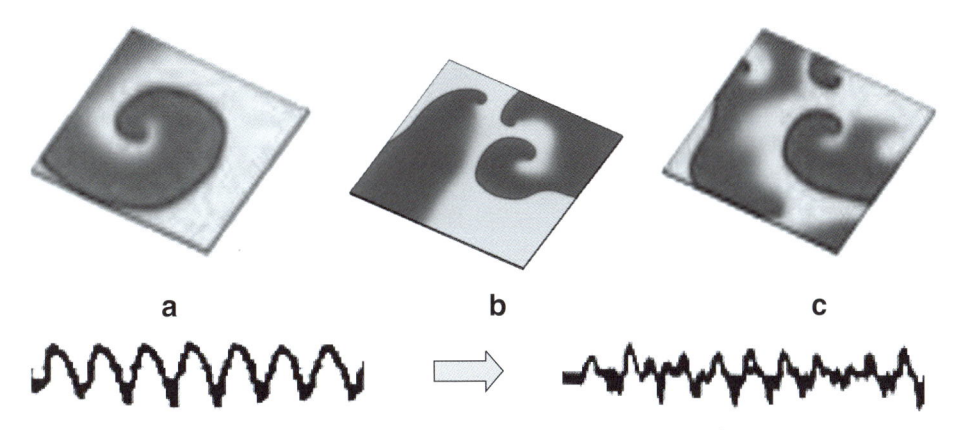

図 31-2　渦巻き型興奮理論 (spiral reentry theory)
上図はコンピュータ上で作成した渦巻き型リエントリー，下図は疑似心電図。
a：安定した渦巻き型リエントリーが発生している。このときの疑似心電図は頻拍（左の心電図）である。
b：安定していた渦巻き型リエントリーが分裂し始めている。
c：安定した渦巻き型リエントリーが分裂して，新しい興奮が数か所から発生している。このときの疑似心電図は細動（右の心電図）である。

せた。心耳の細動自体は心耳を孤立させると停止したが，心房全体の細動は持続した。このことから，心房頻回刺激で誘発される心房細動の機序として，multiple wavelet reenty 説を提唱した（図31-1b）[8]。Moe らは，さらにコンピュータシミュレーションで心房細動は多数の興奮波が自己再生的に生じ，これが分裂・消失を繰り返して無秩序に変化していくことを示した[9]。Allessie らは，イヌで心房細動を起こして詳細なマッピングを行い，心房細動が維持するには独立した興奮波が少なくとも4～6個必要であることを示し，multiple wavelet reentry 説を支持した[10]。

　Allessie らは，興奮波の発生機序として，期外収縮によりリエントリーが生じて旋回運動が開始するとその中央部は不応期となり，興奮はその中央部を回って旋回運動が持続することによると考えた[45,46]。この興奮旋回は心房不応期の変化のみで成立する機能的リエントリーで，leading circle と呼ばれている[46]。さらに，Allessie は，1つの興奮波が発生する最小単位としての wave length の概念を提唱した。wave length は伝導速度と不応期の積として表される[46]。これは，心房の解剖学的特徴や機能的不均一性を無視した単純化された概念であるが，伝導速度が遅いほど，また不応期が短いほど心房細動が起こりやすいことを示唆し，臨床経験とよく合致する。

3　Spiral reentry 説

　この説は，Winfree が化学媒体において誘発された興奮波が渦巻き型に旋回することを見いだし[47]，Davidenko らが心臓でも同様な渦巻き型興奮が起こることをオプティカルマッピングの解析から示した[48]。また，池田らは心房の高解像度マッピングから，単一の渦巻き波がさまよう運動（meandering）しながら心房細動を維持していることを示した[49]。この渦巻き型興奮では，中心部に興奮していない部（核，core）があり，興奮波は興奮可能な領域をさまよい歩くように連続的に変化する。この理論では，複数の興奮波を想定することなく，単一の渦巻き波がさまよう運動をしながら一時的に分裂したり新しい興奮波を作り出したりする（図31-2）。さらに，解剖学的構造物が存在するとさまよう運動は消失して固定した渦巻き波となる。この理論はコンピュータシミュレーションでも支持されており，心房波形が刻々変化することや心房細動と心房頻拍が交互に移行することも説明できるので，最近この説を支持する人が増えている[50]。

4．分類

1）発作のパターンからの分類

① 発作回数
- 初発の心房細動：1回のみでその後再発しない場合は，単発性と呼ばれる。
- 再発性：発作が1回以上繰り返して起こる場合。

② 発作の持続時間と自然停止の有無
- 発作性（paroxysmal）：発作は1週間以内に自然停止する。
- 持続性（persistent）：発作は持続する（1週間以上続く）が，薬剤または直流通電で停止する。
- 永続性（permanent））：薬剤および直流通電でも停止しない場合で，固定性とも訳される。

〔注〕最も臨床で用いられている分類法である。しかし，発作性，持続性および永続性の定義は個々の施設で微妙に異なっている。発作性の50%は24時間以内に自然停止し，2日以内に大部分が自然停止する。したがって，一般的には，発作性を1週間以内で自然停止する心房細動と定義している[3,51]。また，慢性心房細動を洞調律に回復する見込みがない心房細動という意味で，永続性心房細動と同意義に使用していることが多い。

2）原因疾患からの分類

① 弁膜症に伴う場合
② 弁膜症以外の器質的心疾患（高血圧など）に伴う場合
③ 明らかな原因がある場合（甲状腺機能亢進症など）
④ 明らかな器質的心疾患や原因を認めない場合（孤立性）

〔注〕塞栓の発生頻度を考えるうえで有用な分類法である。塞栓発生頻度の大規模臨床試験は，通常，弁膜症に伴う心房細動とそれ以外の原因で起こる心房細動（非弁膜症性）に大きく区別して行われている。

3）自律神経の関連性からの分類

フランスのCoumelが提唱している分類で，発作性心房細動の誘因としての自律神経の関与を重視した分類である[29]。

① 交感神経誘発性（日中活動時に起こる）
② 副交感神経誘発性（夜間睡眠時に起こる）
③ 混合型

5．診断[52,53]

1）症状・身体所見

心房細動時の病態を決めているのは，心拍数（心室レート）と心機能である。心房細動は，心房が400～600/分で興奮しているが，心室への伝導は房室結節で調整されている。また，自覚症状の強さも心拍数，心拍数の乱れの程度，および心機能に依存している。一般的には脈が乱れて動悸がすると訴えることが多いが，脈が速くない場合は無症状のことが多い。一方，心房細動の始まりから終わりまで正確に自覚し，症状が強くて社会生活ができなくなる患者もいる。心房細動は時に多尿を伴うことがあり，発作性心房細動患者の半数に起こると報告されている。これは心房の頻拍と心房圧の上昇により，抗利尿ホルモン（バソプレシン）の低下と心房利尿ホルモン（ANP[*1]）の上昇が起こるのが原因と考えられている[54,55]。

脈の特徴は規則性がなく強弱が著明で脈欠損を認める[56,57]。心音も不規則でⅠ音の強さが変動するのが特徴で[58]，頸静脈波の観察では規則正しいA波を認めない[59]。

2）12誘導心電図

心電図上でP波を認めず，基線が揺れたようにみえるf波が記録される。通常，f波は400～600/

[*1] ANP：atrial natriuretic polypeptide

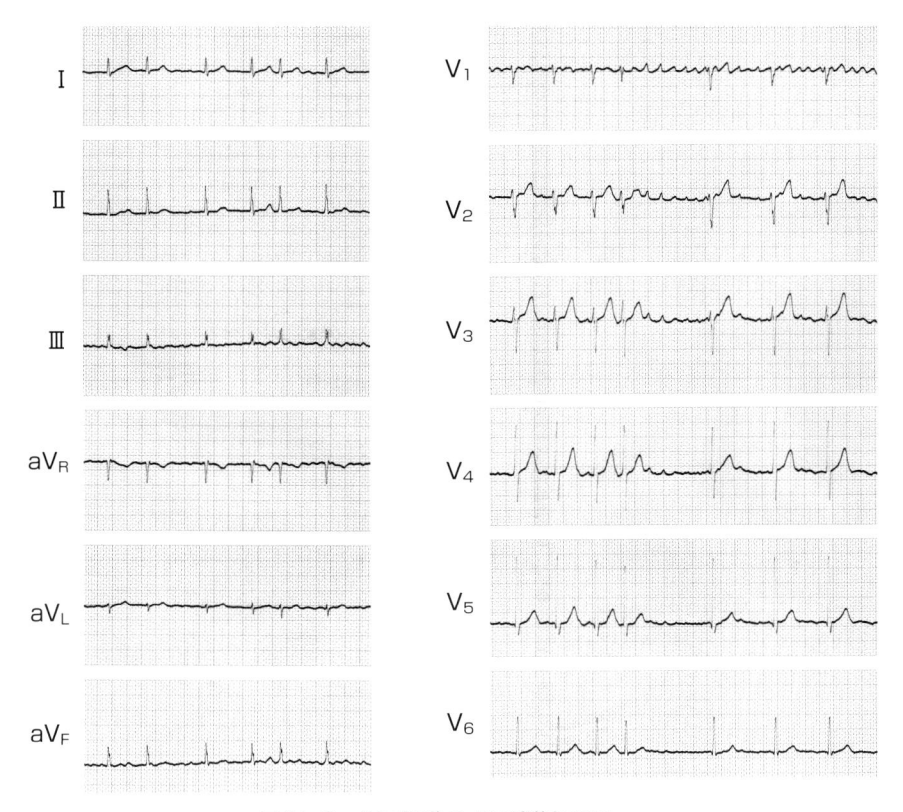

図 31-3　心房細動の 12 誘導心電図
心房波(f)が 350/分で興奮し，QRS 波の間隔が不規則である。

分の頻度で大きさ，形，間隔が刻々と変化するのが特徴的である(図 31-3)。f 波は V_1 誘導において最も明確に記録されるが，f 波の大きさはある程度基礎疾患と関連がある。リウマチ性心疾患に合併する心房細動は f 波が荒く，高血圧性心疾患や虚血性心疾患に合併する場合は細かいと報告されている[60]。QRS 波形は変行伝導がなければ narrow QRS 波形である。QRS 波の出現は不規則で 100〜200/分であるが，年齢と共に減少する[61]。心房細動の f 波が小さくなると一見波形がないようにみえることがある(fine atrial fibrillation)，この場合は R-R 間隔の不規則性で診断する。

特殊な場合として，第 3 度房室ブロックを合併する心房細動と WPW 症候群に合併する心房細動がある。前者の場合は，心室は補充調律となるので心室リズムは規則正しい。後者の場合は，心房興奮が副伝導路を介して心室に伝導するため心室頻拍のようにみえる(図 52-1，450 頁参照)。

3) ホルター心電図

持続性心房細動は 12 誘導心電図で診断できるが，頻度の少ない発作性の場合は心電図による診断が難しい。この点においてホルター心電図は有用である。また，ホルター心電図は心房細動の引き金となる心房期外収縮の頻度や発作が起こる状況が把握でき，心房細動の性質を知るうえで大切である。さらに，1 日の心室レートを計算できるので，心拍数コントロールの有効薬剤や投与量を決定するうえで有用である。

4) 運動負荷試験[62]

運動負荷の目的は，① 発作性心房細動の誘発，② 運動時の心室レートの評価である。運動負荷で心房細動が誘発されるのは比較的まれであるが，

誘発された場合は動悸の原因として診断できる。また，安静時の心室レートがコントロールされていても運動中に房室伝導が促進され，心室レートが異常に速くなることがある。このため運動負荷中の心室レートを検討し，薬効を評価することは治療上重要である。特に，ジギタリスは安静時には心室レートがコントロールされても運動時に効きめが弱くなる傾向があり，至適投与量を決めるのに運動負荷は有用である。

5）加算平均心電図（心房遅延電位）[63〜65]

心房細動の症例は心房内伝導遅延を伴っていることが多いので，心房遅延電位が陽性となることが予想される。当初はP波のトリガーに問題があり，心房の微少電位を記録することは困難であったが，P波同期法が開発されてから心房細動患者を対象に臨床応用されている。

心房遅延電位による発作性心房細動の予知は，P波加算平均 duration≧155 msec の基準を用いると，sensitivity 80%，specificity 93%，predictive value 92%と報告されている。しかし，P波の加算平均心電図から得られる情報が，12誘導心電図や超音波検査から得られるもの以上か否かは，今後の検討が必要である。

6）電気生理学的検査（EPS）[66]

EPS[*2]は，①心房細動の診断，②心房受攻性（vulnerability）の検討，③至適アブレーション部位の同定の目的で施行されている。

1 心房細動の診断

心房細動は発作時の心電図から診断される。しかし，発作頻度の少ない心房細動で症状との関係が不明である場合は，EPSで心房細動を誘発して診断する。心房細動の患者では，心房の連続刺激や期外収縮で心房細動を誘発できることが多い。

2 心房受攻性の検討

心房細動の起こりやすさ（心房受攻性）を検討して心房細動の機序や治療を検討する方法が報告されている。以下の5項目が心房受攻性の指標として用いられることが多い。

1 洞調律時の心房電位[67]

洞調律時に心房各部位から電位を記録して，局所の異常を検討する方法である。心房細動患者では，心腔内電位のA波の幅が100 msecと延長している場合が多い。これは，心房の局所の伝導障害を示唆している所見で，加算平均心電図の心房遅延電位に対応していると考えられる。

2 Fragmented atrial activity zone[68]

心房期外刺激法で刺激間隔を短縮していくと，期外刺激によって生じた心房電位に fragmented activity（分裂した電位）が生じ心房電位の幅が広くなる。基本調律の心房電位の幅の150%以上に延長した場合を有意な fragmented atrial activity とする（図15-18b，111頁参照）。fragmented atrial activity を生じる刺激間隔ゾーンが50 msec以上の場合は，fragmented activity zone が拡大していると診断する。fragmented atrial activity は心房期外刺激に対する局所的な伝導遅延を意味すると考えられて，ゾーンが拡大している場合は局所の伝導遅延が増大していると解釈する。通常，刺激と記録は高位右房で行うが，他の部位の異常が考えられる場合はその部位で行って検討する。

3 Conduction delay zone[69]

高位右房から期外刺激を挿入しその刺激間隔を短縮していくと，高位右房から冠状静脈洞までの伝導時間の延長が起こる。この延長が10 msec以上を有意な conduction delay（伝導遅延）とする。有意な conduction delay を起こす刺激間隔ゾーンが50 msec以上の場合は conduction delay zone が拡大していると診断する。conduction delay zone は，心房間の伝導遅延の起こりやすさを示す指標と考えられている。

4 Repetitive atrial firing[70]

心房期外刺激によって3拍以上連続した心房興奮が誘発された場合に repetitive atrial firing 陽性とする（図15-18a，111頁参照）。repetitive atrial firing の発生機序は刺激電極に近接した心房局所

[*2] EPS：electrophysiological study

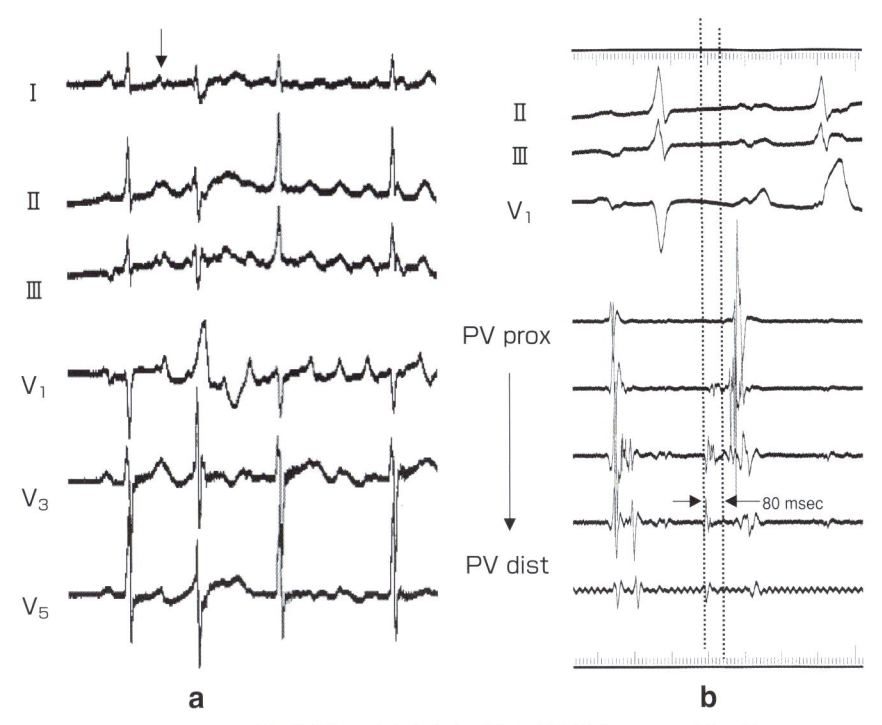

図 31-4　心房細動の引き金となる心房期外収縮のマッピング
a：心房細動は心房期外収縮（↓）から起こっている。
b：心房期外収縮の心腔内マッピング（肺静脈）
体表面心電図（Ⅱ，Ⅲ，V₁）と左上肺静脈の心腔内電位の同時記録。PV prox は左房と左上肺静脈の接合部近傍の電位，PV dist は接合部から左上肺静脈に 1 cm ほど内に入った部位から記録した電位。心房期外収縮時にこの部位で P 波の初めより 80 msec 手前で電位が記録されている。この部位のカテーテルアブレーションにより心房期外収縮および心房細動が消失した。

のマイクロリエントリーによるものと考えられている。repetitive atrial firing 陽性と心房細動との関連性については相反する報告がある。したがって，repetitive atrial firing が心房受攻性の指標になり得るかどうかは議論の分かれるところである。

5 不応期の不均一性（ばらつき）[71]

心房細動患者では，心房の各部位の不応期のばらつきが大きい。このばらつきの原因としては，① 病的な心筋の不応期の延長でばらつきが増大する場合，② 電気的リモデリングや自律神経の影響で心房の一部の不応期が短縮する場合がある。いずれの場合でも心房の不応期の不均一性が生じて，リエントリーが起こりやすくなると考えられている。

3 至適アブレーション部位の同定

心房細動中の心房内マッピングは主に動物を用いて行われていた[72]。最近，多電極カテーテルを用いて心房細動患者の心房細動時の心房内マッピングが試みられている[42]。その結果，心電図では心房細動であるが，心腔内電位では比較的規則正しく興奮している部位が存在することが明らかになった[43,44]。この局所の頻拍と心房細動の関係は，① 局所興奮頻拍が心房全体に伝導するときに伝導障害を起こし，心電図上心房細動として記録される，② 局所心房興奮が引き金となり他の部位をまきこんで心房細動となっている（図 31-4）場合があると考えられている。いずれの場合もこの局所のアブレーションで心房細動が消失すると報告されている[43,44]。この局所の心房頻拍は肺静脈起源のことが多い。

〔注〕最近では，上記以外の可能性として，局所の心房細動(focal atrial fibrillation)が主で，周りの心房筋に伝導する際に伝導ブロックが生じて，他の心房部位のレートが遅くなり心房頻拍として記録される場合があると考えられている．

6．合併症・予後[73~76]

Framingham study では心房細動を有する者は有しない者に比べると 1.5 倍の死亡率で，死亡原因は基礎心疾患と関連している心臓死であった[74]．一方，心臓病を有さない心房細動患者の死亡率増加は塞栓症によるものであった[75]．心房細動が原因で起こる塞栓は 2/3 が脳塞栓である．塞栓の頻度は基礎疾患で異なり，リウマチ性弁膜症が最も発生頻度が高い．Framingham study でもリウマチ性弁膜症の心房細動患者の塞栓を起こす頻度は一般人の 17 倍であった．これに対して，非リウマチ性の心房細動患者における年間の塞栓発生頻度は 2～5% である．明らかな心疾患を有さない 65 歳以下の孤立性心房細動患者では発生頻度はさらに低いが，年齢が増すと塞栓の頻度が高くなる．また，一度塞栓を起こした患者は，再度塞栓を起こす頻度が倍増する．図 31-5 に国立循環器病センターで調査した各疾患別の塞栓の頻度を示す．

心房細動の予後は基礎心疾患に依存している．肥大型心筋症・高血圧などの拡張障害がある疾患で，心房細動を合併すると心不全になりやすい．また，心機能が正常でも速い心室レートが長時間続くと tachycardia-induced cardiomyopathy（頻脈心筋症）になり心機能が低下し，心不全となる．

特殊な場合としては，① 副伝導路の不応期が短い WPW 症候群や複数の副伝導路を有する患者では，心房細動から心室細動に移行することがある（図 31-6a），② 房室結節の伝導能が亢進している患者で，心房細動が起こると心室細動に移行することがある（図 31-6b），③ 薬剤により高度の房室ブロックが発生（図 31-6c）することがある，以上の場合は突然死の原因となる．

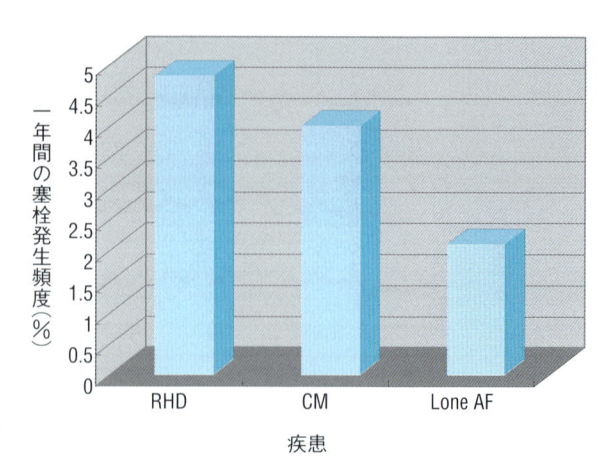

図 31-5 心房細動の基礎疾患別による塞栓の頻度（国立循環器病センター）
RHD：リウマチ性弁膜症，CM：心筋症，Lone AF：孤立性心房細動
塞栓の頻度はリウマチ性弁膜症以外でも高い．孤立性心房細動における塞栓の頻度は，他の報告に比べて低いが，この統計では若年者も含まれており 65 歳以上に限局すると塞栓頻度は 3% となる．

7．治療

1）基本的な考え方[77,78]

心房細動を起こす基礎疾患や増悪因子を治療することが重要である．特に，心不全や低酸素血症の治療が再発予防に重要である．

心房細動に対する治療は，① 除細動（洞調律に戻す），② 再発予防（洞調律維持），③ 心室レートコントロール，④ 塞栓予防に大別される．①～③ のいずれの治療法を選択するかは個々の担当医に任されているのが現状であるが，最近この問題に関する大規模臨床試験の結果が報告されてから治療方針が立てやすくなった．

心房細動が初発の場合は，約半数が洞調律に自然復帰するが，48 時間以上続く場合は自然に戻る率が低くなる[77]．持続性の場合でも 1 年以内なら 1 回は洞調律に戻すことを試みる価値がある．心房細動が長い期間（1 年以上）続くと洞調律に戻してもその維持が困難な場合が多い．この場合は，永続性（固定性）と同様に，心室レートのコント

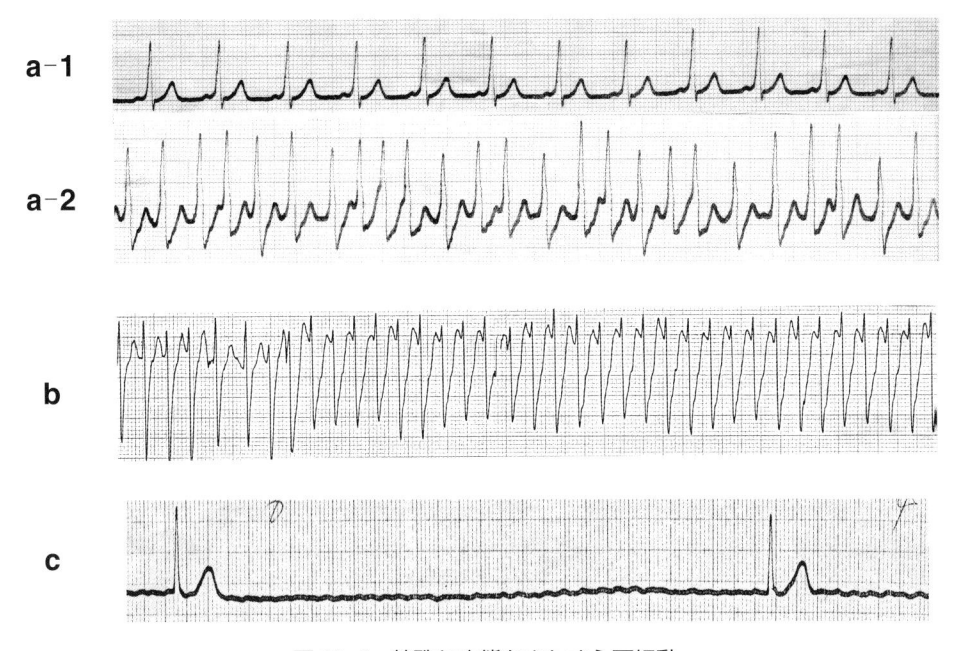

図 31-6　特殊な病態をきたす心房細動

a：WPW症候群に合併した心房細動（偽性心室頻拍）
　　a-1は洞調律時の心電図でデルタ波が認められる。a-2は心房細動が副伝導路を介して心室興奮している。
b：肥大型心筋症で起こった心房細動
　　300〜320/分の変行伝導を伴った心房細動。ATPで心室レートを低下させると心房細動波が確認された。
c：薬剤投与による心房細動中の高度房室ブロック
　　心房細動に対してジギタリスとβ遮断薬が投与された。3日後に高度房室ブロックが生じて約6秒の心停止が起こった。

ロールと塞栓の予防が治療の中心となる。

　心房細動（発作性と持続性）が洞調律に戻った後には，洞調律を維持する治療が必要である。しかし，洞調律の維持が困難で頻回に心房細動を再発する症例が多い。したがって，発作性と持続性心房細動の治療を始めるに際して，①洞調律の維持，②心房細動時の心室レートコントロールのどちらの治療を選択すべきか悩む場合がある。最近，この問いに答えるべく計画された AFFIRM[*3]試験の成績が発表された[78]。この試験の結果では，リズムコントロール（洞調律維持に努める）群とレートコントロール群（心房細動に対する治療はせず，心室レートをコントロールする）の両群には，5年経過時点での死亡率に有意差がなかった（リズムコントロール群 24%，レートコントロール群 21%）。また，二次エンドポイント（脳卒中・一過性脳虚血，重篤な出血）に関しても両群に有意な差はなかった。AFFIRM試験の発表当初からわが国の患者にこの結果が通用するかが議論されている。AFFIRM試験における対象患者は，①平均年齢が 69.7±9.0 歳と高い，②基礎心疾患を有する症例や左室機能低下症例が多い，③持続性心房細動患者が多いなど，わが国における治療対象患者の内訳と異なっている。また，AFFIRM試験でのリズムコントロール群に用いられた薬剤はアミオダロンが多く，わが国で用いる薬剤と異なっている。この点に注目して，日本人の心房細動（発作性および持続性）患者を対象としたJ-Rhythm試験が進行中である[79]。

[*3]AFFIRM：Atrial Fibrillation Follow up Investigation of Rhythm Management

2）除細動

心房細動が洞調律に戻るか否かは，① 心房細動の期間（経過が長いほど成功率が低い），② 心臓の大きさ（心房が大きいほど成功率が低い），③ 心房波形の大きさ（心房波形が小さいほど成功率が低い），④ 基礎疾患と関係がある．このうち，心房細動の期間が最も重要な因子であり，3 か月以内であると 90% の成功率で，1 年以上心房細動が持続している場合は成功率が低い．一方，甲状腺機能亢進症の場合は 1 年以上経過していても甲状腺機能が正常化した後は成功率が高い．

心房細動を洞調律に戻すときに起こる塞栓の危険性は 5% と報告されている．抗凝固治療をあらかじめ行っている場合は 1% に減少する．したがって，原則として除細動を行う前に 3〜4 週間の抗凝固治療を行う．また，洞調律に戻ってからも血栓が形成される可能性があるので，除細動後の 4 週間は塞栓のリスクが少ない患者でも投与する必要がある．例外として，48 時間以内に心房細動が発症したことが明らかな場合と食道エコーで左房内に血栓がないことが確認されれば，前もっての抗凝固薬投与を省略できる．この場合でも，除細動後の抗凝固治療は必要である．

心房細動を洞調律に戻す方法として直流通電と薬剤投与がある．

1 直流通電[80,81]

緊急に洞調律に戻す必要がある場合には最も有効である．待機的な場合でも最も確実な方法であるが，欠点は麻酔が必要なことである．この方法は，T 波に直流通電が放電しないように QRS 波と同期させ，100 ジュールから始め 350 ジュールまで行う．直流通電が心室性不整脈を誘発する危険性が高い患者（心不全，電解質異常，ジギタリス投与中）では 50 ジュールから始める．一般的には，直流通電後の心室性不整脈の出現は直流通電の回数よりもジュール量に関連している．成功率は患者の母集団で異なるが，通常 70〜90% である[82]．

洞機能低下や房室ブロックが心房細動の発生以前に認められた患者および大量の Ca^{2+} 拮抗薬や β 遮断薬を投与中の患者では，あらかじめ一時的ペースメーカを挿入しておくほうが安全である．特殊な電気的除細動として，右房に固定した電極カテーテル（陰極）から背中の電極版に直流通電する方法も報告されている[83]．

2 薬物治療

薬物で洞調律に戻す場合は，Vaughan Williams 分類の IA 群薬（キニジン，ジソピラミド，プロカインアミド，シベンゾリン）や IC 群薬（プロパフェノン，フレカイニド，ピルジカイニド）を使用する．速やかに除細動が必要な場合は経静脈法を用いる．心房細動による症状がそれほど重篤でない場合は，抗不整脈薬を経口投与して除細動を行う．抗不整脈薬は催不整脈作用が生じることがあるので，心電図モニター下で投与するのが望ましい．特に，房室伝導が亢進する薬剤（キニジン，ジソピラミド）を投与する場合は，あらかじめ心房細動の心拍数を β 遮断薬，Ca^{2+} 拮抗薬でコントロールしておく必要がある．また，心室伝導の遅延（クラス I 作用）や再分極過程の延長（クラス III 作用）をきたす薬剤を投与する場合は，QRS 幅と QT 間隔が異常に延長しないことを心電図で確かめながら投与する．

1 経静脈法

IA 群薬の静注による心房細動停止率は，50〜60% 前後と報告されている．IC 群薬の静脈内投与による停止率はやや高く 60〜70% とされている．III 群薬の場合は 30% 前後で，I 群より低いと外国では報告されている（わが国での経験は少ない）．

2 経口法[84〜86]

従来，連続投与法（例えば，キニジンを 2 時間おきに投与して洞調律に戻す）が一般的であったが，最近は 1 回内服による除細動法が多く用いられている．フレカイニド（300 mg），ピルジカイニド（150 mg），プロパフェノン（600 mg）の 1 回投与で，各々 59%，45%，51% の停止率であったと報告されている．わが国では，IC 群薬（ピルジカイニド）の 150 mg 単回経口投与（最近は 100 mg 単回経口投与にしている施設が多い）が多く用い

られている[86]。

3）心房細動の再発予防

再発予防は薬物治療と非薬物治療に大別される。非薬物治療には，①ペーシング，②外科手術，③カテーテルアブレーション，④植込み型心房除細動器（IAD）がある。

1 薬物治療[87〜91]

① ジギタリス

ジギタリスは心房細動に最も一般的に投与されている薬剤と考えられるが，その心房細動の再発予防効果については明らかなデータはない。最近のCRAFT[*4]の結果では，ジギタリスは，①再発までの期間を延長させた（ジギタリス投与群：平均13.3日，偽薬群：7.1日），②再発時の心拍数が低かったと報告された[87]。

② Vaughan Williams 分類のIA群薬

キニジンは，欧米では心房細動の停止（経口）ばかりでなく再発予防に多く使用されている。キニジンを対象としたメタアナリシスによりキニジンの再発予防効果の有効性は確かめられたが，死亡率がキニジン投与した群で高かった[88]。キニジンの催不整脈作用が原因と推測されているが，この報告に対して異論をとなえている専門医もいる。

ジソピラミドは，わが国でよく用いられる薬剤である。この薬剤はクラスⅠ（Na^+チャネル遮断）作用のほかにクラスⅢ（K^+チャネル遮断）作用があり，QT間隔を延長をさせtorsade de pointesを起こす可能性はキニジンと同じであるが，抗コリン作用はキニジンよりも強い。したがって，迷走神経が関与する心房細動には理論的に有効と考えられている。

③ Vaughan Williams 分類のIC群薬

IC群薬は停止薬として有効であるばかりでなく，再発予防の効果も認められている。IC群薬のうちどの薬剤を用いるかは各国で異なる。ヨーロッパではプロパフェノンが多く使用され，アメリカではフレカイニド，わが国ではピルジカイニ

[*4]CRAFT：controlled randomized atrial fibrillation trials

ドが投与されることが多い。Crijnsらの報告では，電気的除細動で洞調律に戻した患者にフレカイニドを投与して洞調律の維持率を検討したところ，3か月後：44％，1年後：34％，2年後：31％であった[89]。

④ β遮断薬

β遮断薬は通常，心房細動の再発予防としては用いられないが，発作性心房細動で交感神経との関連が強い場合は効果が期待でき，再発率が低下したとの報告がある[90]。

⑤ Vaughan Williams 分類のⅢ群薬

ヨーロッパでは低容量のアミオダロン（100〜200 mg）が心房細動の再発予防に投与され，よい成績が得られている。欧米の調査では，アミオダロンの心房細動の再発予防の効果は，ⅠA群薬に比べてより有効との報告が多い[91]。アミオダロンは再分極過程を延長させるばかりでなく，軽度のNa^+チャネル遮断作用を有しているほか，β遮断作用およびCa^{2+}チャネル拮抗作用も併せもつ複雑な薬剤である。アミオダロンはtorsade de pointesの発生が少ないが，肺線維症，肝炎，角膜混濁，甲状腺機能異常，皮膚の光感受性増加などの心臓以外の副作用が多いのが欠点である。そのため，わが国では肥大型心筋症に伴う心房細動に限って保険が認められている（2005年時点）。

ソタロールはd-ソタロールとl-ソタロールの混合で，前者がⅢ群抗不整脈作用をもち，後者がβ遮断作用を有している。

⑥ Ca^{2+}拮抗薬

従来，Ca^{2+}拮抗薬は心房細動時の心拍数コントロールの目的に投与され，再発予防には無効と考えられていた。最近，心房の興奮頻度が異常に高いと電気的なリモデリング（心房筋の不応期の短縮）が起こり，その結果心房細動がさらに起こりやすくなると報告された（AF begets AF）。Ca^{2+}拮抗薬はこの電気的なリモデリングを抑制する効果があると報告され注目されているが，まだ結論が出ていない[92]。ベプリジルはCa^{2+}チャネル拮抗作用のみでなくアミオダロンと同様に様々なイオン電流に影響を及ぼすが，β遮断作用がない。したがって，torsade de pointesを起こす可能性がアミオダロンより高いが，心房細動の再発予防に対しては

⑦ その他の薬剤

最近，心室の場合と同様に心房の構造的リモデリングの予防薬としてアンジオテンシン変換酵素阻害薬やアンジオテンシンⅡ受容体拮抗薬が注目されている。また，上記薬剤の心房細動の再発予防効果が動物実験や臨床研究からも報告されている[93,94]。

2 非薬物治療

① ペーシング[95〜97]

心房が規則的に正常レートで興奮すると，心房細動は起こりにくくなることが報告されている。これは，発作性心房細動を合併する洞不全症候群患者（徐脈頻脈症候群）で，生理的ペーシングのほうが心室ペーシングよりも心房細動の発生頻度が少ないことからわかる[96]。最近では，高位右房と冠状静脈洞の2か所から心房を同時ペーシングして心房細動を予防する方法が考案されている。この方法は，理論的には心房の興奮時間を短くしてリエントリを起こりにくくする。小規模の臨床経験では心房細動の予防によい成績が得られている[97]。

② 外科手術

開心術時に行う心耳切除で心房細動の頻度が減少することは以前から知られていた。このことにヒントを得て，Guiraudonは両心房を電気的に孤立化させるcorridor手術（回廊術）を考案した[98]。これは洞結節から一部の中隔（回廊）を通じてのみ房室結節に伝導させる方法である。したがって，その他の心房は興奮しないか，心房独自の調律で興奮している。この方法は心房細動の再発が多く，また心房収縮の血行力学的効果が得られないため普及しなかった。Coxは心房の収縮を保ちながら心房細動を予防できる手術としてmaze手術を考案した[99]。この方法は，リエントリーが起こらないように心房をいくつかの部屋に分割するが，洞結節からの興奮は心房全体に伝導するように工夫されている。その後，多くの施設でCoxの方法をもとにした変法が考案され，よい結果が得られている（図21-4a, 5, 181, 182頁参照）[100]。アメリカでは主に孤立性心房細動に対して行われるが，わが国では弁膜症，先天性心疾患などに合併した心房細動に対して行われている（図21-4a, 181頁参照）[101]。

③ カテーテルアブレーション[102]

1994年にSwartzはmaze手術とほぼ同じ考えに基づいて，永続性心房細動の患者を対象として，心房に高周波による8本の線状焼灼（右房3本，左房4本，中隔1本）を行い，心房細動が消失したと報告した[103]。Haissaguerreは，発作性心房細動の患者に右房のみに3本の線状焼灼を行い，心房細動が治癒した症例を報告した[104]。その後行われた追試では，両心房を焼灼する方法では50〜79%の成功率で，右房のみの焼灼する手技では13〜50%の成功率と報告された。この方法は長時間の放射線被曝が避けられないことと合併症（心タンポナーデ，塞栓症など）が31%と高いことなどより，最近ではほとんど行われていない。

一方，比較的小さな範囲の心筋から発生する高頻度興奮（時に，期外収縮単発）により誘発される心房細動（focal atrial fibrillation）の存在が注目され，この部位に対するカテーテルアブレーションで心房細動が消失することがHaissaguerreらにより報告された[105]（図31-4）。その後の追試で，この高頻度興奮の大部分は肺静脈入口部近傍から発生していることが判明した。しかし，肺静脈内の高頻度興奮は複数の部位から発生していることが多く，個々に焼灼するのが困難なことが多いことが判明した[106]。これを克服するために，肺静脈起源の興奮刺激が左房に伝導しないように肺静脈―左房の移行部を焼灼する方法（肺静脈隔離術）が考案され[107]，今日ではこの方法が広く用いられている（図31-7）。しかし，肺静脈狭窄などの合併症や再発が多いので，長期的有効性は今後の評価が必要である。

④ 植込み型心房除細動器（IAD）[108,109]

IAD[*5]は，発作をただちに洞調律に戻すので心房の電気的リモデリングを予防し，また塞栓症のリスクを低くする。以上を考慮して，心房細動の検出と除細動が自動的に行われるように設計されている心房除細動器が作製された。このデバイス

[*5]IAD：implantable atrial defibrillator

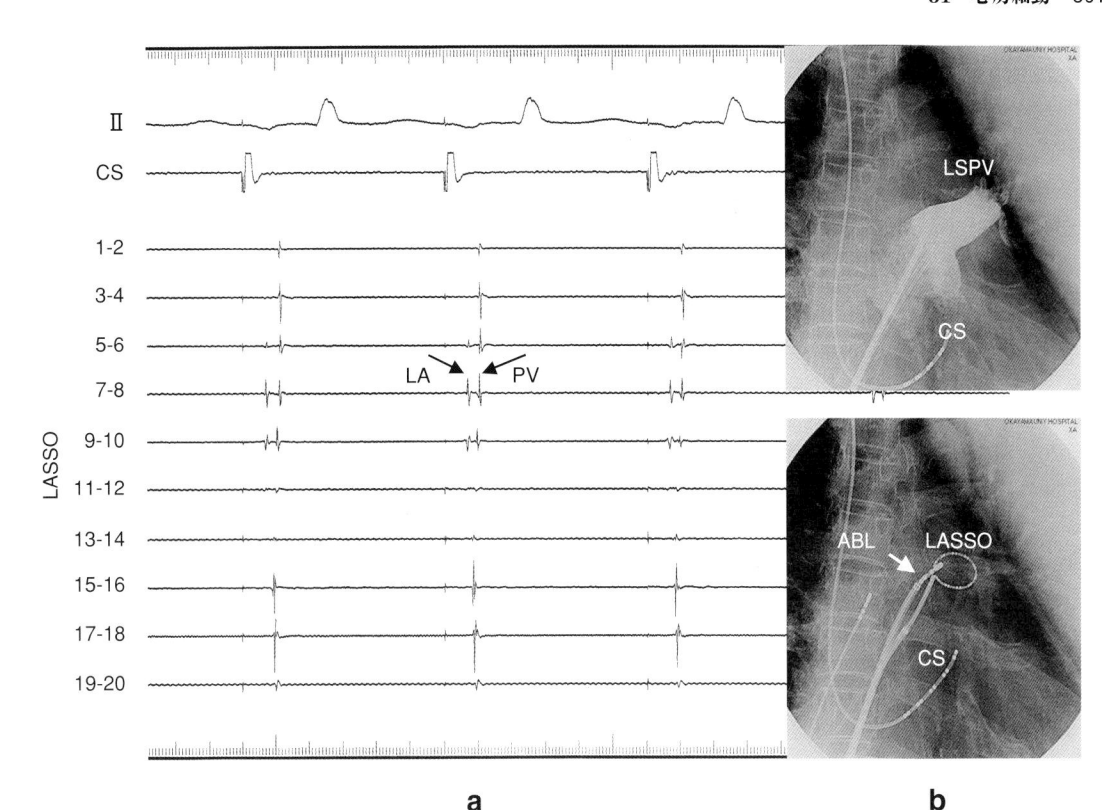

Lasso：LASSO カテーテル，CS＝冠状静脈洞，LA：左房電位，PV：肺静脈電位，LSPV：左肺静脈

図 31-7　カテーテルアブレーションによる肺静脈隔離術

a：左上肺静脈-左房接合部の電位
体表面心電図（II）と心腔内電位（Lasso，CS）の同時記録。冠状静脈洞（CS）からのペーシング中に左上肺静脈入口部に固定された LASSO カテーテルから記録された心腔内電位（1-2～19-20）。LA（左房電位）と PV（肺静脈電位）が 7-8 の部位で double potential として記録されている。この部位で左房と肺静脈が電気的につながっていると推定され，肺静脈隔離の至適アブレーション部位と診断する。この患者ではこの部位のアブレーションで LA と PV の電気的連動がなくなり，肺静脈が左房から隔離された。アブレーション後心房細動は起こらなくなった。

b 上：左上肺静脈造影。LSPV：左肺静脈，CS：冠状静脈

b 下：左上肺静脈入口部に LASSO カテーテルが固定されている。このカテーテルの 7-8 電極部位にアブレーションカテーテル（ABL）を固定して焼灼した。

は，経静脈的に電極を右房と冠状静脈洞に固定し，両電極間で直流通電する。電極の位置に肺動脈や右心室を用いる場合もある。エネルギーは，発作性心房細動の場合は 3～10 ジュール，持続性の場合は 10～20 ジュールを要するが，洞調律に戻る率は 70～90％ と報告されている。

このデバイスの問題点は，① 心室性不整脈を誘発する，② ショックによる疼痛である。① の問題に対しては心房除細動機能と心室除細動機能の両者を備えたデバイスが作製されている。② の問題の解決にはまだ時間がかかりそうである。

4）心拍数のコントロール[110]

心房細動時の心室応答は通常，房室結節の伝導能に依存している。房室結節の伝導能は自律神経と密接に関連しているので，心房細動時の心室応答は昼夜で変動する。したがって，心房細動時の心拍コントロールは，安静時だけでなく睡眠時や運動時の心室応答を考慮して行う。通常，心房細

動の心室レートのコントロールには房室結節の伝導を抑制する薬剤を用いる．まれに，房室結節の伝導抑制が薬剤で不十分な場合は非薬物的に房室結節の伝導を低下させる方法がとられる．

1 薬物による心拍コントロール

① ジギタリス

ジギタリスは効果が現れるまで時間がかかる（効果が現れるまで約1時間，全効果が現れるまでは6時間かかる）．また，運動時や交感神経興奮時の心拍数抑制効果は弱い．しかし，ジギタリスは古典的な薬剤で，今日でも心房細動の心拍コントロールを目的に多く使用されている．

② Ca^{2+}拮抗薬（ベラパミル，ジルチアゼム）[111]

静注投与の効果は数分で現れるので，早急に心拍数のコントロールが必要な場合に適している．心房細動の長期的な心拍コントロールには経口投与をする．ホルター心電図で検討した結果では，経口のCa^{2+}拮抗薬投与のほうがジギタリスに比べて1日の心拍コントロールが良好であったと報告されている．

③ β遮断薬

β遮断薬は安静時および運動時の心室レートを共に抑制するので，運動時の心拍コントロールを厳密にコントロールすると夜間に脈が遅くなりすぎることがある．この場合は，内因性交感神経活性亢進作用を有するβ遮断薬がよい．また，ただちに心室レートをコントロールする必要がある場合は，超短時間作用性β遮断薬のエスモロール（通常，15分以内に効果が現れる）を用いる．

④ ATP[*6]

ATPはアデノシンに変化する半減期10秒の天然物質で，房室結節の伝導を著明に抑制する．したがって，房室結節を介するリエントリー頻拍の停止や頻拍の診断目的には有用であるが，作用が一過性のため心房細動の心拍コントロールには適さない．

〔注〕筆者らは，早急に心拍コントロールが必要な場合にはベラパミルの静注を用いる．また，心機能が低下している患者にはジギタリス，運動時に頻脈になる患者にはβ遮断薬を選択している．最近は，昼夜一定した心室レートにコントロールする目的でジギタリスとβ遮断薬を併用投与している．

2 非薬物治療

薬剤で房室結節の伝導抑制の効果が得られない場合は，房室結節のカテーテルアブレーションが有効である[113,114]．以前は，直流通電アブレーションを用いて房室ブロックを作成していたが[115]，アブレーション後の突然死が報告され（1.7％），現在では高周波アブレーションが行われる[116]．この治療には植込み型ペースメーカが必要になることと塞栓の危険性が減少しないのが難点で，わが国ではあまり普及していない．筆者の施設では心房細動の症状が重く，また薬剤による心室レートのコントロールが困難な肥大型心筋症を対象に施行している．最近では，房室結節での伝導を完全に途絶させるのでなく，修飾して心拍数をコントロールする方法が考案されている．

5）塞栓の予防

高齢者の心房細動は特に塞栓を合併しやすいことは以前から知られていた．同様に，塞栓の既往がある患者は再度起こす可能性が特に高いことも報告されている．また，心臓エコー検査上の左房径の増大，左室機能の低下，左心耳血栓の存在と左房のモヤモヤエコー（smoke）も塞栓の危険因子と考えられていた．しかし，心房細動の塞栓の治療方針に決定的な影響を与えたのは，塞栓のリスクと抗凝固薬投与の有用性を系統的に調査した大規模臨床試験の結果である[117～119]．その結果，高齢，塞栓の既往に加えて，糖尿病，高血圧，冠動脈疾患，心不全を有する者は年齢に関係なく高リスクであることが判明した．代表的な5つの大規模調査の結果により，①非弁膜性の心房細動患者における塞栓の発生頻度は年間約5％である，②非弁膜性の心房細動をハイリスク（塞栓の既往，高血圧，糖尿病，冠動脈疾患，心不全，高齢者）と低リスク（若年から中年の孤立性心房細動）に分けると，高リスクは年間5～7％で低リスクは1～1.5％である，③ワルファリン投与中の塞栓頻度

[*6] ATP：adenosine triphosphate

リスク	塞栓の年間頻度	推奨される治療
低	1%	アスピリン（325mg）
中間	1～4%	ワルファリン（INR=2～3）
高	8～12%	ワルファリン（INR=2～3）

高リスク＝塞栓既往，高血圧，弁膜症，心不全，左室機能低下，甲状腺疾患，年齢≧75
中間リスク＝年齢65～75，糖尿病，冠動脈疾患
低リスク＝年齢<65，上記のリスクなし

図31-8 American College of Chest Physician（アメリカ胸部学会）が推奨する非弁膜性心房細動における抗凝固治療 〔文献118）より引用〕
塞栓のリスクを低，中間，高に分けて，それぞれの治療指針を示している。

は約1/2～1/3減少する，④抗凝固治療の合併症である脳出血は年間約0.5%である，⑤アスピリンにも塞栓予防効果が認められるがワルファリン治療ほど著明ではないことが明らかになった（23章：大規模試験，202～204頁参照）。以上の大規模臨床試験の結果をもとにして，心房細動の塞栓予防に対する治療指針がアメリカ胸部学会（図31-8）[118]，ACC[*7]/AHA[*8]/ESC[*9]（表31-1）[120]，および日本循環器学会合同研究班（図31-9）[121]から提案されている。各々の治療指針は，年齢を含めたハイリスクの分類が多少異なっている。例えば，非弁膜症の心房細動でも高齢者は，塞栓のハイリスクグループであることはすべての指針で一致している。ただし，具体的な年齢では多少異なっている。アメリカ胸部学会の指針では，75歳以上を高リスクとし，65歳以下を低リスクに分けている。一方，心臓病学会の指標では60歳以下が低リスクとしている。日本循環器学会合同研究班のガイドラインでは，ほぼアメリカ胸部学会のガイドラインに準じているが，甲状腺疾患はハイリスクに入れていない。

ワルファリンの投与量は薬剤に対する個人差が大きいため，個々の患者にあわせて適切な量を決める。また，ワルファリンは種々の薬剤や食事で効果が変わるので，この点を考慮して投与量を調節する。ワルファリンの効き目はプロトロビン時間またはトロンビン時間で決める。国際的には，プロトロビン時間のINR[*10]が用いられるが，わが国ではトロンビン時間を用いている施設もある。トロンボテストとINRとの関係は線形ではなく双曲線で近似される。特にトロンボテストの20%以上の変化はINRの変化に反映しないので[122]，国際基準に従ってINRを用いることが望まれる。食生活が日々変わる場合は，頻回のINR検査が必要であるが，通常は食生活が一定の場合では，月に1～2回の検査としていることが多い。

わが国では前述の3つの大規模臨床試験を参考にしながら，患者の年齢，抗凝固療法の副作用，患者の薬剤に対する態度などを考慮して，①ワルファリン，②アスピリン，③ワルファリンとアスピリンの併用，④無投薬のいずれかを選択している施設が多い。筆者の施設でも，①弁膜症，②ハイリスク因子（弁膜症と高齢以外）を有する，③年齢以外のハイリスク因子を有さない患者に分け各々で至適な抗凝固治療を決めている。以下に筆者の施設で行っている塞栓予防の治療方針を示す。

1 弁膜症

僧帽弁狭窄症および人工弁患者に合併する心房細動は，塞栓の発生頻度が特に高い。この患者群には厳密な抗凝固治療が必要である。筆者の施設では，このグループの患者に対してはワルファリンでINR 2.5～3.0に厳重にコントロールしている。

[*7] ACC：American College of Cardiology
[*8] AHA：American Heart Association
[*9] ESC：European Society of Cardology

[*10] INR：international normalized ratio

患者背景	抗凝固治療	エビデンスレベル
年齢<60歳，心臓病(−)	アスピリン(325 mg/日)	I
年齢<60歳，心臓病(+)，リスクファクター(−)	アスピリン(325 mg/日)	I
年齢≧60歳，リスクファクター(−)	アスピリン(325 mg/日)	I
年齢≧60歳，糖尿病，冠動脈疾患	ワーファリン(INR=2-3)	IIb
年齢≧75歳	ワーファリン(INR=2)	I
心不全，左室駆出率≦0.35，甲状腺機能亢進症，高血圧	ワーファリン(INR=2-3)	I
僧帽弁狭窄症，人工弁，塞栓既往(+)，左房内血栓(+)	ワーファリン(INR=2.5-3.5)	I

表31-1　ACC/AHA/ESCが推奨する慢性非弁膜性心房細動における抗凝固治療
＊リスクファクター：心不全,左室駆出率≦0.35,高血圧　〔文献121)より引用〕

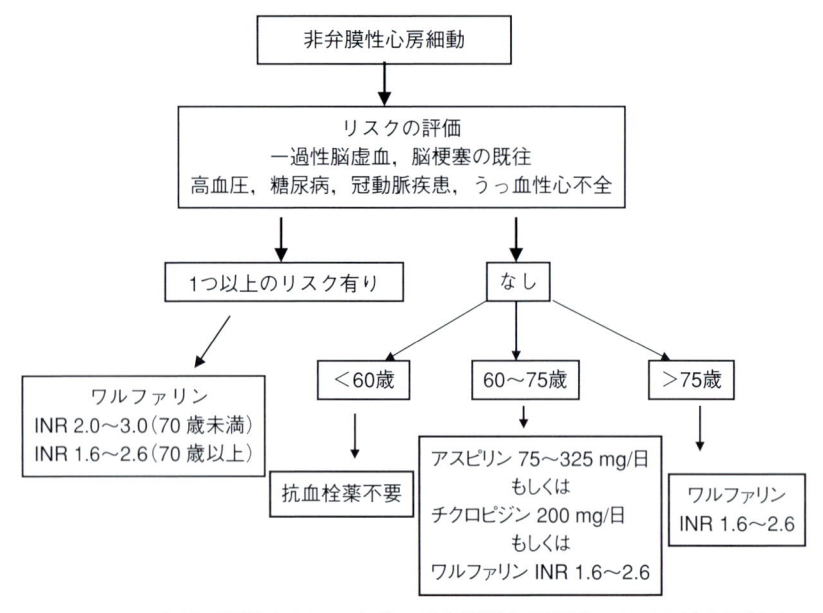

図31-9　日本循環器学会合同研究班の非弁膜性心房細動における抗凝固治療のガイドライン
年齢に関係なく塞栓のリスクの有無でまず分けているのが特徴である。リスクがない場合には年齢でリスクの程度を分け，それぞれの治療方針を示している。
〔文献121)より引用〕

2　ハイリスク因子(弁膜症と高齢以外)を有する

ハイリスクかどうかの診断は，① 塞栓の既往と左房血栓の存在，② 基礎疾患(高血圧，糖尿病，冠動脈疾患)と左室機能(心不全,)，③ 左房内モヤモヤエコーと左房径の増大などをもとに決めている。このグループでは，ワーファリンで INR 2.5～3.0 にコントロールしている。

3　年齢以外のハイリスク因子を有さない

通常，65歳以上はワルファリンで INR 1.6～2.6 にコントロールしている。60歳以下の孤立性心房細動の場合はガイドラインに従って，原則的に抗凝固薬を投与していない。しかし，筆者の経験で

は，病院に来院する患者で50歳以上の心房細動の患者では，他のリスクを有する場合が多い。したがって，50～60歳の患者の多くはワルファリンを投与することが多い。

6）特殊な心房細動の治療

特殊な心房細動としては，①WPW症候群に伴う心房細動，②徐脈頻脈症候群の心房細動，③心房粗動から移行する心房細動がある。この場合は，もとの不整脈の治療で心房細動が消失することがある。WPW症候群の場合は，副伝導路のカテーテルアブレーションで心房細動の頻度が少なくなることが報告されている。また，徐脈頻脈症候群の心房細動も心房ペーシングで心房レートを正常化すると，心房細動の発作の回数が減少する。心房粗動と心房細動の交互の移行を認める場合は，心房粗動のカテーテルアブレーションで心房細動の発作頻度が減少する。

●文献

1) 春見健一，出雲和秀：心房細動研究の歴史．早川弘一，笠貫 宏（編）：心房細動・粗動・頻拍．医学書院 1999, pp6-13.
2) Flegel KM：From delirium cordis to atrial fibrillation；Historical development of a disease concept. Ann Intern Med 1995, 122(11)：867-873.
3) 杉本恒明：心房細動の疫学．早川弘一，笠貫 宏（編）：心房細動・粗動・頻拍．医学書院 1999, pp14-18.
4) Lewis T：The mechanism and graphic registration of the heart. 3rd ed. Show and Sons 1925.
5) Einthoven W：Electrocardiogramme. Arch Internat Physiol 1902, 4：132.
6) Lewis T：Auricular fibrillation；A common clinical condition. Br Med J 1909, 2：1528.
7) Scherf D：Studies on auricular tachycardia caused by aconitine administration. Proc Soc Exp Biol Med 1947, 64：233-239.
8) Moe GK, Abildskov JA：Atrial fibrillation as a self-sustaining arrhythmia independent of focal discharge. Am Heart J 1959, 58(1)：59-70.
9) Moe GK, Rheinboldt WC, Abildskov JA：A computer model of atrial fibrillation. Am Heart J 1964, 67：200-220.
10) Allessie MA, Lammers WJEP, Bonke FLM, et al：Experimental evaluation of Moes multiple wavelet hypothesis of atrial fibrillation. In Zipes DP, Jalife J (eds)：Cardiac Arrhtymias. Grune & Stratton 1985, pp265-276.
11) Ikeda T, Czer L, Trento A, et al：Induction of meandering functional reentrant wave front in isolated human atrial tissues. Circulation 1997, 96(9)：3013-3020.
12) Onundarson PT, Thorgeirsson G, Jonmudsson E, et al：Chronic atrial fibrillation；Epidemiologic features and 14 year follow up. A case control study. Eur Heart J 1987, 8(5)：521-527.
13) Ostrander LD, Brandt RL, Kjelsberg MO, et al：Electrocardiographic findings among the adult population of a total natural community, Tecumseh, Michigan. Circulation 1965, 31：888-898.
14) Kannel WB, Abbott RD, Savage DD, et al：Epidemiologic features of chronic atrial fibrillation；The Framingham Study. N Engl J Med 1982, 306(17)：1018-1022.
15) Camm AJ：Preface. In Murgatoyd RD, Damm AJ (eds)：Nonpharmacological Treamtent of Atrial Fibrillation. Futura 1997.
16) Feinberg WM, Blackshear JL, Laupacis A, et al：Prevalence, age distribution, and gender of patients with atrial fibrillation. Analysis and implications. Arch Intern Med 1995, 155(5)：469-473.
17) 橋場国武：老年者の不整脈．日老医会誌 1989, 26：101.
18) McEachern D, Baker BM Jr：Auricular fibrillation；Its etiology, age incidence and production by digitalis therapy. Am J Med Sci 1932, 183：35-48.
19) Corazza LJ, Pastor BH：Cardiac arrhythmias in chronic cor pulmonale. N Engl J Med 1958, 259(18)：863-865.
20) Weber DM, Phillips JH Jr：A re-evaluation of electrocardiographic changes accompanying acute pulmonary embolism. Am J Med Sci 1966, 251(4)：381-398.
21) Wood P：Chronic constrictive pericarditis. Am J Cardiol 1961, 7：48-61.
22) Lauer MS, Eagle KA, Buckley MJ, et al：Atrial fibrillation following coronary artery bypass surgery. Prog Cardiovasc Dis 1989, 31(5)：367-378.
23) Polanczyk CA, Goldman L, Marcantonio ER, et al：Supraventricular arrhythmia in patients having noncardiac surgery；Clinical correlates and effect on length of stay. Ann Intern Med 1998, 129(4)：279-285.
24) Woeber KA：Thyrotoxicosis and the heart. N Engl J Med 1992, 327(2)：94-98.
25) Forfar JC, Toft AD：Thyrotoxic atrial fibrillation；An underdiagnosed condition? Br Med J (Clin Res Ed) 1982, 285(6346)：909-910.
26) Cohen EJ, Klatsky AL, Armstrong MA：Alcohol use and supraventricular arrhythmia. Am J Cardiol 1988, 62(13)：971-973.
27) Ettinger PO, Wu CF, De La Cruz C Jr, et al：Arrhythmias and the "Holiday Heart"；Alcohol-associated cardiac rhythm disorders. Am Heart J 1978, 95(5)：555-562.

28) Lowenstein SR, Gabow PA, Cramer J, et al：The role of alcohol in new-onset atrial fibrillation. Arch Intern Med 1983, 143(10)：1882-1885.
29) 井上 博：心房細動と自律神経．早川弘一，笠貫 宏（編）：心房細動・粗動・頻拍．医学書院 1999, pp36-41.
30) Coumel P：Autonomic arrhythmogenic factors in paroxysmal atrial fibrillation. In Olsson SB, Allessie MA, Combell RWF (eds)：Atrial Fibrillation. Mechanisms and Therapeutic Strategies. Futura 1994, pp171-185.
31) Kaplan BM, Langendorf R, Lev M, et al：Tachycardia-bradycardia syndrome (so-called "sick sinus syndrome"). Pathology, mechanisms and treatment. Am J Cardiol 1973, 31(4)：497-508.
32) Ohe T, Shimomura K, Isobe F, et al：Problems and anti-tachyarrhythmic effects of chronic atrial pacing. Jpn Circ J 1985, 49(3)：379-384.
33) Brand FN, Abbott RD, Kannel WB, et al：Characteristics and prognosis of lone atrial fibrillation. 30-year follow-up in The Framingham Study. JAMA 1985, 254(24)：3449-3453.
34) Brugada R, Tapscott T, Czernuszewicz GZ, et al：Identification of a genetic locus for familial atrial fibrillation. N Engl J Med 1997, 336(13)：905-911.
35) Wyndham CR：What's wrong with the atrium in patients with atrial fibrillation? Int J Cardiol 1982, 2(2)：199-202.
36) Wijffels MC, Kirchhof CJ, Dorland R, et al：Atrial fibrillation begets atrial fibrillation. A study in awake chronically instrumented goats. Circulation 1995, 92(7)：1954-1968.
37) Daoud EG, Bogun F, Goyal R, et al：Effect of atrial fibrillation on atrial refractoriness in humans. Circulation 1996, 94(7)：1600-1606.
38) Kumagai K, Akimitsu S, Kawahira K, et al：Electrophysiological properties in chronic lone atrial fibrillation. Circulation 1991, 84(4)：1662-1668.
39) Yue L, Feng J, Gaspo R, et al：Ionic remodeling underlying action potential changes in a canine model of atrial fibrillation. Circ Res 1997, 81(4)：512-525.
40) 山下武志：心房細動のリモデリング（分子生理学的アプローチ）．早川弘一，笠貫 宏（編）：心房細動・粗動・頻拍．医学書院 1999, pp77-78.
41) 池主雅臣：心房細動のリモデリング（電気生理学的アプローチ）．早川弘一，笠貫 宏（編）：心房細動・粗動・頻拍．医学書院 1999, pp79-80.
42) Konings KT, Kirchhof CJ, Smeets JR, et al：High-density mapping of electrically induced atrial fibrillation in humans. Circulation 1994, 89(4)：1665-1680.
43) Haissaguerre M, Marcus FI, Fischer B, et al：Radiofrequency catheter ablation in unusual mechanisms of atrial fibrillation；Report of three cases. J Cardiovasc Electrophysiol 1994, 5(9)：743-751.
44) Jais P, Haissaguerre M, Shah DC, et al：A focal source of atrial fibrillation treated by discrete radiofrequency ablation. Circulation 1997, 95(3)：572-576.
45) Allessie MA, Bonke FI, Schopman FJ：Circus movement in rabbit atrial muscle as a mechanism of tachycardia. II. The role of nonuniform recovery of excitability in the occurrence of unidirectional block, as studied with multiple microelectrodes. Circ Res 1976, 39(2)：168-177.
46) Allessie MA, Rensma PL, Brugada J, et al：Pathophysiology of atrial fibrillation. In Zipes DP, Jalif J (eds)：Cardiac Electrophysiology；From Cell to Bedside. WB Saunders 1990, pp548-559.
47) Winfree AT：Spiral waves of chemical activity. Science 1972, 175：634.
48) Davidenko JM, Pertsov AV, Salomonsz R, et al：Stationary and drifting spiral waves of excitation in isolated cardiac muscle. Nature 1992, 355(6358)：349-351.
49) Ikeda T, Yashima M, Uchida T, et al：Attachment of meandering reentrant wave fronts to anatomic obstacles in the atrium. Role of the obstacle size. Circ Res 1997, 81(5)：753-764.
50) 平岡昌和：心房細動の発作機序．早川弘一，笠貫 宏（編）：心房細動・粗動・頻拍．医学書院 1999, pp26-35.
51) Kottkamp H, Hindricks G, Breithardt G：Atrial fibrillation. The problem of definitions. In Saoudi N, Schoels W, El-Sherif N (eds)：Atrial Flutter and Fibrillation. Futura 1998, pp137.
52) 橋場邦武：心房細動の心電図．早川弘一，笠貫 宏（編）：心房細動・粗動・頻拍．医学書院 1999, pp42-47.
53) Kastor JA：Atrial fibrillation. In Kastor JA (ed)：Arrhythmias. WB Saunders 1994, pp25-104.
54) Wood P：Polyuria in paroxysmal tachycardia and paroxysmal atrial flutter and fibrillation. Br Heart J 1963, 25：689-690.
55) Fujii T, Kojima S, Imanishi M, et al：Different mechanisms of polyuria and natriuresis associated with paroxysmal supraventricular tachycardia. Am J Cardiol 1991, 68(4)：343-348.
56) Ferrer MI, Harvey RM：Some hemodynamic aspects of cardiac arrhythmias in man；A clinico-physiologic correlation. Am Heart J 1964, 68：153-165.
57) Brachman DS：Auricular fibrillation. Lancet 1921, 1：374.
58) Harvey WP, Ronan JA Jr：Bedside diagnosis of arrhythmias. Prog Cardiovasc Dis 1966, 8(5)：419-445.
59) Sanders CA, Harthorne JW, DeSanctis RW, et al：Tricuspid stenosis, a difficult diagnosis in the presence of atrial fibrillation. Circulation 1966, 33(1)：26-33.
60) Chou T：Electrocardiography in clinical practice. WB Saunders 1991.
61) Inoue H, Ohkawa S, Ueyama C, et al：Clinicopathologic study on determinants of the amplitude of atrial

62) fibrillation waves in the geriatric population. Am Heart J 1982, 104(6): 1382-1384.
62) Podrid PJ, Venditti FJ, Levine PA, et al: The role of exercise testing in evaluation of arrhythmias. Am J Cardiol 1988, 62(12): 24H-33H.
63) Guidera SA, Steinberg JS: The signal-averaged P wave duration; A rapid and noninvasive marker of risk of atrial fibrillation. J Am Coll Cardiol 1993, 21(7): 1645-1651.
64) Fukunami M, Yamada T, Ohmori M, et al: Detection of patients at risk for paroxysmal atrial fibrillation during sinus rhythm by P wave-triggered signal-averaged electrocardiogram. Circulation 1991, 83(1): 162-169.
65) 福並正剛, 山田貴久, 伯井徳武: 心房"レート・ポテンシャル"の臨床的意義. 循環器情報処理 1989, pp54-59.
66) 清水昭彦: 電気生理検査. 早川弘一, 笠貫 宏(編): 心房細動・粗動・頻拍. 医学書院 1999, pp121-131.
67) Tanigawa M, Fukatani M, Konoe A, et al: Prolonged and fractionated right atrial electrograms during sinus rhythm in patients with paroxysmal atrial fibrillation and sick sinus node syndrome. J Am Coll Cardiol 1991, 17(2): 403-408.
68) Ohe T, Matsuhisa M, Kamakura S, et al: Relation between the widening of the fragmented atrial activity zone and atrial fibrillation. Am J Cardiol 1983, 52(10): 1219-1222.
69) Cosio FG, Palacios J, Vidal JM, et al: Electrophysiologic studies in atrial fibrillation. Slow conduction of premature impulses; A possible manifestation of the background for reentry. Am J Cardiol 1983, 51(1): 122-130.
70) Cosio FG, Llovet A, Vidal JM: Mechanism and clinical significance of atrial repetitive responses in man. Pacing Clin Electrophysiol 1983, 6(1-Pt-1): 53-59.
71) Buxton AE, Waxman HL, Marchlinski FE, et al: Atrial conduction; Effects of extrastimuli with and without atrial dysrhythmias. Am J Cardiol 1984, 54(7): 755-761.
72) Kirchhof C, Chorro F, Scheffer GJ, et al: Regional entrainment of atrial fibrillation studied by high-resolution mapping in open-chest dogs. Circulation 1993, 88(2): 736-749.
73) Petersen P, Godtfredsen J: Atrial fibrillation; A review of course and prognosis. Acta Med Scand 1984, 216(1): 5-9.
74) Kannel WB, Abbott RD, Savage DD, et al: Epidemiologic features of chronic atrial fibrillation; The Framingham Study. N Engl J Med 1982, 306(17): 1018-1022.
75) Hinton RC, Kistler JP, Fallon JT, et al: Influence of etiology of atrial fibrillation on incidence of systemic embolism. Am J Cardiol 1977, 40(4): 509-513.
76) Kopecky SL, Gersh BJ, McGoon MD, et al: The natural history of lone atrial fibrillation. A population-based study over three decades. N Engl J Med 1987, 317(11): 669-674.
77) 新 博次: 心房細動の内科的治療. 心電図 1997, 17(suppl): s2-64.
78) Wyse DG, Waldo AL, DiMarco JP, et al: A comparison of rate control and rhythm control in patients with atrial fibrillation. N Engl J Med 2002, 347(23): 1825-1833.
79) Yamashita T, Ogawa S, Aizawa Y, et al: Investigation of the optimal treatment strategy for atrial fibrillation in Japan. Circ J 2003, 67(9): 738-741.
80) Falk RH, Podrid PJ: Electrical cardioversion of atrial fibrillation. In Falk RH, Podrid PJ(eds): Atrial Fibrillation; Mechanisms and Management. Raven Press 1992, pp181-195.
81) Lown B, Amarasingham R, Neuman J: New method for terminating cardiac arrhythmias. Use of synchronized capacitor discharge. JAMA 1962, 182: 548-555.
82) Van Gelder IC, Crijns HJ, Van Gilst WH, et al: Prediction of uneventful cardioversion and maintenance of sinus rhythm from direct-current electrical cardioversion of chronic atrial fibrillation and flutter. Am J Cardiol 1991, 68(1): 41-46.
83) Levy S, Lauribe P, Dolla E, et al: A randomized comparison of external and internal cardioversion of chronic atrial fibrillation. Circulation 1992, 86(5): 1415-1420.
84) 飯沼宏之: 発作の停止. 早川弘一, 笠貫 宏(編): 心房細動・粗動・頻拍. 医学書院 1999, pp158-166.
85) Capucci A, Boriani G, Botto GL, et al: Conversion of recent-onset atrial fibrillation by a single oral loading dose of propafenone or flecainide. Am J Cardiol 1994, 74(5): 503-505.
86) Atarashi H, Inoue H, Hiejima K, et al: Conversion of recent-onset atrial fibrillation by a single oral dose of Pilsicainide (Pilsicainide suppression trial on atrial fibrillation). The PSTAF Investigators. Am J Cardiol 1996, 78(6): 694-697.
87) Murgatroyd FD, Onunain S, Gibson SM, et al: The results of CRAFT-1; A multi-center, double-blind, placebo-controlled crossover study of digoxin in symptomatic paroxysmal atrial fibrillation. J Am Coll Cardiol 1993, 21(Suppl): 478A.
88) Coplen SE, Antman EM, Berlin JA, et al: Efficacy and safety of quinidine therapy for maintenance of sinus rhythm after cardioversion. A meta-analysis of randomized control trials. Circulation 1990, 82(4): 1106-1116.
89) Crijns HJ, Van Gelder IC, Van Gilst WH, et al: Serial antiarrhythmic drug treatment to maintain sinus rhythm after electrical cardioversion for chronic atrial fibrillation or atrial flutter. Am J Cardiol 1991, 68(4): 335-341.
90) Stephenson LW, MacVaugh H 3rd, Tomasello DN, et

al：Propranolol for prevention of postoperative cardiac arrhythmias；A randomized study. Ann Thorac Surg 1980, 29(2)：113-116.
91) Roy D, Talajic M, Dorian P, et al：Amiodarone to prevent recurrence of atrial fibrillation. Canadian Trial of Atrial Fibrillation Investigators. N Engl J Med 2000, 342(13)：913-920.
92) Tieleman RG, Van Gelder IC, Crijns HJ, et al：Early recurrences of atrial fibrillation after electrical cardioversion；A result of fibrillation-induced electrical remodeling of the atria? J Am Coll Cardiol 1998, 31(1)：167-173.
93) Nakashima H, Kumagai K, Urata H, et al：Angiotensin Ⅱ antagonist prevents electrical remodeling in atrial fibrillation. Circulation 2000, 101(22)：2612-2617.
94) Vermes E, Tardif JC, Bourassa MG, et al：Enalapril decreases the incidence of atrial fibrillation in patients with left ventricular dysfunction；Insight from the Studies of Left Ventricular Dysfunction(SOLVD)Trials. Circulation 2003, 107(23)：2926-2931.
95) 庄田守男：ペーシングによる心房細動予防．早川弘一，笠貫 宏（編）：心房細動・粗動・頻拍．医学書院 1999，pp215-217.
96) Andersen HR, Nielsen JC, Thomsen PE, et al：Long-term follow-up of patients from a randomised trial of atrial versus ventricular pacing for sick-sinus syndrome. Lancet 1997, 350(9086)：1210-1216.
97) Yu WC, Chen SA, Tai CT, et al：Effects of different atrial pacing modes on atrial electrophysiology；Implicating the mechanism of biatrial pacing in prevention of atrial fibrillation. Circulation 1997, 96(9)：2992-2996.
98) Guiroudon GM, Cambell CS, Jones DL, et al：Combined sinoatrial node atrio-ventricular isolation；A surgical alternative to His bundle ablation in patients with atrial fibrillaion. Circulation 1985, 72(Suppl-3)：72.
99) Cox JL：The surgical treatment of atrial fibrillation. Ⅳ. Surgical technique. J Thorac Cardiovasc Surg 1991, 101(4)：584-592.
100) 小坂井嘉夫：Maze 手術．早川弘一，笠貫 宏（編）：心房細動・粗動・頻拍．医学書院 1999，pp230-234.
101) Kosakai Y, Kawaguchi AT, Isobe F, et al：Cox maze procedure for chronic atrial fibrillation associated with mitral valve disease. J Thorac Cardiovasc Surg 1994, 108(6)：1049-1054.
102) 庄田守男：カテーテルアブレーション．早川弘一，笠貫 宏（編）：心房細動・粗動・頻拍．医学書院 1999，pp218-224.
103) Swartz JF, Pellersels G, Silvers J, et al：A catheter-based curative approach to atrial fibrillation in humans (abstract). Circulation 1994, 90(Suppl-1)：1-335.
104) Haissaguerre M, Gencel L, Fischer B, et al：Successful catheter ablation of atrial fibrillation. J Cardiovasc Electrophysiol 1994, 5(12)：1045-1052.
105) Haissaguerre M, Jais P, Shah DC, et al：Spontaneous initiation of atrial fibrillation by ectopic beats originating in the pulmonary veins. N Engl J Med 1998, 339(10)：659-666.
106) Haissaguerre M, Jais P, Shah DC, et al：Electrophysiological end point for catheter ablation of atrial fibrillation initiated from multiple pulmonary venous foci. Circulation 2000, 101(12)：1409-1417.
107) Oral H, Knight BP, Tada H, et al：Pulmonary vein isolation for paroxysmal and persistent atrial fibrillation. Circulation 2002, 105(9)：1077-1081.
108) Lau CP, Tse HF, Lok NS, et al：Initial clinical experience with an implantable human atrial defibrillator. Pacing Clin Electrophysiol 1997, 20(1-Pt-2)：220-225.
109) Wellens HJ, Lau CP, Luderitz B, et al：Atrioverter；An implantable device for the treatment of atrial fibrillation. Circulation 1998, 98(16)：1651-1656.
110) Falk RH：Control of the ventricular rate in atrial fibrillation. In Falk RH, Podrid PJ(eds)：Atrial Fibrillation；Mechanisms and Management. Raven Press 1992, pp255-282.
111) Rowland E, McKenna WJ, Gulker H, et al：The comparative effects of diltiazem and verapamil on atrioventricular conduction and atrioventricular reentry tachycardia. Circ Res 1983, 52(2-Pt-2)：I163-I168.
112) Waxman HL, Myerburg RJ, Appel R, et al：Verapamil for control of ventricular rate in paroxysmal supraventricular tachycardia and atrial fibrillation or flutter；A double-blind randomized cross-over study. Ann Intern Med 1981, 94(1)：1-6.
113) Rosenqvist M, Scheinman MM：Catheter ablation in atrial fibrillation. In Falk RH, Podrid PJ(eds)：Atrial Fibrillation；Mechanisms and Management. Raven Press 1992, pp359-374.
114) Scheinman MM, Morady F, Hess DS, et al：Catheter-induced ablation of the atrioventricular junction to control refractory supraventricular arrhythmias. JAMA 1982, 248(7)：851-855.
115) Rowland E, Cunningham D, Ahsan A, et al：Transvenous ablation of atrioventricular conduction with a low energy power source. Br Heart J 1989, 62(5)：361-366.
116) Langberg JJ, Chin MC, Rosenqvist M, et al：Catheter ablation of the atrioventricular junction with radiofrequency energy. Circulation 1989, 80(6)：1527-1535.
117) Risk factors for stroke and efficacy of antithrombotic therapy in atrial fibrillation. Analysis of pooled data from five randomized controlled trials. Arch Intern Med 1994, 154(13)：1449-1457.
118) Albers GW, Dalen JE, Laupacis A, et al：Antithrombotic therapy in atrial fibrillation. Chest 2001, 119(I Suppl)：194S-206S.
119) 青崎正彦：大規模試験後の心房細動治療．笠貫 宏（編）：心臓病診療プラクティス 13；心疾患の薬物治療を考える．大規模試験を踏まえて．文光堂 1998，pp178-186.

120) Fuster V, Ryden LE, Asinger RW, et al：ACC/AHA/ESC guidelines for the management of patients with atrial fibrillation；Executive summary. A Report of the American College of Cardiology/American Heart Association Task Force on Practice Guidelines and the European Society of Cardiology Committee for Practice Guidelines and Policy Conferences（Committee to Develop Guidelines for the Management of Patients With Atrial Fibrillation）；Developed in Collaboration With the North American Society of Pacing and Electrophysiology. J Am Coll Cardiol 2001, 38（4）：1231-1266.

121) 循環器病の診断と治療に関するガイドライン（199年-2000年度合同研究班報告）．心房細動治療（薬物）ガイドライン．Jpn Circ J 2001, 65（Suppl-V）：931-998.

122) Nozawa T, Hayashi S, Naiki S, et al：Inter-institute variations in International Normalized Ratio and thrombotest. J Cardiol 1998, 32（2）：89-94.

32 上室性期外収縮

1. 概念・歴史[1]

　上室性期外収縮（supraventricular extrasystole）は，心房および房室接合部から起こる早期興奮であるが，臨床で遭遇する上室性期外収縮の大部分は心房から発生する期外収縮なので，ここでは主に心房期外収縮について説明する．

　Gallavardin（1946）は心房期外収縮の起こるタイミングで基本洞調律の反応が異なることを報告した．また，心房期外収縮は単に洞結節をリセットするばかりでなく抑制する場合があり，この抑制効果は心房期外収縮の連発数が多いほど著明になることも発表されている（Engelman, 1894）．この現象は，今日では overdrive suppression test として洞機能の評価に応用されている．

　心房は自律神経との関連が強いので，疲労時や精神的緊張時に心房期外収縮は起こりやすい．この場合は病的な意味は少ない．一方，肺気腫，弁膜症，高血圧などで心房に負荷がかかっている状態では，将来心房細動に移行する可能性が高い．実際，僧帽弁狭窄症では，心房期外収縮が長年続いた後，心房細動に移行した症例をよく経験する．

　心房期外収縮の臨床的意義は，① 心房の電気的不安定度の指標，② 心房細動，心房粗動，心房頻拍の引き金の両者である．

2. 分類

1）発生部位からの分類

① 心房期外収縮
- 左房起源（肺静脈起源が多い）
- 右房起源（上大静脈起源が多い）
- 冠状静脈洞起源
- その他

② 接合部期外収縮

2）タイプからの分類

① 単発，連発
② 単形性，多形性

　期外収縮のP波が単一である場合を単形性，P波の形が複数ある場合を多形性と呼ぶ．

3. 発生機序と原因疾患[1,2]

　心房期外収縮の発生機序は，① リエントリー，② 自動能亢進，③ 異常自動能（撃発活動）のいずれ

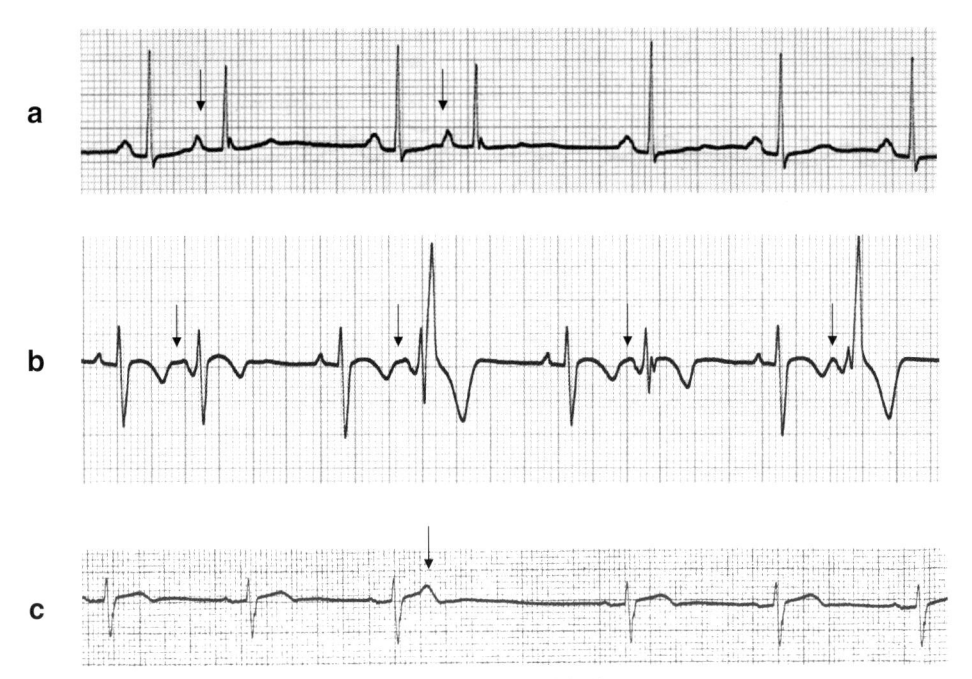

図 32-1　心房期外収縮

a：2，4 拍目の P 波（↓）の形が洞調律（1，3，5，6，7 拍目）の P 波と形が異なっている。また，2，4 拍目の P 波は早期興奮している。このことより 2，4 拍目の心房興奮は心房期外収縮と診断される。心房期外収縮から伝導興奮した QRS 波は洞調律時の QRS 波と少し異なるが，これは脚で軽度の変行伝導が起こった結果と考えられる。

b：a と同様に心房期外収縮（↓）が 1 拍ごとに認められるが，2 と 4 番目の心房期外収縮の心室への伝導は脚ブロックを伴っている（変行伝導）。

c：3 拍目と 4 拍目の R-R 間隔が長い。また，3 拍目の T 波の形が尖っていて，この部位に P 波（↓）が隠れていることがわかる。したがって，R-R 間隔の延長は，blocked PAC（心室伝導を伴っていない心房期外収縮）が原因と診断される。

かである。臨床の現場では個々の患者で認められる心房期外収縮の機序は同定できないことが多い。

心房期外収縮の基礎疾患は，心房細動の基礎疾患と共通している。心房筋が障害を受ける疾患で起こるが，加齢による心房筋の変化も高齢者の心房期外収縮の原因のひとつである。また，慢性肺疾患などの呼吸器疾患も基礎疾患として重要である。さらに，甲状腺機能亢進など心疾患に由来しない病的な状態も原因となる。心房期外収縮を起こす原因疾患は，① 感染，リウマチ熱，② 肺性心，③ ジギタリス中毒，④ 甲状腺機能亢進症，⑤ 高血圧，⑥ 弁膜症，⑦ 心筋症，⑧ 加齢，⑨ その他がある。

4．診断[1,2)]

1）自覚症状と身体所見

脈が早期に触れることにより期外収縮の存在が推定できることがある。心室期外収縮の場合と異なり心房期外収縮時の心音の I 音の強さは，洞調律時と比べてあまり変化しない。

2）心電図（図 32-1）

以下に，心房期外収縮の診断基準を述べる。
① 洞調律の周期より早期に出現する P 波を認める（図 32-1a）。

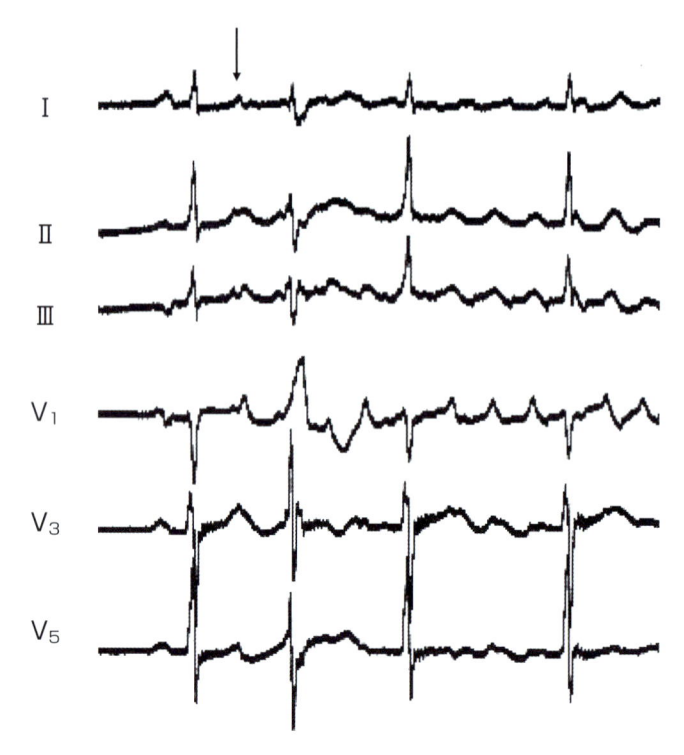

図 32-2 心房細動が心房期外収縮から誘発されている
2番目のP波(↓)は心房期外収縮で，変行伝導を伴って心室に伝導している。また，この心房期外収縮は，心房細動を誘発している。

② 洞調律時と異なる形のP波を認める（図32-1a）。

③ 上記のP波に伴うQRS波形は，洞調律のQRS波形と同じ波形であることが多い。

変行伝導により脚ブロックの形を呈することがある（図 32-1b），またQRS波形を伴わないこともある（blocked PAC，図 32-1c）。

④ P-R間隔は洞調律時のP-R間隔に比べて長い場合，短い場合，同じ場合と様々である。

5．治療[1〜3]

上室性期外収縮を起こしている基礎疾患および病態の治療が第一である。症状が少ない心房期外収縮は，治療の対象とならない。症状が強い場合は症状に対して治療する。また，心房期外収縮が心房細動，心房粗動，心房頻拍の引き金となって頻拍が頻回に繰り返す場合は（図 32-2），期外収縮を抑制することにより頻拍の再発予防をすることができる。この場合は，Vaughan Williams 分類のIA群薬およびIC群薬が使用されることが多い。最近，心房細動の引き金となる心房期外収縮・心房頻拍に対してカテーテルアブレーションを施行し，心房細動の再発を予防する方法が報告されている（第31章：心房細動，300頁参照）

● 文献
1) 上田慶二：上室性期外収縮．山村雄一，吉利和（監修）：最新内科学大系-循環器疾患；不整脈．中山書店 1990, pp87-97.
2) Allessie MA, Bonke FIM：Atrial arrhythmias；Basic concepts. In Mandel WJ(ed)：Cardiac Arrhythmias. 3rd ed. J B Lippincott, pp297-326.
3) Zipes DP, Garsoh A Jr：26th Bethesda Conference；Recommendations for determining eligibility for competition in athletes with cardiovascular abnormalities. Task force 6；Arrhythmias. Med Sci Sports Exerc 1994, 26(10 Suppl)：s276-s283.

VI

心室性不整脈

33. 心室頻拍 …………………317
34. 瘢痕関連性持続性単形性
    心室頻拍 …………………332
35. 特発性持続性単形性心室頻拍 ……338
36. 脚間リエントリー頻拍 …………344
37. 器質的心疾患に合併する非持続性
    単形性心室頻拍 …………………350
38. 特発性非持続性単形性心室頻拍 …353
39. 先天性 QT 延長症候群 …………359
40. 後天性 QT 延長症候群 …………373
41. Brugada 症候群 …………………385
42. カテコラミン誘発多形性
    心室頻拍 …………………395
43. 特発性多形性心室頻拍 …………399
44. 虚血，心不全に合併する
    非持続性心室頻拍 …………………403
45. 心室細動 …………………406
46. 心室期外収縮 …………………417

1. 概念

　心室性不整脈は英語の ventricular arrhythmia の訳で，心室（ヒス束以下）で起こる不整脈のすべてを意味する。これに属する不整脈としては，心室頻拍（図Ⅵ-a），心室粗動（図Ⅵ-b），心室細動（図Ⅵ-c）および心室期外収縮（図Ⅵ-d）がある。
　心室期外収縮，心室頻拍および心室細動は相互に関連していることが多い。実際，心室期外収縮，心室頻拍および心室細動が混在している症例を経験する。この3者の関係は，心室期外収縮→心室頻拍→心室細動へと悪化していると考えられる直線的な関係の場合と，心室期外収縮が心室頻拍と心室細動を誘発していると考えられる並列的な関係の場合がある。

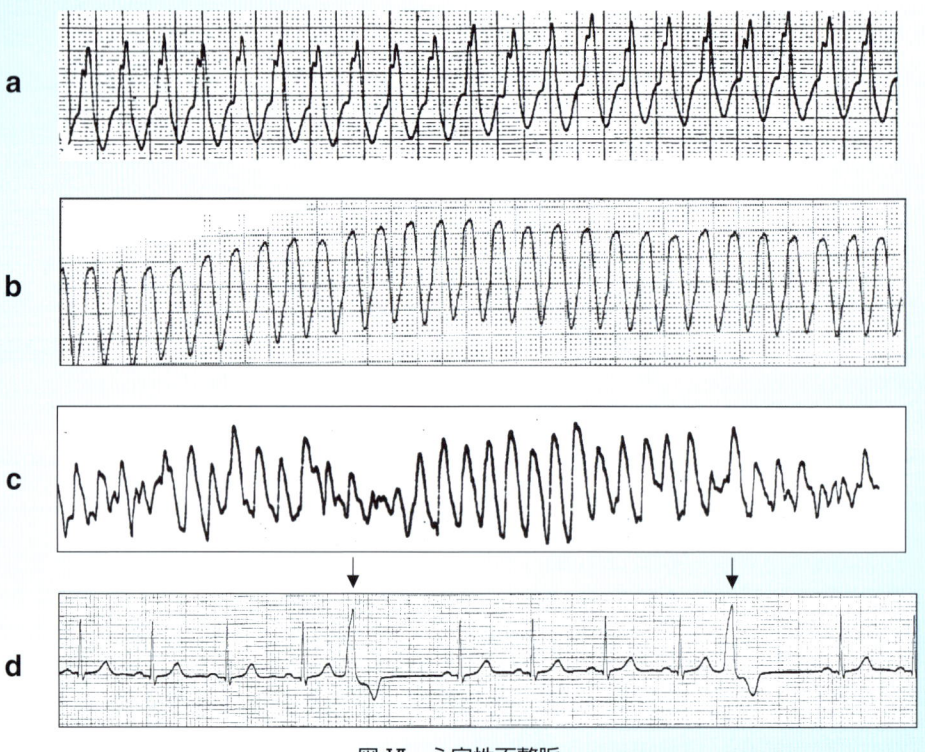

図Ⅵ　心室性不整脈
　a：心室頻拍
　　QRS 波形は幅広く洞調律時の QRS 波形とは異なる wide QRS 頻拍を呈している。心室レート 180/分。
　b：心室粗動
　　QRS 波形は幅広く洞調律時の QRS 波形とは異なる wide QRS 頻拍を呈している。心室レート 250/分。a と異なり，QRS 波と T 波は融合して区別できない。
　c：心室細動
　　QRS 波と T 波の同定は困難で，心室波形の形，大きさ，間隔がまちまちで不規則に連続している。
　d：心室期外収縮
　　5拍目と10拍目の QRS 波（↓）は波形の幅が広く，先行の P 波がないことより心室期外収縮と診断される。

2．心室頻拍・心室粗動・心室細動・心室期外収縮

1）心室頻拍（図Ⅵ-a）

　心室頻拍は，心室レートが100～250/分のヒス束以下で発生する3連発以上続く頻拍である。発作時のQRS波形は幅広く洞調律時のQRS波形とは異なるwide QRS頻拍を呈する。発作時の心電図の特徴から様々なタイプに分類されている。QRS波形が一定の場合は，単形性心室頻拍と呼ばれる。一方，QRS波形が刻々と変化する場合は，多形性心室頻拍と呼ばれる。心室頻拍はさらに心拍数，持続時間，発生部位，器質的心疾患およびQT延長の有無などから様々なタイプに分類される。病因，発生機序，予後および治療が各タイプで異なることがあるので，タイプの鑑別は重要である。

2）心室粗動（図Ⅵ-b）

　心室粗動は，心電図では心室レートが速い心室頻拍と鑑別が難しく，また病態的には心室細動に同じなので，臨床現場では心室粗動と診断することはまれである。心室粗動の発生機序は単形性心室頻拍と同様にマクロリエントリーの場合がほとんどである。心室粗動は心拍数250～300/分の単形性の頻拍であるが，典型的な単形性心室頻拍と異なりT波が同定できなく，またQRS波とQRS波にisoelectric lineがない。これは，典型的な単形性心室頻拍のリエントリー回路は伝導遅延部位を有するのに対して，心室粗動のリエントリー回路には明らかな伝導遅延部位が存在しないことによる。このような特殊な心室内のマクロリエントリーは，瘢痕部位や弁などの解剖学的バリアの周りを旋回する特殊なマクロリエントリーと考えられている。

3）心室細動（図Ⅵ-c）

　突然死の原因不整脈として最も多い。発作時の特徴的な心電図波形（心室波形の形，大きさ，間隔がまちまちで不規則に連続しておりP波，QRS波，T波の同定は困難である）から診断する。
　心室細動は器質的心疾患に合併して起こることが多い。特に，冠動脈疾患に合併して発症することが多いが，急性心筋梗塞に合併して発生したと考えられるのは20％前後で，多くは虚血，心不全，薬剤，電解質異常，自律神経などが複雑に関与して発生していることが多い。心筋症も心室細動を起こす不整脈基質をもっている。実際，拡張型心筋症の死因は心不全と突然死が半々である。
　薬剤投与により心室細動が発生する症例があることは，ジギタリス投与で心室性不整脈が増加することから推定されていた。抗不整脈薬を対象とした大規模臨床試験の結果では，抗不整脈薬投与により突然死（心室細動）が増加することが報告された。
　解剖学的異常を認めず，電気的異常のみから発生する特発性心室細動が報告されている。突然死の5％前後と報告されているが，このなかにはチャネル蛋白の責任遺伝子異常が原

因で起こるイオンチャネル病も含まれている。

4）心室期外収縮（図VI-d）

　心室期外収縮は，臨床で遭遇する最も多い不整脈のひとつである。期外収縮は英語のextrasystole（premature beat）の訳で，規則正しいリズムに外れた収縮が起こるという意味で，発生部位が心室（ヒス束以下）の場合は心室期外収縮と命名される。自覚症状としては脈が飛ぶ，胸部圧迫感などを訴えることが多いが，無症状のこともある。

　心室期外収縮の臨床的意義は，①心室頻拍，心室細動の引き金となる，②心室の電気的不安定度の目安となる，③長期予後の目安となる，などである。

3．病因

　心室性不整脈は，背景に重篤な器質的心疾患（虚血性心疾患，心筋症，心筋炎，弁膜症，先天性心疾患など）を有している患者に起こることが多い。このうち，欧米では虚血性心疾患の割合が最も多いが，わが国では他の心疾患に合併している場合が比較的多い。器質的心疾患がない患者で発生する場合は，特発性と呼ばれる。この特発性のうち，持続性単形性心室頻拍の大部分は左脚後枝から発生している。この部位特異性の原因は不明であるが，発生機序としてリエントリーが考えられている。一方，特発性の心室期外収縮や非持続性心室頻拍の大部分は右室流出路から発生している。この部位特異性の原因も不明である。特発性と考えられていた多形性心室頻拍や心室細動の一部は，チャネル蛋白の責任遺伝子の異常によることが判明し，チャネル病と呼ばれている。

　心室性不整脈は低体温，電気ショック，薬剤などの外因で誘発されることがあるが，この場合の発生機序は複雑である。

33 心室頻拍

1．概念

　心室頻拍は3連発以上続く心室起源（ヒス束分岐部より末梢）で，心拍数が100〜250/分の頻拍と定義される（6連発以上としている専門医もいる）[1]。発作時のQRS波形は，幅広く洞調律時のQRS波形とは異なるwide QRS頻拍を呈する。心室頻拍は，心拍数で発作性と非発作性に分けられている。発作性は120/分以上で，非発作性は120/分未満と定義されている。発作時のQRS波形が一定の場合は，単形性心室頻拍と呼ばれる（図33-1a）。QRS波形が刻々と変化する場合は，多形性心室頻拍と呼ばれる（図33-1b）。単形性心室頻拍は，その持続時間により持続性（30秒以上持続するもの，図33-2a）と非持続性（30秒未満に自然停止するもの，図33-2b）に分類される。この30秒は臨床経験に基づいて定めた値であるが，頻拍が30秒以上持続するか否かは発生機序と整合性がある（30秒以上持続する頻拍は，リエントリーのことが多い）。一方，多形性心室頻拍はQT延長を伴うtorsade de pointes（図33-3a）[2,3]とQT延長を伴わない多形性心室頻拍に分類される（図33-3b）。しかし，フランス学派はQT延長の有無とは無関係に，特徴的なQRS波形を呈する心室頻拍をすべてtorsade de pointesと呼んでいる。

2．心室頻拍のタイプ（表33-1）

　臨床で最も多く遭遇する心室頻拍のタイプは，大体以下の4つに分類できる。
　① 持続性単形性心室頻拍。
　② 非持続性単形性心室頻拍。
　③ QT延長を伴わない多形性心室頻拍。
　④ QT延長を伴った多形性心室頻拍（torsade de pointes）。
　なお，1人の患者で複数のタイプの心室頻拍を呈することがある。
　筆者が心室頻拍のタイプの鑑別診断に用いている方法を表33-2に示す。

3．持続性単形性心室頻拍

　単形性心室頻拍とは，頻拍中のQRS波形が一定の心室頻拍を意味し，その持続時間が30秒以上のものを持続性単形性心室頻拍と呼ぶ（図33-2a）。したがって，持続性単形性心室頻拍は，QRS波形が一定である心室頻拍が30秒以上持続するものと定義される。このタイプの心室頻拍に属す

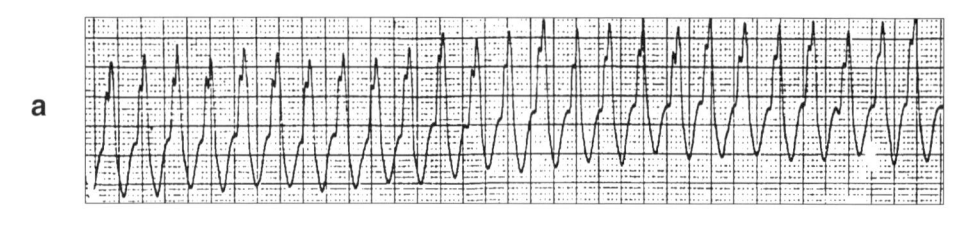

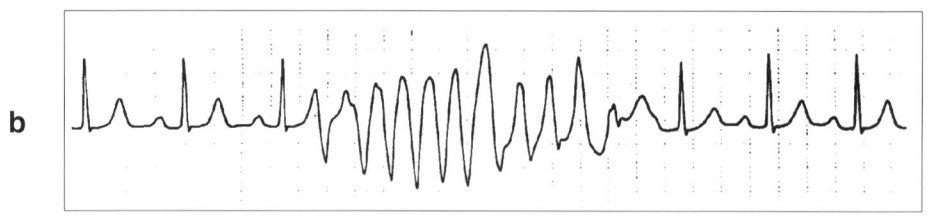

図 33-1　心室頻拍(単形性，多形性)

a：単形性心室頻拍
　QRS波形は幅広く洞調律時のQRS波形とは異なるwide QRS頻拍を呈している。この心室頻拍はQRS波形が一定なので，単形性心室頻拍と呼ばれる。

b：多形性心室頻拍
　wide QRS頻拍を呈しているが，aと異なりQRS波形が刻々変化しているので，多形性心室頻拍と呼ばれる。

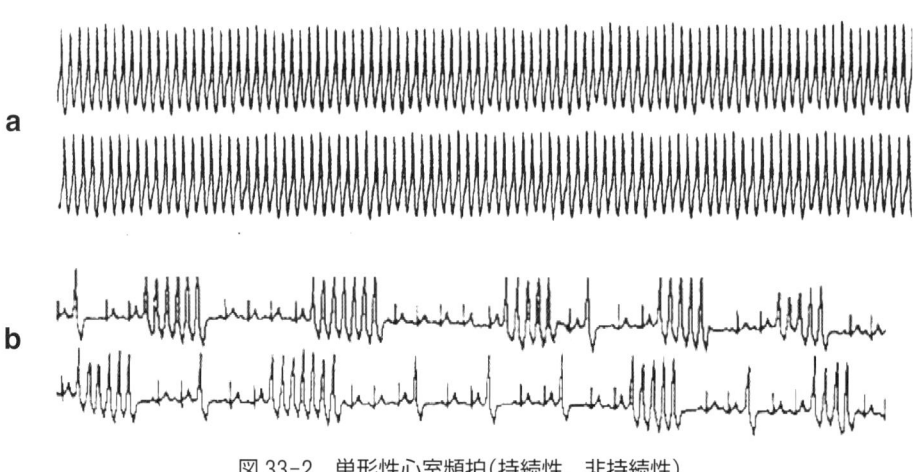

図 33-2　単形性心室頻拍(持続性，非持続性)

a：持続性
　心室頻拍が持続している。

b：非持続性
　心室頻拍が30秒以内に自然停止している。この症例のように，心室頻拍が数拍の洞調律を挟み再発するタイプは，反復性心室頻拍と呼ばれる。

る代表的な不整脈は，①瘢痕関連性心室頻拍(陳旧性心筋梗塞に合併して起こるものがこの代表例)，②特発性持続性単形性心室頻拍，③脚間リエントリー頻拍である。詳細については個々の不整脈の章で取りあげるので，ここではこのタイプに共通の診断法，検査法，および電気生理学的性質を説明する。なお，治療は個々の不整脈で異なるのでここでは省略する。

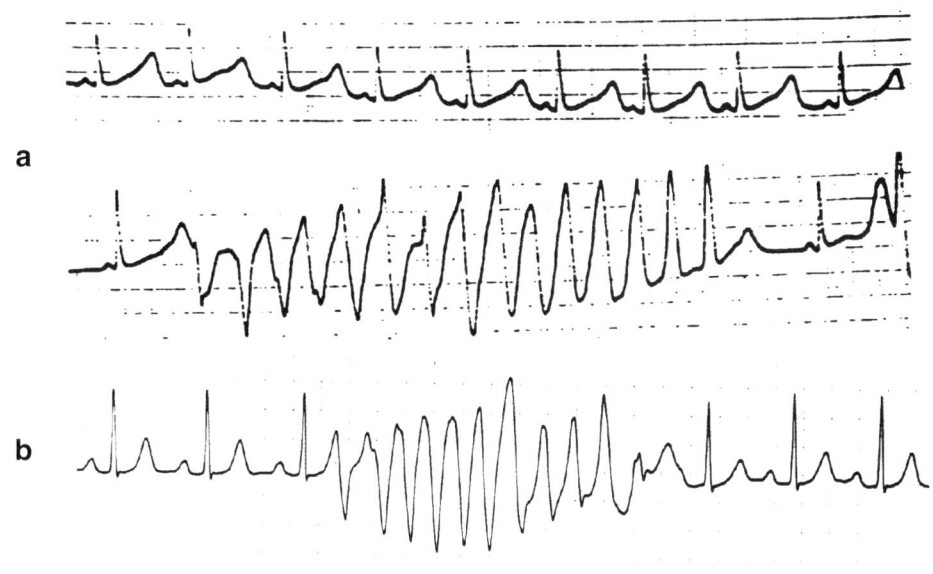

図 33-3　多形性心室頻拍

a：torsade de pointes
　QRS波形が刻々変化する多形性心室頻拍であるが，洞調律時の心電図で著明なQT延長を認める。QT延長を認める場合はQT延長症候群と診断され，この疾患で起こる多形性心室頻拍はtorsade de pointesと呼ばれる。

b：QT延長を伴わない多形性心室頻拍
　aと異なり洞調律時の心電図でQT延長を認めない。Brugada症候群に合併する心室頻拍はこのタイプの多形性心室頻拍である。

表 33-1　心室頻拍のタイプ

1．単形性（頻拍時のQRS波形が一定である）
　a．持続性（30秒以上持続する）
　b．非持続性（30秒未満に自然停止する）
　c．非発作性（心拍数が120/分以下）
2．多形性（頻拍時のQRS波形が1拍ごとに変化する）
　a．QT延長あり（torsade de pointes）
　　① 先天性QT延長症候群
　　② 後天性QT延長症候群（2次的要因がある）
　b．QT延長なし
　　① 虚血・ショックに伴う。
　　② Brugada症候群
　　③ カテコラミン誘発多形性心室頻拍
　　④ short coupled variant of torsade de pointes

表 33-2　心室頻拍のタイプの鑑別

1．ステップ1
　発作時のQRS波形から，単形性または多形性かを鑑別する。
　● 単形性は頻拍時のQRS波形が一定である（図33-1a）。
　● 多形性は1拍ごとにQRS波形が変化する（図33-1b）。
2．ステップ2
　持続性か非持続性かを鑑別する。
　● 持続性は30秒以上持続するもの（図33-2a）。
　● 非持続性は30秒未満に自然停止するもの（図33-2b）。
　（注）多形性が持続する場合は臨床的には心室細動と区別できない。
3．ステップ3（単形性の場合）
　心室レートから，発作性か非発作性かを鑑別する。
　● 発作性は心室レートは120/分以上
　● 非発作性は120/分未満
4．ステップ4（多形性の場合）
　● QT延長を伴う場合（図33-3a）
　● QT延長を伴わない場合（図33-3b）

1）病因

　持続性単形性心室頻拍を起こす原因心疾患としては陳旧性心筋梗塞，拡張型心筋症，不整脈源性右室心筋症（不整脈源性右室異形成），特定心筋疾

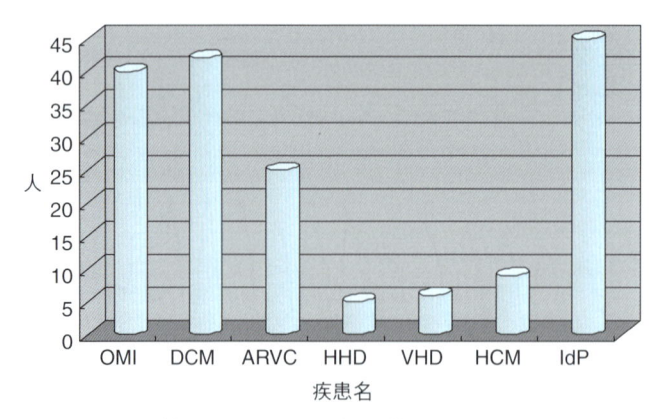

OMI：陳旧性心筋梗塞，DCM：拡張型心筋症，ARVC：不整脈源性右室心筋症，HHD：高血圧性心疾患，VHD：弁膜症，HCM：肥大型心筋症，IdP：特発性。

図 33-4　持続性単形性心室頻拍の病因
国立循環器病センターにおける 10 年間(1980～1990 年)の単形性持続性心室頻拍の病因。特発性が多いのがわが国および東南アジアの特徴である。

患(心サルコイドーシスなど)，弁膜症，先天性心疾患，心臓手術後，特発性心室頻拍などがある[4～7]。このうち欧米では陳旧性心筋梗塞(慢性虚血性心疾患)が最も多いが[6]，わが国や東南アジア諸国では特発性心室頻拍も多い(図 33-4)。特発性のうち持続性単形性心室頻拍を呈するのは，左室起源のベラパミル感受性心室頻拍が最も多く[7]，まれに右室流出路起源のこともある(大部分の右室起源の特発性心室頻拍は非持続性である)[8]。

2）分類

1 発生機序からの分類
① 瘢痕関連性マクロリエントリー(figure of eight 型リエントリー心室頻拍)[9]。
② 特発性マクロリエントリー心室頻拍[7]。
③ 脚間リエントリー頻拍[10]。
④ 非リエントリー心室頻拍[8]。

2 病因からの分類
① 虚血性心疾患。
② 拡張型心筋症。
③ 肥大型心筋症。
④ 不整脈源性右室心筋症。
⑤ 弁膜症。
⑥ 先天性心疾患。
⑦ 心臓手術後。
⑧ その他の器質的心疾患。
⑨ 特発性。

3 発生部位からの分類
① 左室起源。
② 右室起源。
③ 左室 fascicular 起源[7]。
④ 右室流出路起源(心室流出路起源)[8]。

4 有効薬剤からの分類
① ベラパミル感受性[7]。
② アデノシン感受性[8]。
③ β遮断薬感受性。

3）診断

1 症状・身体所見[11]
心室頻拍の症状は動悸，全身倦怠感，ショック，失神，無症状と多彩である。症状は主に心室頻拍のレート，持続時間および心機能で異なっている。心機能が保たれている患者では，200/分以下の頻

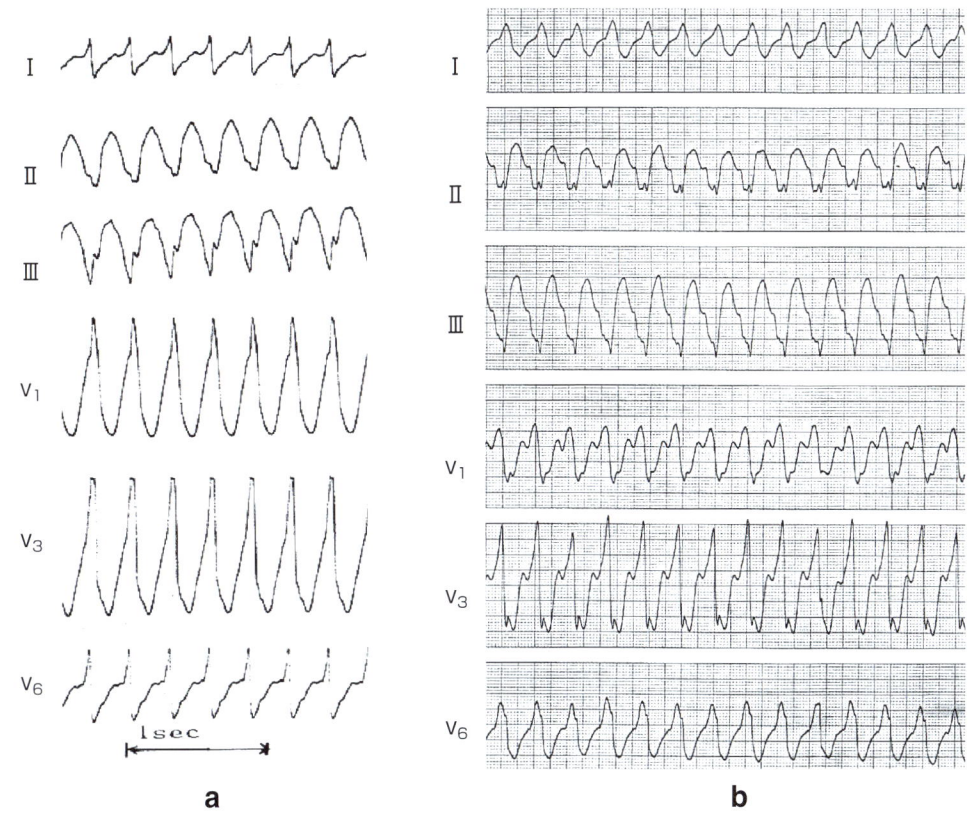

図33-5 持続性単形性心室頻拍のQRS波形(典型的)

a：右脚ブロックタイプの心室頻拍
　　QRS幅が0.16秒以上，V_1が単相性，V_6がrSパターンを呈している．このQRS波形の特徴は器質的心疾患に合併する心室頻拍に多い(この症例は陳旧性心筋梗塞)．

b：左脚ブロックタイプの心室頻拍
　　V_1のr幅が>40 msecで，左軸偏位を呈している．このQRS波形の特徴は器質的心疾患に合併する心室頻拍に多い(この症例は不整脈源性右室心筋症)．

拍レートでは血行動態は比較的安定している．しかし，心機能が低下している患者では，200/分以下でもショック状態になる．特発性左室起源のベラパミル感受性心室頻拍は，発作時の症状が軽いために上室性頻拍と間違えられることがある．

　身体所見としては，心室頻拍中の脈は1拍ごとに強弱—強弱と交互脈として触れることがある．心音では，心房と心室の興奮が解離していることが多いので，心房と心室収縮のタイミングでⅠ音の強弱が生じる．また，心房興奮が心室興奮と同時に起こるとcannon波がみられる．

2　心電図(発作時)

□ QRS波形の特徴(図33-5)[12,13)]

　持続性単形性心室頻拍はwide QRS頻拍を呈するが，上室性頻拍の変行伝導と鑑別する必要がある．

　心室頻拍のQRS波形の特徴は，①QRS波形の幅が0.16秒以上，②QRS波形が左軸偏位または胸部QRS波形がconcordant(上向きのみ，または下向きのみ)，③右脚ブロックの場合，V_1が単相性か2相性(図33-5a)，④右脚ブロックの場合V_6がQSパターンまたはrSパターンを示す(図33-5a)，⑤左脚ブロックの場合，V_1のr幅が>40 msec(図33-5b)．このQRS波形の特徴は，主に

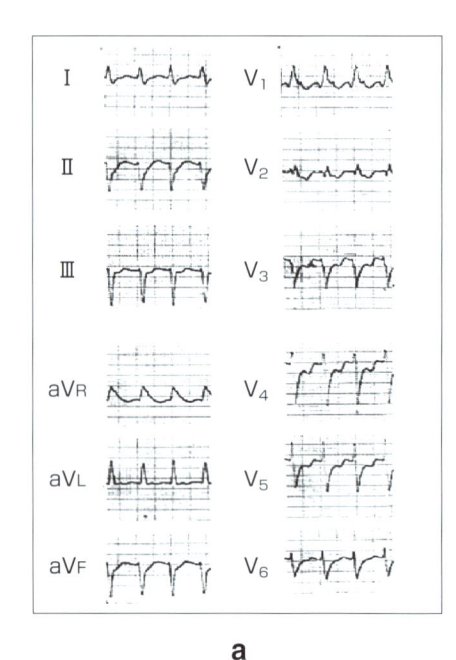

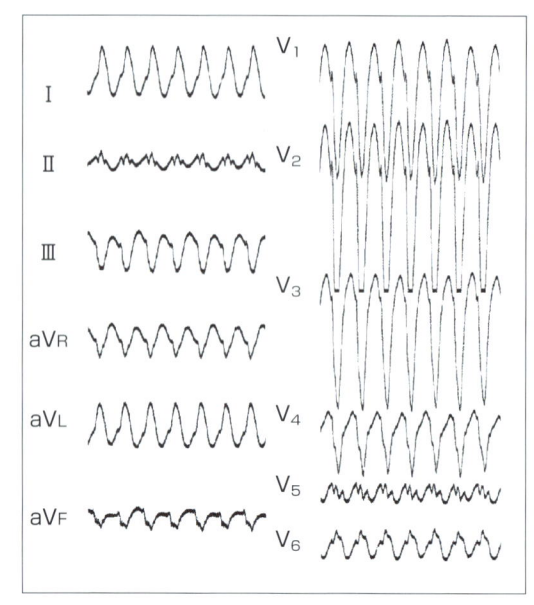

図 33-6 持続性単形性心室頻拍の QRS 波形(非典型的)

a：特発性持続性単形性心室頻拍
　右脚ブロック・左軸偏位のパターンを呈し，QRS 幅は 0.14 秒と比較的狭い。この QRS 波形は特発性左室起源心室頻拍(ベラパミル感受性心室頻拍)に特徴的である。

b：脚間リエントリー頻拍
　左脚ブロックパターンで，V_1 の r 幅は狭く幅は 40 msec 以下である。一見，上室性の変行伝導にみえるが，この症例は左脚を上行し右脚を下行する脚間リエントリー頻拍である。

欧米で心筋梗塞後の瘢痕関連性心室頻拍を対象にして検討されたもので，わが国に多い特発性単形性心室頻拍の場合には当てはまらない。特発性の持続性単形性は QRS 幅が比較的狭く，上室性頻拍の変行伝導と誤診されることが多い(図 33-6a)[7]。また，脚間リエントリー頻拍は上室性頻拍で変行伝導を伴った QRS 波形に類似している(図 33-6b)[10]。

2 P 波と QRS 波の関係[14]

心室頻拍中の P 波は洞性 P 波のことが多いので房室解離(P 波と QRS 波が解離している)を認められることが多い(図 33-7a)。P 波が QRS 波・T 波に隠れて同定できない場合は，食道誘導電極で左房電位を記録して確かめることができる。心室頻拍が比較的遅い場合は，心房から伝導した正常の心室興奮波形(心室捕捉)を認める(図 33-7b)。心室頻拍の 30% で逆伝導を認めるが，この場合は迷走神経刺激や房室結節の伝導を抑制する薬剤(ATP[*1]，ベラパミル)で頻拍中に室房ブロックを作成し房室解離を確かめることができる。

3 電気生理学的検査(EPS)[9,15,16]

持続性単形性心室頻拍に対する EPS[*2] はほぼ確立されている。その理由は，持続性単形性心室頻拍の多くは再現性をもって心室刺激で頻拍を誘発，かつ停止できることによる(図 33-8)。頻拍を容易に誘発することができるため，頻拍中のヒス束電位記録を含む心内膜マッピングが可能となり，このタイプの大部分がマクロリエントリー頻拍であることが判明した。また，EPS の所見(伝導遅延部位の同定，心室頻拍の発生部位，エントレインメント現象，リエントリー旋回路の同定など)をもとに，至適カテーテルアブレーション部位

[*1]ATP：adenosine triphosphate
[*2]EPS：electrophysialogical study

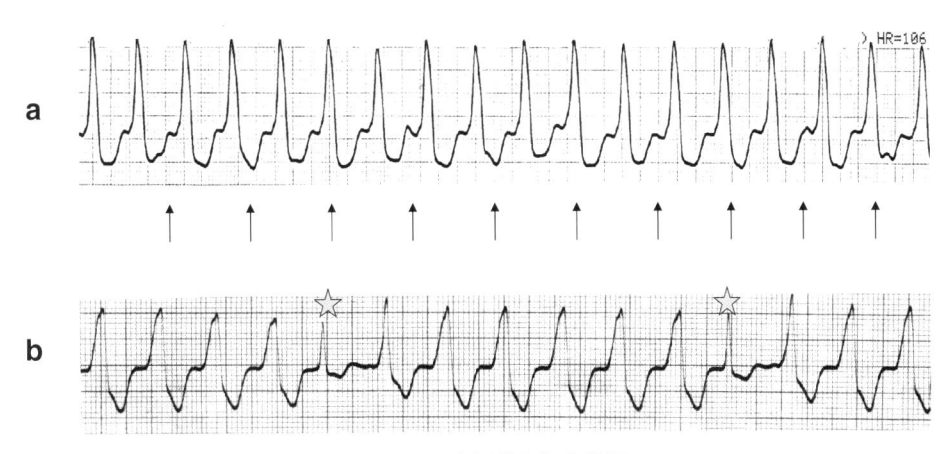

図33-7 房室解離と心室捕捉
a：P波(↑)とQRS波とが別々の頻度で興奮している(房室解離)。通常，心房興奮(P波)は洞調律である。
b：頻拍中に心房から伝導した正常の心室興奮波形(心室捕捉：☆)を認める。

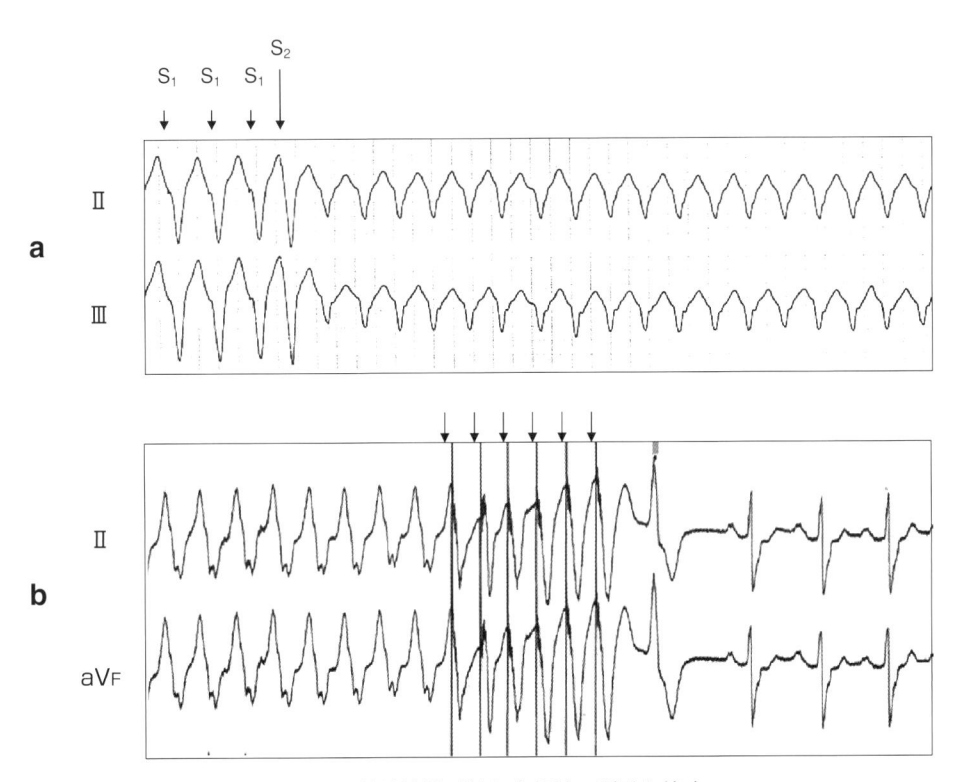

図33-8 持続性単形性心室頻拍の誘発と停止
a：基本周期(S_1-S_1 = 400 msec)の8拍目に挿入した連結期 250 msec (S_1-S_2 = 250 msec)の心室刺激により持続性単形性心室頻拍が誘発されている。
b：持続性単形性心室頻拍(180/分)は心室ペーシング(200/分)の6連発刺激(↓)で停止している。

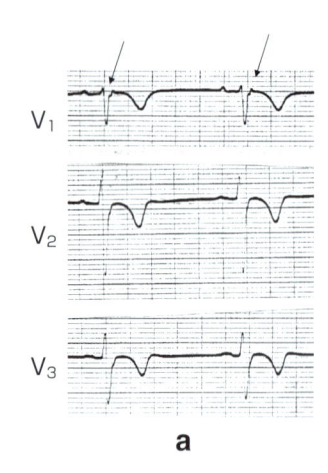

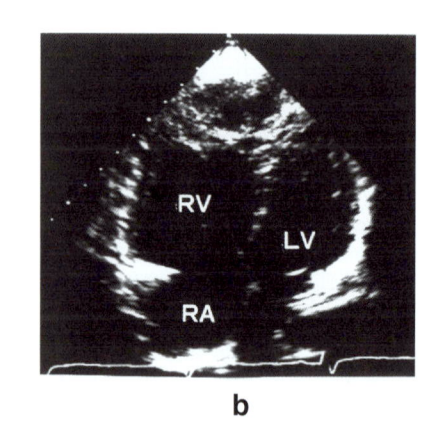

RV：右室，RA：右房，LV：左室

図 33-9　不整脈源性右室心筋症
a：右側胸部誘導(V_{1-3})の陰性 T 波と QRS 直後にイプシロン(ε)波($\downarrow$)を認める。
b：心臓超音波で右室の拡張を認める。

の同定が可能になった(22 章：カテーテルアブレーション，188 頁参照)。しかし，EPS の目的と方法は，瘢痕関連性心室頻拍，特発性持続性単形性心室頻拍，脚間リエントリー頻拍で異なるので，個々の不整脈の章で説明する。

4　基礎心疾患の検索

心電図の異常 Q 波は陳旧性心筋梗塞を示唆し，著明な左室肥大は肥大型心筋症を示唆する。また，不整脈源性右室心筋症の場合は右側胸部誘導の陰性 T 波および QRS 直後にイプシロン(ε)波が記録されることがある(図 33-9a)。

胸部 X 線で心室拡大，また心臓超音波で，左室収縮不全，心室瘤，左室肥大などの心臓の病態が診断される。これらの所見を有する患者は，いずれも持続性単形性心室頻拍を起こす可能性がある。特に，右室拡大を認める場合は，不整脈源性右室心筋症が疑われ(図 33-9b)，持続性単形性心室頻拍の原因疾患として重要である。虚血性心疾患の診断には，運動負荷試験(心筋シンチ)や冠動脈造影が必要である。

4．非持続性単形性心室頻拍[1,17,18]

心拍数が 120/分以上で 30 秒以内に自然停止する心室頻拍を，非持続性単形性心室頻拍と定義している[1]。非持続性単形性心室頻拍は，臨床的には心室期外収縮と持続性心室頻拍との中間に位置する。発生機序においても心室期外収縮と同じ場合と，持続性心室頻拍と同一と考えられる場合がある。非持続性単形性心室頻拍のうち，数拍の洞調律を挟み，再発するタイプを反復性単形性心室頻拍と呼んでいる(図 33-2b)。

非持続性単形性心室頻拍は，日常の診療で出会う機会の多い心室頻拍のひとつである。このタイプの心室頻拍の代表的なものは，① 器質的心疾患に合併して慢性的に起こる場合[19~21]，② 器質的心疾患や原因がなく慢性に発生する場合(特発性)[22]，③ 虚血やその他の一過性の原因で起こる場合[23,24]である。

治療を含め詳細は個々の疾患・不整脈の章で述べるので，ここでは非持続性単形性心室頻拍に共通の診断法，検査法，電気生理学的性質を説明する。

1）病因・発生機序

　虚血性心疾患，心筋症，高血圧性心疾患などの器質的心疾患に合併している場合は，左室起源の心室頻拍が多い．一方，特発性の場合は右室流出路起源の場合が多い．一過性の場合は急性心筋梗塞，狭心症，心筋炎，薬剤の副作用，低酸素，ショック，心不全に合併して発生することが多い．

　右室流出路起源の特発性非持続性単形性心室頻拍の発生機序は，非リエントリーの頻拍と考えられている[25,26]．一方，器質的心疾患に合併して起こる場合の発生機序は基礎疾患，病態，薬物投与など様々な因子が関与しているので，発生機序は単一ではなくリエントリー，異常自動能，撃発活動がすべて関与している可能性がある．

2）診断

　特発性の場合は10～20代から発症することが多いが，器質的心疾患に合併している場合は，基礎心疾患の発症年齢に依存している．

　症状としては，心室レートが比較的遅い場合は無症状のことが多いが，頻回に繰り返す場合は動悸を訴え，またレートが速い場合は失神を伴うことがある．

1　12誘導心電図・ホルター心電図

　正確な心室頻拍の発生部位の同定にはEPSが必要であるが，発作時の12誘導心電図でもある程度推定できる．特発性の右室流出路起源のQRS波形は，左脚ブロック・下方軸を呈するため，発作時のQRS波形が診断のポイントとなる（図33-10）．一方，器質的心疾患の場合は，発生部位は原因疾患の病変が関与しているので，個々の患者で異なる．通常，器質的心疾患に合併する場合は右脚ブロック・左脚ブロックのいずれのパターンを呈すが，不整脈源性右室心筋症の場合は左脚ブロックパターンを呈している．

　発作の頻度，心拍数および発作の誘因などを検討するにはホルター心電図が最適である[25,26]．一方，発作が頻回に起こっている場合は，ベッドサイドで12誘導心電図を記録し，QRS波形および発作の起こり方や停止の仕方を観察する．特発性の場合は，心室期外収縮（心室頻拍と同一のQRS波形）が頻回に認められ，運動や感情の高ぶりが誘因で心室頻拍に移行するパターンを繰り返すのが特徴である．

2　加算平均心電図・運動負荷心電図

　加算平均心電図で遅延電位が陽性の場合は器質的心疾患が疑われ，将来，持続性心室頻拍に移行する可能性が高い．特発性の場合は運動負荷試験で誘発されることが多い．

3　電気生理学的検査（EPS）

　非持続性単形性心室頻拍のEPSを行う目的は，①心室頻拍の確定診断，②発生機序の検討[27～29]，③持続性心室頻拍が誘発されるか否かの検討[30]，④至適アブレーション部位の同定[31]である．器質的心疾患に合併している場合は，③の目的で施行することが多い（特に欧米では）．一方，特発性の場合は④の目的で施行することが多い．

5．多形性心室頻拍（QT延長を伴わない）

　QT延長を伴わないで多形性心室頻拍を起こす原因疾患には，①虚血，心不全，ショックなどに合併して起こる場合，②明らかな心疾患や外因なく起こる場合がある．虚血，心不全，ショックなどに伴って起こる多形性心室頻拍は，心室細動への前駆的不整脈のひとつである[32]．明らかな心疾患や外因がなく起こる多形性心室頻拍には，Brugada症候群（図33-11a）[33]，カテコラミン誘発多形性心室頻拍（図33-11b）[34]，short coupled variant of torsade de pointes（図33-11c）[35]がある．各々の詳細については各個の不整脈疾患の章で取りあげるので，多形性心室頻拍に共通の診断法，検査法，および電気生理学的性質を説明する．

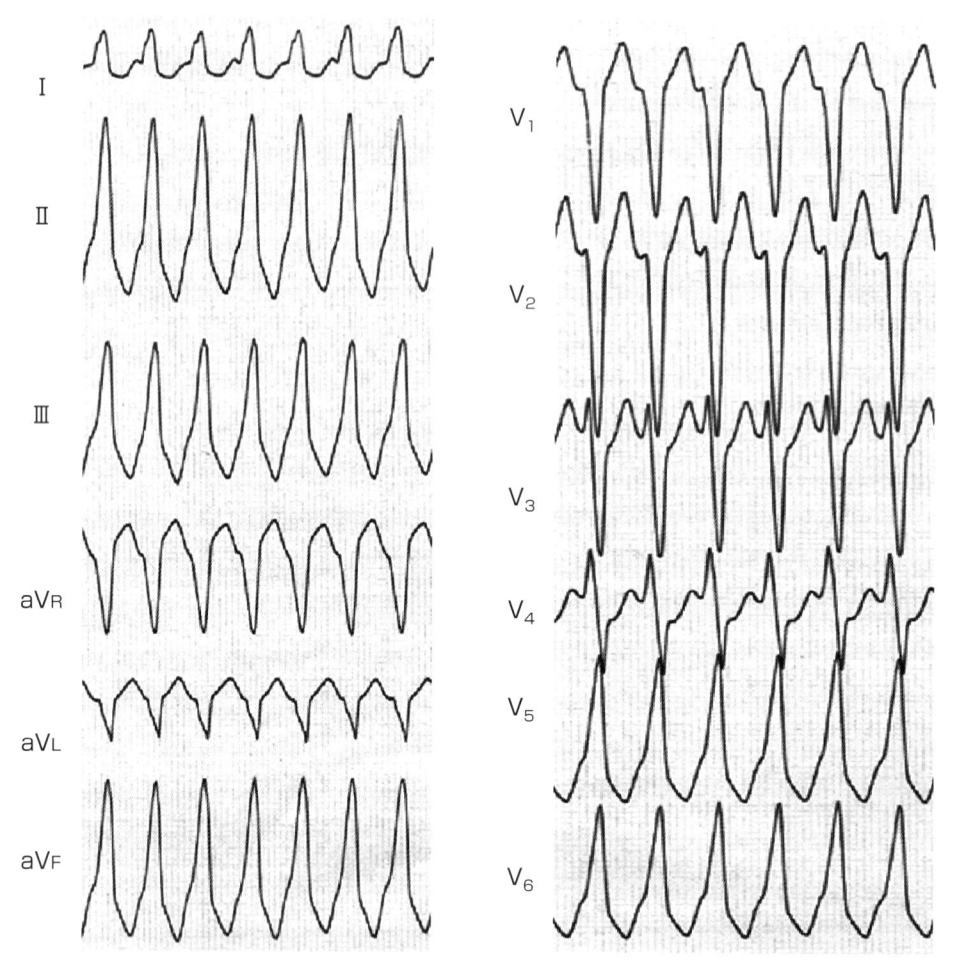

図33-10 非持続性単形性心室頻拍(特発性)の12誘導心電図
心室頻拍のQRS波形は左脚ブロックパターンで下方軸を呈している。この波形より心室頻拍の発生起源は右室流出路と推定される。特発性非持続性単形性心室頻拍の大部分はこの右室流出路起源である。

1) 病因・発生機序

QRS波形が多形性を呈する機序に関しては，種々の理論が提唱されている。代表的な理論は，① 異常に速い局所からの異所性頻拍(図33-12a)，② 複数の異所性頻拍(図33-12b)，③ spiral wave(図33-12c)[36]がある。いずれの説でも理論的には心電図上で多形性心室頻拍を呈する(図33-3a, b)が，最近多形性心室頻拍の実験動物においてspiral wave形成がオプティカルマッピングで証明され，spiral wave理論が多形性心室頻拍の波形の説明として最有力と考えられている。実際，虚血時，心不全，低酸素，ショックなどで心筋の状態が悪いときに，不応期のばらつきによりspiral waveが形成されリエントリー頻拍が発生すると考えられている。

2) 診断

身体所見，非発作時および発作時の心電図，胸部X線，心臓超音波検査などから総合的に原因疾患や病態を診断し，不整脈との関連を検討する。運動負荷やホルター心電図でST上昇または低下

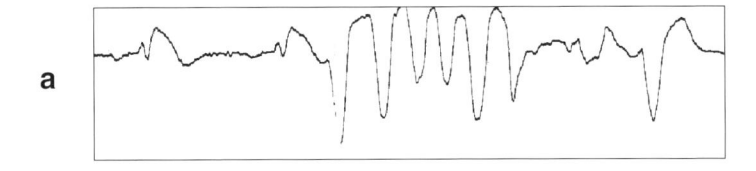

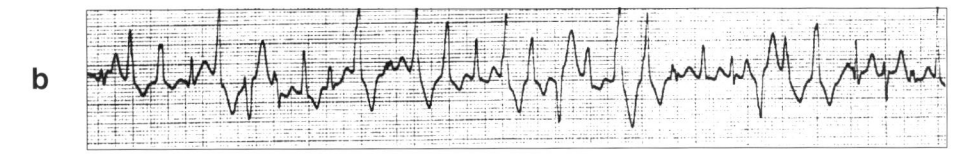

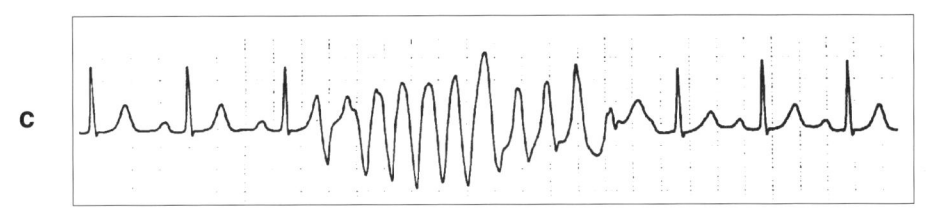

図 33-11 QT 延長を伴わない多型性心室頻拍

a：Brugada 症候群
　誘導は V1 誘導。V1 誘導で著明な ST 上昇が認められるが，QT 延長はない。

b：カテコラミン誘発多形性心室頻拍
　接合部起源，右室起源，左室起源と考えられる様々な QRS 波形を認める。また，2 方向性頻拍を呈する部分もある。一般的にはこの波形を呈する頻拍は，多形性心室頻拍に分類されているが，多源性心室頻拍と呼ぶこともある。

c：short coupled variant of torsade de pointes
　QT 延長や ST 上昇なしで R on T の心室期外収縮から多形性心室頻拍が誘発されている。torsade de pointes と呼ばれる理由は，フランス学派は QT 延長の有無を問わずに頻拍の QRS 波形の特徴で torsade de pointes と命名していることによる。

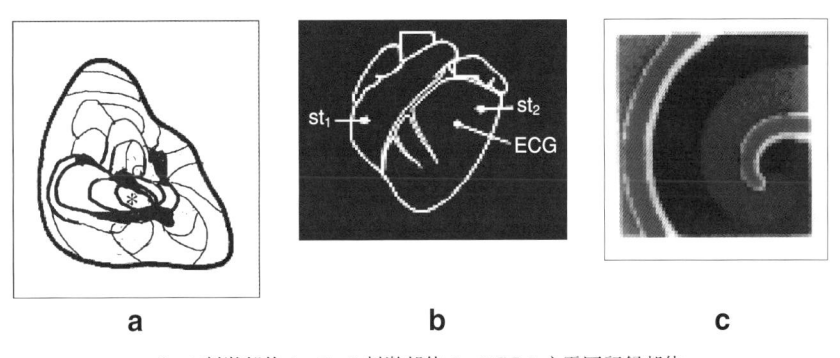

St1：刺激部位 1, St2：刺激部位 2, ECG：心電図記録部位

図 33-12 心電図上で多形性心室頻拍を呈する機序：3 つの代表的な説

a：異所性頻拍説
　単一部位(*)からの異常自動能またはミクロリエントリーであるが，周囲の心筋が 1：1 に対応していない。

b：複数の異所性頻拍説
　St1 と St2 の同時ペーシング(レートが少し異なる)で多形性波形が記録される。

c：spiral wave 説
　spiral wave が発生すると心電図上多形性を呈する。

時に発生する場合は，虚血が関与している多形性心室頻拍と診断する。また，心不全の場合も病態と不整脈発生との関連性から，心不全による不整脈と診断する。Brugada 症候群は男性に多く，夜間に発作が起きるのが特徴である。

Brugada 症候群の診断は，非発作時の心電図で非典型的な右脚ブロック（J 波）と右側胸部誘導（$V_{1\sim3}$）で ST 上昇を認めた場合に診断する。カテコラミン誘発多形性心室頻拍，short coupled variant of torsade de pointes は，発作時の心電図の特徴から診断する。カテコラミン誘発多形性心室頻拍は心房，接合部，心室の種々の部位から頻拍が発生し，2 方向性頻拍や多源性頻拍のパターンを呈する（図 33-11b）。一方，short coupled variant of torsade de pointes は，波形は典型的な torsade de pointes であるが，QT 延長を認めず R on T の短い連結期の心室期外収縮から発生する（図 33-11c）。

Brugada 症候群，カテコラミン誘発多形性心室頻拍には突然死の家族歴を認めることがある。この場合は遺伝子解析が確定診断に有用である。

EPS は，Brugada 症候群では多形性頻拍・心室細動が誘発でき，Brugada 型心電図を呈する患者における失神と不整脈の関連性を診断するには有用である。また，カテコラミン誘発多形性心室頻拍では，ペーシング頻度を上げると発作が誘発されることが多い。

6．Torsade de pointes

このタイプの心室頻拍の代表的なものは，① 先天性 QT 延長症候群，② 後天性 QT 延長症候群である。各々の詳細については各個の不整脈疾患の章で取り上げるので，ここでは QT 延長症候群に共通の診断法，検査法，および電気生理学的性質を説明する。

1）病因

多形性心室頻拍を起こす原因疾患で QT 延長を伴っている場合は，QT 延長症候群に分類される。先天性 QT 延長症候群は，聾唖を伴わず常染色体優性遺伝を示す Romano-Ward 症候群[37,38]と聾唖を伴い常染色体劣性遺伝を示す Jervell and Lange-Nielsen 症候群[39]に分けられる。このほかに明らかな家族歴を示さない孤発例も認められる。Romano-Ward 症候群は遺伝子異常に基づいて現在までに LQT 1～8 の 8 グループに分類されているが，いまだに原因遺伝子が明らかでないものも存在する[40]。後天性 QT 延長症候群は 2 次的要因が原因で QT 延長をきたし，torsade de pointes を生じるものをいう[41,42]。原因として各種薬剤（抗不整脈薬，向精神薬，抗生物質など），徐脈，電解質異常，脳血管障害などがあるが，単一要因だけでなく複数の要因が重なって発生することが多い[43,44]。

2）分類

① 先天性 QT 延長症候群
 ⅰ Jervell and Lange-Nielsen 症候群。
 ⅱ Romano-Ward 症候群。
 異常をきたす責任遺伝子により LQT 1～8 まで分類される。
 ⅲ 孤立性。
 ⅳ 特殊な QT 延長症候群。
② 後天性 QT 延長症候群
 ⅰ 薬剤誘発性（抗不整脈薬，向精神薬，抗生物質など）。
 ⅱ 徐脈。
 ⅲ 電解質異常。
 ⅳ 脳血管障害。
 ⅴ 心筋梗塞後，心筋炎後。
〔注〕心筋梗塞後，心筋炎後の場合は QT 延長の程度は通常軽度である。

3）発生機序

先天性 QT 延長症候群は，イオンチャネル蛋白の責任遺伝子の異常で QT 延長をきたし，カテコラミン刺激などが加わり早期後脱分極が発生する（図 33-13）[45]。この早期後脱分極が興奮閾値に達

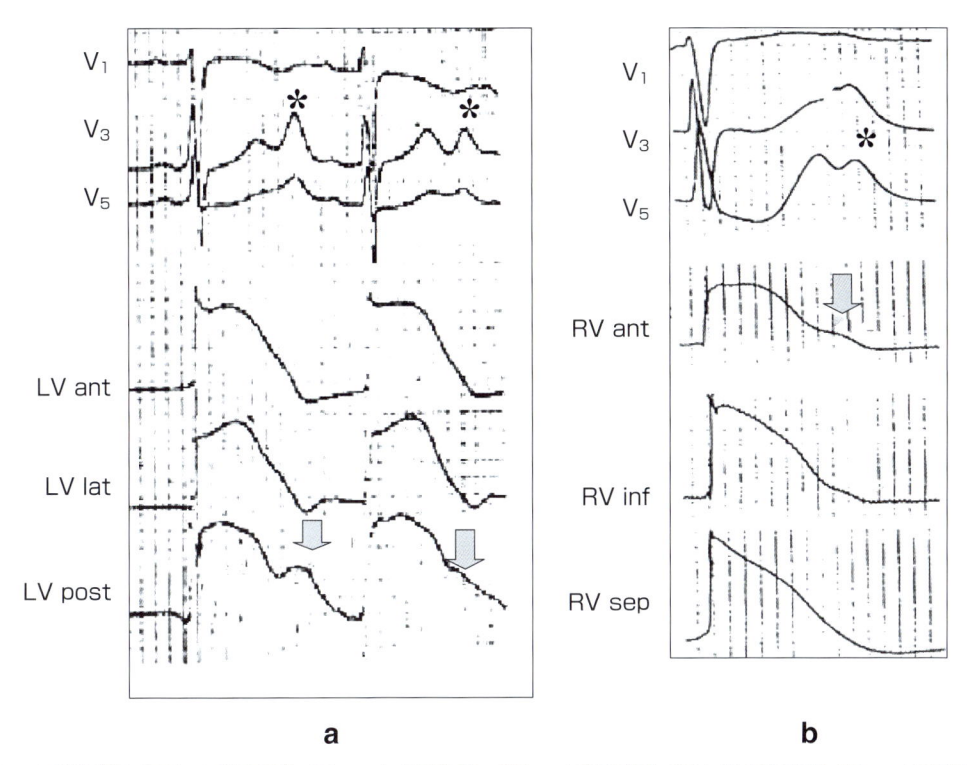

LV ant：左室前壁, LV lat：左室側壁, LV post：左室後壁　　RV ant：右室前壁, RV inf：右室下壁, RV sep：右室中隔

図 33-13　QT 延長症候群における早期後脱分極

a：先天性 QT 延長症候群の早期後脱分極
体表面心電図（V_1，V_3，V_5）と monophasic action potential 記録（LV ant, LV lat, LV post）の同時記録。LV post で早期後脱分極（⇩）を認める。これに対応して V_3 で著明な TU 波増高（＊）を認める。

b：後天性 QT 延長症候群の早期後脱分極
体表面心電図（V_1，V_3，V_5）と monophasic action potential 記録（RV ant, RV inf, RV sep）の同時記録。RV ant で早期後脱分極（⇩）が記録されている。これに対応して V_5 で異常 TU 波（＊）を認める。

すると，撃発活動が発生し心室期外収縮が発生すると考えられている．一方，torsade de pointes が発生する機序として，① 撃発活動が複数の異なる部位から発生する，② 活動電位延長の程度の差から生じる心室内の不応期のばらつきが原因でリエントリーが発生する，以上の両者が提唱されている．後天性 QT 延長症候群は解剖学的なチャネル蛋白の異常ではないが，薬剤などによるチャネル機能低下をきたす．torsade de pointes の発生機序は先天性 QT 延長症候群と同じである．

4）診断

1 病歴

先天性 QT 延長症候群の torsade de pointes の出現は小児期から学童期に多いが，発端者の割合は女性に多い．先天性 QT 延長症候群の発作は，運動や精神的ストレス（怒り，恐れ，水泳，ベル音など）による急激の交感神経緊張の亢進が発作を誘発することが多いが，QT 延長症候群のタイプによっては夜間睡眠中に起こることがある．後天性が疑われる場合は，原因の検索が重要である．

2 心電図・ホルター・ベッドサイドモニター

1 発作時の心電図

Torsade de pointes の診断は，発作時の特徴的な心電図に基づいて行われる。torsade de pointes 発生に先立ち心室期外収縮が出現することが多い。torsade de pointes が起こる典型的なパターンは，心室期外収縮後の R-R 延長（代償性休止）に伴い QT 間隔が異常に延長し，引き続き発生した心室期外収縮が R on T となり，発生することが多い（図 40-1，373 頁参照）。

2 非発作時の 12 誘導心電図

QT 延長症候群は，心電図の QT 間隔の延長で診断される。心拍数で QT 間隔が変化するので，通常 Bazett 式：$QTc=QT/\sqrt{RR}$ で補正する。補正 QT 間隔が一般的に 0.46 sec 以上（正確には $sec^{1/2}$ と記載すべきであるが，sec で表している文献が多い）を QT 延長と診断する（図 8-6，55 頁参照）。後天性 QT 延長症候群では，QT 延長時は先天性のものと同様の変化を示すが，原因となった電解質異常や徐脈の改善で QT 間隔は正常化する。

3 電気生理学的検査（EPS）[45~47]

心室電気刺激では，通常，発作は誘発されない。QT 延長症候群における EPS の意義は確立していないので，不整脈の専門病院で主に研究目的で施行されている。検査の目的は現時点では主に，頻拍の発生機序解明である。これにはカテーテル電極押しつけ法による MAP[*3]法が用いられる。QT 延長症候群では MAP の延長と共に早期後脱分極が認めらる（図 33-13）。早期後脱分極と心室頻拍との関連性から，① 早期後脱分極が撃発活動を発生させ，さらに心室期外収縮と心室頻拍を起こす（撃発活動が発生機序），② 早期後脱分極が生じる部位と生じない部位があり，その結果不応期のばらつきが生じて心室頻拍を起こす（リエントリーが機序），以上の 2 つの仮説が提唱されている。

[*3] MAP：monophasic action potential

●参考・引用文献

1) Krikler DM, Perelman M, Rowland E, et al：Ventricular tachycardia and ventricular fibrillation. Definitions. In Mandel WJ (ed)：Cardiac Arrhythmias. 3rd ed. JB Lippincott 1995, pp649-691.
2) Dessertenne F：Ventricular tachycardia with 2 variable opposing foci. Arch Mal Coeur Vaiss 1966, 59(2)：263-272.
3) Krikler DM, Curry PV：Torsade de pointes, an atypical ventricular tachycardia. Br Heart J 1976, 38(2)：117-120.
4) 瀬川和彦，松尾博司：心室頻拍の発生機序と分類．杉本恒明（編）：不整脈学．南江堂 1992, p263.
5) 清水昭彦，大江 透，鎌倉史郎・他：Arrhythmogenic right ventricular dysplasia 8 例の検討；臨床電気生理学的検査を中心に．心電図 1986, 6：283.
6) Callans DJ, Josephson ME：Ventricular tachycardia in patients with coronary artery disease. In Zipes DP, Jalife J (eds)：Cardiac Electrophysiology；From Cell to Bedside. 3rd ed. WB Saunders 2000, pp530-536.
7) Ohe T, Shimomura K, Aihara N, et al：Idiopathic sustained left ventricular tachycardia；Clinical and electrophysiologic characteristics. Circulation 1988, 77(3)：560-568.
8) Lerman BB, Stein KM, Markowitz SM et al：Ventricular tachycardia in patients with structurally normal hearts. In Zipes DP, Jalife J (eds)：Cardiac Electrophysiology；From Cell to Bedside. 3rd ed. WB Saunders 2000, pp640-656.
9) Josephson ME：Recurrent ventricular tacycardia. In Josephson ME (ed)：Clinical Cardiac Electrophysiology. Leas & Febiger 1993, pp417-615.
10) Blanck Z, Sra J, Dhala A, et al：Bundle branch reentry；Mechanisms, diaganosis, and treatment. In Zipes DP, Jalife J (eds)：Cardiac Electrophysiology；From Cell to Bedside. 3rd ed. WB Saunders 2000, pp656-661.
11) Morady F, Shen EN, Bhandari A, et al：Clinical symptoms in patients with sustained ventricular tachycardia. West J Med 1985, 142(3)：341-344.
12) Wellens HJ, Bar FW, Lie KI：The value of the electrocardiogram in the differential diagnosis of a tachycardia with a widened QRS complex. Am J Med 1978, 64(1)：27-33.
13) 櫻田春水：Wide QRS 頻拍の鑑別と救急治療．medicina 1999, 36：1116.
14) Akhtar M, Shenasa M, Jazayeri M, et al：Wide QRS complex tachycardia. Reappraisal of a common clinical problem. Ann Intern Med 1988, 109(11)：905-912.
15) 下村克郎，大江 透：心室頻拍．早川弘一，比江嶋一昌（編）：臨床心臓電気生理学．改訂第 2 版．南江堂 1994. pp321-339.
16) 櫻田春水：心室頻拍・細動．井上 博，奥村 謙（編）：EPS 臨床電気性検査．医学書院 2002, pp239-304.
17) 白井徹郎，井上 清：期外収縮・非持続性心室頻拍．相澤義房，井上 博（編）：頻拍症．西村書店 1996,

pp421-434.
18) Buxton AE, Marchlinski FE, Doherty JU, et al：Repetitive, monomorphic ventricular tachycardia；Clinical and electrophysiologic characteristics in patients with and patients without organic heart disease. Am J Cardiol 1984, 54(8)：997-1002.
19) Meinertz T, Hofmann T, Kasper W, et al：Significance of ventricular arrhythmias in idiopathic dilated cardiomyopathy. Am J Cardiol 1984, 53(7)：902-907.
20) Savage DD, Seides SF, Maron BJ, et al：Prevalence of arrhythmias during 24-hour electrocardiographic monitoring and exercise testing in patients with obstructive and nonobstructive hypertrophic cardiomyopathy. Circulation 1979, 59(5)：866-875.
21) Messerli FH, Ventura HO, Elizardi DJ, et al：Hypertension and sudden death. Increased ventricular ectopic activity in left ventricular hypertrophy. Am J Med 1984, 77(1)：18-22.
22) Kennedy HL, Whitlock JA, Sprague MK, et al：Long-term follow-up of asymptomatic healthy subjects with frequent and complex ventricular ectopy. N Engl J Med 1985, 312(4)：193-197.
23) Doval HC, Nul DR, Grancelli HO, et al：Nonsustained ventricular tachycardia in severe heart failure. Independent marker of increased mortality due to sudden death. GESICA-GEMA Investigators. Circulation 1996, 94(12)：3198-3203.
24) Anderson KP, Decamila J, Moss AJ：Clinical significance of ventricular tachycardia (3 beats or longer) detected during ambulatory monitoring after myocardial infarction. Circulation 1978, 57(5)：890-897.
25) 田辺晃久：心室期外収縮．山村雄一，吉利 和(監)：最新内科学大系；不整脈．中山書店 1990, pp154-171.
26) 櫻井正之，四倉昭彦：心室期外収縮．笠貫 宏(編)：不整脈．メジカルビュー 2000, pp293-298.
27) Ohe T, Shimomura K, Matsuhisa M, et al：The electrophysiological characteristics of various types of paroxysmal tachycardias. Jpn Circ J 1986, 50(1)：99-108.
28) 鎌倉史郎，大江 透，下村克朗：特発性心室頻拍．早川弘一，比江嶋一昌(編)：臨床心臓電気生理学．南江堂 2001, pp320-322.
29) Lerman BB, Stein K, Engelstein ED, et al：Mechanism of repetitive monomorphic ventricular tachycardia. Circulation 1995, 92(3)：421-429.
30) Buxton AE, Lee KL, Fisher JD, et al：A randomized study of the prevention of sudden death in patients with coronary artery disease. Multicenter Unsustained Tachycardia Trial Investigators. N Engl J Med 1999, 341(25)：1882-1890.
31) Kamakura S, Shimizu W, Matsuo K, et al：Localization of optimal ablation site of idiopathic ventricular tachycardia from right and left ventricular outflow tract by body surface ECG. Circulation 1998, 98(15)：1525-1533.
32) Janse MJ, Kleber AG：Electrophysiological changes and ventricular arrhythmias in the early phase of regional myocardial ischemia. Circ Res 1981, 49(5)：1069-1081.
33) Brugada P, Brugada J：Right bundle branch block, persistent ST segment elevation and sudden cardiac death；A distinct clinical and electrocardiographic syndrome. A multicenter report. J Am Coll Cardiol 1992, 20(6)：1391-1396.
34) Leenhardt A, Lvcet V, Denjoy I, et al：Catecholaminergic polymorphic ventricular tachycardia in children；A 7-year follow-up of 21 patients. Circulation 1995, 91：1512.
35) Leenhardt A, Glaser E, Burguera M, et al：Short-coupled variant of torsade de pointes. A new electrocardiographic entity in the spectrum of idiopathic ventricular tachyarrhythmias. Circulation 1994, 89(1)：206-215.
36) Jalife J, Davidenko JM, Michaels DC：A new perspective in the mechanisms of arrhythmias and sudden cardiac death；Spiral waves of excitation in heart muscle. J Cardiovasc Electrophysiol 1991, 2(3)(Suppl)：s133-s152.
37) Romano C：Congenital cardiac arrhythmia. Lancet 1965, 17：658-659.
38) Ward OC：A New familial cardiac syndrome in children. J Ir Med Assoc 1964, 54：103-106.
39) Jervell A, Lange-Nielsen F：Congenital deaf-mutism, functional heart disease with prolongation of the Q-T interval and sudden death. Am Heart J 1957, 54(1)：59-68.
40) Schwartz PJ, Priori SG, Napolitano C：The long QT syndrome. In Zipes DP, Jalite J(eds)：Cardiac Electrophysiology；From Cell to Bedside. 3rd ed. WB Saunders 2000, pp597-615.
41) Roden DM, Woosley RL, Primm RK：Incidence and clinical features of the quinidine-associated long QT syndrome；Implications for patient care. Am Heart J 1986, 111(6)：1088-1093.
42) 大江 透，丸井伸行，栗田隆志・他：Torsades de pointes 発生に関する諸因子の検討．心臓 1988, 20：770.
43) Lehmann MH, Hardy S, Archibald D, et al：Sex difference in risk of torsade de pointes with d,l-sotalol. Circulation 1996, 94(10)：2535-2541.
44) 栗田隆志，大江 透，片桐有一・他：抗不整脈薬の催不整脈作用に関する検討―その発生頻度と発生機序．心電図 1993, 13：48-60.
45) Shimizu W, Ohe T, Kurita T, et al：Early afterdepolarizations induced by isoproterenol in patients with congenital long QT syndrome. Circulation 1991, 84(5)：1915-1923
46) 大江 透，栗田隆志，清水 渉：QT 延長症候群における QT 延長，心室期外収縮，torsades de points の発生機序の検討．心臓 1994, 26：895.
47) 清水 渉，大江 透，栗田隆志：エピネフリンで早期後脱分極と心室期外収縮が出現した Romano-Ward 症候群の1例．Therapeurtic Reseach 1994, 15：197.

34 瘢痕関連性持続性単形性心室頻拍

1. 臨床的特徴

このタイプの心室頻拍を起こす疾患としては，慢性虚血性心疾患が有名であるが，それ以外にも不整脈源性右室心筋症（右室異形成），拡張型心筋症，心サルコイドーシス，肥大型心筋症（拡張相），弁膜症などがある[1,2]。欧米ではこのタイプの心室頻拍の原因疾患として虚血性心疾患が 90% 以上と報告されているが[1]，わが国では拡張型心筋症に合併する症例が比較的多い。最近の電気生理学的検査（EPS[*1]）の普及によりこの頻拍の発生機序や電気生理学的特徴が解明されてきている[3]。従来，陳旧性心筋梗塞に最も多く認められ，またいちばん研究されていたことにより陳旧性心筋梗塞タイプと呼んでいたが，最近では心室の瘢痕が関与している心室頻拍という意味で，瘢痕関連性心室頻拍と呼ばれている。

慢性虚血性心疾患で瘢痕関連性持続性単形性心室頻拍が起こる可能性が高いのは，① 梗塞が広範囲で心室瘤を有し，② 心筋梗塞の急性期に心不全，脚ブロック，心室細動，ショックなどの合併症を起こした患者である。拡張型心筋症，心サルコイドーシス，および肥大型心筋症（拡張相）の場合も慢性虚血性心疾患と同様に，心室頻拍に関与する瘢痕が左室に存在している。一方，不整脈源性右室心筋症は，持続性単形性心室頻拍が生じる基質を形成する瘢痕は右室心筋に限局している[4,5]。

2. 発生機序

瘢痕関連性心室頻拍は，① 心室電気刺激で心室頻拍が誘発・停止される，② 加算平均心電図における遅延電位の陽性率が高い，③ 心腔内電位で伝導途絶部位と伝導遅延部位を認める，④ EPS でエントレインメント現象を認めることなどにより，発生機序はリエントリーと考えられている。瘢痕は，拡張型心筋症，心室拡大を伴った弁膜症，肥大型心筋症（拡張相），心サルコイドーシス，陳旧性心筋梗塞などで起こる心筋の線維化・脂肪変性により，島状または帯状に形成される。この瘢痕部位は伝導途絶部位（電気興奮ができない部位）で，多くの場合は慢性不整脈基質の重要な一部を構成している。伝導遅延部位は，瘢痕と瘢痕との狭い間で伝導が遅い部位である（チャネルまたは isthmus と呼ばれる根拠）[1,3]。

このタイプのリエントリーは figure of eight 型

[*1] EPS : electrophysiological study

リエントリーと呼ばれ，上記の伝導遅延部位（チャネル）と正常伝導部位（正常心筋）とで瘢痕部位を挟んで八の字型の旋回路を形成している（図 5-4d, 5b, 28〜29 頁参照）．発作が起こる引き金は，通常，心室期外収縮である．心室期外収縮は，上記の不整脈基質に一方向性のブロックと伝導遅延の条件を与え，リエントリーを発生させる．また，カテコラミン，自律神経，薬物などの増悪因子は，不整脈基質自体に影響を及ぼし，リエントリーを起こりやすくする．実際，心筋梗塞などの瘢痕で形成された不整脈基質を有する患者でも，他の 2 つの因子（引き金因子と増悪因子）が満たされないと頻拍が発生しない．このことは，持続性単形性心室頻拍が時に心筋梗塞発症 10 年後に起こることからも理解できる．この図式は，WPW 症候群患者の不整脈基質が副伝導路で，引き金が心房期外収縮という図式（図 5-6, 31 頁参照）と類似しているが，瘢痕関連性持続性単形性心室頻拍の場合のほうが複雑である．

3．診断

1）発作時の心電図[6〜8]

持続性単形性心室頻拍は，発作時の 12 誘導心電図の QRS 波形の特徴と，QRS 波と P 波の関係から 80〜90％ の正確さで診断できる（図 33-5, 7, 321〜323 頁参照）．

2）電気生理学的検査（EPS）[9〜12]

頻拍の発生機序はリエントリーで通常，旋回路は figure of eight 型を呈する．EPS で旋回路全体を同定することは困難であるが，旋回路の一部である伝導遅延部位（チャネル）の同定は可能である．伝導遅延は加算平均心電図で late potential（図 11-1, 2, 79〜80 頁参照）として記録されるが，その部位の同定には心腔内マッピングが必要である．

伝導遅延部位の心腔内電位は，1 mV 以下の振幅で多くの高周波成分を有し，100 msec 以上持続する電位（fragmentation）として記録される（図 15-5a, 100 頁参照）．微小電位は時折 QRS 波の後方にまで延長し，QRS より遅れて 1〜2 個の小さな棘波を作っていることもある（delayed potential，または double potential）．この洞調律時に QRS 波形に引き続いて記録される fragmentation は，心室頻拍中では QRS 波に先行する（図 15-5b, 100 頁参照）．これらの所見は，心室頻拍の発生機序を直接的には証明しないが，リエントリーの発生に必要な伝導遅延部位の存在を示唆する所見である．

この部位が実際に頻拍の旋回路の一部であることを証明するには，より詳細な電気生理学的検討が必要である．これには，頻拍中の心腔内マッピングとペーシングが必要となる．具体的には，旋回路の一部と推定される部位からペーシングを行い，① ペーシング周期に一致して頻拍が速くなるが QRS 波形は心室頻拍と同じとなる（entrainment without fusion, concealed entrainment）（図 15-22, 114 頁参照），② ペーシング刺激から QRS の始まりまでの伝導時間がこの部位で頻拍時に記録される局所興奮電位から QRS の始まりまでの間隔と同じである（図 15-23, 115 頁参照），③ 最後のペーシングからペーシング部位の局所電位までの間隔が心室頻拍周期とほぼ同じである（post pacing interval＝VT interval, 図 15-23, 115 頁参照），以上の 3 つが確認できればペーシング部位が旋回路の一部であることが診断される．この心室頻拍の興奮旋回に関与している伝導遅延部位の同定は，カテーテルアブレーションの至適部位の決定にも重要である．

〔注〕伝導遅延以外の場所からペーシングすると，progressive fusion と constant fusion は認めるが，上記の entrainment without fusion（concealed entrainment）は認められない．また，伝導遅延部位でも旋回路に直接関与していない場合は，post pacing interval＝VT interval は認めない．

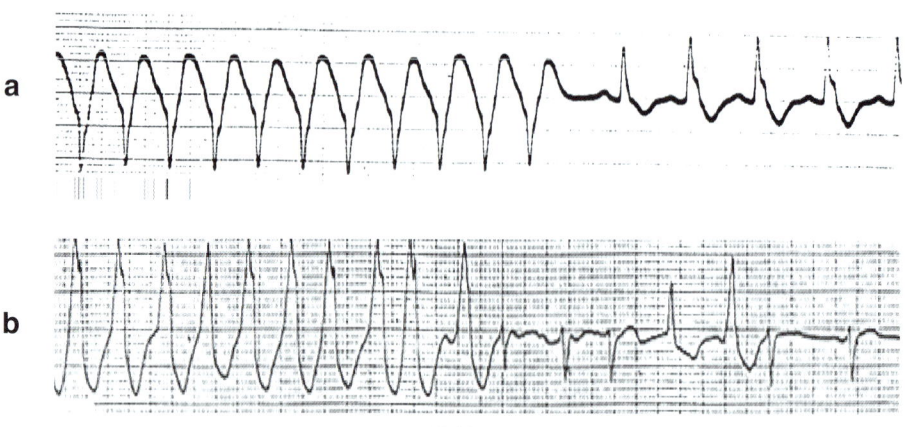

図 34-1 薬剤による停止
a：プロカインアミド 100 mg 静注で心室頻拍は停止している。
b：ジソピラミド 50 mg 静注で心室頻拍は停止している。

4．治療

1）頻拍の停止

緊急処置（停止）の停止薬は，Vaughan Williams 分類のⅠ群薬が最も有効で，特にⅠA群薬（プロカインアミド，ジソピラミドなど）が，ⅠB群薬のリドカインに比べて有効の場合が多い（図 34-1）。なお，わが国ではⅢ群薬であるニフェカラントの静注を心室頻拍の停止薬として使用することが多い。

血行動態が不安定な場合は直流通電が第一選択となるが，頻回に再発する心室頻拍に対しては有効薬剤が決まるまで心室ペーシングを用いて停止させる方法も有用である。ただし，この場合はより速い心室頻拍や心室細動に移行することがある。

2）再発予防

1 薬物治療[13,14]

このタイプの心室頻拍の再発予防の有効薬剤決定法には，①ホルター心電図を用いて心室期外収縮の減少から判断する（ホルター法），② EPS を施行し，薬物前後での心室頻拍の誘発の有無から判断する（EPS 法）[13]，以上 2 つがある。この両者の有効性を比較調査した ESVEM[14],[*2]の結果では，ホルター法による薬物の選択のほうがより有用であるとの結論が出された。しかし，ESVEM の結果を詳細に分析すると，ホルター法，EPS 法のいずれでも再発が多く，この患者群（心室期外収縮が多数認められ，また持続性心室頻拍が電気的に誘発される）では薬物抵抗性が多いと解釈したほうがよいと筆者は考えている。実際，このタイプの心室頻拍の多くは非薬物治療になることが多い。筆者の経験では，このタイプの心室頻拍で薬剤が長期的に有効である患者の割合は，30〜40％前後である。他施設の結果でも，ⅠA群薬，ⅠA群薬＋ⅠB群薬，ⅠA群薬＋β遮断薬のいずれでも再発率が 50％程度である。最近注目されているⅢ群抗不整脈薬（アミオダロン，ソタロールなど）では再発率が少ない。アミオダロンはⅢ群作用のほかにⅠ・Ⅱ・Ⅳ群作用を，ソタロールではⅡ群作用を併せもつことが有効性を高めている理由と考えられている。しかし，アミオダロンは間質性肺炎のような重篤な副作用がみられるため慎重に投与する必要がある。

最近は，心機能が低下している瘢痕関連性の持

[*2] ESVEM：electrophysiologic study versus electrocardiographic monitoring

[*3] ICD：implantable cardioverter defibrillator

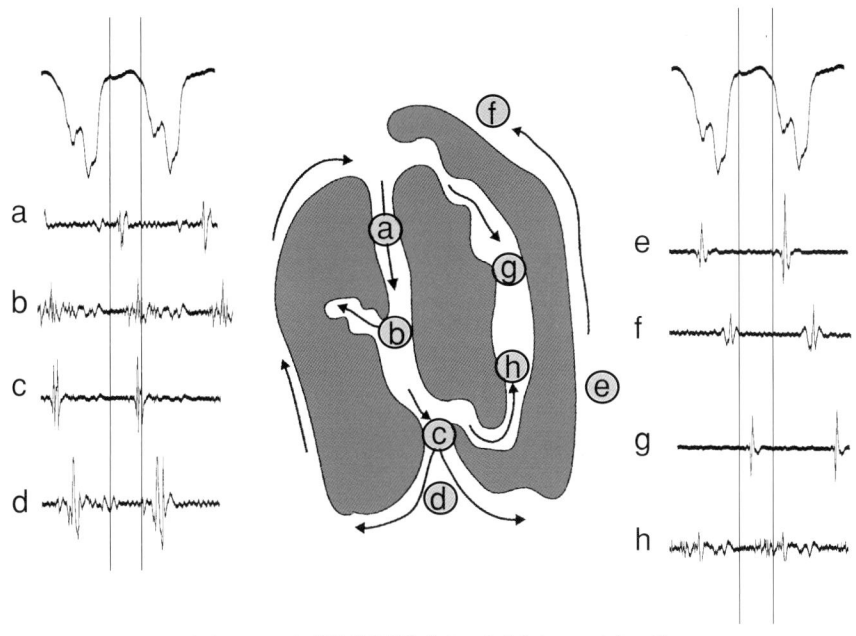

図 34-2　伝導遅延部位(チャネル)のマッピング
カテーテルアブレーションの成功を左右するのは，至適焼灼部位の同定である．したがって，このタイプの心室頻拍の場合はチャネルの詳細なマッピングとエントラインメントマッピングを施行する必要がある．a，b，c，g，h の部位は concealed entrainment を認めたが，ペーシング刺激から QRS の始まりまでの伝導時間が頻拍時に記録される局所興奮電位から QRS の始まりまでの間隔と同じであったのは a，b，c であった．この症例では，b の部位のカテーテルアブレーションで頻拍の再発が予防できた．

続性心室頻拍の治療の第一選択は，薬物治療よりも植込み型除細動器(ICD[*3])としている施設が多いが，植え込み後に心室頻拍が頻回に再発する場合は，薬物治療が必要となる．

2　手術，カテーテルアブレーション[15〜17]

心室頻拍の不整脈基質(瘢痕関連性持続性単形性心室頻拍の場合は，頻拍の維持に関与している伝導遅延部位のチャネル)を破壊する手術療法は根治的治療法で，頻拍性不整脈の治療法として確立している[15]．しかし，手術療法は開心術を必要とし，また心機能低下している症例や不整脈以外に重篤な合併症をもつ症例は困難なため，最近ではカテーテルアブレーションが施行されるようになった．瘢痕関連性持続性単形性心室頻拍に対するカテーテルアブレーションは，上記のチャネルが正確に同定されれば，通電により根治できる可能性が高い(図 34-2)[16]．しかし，これには心室頻拍時の詳細な心腔内マッピングが必要で，筆者の経験では実際カテーテルアブレーションが可能な症例は瘢痕関連性持続性単形性心室頻拍の 30% 程度である．その理由として，このタイプの心室頻拍は，① チャネルが複雑で同定が難しい，② 複数のチャネルが存在する，③ 頻拍中のマッピングが可能な比較的安定した心室頻拍が誘発できない，ことによると考えられる．Kim らは，瘢痕関連性持続性単形性心室頻拍の 307 人のうちカテーテルアブレーションの対象となったのは 21 人で，そのうち 17 人でアブレーションに成功したと報告している[17]．

最近，心室レートが 200/分 以上の血行動態的に不安定な心室頻拍に対して，非発作時の心腔内マッピングによりチャネルを推定する方法(substrate マッピング)が考え出された．この方法は，洞調律時(または，ペーシング時)に，心腔内マッピングを行い，心筋が興奮しない部位を同定(電気

的に興奮しない部位，または心腔内電位が記録できない部位）して，そこからチャネルを推定する方法である[18~21]。このsubstrateマッピング法を用いてアブレーションを施行し，よい結果が報告されている[18~21]。

3 植込み型除細動器(ICD)

瘢痕性関連性持続性単形性心室頻拍に対するICDは，従来の治療に比べ突然死の予防に有効であることが大規模臨床試験で報告されている[22]。最近の機種は，患者の状態（主に頻拍のレート）で抗頻拍ペーシングまたは直流通電を自動的に選択（段階的治療）するので，意識があり比較的血行動態が安定している心室頻拍に対しても植え込まれるようになった。最近，抗不整脈薬で最も有効と考えられているIII群薬（主に，アミオダロン）とICDとの長期予後を比較した大規模臨床試験が施行された。その結果，ICDのほうがIII群薬の投与患者よりも予後がよいことが判明した[22]。特に，左室機能が低下している患者で両者の違いが大きかった。この結果により欧米では瘢痕関連性持続性単形性心室頻拍に対しては，薬剤を試みずにICDの植え込みを第一選択にしている病院が多い。

一方，わが国では頻拍時の血行動態が安定している場合は，薬剤を第一に試み，有効薬剤がない場合にICDを植え込む施設が多い。しかし，心機能が低下している患者や血行動態の破綻をきたす心室頻拍を有する患者には，薬剤を試さずにICDを植え込む施設が多くなってきている。実際，このような症例は日本循環器学会合同研究班の"不整脈の非薬物治療ガイドライン"ではクラスI適用としている[23]。表20-1，170頁参照。

●参考・引用文献

1) Callans DJ, Josephson ME：Ventricular tachycardia in patients with coronary artery disease. In Zipes DP, Jalife J(eds)：Cardiac Electrophysiology；From Cell to Bedside. 3rd ed. WB Saunders 2000, pp530-536.
2) 瀬川和彦，松尾博司：心室頻拍の発生機序と分類．杉本恒昭（編）：不整脈学．南江堂1992, p263.
3) Josephson ME：Recurrent ventricular tacycardia. In Josephson ME(ed)：Clinical Cardiac Electrophysiology. Leas & Febiger 1993, p417.
4) 清水昭彦，大江 透，鎌倉史郎・他：Arrhythmogenic right ventricular dysplasia 8例の検討．"臨床電気生理学的検査を中心に"．心電図1986, 6：571-576.
5) Marcus FI, Fontaine GH, Guiraudon G, et al：Right ventricular dysplasia；A report of 24 adult cases. Circulation 1982, 65(2)：384-398.
6) Wellens HJJ, Kulbertus HE：The differentiation between ventricular tachycardia and supraventricular tachycardia with aberrant conduction. The value of the 12 lead electrocardiogram. What new in elecrocardiography. Martinus Nijhoff Publishers 1981, pp184-199.
7) 櫻田春水：Wide QRS 頻拍の鑑別と救急治療．medicina 1999, 36：1116.
8) Wellens HJ, Bar FW, Lie KI：The value of the electrocardiogram in the differential diagnosis of a tachycardia with a widened QRS complex. Am J Med 1978, 64(1)：27-33.
9) 下村克郎，大江 透：心室頻拍．早川弘一，比江嶋一昌（編）：臨床心臓電気生理学．改訂第2版．南江堂1994, pp321-339.
10) Fontaine G, Frank R, Tonet J, et al：Identification of a zone of slow conduction appropriate for VT ablation；Theoretical and practical considerations. Pacing Clin Electrophysiol 1989, 12(1-Pt-2)：262-267.
11) Josephson ME, Horowitz LN, Farshidi A：Continuous local electrical activity. A mechanism of recurrent ventricular tachycardia. Circulation 1978, 57(4)：659-665.
12) Stevenson WG, Friedman PL, Sager PT, et al：Exploring postinfarction reentrant ventricular tachycardia with entrainment mapping. J Am Coll Cardiol 1997, 29(6)：1180-1189.
13) Mason JW, Winkle RA：Electrode-catheter arrhythmia induction in the selection and assessment of antiarrhythmic drug therapy for recurrent ventricular tachycardia. Circulation 1978, 58(6)：971-985.
14) Mason JW：A comparison of electrophysiologic testing with Holter monitoring to predict antiarrhythmic-drug efficacy for ventricular tachyarrhythmias. Electrophysiologic Study versus Electrocardiographic Monitoring Investigators. N Engl J Med 1993, 329(7)：445-451.
15) 磯部文隆：心室性不整脈の外科治療．高久史麿（監），早川弘一（編）：不整脈．COMMON DISEASE SERIES 16. 南江堂1990, pp149-158.
16) Morady F, Frank R, Kou WH, et al：Identification and catheter ablation of a zone of slow conduction in the reentrant circuit of ventricular tachycardia in humans. J Am Coll Cardiol 1988, 11(4)：775-782.
17) Kim YH, Sosa-Suarez G, Trouton TG, et al：Treatment of ventricular tachycardia by transcatheter radiofrequency ablation in patients with ischemic heart disease. Circulation 1994, 89(3)：1094-1102.
18) Arenal A, Glez-Torrecilla E, Qrtiz M, et al：Ablation of electrograms with an isolated, delayed component as treatment of unmappable monomorphic ventricular

tachycardias in patients with structural heart disease. J Am Coll Cardiol. 2003, 41(1)：81-92.
19) Reddy UY, Neuzi P, Taborsky M, et al：Short-term results of substrate mapping and radiofrequency ablation of ischemic ventricular tachycardia using a saline-irrigated catheter. J Am Coll Cardial 2003, 41(12)：2228-2236.
20) Soejima K, Stevenson WG, Sapp JL, et al：Endocardial and epicardial radiofrequency ablation of ventricular tachycardia associated with dilated cardiomyopathy：the importance of low-voltage scar. J Am Coll Cardiol 2004, 43(10)：1834-1842.
21) Stevenson WG. Catheter ablation of monomorphic ventricular tachycardia. Curr Opin Cardiol 2005, 20：42-47.
22) A comparison of antiarrhythmic-drug therapy with implantable defibrillators in patients resuscitated from near-fatal ventricular arrhythmias. The Antiarrhythmics Versus Implantable Defibrillators (AVID) Investigators. N Engl J Med 1997, 337(22)：1576-1583.
23) 循環器病の診断と治療に関するガイドライン：不整脈の非薬物治療ガイドライン. Jpn Circ J 2001, 65(Suppl-V)：1142.

35 特発性持続性単形性心室頻拍

1. 臨床的特徴[1,2]

　この頻拍はQRS波が比較的狭く(0.14～0.16秒)，上室性頻拍と誤診される場合がある(図35-1)。QRS波が狭いのは，刺激伝導系の束枝またはプルキンエ(Purkinje)線維から頻拍が発生していることによると考えられ，束枝頻拍(fascicular tachycardia)と呼ばれることもある[3,4]。欧米では持続性単形性心室頻拍の原因疾患は虚血性心疾患が最も多いが，アジアおよびわが国ではこの特発性のタイプが比較的多い(図33-4，320頁参照)。この頻拍は比較的若い患者に起こり，初発年齢は10～30歳が多い(図35-2)[5]。発作時の症状は動悸など比較的軽い場合が多く，時に患者は発作が1～2日間持続してから来院する。身体所見，胸部X線，心電図(非発作時)，心臓超音波検査では異常を認めず，特発性心室頻拍に分類される。また，ベラパミルが頻拍停止に著効するのが特徴的で，ベラパミル感受性心室頻拍とも呼ばれる(図35-3)[6]。この頻拍の予後は良好で死亡例の報告はほとんどない。したがって，治療はQOLの改善が目的となる。通常は，ベラパミルで心室頻拍の頻度が減少しQOLが改善されるが，時にベラパミルに他剤を加えても発作が頻回に起こり，非薬物治療が必要となることがある[5]。

2. 発生機序[7～11]

　この頻拍の発生機序は，①心室早期刺激で誘発・停止が可能，②心室早期刺激の刺激間隔と早期刺激から心室頻拍の1拍目までの間隔が逆相関を示す(図35-4)，③エントレインメント現象が認められる，以上よりマクロリエントリーと考えられている[7,8]。しかし，心室心内膜のマッピングでは，瘢痕関連性持続性単形性心室頻拍で認められたチャネルは同定できずfigure of eight型リエントリーとは異なったマクロリエントリーの不整脈基質を有している。最近では，この頻拍の不整脈基質に対応する解剖学的基質として左室内の仮性腱索(false tendon)を考えている専門医がいる[9,10]。仮性腱索説は，①心臓超音波検査で仮性腱索(左室)が認められることが多い，②発症年齢が若い，③マクロリエントリーの電気生理学的性質を有しているなどと整合性がある。しかし，ベラパミルが有効な機序などまだ不明な点が多く，この仮性腱索説は確立していない[11]。

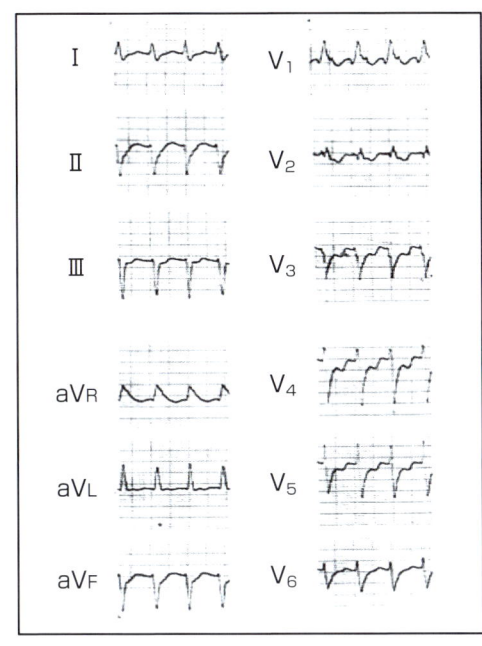

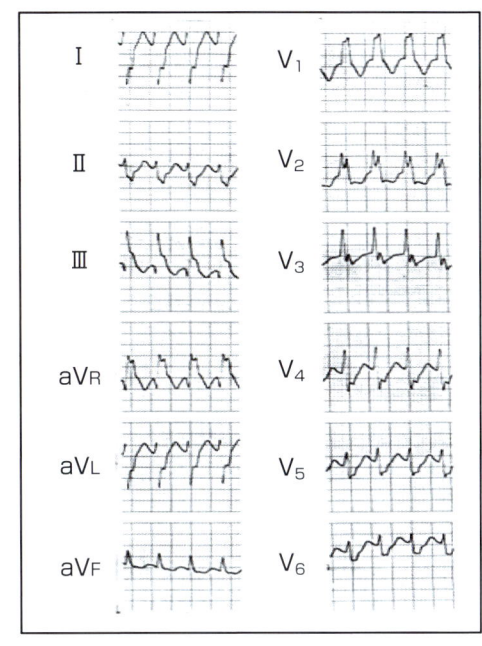

図35-1 特発性持続性単形性心室頻拍の特徴的な QRS 波形
a：右脚ブロック・左軸偏位のパターン
b：右脚ブロック・右軸偏位のパターン（まれ）
QRS 幅は 0.14〜0.16 秒と狭く，上室性頻拍の変行伝導と誤診されることがある。

3．診断

1）発作時の心電図

心室頻拍時の QRS 波形は，右脚ブロック・左軸偏位パターンを呈する（図 35-1a）。まれに，右脚ブロック・右軸偏位パターンを呈する場合がある（図 35-1b）。この頻拍の QRS 波形の幅は 0.16 秒前後と比較的狭く，上室性頻拍の変行伝導と類似しており，QRS 波形から両者を鑑別することは難しい。したがって，頻拍中の房室解離と心室捕捉が最も重要な所見となる（図 33-7，323 頁参照）。心室頻拍のレートが速く心房波の同定が困難な場合は，薬剤で心室頻拍のレートを低下させると，房室解離が明らかになる（図 35-3）。逆行性の房室伝導がある場合は，房室結節の伝導を抑制する ATP[*1] などの薬剤を投与すると房室解離が出現する。

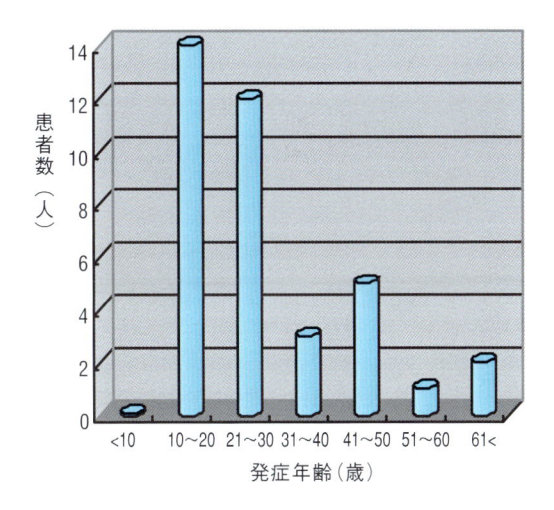

図 35-2 特発性持続性単形性心室頻拍の発症年齢
10〜30 歳で発症している患者が最も多い。
〔文献 5) より引用〕

[*1] ATP：adenosine triphosphate

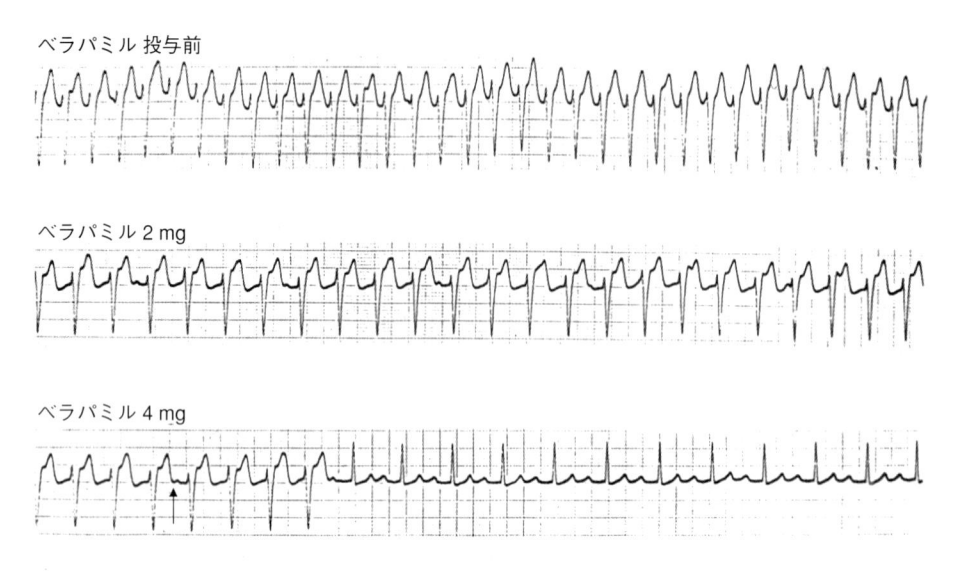

図 35-3 特発性持続性単形性心室頻拍のベラパミル感受性
ベラパミル静注で発作が停止している。薬剤投与で頻拍は徐拍化した結果，心房波(↑)が同定でき，房室解離が認められる。

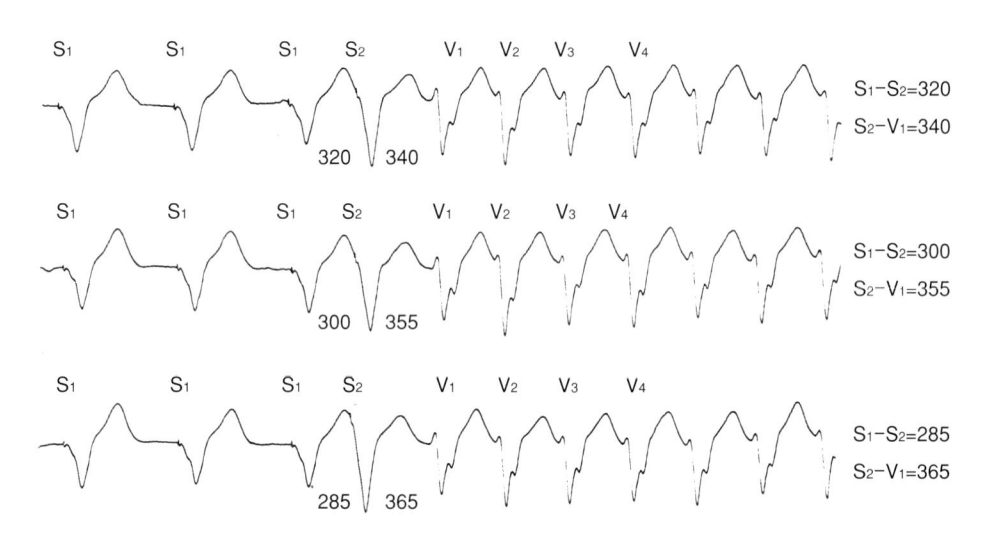

図 35-4 期外収縮連結期(S_1-S_2)と最終刺激―頻拍開始間隔(S_2-V_1)の関係
S_1-S_2=320 msec では S_2-V_1=340 msec, S_1-S_2=300 msec では S_2-V_1=355 msec, S_1-S_2=285 msec では S_2-V_1=365 msec と，連結期の短縮に伴い刺激と頻拍開始の間隔は延長している。この期外収縮連結期(S_1-S_2)と最終刺激―頻拍開始間隔(S_2-V_1)との逆相関はリエントリーで説明される。

2）電気生理学的検査(EPS)

この心室頻拍は，頻拍中に QRS 波形に先行するヒス束電位が記録されることが多い。そのため，上室性頻拍と誤診されることがある。しかし，頻拍時の H-V 間隔と洞調律時の H-V 間隔を比較すると，頻拍時のほうが短く，ヒス束は逆行性伝導であることがわかる(図 35-5)。また，左室中隔電位 QRS 波形直前に高周波の電位が記録され

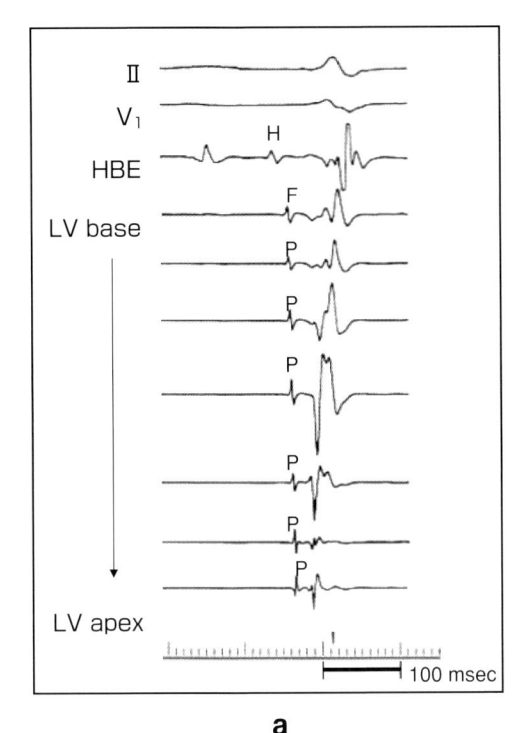

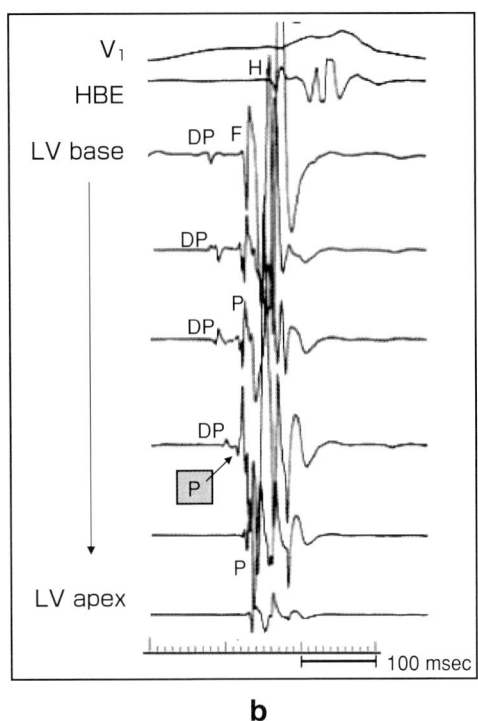

体表面心電図（Ⅱ，V_1），ヒス束（HBE），および左室中隔電位（LV base→LV apex：基部から心尖部），P：プルキンエ線維電位，DP：拡張期電位，F：束枝電位，H：ヒス束電位

図35-5 洞調律および心室頻拍中の心腔内電位

a：洞調律時　　b：心室頻拍時

洞調律時の心内興奮パターンは，ヒス束→束枝（F）→プルキンエ線維基部（P）→プルキンエ線維心尖部（P）へと伝導している。一方，心室頻拍時では拡張期電位（DP電位）が記録されている。このDP電位は，左室基部から心尖部に向かって伝導しているが左室中間部でプルキンエ線維 P を興奮させている。この P は一方には心尖部プルキンエ線維（P）に下行し，他方には束枝（F）→ヒス束（H）へと上行している。これらの所見から，心室頻拍は異常な伝導路（false tendon?）を下降し，正常伝導路を上行するリエントリーと解釈される。

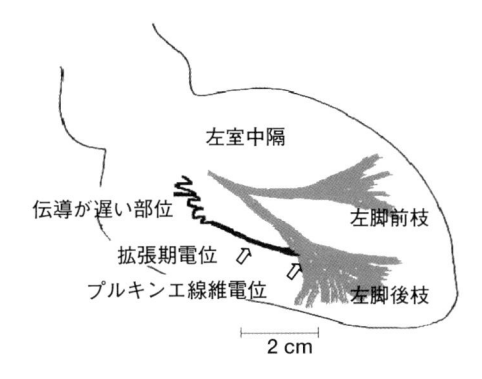

図35-6 旋回路の推定図

図35-5bの解釈の模式化。異常な伝導路（DP電位記録部位）を下降し，プルキンエ線維（P電位）を介して正常伝導路を上行するリエントリーと推定すると，頻拍時のQRS波形とDP電位（拡張期電位），P電位（プルキンエ線維電位），F電位（束枝電位）の興奮順序が説明できる。

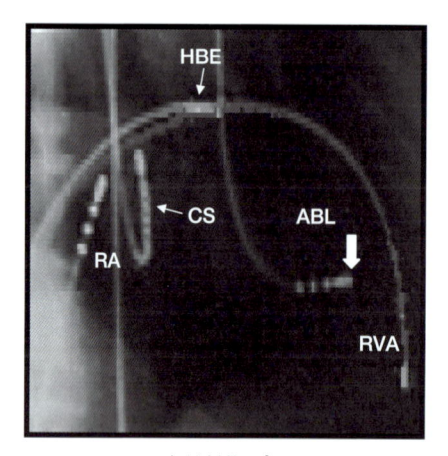

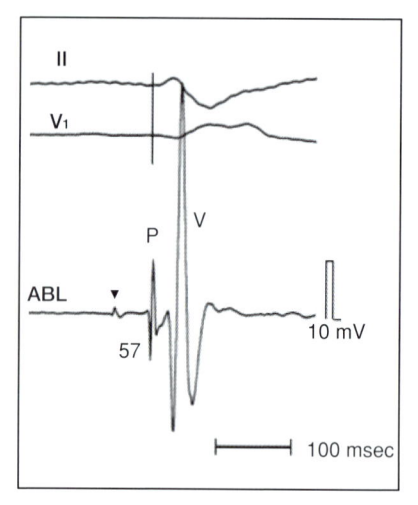

CS：冠状静脈洞，RA：右房，RVA：右室心尖部，HBE：ヒス束，ABL：カテーテルアブレーション，P：プルキンエ線維電位，V：心室電位

図 35-7 カテーテルアブレーション
a：カテーテルアブレーション部位(ABL)。カテーテルの先端は左室中隔(中間部)に位置している。
b：心室頻拍中の体表面心電図(II，V_1)と ABL 部位の同時記録
プルキンエ線維電位(P)に 57 msec 先行する DP 電位(▼)が記録されている。この部位の焼灼で心室頻拍は停止し，頻拍は誘発されなくなった。

る(頻拍中)。この電位は洞調律時でも記録され，プルキンエ線維の興奮と考えられプルキンエ電位(P 電位)と呼ばれている[12](図 35-5)。最近は，頻拍中に記録されるプルキンエ電位に先行するもう 1 つの小さな電位が注目されている。この電位は，pre-P 電位，拡張期電位(DP[*2])などと呼ばれている[13〜15](図 35-5b)。頻拍中に記録されるこの電位は，頻拍の発生に関与していると考えられ，仮性腱索の電位と解釈している専門医がいる。また，この電位の記録部位からのペーシングで concealed entrainment 現象が認められ，旋回路の一部であると考えられている。図 35-6 に，旋回路の推定図を示すが，この旋回路を反時計回転していると考えると，頻拍時の QRS 波形と EPS[*3] の結果が説明される。しかし，この頻拍の正確な旋回路と伝導遅延部位はいまだ確定されていない。

[*2]DP：diastolic potential
[*3]EPS：electrophysiological study

4．治療

1）頻拍の停止[16,17]

心室頻拍の停止には，ベラパミル静注が著効するが，Na^+ チャネル遮断薬でも停止可能である。薬剤が使用できない場合は，心室ペーシングおよび直流通電で停止できる。

2）再発予防

1 薬物治療

再発予防にもベラパミルが有効である。特に，β遮断薬と併用すると再発が少なくなる。ベラパミルとβ遮断薬の併用でも頻回に発作を起こす薬剤抵抗性の患者は約 10% 前後である[5]。

2 カテーテルアブレーション（図35-7）[12,18,19]

至適焼灼部位の決定には，①洞調律時のペースマッピングを指標とする，②P電位を指標とする，③pre-P電位（DP）を指標とする3方法がある。これを，仮性腱索説で説明すると，①と②は仮性腱索の左室心内膜への付着部位を同定し，③は仮性腱索それ自体の同定である。①のペースマッピングは比較的広い範囲が至適部位となるのが欠点で，高周波アブレーションでは数回施行する必要がある。②のP電位を指標とする場合は，仮性腱索とプルキンエ線維との接続部を焼灼していると考えられ，その意味で最も早期にP電位が記録される部位が至適焼灼部位である。③のpre-P電位を目安にする場合では，理論的にはこの電位が記録されるいずれの部位からの焼灼でも伝導興奮の途絶可能である。しかし，心室基部に近づくと脚ブロックを作成する可能性があるので，心室中部から心尖部で最もカテーテルが安定した場所で焼灼を施行している施設が多い。いずれの方法でも成功率が70〜90%であるが，pre-P電位を指標とした場合が最も少ない焼灼回数で成功することが多い。

わが国の多くの施設でカテーテルアブレーションが施行され，短期的のみならず長期的にもよい成績が報告されている。国立循環器病センターの成績では，98人で短期的有効率が96%，長期的有効が94%と発表されている。

● 文献

1) 植村哲也，大江 透：ベラパミル感受性特発性心室頻拍（左室起源単形性持続性）．杉本恒明（監），相澤義房，井上 博（編）：頻拍症．西村書店 1996, pp316-320.
2) Ohe T, Shimomura K, Aihara N, et al：Idiopathic sustained left ventricular tachycardia；Clinical and electrophysiologic characteristics. Circulation 1988, 77(3)：560-568.
3) Ward DE, Nathan AW, Camm AJ：Fascicular tachycardia sensitive to calcium antagonists. Eur Heart J 1984, 5(11)：896-905.
4) Lin FC, Finley CD, Rahimtoola SH, et al：Idiopathic paroxysmal ventricular tachycardia with a QRS pattern of right bundle branch block and left axis deviation；A unique clinical entity with specific properties. Am J Cardiol 1983, 52(1)：95-100.
5) Ohe T, Aihara N, Kamakura S, et al：Long-term outcome of verapamil-sensitive sustained left ventricular tachycardia in patients without structural heart disease. J Am Coll Cardiol 1995, 25(1)：54-58.
6) Belhassen B, Rotmensch HH, Laniado S：Response of recurrent sustained ventricular tachycardia to verapamil. Br Heart J 1981, 46(6)：679-682.
7) Zipes DP, Foster PR, Troup PJ, et al：Atrial induction of ventricular tachycardia；Reentry versus triggered automaticity. Am J Cardiol 1979, 44(1)：1-8.
8) 下村克郎，大江 透：心室頻拍．早川弘一，比江嶋一昌（編）：臨床心臓電気生理学．改訂第2版．南江堂 1994, pp321-339.
9) Thakur RK, Klein GJ, Sivaram CA, et al：Anatomic substrate for idiopathic left ventricular tachycardia. Circulation 1996, 93(3)：497-501.
10) Suwa M, Yoneda Y, Nagao H, et al：Surgical correction of idiopathic paroxysmal ventricular tachycardia possibly related to left ventricular false tendon. Am J Cardiol 1989, 64(18)：1217-1220.
11) Lin FC, Wen MS, Wang CC, et al：Left ventricular fibromuscular band is not a specific substrate for idiopathic left ventricular tachycardia. Circulation 1996, 93(3)：525-528.
12) Nakagawa H, Beckman KJ, McClelland JH, et al：Radiofrequency catheter ablation of idiopathic left ventricular tachycardia guided by a Purkinje potential. Circulation 1993, 88(6)：2607-2617.
13) Tsuchiya T, Okumura K, Honda T, et al：Significance of late diastolic potential preceding Purkinje potential in verapamil-sensitive idiopathic left ventricular tachycardia. Circulation 1999, 99(18)：2408-2413.
14) Nogami A, Naito S, Tada H, et al：Demonstration of diastolic and presystolic Purkinje potentials as critical potentials in a macroreentry circuit of verapamil-sensitive idiopathic left ventricular tachycardian. J Am Coll Cardiol 2000, 36(3)：811-823.
15) Aiba T, Suyama K, Aihara N, et al：The role of Purkinje and pre-Purkinje potentials in the reentrant circuit of verapamil-sensitive idiopathic LV tachycardia. Pacing Clin Electrophysiol 2001, 24(3)：333-344.
16) Tsuchiya T, Okumura K, Honda T, et al：Effects of verapamil and lidocaine on two components of the reentry circuit of verapamil-senstitive idiopathic left ventricular tachycardia. J Am Coll Cardiol 2001, 37(5)：1415-1421.
17) Okumura K, Yamabe H, Tsuchiya T, et al：Characteristics of slow conduction zone demonstrated during entrainment of idiopathic ventricular tachycardia of left ventricular origin. Am J Cardiol 1996, 77(5)：379-383.
18) Wen MS, Yeh SJ, Wang CC, et al：Radiofrequency ablation therapy in idiopathic left ventricular tachycardia with no obvious structural heart disease. Circulation 1994, 89(4)：1690-1696.
19) Nogami A, Naito S, Tada H, et al：Verapamil-sensitive left anterior fascicular ventricular tachycardia；Results of radiofrequency ablation in six patients. J Cardiovasc Electrophysiol 1998, 9(12)：1269-1278.

36 脚間リエントリー頻拍

1. 臨床的特徴

 脚間リエントリー頻拍は持続性単形性心室頻拍の特殊なタイプのひとつで，右脚，左脚，および心室中隔の3者を旋回路とするリエントリー心室頻拍である(図36-1, 2)[1]。通常，旋回方向は右脚を下行し，心室中隔を介して左脚に入り，左脚を上行する旋回パターンで心室頻拍のQRS波形は左脚ブロックパターンを呈する(図36-1)。時に逆方向に旋回するが，この場合は右脚ブロックのQRS波形を呈する(図36-2)。

 単形性心室頻拍と診断されたうちの5～6%が脚間リエントリー頻拍と報告されている[2]。拡張型心筋症に最も多く合併するが，まれに基礎心疾患を有さない患者の報告がある。Blanckら[3]は，48人の脚間リエントリー頻拍患者の基礎心疾患を調査した結果，拡張型心筋症は19人，虚血性心疾患は24人，大動脈弁閉鎖不全症は2人，明らかな基礎心疾患を認めない患者は3人であった。Blanckの報告で，虚血性心疾患の割合が高いのは虚血性心疾患の有病率が高いためであり，合併する頻度としては拡張型心筋症が最も高い。

2. 発生機序

 3つのタイプの脚間リエントリー頻拍が存在する。最も多いのは左脚を上行し，右脚を下降するパターンである(図36-1)。時に，旋回が逆方向(右脚を上行し左脚を下降)するパターンが生じる[4](図36-2)。最もまれなのは，左脚の後枝と前枝間を旋回する脚枝間リエントリーである。Blanckの報告では左脚を上行し，右脚を下降するパターンは46人，右脚を上行し左脚を下降するパターンは5人，脚枝間リエントリーは2人であった。

 脚間リエントリー頻拍は心室期外収縮に引き続いて発生することが多い。これは，心室期外収縮により左右いずれかの脚でブロックが起こり(右脚の逆行性ブロックが生じやすい)，ブロックされなかった脚を介して逆行性伝導し，ヒス束下でこの興奮が他方の脚(逆行性にブロックした脚)に入り，順行性伝導して心室を再興奮させる。この電気興奮が再度最初にブロックしなかった脚を逆行性伝導することにより，脚間を旋回する。一方，正常のヒス・プルキンエ系でも右室からの期外収縮を挿入すると，脚間リエントリーが発生するが，[5,6] 1～2拍以上持続することはない。これは脚

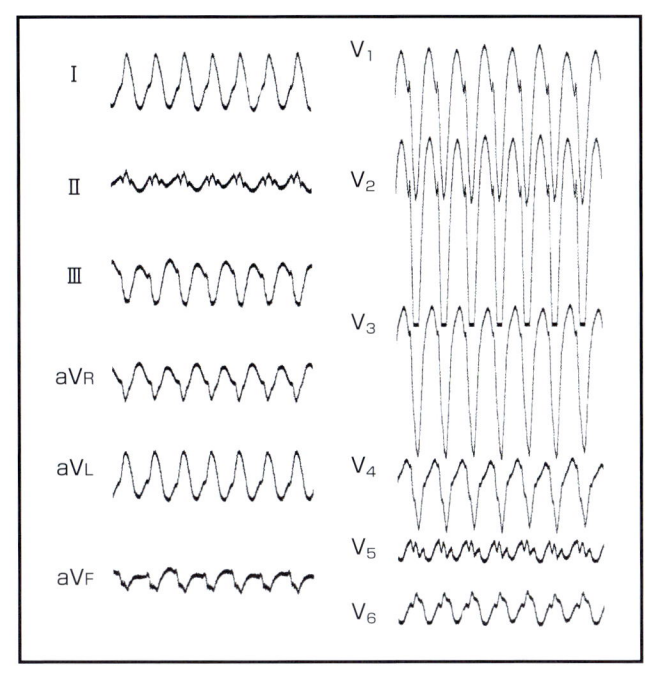

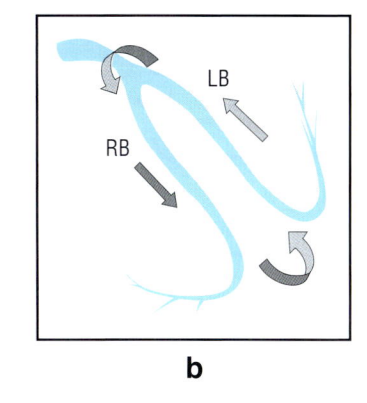

LB：左脚　RB：右脚

a：頻拍時の 12 誘導心電図
b：頻拍の模式図

図 36-1　典型的な脚間リエントリー頻拍(右脚を下行し左脚を上行する脚間リエントリー頻拍)
心室頻拍の QRS 波形は典型的な左脚ブロックパターンを呈しており，心室は右脚を介して興奮していることがわかる。

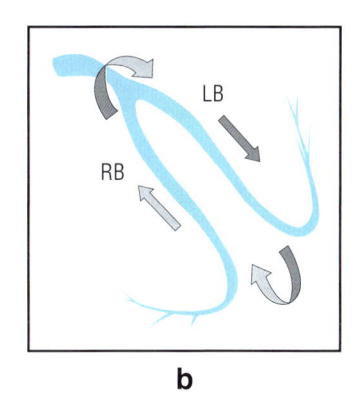

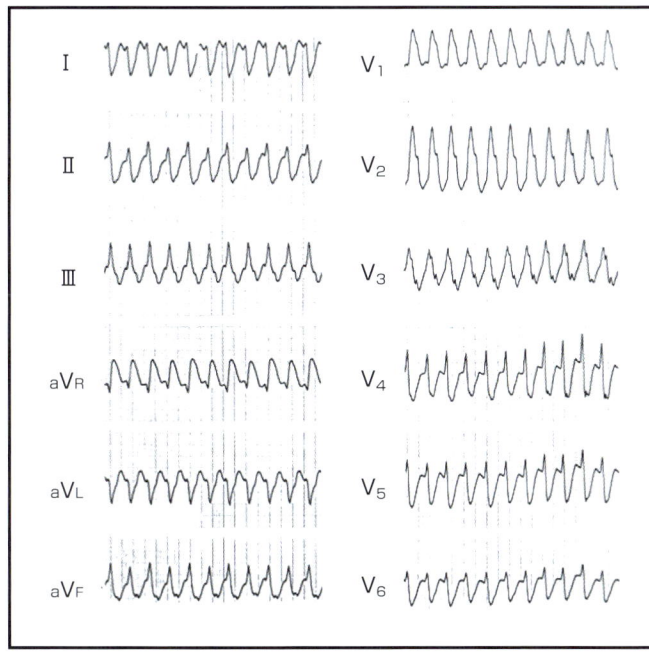

LB：左脚　RB：右脚

a：頻拍時の 12 誘導心電図
b：頻拍の模式図

図 36-2　まれなタイプの脚間リエントリー頻拍(左脚を下行し右脚を上行する脚間リエントリー頻拍)
心室頻拍の QRS 波形は典型的な右脚ブロックパターンを呈しており，心室は左脚を介して興奮していることがわかる。

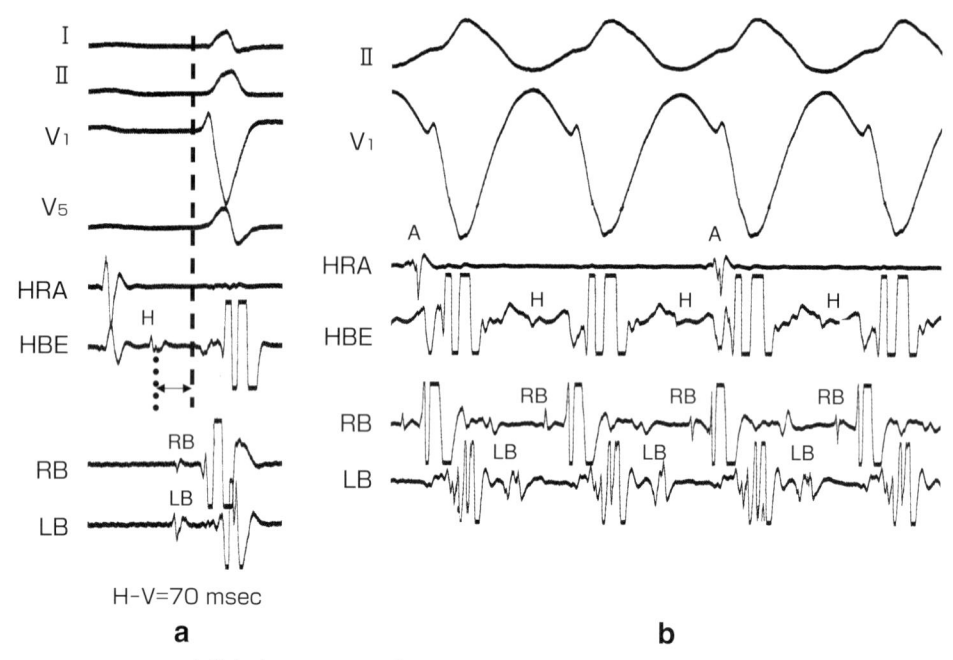

HRA：高位右房，HBE：ヒス束，RB：右脚電位，LB：左脚電位，H：ヒス束電位

図 36-3　洞調律時と頻拍中の心腔内電位
a：洞調律時の体表面心電図（Ⅰ，Ⅱ，V₁，V₅）と心腔内電位（HRA，HBE，RB，LB）の同時記録。H-V間隔は 70 msec と延長している。
b：同じ患者の脚間リエントリー頻拍時の記録。体表面心電図（Ⅱ，V₁，）と心腔内電位（HRA，HBE，RB，LB）の同時記録。興奮旋回方向は，左脚（LB）→ヒス束（H）→右脚（RB）の順で興奮していることがわかる。

間リエントリーが持続するには旋回路の不応期を脱するのに必要な脚における伝導時間の延長が必要であることによる。その意味で，伝導時間が延長している病的な脚に脚間リエントリー頻拍が起こりやすい。

3．診断[7]

1）心電図

　非発作時の心電図で P-R 間隔の延長を認めることが多いが，この P-R 延長は H-V 間隔の延長による（図 36-3a）。発作時の心電図は wide QRS 頻拍を呈するので，変行伝導を伴う上室性頻拍や他の心室頻拍との鑑別が必要である。典型的な左脚ブロックパターン（図 36-1），時に，右脚ブロックパターン（図 36-2）を呈するのが特徴である。頻拍レートは 200/分を超える速いことが多く，失神などの重篤な症状を伴う。

2）電気生理学的検査（EPS）

　脚間リエントリー頻拍は心室期外収縮で誘発できる。頻拍中のヒス束電位が QRS 波と QRS 波の間に記録される場合は脚間リエントリー頻拍を疑う（図 36-3b）。さらに，頻拍中のヒス束電位，右脚電位および左脚電位を同時記録すると脚と脚を旋回していることが推定できる。確定診断には左脚，ヒス束，右脚，QRS 波の 4 者の関係を詳細に解析する必要がある（図 36-3）。また，ヒス束電位，右脚電位，左脚電位が実際にリエントリーに関与しているかは，H-H 間隔（または，RB-RB，LB-LB）の変化と V-V 間隔が常にリンクしてい

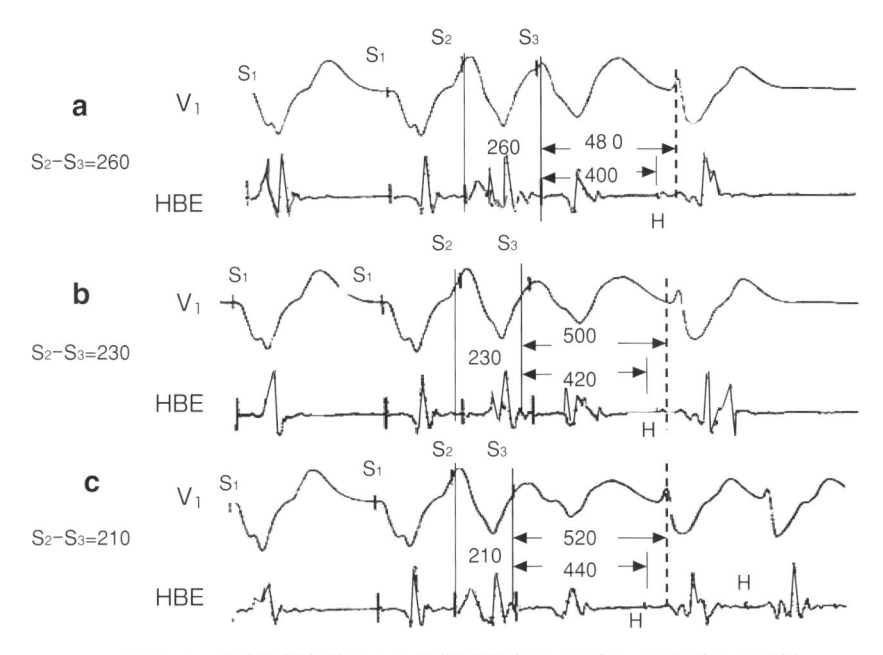

図 36-4 心室期外収縮による発作誘発時のヒス束と QRS 波との関係
体表面心電図(V_1)と心腔内電位(HBE：ヒス束)の同時記録。
S_3 による心室興奮に続いて左脚ブロックパターンの心室興奮が誘発されている。ヒス束電位(H)が QRS 波に先行して記録されている。
a．期外収縮連結期(S_2-S_3)260 msec では，S_3-H 間隔＝400 msec，S_3-QRS 間隔＝480 msec
b．期外収縮連結期(S_2-S_3)230 msec では，S_3-H 間隔＝420 msec，S_3-QRS 間隔＝500 msec
c．期外収縮連結期(S_2-S_3)210 msec では，S_3-H 間隔＝440 msec，S_3-QRS 間隔＝520 msec
(心室頻拍が誘発されている)
期外収縮連結期の短縮に伴い，S_3-H 間隔と S_3-QRS 間隔が同程度に延長しており，ヒス束電位(H)と心室興奮がリンクしていることがわかる。これらの所見を総合的に検討すると，S_3 の興奮が左脚を逆行性伝導してヒス束電位(H)を興奮させ，また左脚・右脚の分岐部で右脚に入り右脚を下行して心室を興奮させていると解釈できる。

る所見が必要である。具体的には，心室期外収縮(St)で発作を誘発される際に，St-V が常に St-H に依存し，St-V の変化と St-H の変化が連動していることを確かめる（図 36-4）。脚が旋回路の一部であることの証明をする他の方法としては，左脚ペーシングを行い concealed entrainment を証明する方法がある。これは，左脚ペーシングで constant fusion，St-QRS＝LB-QRS，post pacing interval＝VT interval の存在を確認する方法である（図 36-5）。右脚から concealed entrainment を証明するのは困難な場合が多い。その他，積極的に脚間リエントリー頻拍を示唆する所見として，頻拍中に心室期外収縮を挿入して，ヒス束がより速く捕捉される（paradoxical atrial capture と同じ原理），などが報告されている。

4．治療[7,8]

抗不整脈薬は，①刺激伝導系の不応期を延長させる，②心室期外収縮を減少させることでリエントリーを発生しにくくする。また，脚間リエントリー頻拍は心室期外収縮で容易に誘発されるので，有効薬剤の選択法として電気生理学的方法（期外収縮誘発法）を用いる。筆者の経験では，Vaughan Williams 分類のⅠ群薬が有効な場合が多い。薬剤投与後でも発作が誘発されたり，薬剤抵抗性の場合は右脚のカテーテルアブレーションが選択される[7,8]。理論的には左脚のカテーテルアブレーションでも治癒できるが，右脚のほうが簡単

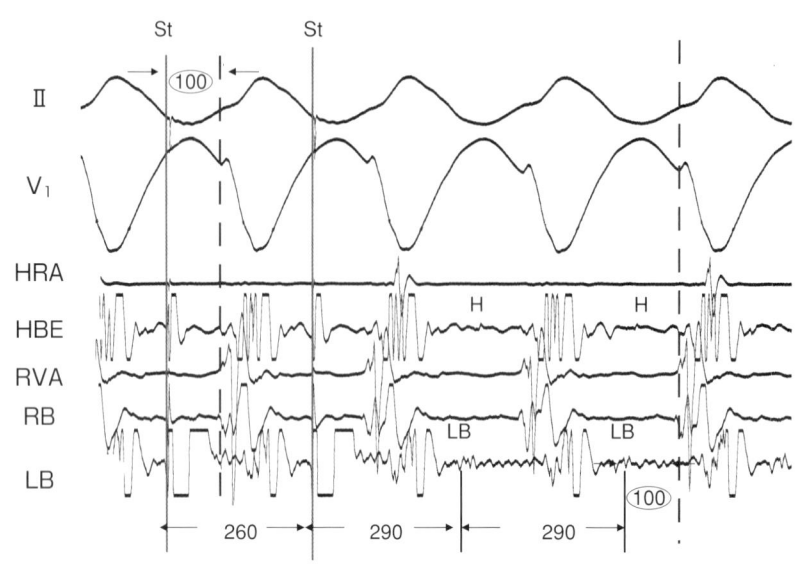

図 36-5　頻拍中の左脚ペーシングによるエントレインメント現象
体表面心電図（II, V₁）と心腔内電位（HRA, HBE, RVA, RB, LB）の同時記録
ペーシング波形（周期 260 msec）は心室頻拍波形（周期 290 msec）と同一で concealed fusion であることがわかる。刺激（St, 左脚から）と QRS 波の間隔（100 msec）は頻拍中の左脚電位（LB）と QRS 波の間隔（100 msec）と同一である。また，post pacing interval（290 msec）は心室頻拍周期（290 msec）に一致している。以上の所見は，ペーシング部位（左脚）は旋回路上にあると解釈される。

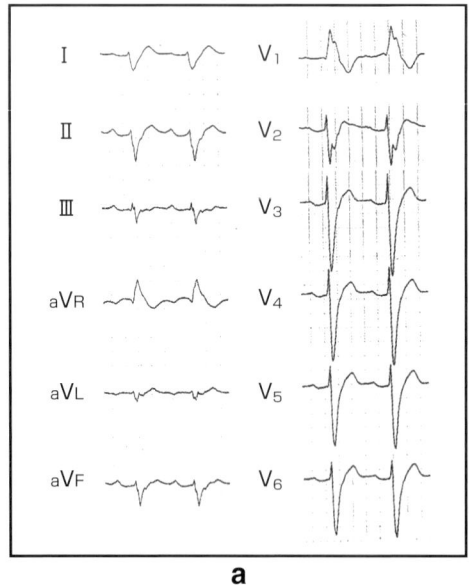

HRA：高位右房，HBE：ヒス束，RVA：右室心尖部，RB：右脚，LB：左脚電位，H：ヒス束電位

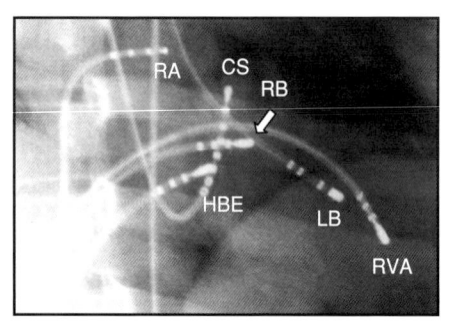

右前斜位30°

RA：高位右房，RVA：右室心尖部，HBE：ヒス束，LB：左脚，RB：右脚，CS：冠状静脈洞

図 36-6　右脚のカテーテルアブレーション
a：右脚のカテーテルアブレーション後の 12 誘導心電図。右脚ブロックが作製されている（左軸偏位はアブレーション前から認められている）。
b：右脚のアブレーション部位を示す。アブレーションカテーテル先端（⇩）が RB に位置していることがわかる。

なので左脚のカテーテルアブレーションは例外的にしか施行しない．右脚のカテーテルアブレーションでは，右脚電位がヒス束電位に比べて著明に大きく記録される部位が至適アブレーション部位である．通常，ヒス束電位記録をカテーテル電極で記録しながら，ヒス束電位が記録される部位とカテーテルアブレーション部位が少なくとも1cm以上離れていることをX線上で確認して施行する（図 36-6）．右脚のカテーテルアブレーションの問題点は，将来の房室ブロックの出現と脚間リエントリー頻拍以外の心室頻拍の発生である．脚間リエントリー頻拍の患者はもともとヒス・プルキンエ系の異常があるので，温存された左脚の伝導も異常である場合が多い．多くの施設では，アブレーション後H-V間隔が100 msec 以上の場合はペースメーカを植え込んでいる．また，EPS[*1]で脚間リエントリー頻拍以外の心室頻拍が生じた場合は，植込み型除細動器（ICD[*2]）の植え込みを考える．

●文献

1) Akhtar M, Gilbert C, Wolf FG, et al：Reentry within the His-Purkinje system. Elucidation of reentrant circuit using right bundle branch and His bundle recordings. Circulation 1978, 58(2)：295-304.
2) Caceres J, Jazayeri M, McKinnie J, et al：Sustained bundle branch reentry as a mechanism of clinical tachycardia. Circulation 1989, 79(2)：256-270.
3) Blanck Z, Dhala A, Deshpande S, et al：Bundle branch reentrant ventricular tachycardia；Cumulative experience in 48 patients. J Cardiovasc Electrophysiol 1993, 4(3)：253-262.
4) 鎌倉史郎, 大江 透, 下村克郎：脚枝間リエントリー. 早川弘一, 比江嶋一昌（編）：臨床心臓電気生理学. 南江堂 2001, p322.
5) Schuilenburg RM, Durrer D：Ventricular echo beats in the human heart elicited by induced ventricular premature beats. Circulation 1969, 40(3)：337-347.
6) Farshidi A, Michelson EL, Greenspan AM, et al：Repetitive responses to ventricular extrastimuli；Incidence, mechanism, and significance. Am Heart J 1980, 100(1)：59-68.
7) Blanck Z, Sra J, Dhala A, et al：Bundle branch reentry；Mechanisms, diagnosis and treatment. In Zipes DP, Jalife J (eds)：Cardiac Electrophysiology；From Cell to Bedside. 3rd ed. WB Sunders 2000, pp656-661.
8) Cohen TJ, Chien WW, Lurie KG, et al：Radiofrequency catheter ablation for treatment of bundle branch reentrant ventricular tachycardia；Results and long-term follow-up. J Am Coll Cardiol 1991, 18(7)：1767-1773.

[*1] EPS：electrophysiological study
[*2] ICD：implantable cardioverter defibrillator

37 器質的心疾患に合併する非持続性単形性心室頻拍

1. 頻度

非持続性単形性心室頻拍は，陳旧性心筋梗塞患者の 5〜10%[1]，肥大型心筋症の 25%[2]，拡張型心筋症の 31〜50%[3]に認められると報告されている．

2. 臨床的意義

無症状のことが多いが，頻回に繰り返す場合は動悸を訴え，速い心室頻拍の場合は失神を伴うことがある．この不整脈の発生頻度は心機能と比例しており，NYHA[*1]分類の程度が高いほど多くなる．

心筋梗塞後（1 週間以上経過してから）に非持続性単形性心室頻拍を認めた場合では，認めない症例に比べて突然死が 2 倍になる[1]．肥大型心筋症の場合も非持続性単形性心室頻拍を合併している場合は，突然死のリスクが増す．一方，拡張型心筋症の場合は，非持続性単形性心室頻拍を認めても突然死のリスクを増加させないと報告されている[4]．このように，基礎心疾患の違いで，非持続性単形性心室頻拍の臨床的意義が異なっているが，一般的には，左室駆出分画率（LVEF[*2]）低下に比例して突然死との関連が増加する．

非持続性単形性心室頻拍が持続性心室頻拍に移行する可能性を検討した結果では，加算平均心電図で遅延電位が陽性の場合は将来，持続性単形性心室頻拍に移行する可能性が高い．また，心室ペーシングで持続性単形性心室頻拍が誘発された場合は（非持続性単形性心室頻拍を有する虚血性心疾患患者の 20〜40% 誘発される）[5]，その後 5 年間で致死的不整脈が起こる率は 32%と報告されている（MUSTT[*3]試験）[6]．一方，誘発されなかった場合は，持続性単形性心室頻拍が自然発生する可能性は低い．肥大型心筋症と拡張型心筋症の症例で，心室ペーシングにより持続性単形性心室頻拍が誘発された場合の臨床的意義は不明である[7]．

3. 発生機序

器質的心疾患に合併して非持続性単形性心室頻拍が発生する場合は，慢性不整脈基質（瘢痕，肥大，線維化などに伴う電気生理学的異常）に加えて，虚

[*1]NYHA：New York Heart Association
[*2]LVEF：left ventricular ejection fraction
[*3]MUSTT：Multicenter Unsustained Tachycardia Trial

血,心不全,交感神経活性の亢進,電解質異常など一過性の電気生理学的異常が加わり,心室頻拍が発生すると考えられる。したがって,発生機序は単一の場合よりもリエントリー,異常自動能および撃発活動のすべてが関与している可能性がある。心不全の増悪やストレスが誘因となった場合は,非リエントリー(異常自動能亢進,撃発活動)の可能性が高い。一方,心室電気刺激で同じQRS波形の持続性心室頻拍が誘発された場合は,リエントリーと考えられる。また,加算平均心電図が陽性の場合は,リエントリーの不整脈基質の存在を示唆し,リエントリー頻拍が起こる可能性が高い。

4. 治療

慢性的に起こっている非持続性単形性心室頻拍の治療の是非についてはまだ結論がでていない。特に,CAST[8],[*4]の報告の影響で,欧米では器質的心疾患(特に虚血性心疾患)に合併する自覚症状の少ない非持続性単形性心室頻拍に対しては薬物治療を行わない医師が多い。一方,わが国では欧米と異なりこの不整脈を起こす基礎疾患として虚血性心疾患が比較的少ないので,薬物治療をする医師が多い。一般的な治療方針は,① 基礎心疾患の重症度(特に,左室機能),② 不整脈の危険度(持続性心室頻拍や心室細動への移行のしやすさ),③ 自覚症状(動悸,胸部不快感,めまい,失神など)の有無,を考慮して決定している。

筆者の施設では,基礎疾患の治療と増悪因子の治療を第一(特に虚血,心不全の治療は重要)とし,通常,① 自覚症状が強い場合,② 心室頻拍のレートが速い(200/分以上)場合,③ 10個以上の連発を認める場合,④ 非持続性単形性心室頻拍と心室期外収縮の合計数が1日の心拍数の20%を超える場合は,抗不整脈薬の投与を考えている。

抗不整脈薬の選択は,心機能が著明に低下(LVEF:35%以下)している場合はVaughan Williams分類のⅢ群薬(アミオダロン)を第一選択としている。左室機能が比較的保たれている場合は,IB群薬を投与することがある(ただし,この場合でも,禁忌でない限りなるべくアミオダロンを投与するようにしている)。有効か否かの判断はホルター心電図で行っている。心室頻拍の消失が望ましいが,消失しない場合でも心室頻拍のレートが著明に低下(150/分以下)すれば臨床的には有効としている。

一方,電気刺激で持続性心室頻拍が誘発された場合は,この抑制を目安にして薬剤を選択する方法がある。MUSTT試験の結果では,薬物投与後に誘発されなかった患者の重篤な心室性不整脈の発生率は7%に対して薬物投与後も誘発された患者では45%であった[6]。この突然死のリスクが高い患者群(低心機能,虚血性心疾患および薬物で持続性心室頻拍の誘発を抑制できない非持続性心室頻拍患者)を対象として,植込み型除細動器(ICD[*5])の有効性を検討する大規模臨床試験が行われた(MADIT Ⅰ[*6])[9]。その結果は,ICDを植え込んだほうが生存率が高かった。この結果を受けてACC[*7]/AHA[*8]のガイドラインでは非持続性単形性心室頻拍を有する患者のうち,① 陳旧性心筋梗塞の既往がある,② 左室機能が低下してる,③ 薬剤投与下でも電気的誘発法で持続性心室頻拍が誘発される,以上の条件を満たしている場合は,ICDの適応(クラスⅠ)とした[10]。日本循環器学会合同研究班のガイドラインでも,① 原因不明の失神を有する,② 冠動脈疾患および拡張型心筋症,③ 左室機能が低下している(LVEF:40%以下),④ 抗不整脈薬投与下でも持続性心室頻拍または心室細動が誘発される,以上の条件を満たしている非持続性単形性心室頻拍患者は,ICDの適応(クラスⅠ)としている[11]。

[注]2004-2005年度改定では,①が削除され,③のLVEF:40%が35%となる予定。

しかし,すべての非持続性単形性心室頻拍(低心機能の器質的心疾患患者)に誘発試験をして,

[*4]CAST:cardiac arrhythmia suppression trial
[*5]ICD:implantable cardioverter difibrillator
[*6]MADIT Ⅰ:Multicenter Automatic Defibrillator Implantation Trial I
[*7]ACC:American College of Cardiology
[*8]AHA:American Heart Association

ICDの適応を決めるのは現実問題として難しい。

最近，心機能が低下している非持続性単形性心室頻拍を有する患者を対象として，誘発試験を行わずにICDを植え込んだ大規模臨床試験が施行され，ICDの有用性が報告された[12]。今後このタイプの心室頻拍にもICDの適応が増大する可能性があると考えられる。実際，ACC/AHAのガイドラインでは，低心機能の非持続性単形性心室頻拍の患者におけるICDの適応をクラスII（相対的適応の対応）としている[10]。

● 文献

1) Anderson KP, DeCamilla J, Moss AJ：Clinical significance of ventricular tachycardia (3 beats or longer) detected during ambulatory monitoring after myocardial infarction. Circulation 1978, 57(5)：890-897.
2) Savage DD, Seides SF, Maron BJ, et al：Prevalence of arrhythmias during 24-hour electrocardiographic monitoring and exercise testing in patients with obstructive and nonobstructive hypertrophic cardiomyopathy. Circulation 1979, 59(5)：866-875.
3) Meinertz T, Hofmann T, Kasper W, et al：Significance of ventricular arrhythmias in idiopathic dilated cardiomyopathy. Am J Cardiol 1984, 53(7)：902-907.
4) Larsen L, Markham J, Haffajee CI：Sudden death in idioopathic dilated cardiomyopathy；Role of ventricular arrhythmia. Pacing Clin Electrophysiol 1993, 16(5-pt-1)：1051-1059.
5) Wilber DJ, Kopp D, Olshansky G, et al：Nonsustained ventricular tachycardia and other highrisk predictors following myocardial infarction；Implications for prophylactic automatic implantable cardioverter-defibrillators. Prog Cardiovasc Dis 1994, 36：179-194.
6) Buxton AE, Lee KL, Fisher JD, et al：A randomized study of the prevention of sudden death in patients with coronary artery disease. Multicenter Unsustained Tachycardia Trial investigators. N Engl J Med 1999, 341(25)：1882-1890.
7) Mckenna WJ：The natural history of hypertrophic cardiomyopathy. Cardiovasc Clin 1988, 19(1)：135-148.
8) Echt DS, Liebson PR, Mitchell LB, et al：Mortality and morbidity in patients receiving encainide, flecainide, or placebo. The Cardiac Arrhythmia Suppression Trial. N Engl J Med 1991, 324(12)：781-788.
9) Moss AJ, Hall WJ, Cannom DS, et al：Improved survival with an implanted defibrillator in patients with coronary disease at high risk for ventricular arrhythmia. Multicenter Automatic Defibrillator Implantation Trial Investigators. N Engl J Med 1996, 335(26)：1933-1940.
10) Gregoratos G, Abrams J, Epstein AE, et al：ACC/AHA/NASPE 2002 guideline update for implantation of cardiac pacemakers and antiarrhythmia devices；Summary article；A report of the American College of Cardiology/American Heart Association Task Force on Practice Guidelines (ACC/AHA/NASPE Committee to Update the 1998 Pacemaker Guidelines). Circulation 2002, 106(16)：2145-2161.
11) 不整脈の非薬物治療ガイドライン．（循環器病の診断と治療に関するガイドライン．1999-2000年度合同研究班報告）．Jpn Circ J 2001, 65(Suppl-V)：1142-1146.
12) Moss AJ, Zareba W, Hall WJ, et al：Prophylactic implantation of a defibrillator in patients with myocardial infarction and reduced ejection fraction. N Engl J Med 2002, 346(12)：877-883.

38 特発性非持続性単形性心室頻拍

1. 定義・概念

通常の検査(身体所見,心電図,胸部 X 線,心臓超音波検査,血液検査)では不整脈以外に異常を認めない非持続性単形性心室頻拍(30 秒以内に自然停止する)と定義される。したがって,特発性と診断された症例でも,MRI,心筋生検,遺伝子解析などで詳細に調べると異常が認められる可能性がある。

2. 発生部位

非持続性単形性心室頻拍の発生部位は,右室流出路がほとんどである。この発生部位の特異性を強調して特発性右室流出路起源心室頻拍と特別に分類することがある[1〜4]。このタイプの心室頻拍は発生部位が同一の心室期外収縮と混在している(図 33-2b,318 頁参照)。したがって,心室期外収縮の延長上にある心室頻拍として考えることができる。

正確な心室頻拍の発生部位の同定には,電気生理学的検査(EPS[*1])が必要であるが,発作時の 12 誘導心電図である程度推定できる。図 38-1 に典型的な特発性右室流出路起源心室頻拍の心電図波形を示す。このタイプの心室頻拍の発生部位が右室流出路に限定されている理由は不明である。最近,左室の流出路起源の特発性非持続性単形性心室頻拍の症例が報告されている。この左室流出路タイプの QRS 波形は,右室流出路タイプと少し異なるが,電気生理学的性質は同じである。この両者をまとめて心室流出路タイプと呼ぶことがある。右室心尖部や左室に発生部位を有する特発性非持続性単形性心室性頻拍の症例も報告されている。

3. 発生機序

通常,心室期外収縮と非持続性単形性心室頻拍が主な病態であるが,まれに30 秒以上持続することがある(この場合は厳密には非持続性とは呼べないが自然停止し,典型的な持続性頻拍とは異なる)。この頻拍は,① 心室頻拍が起こる直前の洞調律の心拍数が増加している,② 発作は興奮,運動中または後に起こりやすい,③ 発作は迷走神経刺激で停止することがあるなどから自律神経との関連性が考えられている。

[*1]EPS : electcrophysiological study

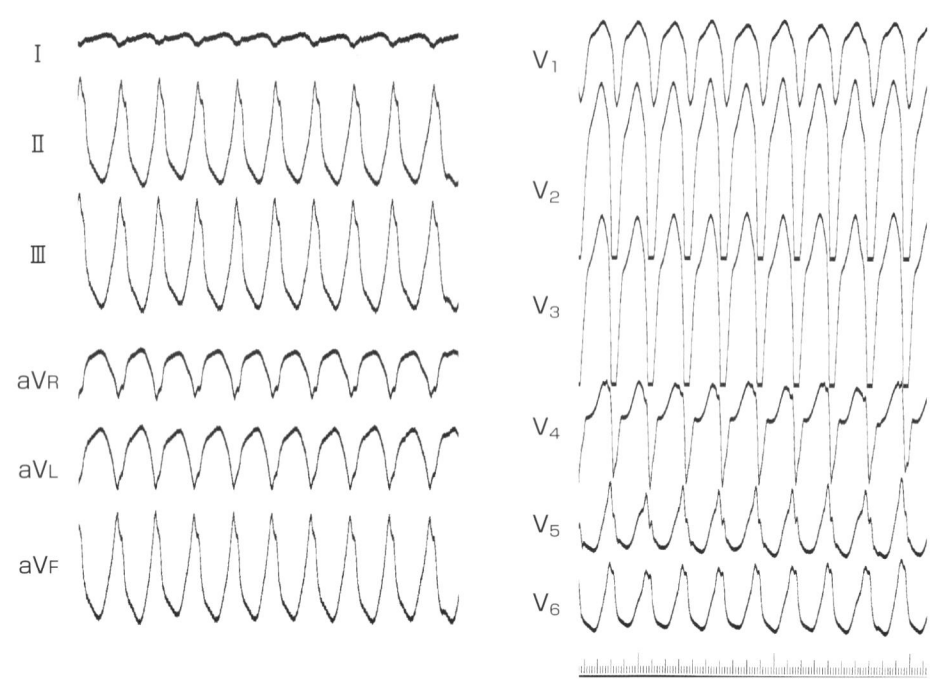

図 38-1　持発性右室流出路起源心室頻拍の 12 誘導心電図
心室頻拍の QRS 波形は左脚ブロックパターンで下方軸を呈している．この波形より心室頻拍の発生部位は右室流出路と推定される．

　Coumel らは，ホルター心電図を用いてこの心室頻拍の性質を調べ，発生機序として撃発活動（triggered activity）か副収縮（parasystole）を考えた．Lerman ら[5]は，このタイプの心室頻拍がアデノシンで停止することを報告し，その発生機序として cAMP-mediated triggered activity を考えた（図 38-2）．筆者ら[6]は，心室ペーシングやイソプロテレノール投与により，約半数の患者で非持続性単形性心室頻拍が誘発できることを確かめた．また，ペーシング周期と心室頻拍の連結期との関係は正相関であることを確認した（図 38-3a）．心室頻拍中にペーシングを施行した結果ではエントレインメント現象を認めず，大部分の患者で delayed termination を認めた（図 38-3b）．これらの所見は撃発活動を示唆し，筆者らは右室起源の特発性非持続性単形性心室頻拍の発生機序として撃発活動を考えている．

4．診断[3,4]

1）病歴・症状

　特発性の場合は 20 歳代から発症する場合が多い．通常，心室期外収縮（心室頻拍と同一の QRS 波形）が頻回に認められ，運動や感情の高ぶりが誘因となり心室頻拍に移行する．30 秒以上持続することはまれで通常は 5〜10 秒以内に自然停止し，繰り返すのが特徴である．
　発作の持続時間が短くまた比較的遅い場合は，無症状のことが多い．頻回に繰り返す場合は，動悸を訴え，速い心室頻拍の場合は失神を伴うことがある．無症状の場合は予後が良好である[7]．

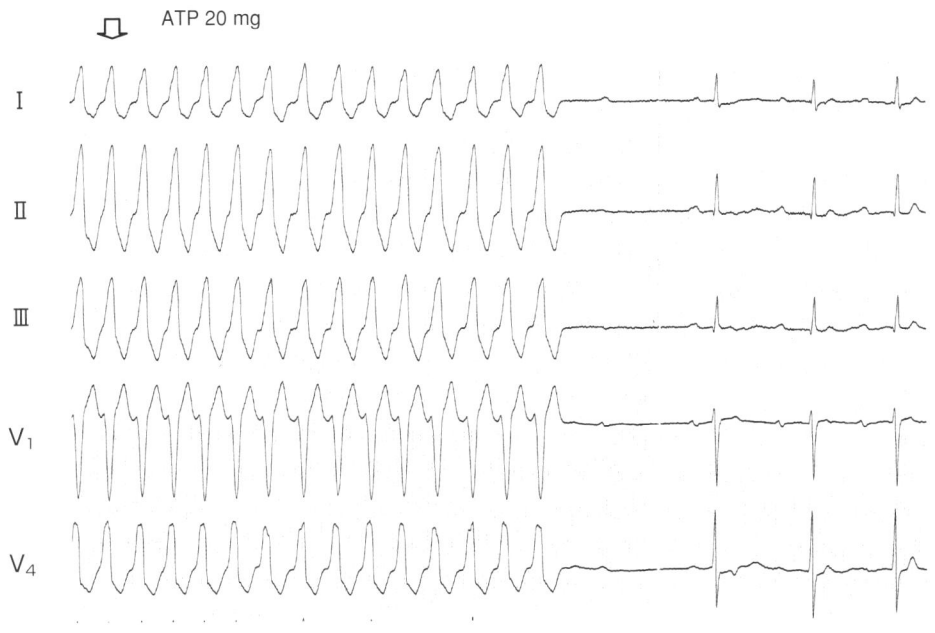

図 38-2　アデノシン感受性心室頻拍
ATP（アデノシン三リン酸）20 mg で心室頻拍が停止している。Lerman らはこの頻拍がアデノシンで停止することによりアデノシン感受性心室頻拍と呼んでいる。

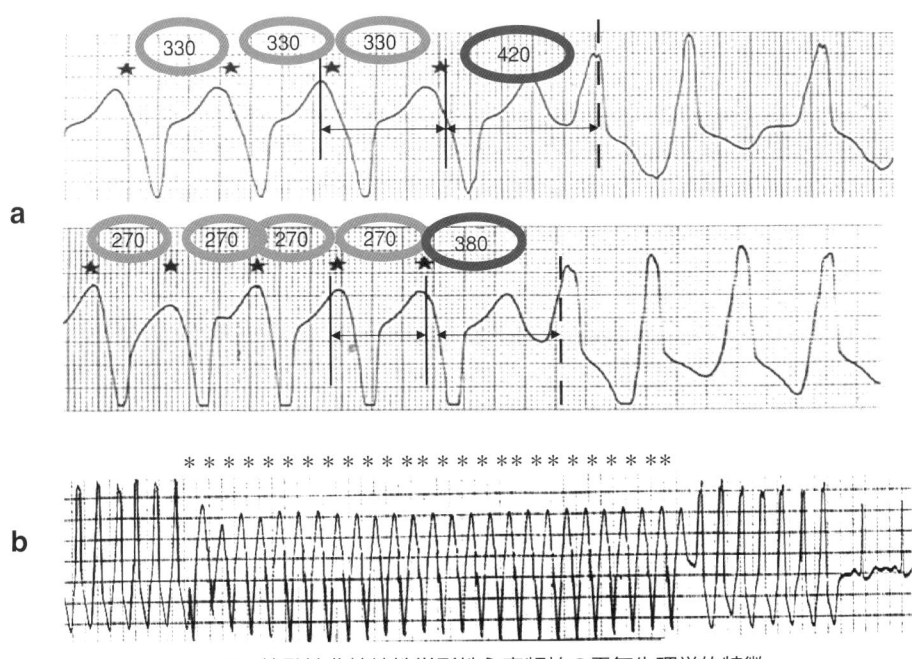

図 38-3　特発性非持続性単形性心室頻拍の電気生理学的特徴

a：心室ペーシングによる心室頻拍の誘発
　ペーシング周期＝330 msec では最後のペーシングによる QRS 波と心室頻拍 1 拍目の間隔は 420 msec，ペーシング周期＝270 msec では 380 msec とペーシング周期の短縮に伴い短くなっている。また，ペーシング周期の短縮に伴い心室頻拍の周期も短くなっている（direct relationship）。

b：心室ペーシングによる心室頻拍の停止
　頻拍中の心室ペーシングにより，ペーシング中止後頻拍は 7 発続いて停止している（delayed termination）。

2）心電図・ホルター・ベッドサイドモニター

発作の頻度，持続時間，心拍数および発作の誘因などを検討するには，ホルター心電図が最適である．また，発作が頻回に起こっている場合は，ベッドサイドで12誘導心電図を記録し，QRS波形および発作の起こり方や停止の仕方を観察する．心室頻拍の発生部位の推定には，発作時の12誘導心電図が必要である．特発性の非持続性単形性心室頻拍の多くは右室流出路起源で，左脚ブロック・下方軸を呈するため，発作時のQRS波形が診断のポイントとなる（図38-1）．

3）加算平均心電図

加算平均心電図で遅延電位が陽性である場合は少ない．

4）電気生理学的検査（EPS）

EPSを行う目的は，① 心室頻拍の確定診断，② 発生機序の検討，③ 発生部位および至適アブレーション部位の同定などである．なお，器質的心疾患や他の重篤な不整脈疾患の除外のため，持続性心室頻拍，多形性心室頻拍，心室細動の誘発の有無を検討することがある．

1 心室頻拍の確定診断

頻拍中の心腔内電位図による診断が最も確実であるので，電気刺激，手技（計算，ハンドグリップなど），薬剤（イソプロテレノール静注など）を用いて誘発を試みる．診断方法は持続性単形性心室頻拍の場合と同じである．

2 発生機序の検討[6,8]

心室各部位の心腔内電位を記録し，低電位，fragmentation，delayed potential などの有無を調べる．この場合，心室頻拍の発生部位近傍を詳細に記録することが重要である．次に，心室早期刺激・心室ペーシングを施行し，ペーシング周期と心室頻拍の連結期との関係を検討する（図38-3a）．この結果で撃発活動またはリエントリーかを検討する（15章：電気生理学的検査，111～112頁参照）．最後に心室頻拍中に心室ペーシングを施行しエントレインメント現象の有無を確かめる．また，ペーシングによる停止のパターンを検討する（図38-3b）．

3 至適アブレーション部位の同定[9]

この心室頻拍の至適アブレーション部位は通常，頻拍の発生部位である．同定の方法としては，① ペースマッピング（図38-4a），② 心室頻拍中の最早期興奮部位から推定する（図38-4b）．

5．治療

このタイプは，通常生命予後が良好なので，治療目的は自覚症状の改善にある．しかし，頻拍が速い場合は失神を起こし，またまれに多形性に移行する場合があり，突然死の可能性を否定できない症例もある．β遮断薬は，不整脈自体をあまり改善しないことが多いが自覚症伏を軽減させる．また，Ca^{2+}拮抗薬は連発数を少なくする．不整脈自体の抑制には，Vaughan Williams分類のIC群薬が最も有効である．

症状が強く薬剤抵抗性の場合は，カテーテルアブレーションの適応となる．このタイプの多くは右室流出路起源であるが，他の部位からも発生するので（図38-5），詳細なマッピングを行って，至適焼灼部位を同定する必要がある（図38-4）．右室流出路タイプは右室心内膜側からのアプローチで施行するが（図38-6），左室流出路起源の場合は大動脈弁尖を介してアブレーションを施行する．この場合は，冠状動脈から離れていることを確認して施行する．症例の多い施設での成功率は95%以上と高い[9,10]．

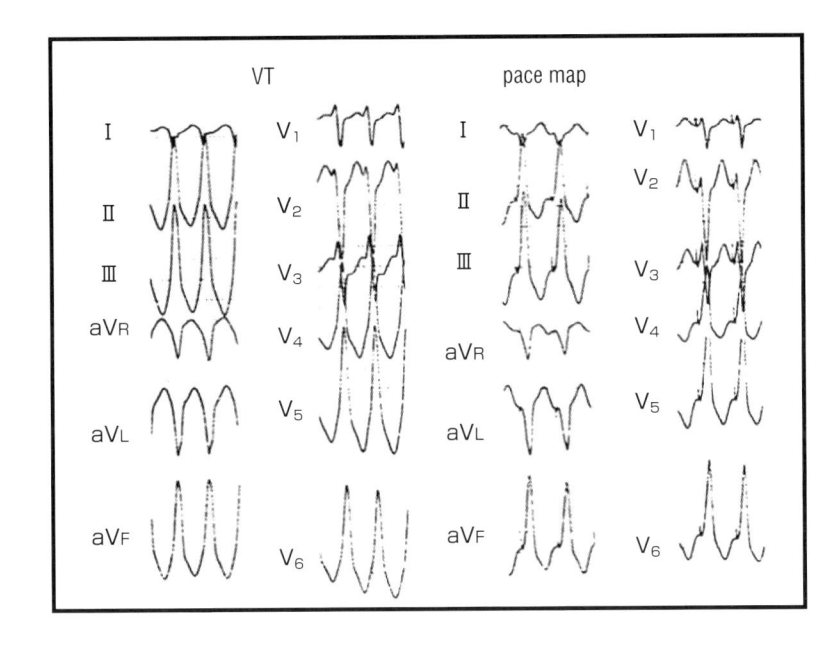

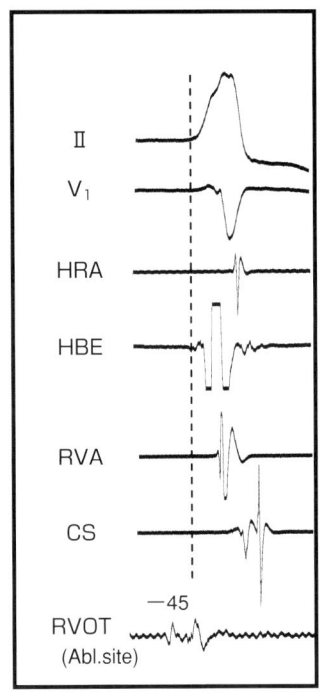

HRA：高位右房，HBE：ヒス束，RVA：右室心尖部，CS：冠状静脈洞，RVOT：右室流出路

図38-4　心室頻拍の発生部位の同定

a：ペースマッピング

洞調律時に心室各部位をペーシングし，心室頻拍と同一のQRS波形を呈する部位を同定する（ペースマッピング）。心室頻拍(VT)時のQRS波形とペーシング波形(pace map)はほぼ同じである。この症例は，このペーシング部位でのカテーテルアブレーションにより心室頻拍は消失した。

b：心室頻拍の最早期興奮部位の同定

体表面心電図（II, V_1）と心腔内電位（HRA, HBE, RVA, CS, RVOT）との同時記録

通常，このタイプの心室頻拍の場合はQRS波形に先行するpre-potential電位を目安にする。この症例の場合はpre-potential電位はQRS波形に-45 msec先行して記録されている。この部位（Abl. site）でのカテーテルアブレーションにより心室頻拍は消失した。

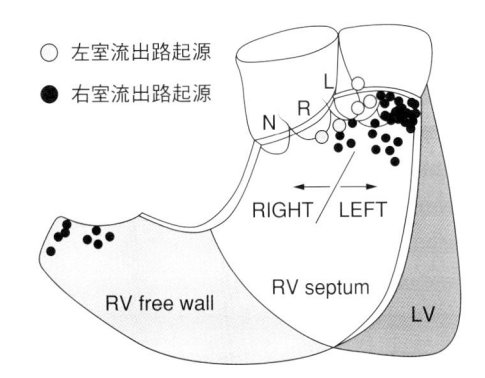

図38-5　非持続性単形性心室頻拍（特発性）の発生部位

特発性の場合は右室流出路起源（中隔側 RV septum）の症例が最も多いが，左室流出路の場合や右心室自由壁（RV free wall）の場合もある。（国立循環器病センター）

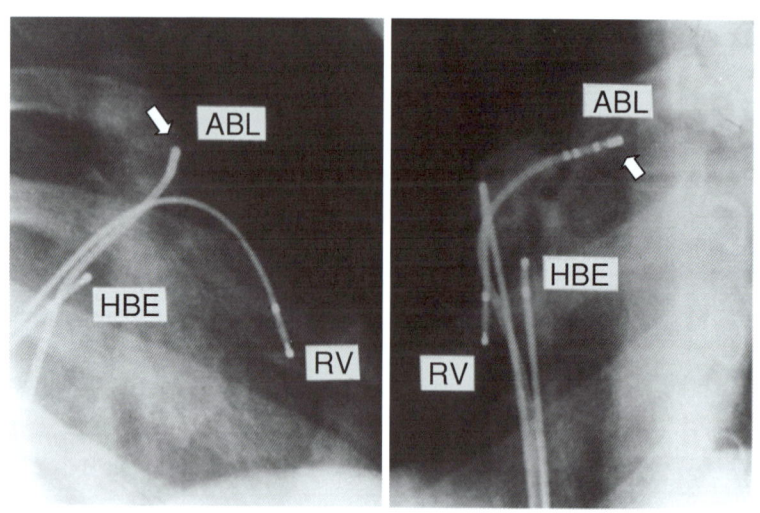

右前斜位30°　　　　　　　　　左前斜位30°

ABL：アブレーションカテーテル（⇩），HBE：ヒス束記録用電極カテーテル，RV：右室心尖部記録用のカテーテル

図38-6　右室流出路起源の特発性非持続性単形性心室頻拍に対するカテーテルアブレーション

● 文献

1) 白井徹郎, 井上 清：期外収縮・非持続性心室頻拍. 相澤義房, 井上 博（編）：頻拍症. 西村書店 1996, pp421-434.
2) Buxton AE, Marchlinski FE, Doherty JU, et al：Repetitive, monomorphic ventricular tachycardia；Clinical and electrophysiologic characteristics in patients with and patients without organic heart disease. Am J Cardiol 1984, 54(8)：997-1002.
3) 田辺晃久：心室期外収縮. 山村雄一, 吉 利和（監）：最新内科学大系；不整脈. 中山書店 1990, pp154-171.
4) 櫻井正之, 四倉昭彦：心室期外収縮. 笠貫 宏（編）：不整脈. メジカルビュー 2000, pp293-298.
5) Lerman BB, Belardinelli L, West GA, et al：Adenosine-sensitive ventricular tachycardia；Evidence suggesting cyclic AMP-mediated triggered activity. Circulation 1986, 74(2)：270-280.
6) Ohe T, Shimomura K, Matsuhisa M, et al：The electrophysiological characteristics of various types of paroxysmal tachycardias. Jpn Circ J 1986, 50(1)：99-108.
7) Kennedy HL, Whitlock JA, Sprague MK, et al：Long-term follow-up of asymptomatic healthy subjects with frequent and complex ventricular ectopy. N Engl J Med 1985, 312(4)：193-197.
8) 鎌倉史郎, 大江 透, 下村克朗：特発性心室頻拍. 早川弘一, 比江嶋一昌（編）：臨床心臓電気生理学. 南江堂 2001, pp320-322.
9) Kamakura S, Shimizu W, Matsuo K, et al：Localization of optimal ablation site of idiopathic ventricular tachycardia from right and left ventricular outflow tract by body surface ECG. Circulation 1998, 98(15)：1525-1533.
10) Morady F, Kadish AH, DiCarlo L, et al：Long-term results of catheter ablation of idiopathic right ventricular tachycardia. Circulation 1990, 82(6)：2093-2099.

39 先天性 QT 延長症候群

1. 歴史・概念

　先天性 QT 延長症候群は，心筋細胞膜に発生するイオン電流を調整しているイオンチャネル蛋白の遺伝子の異常で起こるチャネル病のひとつである。今日までに，*KVLQT 1*（*KCNQ 1*）遺伝子，*HERG*（*KCNH 2*）遺伝子，*SCN 5 A*，*KCNE 1* および *KCNE 2* 遺伝子異常などによる先天性 QT 延長症候群が報告されているが，いまだに原因遺伝子が明らかでないものも存在する[1~3]。臨床的には，QT 間隔延長と torsade de pointes をきたし，突然死の原因となる[4]。また，発症が比較的若く家族性に発生するのが特徴であるが，家族歴のない患者や高齢で発症することもまれではない。通常，運動や精神的ストレスで誘発されることが多いが，まれに睡眠中に起こることがある。これは，原因遺伝子の違いによることが最近の研究で明らかにされた[5]。

　先天性 QT 延長症候群が注目されたのは，聾唖を伴い常染色体劣性遺伝を示す Jervell and Lange-Nielsen 症候群の報告（1957）からである[6]。その後，聾唖を伴わない Jervell and Lange-Nielsen 症候群と類似な症例が，Romano ら（1963）[7] と Ward（1964）[8] により報告された。これらの症例は Romano-Ward 症候群と命名された。その後の研究で，Romano-Ward 症候群は Jervell and Lange-Nielsen 症候群に比べ症例が多く，また常染色体優性遺伝であることが判明した。

　Yanowitz ら[9] は右星状神経節ブロックまたは左星状神経節刺激で QT 延長が生じることを報告した（1966）。それ以来，先天性 QT 延長症候群の病因として交感神経系の不均衡説が主流となり，1971 年にはこの理論に基づいて左星状神経節切除が先天性 QT 延長症候群患者に施行された。1980 年代の後半からは心筋細胞そのものに異常が存在するという説が提唱され，イオンチャネルやポンプなどの異常が想定された。1991 年に Keating ら[10] によって初めて先天性 QT 延長症候群の遺伝子座が明らかにされた。その後の分子生物学の発達により種々のイオンチャネル蛋白の遺伝子異常が同定された。今日では先天性 QT 延長症候群の病因は，イオンチャネル異常が不整脈基質で自律神経系の異常は発作の引き金と考えられている。

2. 病因・発生機序

1) QT延長の発生機序

　心筋細胞やプルキンエ線維の脱分極，再分極には種々の電流が関与して活動電位を形成している（図4-3a, 21頁参照）。活動電位の延長（心電図上ではQT延長）は，主に，①再分極相での内向き電流（Na^+およびCa^{2+}電流）の増加，②外向き電流（K^+電流）の減少により引き起こされる。このうち外向き電流（K^+電流）の減少で起こるQT延長症候群の症例が最も多い。再分極過程に関与しているK^+電流は主に遅延整流K^+電流（IK）で，活性化の速い成分（IKr）と活性化の遅い成分（IKs）からなっている。電流の増減はイオンチャネル蛋白で調節されているので，イオンチャネル蛋白の責任遺伝子の異常でQT延長が生じる。今日までにイオンチャネル蛋白の遺伝子異常に基づいて，LQT 1～6 まで分類されている（最近，LQT 7 とLQT 8 が追加された）。LQT 1 は *KVLQT 1* (*KCNQ 1*) 遺伝子異常，LQT 2 は *HERG* (*KCNH 2*) 遺伝子異常，LQT 3 は *SCN 5 A* 遺伝子（Na^+チャネル蛋白の責任遺伝子）の異常，LQT 4 の責任遺伝子は不明，LQT 5 は *KCNE 1* 遺伝子の異常，LQT 6 は *KCNE 2* 遺伝子の異常が原因である。IKs 電流を担うイオンチャネル蛋白の責任遺伝子は *KVLQT 1* (*KCNQ 1*) と *KCNE 1* である。IKr 電流を担うイオンチャネル蛋白の責任遺伝子は *HERG* (*KCNH 2*) と *KCNE 2* である。したがって，LQT 1 とLQT 5 のQT延長の原因はIKs 電流の低下による。また，LQT 2 とLQT 6 のQT延長の原因はIKr 電流の低下による。一方，LQT 3 はNa^+チャネル蛋白の異常で，Na^+チャネルの不活化障害によりNa^+電流が増加して，活動電位持続時間（APD[*1]）の延長が起こる[11]。

　先天性QT延長症候群では著明なQT間隔の延長が交感神経活性の亢進で起こることが報告されている。最近の研究で先天性QT延長症候群の6タイプ（LQT 1～6）のうち，交感神経活性の亢進と関連性が高いのはLQT 1 であることが判明した。健常者の場合は，交感神経活性の亢進で増加する内向き電流Ca^{2+}電流に対抗してIKs の外向き電流も増加する。しかし，IKs を担うイオンチャネル蛋白に異常があるLQT 1 の場合は，交感神経活性が亢進してもIKs が増加しないので，相対的に内向き電流が増加することになる。このためLQT 1 は交感神経活性亢進時に著明なQT延長をきたし，発作が起こりやすい。

2) Torsade de pointes の発生機序

　QT延長はイオンチャネル電流の異常で説明できるが，torsade de pointes の発生機序に関しては不明な点が多い。現在考えられている有力な説は，QT延長の程度が心室各部位で異なり，その結果活動電位や不応期のばらつきが生じ，多重リエントリーの基質が形成されるという不応期ばらつき説である。実際，Antzelevitch らは動物実験で心室筋中層に存在するM cell のAPD が心外膜側や心内膜側に比べて著明に長いと報告している[12]。筆者らも先天性QT延長症候群患者において心室各部位で単相性活動電位（MAP[*2]）にばらつきが大きいことを確認した[13,14]。また，QT間隔が延長すると早期後脱分極が生じやすく，その結果撃発活動が生じ心室期外収縮が発生する（図39-1）[13]。この心室期外収縮は不応期のばらつきが生じている心筋に多重リエントリーを発生させる引き金となると考えられている[15]。

3. 分類

　遺伝の様式と聾唖の有無から，①Jervell and Lange-Nielsen 症候群，②Romano-Ward 症候群，③孤立性，④特殊なQT延長症候群に分類される。Romano-Ward 症候群は，異常をきたす責任遺伝子によりLQT 1～6（最近，LQT 7 とLQT 8 が追加された）まで分類される。Splawski らの報

[*1] APD : action potential duration

[*2] MAP : monophasic action potential

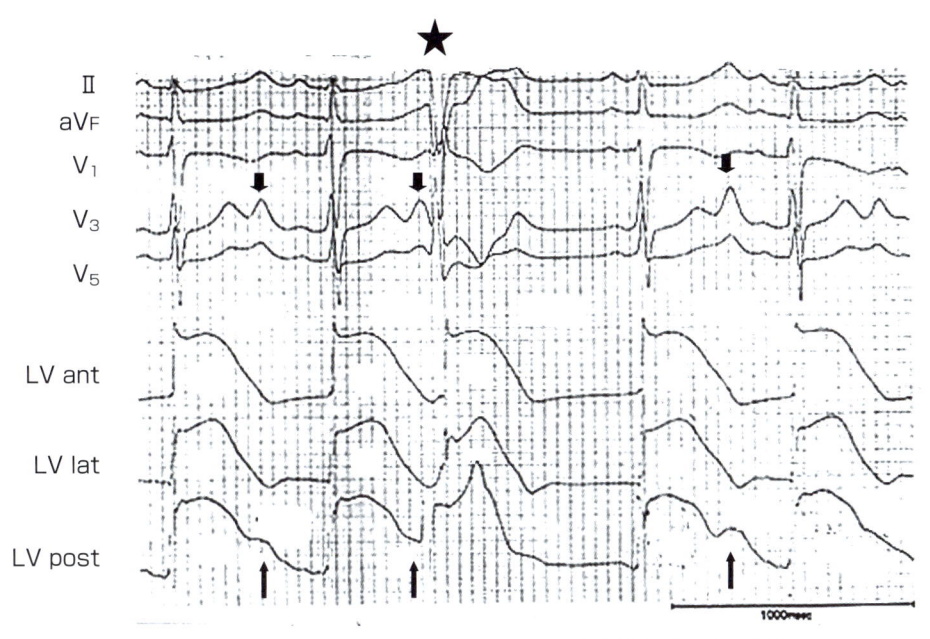

図 39-1 先天性 QT 延長症候群における心室期外収縮発生の機序

電極カテーテルを心室筋(心内膜側)に押しつけて記録された左室後壁(LV post)の単相性活動電位(MAP)で,エピネフリン負荷時に早期後脱分極(EAD)様の hump(↑)が記録された。これに対応して体表面心電図で異常な TU 波(↓)が記録されている。心室期外収縮(★)はこの hump が最大に増大したときに発生している。また,hump の有無で心室各部位で MAP 持続時間にばらつきが生じている。この症例では左室後壁(LV post)に hump を認め,MAP が著明に延長している。一方,左室前壁(LV ant),左室側壁(LV lat)では hump が記録されず MAP 持続時間は正常範囲である。その結果,左室全体としては MAP 持続時間のばらつきが生じ,不応期のばらつきが増大している。

告[16])によると,欧米の先天性 QT 延長症候群患者 262 人に遺伝子スクリーニングを行ったところ,そのうち 68% に遺伝子変異が見つかった。内訳は LQT 1(42%),LQT 2(45%),LQT 3(8%),LQT 5(3%),LQT 6(2%)であった。

1)Jervell and Lange-Nielsen 症候群[6]

常染色体劣性遺伝形式を示し,聾唖を伴うことを特徴とする。遺伝子レベルの異常は,1997 年に *KVLQT 1*(*KCNQ 1*)遺伝子の異常を認める家系が初めて報告された[17]。詳細な分子生物学的検討の結果,*KVLQT 1* 遺伝子または *KCNE 1* の遺伝子異常がホモ接合体の場合は聾唖を伴い,ヘテロ接合体の場合は聾唖を伴わず QT 延長を認めることが明らかになった。したがって,Jervell and Lange-Nielsen 症候群は LQT 1 の臨床的性質と類似し,運動や情動と関連した心臓発作をきたすことが多く,Romano-Ward 症候群よりも重症度が高い。Schwartz ら[1]のデータでは,86 人の Jervell and Lange-Nielsen 症候群患者において心臓発作との関連が情動的ストレスや運動によるものが 94% にのぼり,安静時に心臓発作きたすのは 6% であった。

2)Romano-Ward 症候群[7,8]

1 LQT 1

心臓発作をきたす状況として運動(66%)や情動(33%)と関連したものが 90% 以上を占める(図39-2, 3a)。逆に安静時や睡眠中に発作をきたすことは極めて少ない[1]。LQT 1 では夜間の QT 間隔は日中と不変ないし短縮する傾向が認められる。LQT 1 では安静時心電図で補正 QT 間隔(QTc[*3])が 440 msec 未満を示すことがあるので,

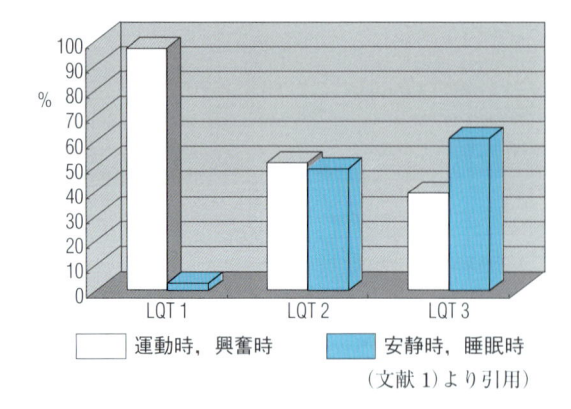

図 39-2 心臓発作を起こす誘因(タイプ別)
LQT 1 では，心臓発作をきたす状況として運動や情動と関連したもので 90% 以上を占める。LQT 3 では，発作は主に安静時ないし睡眠時に起こる。LQT 2 では，運動・情動的なストレスおよび安静時・睡眠時の両方で起こっている。

安静時の QT 間隔がボーダーラインの場合は運動負荷が診断に有用である。

2 LQT 2

Torsade de pointes の発作は運動(19%)，情動的なストレス(40.5%)で起こるほかに，睡眠からの覚醒時に発生の危険性が大きいと考えられている(図 39-2)[1]。実際に安静時，睡眠中の心臓発作は多く(40.5%)，目覚まし時計などの音刺激により torsade de pointes が発生することがある。

3 LQT 3

Torsade de pointes の発作は主に安静時ないし夜間睡眠中(67%)に起こるが(図 39-3b)，情動的なストレス(25%)で起こることもある(図 39-2)。一方，運動と関連した心臓発作は少ない(8%)[1]。

4 LQT 4[18]

1995 年にフランスの一家系のみが報告されている。最近 ankyrin-B という細胞膜の裏打ち構造を構成する蛋白質をコードする遺伝子の異常が同定された。

5 LQT 5[19]

KCNE 1(IKs チャネルの一部を構成する)の異常であり，先天性 QT 延長症候群全体に占める割

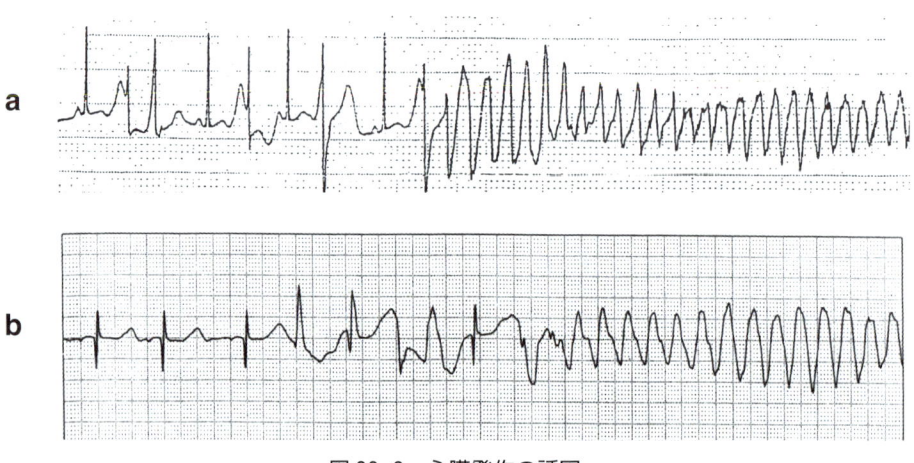

図 39-3 心臓発作の誘因
a：運動中に発生した torsade de pointes
運動中のため心拍数が速い。torsade de pointes に移行する前に多源性の心室期外収縮を認める。この症例は，遺伝子解析で LQT 1 と診断された。
b：睡眠中に発生した torsade de pointes
睡眠中のため心拍数が比較的遅い。この症例は，遺伝子解析で LQT 3 と診断された。

---

*[3]QTc：corrected QT interval

合は少ない。この遺伝子異常のホモ接合体はJervell and Lange-Nielsen症候群をきたし、LQT 1と同様な臨床的特徴を呈する。

6 LQT 6[20]

KCNE2（IKrチャネルの一部を構成する）の異常であり、先天性QT延長症候群全体に占める割合は少ない。この遺伝子の異常は特にキニジンで電流が減少するので、一部の薬剤誘発性QT延長症候群の原因と考えられている。

7 LQT 7[21]

KCNJ 2遺伝子（内向き整流K$^+$チャネルをコードしている）の異常で起こる。特に、低カリウム時にQT延長が著明となる。病態的には、周期性四肢麻痺などを伴う常染色体優性遺伝形式を示す（Andersen症候群）。最近、心電図の特徴としてはU波の増大が主で、QT間隔自体は延長していないことが判明し、LQTに分類することが疑問視されている。

3）孤立性QT延長症候群[1]

明らかな家族性を認めない先天性QT延長症候群は孤立性QT延長症候群と呼ばれる。これは、① 患者が初めて突然変異をきたした（非常にまれと考えられている），② 浸透度が低い（臨床での発現率が低い）未発見の遺伝子異常，③ 原因不明の後天性の因子が関与しているなどの可能性がある。

4）特殊なQT延長症候群

1 合指症を伴う先天性QT延長症候群

Keatingら[22]が1995年に合指症を伴う3例の男児の先天性QT延長症候群を報告し、現在までに計7例の報告を認める。最初は男児の報告のみでX染色体連鎖性遺伝の可能性も考えられたが、後に女児の症例も報告された。両手指の合指症の他に、先天性心疾患（卵円口開存、動脈管開存症、心室中隔欠損症、右側大動脈弓、左鎖骨下動脈起始異常、肺動脈枝狭窄症など）の合併を認める。著明なQT延長を認め、房室ブロックを伴うことが比較的多い。Keatingらの症例ではβ遮断薬投与中に2人の患者が死亡、経過観察された6人中4人が突然死しており、突然死のリスクが高いと考えられている。遺伝形式は不明である。

2 乳児突然死症候群（SIDS）[23]

SIDS[*4]は1,000人の出生当たり0.7〜2.5人発生し、主に夜間睡眠中に死亡する。家族性の発生は通常なく、先天性QT延長症候群の家族歴も認めない。1998年にSchwartzらがSIDSで死亡した乳児のQT間隔が対照群に比べて延長していることを報告している。特に生後2〜3か月に発生することが多いことから原因として発育途上の交感神経アンバランスの出現、または先天性QT延長症候群の亜型とする説もある。しかし、SIDSの約半数はQT延長を認めておらず、他の原因によるSIDSの存在も考えられる。

4．診断

臨床診断には、① 臨床的特徴、② 心電図の特徴、③ 家族歴を考慮して作成されたSchwartz基準が一般的に用いられる（表39-1）。

1）臨床的特徴

典型的な先天性QT延長症候群患者は突然死の家族歴を有し、著明なQT間隔延長と失神などの症状を有する。発生率はRomano-Ward症候群は1万人に1人程度、Jervell and Lange-Nielsen症候群は100万人に1〜6人で、先天性聾唖の1％未満とされる[3]。失神はtorsade de pointesが原因で、時に心室細動に移行して突然死の原因となる。

発作のパターンとしては、① 運動に関連したもの、② 情動に関連したもの、③ 睡眠中に発生するものの3つに大別される。LQT 1では主に運動や情動に関連したものが90％以上を占め（図39-2, 3a）、逆にLQT 3では安静時や睡眠時（ないし

[*4]SIDS：sudden infant death syndrome

表 39-1 先天性 QT 延長症候群の診断基準

	ポイント
心電図所見	
1. QTc	
≧480 msec	3
460〜470 msec	2
450 msec（男性）	1
2. torsade de pointes	2
3. T 波交代現象	1
4. notched T 波（3 誘導以上）	1
5. 心拍数が年齢からの予測心拍数より低い	0.5
病歴	
1. 失神	
ストレスとの関連性（＋）	2
ストレスとの関連性（−）	1
2. 先天性聾唖	0.5
家族歴	
1. QT 延長症候群の家族歴（＋）	1
2. 原因不明（30 歳以下）の突然死の家族歴（＋）	0.5

(Schwartz PJ, Moss AJ, Vincent GM, et al : Diagnostic criteria for the long QT syndrome. Circulcition 1993, 88 : 782-4 より引用)
ポイント 4 以上は先天性 QT 延長症候群である可能性が高い。

覚醒時）に心臓発作が起こる割合が高い（図 39-2, 3b）。LQT 2 は，LQT 1 と LQT 3 の中間的な性質を示し，運動，情動，安静時共に心臓発作を認め，特に目覚まし時計などの音刺激により発作をきたすとされる[4]。Jervell and Lange-Nielsen 症候群は，LQT 1 と同様に運動や情動と関連して心臓発作をきたすことが多い。

失神発作の出現は小児期から学童期に多く，男性では成長すると共に発作回数の減少が認められることが多いが，女性では各年齢層を通じて発作の出現がみられる。また，発端者の割合は女性に多い（70％）。

有症候性患者が無治療の場合の死亡率は高く年間 5％ とされる。死亡率は，初回発作後 1 年目では 20％ に及び，12 年目で 50％ となる。1985 年の 196 人の予後調査では治療群を含めた死亡率は年間 1.3％ であり，1991 年の 235 人の追跡調査では失神の起こる率が年間 5％，死亡率は年間 0.9％ であった。突然死のハイリスク群としては先天性聾唖，有症候性患者（特に無治療の場合），

女性，重症不整脈の既往，著明な QTc の延長（QTc：600 msec 以上の患者では 450 msec の患者の 2.2 倍のリスク）があげられ，特に先天性聾唖は最もハイリスクで心臓発作の発生率が 10 倍にのぼる。

遺伝子異常を有する患者の発症率・発作頻度・発症年齢のタイプ別の検討では，発症率は LQT 1 と LQT 2 で多く，LQT 3 は少ない（15 歳までに最初の発作が起こる頻度がそれぞれ 53％，29％，6％），発作頻度は複数回発作を認めるものはそれぞれ 37％，36％，5％ であった[24]。発症年齢は，Jervell and Lange-Nielsen 症候群，LQT 1，LQT 2，LQT 3 の順に高くなり，40 歳までに発作が出現するリスクは LQT 1 と LQT 2 が LQT 3 の 5 倍にものぼる。しかし，LQT 3 は LQT 1 と LQT 2 に比べて発作時の死亡率が高率である（LQT 1；4％，LQT 2；4％，LQT 3；20％）。

鑑別診断としてはてんかんが重要である。通常，先天性 QT 延長症候群では脳波異常は認められないが，失神を繰り返すことによる頭部打撲などのため脳波異常を認めることがあるので，てんかんと間違われて治療されていることもある。

2）心電図の特徴

1 非発作時の心電図

1 QT 延長と T 波の形態[25〜28]

非発作時の 12 誘導心電図では QT 間隔の延長を認め（図 39-4），しばしば T(U) 波の形態異常を伴う（図 39-4b）。QTc（Bazett 式：$QTc = QT/\sqrt{RR}$）は $0.46 \text{ sec}^{1/2}$ 以上を示す。先天性 QT 延長症候群のなかには安静時は延長を示さず，発作直前に QT 延長をきたす症例もある。遺伝子異常を有する症例の 5〜10％ は QT 延長を示さないことがある。これらの一見 QT 間隔が正常な症例でも torsade de pointes が起こる。

T 波の形態としては二峰性や二相性を示すことが多く，広範に前胸部誘導で認められる（$V_{2〜5}$，特に $V_{3〜4}$，図 39-4b）。健常者では変化が認められても $V_{2〜3}$ 誘導に限局しており出現率も低い（先天性 QT 延長症候群 62％，健常者 15％）。また運動負荷後の回復期に notched T 波が出現する割合も

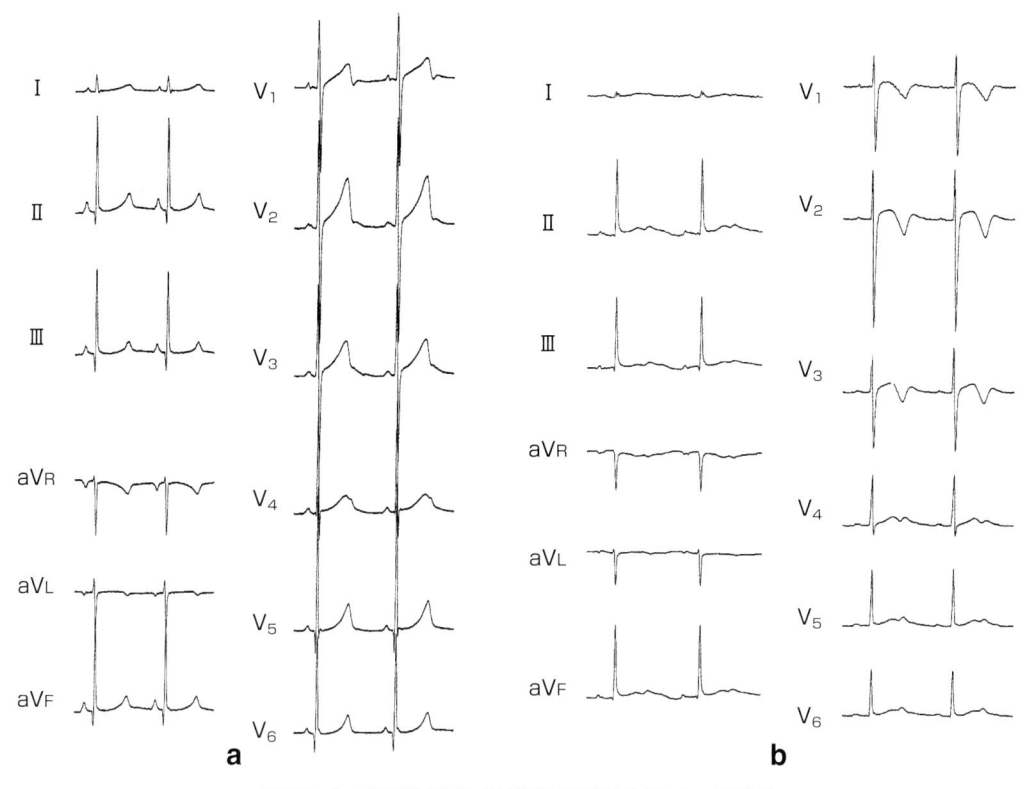

図 39-4 非発作時の 12 誘導心電図(LQT 1, LQT 2)

a：LQT 1
　QTc は 0.50 sec と延長しているが，T 波の形状は比較的正常である。この患者は *KVLQT 1* 遺伝子に異常を認め，先天性 QT 延長症候群における遺伝子分類の LQT 1 と診断された。
b：LQT 2
　QTc は 0.55 sec と延長し，T 波の高さは低く形状は二峰性である(V_2, V_3)。この患者は *HERG* 遺伝子に異常を認め，先天性 QT 延長症候群における遺伝子分類の LQT 2 と診断された。

健常者に比べ高い(85% 対 3%)。

　LQT 1, LQT 2 および LQT 3 ではそれぞれに特徴的な QT-T 波の形態が報告されている。LQT 1 では QT 間隔は延長しているが T 波形は一見正常にみえる(図 39-4a)。LQT 2 では T 波の高さが減少しているのが特徴的である(図 39-4b)。LQT 3 では極めて長い QT 間隔(ST 部分が特に長い)が特徴的である(図 39-5)[25]。しかし，各波形にはオーバーラップがあり同一個人でも QT-T 波の変動を示すために，この特徴が普遍的なものかどうかは検討の余地がある。

　LQT 患者における 12 誘導心電図の QT 間隔のばらつき(QT dispersion)は健常者よりも大きい。これは心室再分極過程の局所の異常を示す指標と考えられ，心室内で多重リエントリー(multiple リエントリー)を起こす素地となりうる。β 遮断薬や交感神経ブロックで症状が消失する患者では QT 間隔のばらつきが縮小すると報告されている。

② T wave alternans(図 39-6)[29]

　T 波交代現象(T wave alternans)を認めることがある，特に torsade de pointes 出現の直前にみられることが多い。この現象は，1 拍ごとに T 波の極性が変化するもので，心室の再分極過程の異常を表していると考えられている。T 波交代現象は QT 間隔が延長している場合に生じやすい。平均 4 年間の経過では QTc が 0.6 sec 以上の場合は 21% の患者に認められ，QTc が 0.5 sec 未満の場合は 0.2% 未満にしか認められないと報告されて

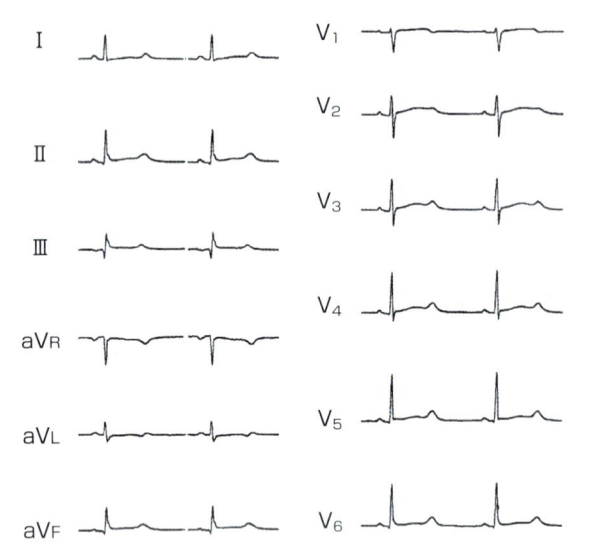

図 39-5 非発作時の 12 誘導心電図(LQT 3)
QTc は 0.55 sec と延長している。ST 部分が平坦で特に延長している。また、T 波の形状は小さく比較的狭い。この患者は、SCN 5A 遺伝子に異常を認め、先天性 QT 延長症候群における遺伝子分類の LQT 3 と診断された。

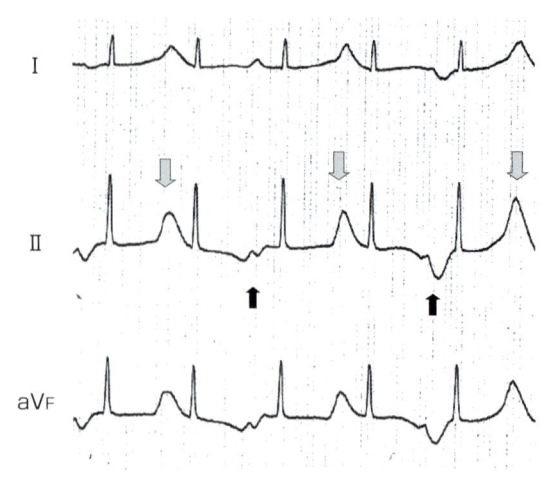

図 39-6 T 波交代現象(T wave alternans)
洞調律時に QRS 波形の変化なしに T 波が 1 拍ごとに変化している。

いる。さらにT 波交代現象をきたす患者は、若年者、著明な QTc の延長、重症心室頻拍の既往を有する症例に多く認められ、心臓発作の発生率が高率である。最近では T 波面積の変動を周波数解析することによって微小な T 波交代現象を検出する試みがなされている(microvolt T wave alternans)。8 章：12 誘導心電図、58 頁参照。

③ 基本調律

基本的な調律は洞調律であるが、しばしば洞徐脈を呈し運動時にも心拍数の上昇が少ない。洞不整脈も多く認められ、洞停止に引き続き torsade de pointes の発生を認めることがある。洞機能不全(洞結節回復時間や洞房伝導時間の延長)を認めたとの報告もみられる。また、時に 2：1 房室ブロックを認めることがあるが、この原因は心室の不応期が延長した結果 H-V ブロックが起こっているためと考えられている。一般的に、房室ブロックを認める症例は重症例が多く、治療抵抗性で予後は不良である。

2 発作時の心電図(図 39-3)

発作時の心電図は、多形性心室頻拍で QRS の極性と振幅が基線を軸として 1 拍ごとに刻々と変化する形態が特徴で torsade de pointes(twisting of the point，倒錯型心室頻拍)と呼ばれる。心拍数は速く(160〜280/分)、多くは自然停止するが時に心室細動へ移行する。LQT 1 では主にストレス時の急激な心拍数増加に伴って発生するが(図 39-3a)、LQT 3 では安静時や睡眠中に torsade de pointes がみられることが多い(図 39-3b)。torsade de pointes 発生直前は期外収縮による代償性休止期後の 1 拍目(多くは洞調律)の QT 間隔延長が増大し、それに引き続く心室性期外収縮が延長した T 波上に生じて(R on T，long-short sequence)、torsade de pointes が発生することが多い。

3 運動負荷試験

運動負荷時の最大心拍数が健常者に比べて低く、心拍数の増加に伴う QT 間隔の短縮を認めず、QTc は延長することが特徴である(図 39-7)。ただし、原因遺伝子により運動負荷に対する反応性は異なり、LQT 3 では運動時 QT 間隔は短縮する。先天性 QT 延長症候群における負荷試験の意義としては、①診断を明らかにする(安静時心電図では明らかな QT 間隔の異常を示さない症例に

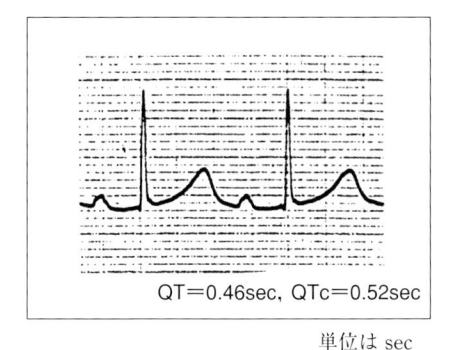

図 39-7 運動負荷(マスター負荷)によるQTcの延長
a：運動前は QTc＝0.52 sec
b：負荷直後は QTc＝0.64 sec と著明に延長している。
この患者は遺伝子解析で LQT 1 と診断された。

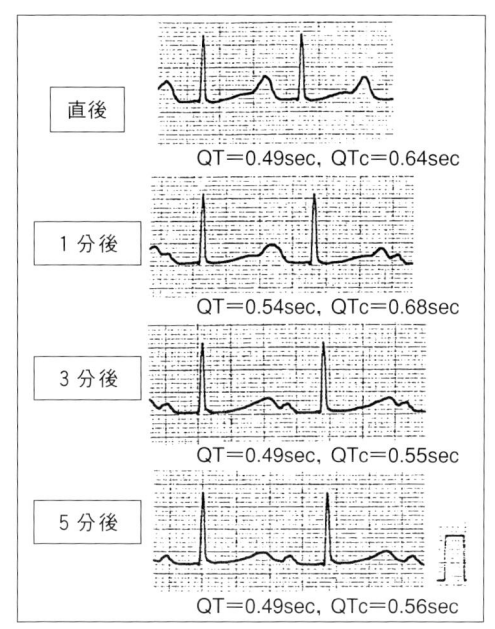

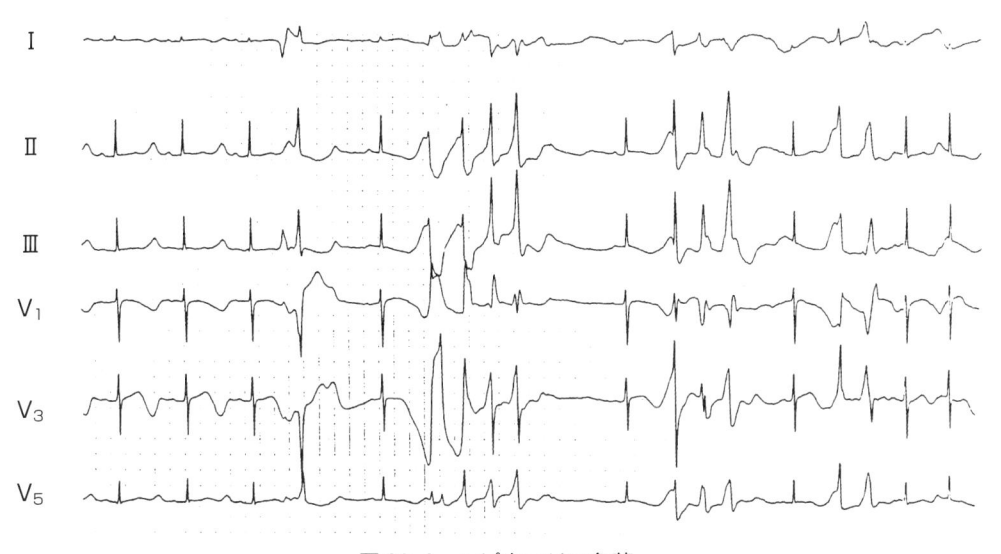

図 39-8 エピネフリン負荷
エピネフリン点滴(5μg/分)で QT 間隔が著明に延長し，心室期外収縮と torsade de pointes が誘発された。

有用)，② 治療効果をみる(QT 間隔を目安)，③ QT 延長症候群のタイプの鑑別(LQT 1 と LQT 3 の鑑別に有用)などである。

QT 間隔延長を増悪する負荷試験としては，運動負荷のほかにエピネフリン負荷(図 39-8)やイソプロテレノール負荷(図 39-9)がある。トレッドミルなどの漸増性運動負荷試験ではtorsade de pointes が誘発されることはまれであるが，施行の

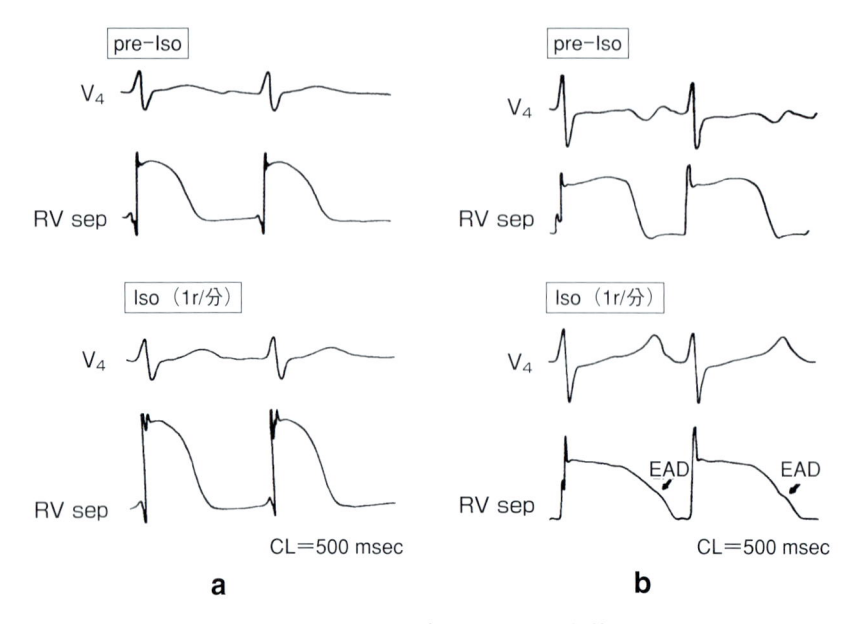

図 39-9　イソプロテレノール負荷
体表面心電図(V4)と右室中隔(RVsep)における単相性活動電位(MAP)の同時記録。心拍数は心房ペーシングで CL=500 msec と一定にしている。
ａ：健常者
　薬剤負荷前(pre-Iso)では QT 間隔と MAP 持続時間共に正常範囲である。イソプロテレノール投与(Iso)により QT 間隔と MAP 持続時間はあまり変化していない。
ｂ：先天性 QT 延長症候群患者
　薬剤負荷前(pre-Iso)から QT 間隔が著明に延長しており，それに対応して MAP 持続時間が延長している。QT 間隔はイソプロテレノール負荷(Iso)でさらに延長し，MAP に hump(早期後脱分極：EAD)が記録されている。

際には慎重に行うべきである。

3）その他の検査

1 加算平均心電図

少数例の検討では加算平均心電図の遅延電位が陽性と報告されているが，臨床的意義は不明である。

2 体表面電位図

体表面電位図の QRST isointegral map で多双極子分布と前胸部負領域の拡大が認められる。これらは心室内再分極過程の不均一性を示すと考えられる。いずれも運動負荷で異常が増大し，治療により軽快することが報告されている。

3 ホルター心電図

ホルター心電図で QT 間隔の日内変動や形態異常，torsade de pointes の発生を捉えることができる。特に夜間に発作が起こるタイプには有用である。また，ホルター心電図による心拍変動解析は，発作と自律神経系との関連性を検討できる。QT 間隔と R-R 間隔の関係を検討した報告では，ばらつきが多く健常者のパターンとは明らかに異なっていた。

4 心臓超音波検査[30,31]

心臓の収縮様式の異常が示唆されている。これは特に症状のある患者で多く認められ，B モードで収縮早期の後壁の立ち上がりが速く，プラトーを呈し，一見二峰性となる。この所見は β 遮断薬では改善せず，ベラパミルで消失する。

5 心筋シンチグラム

病因として以前は交感神経系の異常が考えられ，心臓交感神経系の画像診断としての^{123}I-MIBG SPECT や^{11}C-HED PET などの所見が数多く報告されている。先天性 QT 延長症候群患者 12 人を対照にした最初の報告では^{123}I-MIBG の取り込みが左室下壁から中隔にかけて低下していた。これは，右交感神経系の活性低下ないし左交感神経系の活性亢進のためと考えられていたが，その後の報告では前側壁の取り込み低下や側壁の取り込み増加，左室洗い出し率の低下などが原因と考えられている。

6 電気生理学的検査(EPS)[32,33]

器質的心疾患に合併する心室頻拍で行われるような早期刺激や連続刺激では torsade de pointes の誘発はできず，一般には EPS[*5] が行われることは少ない。一方，電極カテーテルを心室筋に押しつけることによって活動電位波形(単相性活動電位：MAP)を記録し，心筋局所の活動電位の状態の評価に用いられている。先天性 QT 延長症候群ではこの心筋各部から得られた MAP 持続時間の延長が認められる。また，イソプロテレノールやアドレナリンなどのカテコラミンの負荷により活動電位の第 2～3 相に早期後脱分極様の hump が発生する(図 39-9)。

7 病理学的所見

病理学的所見は主に 1970～1980 年代にかけて報告された。剖検例の報告では James らの報告と Bharati らの報告がある。James ら[34]は，Jervell and Lange-Nielsen 症候群，Romano-Ward 症候群，および孤発例では洞結節，房室結節，ヒス束，心室筋の神経線維や ganglion のリンパ球優位の炎症(neuritis)，神経線維の変性を認めたと報告している。Bharati ら[35]は房室結節の解剖学的な異常(分葉化，loop formation)，脂肪浸潤，ヒス束―脚の線維化，心室筋の慢性炎症(単核球浸潤と変性，脂肪浸潤)や神経周囲の炎症細胞浸潤を認めたと報告した。心筋生検による症例報告では非特異的な錯綜配列(disarray)や軽度のリンパ球の巣状の浸潤が認められている。これらの病理学的所見の臨床的意義は不明である。

5．治療

Torsade de pointes 発作を頻回に繰り返している場合は，β遮断薬の静注(塩酸プロプラノロール 0.1 mg/kg)が第一選択となる。リドカインおよび硫酸マグネシウム静注も有効であるが，ベラパミルの静注が有効な場合がある[36]。自然停止せず心室細動に至ったときは直流通電の適応となる。

先天性 QT 延長症候群では身体・精神的ストレスにより torsade de pointes が発生するため，基本的には運動を禁止する。予防薬としてはβ遮断薬が第一選択である[37]。他の薬剤も試みられているが，長期的な予後についての結果はまだ不明である。薬物治療に抵抗性の場合は非薬物治療の適応となる。

無症候性の先天性 QT 延長症候群患者の治療を行うべきかどうかは評価が定まっていない。一般的に無症状の場合は，① 神経性聾唖，② 新生児，③ 突然死した同胞の存在，④ T 波交代現象，⑤ QTc＞0.6 sec，⑥ 本人，家族の不安などが治療の開始基準とされている[38]。しかし 9％の患者は初回発作で心停止をきたすと報告されているので，家族や学校における自動対外式除細動器(AED[*6])の使用を含めた救急蘇生の教育も必要となる。

1) 薬物治療[37～43]

予防薬としてはβ遮断薬が第一選択である。症候性の患者で無治療で経過観察した場合は，初回の失神発作の後 1 年目の死亡率は 20％を超え，さらに 10 年目では 50％にも及ぶ。β遮断薬などの交感神経遮断療法を行った場合，5 年間の死亡率は 3～4％とされている。Vaughan Williams 分類のⅠB 群薬(塩酸メキシレチン)やⅣ群薬(ベラパミル)も有効な症例があり，β遮断薬と併用投与す

[*5] EPS：electrophysiological study

[*6] AED：automated external defibrillator

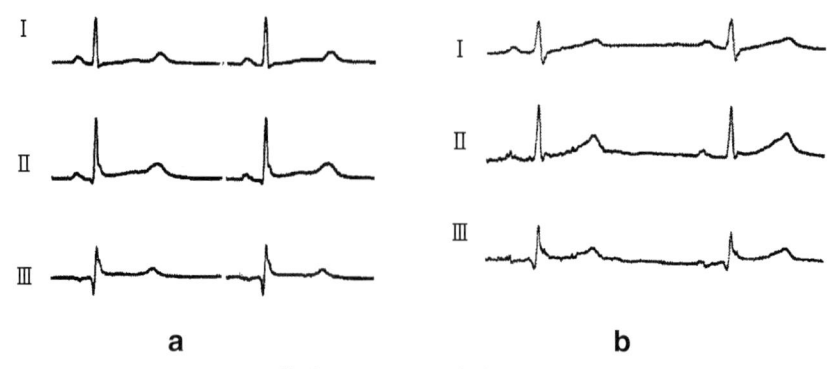

図39-10 塩酸メキシレチン投与による QT 間隔の正常化
 a：投与前。QTc = 0.54 sec
 b：投与後。QTc = 0.43 sec と正常化した。
この症例は遺伝子解析で LQT 3 と診断された。

る場合がある。α遮断薬，K^+チャネル開口薬（ニコランジル）が有効との報告があるが十分な検討はされていない。

β遮断薬の有効性の目安はトレッドミルやエルゴメータのときの心拍数上昇が 130/分未満であるとされている。用量としては塩酸プロプラノロール 1～2 mg/kg/日が一般的だが，4 mg/kg/日の高用量が必要な場合もある。妊婦の場合でも胎児に与える影響は少ないので継続投与する。

各遺伝子異常に特異的な治療として可能性があるものは，① Na^+チャネルの不活化障害が原因とされ，徐脈で増悪する LQT 3 に対する IB 群 Na^+チャネル遮断薬（塩酸メキシレチン）[41,42]，② 遅延整流 K^+チャネルの障害である LQT 2 に対するカリウム製剤やスピロノラクトンの投与[43]などである。特に，LQT 3 に対して Na^+チャネル遮断薬を投与することにより QT 間隔が正常化することが報告されている（図 39-10）[41,42]。しかし，長期的に発作や突然死が予防できるかは不明である。

2）ペースメーカ治療[44,45]

β遮断薬の投与で徐脈が増強されたり，2 秒以上の明らかな pause が出現するような場合はペースメーカの併用を考慮する。さらに，β遮断薬の投与でも完全に torsade de pointes を抑制できない症例がペースメーカの植え込みの併用で，失神回数が明らかに減少し，心臓発作の発生率が 50% 程度減少したと報告されている。

3）植込み型除細動器（ICD）[46,47]

β遮断薬とペースメーカの併用によっても 5% の患者では再発を認める。この治療抵抗性の患者には ICD[*7]で突然死が予防できる。しかし，torsade de pointes はしばしば自然停止し，失神から自然に回復することが多い。このため，意識消失前に ICD が作動し，その苦痛のために患者の QOL が著しく低下する場合がある。この点を考慮して，日本循環器学会合同研究班のガイドラインでは，① 心停止蘇生例，または心室細動が臨床的に確認された場合はクラス I，② β遮断薬などの治療法が無効な再発性の失神を有し，torsade de pointes が確認され，突然死の家族歴を有する場合はクラス IIa としている（20 章：植込み型除細動器，170 頁参照）[47]。

4）左頸胸部交感神経節切除（LCSD）[48]

わが国ではほとんど行われていないが，欧州では最大投与量のβ遮断薬が無効の場合は LCSD[*8]

[*7]ICD：implantable cardioverter defibrillator

が行われている.LCSD は左側の頸部星状神経節切除（全摘ないし下半分摘出）と第 1 から第 4～5 までの胸部交感神経節切除が必要となる.LCSD の合併症としては左手の発汗減少,Horner 症候群（2%）があげられる.LCSD を受けた患者の 5 年生存率は 94% にのぼり心臓発作は 71% から 10% にまで減少する.LCSD が有効な症例ほど QT 間隔の短縮や QT 間隔のばらつきが縮小する.

● 文献

1) Schwartz PJ, Priori SG, Napolitano C：The long QT syndrome. In Zipes DP, Jalife J (eds)：Cardiac Electrophysiology；From Cell to Bedside. 3rd ed. WB Saunders 2000, pp597-615.
2) 森田　宏,江森哲朗,大江　透：QT 延長症候群の遺伝的細分類とその意義.呼吸と循環 1998, 46：383.
3) Ackerman MJ：The long QT syndrome；Ion channel diseases of the heart. Mayo Clin Proc 1998, 73（3）：250-269.
4) Viskin S, Alla SR, Barron HV, et al：Mode of onset of torsade de pointes in congenital long QT syndrome. J Am Coll Cardiol 1996, 28（5）：1262-1268.
5) Roden DM, Lazzara R, Rosen M, et al：Multiple mechanisms in the long-QT syndrome. Current knowledge, gaps, and future directions. The SADS Foundation Task Force on LQTS. Circulation 1996, 94（8）：1996-2012.
6) Jervell A, Lange-Nielsen F：Congenital deaf-mutism, functional heart disease with prolongation of the QT interval and sudden death. Am Heart J 1957, 54（1）：59-68.
7) Romano C, Gemme G, Pongiglione R：Rare cardiac arrythmias of the pediatric age. II. Syncopal attacks due to paroxysmal ventricular fibrillation.（Presentation of first case in Italian pediatric literature）. Clin Pediatr (Bologna) 1963, 45：656-683.
8) Ward OC：A new familial cardiac syndrome in children. J Ir Med Assoc 1964, 54：103-106.
9) Yanowitz F, Preston JB, Abildskov JA：Functional distribution of right and left stellate innervation to the ventricles. Production of neurogenic electrocardiographic changes by unilateral alteration of sympathetic tone. Circ Res 1966, 18（4）：416-428.
10) Keating M, Atkinson D, Dunn C, et al：Linkage of a cardiac arrhythmia, the long QT syndrome, and the Harvey ras-1 gene. Science 1991, 252（5006）：704-706.
11) Wang Q, Shen J, Splawski I, et al：SCN5A mutations associated with an inherited cardiac arrhythmia, long QT syndrome. Cell 1995, 80（5）：805-811.
12) Antzelevitch C, Sicouri S：Clinical relevance of cardiac arrhythmias generated by afterdepolarizations. Role of M cells in the generation of U waves, triggered activity and torsade de pointes. J Am Coll Cardiol 1994, 23（1）：259-277.
13) Ohe T, Kurita T, Aihara N, et al：Electrocardiographic and electrophysiologic studies in patients with torsades de pointes；Role of monophasic action potentials. Jpn Circ J 1990, 54（10）：1323-1330.
14) 江森哲朗,大江　透：QT 延長症候群と抗不整脈薬.小川　聡,大江　透,井上　博（編）：抗不整脈薬のすべて.先端医学社 1997, pp227-231.
15) El-Sherif N, Chinushi M, Caref EB, et al：Electrophysiological mechanism of the characteristic electrocardiographic morphology of torsade de pointes tachyarrhythmias in the long-QT syndrome；Detailed analysis of ventricular tridimensional activation patterns. Circulation 1997, 96（12）：4392-4399.
16) Splawski I, Shen J, Timothy KW, et al：Spectrum of mutations in long-QT syndrome genes. KVLQT1, HERG, SCN5A, KCNE1, and KCNE2. Circulation 2000, 102（10）：1178-1185.
17) Splawski I, Timothy KW, Vincent GM, et al：Molecular basis of the long-QT syndrome associated with deafness. N Engl J Med 1997, 336（22）：1562-1567.
18) Mohler PJ, Schott JJ, Gramolini AO, et al：Ankyrin-B mutation causes type 4 long-QT cardiac arrhythmia and sudden cardiac death. Nature 2003, 421（6923）：634-639.
19) Splawski I, Tristani-Firouzi M, Lehmann MH, et al：Mutations in the hmin K gene cause long QT syndrome and suppress IKs function. Nat Genet 1997, 17（3）：338-340.
20) Abbott GW, Sesti F, Splawski I, et al：MiRP1 forms IKr potassium channels with HERG and is associated with cardiac arrhythmia. Cell 1999, 97（2）：175-187.
21) Tristani-Firouzi M, Jensen JL, Donaldson MR, et al：Functional and clinical characterization of KCNJ2 mutations associated with LQT7（Andersen syndrome）. J Clin Invest 2002, 110（3）：381-388.
22) Keating MT：Genetic approaches to cardiovascular disease. Supravalvular aortic stenosis, Williams syndrome, and long-QT syndrome. Circulation 1995, 92（1）：142-147.
23) Schwartz PJ, Stramba-Badiale M, Segantini A, et al：Prolongation of the QT interval and the sudden infant death syndrome. N Engl J Med 1998, 338（24）：1709-1714.
24) Vincent GM, Timothy KW, Leppert M, et al：The spectrum of symptoms and QT intervals in carriers of the gene for the long-QT syndrome. N Engl J Med 1992, 327（12）：846-852.
25) Zareba W, Moss AJ, Schwartz PJ, et al：Influence of genotype on the clinical course of the long-QT syndrome. International Long-QT Syndrome Registry Research Group. N Engl J Med 1998, 339（14）：960-965.

[*8]LCSD：left cardiac sympathetic denervation

26) Moss AJ, Zareba W, Benhorin J, et al : ECG T-wave patterns in genetically distinct forms of the hereditary long QT syndrome. Circulation 1995, 92(10) : 2929-2934.
27) Schwartz PJ, Priori SG, Spazzolini C, et al : Genotype-phenotype correlation in the long-QT syndrome ; Gene-specific triggers for life-threatening arrhythmias. Circulation 2001, 103(1) : 89-95.
28) Zhang L, Timothy KW, Vincent GM, et al : Spectrum of ST-T wave patterns and repolarization parameters in congenital long-QT syndrome ; ECG findings identify genotypes. Circulation 2000, 102(23) : 2849-2855.
29) Schwartz PJ, Malliani A : Electrical alternation of the T-wave ; Clinical and experimental evidence of its relationship with the sympathetic nervous system and with the long QT syndrome. Am Heart J 1975, 89(1) : 45-50.
30) Nador F, Beria G, De Ferrari GM, et al : Unsuspected echocardiographic abnormality in the long QT syndrome. Diagnostic, prognostic, and pathogenetic implications. Circulation 1991, 84(4) : 1530-1542.
31) Nakayama K, Yamanari H, Otsuka F, et al : Dispersion of regional wall motion abnormality in patients with long QT syndrome. Heart 1998, 80(3) : 245-250.
32) 清水 渉, 大江 透, 栗田隆志・他：エピネフリンで早期後脱分極と心室期外収縮が出現した Romano-Ward 症候群の1例. Therapeutic Reseach 1994, 15 : 197.
33) Shimizu W, Ohe T, Kurita T, et al : Early afterdepolarizations induced by isoproterenol in patients with congenital long QT syndrome. Circulation 1991, 84(5) : 1915-1923.
34) James TN, Froggatt P, Atkinson WJ Jr, et al : De subitaneis mortibus. XXX. Observations on the pathophysiology of the long QT syndromes with special reference to the neuropathology of the heart. Circulation 1978, 57(6) : 1221-1231.
35) Bharati S, Dreifus L, Bucheleres G, et al : The conduction system in patients with a prolonged QT interval. J Am Coll Cardiol 1985, 6(5) : 1110-1119.
36) Shimizu W, Ohe T, Kurita T, et al : Effects of verapamil and propranolol on early afterdepolarizations and ventricular arrhythmias induced by epinephrine in congenital long QT syndrome. J Am Coll Cardiol 1995, 26(5) : 1299-1309.
37) Priori SG, Aliot E, Blomstrom-Lundqvist C, et al : Task Force on Sudden Cardiac Death of the European Society of Cardiology. Eur Heart J 2001, 22(16) : 1374-1450.
38) Schwartz P, Locati E, Napolitano C, et al : The long QT syndrome. In Zipes DP, Jalife J (eds) : Cardiac Electrophysiology ; From Cell to Bedside. 2nd ed. WB Saunders 1995, pp788-811.
39) Banai S, Tzivoni D : Drug therapy for torsade de pointes. J Cardiovasc Electrophysiol 1993, 4(2) : 206-210
40) Priori SG, Napolitano C, Diehl L, et al : Dispersion of the QT interval. A marker of therapeutic efficacy in the idiopathic long QT syndrome. Circulation 1994, 89(4) : 1681-1689.
41) Schwartz PJ, Priori SG, Locati EH, et al : Long QT syndrome patients with mutations of the SCN5A and HERG genes have differential responses to Na^+ channel blockade and to increases in heart rate. Implications for gene-specific therapy. Circulation 1995, 92(12) : 3381-3386.
42) Priori SG, Napolitano C, Cantu F, et al : Differential response to Na^+ channel blockade, beta-adrenergic stimulation, and rapid pacing in a cellular model mimicking the SCN5A and HERG defects present in the long-QT syndrome. Circ Res 1996, 78(6) : 1009-1015.
43) Compton SJ, Lux RL, Ramsey MR, et al : Genetically defined therapy of inherited long-QT syndrome. Correction of abnormal repolarization by potassium. Circulation 1996, 94(5) : 1018-1022.
44) Viskin S : Cardiac pacing in the long QT syndrome ; Review of available data and practical recommendations. J Cardiovasc Electrophysiol 2000, 11(5) : 593-600.
45) Dorostkar PC, Eldar M, Belhassen B, et al : Long-term follow-up of patients with long-QT syndrome treated with beta-blockers and continuous pacing. Circulation 1999, 100(24) : 2431-2436.
46) Groh WJ, Silka MJ, Oliver RP, et al : Use of implantable cardioverter-defibrillators in the congenital long QT syndrome. Am J Cardiol 1996, 78(6) : 703-706.
47) 不整脈の非薬物治療ガイドライン. 循環器病の診断と治療に関するガイドライン. 特定疾患における植込み型除細動器Ⅱ, 先天性 QT 延長症候群, Jpn Circ J 2001, 65(Suppl) : 1174.
48) Schwartz PJ, Locati EH, Moss AJ, et al : Left cardiac sympathetic denervation in the therapy of congenital long QT syndrome. A worldwide report. Circulation 1991, 84(2) : 503-511.

40 後天性 QT 延長症候群

1. 概念

後天性 QT 延長症候群は，薬剤や電解質異常など後天的な原因により QT 延長をきたし，torsade de pointes を生じるものをいう（図 40-1）。原因として各種薬剤（抗不整脈薬，向精神薬，抗生物質など），徐脈（房室ブロック，洞不全症候群），電解質異常，脳血管障害など（表 40-1）があるが，単一要因だけでなく複数の要因が重なって発生することが多い。多数の後天性 QT 延長症候群の報告をもとに原因の内訳を調査した結果が発表されたが，最も多い原因は抗不整脈薬で次に房室ブ

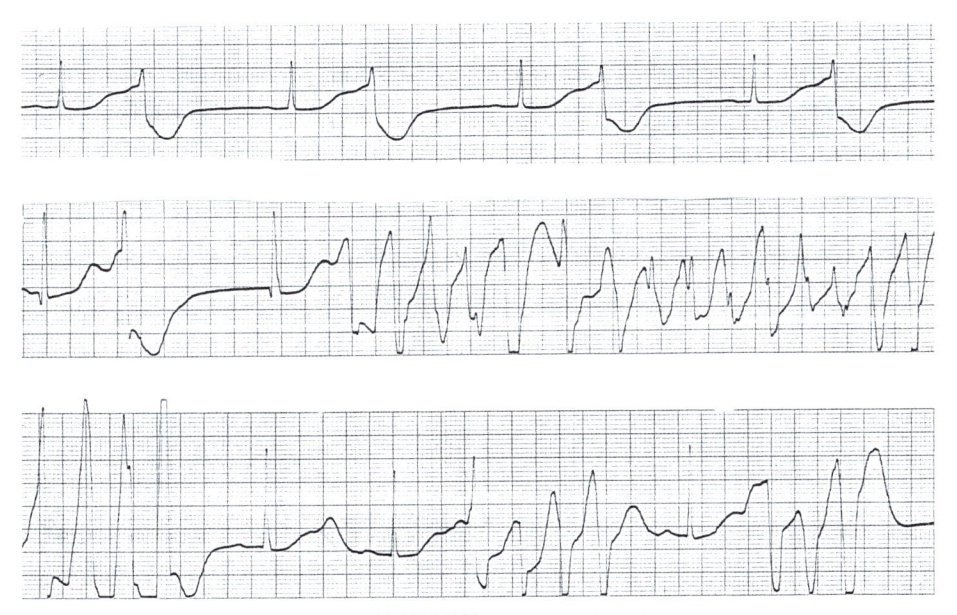

図 40-1　薬剤誘発性の torsade de pointes
ジソピラミド静注後，QT 間隔が異常に延長し心室期外収縮が多発した。心室期外収縮の連結期は比較的長いが QT 間隔が延長している結果，R on T となり torsade de pointes が発生している。

表 40-1 後天性 QT 延長症候群の原因

1. 抗不整脈薬：Vaughan Williams 分類のIA群薬，III群薬
2. 著明な徐脈：完全房室ブロック，洞不全症候群
3. 電解質異常：低カリウム血症，低マグネシウム血症，低カルシウム血症
4. 向精神薬：三環系・四環系抗うつ薬，抗精神病薬（チオリダジン，ハロペリドール）
5. 抗生物質：エリスロマイシン，アジスロマイシン，クラリスロマイシン，ペンタミジン
6. その他の薬剤：テルフェナジン，シメチジン，プロブコール，シサプリド
7. 心疾患：心筋炎，心筋梗塞，心腫瘍
8. 内分泌疾患：甲状腺機能低下症，副甲状腺機能低下症，褐色細胞腫
9. 脳血管障害：クモ膜下出血，脳内出血，頭部外傷
10. 栄養障害：神経性食欲不振，飢餓
11. 感染症：HIV

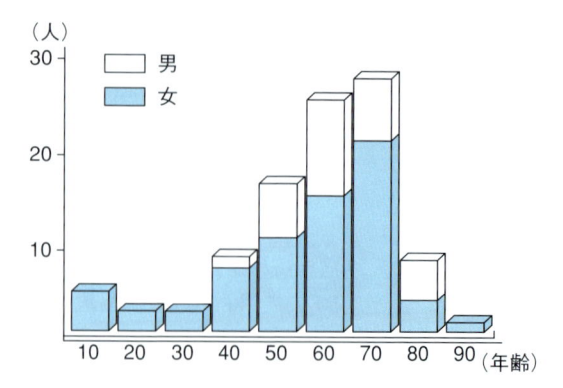

図 40-3 後天性 QT 延長症候群の年齢分布と男女差（心臓急死研究会）
どの年齢層でも女性に多く発症している。

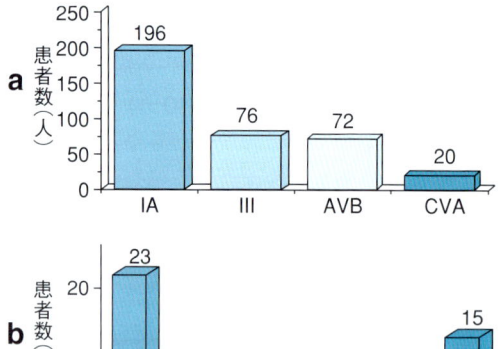

図 40-2 後天性 QT 延長症候群の原因

a：後天性 QT 延長症候群の原因に関するメタアナリシス〔文献1)，3)，4)より引用〕
IA：Vaughan Williams 分類のIA群薬，III：Vaughan Williams 分類のIII群薬，AVB：房室ブロック，CVA：脳卒中．
b：後天性 QT 延長症候群の原因に関してのわが国での統計（心臓急死研究会）
drugs：薬剤（主に抗不整脈薬），bradycardia：徐脈（主に房室ブロック），electrolytes：電解質異常（主に低カリウム血症），comblined：前4者のいずれかの組み合わせ

ロックによる徐脈であった（図 40-2a）[1~4]．また，わが国（心臓急死研究会）で調査した結果でも薬剤によるものが最も多かった（図 40-2b）．薬剤，徐脈のいずれの原因でも女性が約 70% と多い[1]（図 40-3）．

2. 原因（図 40-2）

後天性 QT 延長症候群に伴う torsade de pointes は運動やストレスで誘発されることは少なく，徐脈依存性に起こることが多い．後天性 QT 延長の原因として QT 延長をきたす薬剤投与が最も多いが複数の要因が重なって起こることも多く，特に徐脈と低カリウム血症はいずれの原因による QT 延長を増悪させ torsade de pointes 発生の誘因となる．

1）薬剤

1 頻度（図 40-4）

薬剤による後天性 QT 延長症候群の発生頻度を正確に知るには前向き調査が必要となる．Rodenらは正確な意味では前向き調査ではないが，院内でキニジン投与している患者数と投与中に torsade de pointes を起こした患者数（投与患者が 1,600 人，そのうち torsade de pointes を起こした患者は 29 人）から，キニジンによる torsade de pointes の発症率は約 1.8% であったと報告している[2]．また，dl-ソタロール投与中の患者の約 2.3%（3,135 人中 72 人）に torsade de pointes が発生し

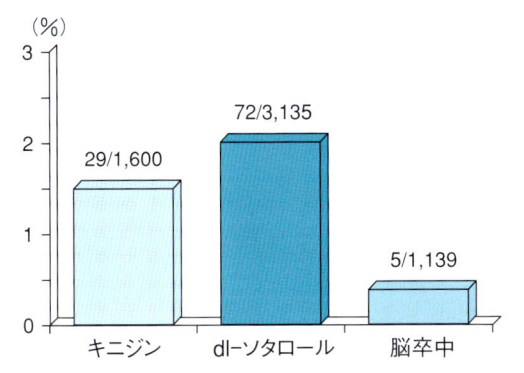

図 40-4 torsade de pointes の発生率
キニジン投与後の発生率〔文献 2〕より引用〕，dl-ソタロール投与後の発生率〔文献 5〕より引用〕，脳卒中（CVA）における発生率〔文献 3〕より引用〕

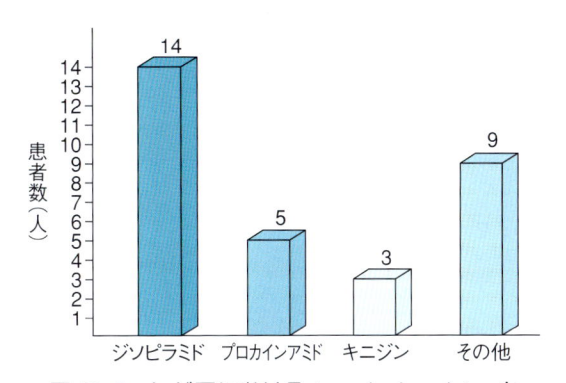

図 40-5 わが国における torsade de pointes を起こした薬剤の内訳（心臓急死研究会）
わが国ではキニジンの投与患者が少ないので，責任薬剤としては他の Vaughan Williams 分類の IA 群薬（ジソピラミドとプロカインアミド）が多くなっている。

ている[5]。その他の原因で起こる後天性 QT 延長症候群では，脳卒中（CVA）で約 0.4％（1,339 人中 5 人）と報告されている[3]。

2 原因薬剤

心臓急死研究会で調査した後天性 QT 延長症候群の原因薬剤を図 40-5 に示す。ジソピラミド，プロカインアミド，キニジンは Vaughan Williams 分類では Na^+ チャネル遮断薬の IA 群に分類されているが，QT 延長作用はこれらの薬剤が併せもっている K^+ チャネル遮断作用による。ジソピラミド，プロカインアミド，キニジンは心拍数が遅いほど K^+ チャネル遮断作用が強くなるので，徐脈時に QT 延長が著明になる（逆頻度依存性）。一方，アミオダロンは K^+ チャネル遮断作用を有するほかに Ca^{2+} チャネル拮抗作用や β 受容体遮断作用を併せもつため torsade de pointes の発現は少なく，1％未満と報告されている[6]。Ca^{2+} 拮抗薬で torsade de pointes が報告されているものはベプリジルがある。ベプリジルは Ca^{2+} チャネルの拮抗作用のほかに，Na^+ チャネルと K^+ チャネルにも影響を及ぼし，この K^+ チャネル遮断作用が QT 延長と torsade de pointes を引き起こす。

抗不整脈薬以外の薬による QT 延長には，① K^+ チャネル遮断作用を有して外向き K^+ 電流を減少させる（エリスロマイシン，テルフェナジン，シサプリド），② QT 延長作用を有する薬剤の代謝を阻害する（ケトコナゾール，セロトニン再吸収阻害薬，抗うつ薬，ジヒドロピリジン系 Ca^{2+} 拮抗薬，エリスロマイシン，グレープフルーツ）がある[7〜12]。これらの薬剤は QT 間隔の延長作用は強くはないが，他の薬剤との併用，代謝の低下している状態（特に肝障害），先天性 QT 延長症候群患者，電解質異常（低カリウム血症，低マグネシウム血症）などの場合には torsade de pointes を引き起こす要因となる。

3 発生の原因

薬剤誘発性 torsade de pointes の原因として，①薬剤の過剰投与，②薬剤に対する心室筋再分極の過敏反応，③ QT 延長を引き起こす種々の因子の相加効果が考えられる。薬剤の過剰投与の例として，プロカインアミド投与中に，その代謝産物である NAPA[*1]（K^+ チャネル遮断作用をもつ）が腎不全のために高濃度となり QT 延長と torsade de pointes を起こした症例を図 40-6 に示す[13]。

薬剤に対する過敏反応の可能性を示唆する所見として，Roden らはキニジンの投与を始めてから最初の 3 日目で大部分の torsade de pointes が起こると報告している[2]。筆者の経験でも torsade de pointes は薬剤投与開始から 3 日以内に起こることが多い（図 40-7）。また，Jackman は[14] torsade

---

[*1] NAPA：N-acetyl procainamide（N-プロカインアミド）

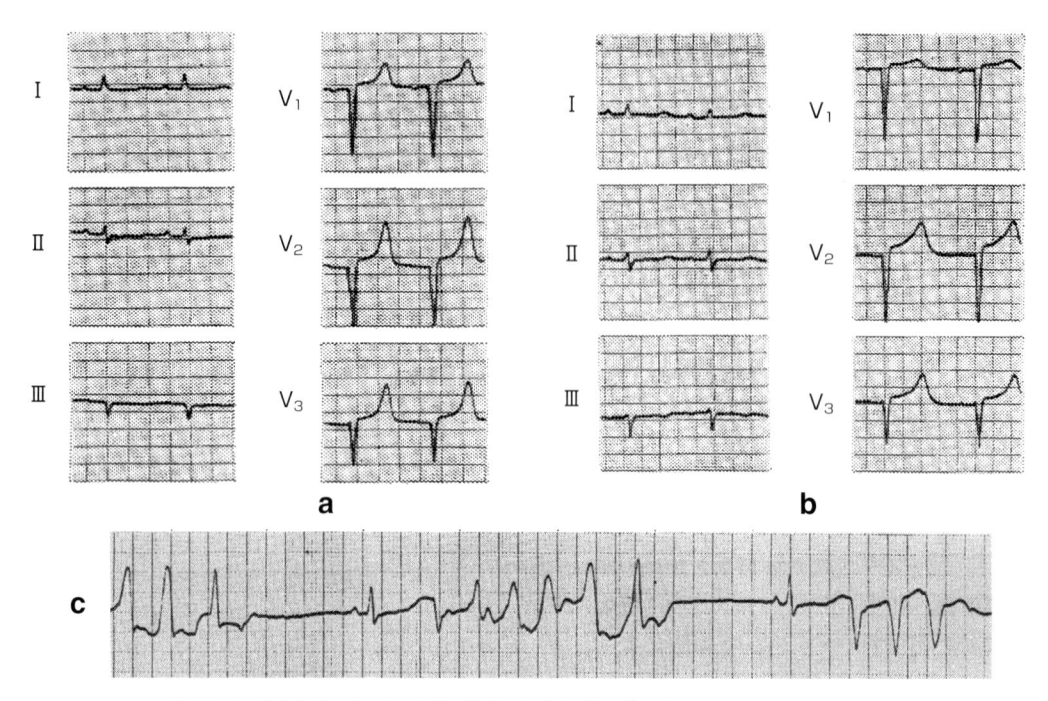

図40-6 塩酸プロカインアミド(NAPA)中毒で生じた torsade de pointes
a：NAPA 血中濃度が 4.3 μg/ml（治療領域：10〜25 μg/ml）のときは QTc＝0.48 sec と生理的延長範囲である。
b：NAPA 血中濃度が中毒領域の 46.5 μg/ml のときは QTc＝0.68 sec と著明に延長している。
c：NAPA 血中濃度が中毒領域（図 b）のときに発生した torsade de pointes。

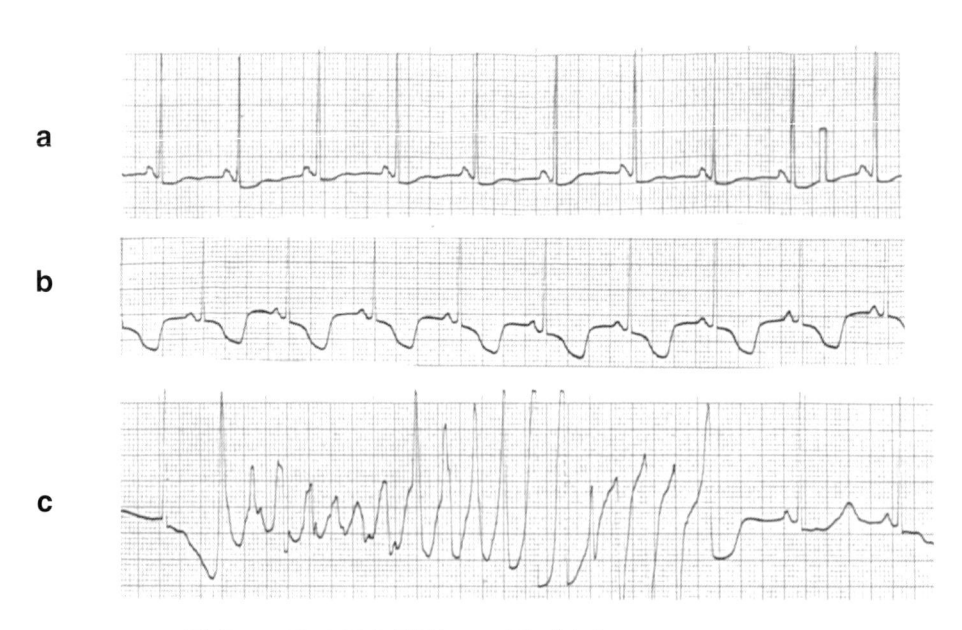

図40-7 ジソピラミド投与2日目に生じた torsade de pointes
a：ジソピラミド投与前。QTc＝0.45 sec
b：ジソピラミド投与第1日目（300 mg/日，経口投与）。QTc＝0.54 sec。T 波が陰転化している。
c：ジソピラミド投与第2日目。torsade de pointes が発生している。

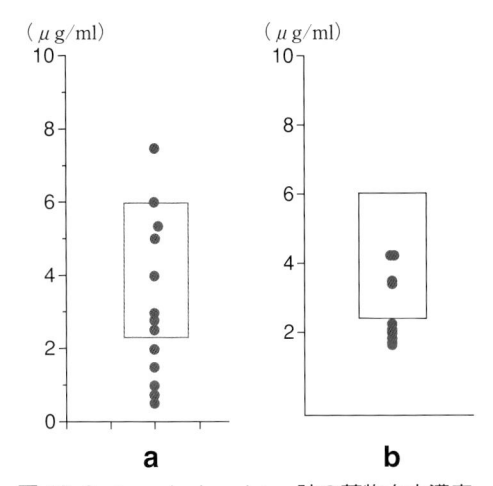

図 40-8　torsade de pointes 時の薬物血中濃度
a：キニジン濃度 μg/ml〔文献 14〕より引用〕
b：ジソピラミド濃度 μg/ml（心臓急死研究会）
四角は治療領域の薬物血中濃度。torsade de pointes 発生時の薬物血中濃度は治療域かそれ以下がほとんどである。

de pointes 発生時のキニジンの血中濃度を測定したところほとんどの患者では，有効血中濃度内かそれ以下であった（図 40-8a）。心臓急死研究会で調べた結果も同様であった（図 40-8b）。この結果は，torsade de pointes の発生が薬の直接作用で説明できるほど単純ではないことを示唆し，一部の患者で原因薬剤に対するある種の過剰反応を起こしている可能性を示唆している。1964 年にキニジンによる torsade de pointes を報告した Selzer と Wray は，"Thus, it would appear that quinidine produces in certain individuals a specific sensitization of the myocardium by reducing the fibrillation threshold"と述べ，キニジンによる torsade de pointes 発生は薬に過敏な人に起こる可能性を述べている。

薬剤感受性亢進の原因として，イオンチャネル蛋白の責任遺伝子の潜在的異常がある可能性が考えられる。実際，抗ヒスタミン薬やエリスロマイシン内服で torsade de pointes をきたした症例を検討した結果，本人と家族にイオンチャネル蛋白の遺伝子異常が発見されたとの報告がある[15〜17]。これらの症例は，臨床上明らかでない先天性 QT 延長症候群が，薬剤投与により顕在化したものと

解釈できる。また，種々の後天的原因により薬剤感受性が高まる可能性も考えられる[18]。この可能性は，心筋の活動電位持続時間（APD[*2]）は心不全や心肥大で延長していることと，薬剤誘発性の患者の 90% 以上が器質的心疾患を有していることから類推される。

薬剤投与で torsade de pointes が起こるもうひとつの可能性として，薬剤に加えて他の QT 延長をきたす因子が相加的（または相乗的）に作用して発作を起こす場合がある。筆者の経験でも，薬剤誘発性 QT 延長症候群の多くの症例は薬剤単独のみで torsade de pointes が起こることは比較的少なく，他の QT を延長させる因子（低カリウム血症や徐脈など）が加わって発生していることが多い[19]。

2）徐脈

徐脈に合併した torsade de pointes（TdP）は，ペースメーカの植え込みで消失することはよく知られている（図 40-9）。しかし，徐脈性不整脈を有する患者の一部にのみ torsade de pointes が発生する機序は不明である。筆者らは第 3 度房室ブロック患者を対象に，torsade de pointes を合併した患者 5 人[TdP（＋）]と合併しなかった患者 8 人[TdP（－）]の臨床的および電気生理学的特徴を検討した[20]。両者において，電解質異常の有無，年齢，性に差がなかった。QT 間隔は TdP（＋）群で有意に延長していた[TdP（＋）：0.75±0.06 sec，TdP（－）：0.64±0.08 sec]が，房室ブロック発生時の補充調律の心拍数に差はなく[TdP（＋）群：38/分，TdP（－）群：34/分]，補充調律の QRS 幅にも両群に差はなかった。ペースメーカの植え込み後 2 か月以上経過した時点で，心室ペーシングレートを 100/分から 50/分まで変化させて，心拍数と QT 間隔の関係を検討した（図 40-10）。心室ペーシングレートと QT 間隔の関係を図 40-11 に示す。ペーシングレートが 60/分以下になると TdP（＋）群では TdP（－）群に比べて QT 間隔が有意に延長した。以上の結果から，徐脈に対する患者

[*2]APD：action potential duration

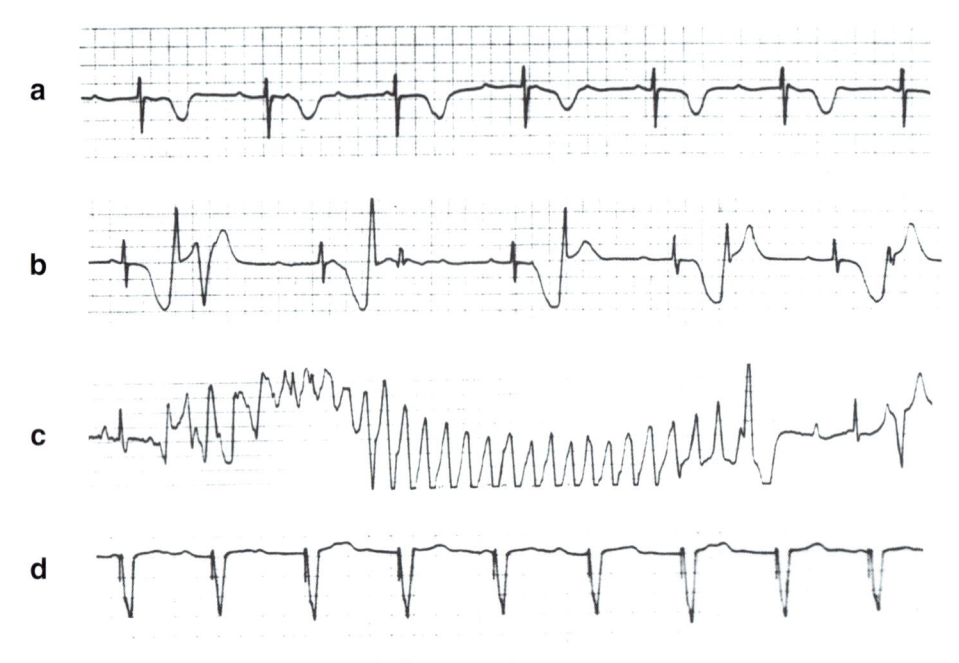

図 40-9　房室ブロックに伴う torsade de pointes
a：第 3 度房室ブロック，補充調律が 40／分。QT 間隔が異常延長している。
b：心室期外収縮が発生し，心室期外収縮後の R-R 間隔延長に伴い QT 間隔はさらに延長している。
c：心室期外収縮に続いて torsade de pointes が発生している。
d：心室ペーシング（70／分）により torsade de pointes および心室期外収縮が消失した。

の再分極過程の反応の違いが torsade de pointes を起こすか起こさないかに影響していると筆者らは考えている。したがって，薬剤誘発性 QT 延長症候群の場合と同様に徐脈に対して感受性をもつ患者に torsade de pointes が発生する可能性がある。この徐脈に対する過剰反応は，先天的なものか後天的に生じたものかは現時点では不明である。

3）その他の原因

1　心筋梗塞

急性心筋梗塞でも約 40％ の患者に軽度の QT 延長がみられる。再灌流療法時代以前の統計では，心筋梗塞発症後 1 日目より QT 延長が認められ 2 日目に最大となり，5 日目頃まで持続する。これは虚血による不応期のばらつきや伝導遅延，カテコラミン刺激が関与していると考えられている。多形性心室頻拍の発生率は 1.2％ であったが，このうち明らかな QT 延長（QT＞0.46 sec）を認めたものは半数であった。

2　心不全・心肥大[21,22]

うっ血性心不全では K^+ チャネル蛋白の合成を担う *HERG* や *KVLQT 1* の m-RNA 発現量が変化している。このような変化は心筋内に不均一に認められ，不整脈を起こしやすくしている可能性がある。うっ血性心不全例での QT 延長は，カリウム投与により正常化と報告されている。

3　電解質異常

血中 K^+ 濃度の低下とともに K^+ 電流は減少するので，低カリウム血症では APD が延長し，QT 間隔が延長する。このため低濃度の抗不整脈薬であっても，低カリウム血症では K^+ チャネル遮断作用が増強される。低カルシウム・低マグネシウム血症は二次的に K^+ 電流を変化させて QT 延長をきたすと考えられている。低カルシウム血症で

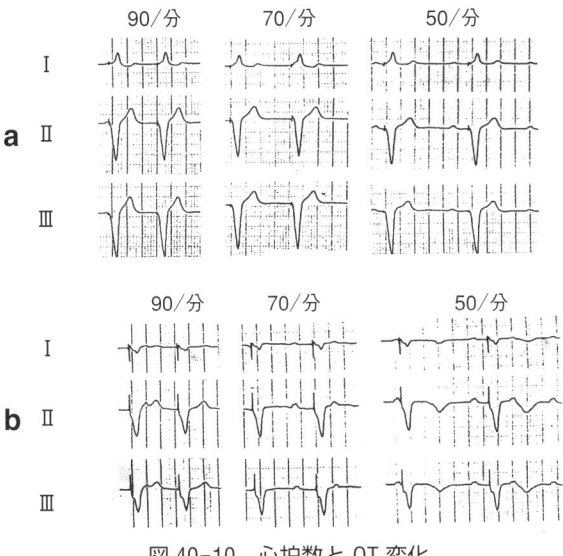

図40-10 心拍数とQT変化
a：第3度房室ブロック発生時にtorsade de pointesを起こさなかった患者。心拍数90/分から50/分までの減少に伴い，QT間隔は多少延長したが心拍数の低下に伴う生理的延長の範囲である。
b：第3度房室ブロック発生時にtorsade de pointesを起こした患者。心拍数90/分から50/分までの減少に伴い，QT間隔は異常延長している。

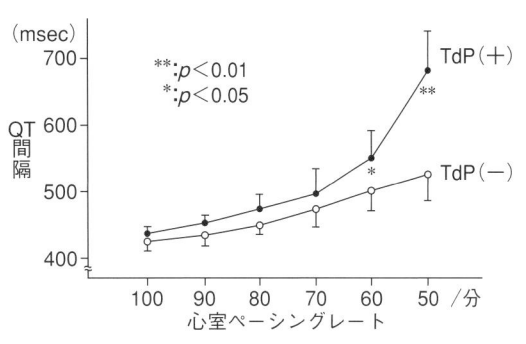

図40-11 心拍数とQT変化
Tdp(＋)：第3度房室ブロック時にtorsade de pointesを合併した患者。
Tdp(－)：第3度房室ブロック時にtorsade de pointesを認めなかった患者。
心拍数60/分以下でTdP(＋)はTdP(－)群に比べてQT間隔が有意に延長している。〔文献20)より引用〕

は，心電図上のST部分の延長によるQT延長を認めるが，torsade de pointesの発生はまれである。電解質異常は副腎皮質ステロイド，利尿薬，液化蛋白食，下痢，嘔吐で起こる。

3．QT延長・心室期外収縮・torsade de pointesの発生機序

後天性QT延長症候群の発作時の心電図の特徴は，①著明なQT延長(TU波の異常)，②発作を誘発する心室期外収縮，③torsade de pointesである[23〜25]（図40-1，9)。

1) QT延長の発生機序

先天性QT延長症候群は，イオンチャネル蛋白の責任遺伝子の異常が原因でイオン電流に異常をきたして，QT延長やtorsade de pointesが発生する(39章：先天性QT延長症候群，359頁参照)。後天性QT延長症候群の場合は，イオン電流異常が遺伝子の異常によるものでなく，なんらかの後天的な因子により電流異常をきたした結果である。実際，薬物誘発性のQT延長症候群(IKr電流を低下させる薬剤が大部分)の心電図は，先天性QT延長症候群のLQT2(*HERG*遺伝子異常により，IKr電流が減少する)に類似している。

ここでは，筆者らが後天性QT延長症候群を対象に，カテーテル押しつけ法で記録される単相性活動電位(MAP[*3])を用いて，QT延長，心室期外収縮，torsade de pointesの発生機序を検討した結果を紹介する。後天性QT延長症候群患者から記録したMAPより，QT延長はMAP持続時間の延長が関与していることがわかる(図40-12a)[26]。しかし，この方法では心外膜側の情報が得られず，心室筋の貫壁性な電気生理学的検討は不可能である。最近，Antzelevitchらは独自に開発した動脈灌流心筋切片を用いて，心室筋の心内膜側から心外膜側まで貫壁性に活動電位を記録し，特殊な電気生理学的性質を有するM cellの存在を明らかにした[27]。さらに，AntzelevitchらはこのM cellの電気生理学的，薬理学的性質を詳細に検討した結果，このM cellがQT延長，心室期外収縮，tor-

---
[*3]MAP：monophasic action potential

図40-12 ジソピラミド投与中と中止後の単相性活動電位（MAP）

a：ジソピラミド投与中（torsade de pointes 発生時）
MAPで早期後脱分極様のhump（⇩）が記録される。また，それに対応して体表面心電図で異常なTU波を認める。

b：ジソピラミド中止1週間後のMAP
体表面心電図ではQTc＝0.48 secと軽度延長しているが，発作時に認められた異常TU波は消失している。また，早期後脱分極様のhumpも消失している。

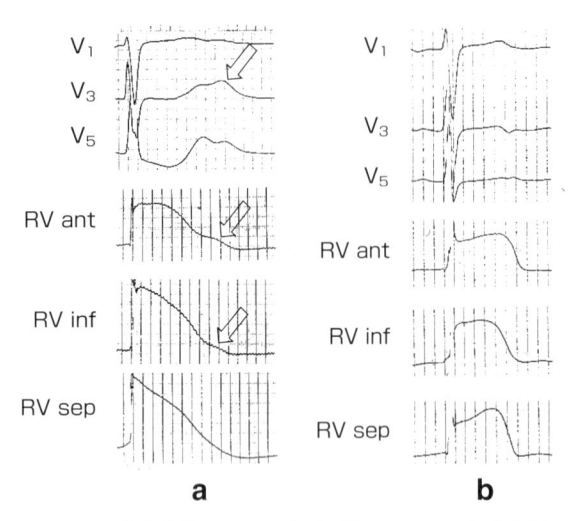

RV ant：右室前壁，RV inf：右室下壁，RV sep：右室中隔

sade de pointes の発生に重要な役割をしていると報告している[28]）。

2）心室期外収縮の発生機序

Torsade de pointes の発作直前に心室期外収縮が出現し，その心室期外収縮によりR-R間隔が延長してQT延長（TU波の異常）がさらに著明となる。その結果，次の心室期外収縮が延長したQT間隔のT波上にRonTの形で出現しtorsade de pointes を引き起こすと考えられている。この心室期外収縮と torsade de pointes の関係は long-short sequence と呼ばれている（図40-1, 9）。torsade de pointes 発生直前に出現する心室期外収縮の発生機序は，早期後脱分極による撃発活動の可能性が考えられている。実際，筆者らが後天性QT延長症候群患者の torsade de pointes 発生時のMAPを記録した結果では，早期後脱分極の電位の大きさと心室期外収縮出現とに密接な関連が認められた（図40-13）。また，心室期外収縮の発生起源部位近傍のMAPで記録される早期後脱分極の頂点と心室期外収縮の始まりは時間的に一致していた。El-Sherif らは，三次元マッピングを用いた in vivo の実験から，torsade de pointes の第1拍目の心室期外収縮は早期後脱分極による撃発活動の可能性があることを報告している[29,30]）。早期後脱分極がどの細胞から発生しているかは明らかでないが，動脈灌流心筋切片を用いての結果からは，M cellと心内膜プルキンエ線維の両者の可能性があると考えられている[31,32]）。

3）Torsade de pointes の発生機序

Torsade de pointes の発生機序としては，心筋の再分極相に著しい不均一性が生じて spiral リエントリー頻拍を起こすという説と早期後脱分極による撃発活動が関与するという説が現在のところ有力である。動物実験での torsade de pointes 時の興奮伝播の心筋三次元マッピングからは，torsade de pointes の1拍目は心内膜局所より生じた興奮で，以後の心拍は不応期のばらつきによる機能的伝導ブロックを作りながら興奮前面が心筋層内を伝播し，興奮方向が変化しながらリエントリー回路を形成する（spiral リエントリー）というデータが得られている。

4．診断

1）心電図

後天性QT延長症候群の心電図の特徴は，先天性QT延長症候群のLQT2（*HERG* 遺伝子の異常）と類似している（図39-4b, 365頁参照）。原因となった薬剤の中止，徐脈の改善，電解質異常の改善などで心電図は正常化する。

Torsade de pointes は発作時の特徴的な波形により診断できる。QT延長が認められ，QRSの極性と振幅があたかも基線を軸として1拍ごとに刻々と変化する多形性頻拍が記録されればtor-

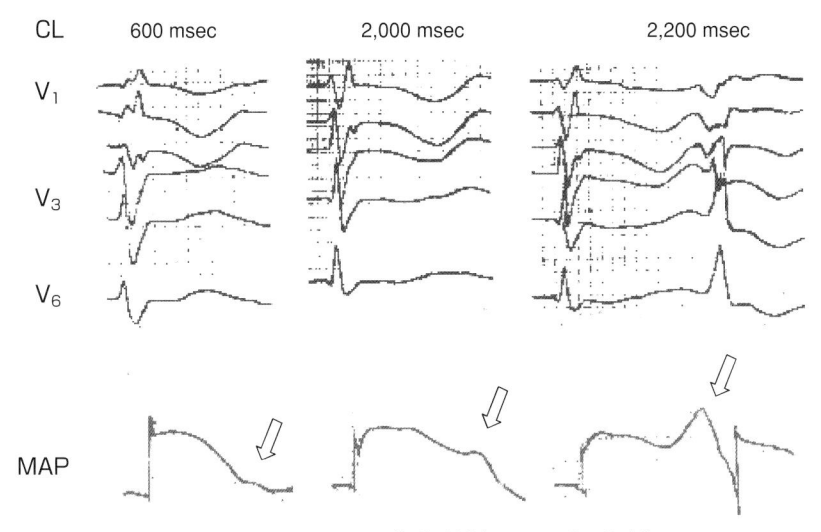

図 40-13　早期後脱分極による撃発活動

徐脈と抗不整脈薬投与で発生した心室期外収縮。
体表面心電図(V_1，V_3，V_6)と右室心尖部から記録した単相性活動電位(MAP)の同時記録。基本調律(CL)が遅くなるに伴い早期後脱分極(⇩)が増大し，CL が 2,200 msec に延長したとき，心室期外収縮が発生した。

sade de pointes と診断される(図 40-1，7c，9c)。心拍数は速く(160〜280/分)，多くは自然停止するが時に心室細動へ移行することがある。通常，torsade de pointes の発生直前に心室期外収縮を認めることが多い。

2) 電気生理学的検査(EPS)[25,33,34]

通常，心室早期刺激や連続刺激では torsade de pointes の誘発はできないが，電極カテーテルを心室筋に押しつけることによって MAP を得ることができる[26]。後天性 QT 延長症候群の急性期には MAP の延長・早期後脱分極様 hump が認められ，心筋局所の活動電位の評価に用いられている(図 40-12a，13)。

5. 治療

後天性 QT 延長症候群はその原因にかかわらず徐脈を伴うことが多く，QT 延長の増悪因子と torsade de pointes を発生する要因となっている。したがって，一時的ペーシングで心拍数を上げる

ことが最も有効な方法である[35,36]。心拍数を上げるためにイソプロテレノールや硫酸アトロピンも有効であるが，基礎心疾患の増悪をきたしたり，torsade de pointes 自体を悪化させる可能性がある。有効性が高く，安全に用いることができる薬剤として硫酸マグネシウムがある[37,38](図 40-14)。通常，1〜2 g を 1〜5 分程度で静注し，引き続き 5〜20 mg/分の点滴静注を行う。Mg^{2+}の torsade de pointes に対する効果は，膜安定化作用と Ca^{2+} チャネル拮抗作用により早期後脱分極が抑制されることによると考えられている。副作用としては顔面の火照りを感じる程度であるが，時に軽度の血圧低下を認める。リドカインの有効性は比較的低く(23%)[39]，また完全房室ブロックに伴って torsade de pointes が起こっている場合は心室性補充調律がリドカインによって抑制されるので禁忌である(図 40-15)。また，Vaughan Williams 分類の I A 群薬の投与も QT 間隔をさらに延長させるため禁忌である(図 40-16)。

後天性 QT 延長症候群の予防としては，増悪因子である徐脈や電解質異常をあらかじめ改善しておく[40]。また，I 群薬による QT 延長は低容量でも出現するので，投与初期の QT 間隔や TU 波形

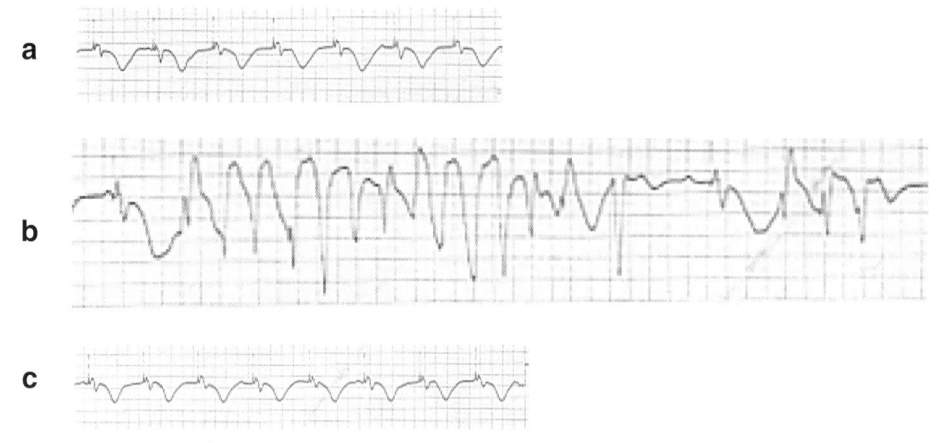

図40-14 キニジン投与で発生した torsade de pointes に硫酸マグネシウム静注が著効した症例(75歳)

洞不全症候群に対してペースメーカが植え込まれていた(60/分)。発作性心房細動に対してキニジンが投与された。

a：キニジン投与前。心室ペーシング60/分のリズム。この時点でQTは延長している($K^+ = 3.2$ mEq/l)。

b：キニジン投与後2日目でQT間隔が異常延長し，torsade de pointes が発生した。

c：硫酸マグネシウム1gを1分で静注し，静注直後から torsade de pointes は消失しペースメーカリズム(60/分)に戻っている。

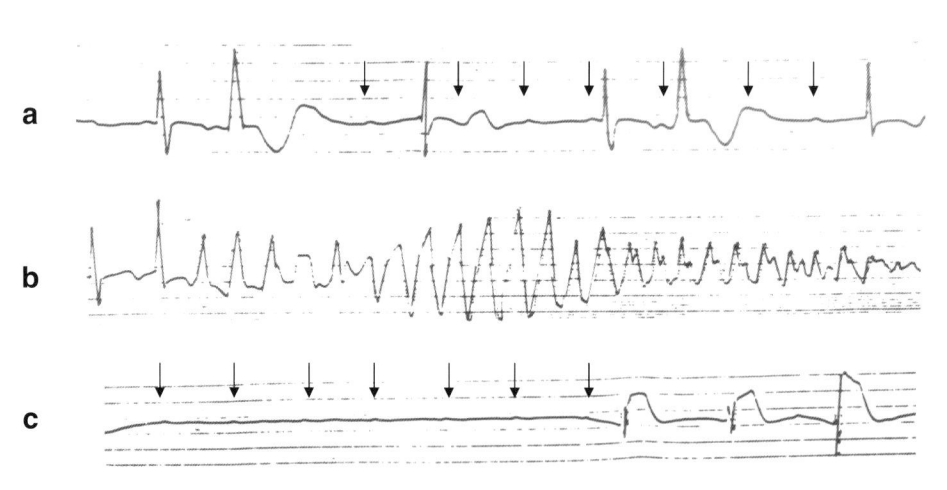

図40-15 第3度房室ブロックに合併した torsade de pointes に対してリドカインを投与した結果，心停止を生じた症例(77歳男性)。

a：第3度房室ブロック。接合部補充調律でQT間隔が異常延長している(↓はP波)。心室期外収縮も起こっている。

b：心室期外収縮に引き続いて torsade de pointes が発生している。この torsade de pointes は自然停止した(図に示していない)。

c：リドカイン50 mgが静注され心停止となる(↓はP波)。
最後の3つの波形は心マッサージのアーチファクト

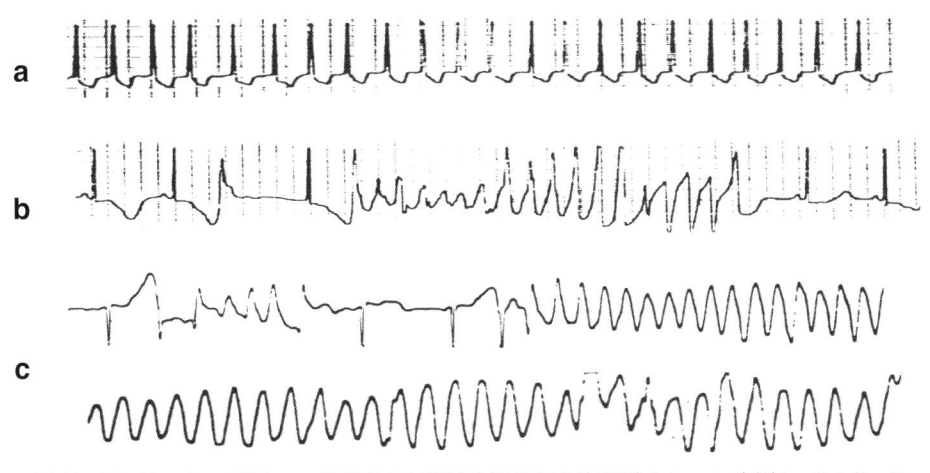

図 40-16 Vaughan Williams 分類の I A 群薬の追加で心室細動となった症例(43 歳女性，僧帽弁膜症)
a：発作性心房細動。ジソピラミド 300 mg/日とジゴキシン 0.25 mg/日が開始された。
b：投与後 2 日目に洞調律に戻ったが，QT 間隔が異常に延長し torsade de pointes が発生した。ジソピラミドの血中濃度は 3.7 μg/ml と治療域であった。カリウムは 3.6 mEq/l と低めであった。
c：プロカインアミド 200 mg が静注され，torsade de pointes は自然停止せずに心室細動に移行した。

の異常に注意する。薬剤を中止すべき目安としては，① torsade de pointes の出現，② 異常な TU 波の形態(交代性 T 波の出現，T 波形態異常)，③ QT 間隔のばらつきの増大，④ 著明な QT 間隔の延長(QTc 間隔が 0.5 sec 以上は注意，0.55 sec 以上は中止)である。

● 文献

1) Makkar RR, Fromm BS, Steinman RT, et al：Female gender as a risk factor for torsades de pointes associated with cardiovascular drugs. JAMA 1993, 270(21)：2590-2597.
2) Roden DM, Woosley RL, Primm RK：Incidence and clinical features of the quinidine-associated long QT syndrome；Implications for patient care. Am Heart J 1986, 111(6)：1088-1093.
3) Machado C, Baga JJ, Kawasaki R, et al：Torsade de pointes as a complication of subarachnoid hemorrhage；A critical reappraisal. J Electrocardiol 1997, 30(1)：31-37.
4) Kawasaki R, Machado C, Reinoehl J, et al：Increased propensity of women to develop torsades de pointes during complete heart block. J Cardiovasc Electrophysiol 1995, 6(11)：1032-1038.
5) Lehmann MH, Hardy S, Archibald D, et al：Sex difference in risk of torsade de pointes with d,l-sotalol. Circulation 1996, 94(10)：2535-2541.
6) Sclarovsky S, Lewin RF, Kracoff O, et al：Amiodarone-induced polymorphous ventricular tachycardia. Am Heart J 1983, 105(1)：6-12.
7) 加藤貴雄：抗アレルギー薬の薬物相互作用 torsades de pointe の原因と機序．Prog Med 1997, 17：3101.
8) Reinoehl J, Frankovich D, Machado C, et al：Probucol-associated tachyarrhythmic events and QT prolongation；Importance of gender. Am Heart J 1996, 131(6)：1184-191.
9) 近藤一彦，渡辺一郎：非循環薬による QT 延長と torsades de pointes. 呼吸と循環 1997, 45：1001.
10) 有田幸生，川本俊治，新宮教久・他：抗精神病薬により心室頻拍および Torsade de pointes を発症した 3 症例．心臓 1997, 29：68.
11) Rampe D, Roy ML, Dennis A, et al：A mechanism for the proarrhythmic effects of cisapride (Propulsid)；High affinity blockade of the human cardiac potassium channel HERG. FEBS Lett 1997, 417(1)：28-32.
12) Morey TE, Martynyuk AE, Napolitano CA, et al：Ionic basis of the differential effects of intravenous anesthetics on erythromycin-induced prolongation of ventricular repolarization in the guinea pig heart. Anesthesiology 1997, 87(5)：1172-1181.
13) 藤井 隆，大江 透，山口不二夫・他：N-acetyl procainamide による誘発された Torsade de Pointes の 1 例．呼吸と循環 1987, 35：197.
14) Jackman WM, Friday KJ, Anderson JL, et al：The long QT syndromes；A critical review, new clinical observa-

tions and a unifying hypothesis. Prog Cardiovasc Dis 1988, 31(2) : 115-172.
15) Donger C, Denjoy I, Berthet M, et al : KVLQT1 C-terminal missense mutation causes a forme fruste long-QT syndrome. Circulation 1997, 96(9) : 2778-2781.
16) Yoshida H, Horie M, Otani H, et al : Bradycardia-induced long QT syndrome caused by a de novo missense mutation in the S2-S3 inner loop of HERG. Am J Med Genet 2001, 98(4) : 348-352.
17) Sanguinetti MC, Jiang C, Curran ME, et al : A mechanistic link between an inherited and an acquired cardiac arrhythmia ; HERG encodes the IKr potassium channel. Cell 1995, 81(2) : 299-307.
18) Maruyama T, Ohe T, Kurita T, et al : Physiological and pathological responses of TU waves to class I a antiarrhythmic drugs. Eur Heart J 1995, 16(5) : 667-673.
19) 栗田隆志, 大江 透・他：抗不整脈薬の催不整脈作用に関する検討；その発生頻度と発生機序. 心電図 1993, 13：48-60.
20) Kurita T, Ohe T, Marui N, et al : Bradycardia-induced abnormal QT prolongation in patients with complete atrioventricular block with torsades de pointes. Am J Cardiol 1992, 69(6) : 628-633.
21) Ramakers C, Vos MA, Doevendans PA, et al : Coordinated down-regulation of KCNQ1 and KCNE1 expression contributes to reduction of I (Ks) in canine hypertrophied hearts. Cardiovasc Res 2003, 57(2) : 486-496.
22) Tsuji Y, Opthof T, Yasui K, et al : Ionic mechanisms of acquired QT prolongation and torsades de pointes in rabbits with chronic complete atrioventricular block. Circulation 2002, 106(15) : 2012-2018.
23) Kurita T, Ohe T, Shimizu W, et al : Early afterdepolarization in a patient with complete atrioventricular block and torsades de pointes. Pacing Clin Electrophysiol 1993, 16(1 Pt-1) : 33-38.
24) 大西 哲, 笠貫 宏・他：不整脈診療のすべて不整脈治療の実際 torsade de pointes (TdP). 診断と治療 1994, 82：1784.
25) 大江 透, 栗田隆志, 清水 渉：QT 延長症候群患者における QT 延長, 心室期外収縮, torsades de pointes の発生機序の検討. 心臓 1994, 26：895.
26) Kurita T, Ohe T, Shimizu W, et al : Early afterdepolarizationlike activity in patients with class I A induced long QT syndrome and torsades de pointes. Pacing Clin Electrophysiol 1997, 20(3-Pt-1) : 695-705.
27) Sicouri S, Antzelevitch C : A subpopulation of cells with unique electrophysiological properties in the deep subepicardium of the canine ventricle. The M cell. Circ Res 1991, 68(6) : 1729-1741.
28) Sicouri S, Antzelevitch C : Electrophysiologic characteristics of M cells in the canine left ventricular free wall. J Cardiovasc Electrophysiol 1995, 6(8) : 591-603.
29) El-Sherif N, Caref EB, Yin H, et al : The electrophysiological mechanism of ventricular arrhythmias in the long QT syndrome. Tridimensional mapping of activation and recovery patterns. Circ Res 1996, 79(3) : 474-492.
30) El-Sherif N, Chinushi M, Caref EB, et al : Electrophysiological mechanism of the characteristic electrocardiographic morphology of torsade de pointes tachyarrhythmias in the long-QT syndrome ; Detailed analysis of ventricular tridimensional activation patterns. Circulation 1997, 96(12) : 4392-4399.
31) Sicouri S, Antzelevitch C : Drug-induced afterdepolarizations and triggered activity occur in a discrete subpopulation of ventricular muscle cells (M cells) in the canine heart ; Quinidine and digitalis. J Cardiovasc Electrophysiol 1993, 4(1) : 48-58.
32) Antzelevitch C, Nesterenko VV, Yan GX : Role of M cells in acquired long QT syndrome, U waves, and torsade de pointes. J Electrocardiol 1995, 28 Suppl : 131-138.
33) 橋口淑夫, 坂東重信：実験的 torsade de pointes の左室心内膜奮伝播様式に関する検討. 心電図 1989, 9：85.
34) 野田 誠, 櫻田春水, 岡崎英隆・他：Ⅲ群抗不整脈薬による torsades de pointes 発生例の電気生理学的検討. 臨床心臓電気生理 1995, 36：277.
35) DiSegni E, Klein HO, David D, et al : Overdrive pacing in quinidine syncope and other long QT-interval syndromes. Arch Intern Med 1980, 140(8) : 1036-1040.
36) 小野寺幸男, 小山滋豊, 小田島まなみ・他：ペースメーカー治療が奏効した Tordades de Pointes の 4 症例. 岩手県立病院医学会雑誌 1992, 32：72.
37) Tzivoni D, Keren A, Cohen AM, et al : Magnesium therapy for torsades de pointes. Am J Cardiol 1984, 53(4) : 528-530.
38) 西角彰良・他：Tordade de pointes に対する硫酸マグネシウムの実験的および臨床的有効性の検討. Jpn Circ J 1992, 56：390.
39) Kaplinsky E, Yahini JH, Barzilai J, et al : Quinidine syncope ; Report of a case successfully treated with lidocaine. Chest 1972, 62(6) : 764-766.
40) Choy AM, Lang CC, Chomsky DM, et al : Normalization of acquired QT prolongation in humans by intravenous potassium. Circulation 1997, 96(7) : 2149-2154.

41 Brugada 症候群

1. 定義・概念

　安静時心電図が右脚ブロック（不完全右脚ブロックを含む）と右側胸部誘導（V_1, V_2）でST上昇を呈する患者で多形性心室頻拍が発生する症例は以前より報告されていたが，特発性心室細動として分類されていた。1989年にLemeryら[1]が上記の安静時心電図の特徴を有する多形性心室頻拍患者6人をまとめて報告した。その後，Brugada[2]が詳細な電気生理学的検査（EPS[*1]）を行い，致死的不整脈を起こす新しい疾患であることを明らかにした。現時点では，① 特徴的な心電図を呈する，② 明らかな器質的心疾患を認めない，③ QT延長を伴わない多形性心室頻拍を起こす，以上の3点から診断している（図41-1）。このうち特徴的な心電図の定義が難しく，各施設により異なり統一されていないので，曖昧な症例も少なくない。以前，不完全右脚ブロックと解釈されていたQRS波の終末電位は，最近はJ波と命名されている。

2. 病因・発生機序

　Brugada症候群で起こる多形性心室頻拍の発生機序はリエントリーと考えられている。しかし，リエントリーを生じる不整脈基質に関しては，不応期のばらつき説と伝導遅延説があり意見が分かれている。

1）J波，ST上昇，多形性心室頻拍の発生機序（図41-2）

1 活動電位ばらつき説

　心室筋の心外膜側（特に右室）は心内膜側に比較して一過性外向き電流（Ito）が豊富に存在する。この電流は活動電位第1～2相にかけて流れ，活動電位ではこの時相にノッチを生じ，心電図ではQRS終末部にJ波と呼ばれる波形を生じる。また，Itoがさらに増加（虚血，低体温，Na^+チャネル遮断薬の投与）して活動電位のノッチが著明になると第2～3相にかけてのdomeが消失し，活動電位持続時間（APD[*2]）が著明に短縮する。この結果，心外膜側と心内膜側の電位差が著明となり，

[*1]EPS：electrophysiological study

[*2]APD：action potential duration

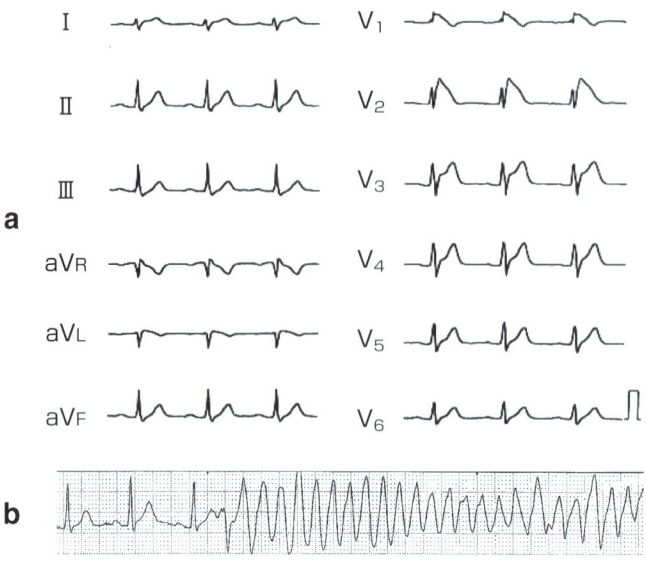

図 41-1 非発作時と発作時の心電図
a：体表面 12 誘導心電図。右側胸部誘導（$V_{1〜3}$）で非定型的右脚ブロックパターン（J 波）と著明な ST 上昇を認める。
b：夜間に生じた多形性心室頻拍。右側胸部誘導のモニター記録ではないため，ST 上昇はこのモニター記録では明らかでない。

ST 上昇が引き起こされる[3]。多形性心室頻拍は，上記の発生機序で発生した右室の心外膜側と心内膜側の APD の違いから不応期のばらつき（心外膜側の APD も単一ではなく，ばらついている可能性もある）が生じて，リエントリー（phase 2 reentry）が発生する[3]。

この活動電位ばらつき説は，① β 刺激により ST 上昇が減少する，② アセチルコリンにより ST 上昇が増幅する[4]などの自律神経修飾による ST レベルの変動を説明できる（イオンチャネルは自律神経の影響を受けやすい）。さらに，副交感神経の緊張をきたす夜間に心室細動が発生するなどの所見とも整合性がある。また，Na^+チャネル遮断薬による右側胸部誘導の ST レベルの増大は，この薬剤が心外膜側心筋の APD を著明に短縮することで説明される。活動電位ばらつき説は，Brugada 症候群の臨床的特徴をよく説明できるが，データとしての根拠は動物実験のモデルが主である。最近，実際の患者を対象とした EPS でこの説を支持する結果が報告された[5]。

2 伝導障害説

多くの Brugada 症候群患者においては，① 加算平均心電図で遅延電位が記録される（図 41-3），心室早期刺激で再現性をもって多形性心室頻拍が誘発される（図 41-4）ことにより，発生機序として伝導障害が関与するリエントリーを考えている専門医もいる。最近，筆者らは異常電位（伝導遅延？）が右室心外膜に限局して存在していることを右冠動脈の枝である conus 動脈から心腔内電位を記録して確認した（図 41-5）[6]。この異常電位は加算平均心電図の結果とよく対応している。しかし，右室心外膜に限局して認められる異常電位が，伝導障害または活動電位の異常によるものかは今後の検討が必要である。

2）病因

1 遺伝子異常

Brugada 症候群には家族性に発生する症例があるので，なんらかの遺伝子異常の関与が考えられていた。Chen らは Brugada 症候群の家系で心筋

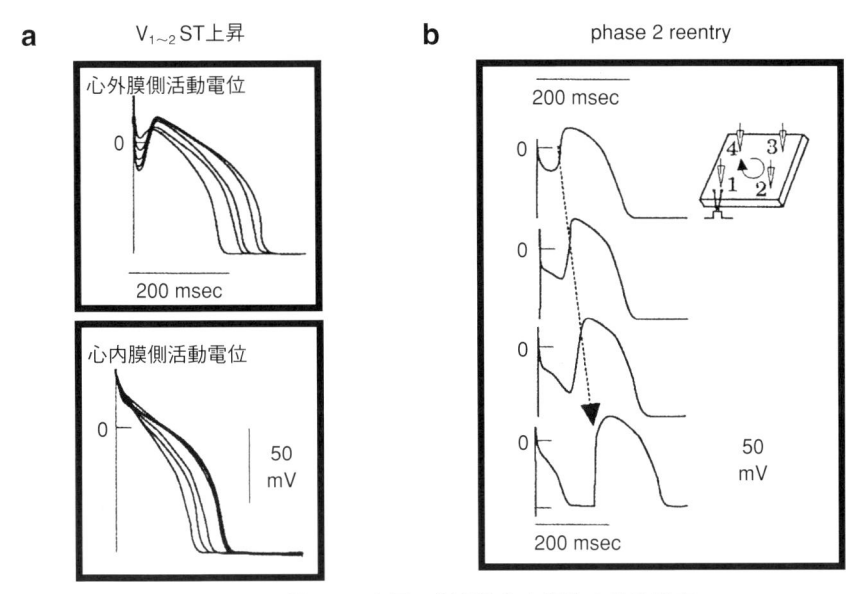

図41-2 J波，ST上昇，多形性心室頻拍の発生機序

a：右側胸部誘導のST上昇は心室の心内膜側と心外膜側の活動電位の差で説明される。
心外膜側活動電位は，心内膜側に比べ第1相のノッチが大きく，それに引き続く活動電位の波形の違いから，心外膜側と心内膜側の間に電位差を生じる。その結果，体表面心電図でJ波とそれに引き続くST上昇を認める。

b：多形性心室頻拍の発生は，phase 2 reentryにより説明される。
活動電位の差が著明となった場合，一方の興奮が不応期を脱した他方へ入り込むリエントリーが生じる。この図では心外膜側各部位での活動電位の差からphase 2 reentryが発生している。右室心外膜側の各部位で活動電位の形・持続時間が異なるのもBrugada症候群の特徴と考えられている。(Antzelevitch et al. Eup Heart J 2001, 22(5):356-63 より改変)

Na^+チャネル蛋白の遺伝子($SCN\ 5\ A$)の異常を報告した[7]。この心筋$SCN\ 5\ A$遺伝子の異常はNa^+チャネル遮断薬で悪化する臨床所見と整合性があるが，この$SCN\ 5\ A$遺伝子の異常が不応期ばらつき説または伝導障害説のいずれを支持するかは定かでない[8]。また，多くのBrugada症候群の患者では$SCN\ 5\ A$遺伝子異常を認めず，他の遺伝子異常の可能性も指摘されている。

〔注〕Na^+チャネル蛋白の遺伝子異常としては先天性QT延長症候群のLQT 3が知られているが，これとは変異部位も変異したイオンチャネルの機能も異なる。

2 右室心筋症

イタリア学派は，Brugada症候群と右室心筋症との関連性に注目している。突然死した患者でBrugada型心電図を有して13人のうち12人が剖検で右室心筋症であったと報告している[9,10]。ま た，最近，CTやMRIにより右室流出路の解剖学的異常を指摘する報告もある[11]。

3．診断

Brugadaら[12]が1998年にまとめた63人の報告によると男性に多く(男性56人，女性7人)，平均年齢は38歳，27人が突然死の家族歴を有していた。フィリピンではbangungut病，タイではlai tai病と呼ばれているが，わが国ではぽっくり病といわれていた夜間の突然死がこの病態である可能性がある。

1）臨床的特徴[12~14]

若年から中年で発症することが多く，また男性

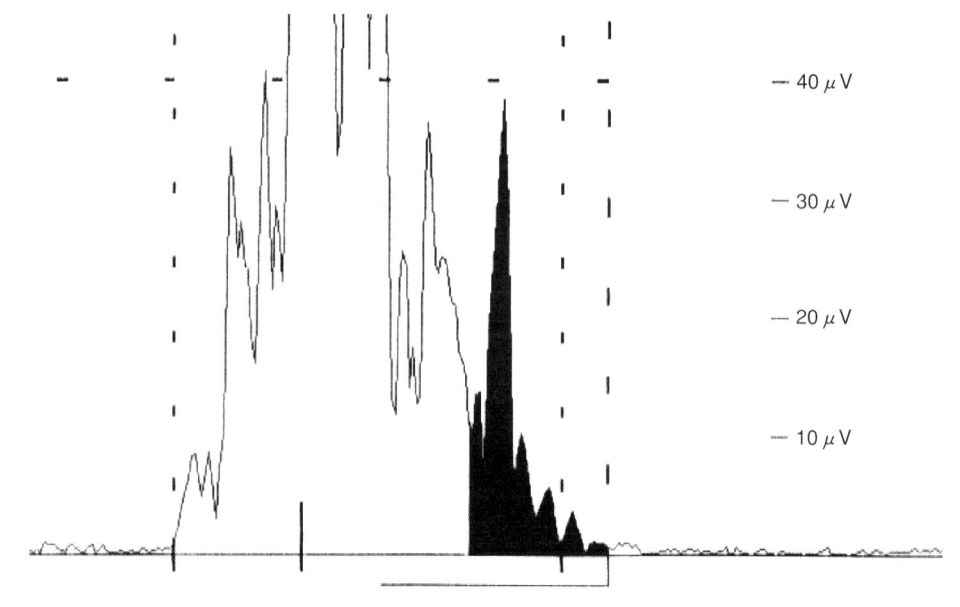

図 41-3 加算平均心電図
Last 40 msec＝12 μV，under 40 μV＝55 msec と遅延電位は陽性である。しかし，器質的心疾患に合併する心室頻拍と異なり，陽性が伝導遅延を意味しているとは限らない。

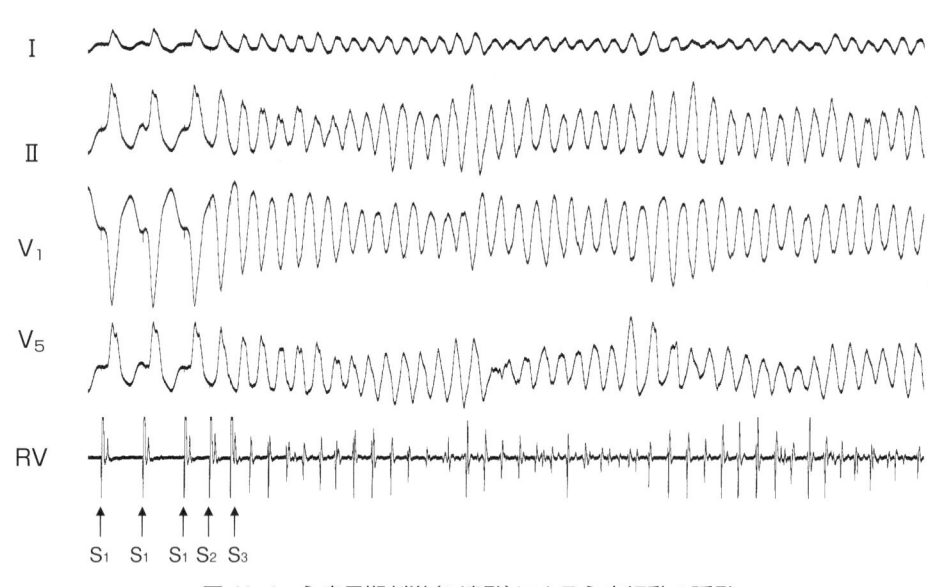

図 41-4 心室早期刺激（2 連発）による心室細動の誘発
右室流出路（RV）からの早期刺激（S_2，S_3）により心室細動が誘発されている。

に多い（男：女≧10：1）。家族歴を有するものが約 22% である。東南アジアで多く報告されており，ラオスでは 1,000 人に 1 人程度と報告されている。わが国における頻度は不明であるが，成人の 0.16～0.7% に Brugada 症候型の心電図を認める[15,16]）。

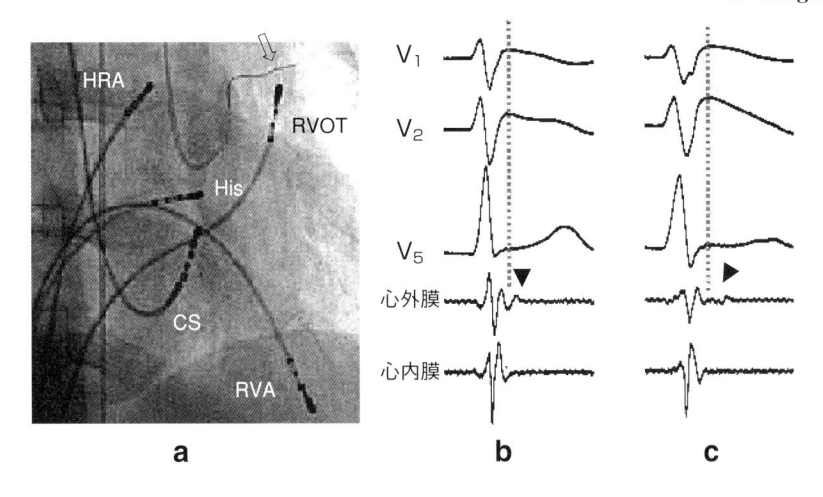

HRA：高位右房，His：ヒス束，CS：冠状静脈洞，RVA：右室心尖部，RVOT：右室流出路

図 41-5 右室流出路の心内膜側および心外膜側から記録された心腔内電位
a：右室流出路の心内膜側および心外膜側の電極の配置部位を示す（右前斜位 30°）。矢印は右冠動脈の枝である conus 動脈に挿入した電極カテーテル。
b：Na^+ チャネル遮断薬投与前
　心外膜側からの記録では QRS 波形を越えた異常電位が記録されている（▼）。一方，心内膜側からの電位には異常電位が記録されていない。
c：Na^+ チャネル遮断薬投与後
　心外膜側から記録された異常電位がより延長している（▼）。

2) 心電図の特徴

　安静時心電図で非典型的不完全右脚ブロック（QRS 終末部に J 波と呼ばれている波形）と $V_{1～3}$ の ST 上昇を認める（図 41-1a）。QT 間隔は正常範囲内であるが，PQ 間隔は軽度延長を示すことがある。ST 上昇のパターンとして coved 型と saddle back 型に分類されるが（図 41-6），通常 coved 型のほうが発作が起こりやすいと考えられている。最近，Wilde は coved 型を Type 1 とし，saddle back 型を ST 上昇の程度で Type 2（1 mm 以上）と Type 3（1 mm 未満）とする分類法を提案している[17]。しかし，ST 上昇のタイプも ST 上昇の程度と同様に日内変動，日差変動が起こるので絶対的な分類ではない（図 41-7）。

3) 負荷試験

　運動負荷や各種薬剤による負荷試験で ST レベ

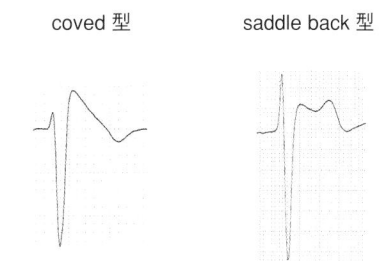

図 41-6 Brugada 症候群の心電図の特徴
右側胸部誘導（V_1 または V_2）の J 波および ST 上昇で診断する。saddle back 型（J 波から ST が一過性に低下しその後再上昇するパターン）と coved 型（J 波から ST がそのまま下降し T 波が逆転するパターン）の 2 つに分類される。J 波と ST 上昇の定量的な定義は各施設で異なっているが，一般的には，J 波は 0.2 mV 以上，ST 上昇（J 点から 80 msec）は 0.1 mV 以上としている施設が多い

ルは様々な変動を示す。運動負荷試験では，心拍数の増加とともに ST 上昇は減少する（図 41-8）。自律神経系を修飾する薬剤のうち，β 遮断薬および迷走神経刺激作用を有する薬剤では ST 上昇は

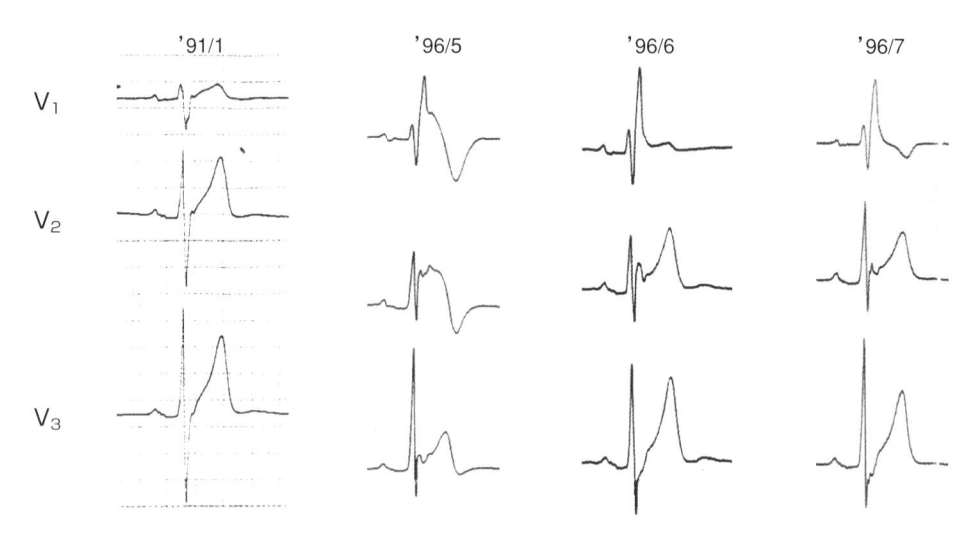

図 41-7 ST 上昇の日差変動
'91/1 の心電図では小さな J 波(V₁)を認めるが特長的な ST 上昇は明らかでなく，Brugada 型心電図と診断されない。'96/5 は，典型的な coved 型の Brugada 心電図である（右脚ブロックが隠れている可能性がある）。'96/6 では右脚ブロックパターンと ST 上昇を認めるが，coved 型ではない。'96/7 は，右脚ブロックパターンは変わらないが，ST 上昇の程度が少なくなっている。

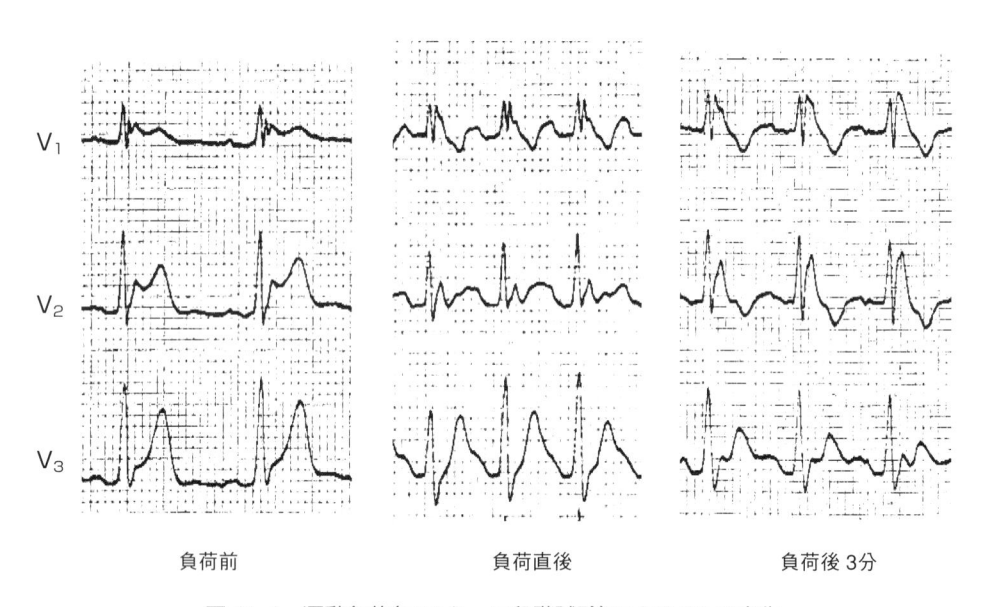

負荷前　　　　　　負荷直後　　　　　　負荷後3分

図 41-8　運動負荷(マスター二段階試験)による ST の変化
負荷前に認められる著明な ST 上昇(saddle back 型)は負荷直後には減少し，3 分後に再上昇し coved 型となっている。

増高し，β刺激薬および迷走神経遮断薬では ST 上昇の程度は減少する[18]（図 41-9）。イオンチャネルを修飾する薬剤では，Na^+ チャネル遮断作用を有する Vaughan Williams 分類の IA 群薬と IC 群薬は ST レベルを増加させる[19]。ST 上昇を誘発させる作用は IC 群薬が最も強く，時に IC 群薬で多形性心室頻拍・心室細動が誘発されることがある（図 41-10）。IA 群薬に関しては，ST 上昇を減少させ心室性不整脈の発生が抑制されたとする報告と，その逆の報告がみられる。これは，IA

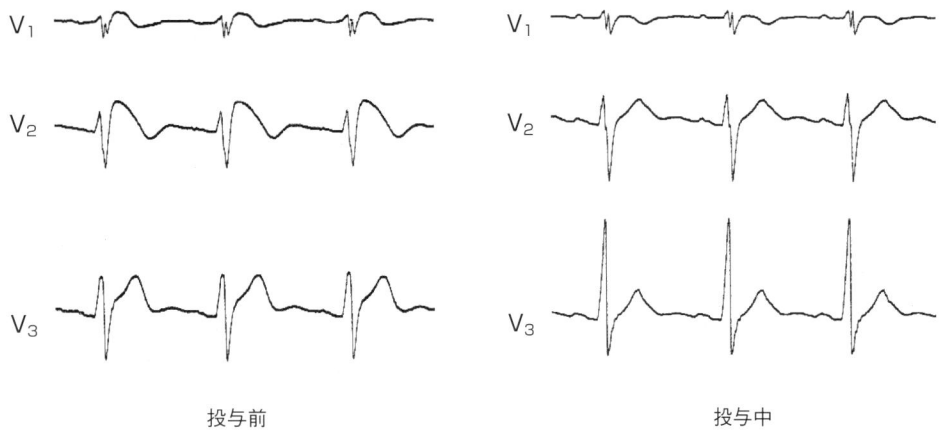

図 41-9 イソプロテレノール投与による ST の変化
典型的な coved 型 ST 上昇はイソプロテレノール投与で消失している。

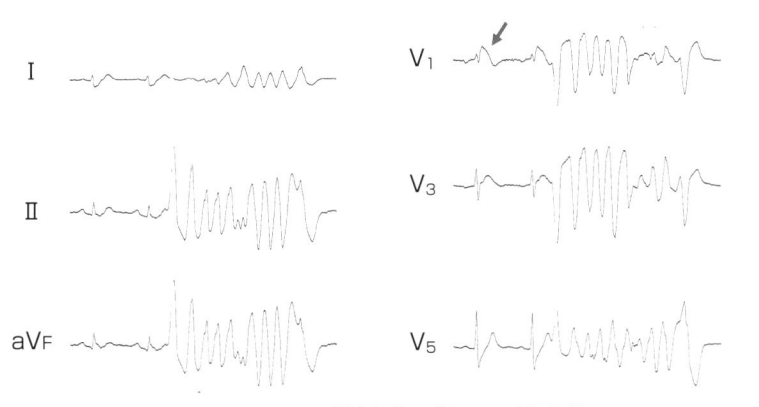

図 41-10 IC 群薬(ピルジカイニド)負荷
ピルジカイニド静注後に ST が著明に上昇し(矢印),多形性心室頻拍が発生している。

群薬は Ito 電流遮断作用を有しているので,この作用と Na^+ チャネル遮断作用の両者のバランスで結果が異なると考えられている。IA 群薬のうち,特に,キニジンは Ito 電流遮断作用が強いので J 波が消失し,発作が抑制されたとする報告ある[20]。

4)電気生理学的検査(EPS)

Brugada 症候群における EPS による心室細動・心室頻拍の誘発率は,70〜80%と報告されている[12]。また,Brugada 症候群患者 334 人を,心停止の既往のある患者:71 人,失神の既往がある患者:73 人,無症状の患者:190 人に分け,各々の群における EPS による心室細動・心室頻拍の誘発率を検討した結果では,心停止の既往のある患者は 83%,失神の既往がある患者は 63%,無症状の患者は 33% であった。

この結果から Brugada らは EPS による発作の誘発の有無により,発症や再発のリスクが高い患

者を同定できると考えている[21]。一方, Priori らは200人における EPS の結果を検討し, EPS による発作の誘発では発症や再発のリスクが高い患者を同定できないと考えている[22]。これらの施設間における結果の違いは, ① 各施設で刺激部位や方法が異なる, ② 誘発率に日差変動があるなどによると考えられる。実際, 筆者の施設で刺激部位別に誘発率を検討すると右室流出路の電気刺激で誘発される場合が多かった[23,24]。また, EPS 中に何回誘発を繰り返すかで誘発率が異なっていた。したがって, EPS による誘発試験の臨床的意義はまだ確立していないが, 心室刺激1～2連発で心室頻拍・心室細動が誘発される場合は, 心筋になんらかの電気的異常があると考えられる (通常, 正常心機能の健常者では2連発の早期刺激で心室細動が誘発されることは非常にまれである)。

また, 失神などの症状がある Brugada 型心電図を有する患者に対しては, 発作を誘発して症状との関連性を確かめる目的で EPS が施行されている。

5) 鑑別診断

心室細動を起こすすべての疾患が鑑別の対象となる。Brugada 症候群においても日差変動により ST 上昇を示さないときがあるので, 特発性心室細動と考えられる症例でも経時的に心電図を記録することが必要である。また Brugada 症候群と考えられていたもののなかに, 右室の拡大や脂肪浸潤を認めた報告もあり, 不整脈源性右室心筋症との類似性が論じられている[7～9]。

4. 治療

1) 発作時の治療

Brugada 症候群は一度発作が起こると短期間に再発することがあるので, 入院させて観察が必要である。発作を頻回に繰り返す場合はイソプロテレノール静注が有効である[25]。

2) 発作の予防

従来, 薬物療法として経験的に Vaughan Williams 分類のI群薬, β遮断薬, アミオダロンが用いられていたが, いずれの薬剤でも無治療の患者と死亡率が変わらないと報告されている。Brugada らの報告では, 約3年の経過で薬物療法群と無治療群の不整脈事故, 死亡率とも約30％にのぼり, 植込み型徐細動器 (ICD[*3]) を使用しない場合は極めて予後不良と考えられる[12,26]。最近, キニジンが再発予防に有効との報告があるが, まだ長期的な予防効果は不明である[20]。したがって, 多形性心室頻拍・心室細動や心停止を起こした患者には, ICD が第一選択となる (日本循環器学会合同研究班のガイドラインもクラスIに分類している)[27]。また典型的な Brugada 型心電図を有し, 失神発作の既往がある患者においても, EPS で多形性心室頻拍・心室細動が誘発され, 失神の原因として心室性頻拍性不整脈が考えられる場合は ICD の適応となる (表20-1, 170頁参照)。

一方, 無症状の患者の治療に関しては専門医の間で意見が分かれている。Brugada らは, 無症状の患者でも37か月の経過観察中に30％に不整脈事故が発生していることから, ICD 治療が必要と考えている (図41-11a)。一方, Eckardt らは無症状の場合は, 将来発作を起こす可能性は低いと報告している (図41-11b)。また, わが国に多い健診などで見つかる無症状で家族歴を有さない Brugada 型心電図波形を示す症例の予後は良好で突然死の発症は年間0.5％前後と報告されている[15,16]。予後に関する報告に大きな違いがあるので, Brugada 型心電図を有する無症状の者に ICD を植え込むべきかの判断基準は各施設で異なっている[21,22,26]。筆者の施設では家族歴, EPS, 薬物検査の結果からリスクを階層化して ICD を植え込むか否かを決めている (表41-1)[29]。レベルIV以上は多くの施設で ICD を植え込んでいるが, レベルIIIの患者に ICD を植え込むかは各施設で異なっている。筆者の経験では詳細な説明後に, 植

[*3]ICD : implantable cardioverter defibrillator

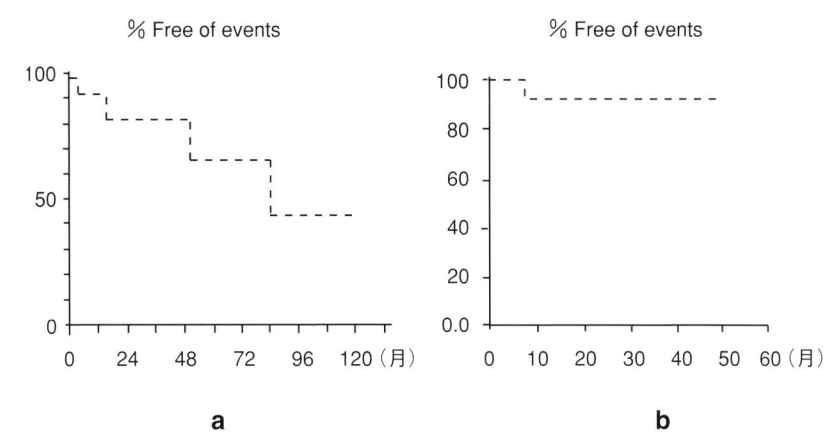

図 41-11　発作の既往がない Brugada 型心電図を示す患者(asymptomatic Brugada Syndrome)の予後
a：Brugada がまとめた結果〔文献 12) より引用〕
b：Eckardt がまとめた結果〔文献 28) より引用〕
Brugada の結果では asymptomatic Brugada syndrome の患者が将来発作を起こす可能性は高いが，Eckardt の結果では将来発作を起こす可能性は低い。

表 41-1　Brugada 型心電図を示す症例の階層化

レベルⅠ：Na^+ チャネル遮断薬で ST 上昇が起こらない。
レベルⅡ：Na^+ チャネル遮断薬で ST 上昇が増強する。
Ⅱa：心室性不整脈が誘発されない。
Ⅱb：心室性不整脈が誘発される。
レベルⅢ：電気生理学的検査で多形性心室頻拍ないし心室細動が誘発される。
レベルⅣ：突然死の家族歴または遺伝子異常を有する。
レベルⅤ：失神や多形性心室頻拍，心室細動の既往がある。

*レベルが高いほど発作を起こす危険度が高いと考えられる。

え込みを希望するレベルⅢの患者は約 1/2 である。この方法で ICD の植え込みを決定するのが適切か否かは大規模かつ長期的な経過観察が必要である。

● 文献
1) Lemery R, Brugada P, Della Bella P, et al：Ventricular fibrillation in six adults without overt heart disease. J Am Coll Cardiol 1989, 13(4)：911-916.
2) Brugada P, Brugada J：Right bundle branch block, persistent ST segment elevation and sudden cardiac death；A distinct clinical and electrocardiographic syndrome. A multicenter report. J Am Coll Cardiol 1992, 20(6)：1391-1396.
3) Antzelevitch C：The Brugada syndrome. J Cardiovasc Electrophysiol 1998, 9(5)：513-516.
4) Kasanuki H, Ohnishi S, Ohtuka M, et al：Idiopathic ventricular fibrillation induced with vagal activity in patients without obvious heart disease. Circulation 1997, 95(9)：2277-2285.
5) Kurita T, Shimizu W, Inagaki M, et al：The electrophysiologic mechanism of ST-segment elevation in Brugada syndrome. J Am Coll Cardiol 2002, 40(2)：330-334.
6) Nagase S, Kusano KF, Morita H, et al：Epicardial electrogram of the right ventricular outflow tract in patients with the Brugada syndrome；Using the epicardial lead. J Am Coll Cardiol 2002, 39(12)：1992-1995.
7) Chen Q, Kirsch GE, Zhang D, et al：Genetic basis and molecular mechanism for idiopathic ventricular fibrillation. Nature 1998, 392(6673)：293-296.
8) 佐々木孝治, 蒔田直昌, 北畠 顕：Brugada 症候群─遺

伝子異常と発生機序．杉本恒明(監)，井上　博(編)：不整脈 2001．メディカルレビュー 2001, pp130-138.

9) Corrado D, Basso C, Buja G, et al：Right bundle branch block, right precordial ST-segment elevation, and sudden death in young people. Circulation 2001, 103(5)：710-717.

10) Ohe T：Idiopathic ventricular fibrillation of the Brugada type；An atypical form of arrhythmogenic right ventricular cardiomyopathy? Intern Med 1996, 35(8)：595.

11) Takagi M, Aihara N, Kuribayashi S, et al：Localized right ventricular morphological abnormalities detected by electron-beam computed tomography represent arrhythmogenic substrates in patients with the Brugada syndrome. Eur Heart J 2001, 22(12)：1032-1041.

12) Brugada J, Brugada R, Brugada P：Right bundle-branch block and ST-segment elevation in leads V_1 through V_3；A marker for sudden death in patients without demonstrable structural heart disease. Circulation 1998, 97(5)：457-460.

13) 森田　宏，小川愛子，大江　透：チャネル異常による致死的不整脈とは(QT 延長症候群，Brugada 症候群)．Heart View 2002, 6：42.

14) 相原直彦，大江　透，松久茂久雄・他：特発性心室細動の臨床および電気生理学的特徴．心臓 1990, 22 (Suppl-12)：80.

15) Matsuo K, Akahoshi M, Nakashima E, et al：The prevalence, incidence and prognostic value of the Brugada-type electrocardiogram；A population-based study of four decades. J Am Coll Cardiol 2001, 38(3)：765-770.

16) Atarashi H, Ogawa S, Harumi K, et al：Three-year follow-up of patients with right bundle branch block and ST segment elevation in the right precordial leads；Japanese Registry of Brugada Syndrome. Idiopathic ventricular fibrillation investigators. J Am Coll Cardiol 2001, 37(7)：1916-1920.

17) Wilde AA, Antzelevitch C, Borggrefe M, et al：Proposed diagnostic criteria for the Brugada syndrome. Eur Heart J 2002, 23(21)：1648-1654.

18) Miyazaki T, Mitamura H, Miyoshi S, et al：Autonomic and antiarrhythmic drug modulation of ST segment elevation in patients with Brugada syndrome. J Am Coll Cardiol 1996, 27(5)：1061-1070.

19) Fujiki A, Usui M, Nagasawa H, et al：ST segment elevation in the right precordial leads induced with class I C antiarrhythmic drugs；Insight into the mechanism of Brugada syndrome. J Cardiovasc Electrophysiol 1999, 10 (2)：214-218.

20) Hermida JS, Denjoy I, Clerc J, et al：Hydroquinidine therapy in Brugada syndrome. J Am Coll Cardiol 2004, 43(10)：1853-1860.

21) Brugada J, Brugada R, Antzelevitch C, et al：Long-term follow-up of individuals with the electrocardiographic pattern of right bundle-branch block and ST-segment elevation in precordial leads V_1 to V_3. Circulation 2002, 105(1)：73-78.

22) Priori SG, Napolitano C, Gasparini M, et al：Natural history of Brugada syndrome；Insights for risk stratification and management. Circulation 2002, 105(11)：1342-1347.

23) 松田直樹：Brugada 症候群—電気生理検査の意義と治療．杉本恒明(監)，井上　博(編)：不整脈 2001．メディカルレビュー社，2001, pp139-151.

24) 大江　透，相原直彦，栗田隆志・他：特発性心室細動の臨床的および電気生理学的特徴．心臓 1995, 27：343.

25) Watanabe A, Fukushima Kusano K, Morita H, et al：Low-dose isoproterenol for repetitive ventricular arrhythmia in patients with Brugada syndrome. Eur Heart J 2006, 27(13)：1579-1583.

26) Priori SG, Napolitano C, Gasparini M, et al：Clinical and genetic heterogeneity of right bundle branch block and ST-segment elevation syndrome；A prospective evaluation of 52 families. Circulation 2000, 102(20)：2509-2515.

27) 不整脈の非薬物治療ガイドライン．植込み型除細動器．循環器病の診断と治療に関するガイドライン (1999-2000 年度合同研究班報告)．Jpn Circ J 2001, 65 (Suppl-Ⅴ)：1172-1175.

28) Eckardt L, Probst V, Smits JP, et al：Long-term prognosis of individuals with right precordial ST-segment-elevation Brugada syndrome. Circulation 2005, 111(3)：257-263.

29) Takenaka S, Kusano KF, Hisamatsu K, et al：Relatively benign clinical course in asymptomatic patients with Brugada-type electrocardiogram without family history of sudden death. J Cardiovasc Electrophysiol 2001, 12 (1)：2-6.

42 カテコラミン誘発多形性心室頻拍

1．歴史・概念

　QT延長を認めず，また明らかな心疾患を認めない，ストレスや感情の高まりで多形性心室頻拍を起こす特殊な不整脈患者は20年前から報告されている。この心室頻拍は torsade de pointes のように QRS 波形が捻れるようなパターンを示さず，数種類の QRS 波形が混在する頻拍である（図42-1）。この特異な特発性心室頻拍は二方向性頻拍，失神心室頻拍，多源性心室頻拍などと様々な異なった名前で報告されている。Leenhardt らは自ら経験したこのタイプの小児21人を報告し，カテコラミン誘発多形性心室頻拍と命名した[1]。最近では，この頻拍は運動や興奮で誘発されることにより，カテコラミン誘発多形性心室頻拍と呼ぶ専門医が多い。わが国では川出らは QT 延長を認めない小児の特発性心室頻拍で突然死した5人のうち3人がカテコラミン誘発多形性心室頻拍であったと報告し，この頻拍の危険性を強調した[2]。

2．病因・発生機序

　カテコラミン誘発多形性心室頻拍の発生機序を検討した報告は少ない。興奮，運動，イソプロテレノールで発作が誘発されカテコラミンが関与していることは明らかである。しかし，血中および尿中のカテコラミンは正常であるため，心臓各部位（心房，接合部，心室）のカテコラミンに対する感受性が高まっていることが原因と考えられる。運動や感情の高まりで発作が誘発されることから，先天性 QT 延長症候群の LQT1 との関連性が示唆される（39章：先天性 QT 延長症候群，361頁参照）。しかし，頻拍時の QRS 波形は先天性 QT 延長症候群では torsade de pointes 形を呈するが，カテコラミン誘発多形性心室頻拍は二方向性や数種類の QRS 波形が混在するパターンを呈する（図42-1，2a）。また，先天性 QT 延長症候群では，心室に限局して興奮性が高まっているのに対して，カテコラミン誘発多形性心室頻拍では心室のみならず，接合部，心房の興奮性が高まっている（図42-2b）。これは，ジギタリス中毒時に発生する頻拍に類似している。

　最近，このタイプの多形性心室頻拍における遺伝子の異常が報告されている。常染色体優性遺伝

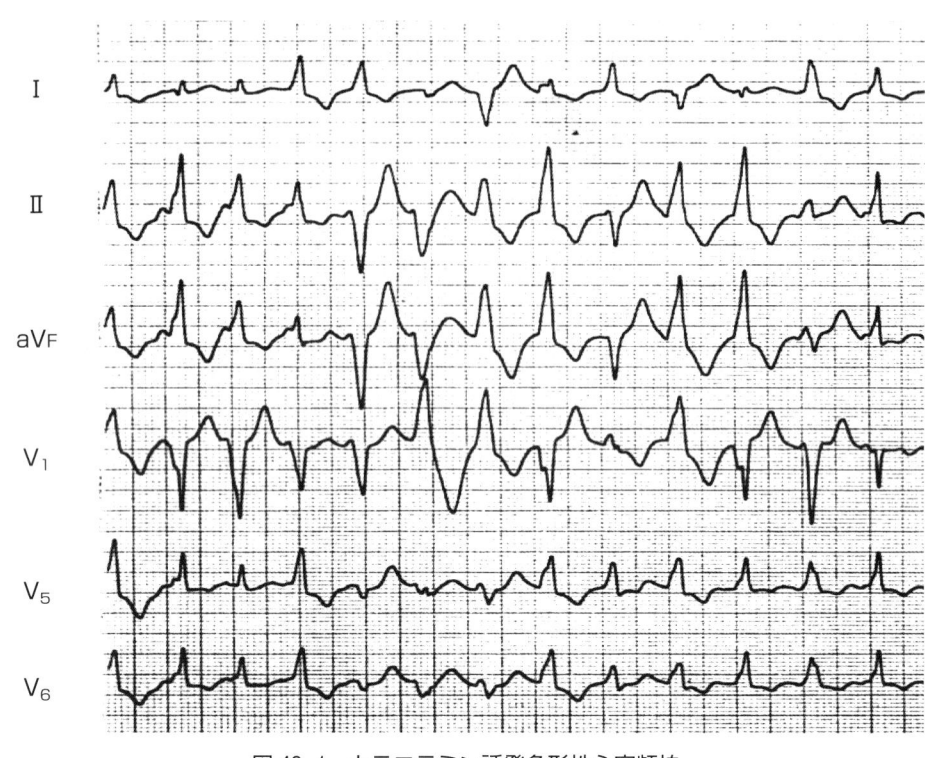

図 42-1 カテコラミン誘発多形性心室頻拍
3 種類以上の QRS 波形を認める。このことから多源性心室頻拍とも呼ばれる。

の家系からは，サルコレンマからのカルシウム放出をコントロールするリアノジン受容体の遺伝子変異が報告され[3]，次に常染色体劣性遺伝の家系から calsequestrin 2 遺伝子のミスセンス変異が報告された[4]。

3．診断

1）臨床的特徴

Leenhardt ら[1]の報告によると，失神の発症年齢は平均 7.8±4 歳で，てんかんとして治療されていた患者が多く，診断が確定した年齢は平均 9.9±4 歳であった。男性 12 人，女性 9 人で性差なく，多形性心室頻拍は運動や感情の高まりにより出現した。突然死の家族歴が 30％に認められ，平均 7 年間の経過中に 2 人が突然死した。安静時心電図の補正 QT 間隔（QTc）は全例 0.44 sec 以下でそのうち 10 人は 0.40 sec 以下であった。また，全例で徐脈傾向がみられ，日中の心拍数が 60/分以下の症例は 12 人であった。発作時心電図の特徴は運動やストレスにより洞調律から接合部調律，多源性心室期外収縮の頻発から心室頻拍へと移行する。頻拍は心房頻拍，接合部頻拍，心室頻拍が混在し二方向性頻拍を呈することが多い（図 42-2）。臨床的特徴は先天性 QT 延長症候群（特に，LQT 1）の特徴と酷似している。しかも，カテコラミン誘発多形性心室頻拍の報告例には運動時やイソプロテレノール投与で QT 間隔が延長したり，U 波が増大している症例も含まれている。この点に注目して Leenhardt らは，先天性 QT 延長症候群とカテコラミン誘発多形心室頻拍の中間型を 5 人報告している。

2）電気生理学的検討

カテコラミン誘発多形性心室頻拍に対する電気

図42-2 カテコラミン誘発多形性心室頻拍
a：心室期外収縮と二方向性心室頻拍(棒線の部位)を認める
b：二方向性心室頻拍に続いて接合部頻拍(＊)を認める。

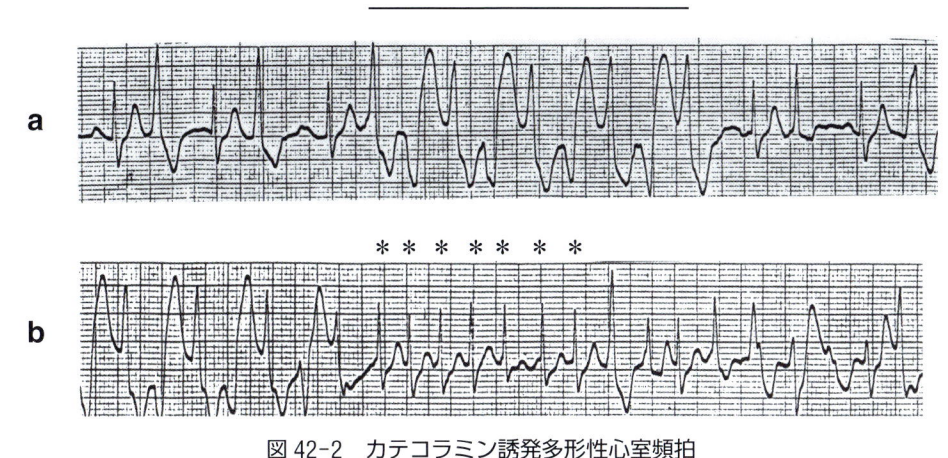

生理学的検討の報告は少ない。筆者の経験では，この頻拍は心房ペーシングや心室ペーシングで誘発され，イソプロテレノール投与でペーシングを行うと誘発される率がさらに高くなる[5]。ペーシング，イソプロテレノール，運動に対する反応を考慮すると発生機序として遅延後脱分極が考えられるが，直接的な証明法は単相性活動電位(MAP[*1])による遅延後脱分極の記録である。筆者の施設で行ったMAP記録で，1人の患者で遅延後脱分極様のhumpが記録されたが，今後の確認が必要である。また，筆者らは運動負荷，心房ペーシング，およびイソプロテレノール投与に対するQTc変化を検討したが，運動負荷とイソプロテレノール負荷ではQTcは延長し，TU波の異常も著明となった[5]。一方，心房ペーシング負荷ではQTcは軽度延長したのみであった。これらの結果は，細胞内カルシウム増加が不整脈発生に関与している可能性が示唆される。

4．治療

運動や精神的興奮が誘因となるので，β遮断薬を経験的に投与している施設が多い。β遮断薬の急性効果は，投与前後の運動負荷試験で不整脈が消失または改善することでその有効性を確かめることができる。しかし，長期的な有効性は確かではなく，β遮断薬投与中にも突然死が報告されている。筆者らの経験でもβ遮断薬投与中にもかかわらず約30％の患者が突然死している。最近，筆者らはβ遮断薬に加えてCa^{2+}拮抗薬を投与している。この2薬剤併用の急性効果は，β遮断薬単剤より有効であることが確かめられている(図10-5，77頁参照)。しかし，この併用が本当に長期予後を改善するかはいまだ不明である。したがって，現時点で最も確実な治療法は植込み型除細動器(ICD[*2])である。この疾患に関するヨーロッパ心臓病学会の提言は，心室細動を生じた患者にはICDとβ遮断薬の併用を奨励している[6]。

文献

1) Leenhardt A, Lucet V, Denjoy I, et al：Catecholaminergic polymorphic ventricular tachycardia in children. A 7-year follow-up of 21 patients. Circulation 1995, 91(5)：1512-1519.
2) 川出麻由美，新垣義夫，黒嵩健一・他：突然死またはニアミスを来たした小児期心室頻拍の5例．IRYO 1995, 46：611.
3) Priori SG, Napolitano C, Tiso N, et al：Mutations in the cardiac ryanodine receptor gene(hRyR2) underlie catecholaminergic polymorphic ventricular tachycardia.

[*1]MAP：monophasic action potential

[*2]ICD：implantable cardioverter defibrillator

Circulation 2001, 103(2) : 196-200.
4) Lahat H, Eldar M, Levy-Nissenbaum E, et al : Autosomal recessive catecholamine- or exercise-induced polymorphic ventricular tachycardia ; Clinical features and assignment of the disease gene to chromosome 1p13-21. Circulation 2001, 103(23) : 2822-2827.
5) 大江 透, 相原直彦, 栗田孝志・他：特発性心室細動の臨床的および電気生理学的特徴. 心臓 1995, 27：343.
6) Priori SG, Aliot E, Blomstrom-Lundqvist C, et al : Task force on sudden cardiac death of the European Society of Cardiology. Eur Heart J 2001, 22(16) : 1374-1450.

43 特発性多形性心室頻拍

1. 歴史・概念

　1969年にLedwighは短い連結期(R on T)の期外収縮で誘発される特発性心室細動[*1]の症例を報告をした[1]。その際に，文献検索を行い過去に発表された特発性多形性心室頻拍(特発性心室細動[*2])8人のうち4人が短い連結期(R on T)の期外収縮から多形性心室頻拍が惹起されるタイプであったと指摘している。また，Leenhardtら[2]は，1972～1991年の間にフランスのLariboisiere病院で自らが経験した同様のタイプの特発性多形性心室頻拍14人をまとめた。これらの心室頻拍の特徴は，①短い連結期の心室期外収縮(連結期<300 msec)から発生する，②torsade de pointes様波形を呈する，である(図43-1)。Leenhardtこの特異な心室頻拍を"短い連結期の心室期外収縮から発生するtorsade de pointesの一亜型"と命名した。このタイプの特発性多形性心室頻拍の症例報告はわが国でも散見され，相原ら[3]は国立循環器病センターで経験した4人をまとめて発表している。

　最近，明らかな器質的心疾患を認めず，心電図でBrugada症候群，QT延長症候群，カテコラミン誘発多形性心室頻拍，WPW症候群の特徴を有さない患者で多形性心室頻拍・心室細動を発生する患者を，特発性多形性心室頻拍・心室細動と呼ぶようなってきた[4～6]。その意味で，Leenhardtら[1]が提唱したshort-coupled variant of torsade de pointesは，今日でいう特発性多形性心室頻拍に分類されると考えられる。

2. 診断

1) 臨床的特徴

1 Short-coupled variant of torsade de pointes

　Leenhardtら[2]のまとめた14人のshort-coupled variant of torsade de pointesの臨床的特徴は，年齢は平均34.6±10歳で，男性7人，女性7人であった。全例で失神発作が初発症状であり，4人が突然死の家族歴を有し，そのうち2人は感情の高まりが誘因で，1人は運動中に発作を起こした。QT時間は全例正常でTU波形の異常も認めなかった。イソプロテレノール投与や運動負荷ではQT間隔は延長せず，またTU波形にも異常な変化は認められなかった。運動負荷では9人中2人に連

[*1] idiopathic recurrent ventricular fibrillation
[*2] 特発性多形性心室頻拍と特発性心室細動は同意義に用いられることが多い。

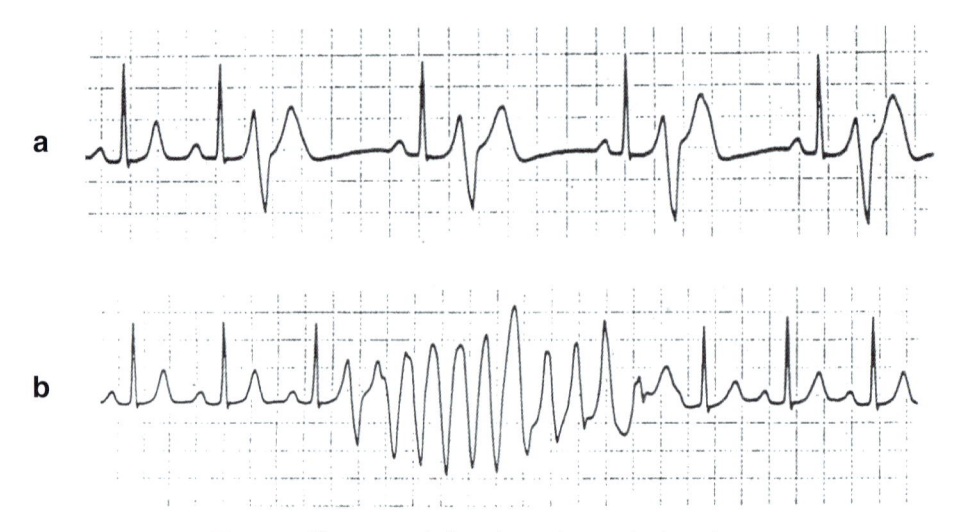

図 43-1 Short-coupled variant of torsade de pointes
a：非発作時のモニター。短い連結期の心室期外収縮（R on T）を認める。
b：発作時のモニター。短い連結期の心室期外収縮（R on T）から多形性心室頻拍が発生している。
　QT 間隔は正常である。

結期の短い心室期外収縮が出現し，ホルター心電図の解析では心室期外収縮は日中に多かった。発作を誘発する連結期の短い心室期外収縮の波形は，9 人が左脚ブロック・左軸偏位で，他の 5 人は右脚ブロックや右軸偏位を呈していた。施行した 5 人の加算平均心電図では異常を認めなかった。7 年間の経過観察中に 5 人が死亡，うち 4 人が突然死であった。

国立循環器病センター[3)]でまとめたこのタイプの特発性多形性心室頻拍では，臨床的特徴は Leenhardt らの報告と性別以外（国立循環器病センターの症例は 7 人で全例女性）はほぼ同じであった。年齢は 25～62 歳で，安静時の心電図では QRS 波形の異常，QT 延長を認めなかった。イソプロテレノール投与や運動負荷では QT 間隔の異常延長はなかった。発作時の心電図では連結期が短い（通常 250 msec 以下）R on T 型の心室期外収縮を認め，多形性心室頻拍の発作はこの連結期の短い心室期外収縮に引き続き起こっていた。また，3 人の患者では発作直前に下痢をし，発作時のカリウムは低めであった。

2 Short-coupled variant of torsade de pointes 以外の特発性多形性心室頻拍

突然死のうち器質的心疾患を有さない患者は 5％前後と考えられている。これらの多くは Brugada 症候群，QT 延長症候群，カテコラミン誘発多形性心室頻拍，short-coupled variant of torsade de pointes および WPW 症候群である。その他の原因不明で多形性心室頻拍を起こす場合を，狭義の特発性多形性心室頻拍と定義される。しかし，この疾患が上記の多形性心室頻拍と本質的に異なる疾患であるか否かは明らかにされていない。わが国でも相澤らは心電図に著明な J 波（Brugada 型心電図とは異なる）を認める特発性多形性心室頻拍患者を報告し，突然死を起こす電気的異常の疾患として注目されている[6)]。

2）電気生理学的検査（EPS）

Leenhardt は，特発性多形性心室頻拍のうちの short-coupled variant of torsade de pointes の病態を有する 14 人に電気的誘発を試みた[2)]。1 人は 2 連発で torsade de pointes が，1 人は 3 連発で心室細動が誘発され，他の 12 人では誘発されなかった。国立循環器病センターで施行した 7 人では右

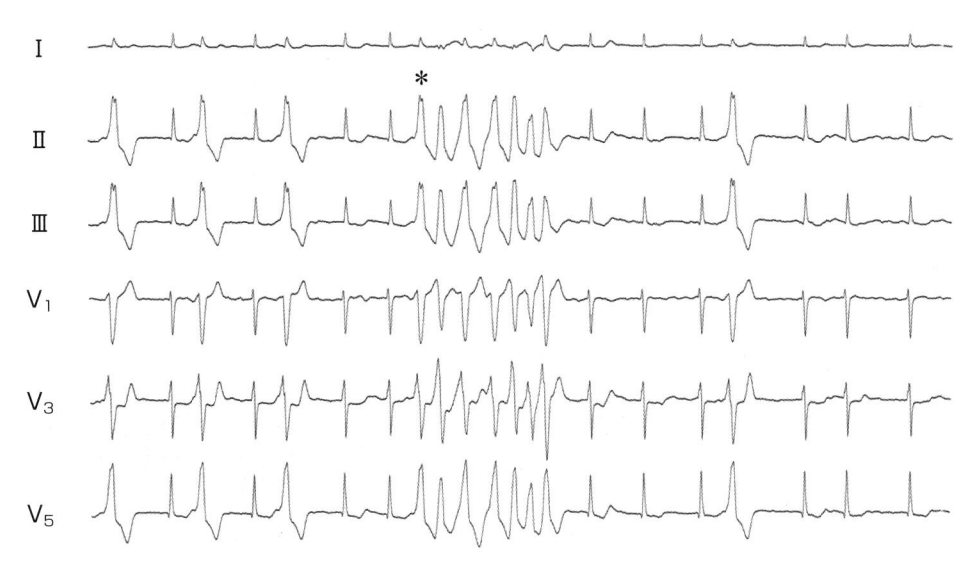

図43-2 多形性心室頻拍を誘発する心室期外収縮に対するカテーテルアブレーション
心室期外収縮が多発しているが，時に多形性心室頻拍を誘発している。
心室期外収縮の発生起源は右室流出路で，その部位でのアブレーションにより心室期外収縮と多形性心室頻拍の両方が消失した。この症例は，その後5年間心室性不整脈が再発していない。
（＊）は多形性心室頻拍を誘発している心室期外収縮。

室，左室の各部位での心腔内電位図では fragmentation や delayed potential は記録されなかった。また，発作が治まっている時期での心室細動誘発試験ではいずれの症例でも誘発されなかった。江森らが報告した short-coupled variant of torsade de pointes 症例では，単相性活動電位（MAP[*3]）の記録（心室期外収縮部位）で早期後脱分極や遅延後脱分極など形態的異常は認めなかったが，他の部位に比べて MAP 持続時間が異常に短縮していた。したがって，心室全体としての MAP 持続時間のばらつきが増加していた。また，この不応期が短縮している部位からは，単発刺激で多形性心室頻拍が誘発されたが，他の部位からの刺激では誘発されなかった[7]。最近，この頻拍とプルキンエ線維電位の関連を示唆する電気生理学的所見が注目されているが，発生機序との結びつきは今のところ不明である[8]。

3．治療

抗不整脈薬の効果は不明で，心室細動に移行する症例や失神を繰り返す患者には，植込み型除細動器（ICD[*4]）が最も確実である。最近，Haissaguerre らは，特発性多形性心室頻拍（Haissaguerre らはこのタイプの心室頻拍を心室細動に分類している）を有する患者で，頻拍の第1拍目の発生部位を同定した。10人が左室中隔，5人が右室前壁，4人が左室・右室の両室，4人が右室流出路起源であった[8]。この多形性心室頻拍の第1拍目の発生部位に対してカテーテルアブレーションを施行し，心室頻拍が消失したと報告した[8]。また，右室流出路以外が発生起源の症例では，アブレーション成功部位でプルキンエ線維電位が QRS 波形に先行して記録され，頻拍に関与していると考

[*3]MAP：monophasic action potential　　[*4]ICD：implantable cardioverter defibrillator

えられている[8]。他の施設からも多形性心室頻拍に対するカテーテルアブレーションの成功例と再発例の両方が報告されいる(図43-2)[9]。この方法が長期的に有効か否かは今後の検討が必要である。

● 文献

1) Ledwich JR, Fay JE：Idiopathic recurrent ventricular fibrillation. Am J Cardiol 1969, 24(2)：255-258.
2) Leenhardt A, Glaser E, Burguera M, et al：Short-coupled variant of torsade de pointes. A new electrocardiographic entity in the spectrum of idiopathic ventricular tachyarrhythmias. Circulation 1994, 89(1)：206-215.
3) 相原直彦, 大江 透, 栗田隆志・他：著明な QT 延長を認めない特発性多形性心室頻拍の女性 4 症例. 心臓 1991, 23(特別号3)：74.
4) Wever EF, Robles de Medina EO：Sudden death in patients without structural heart disease. J Am Coll Cardiol 2004, 43(7)：1137-1144.
5) Survivors of out-of-hospital cardiac arrest with apparently normal heart. Need for definition and standardized clinical evaluation. Consensus statement of the joint steering committees of the unexplained cardiac arrest registry of Europe and of the idiopathic ventricular fibrillation registry of the United States. Circulation 1997, 95(1)：265-272.
6) Aizawa Y, Tamura M, Chinushi M, et al：Idiopathic ventricular fibrillation and bradycardia-dependent intraventricular block. Am Heart J 1993, 126(6)：1473-1474.
7) Emori T, Ohe T, Shimomura K：Monophasic action potentials in a patient with multiform ventricular tachycardia without QT prolongation. Br Heart J 1993, 69(4)：356-358.
8) Haissaguerre M, Shoda M, Jais P, et al：Mapping and ablation of idiopathic ventricular fibrillation. Circulation 2002, 106(8)：962-967.
9) Kusano KF, Yamamoto M, Emori T, et al：Successful catheter ablation in a patient with polymorphic ventricular tachycardia. J Cardiovasc Electrophysiol 2000, 11(6)：682-685.

44 虚血・心不全に合併する非持続性心室頻拍

1. 概念

急性心筋梗塞,狭心症,心筋炎,甲状腺機能亢進,薬剤の副作用,低酸素,ショック,心不全時に心室頻拍が発生することがある。通常,QT延長を伴わないが心拍数の速い場合は,多形性を呈することがあり心室細動に移行しやすいので,心室細動の前駆的不整脈と考えられている[1]。

なお,心機能低下に伴う非持続性心室頻拍に関しては"第37章:器質的心疾患に合併する非持続性単形性心室頻拍"で述べるので,ここでは心不全の急性増悪に伴う場合に限定する。

2. 発生機序

心筋虚血に伴って起こる心室頻拍は,広範囲な虚血で起こることが多い(図44-1)。心筋虚血が起こると,細胞外カリウムの増加,心筋細胞内ATP[*1]の枯渇,細胞内カルシウム濃度の上昇,虚血性代謝産物の蓄積(リゾシン脂質,長鎖アシルカルニチン),カテコラミンの上昇,アシドーシス,活性酸素の増加など種々の生化学的変化が起こる。これらが複雑に関与して,心筋の伝導遅延,不応期のばらつきが生じる。発作の発生機序は,虚血と非虚血部位の境で生じる心筋内リエントリーによると考えられている。虚血が関与した多形性心室頻拍は特に心室細動に移行しやすい。

また,慢性虚血性心疾患,心筋症,弁膜症などの患者では,虚血のほかに心不全,交感神経活性の亢進,電解質異常など一過性の因子により電気的異常が発生し,心室頻拍が起こると考えられる(図44-2)。まれに,急性心筋梗塞時にQT延長を伴って多形性心室頻拍が発生することがある[2]。

虚血再灌流時に心室頻拍が発生することが報告されている。虚血部に蓄積された虚血性有毒物質が他の部位に流出し,その結果心臓各部位で伝導速度と不応期のばらつきが生じ,リエントリーの不整脈が発生すると考えられている。

3. 治療

心筋梗塞・心筋虚血,心不全に合併して発生する心室頻拍の治療は,虚血の改善や全身状態の改善が最も重要である(図44-2)。

虚血が改善できない状態や,改善するまでの間に予防的に投与する薬剤としては,リドカインや

[*1] ATP: adenosine triphosphate

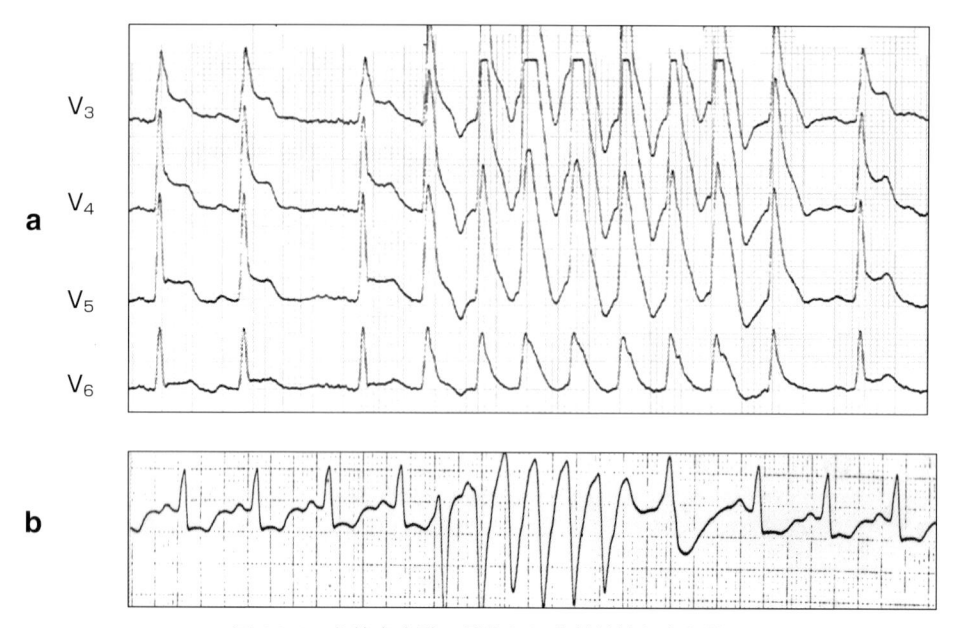

図44-1 心筋虚血時に発生した非持続性心室頻拍
a：異型狭心症。胸痛時に$V_{3\sim6}$誘導でST上昇を認め，速い心室頻拍(220/分)が発生している。
b：労作時狭心症。労作時のモニターでST下降を認め，速い心室頻拍(240/分)が発生している。

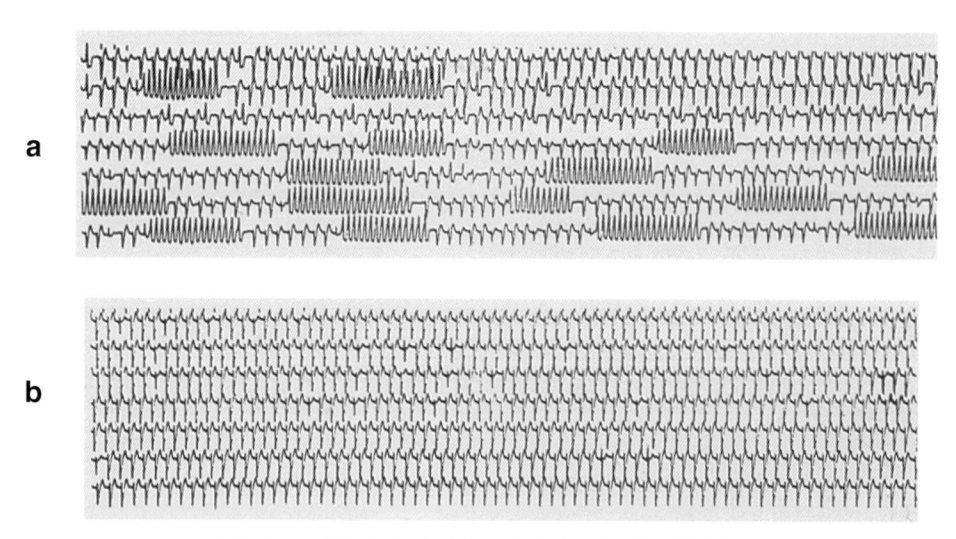

図44-2 心不全に伴って発生した非持続性心室頻拍
a：心不全時に非持続性単形性心室頻拍が頻回に発生している。
b：心不全時に認められた心室頻拍は，心不全が軽快すると抗不整脈薬なしで消失した。

プロカインアミドなどの Vaughan Williams 分類のI群薬の静注を用いるが無効なことが多い。アミオダロン静注が最も有効であるが[3]わが国（2006年）ではアミオダロン静注が保険適用外なので，ニフェカラントを投与する施設が多い。また，心筋梗塞・心筋虚血で起こる心室頻拍に硫酸マグネシウム静注が有効との報告があるが[4]，最近の大規模臨床試験でその予防的投与の有効性に関しては疑問視されている[5]。

急性心筋梗塞，狭心症で心室頻拍を合併した患者は，虚血を改善しても長期的に突然死が多く植込み型除細動器（ICD[*2]）を考慮すべきであるとの報告があるが[6]，一般的には適応となっていない。

● 文献

1) Wolfe CL, Nibley C, Bhandari A, et al：Polymorphous ventricular tachycardia associated with acute myocardial infarction. Circulation 1991, 84(4)：1543-1551.
2) Halkin A, Roth A, Lurie I, et al：Pause-dependent torsade de pointes following acute myocardial infarction；A variant of the acquired long QT syndrome. J Am Coll Cardiol 2001, 38(4)：1168-1174.
3) Nguyen PT, Scheinman MM, Seger J：Polymorphous ventricular tachycardia；Clinical characterization, therapy, and the QT interval. Circulation 1986, 74(2)：340-349.
4) Thogersen AM, Johnson O, Wester PO：Effects of intravenous magnesium sulphate in suspected acute myocardial infarction on acute arrhythmias and long-term outcome. Int J Cardiol 1995, 49(2)：143-151.
5) Magnesium in Coronaries (MAGIC) Trial Investigators：Early administration of intravenous magnesium to high-risk patients with acute myocardial infarction in the Magnesium in Coronaries (MAGIC) Trial；A randomised controlled trial. Lancet 2002, 360(9341)：1189-1196.
6) Natale A, Sra J, Axtell K, et al：Ventricular fibrillation and polymorphic ventricular tachycardia with critical coronary artery stenosis；Does bypass surgery suffice? J Cardiovasc Electrophysiol 1994, 5(12)：988-994.

[*2] ICD：implantable cardioverter defibrillator

45 心室細動

1. 概念・歴史[1~2)]

1）診断

　心室細動は当初，電気的現象としてではなく速い不規則で無秩序な心室筋の収縮という機械的現象として認識されていた[3)]。心室細動の命名はこのような心室筋の機械的現象に対して1914年MacWilliamが行った[4)]。その後，この機械的現象に対応する電気活動は心電図では刻々と変化する細かく速い波形として記録されることが判明した。今日では，心室細動は不規則なchaoticな反復性の心室の電気活動と定義される（図45-1a）[5)]。しかし，心室細動として報告されている心電図（特に，特発性心室細動の場合）には，心拍数が250前後でQRS波形も大きく，厳密な意味では多形性心室頻拍と考えられるものも含まれていることがある（図45-1b）[6)]。このような非典型的な心室細動の機序は，典型的な心室細動と異なる可能性があるので厳密な意味では区別すべきであるが，多形性心室頻拍から心室細動に移行することがあるので，心室細動の前駆的な頻拍として心室細動に分類している専門医も多い（図45-1c）。

2）誘発

　心室細動は人工的に誘発できることは古くから報告されている。HoffaとLudwigは，電気刺激で心室細動が誘発されることを報告した[3)]。Wiggerは，受攻期（T波）に挿入する電気刺激の強さと心室性不整脈の発生との関係を検討した結果，弱い電気刺激では単発の期外収縮が発生し，強い電気刺激では連発や心室細動が発生することを見いだした[7)]。また，心室細動を発生させる最小の刺激の強さを心室細動閾値として，心室筋の受攻性の指標として用いた。

3）発生機序

　発生機序に関しては，①心室刺激で心室細動が誘発される，②心室伝導を亢進または抑制する薬剤で心室細動が誘発される，③大きな心臓のほうが小さな心臓よりも心室細動が起こりやすいことなどからリエントリーと考えられていた[8)]。一方，Porterは心室の電気的機能的異常で心室細動が起こると考え[9)]，Garreyは心筋局所の興奮性と伝導性のばらつきで心室細動が発生するという考えを提唱した[10)]。一方，Moeらはコンピュータモデルを用いて心筋の不応期のばらつきが細動の発生に

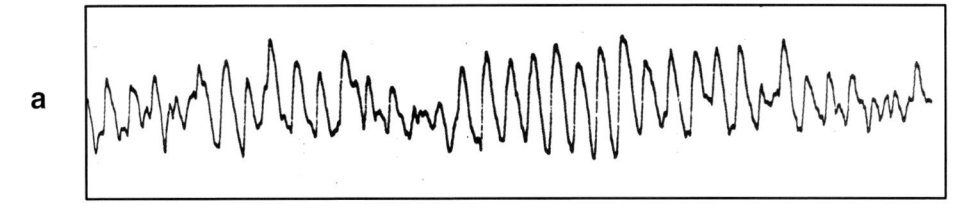

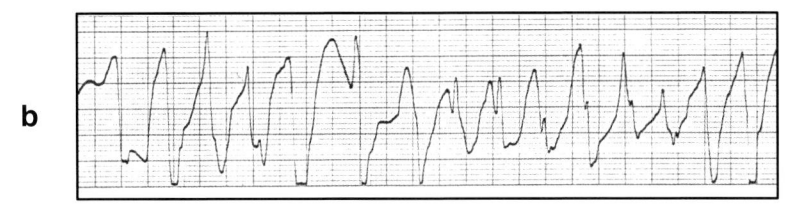

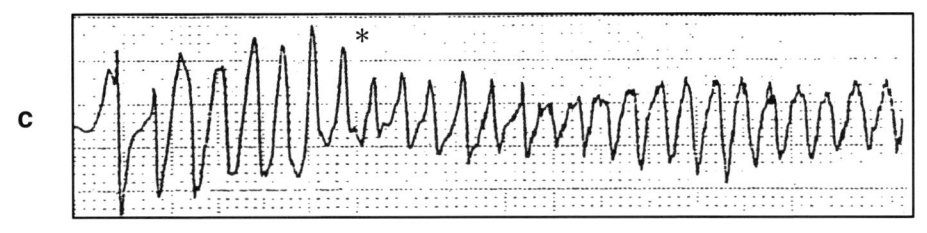

図 45-1　心室細動・多形性心室頻拍
a：心室細動。刻々変化する細かく速い波形（350／分前後）が記録されている。
b：多形性心室頻拍。aと同様に刻々変化する波形が記録されているが，aよりも波形が粗くまた遅い（250／分前後）。
c：多形性心室頻拍から心室細動への移行。粗い波形（多形性心室頻拍）は＊の時点から細かい波形（心室細動）に移行している。

重要であることを示した[11]。

4）治療

治療に関しては，ニワトリに電気刺激を与えると意識がなくなるが，胸部に再度電気刺激を与えると生き返るという報告が18世紀の後半にされている。1940年にWiggersは，心室細動を起こしている患者に心外膜から電気刺激を与え除細動に成功した。1950年にWiggers[12]とZollら[13]は，胸壁から交流通電（AC）を用いて除細動できることを報告した。その後，直流通電（DC）のほうが除細動後の不整脈の出現が少ないことが判明し，Lownらは直流通電除細動器を臨床応用した。この直流通電除細動器の普及は，Judeらが始めた胸壁からの心肺蘇生術と共に病院内における心室細動の死亡率を激減させた。植込み型除細動器（ICD[*1]）は，1969年にMirowskiにより第1号器が作成されイヌに植え込まれた[14]。1980年に患者に植え込まれたが，本体が292 g・162 cm^{3}と大きく重く，またプログラム機能を有さない機種であった。その後改良がなされ，今日では経静脈リード挿入，軽量，多機能（ペーシング，除頻拍など）を有している第五世代のICDが臨床応用されている。

2．心室細動に関与する因子

心室細動は，慢性不整脈基質，引き金因子（電気的引き金），および一過性因子（虚血，自律神経，電解質異常，薬剤など）の3つが複雑に関与して発生すると考えられる。

[*1]ICD：implantable cardioverter defibrillator

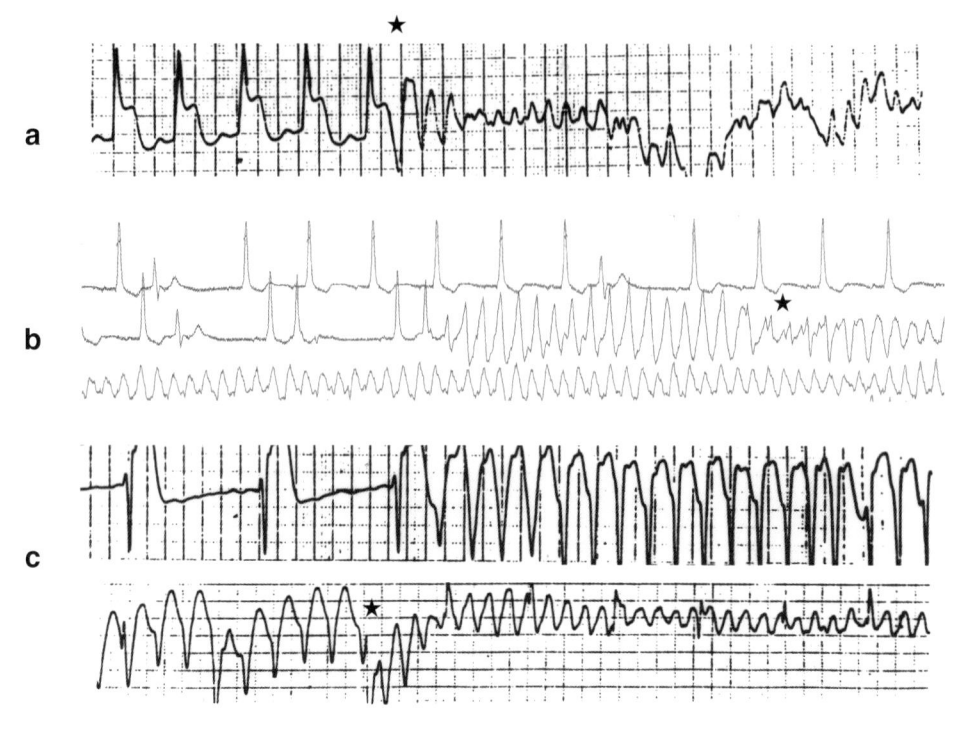

図 45-2 心室細動発生の引き金

a：心筋梗塞の急性期に発生した心室細動
　R on T の心室期外収縮(★)から心室細動が発生している。
b：低心機能の拡張型心筋症患者に発生した心室細動
　心室期外収縮が頻回に認められ，心室期外収縮から多形性心室頻拍となり心室細動(★)に移行した。
c：陳旧性心筋梗塞患者に発生した心室細動
　単形性心室頻拍(180/分)から心室細動(★)に移行した。

1）慢性不整脈基質

慢性不整脈基質は種々の疾患や病態で形成されるが，① 解剖学的(マクロ的)異常を伴っている場合，② 解剖学的(マクロ的)異常を認めず，電気的異常のみの場合に大別される。① としては陳旧性心筋梗塞，心筋症，先天性心疾患，弁膜症などが原因で心筋の壊死，肥大，線維化，脂肪変性が生じて，心室の伝導障害や不応期のばらつきが発生して慢性不整脈基質を形成する。一方，② は主にイオンチャネルの異常などによる活動電位の変化が慢性不整脈基質を形成する。

2）電気的引き金（心室期外収縮・心室頻拍）

心室細動が心室期外収縮により誘発されることは臨床でよくみかける(図 45-2a)。これは，電気生理学的検査(EPS[*2])中に心室刺激で心室細動が誘発されることにより確かめることができる。また，心室細動の起こり始めの部分を詳しく観察すると，心室細動の起こり始めの部分(細動波が粗い)とそれに続く部分(細動波が細かい)を認める(図 45-2b)。これは，起こり始めの部分が後者を誘発していると解釈できる。実際，先天性 QT 延

[*2]EPS：electrophysiological study

長症候群，Brugada症候群，カテコラミン誘発多形性心室頻拍，特発性多形性心室頻拍など心機能が良好で虚血が関与していない場合は，起こり始めの部分のみで自然停止する場合が多い。一方，虚血に伴う多形性心室頻拍や心機能が低下している症例では心室細動に移行する可能性が高い。また，心室細動は単形性心室頻拍から心室細動に移行することもある（図45-2c）。これは，単形性心室頻拍が心室細動を電気的に誘発した可能性と，心室頻拍で血行動態が破綻して心室細動に移行した可能性の両方が関与していると考えられる。

3）一過性因子

一過性因子としては，虚血，交感神経活性亢進，代謝異常，薬剤，低体温，電気刺激などがある。一過性因子はそれ自体が強ければ単独で心室細動を起こすが，通常は1）の慢性不整脈基質に加わって発生する。

4）慢性不整脈基質と一過性因子の関係

両者のうちどちらが主に心室細動の発生に関与しているのかは個々の症例で異なる。両者の関与の程度から，図45-3のような心室細動発生のストーリーを考えることができる。主に一過性因子が心室細動の発生に関与している例としては，冠攣縮性狭心症で起こる心室細動，および低体温で起こる心室細動がある。もう一方のスペクトル端である慢性電気的異常（チャネル異常を含む）が主に関与している例としては，① 器質的心疾患を有する患者で心不全時に心室細動が発生する，② 先天性QT延長症候群患者で交感神経緊張時に心室細動が発生するなどがある。

この図では電気的引き金を考慮していないが，電気的引き金は慢性不整脈基質と一過性因子の両方に密接に関連しているので各々の一部と考えることができる。

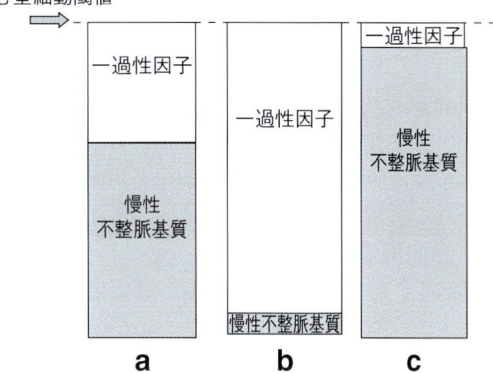

図45-3 心室細動の発生における慢性不整脈基質と一過性因子の関係
心室細動は慢性の電気的異常（慢性不整脈基質）に一過性の因子が加わって発生することが多い。両者の心室細動発生への関与の程度は個々の患者で異なっている。
a：両者の関与は半々である。
b：慢性不整脈基質がほとんどなく，一過性因子のみで心室細動が発生する。
c：慢性不整脈基質の関与が大きく，軽度の一過性因子で心室細動が発生する。

3．病因別の発生機序

1 虚血（図45-2a）[15〜19]

臨床現場で遭遇する心室細動の原因として最も多い。心室細動の発生機序としては以下が考えられている。心筋虚血が起こると，細胞外カリウムの増加，心筋細胞内ATP[*3]の枯渇，細胞内カルシウム濃度の上昇，虚血性代謝産物の蓄積（リゾシン脂質，長鎖アシルカルニチン），カテコラミンの上昇，アシドーシス，活性酸素の増加など種々の生化学的変化が起こる。これらが複雑に関与して，心筋の伝導遅延，不応期のばらつき，異常自動能を引き起こし，心室細動を発生させると考えられている。実際，ネコの冠動脈の左前下降枝を結紮して，左室の中隔，前壁に虚血を起こすと25%に1〜5分で心室細動が発生する。最初に，虚血と非

[*3] ATP：adenosine triphosphate

虚血部位の境界で心筋内リエントリーと考えられる速い心室頻拍が発生し，引き続いて虚血部位（伝導遅延，不応期のばらつきを起こしている部位）で multiple リエントリー（spiral wave リエントリー）が生じて，心室細動が起こると考えられている[15]。

2 虚血再灌流[20]

虚血再灌流で起こる心室細動の発生は，虚血部に蓄積された虚血性有毒物質が他の部位に流出し，その結果心臓各部位で伝導速度と不応期のばらつきが生じて，リエントリーの不整脈を起こすと考えられている。動物実験では再灌流時の心室細動の頻度は高く，急性虚血時とほぼ同程度に起こると報告されている。しかし，臨床では血栓溶解療法，経皮的冠動脈形成術の再灌流時に心室性不整脈は認められるが，心室細動が起こることはまれである。実験と臨床での違いは動物種，虚血時間の長さ，再灌流の程度の違いなどが原因と考えられている。

3 器質的心疾患（図 45-2b, 2c）

虚血性心疾患，心筋症，弁膜症，高血圧，先天性心疾患では，心筋の一部に伝導遅延・不応期のばらつきなどの慢性の電気的異常を有している。これに虚血，電解質異常，薬剤，心筋ストレッチなどにより生じる一過性の電気的異常が加わり，上記の慢性の電気的異常が増幅されて心室細動が発生すると考えられる。この場合の発生機序はリエントリーで説明される。

4 明らかな解剖学的（マクロ的）異常と外因を認めない[21-23]

先天性 QT 延長症候群，WPW 症候群，Brugada 症候群，カテコラミン誘発多形性心室頻拍，short-coupled variant of torsade de pointes および特発性心室細動がこの範疇に入る。

先天性 QT 延長症候群，Brugada 症候群，カテコラミン誘発多形性心室頻拍の多くは自然停止するが，まれに心室細動に移行する。どのような状況下の場合で心室細動に移行するかは解明されていない。

5 電気刺激

電気刺激がいかなる機序で心室細動を誘発するかは，実際に心室細動を電気的に誘発させて検討している。その結果，連結期が短い電気刺激（心室期外収縮）に対して，①一部の心筋は正常に興奮，②一部は不完全興奮，③一部は興奮できない状態が生じ，心室全体として電気的脱分極および再分極のばらつきが発生して，心室細動の不整脈基質を形成する。臨床でも同様に，連結期が短い心室刺激（R on T）により，不完全興奮や興奮しない心筋が数か所に生じ，心室の不応期のばらつきと伝導遅延が起こり心室細動が発生する。

6 低体温[24]

低体温で心室細動が起こることは，開心術で体温を下げていくと自然に心室細動が発生することからも予想される。低体温では心電図上特徴的な J 波（Osborn wave）が認められる（図 45-4）。これは，なんらかの心筋の再分極過程の異常を反映していると考えられていたが，最近では心外膜の活動電位の異常短縮によるという考えが提唱されている。この理論によると心外膜と心内膜との心筋内ばらつきによりリエントリーが生じて，心室細動が発生すると説明される。

7 アコニチンによる心室細動[1]

アコニチンを動物の心臓表面に塗布すると，まず心室期外収縮が出現し次に心室頻拍，最後に興奮頻度が増して心室細動に移行することが観察される。これは，アコニチンの塗布部位からの単一刺激生成で起こるので，局所刺激興奮により心室細動が発生する可能性を示唆している。この異所性興奮による心室細動が，実際臨床で起こるかは不明であるが，ジギタリス中毒で起こる心室細動はこの可能性がある。

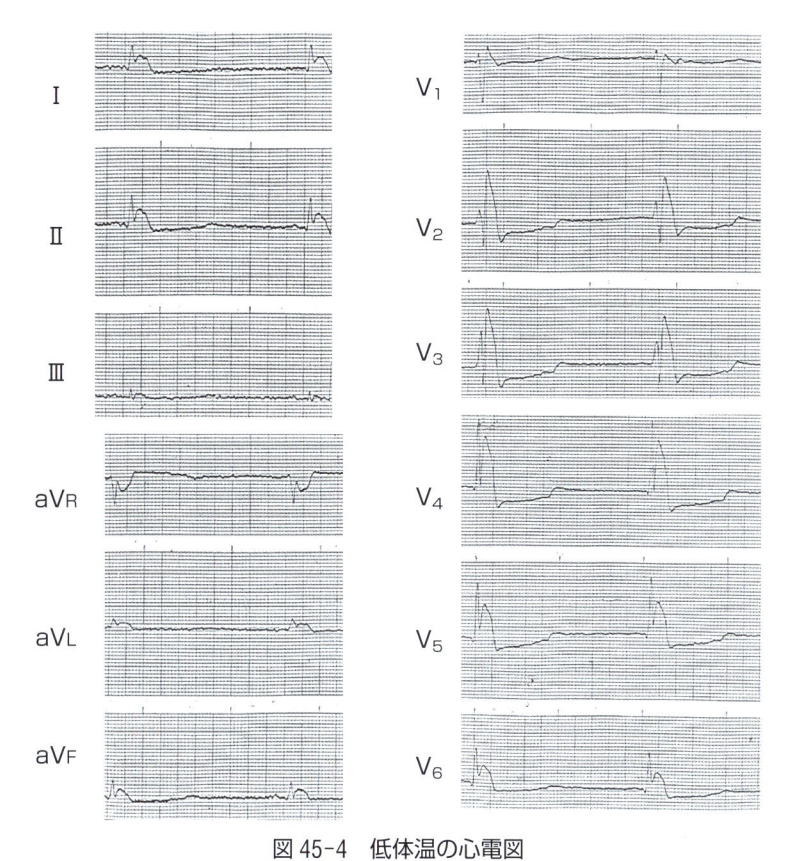

図 45-4 低体温の心電図
72 歳男性，体温が 23℃，著明な洞除脈のほかに，全誘導で著明な J 波の上昇(Osborn wave)を認める。

4．分類

1）病因別

1 器質的心疾患に合併して発生する
（anatomical substrate を有する場合）

1 虚血性心疾患
① 急性心筋梗塞。
② 陳旧性心筋梗塞。
2 心筋症
① 拡張型。
② 肥大型。
3 弁膜症
4 高血圧
5 先天性心疾患
6 心筋炎
7 その他

2 電気的異常
（electrical substrate が主たる原因）
1 先天性 QT 延長症候群
2 WPW 症候群
3 Brugada 症候群
4 カテコラミン誘発多形性心室頻拍
5 特発性心室細動 （short-coupled variant of torsade de pointes など）

3 一過性要因が主たる原因
1 虚血
2 交感神経活性亢進
3 代謝異常(電解質異常，アシドーシスなど)
4 薬剤

⑤ 低体温
⑥ 電気刺激

＊虚血性心疾患は器質的心疾患と一過性要因の両方に分類される。

2）一次性・二次性心室細動

血圧低下，低酸素，および循環血行動態の破綻で心筋の状態が悪化し，その結果として心室細動の不整脈基質が形成され，心室細動が起こる場合を二次性心室細動と呼ぶ。臨床的には，ショック状態に合併して心室細動が起こる場合である。これに対して，一次性心室細動は，血行動態的には落ち着いていた患者で，突然心室細動を起こす場合である。このような患者は，通常直流通電で洞調律に戻すことができる。

5．診断[25,26)]

1）病因・頻度

心室細動は突然死の原因として最も多い不整脈で，突然死の 65～85％ は心室細動と考えられている。アメリカでは突然死は年間 30 万人と推定されているので，心室細動による突然死は年間 20 万人前後と類推される。わが国での一般人口における心室細動の発生頻度は，正確な統計がなく不明である。心臓急死研究会の発表では，わが国における心臓突然死の原因の約 70％ が心室細動であった。

欧米では成人に起こる心室細動の最も多い病因は，虚血性心疾患である。わが国では虚血性心疾患の有病率が欧米に比べて低いので，虚血性心疾患による心室細動の頻度はその分低くなる。幼児期に発生する心室細動は，先天的な冠動脈異常（冠動脈起始異常）や川崎病が原因疾患であることが多い。若年者で起こる場合は肥大型心筋症，先天性 QT 延長症候群，WPW 症候群，Brugada 症候群，心筋炎を考える必要がある。手術後の心室細動としては，Fallot 四徴症の手術後の報告が多い。家族性に発生する心室細動には，肥大型心筋症，先天性 QT 延長症候群，Brugada 症候群がある。

一過性要因として重要なのは，虚血，交感神経活性亢進，代謝異常（電解質異常，アシドーシスなど），薬剤があるが，これらの一過性因子の程度が大きければ慢性の電気的異常がなくても心室細動が発生する（図 45-3b）。一方，慢性の心室細動基質を有する患者では一過性因子の程度が軽度でも心室細動が誘発される（図 45-3c）。

2）症状・身体所見

心室細動が発生すると，意識消失・呼吸停止をきたし脈が触れない。非発作時の症状と身体所見は，心室細動を起こす基礎疾患の診断として重要である。心室細動は心室頻拍から引き続き起こることが多いので，この心室細動前駆不整脈による症状を見落さないことが重要である。これらの頻拍は速い単形性心室頻拍，多形性心室頻拍，torsade de pointes で，心室細動に移行せず自然停止する場合はめまい，失神，動悸を訴える。

3）心電図

発作時の心電図では，心室波形の形，大きさ，間隔がまちまちで不規則に連続しており，P 波，QRS 波，T 波の同定は困難である（図 45-1a）。心室細動の chaotic な異常波形の頻度は，心室細動初期の波形を周波数分析した結果から，300/分前後と報告されている。発作時の心電図で鑑別を有する不整脈としては，WPW 症候群に合併する心房細動（図 31-6a，297 頁参照），房室伝導が亢進している心房細動（図 31-6 b，297 頁参照）がある。多形性心室頻拍は通常自然停止するが，心室細動に移行することがある（図 45-2b）。

4）基礎心疾患

一般的には，心機能が低下しているほど心室細動を起こす頻度が高くなる。同様に心筋肥大や心拡大の程度が大きければ，心室細動を起こす頻度が高くなる。特に心筋梗塞の既往があり，さらに心筋虚血が合併した場合は心室細動を起こしやす

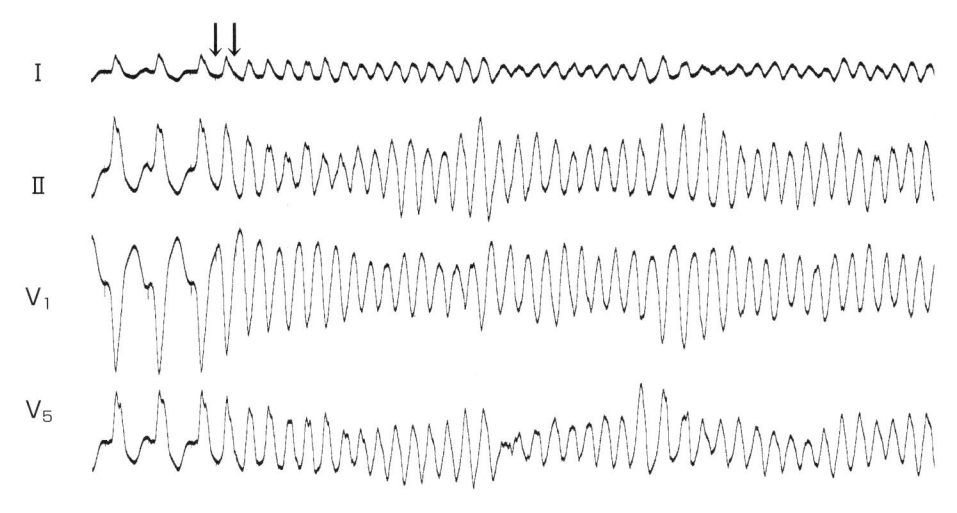

図 45-5　Brugada 症候群の心室細動誘発試験
基本調律 750 msec（右室ペーシング）に 2 連発（↓）の早期刺激を挿入したところ，心室細動が誘発された．

い．心機能や心肥大と無関係に心室細動を起こす疾患としては先天性 QT 延長症候群，Brugada 症候群，カテコラミン誘発多形性心室頻拍，short-coupled variant of torsade de pointes および特発性心室細動がある．

基礎心疾患の診断は，胸部 X 線，心電図，運動負荷，心臓超音波検査からある程度推定できる場合があるが，心臓カテーテル検査，冠動脈造影，心筋生検が必要となる場合もある．先天性 QT 延長症候群，Brugada 症候群などのイオンチャネル病は心電図で診断されるが，確定診断には遺伝子診断が必要となることがある．

5）ハイリスク患者の同定[27〜34]

心室細動の起こしやすさの指標としては，観血的な EPS と非観血的な種々の検査がある．非観血的な方法としては，①心室期外収縮の数と重症度[27,28]，②遅延電位の有無（加算平均心電図）[29,30]，③ QT 間隔のばらつき，④心拍変動[31]，⑤圧受容体反射[32]，⑥ T 波交代現象（T wave alternans）[33]などが報告されている．これらのどれもが単独では突然死の予知方法としては不十分である．そのため，性質の違う検査を組み合わせて総合的に評価することにより，より強力な予後予測の指標を求めることが試みられてる．現時点での心筋梗塞後の致死的不整脈発生に対する予知は，1991 年に Farrell らによって報告された「心拍変動」と「遅延電位」の組み合わせが最も高いとされている[34]．

6）電気生理学的検査（EPS）[35]

心室細動における EPS の意義および方法は，まだ確立されていない．筆者の施設では，①心腔内電位図による異常電位の有無，②電気的誘発試験による慢性電気的異常の有無を EPS 時に調べている．誘発試験は症状の再現を確認することが主な目的であるが，1〜2 連発の心室刺激で心室細動が起こる場合は，通常の日常生活で起こる可能性が高いと判断している（図 45-5）．

また，偽性心室頻拍（WPW 症候群），多形性心室頻拍，torsade de pointes，レートの速い単形性心室頻拍などの心室細動の前駆的不整脈に対する EPS は重要である．一例をあげれば，WPW 症候群で副伝導路の不応期が 250 msec 以下の症例は偽性心室頻拍から心室細動へ移行する危険性が高いと診断できる．

6．治療

1）停止（急性期の治療）

　救急蘇生を始め，できる限り速やかに胸壁からの除細動することが最も重要である．直流通電による除細動までの施行時間別の生存率を分析すると，5分以内に直流通電が施行できた場合は50%の患者が救命でき，その後の生存率は毎分7〜10%ずつ低下したと報告されている[36]．より速く除細動を可能にする手段として自動体外式除細動器（AED[*4]）が開発され，アメリカでは様々な場所に設備されている．最近，わが国でも公共施設や学校などに設備されるようになった．

　洞調律に復帰した後は，心室細動閾値を低下させている一過性因子の治療をすることが重要である．心筋虚血が関与している場合は，心筋虚血の治療が最も重要である．また，電解質，特に血清カリウム値の低下は心室細動の閾値を低下させるので，速やかな補正が必要である．全身の状態，特に血液ガスを正常にしておくことも重要である．硫酸マグネシウム静注は心室細動の予防に有効であると報告されている（相反する報告もある）が，その機序は明らかになっていない．また，心室細動の引き金因子である期外収縮を抑制することも急性期の治療としては重要である．

2）再発予防

1 薬物治療

　突然死の予防に関しては，CAST[*5]の結果をはじめとして多くの研究がVaughan Williams 分類Ⅰ群薬（特にIC群）の長期投与は生命予後を悪化させると報告している[37]．一方，心室細動や重症心室性不整脈（血行動態が不安定）の既往がある患者にβ遮断薬を投与すると，生存率が上昇したと報告されている[38]．心室細動を起こした患者におけるアミオダロンの有用性は，CASCADE[*6]試験で検討された[39]．この試験では，心室細動を起こした患者を対象として，アミオダロン投与群と通常の抗不整脈薬（EPSとホルターで選択された薬剤）による発作再発・心臓死を比較した．アミオダロン投与群は心臓死，発作再発が有意に少なかった．また，EMIAT[40],[*7]とCAMIAT[41],[*8]のデータから突然死の患者を対象にして分析した結果では，アミオダロンとβ遮断薬の併用投与がβ遮断薬またはアミオダロンの単独投与より不整脈死を減少させた．これらの結果を総括して，アミオダロンとβ遮断薬の併用投与が心室細動を起こした患者の再発予防に最も望ましい薬剤治療であると考えられる．

2 植込み型除細動器（ICD）

　MirowskiらはICD植え込みにより，年間死亡率が48%から22.9%に改善し，しかも不整脈死は8.5%に減少したと報告している．ICDの改善などに伴い不整脈による年間死亡率は数%とさらに良好な結果が得られている．ICDとVaughan Williams 分類のⅢ群（主にアミオダロン）を比較検討した3つの大規模臨床試験（AVID[*9], CASH[*10], CIDS[*11]）[42,43]のデータをまとめたメタアナリシスの結果では，ICD群はⅢ群抗不整脈薬投与群に比べて5年間で死亡率が27%減少し，不整脈死が52%減少したと報告されている．

3 現時点での治療

　一過性の因子（急性虚血，電解質異常，薬剤など）の関与があれば，その原因除去が最も重要である．その因子の関与が大きくそれに対する治療ができれば，心室細動の再発の可能性は低い．一方，心室細動を起こす慢性的な不整脈基質（心機能低下，

[*4]AED：automated external defibrillator
[*5]CAST：Cardiac Arrhythmia Suppression Trial
[*6]CASCADE：Cardiac Arrest in Seattle Conventional vs Amiodarone Drug Evaluation Study
[*7]EMIAT：European Myocardial Infarct Amiodarone Trial
[*8]CAMIAT：Canadian Amiodarone Myocardial Infarction Arrhythmia Trial
[*9]AVID：Antiarrhythmics Versus Implantable Defibrillators Trial
[*10]CASH：Cardiac Arrest Study Hamburg
[*11]CIDS：Canadian implantable defibrillator study

虚血性心疾患，心筋肥大，イオンチャネル病など）を有する場合は ICD 植え込みの適応となる。発作が頻回に起こる場合は，アミオダロンを投与する。

最近，心室細動を誘発する心室期外収縮に対してカテーテルアブレーションが試みられてるが，長期的な効果は不明である。

●文献

1) Surawicz B：Ventricular fibrillation. Am J Cardiol 1971, 28(3)：268-287.
2) 井上 博：心室細動．杉本恒明（監），相澤義房，井上博（編）：頻拍症．西村書店 1996, pp353-393.
3) Hoffa M, Ludwig C：Einige neue Verfuche ueber Herzbewegung. Z Raionelle Med 1850, 9：107.
4) McWilliam GA：Fibrillar contraction of the heart. J Physiol(Lond)1887, 8：296.
5) Surawicz B：Ventricular fibrillation. J Am Coll Cardiol 1985, 5(6-Suppl)：43B-54B.
6) Sclarovksy S, Strasberg B, Lewin RF, et al：Polymorphous ventricular tachycardia；Clinical features and treatment. Am J Cardiol 1979, 44(2)：339-344.
7) Wiggers CJ：Studies on ventricular fibrillation produced by electric shock；The action of antagonistic sauls. Am J Physiol 1930, 93：197.
8) Wiggers CJ：The mechanism and nature of ventricular fibrillation. Am Heart J 1940, 20：399.
9) Porter WT：On the results of ligation of the coronary arteries. J Physiol(Lond)1893, 15(3)：121-248.
10) Garrey WE：The nature of fibrillaroy contraction of the heart；Its relation to tissue mass and form. Am J Physiol 1914, 33：397.
11) Moe GK, Rheinboldt WC, Abildskov JA：A computer model of atrial fibrillation. Am Heart J 1964, 67：200-220.
12) Wiggers CJ：The physiologic basis for cardiac resuscitation from ventricular fibrillation. Methods for serial defibrillation. Am Heart J 1940, 20：413.
13) Zoll PM, Linenthal AJ, Gibson W, et al：Termination of ventricular fibrillation in man by externally applied electric countershock. N Engl J Med 1956, 254(16)：727-732.
14) Mirowski M, Reid PR, Mower MM, et al：Termination of malignant ventricular arrhythmias with an implanted automatic defibrillator in human beings. N Engl J Med 1980, 303(6)：322-324.
15) Jalife F, Davidenko JM, Michaels DC：A new perspective in the mechanisms of arrhythmias and sudden cardiac death；Spiral waves of excitation in heart muscle. J Cardiovasc Electrophysiol 1991, 2：s133-s152.
16) Janse MJ, Wit AL：Electrophysiological mechanisms of ventricular arrhythmias resulting from myocardial ischemia and infarction. Physiol Rev 1989, 69(4)：1049-1169.
17) Kerin NZ, Rubenfire M, Naini M, et al：Arrhythmias in variant angina pectoris. Relationship of arrhythmias to ST-segment elevation and R-wave changes. Circulation 1979, 60(6)：1343-1350.
18) Pogwizd SM, Corr PB：Mechanisms underlying the development of ventricular fibrillation during early myocardial ischemia. Circ Res 1990, 66(3)：672-695.
19) 飯沼弘之：心筋虚血時の不整脈．小川 聡，大江 透，井上 博（編）：抗不整脈薬のすべて．第 2 版．先端医学社 2003, pp198-213.
20) Pogwizd SM, Corr PB：Electrophysiologic mechanisms underlying arrhythmias due to reperfusion of ischemic myocardium. Circulation 1987, 76(2)：404-426.
21) Schwartz PJ：Idiopathic long QT syndrome；Progress and questions. Am Heart J 1985, 109(2)：399-411.
22) Shimizu W, Ohe T, Kurita T, et al：Early afterdepolarizations induced by isoproterenol in patients with congenital long QT syndrome. Circulation 1991, 84(5)：1915-1923.
23) Kienzle MG, Martins JB, Constantin L, et al：Effect of direct, reflex and exercise-provoked increases in sympathetic tone on idiopathic ventricular tachycardia. Am J Cardiol 1992, 69(17)：1433-1438.
24) Covino BG, D'amato HE：Mechanism of ventricular fibrillation in hypothermia. Circ Res 1962, 10：148-155.
25) Kastor JA：Ventricular fibrillation. In Kastor JA(ed)：Arrhythmias. 2nd ed. WB Saunders 2000, pp446-508.
26) 松原 哲：心室細動．笠貫 宏（編）：不整脈（目で見る循環器病シリーズ）．メジカルビュー 1993, pp234-238.
27) Moss AJ, Davis HT, DeCamilla J, et al：Ventricular ectopic beats and their relation to sudden and nonsudden cardiac death after myocardial infarction. Circulation 1979, 60(5)：998-1003.
28) Bigger JT Jr, Fleiss JL, Kleiger R, et al：The relationships among ventricular arrhythmias, left ventricular dysfunction, and mortality in the 2 years after myocardial infarction. Circulation 1984, 69(2)：250-258.
29) Gomes JA, Winters SL, Stewart D, et al：A new noninvasive index to predict sustained ventricular tachycardia and sudden death in the first year after myocardial infarction；Based on signal-averaged electrocardiogram, radionuclide ejection fraction and Holter monitoring. J Am Coll Cardiol 1987, 10(2)：349-357.
30) Breithardt G, Borggrefe M：Recent advances in the identification of patients at risk of ventricular tachyarrhythmias；Role of ventricular late potentials. Circulation 1987, 75(6)：1091-1096.
31) Kleiger RE, Miller JP, Bigger JT Jr, et al：Decreased heart rate variability and its association with increased mortality after acute myocardial infarction. Am J Cardiol 1987, 59(4)：256-262.
32) La Rovere MT, Specchia G, Mortara A, et al：Baroreflex sensitivity, clinical correlates, and cardiovascular mortality among patients with a first myocardial infarction. A prospective study. Circulation 1988, 78

(4) : 816-824.
33) Armoundas AA, Tomaselli GF, Esperer HD : Pathophysiological basis and clinical application of T-wave alternans. J Am Coll Cardiol 2002, 40(2) : 207-217.
34) Farrell TG, Bashir Y, Cripps T, et al : Risk stratification for arrhythmic events in postinfarction patients based on heart rate variability, ambulatory electrocardiographic variables and the signal-averaged electrocardiogram. J Am Coll Cardiol 1991, 18(3) : 687-697.
35) 三田村秀雄：心停止からの蘇生例の評価. 井上 博, 奥村 謙(編)：EPS 臨床心臓電気生理検査. 医学書院 2002, pp360-370.
36) Thompson RJ, McCullough PA, Kahn JK, et al : Prediction of death and neurologic outcome in the emergency department in out-of-hospital cardiac arrest survivors. Am J Cardiol 1998, 81(1) : 17-21.
37) Echt DS, Liebson PR, Mitchell LB, et al : Mortality and morbidity in patients receiving encainide, flecainide, or placebo. The Cardiac Arrhythmia Suppression Trial. N Engl J Med 1991, 324(12) : 781-788.
38) Exner DV, Reiffel JA, Epstein AE, et al : Beta-blocker use and survival in patients with ventricular fibrillation or symptomatic ventricular tachycardia ; The Antiarrhythmics Versus Implantable Defibrillators (AVID) Trial. J Am Coll Cardiol 1999, 34(2) : 325-333.

39) Randomized antiarrhythmic drug therapy in survivors of cardiac arrest (the CASCADE study). The CASCADE Investigators. Am J Cardiol 1993, 72(3) : 280-287.
40) Julian DG, Camm AJ, Frangin G, et al : Randomised trial of effect of amiodarone on mortality in patients with left-ventricular dysfunction after recent myocardial infarction ; EMIAT. European Myocardial Infarct Amiodarone Trial Investigators. Lancet 1997, 349 (9053) : 667-674.
41) Cairns JA, Connolly SJ, Roberts R, et al : Randomised trial of outcome after myocardial infarction in patients with frequent or repetitive ventricular premature depolarisations ; CAMIAT. Canadian Amiodarone Myocardial Infarction Arrhythmia Trial Investigators. Lancet 1997, 349(9053) : 675-682.
42) A comparison of antiarrhythmic-drug therapy with implantable defibrillators in patients resuscitated from near-fatal ventricular arrhythmias. The Antiarrhythmics versus Implantable Defibrillators (AVID) Investigators. N Engl J Med 1997, 337(22) : 1576-1583.
43) Connolly SJ, Gent M, Roberts RS, et al : Canadian Implantable Defibrillator Study (CIDS) ; A randomized trial of the implantable cardioverter defibrillator against amiodarone. Circulation 2000, 101(11) : 1297-1302.

46　心室期外収縮

1．歴史・概念

　心室期外収縮と考えられる不整脈は中国の漢の時代から記録が残されている[1]。この時代は脈の乱れを不健康の指標として捉え，予後との関係で重篤な所見とされていた（1章：不整脈の歴史，2頁参照）。また，ローマ人の医師であるGalen（AD 129-199）も脈の乱れ（心室期外収縮と思われる）は生命を脅かし，死の予告となると記述している[2〜4]。

　17世紀になると，心室期外収縮を記述する方法として音楽の楽譜による表現法も考案された（図1-5，5頁参照）。20世紀になると心電図が発明され，心室期外収縮の診断が簡単にできるようになった（図46-1）。この頃になると，心室期外収縮を有する患者の生命の予後は心室期外収縮を起こしている基礎心疾患が最も重要な因子であることがわかってきた。しかし，Lownは長年不整脈の患者を観察した結果，患者の生命予後は基礎心疾患以外に心室期外収縮のタイプ自体にも依存していることに気づき，予後との関係から心室期外収縮を5つのタイプに分類した[5]。

　心室期外収縮の臨床的意義は，①頻拍性不整脈の引き金となる，②心筋の電気的不安定度の目安となる，③長期予後の目安となることである。したがって治療目的は，①自覚症状の軽減，②重篤な頻拍性不整脈の予防，③突然死の予防である。最近，虚血性心疾患の場合は心室期外収縮に対する抗不整脈薬投与が突然死の予防には結びつかないことが報告されて以来[6]，突然死予防としての心室期外収縮に対する薬剤治療の臨床的意義は曖昧になってきた。

2．分類

　心室期外収縮の分類は，ベットサイドモニター，12誘導心電図，ホルター心電図の所見に基づいて行われる。

1　Lown分類
　（頻度と出現パターンによる分類）[5]
　Lownは心筋梗塞後に合併する心室期外収縮の発生頻度と出現パターンを，予後との関連から以下の5つに分類した（図1-2，3頁参照）。この分類はホルター心電図をもとにして行われる。

2　日内変動からの分類[7〜11]
　①日中型：日中に心室期外収縮が多く出現し，夜間睡眠中の頻度が減少するもの。

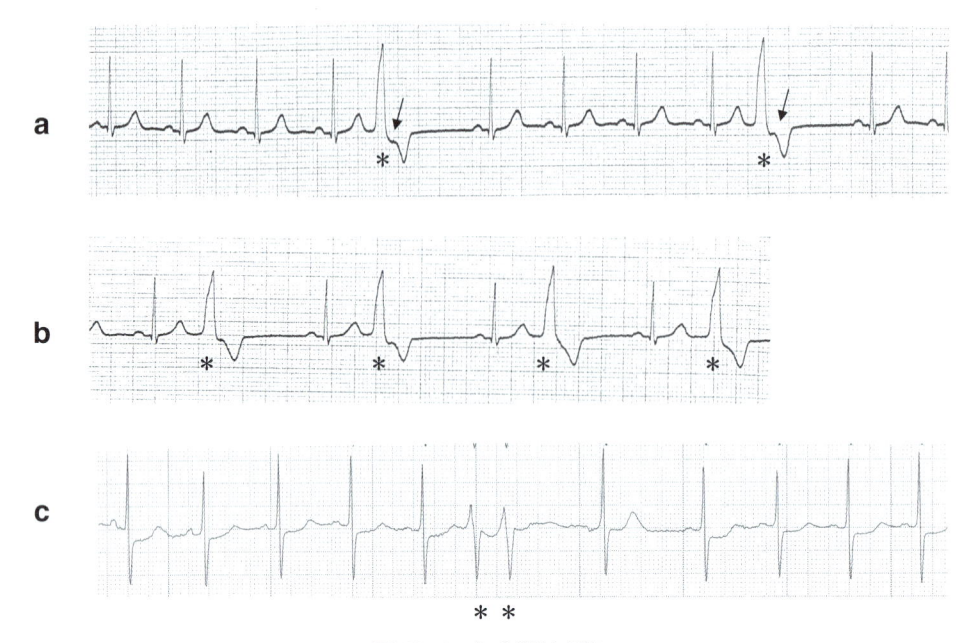

図 46-1 心室期外収縮
a：5 拍目と 10 拍目の QRS 波は幅が広く，先行の P 波がないことより心室期外収縮（＊）と診断される．QRS 波直後に洞調律の P 波（↓）を認める．この P 波は心室に伝導していないが，これは心室期外収縮が逆行性に房室結節を興奮し，不応期をリセットした結果である．
b：心室期外収縮（＊）が 1 拍ごとに発生している．2 段脈（bigeminy）と呼ばれる．
c：6 拍目と 7 拍目が心室期外収縮（＊）．2 連発（coupled, paired）と呼ばれる．

② 夜間型：夜間に心室期外収縮が多く出現するもの．
③ 不変型：1 日中心室期外収縮の増減があまり認められないもの．

このうち，最も多いのは日中型である．また，日内変動と基礎心疾患の関連性は認められない．

3 心拍数との関連からの分類[10〜12]

期外収縮の発生機序を心拍数と期外収縮数の関連から検討する方法を Winkle らが提唱した．
① 心拍数の増加に伴い心室期外収縮が増加する．
② 低心拍数領域で増加し，高心拍数領域で減少する．
③ 心拍数の減少に伴い減少するもの．
④ ほとんど不変のもの．

抗不整脈薬の選択（特に β 遮断薬の投与）や機序を考える場合に参考になるが，予後との関係は不明である．

4 発生部位からの分類

発生部位はある程度，基礎心疾患と関連があるので，この分類は臨床的に有用である．正確な部位診断には電気生理学的検査（EPS[*1]）が必要であるが，12 誘導心電図で記録される心室期外収縮の QRS 波形からある程度発生部位が推定できる．

1 左室起源

器質的心疾患の多くは左室の障害が主なので，心筋梗塞や心筋症に伴う心室期外収縮は左室起源が多い．

心室期外収縮の QRS 波形は，右脚ブロックパターンを呈することが多いが，中隔起源の場合は左脚ブロックパターンを呈することがある．

2 右室起源

不整脈源性右室心筋症は右室の広範囲の障害を伴っているので，種々の左脚ブロックタイプの心

[*1] EPS：electrophysiological study

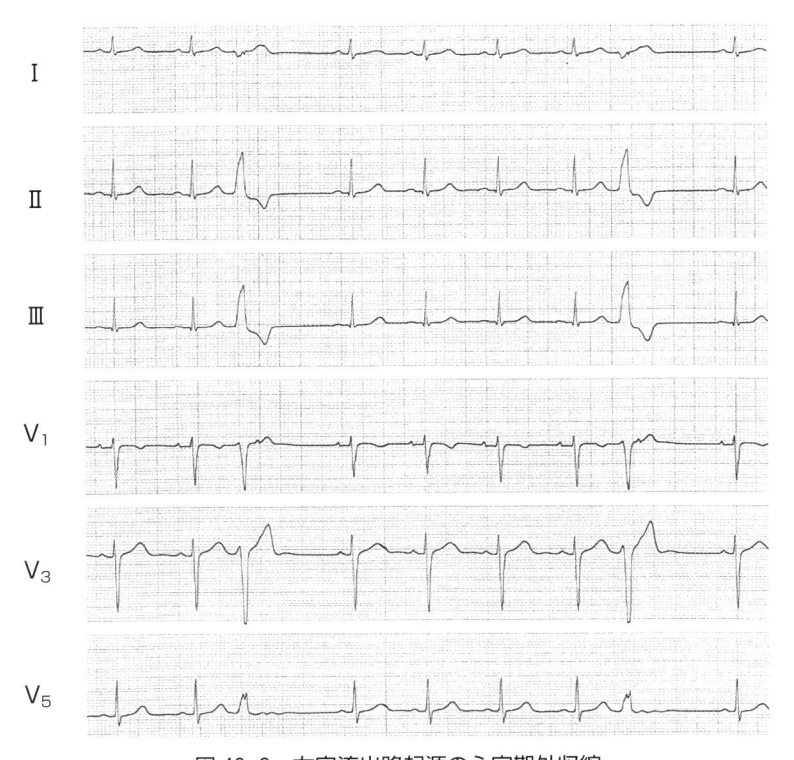

図 46-2 右室流出路起源の心室期外収縮
心室期外収縮の QRS 波形が，左脚ブロック・下方軸を呈している。特発性心室期外収縮の最も多いパターンである。

室期外収縮を呈することが多い。一方，特発性心室期外収縮の多くは，右室流出路から発生するので左脚ブロック・下方軸の QRS 波形を呈する（図 46-2）。

③ 左脚枝起源

左脚枝起源の心室期外収縮は，QRS 波形の幅が 0.14〜0.16 秒と比較的狭い。左脚後枝の場合は右脚ブロック・左軸変異，（図 46-3），左脚前枝の場合は右脚ブロック・右軸変異を呈する。

3．発生機序

心室期外収縮は，リエントリー，自動能亢進，撃発活動のいずれの発生機序でも起こる。右脚，左脚，プルキンエ線維は生理的条件下でも自動能を有するので，なんらかの理由でこの部位の自動能が亢進すると心室期外収縮が発生する。一方，心室固有筋は自動能を有さないが，障害が生じると自動能が発生し心室期外収縮が発生する（異常自動能）。撃発活動には早期後脱分極と遅延後脱分極があるが，これらの脱分極電位が閾値に達すると心室期外収縮が生じる。早期後脱分極は活動電位が延長しているときに生じやすく，遅延後脱分極は細胞内のカルシウム濃度が増加した場合（ジギタリス中毒など）に起こりやすい。

脚・プルキンエ線維の自動能は，通常はより速い洞調律に抑制（overdrive suppression）されて，心室期外収縮が起こらない。しかし，周辺の組織が傷害を起こしていると外部からの刺激が内部に入らず（entrance ブロックにより overdrive suppression されず）心室期外収縮が起こる。この特殊な電気的状況下で発生する心室期外収縮は副収縮と呼ばれる。

リエントリーは，解剖学的または機能的旋回路を電気興奮が旋回して発生する。正常な心室でも右脚と左脚を旋回して心室期外収縮が生じる（脚間リエントリー）ことがまれにあるが，病的心筋

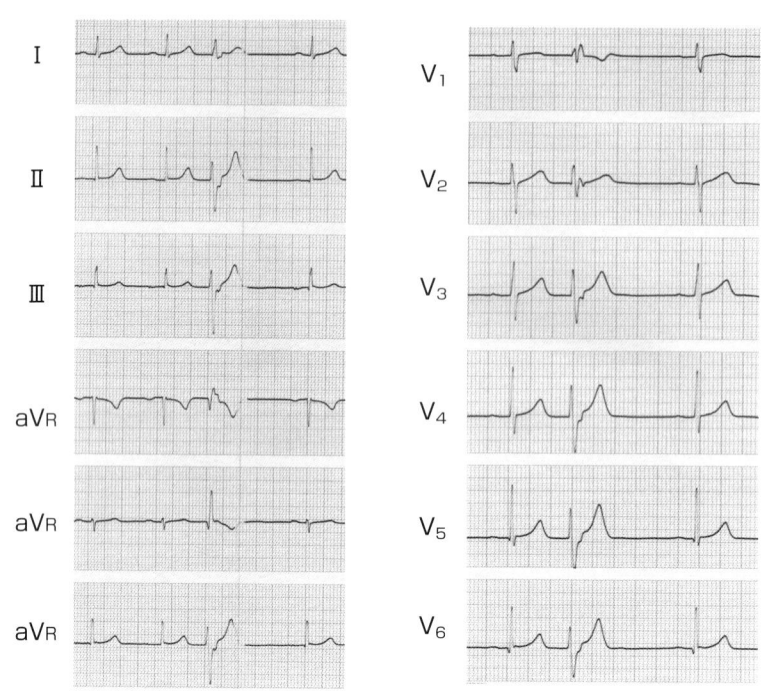

図 46-3　左脚後枝起源の心室期外収縮
心室期外収縮の QRS 幅が 0.14 秒と比較的狭く，また右脚ブロック・左軸変位を呈しているのが特徴的である。

(心筋虚血，心室肥大，線維変性，脂肪変性)では心筋内でもリエントリーが起こる。

　臨床で認められる心室期外収縮は，上記の機序が複雑に関連して発生すると考えられる。したがって，疾患や病態から個々の心室期外収縮がどの機序で起こっているかを推定するのは困難である。また，特発性の心室期外収縮の発生部位は右室流出路が多いが，この部位特異性の機序も不明である。心室期外収縮に対する EPS は確立していないが，カテーテル接触法(カテーテル押しつけ法)による単相性活動電位(MAP[*2])を記録して心室期外収縮の機序を検討することが試みられている。

4．診断[10,11)]

1) 自覚症状・身体所見

　心室期外収縮が起こっても症状がないことも多いが，自覚症状が強く社会生活に障害をきたす場合がある。症状としては，心臓が止まる，動悸，心臓が引っ繰り返る，のどが詰まる，胸が圧迫されると表現することが多い。通常，労作時や活動時には自覚せず，安静時や横になっているときに感じる場合が多い。

　心室期外収縮後の第 1 拍目の心室収縮は強く収縮する(R-R 間隔が長い分，血液の拍出が多くなる)。その結果，脈が飛んだ後，強く触れる。また，心室期外収縮に伴って S₁(I 音)の強さが変動するが，これは心室期外収縮時には心房と心室の収縮が連動していないので，房室弁の開閉状態が洞調律時と異なるためである。

[*2]MAP：monophasic action potential

2）心電図

心室期外収縮は，以下の心電図の特徴を示す。① 早期興奮（基本洞調律の予定興奮時期より早期に出現する），② QRS 波形が洞調律時と異なる（QRS 幅＞0.12 秒，形が変形している，振幅が大きい），③ T 波が洞調律時のときと異なる（一般的には，QRS 波と逆方向を示す），④ 先行する P 波を認めない，⑤ 基本洞調律に影響を与えない（P-P 間隔は変動せず），⑥ 基本洞調律の R-R 間隔は心室期外収縮を挟んで 2 倍（代償性休止期）または影響されない（間入性期外収縮）。

⑤ と ⑥ の説明としては，心室期外収縮後の洞結節からの伝導が房室伝導路（房室結節の場合が多い）で途絶されると基本調律の R-R 間隔は心室期外収縮を挟んで 2 倍（代償性休止期，図 46-1a）となる。房室伝導路が完全に不応期を脱している場合は，次の洞調律の房室伝導時間は変わらず心室へ伝導するので，基本洞調律の R-R 間隔は心室期外収縮に影響されない（間入性期外収縮）。まれに，心室期外収縮が逆行性に心房へ伝導し，心房を興奮させることがある（室房伝導）。この場合の心室期外収縮は洞結節に影響を与え，P-P 間隔が変動する（洞結節がリセットされる）。

心室期外収縮の診断には 12 誘導心電図で記録して行うのが望ましいが，ホルター心電図は長時間モニターできるので，症状の裏づけ，発現パターン，重症度などに有用である。実際，心室期外収縮の危険度・予後，臨床的意義，および治療効果などはホルターの所見に基づいて診断する。

3）運動負荷試験[13,14]

運動負荷試験により健常者でも 11％ に心室期外収縮が誘発されると報告されている。虚血性心疾患では 22〜56％ に認められ，心筋梗塞後では 60％ に発生する。一般的には左室機能の低下，心筋梗塞の既往，冠動脈の多枝病変を有する患者に多く出現する。また，complex 型心室期外収縮（2 段脈，2 連発，多形性，連結期の短い）は，通常，器質的心疾患を有する患者に起こる。しかし，虚血の診断に関しては心室期外収縮の出現よりも ST 変化のほうが特異性が高い。また，不整脈の診断には運動負荷よりもホルターのほうが適している。一方，明らかな器質的心疾患を有さない患者の場合は，運動負荷時や負荷後に心室期外収縮が出現することが多いので，誘発試験としては有用である。

5．原因疾患と臨床的意義

心室期外収縮の有病率は，モニターする時間，年齢，器質的心疾患の有無，および全身状態で異なっている。15,792 人の成人を対象に調査した ARIC[*3] 試験では，2 分間の心電図で 6％ に心室期外収縮を認め，complex 型の心室期外収縮は 0.2％ に認められたと報告されている[15]。心室期外収縮の頻度やタイプは日内変動ばかりでなく日差変動もあり，絶対的なものではない[16]。一方，原因疾患は心室期外収縮の臨床的意義と最も関連している。ここでは，① 心筋梗塞後に合併する，② 拡張型心筋症に合併する，③ 肥大型心筋症に合併する，④ 高血圧に合併する，⑤ 明らかな器質的心疾患を有しない患者に起こる（特発性），以上 5 つに分けて説明する。

1）心筋梗塞[17〜19]

心室期外収縮は急性心筋梗塞では 100％ の患者に認められる。心筋梗塞患者の退院時の調査では，30％ の患者で 1 時間に 3 個以上の心室期外収縮を認め，20％ で 1 時間に 10 個以上の心室期外収縮，10％ で 1 時間に 30 個以上の心室期外収縮を認めたと報告されている。Lown は，心筋梗塞後の心室期外収縮の頻度とタイプを検討して，予後との関係から 5 つに分類した。また，Ruberman らは complex 型の心室期外収縮を有する心筋梗塞の患者では，突然死発生率が 3 倍に，心臓死の発生率が 2 倍に増加したと報告した[17]。Bigger らは，心室期外収縮（1 時間 10 個以上）と心機能低下

[*3] ARIC：atherosclerosis risk in communities

が最も患者の予後に関連していると報告している[18]。

2）拡張型心筋症[20,21]

拡張型心筋症患者をモニターした結果では，80～100％の患者で心室期外収縮を認めたと報告されている。心室期外収縮の内訳は，単発性は100％，2連発は20％，3連発以上の心室期外収縮は42％であった。また，心筋梗塞後の心室期外収縮と同様に，心室期外収縮の数は左室駆出分画率（LVEF[*4]）の低下と正比例し，また心室期外収縮の数と非持続性心室頻拍の出現には関連性があった。

拡張型心筋症患者で心室期外収縮が発生する原因としては，①心筋自体の線維化，脂肪変性で慢性の不整脈基質が形成されている，②交感神経やレニン・アンギオテンシン系の亢進，③薬物治療による電解質の異常および催不整脈作用，④心室収縮異常や心室拡大によるストレッチなどが考えられている。

拡張型心筋症で認められる心室期外収縮と予後との関係は，心筋梗塞後と異なりまだ結論が出ていない。

3）肥大型心筋症[22,23]

100人の肥大型心筋症を対象に24時間のモニターを施行した結果では，50人に心室期外収縮の頻発を認め，19％に心室頻拍を認めたと報告されている。心室期外収縮の重症度と予後に関する疫学的調査は少ないが，非持続性心室頻拍を合併する症例やEPSで持続性心室頻拍が誘発される症例では突然死の発生率が高いと報告されている。

4）高血圧[15,24]

高血圧患者に心室期外収縮が多いことは臨床で経験される。実際，ARIC試験でも高血圧患者の23％に心室期外収縮が記録されている[15]。この原因としては，高血圧による左室肥大が心室期外収縮の発生に関与していると考えられている。これは左室肥大，特にST-T変化を伴った心電図を呈する患者に心室期外収縮が多いことからも推測される[24]。左室肥大で心室期外収縮が起きやすい原因としては，肥大型心筋症の場合と同じと考えられている。

5）明らかな器質的心疾患を認めない場合[25〜28]

明らかな心臓病がなく無症状の人でも，長時間心電図を記録すると心室期外収縮を認めることが多い。実際，健常者を対象にして1日モニターした調査では，30～80％に1～2個の心室期外収縮が認められたとの報告がある。また，健常者でも加齢と共に心室期外収縮が増加する。ある報告では，1時間に10個以上の心室外収縮を有する健常者の年代別調査では，若年グループは1％，老年グループで7％であった。一方，complex型の心室期外収縮は健常者では少ない。連結期の短い心室期外収縮や連発は若年者，老年者共に1％以下であった。

明らかな心臓病がない場合の心室期外収縮の発生部位は，右室流出路が最も多い。心電図では左脚ブロック・下方軸を呈している（図46-2）。特発性の右室起源の心室頻拍もこの部位から発生していることが最も多い。

予後に関しては，健常者で認められる心室期外収縮の頻度と死亡率とは無関係である。ただし，正常と考えられている人でも心筋炎，心筋症，潜在的な冠動脈疾患を有していることもあり，この場合は突然死の報告がある。したがって，器質的心疾患の除外は慎重に行う必要がある。また，最近，筆者の施設で無症状の特発性心室期外収縮患者が突然死を起こした症例を経験した。したがって，この特発性右室流出路の心室期外収縮を有する無症状の患者でもリスクが全くゼロというわけではない。最近，心室期外収縮の頻度が極端に多い（1日心拍数の20～30％以上）場合は，心機能が低下すると報告されている[29]。

[*4]LVEF：left ventricular ejection fraction

6. 治療

個々の患者の心室期外収縮の治療を開始する前に，治療する目的と目標を決める必要がある。心室期外収縮の治療の目的は，① 自覚症状の改善（QOL の改善），② 重篤な不整脈への移行予防，③ 突然死の予防である。② と ③ を起こす可能性は器質的心疾患の有無と左室機能に依存しているので，治療方針を決定する前に個々の患者の基礎心疾患の診断や心機能を正確に把握する必要がある。また，心室期外収縮が一過性か慢性かにより治療方針が異なるので，両者の鑑別も重要である。ここでは心室期外収縮を，① 一過性の心室期外収縮，② 慢性の心室期外収縮（器質的心疾患有り），③ 慢性の心室期外収縮（器質的心疾患なし）の 3 つの場合に分けて各々における治療法を説明する。図 46-4 に心室期外収縮に対する治療の基本的な考え方を示す。

1）一過性の場合

原因治療が最優先である。虚血，心不全，ストレス，緊張などが原因となることが多い。症状が強かったり，また心室細動や心室頻拍の引き金となっている場合は原因治療の効果が現れるまで心室期外収縮を抗不整脈薬で抑制する。虚血が関与している場合はリドカイン静注，心機能が低下している場合はニフェカラント静注，交感神経緊張が関与している場合は β 遮断薬を用いる。その他の場合は，個々の症例に応じて Vaughan Williams 分類の IA 群薬や IC 群薬を投与する。

2）慢性の場合（器質的心疾患あり）

心室期外収縮の原因となる解剖学的な異常としては虚血性心疾患，弁膜症，心筋症，高血圧などが多い。解剖学的な異常がある場合でも虚血，ストレス，疲労，電解質異常，心不全，などが間接的な原因となっていることが多いので，これらの誘因に対する治療も重要である。治療の目的は自覚症状の軽減，重篤な頻拍性不整脈の予防，突然死の予防などである。なお，虚血性心疾患の場合は，多くの大規模臨床試験で心室期外収縮に対する Vaughan Williams 分類の I 群薬と β 受容体遮断作用を有しない III 群薬の長期投与が突然死の予防には結びつかないと報告された[6,30,31]。したがって，虚血性心疾患に合併する心室期外収縮の抗不整脈薬の投与は，目的と目標を決めて薬剤の種類を慎重に選択する必要がある。一方，心室期外収縮が心室頻拍や心室細動の引き金となっていると考えられる場合は，抗不整脈薬としてアミオダロンを選択している施設が多い。これは，心室期外収縮に対するアミオダロン投与は少なくとも予後を悪化させないことが大規模臨床試験の結果で報告されていることによる[32〜34]。図 46-5 に心筋梗塞の患者を対象とした抗不整脈薬の大規模臨床試験の結果を示す。なお，虚血性心疾患以外における抗不整脈薬投与の功罪については結論はでていない。

最近，心室頻拍や心室細動の引き金となっている心室期外収縮に対してカテーテルアブレーションを施行した報告がみられる。しかし，心室頻拍や心室細動の不整脈基質それ自体への治療でないので，植込み型除細動器（ICD）を植え込んだ後，発作の頻度を減少させるという意味で施行されてい

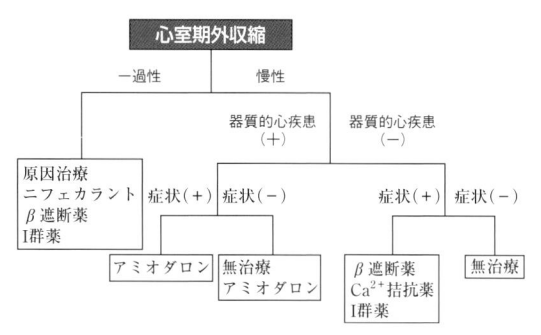

図 46-4 心室期外収縮に対する治療の考え方
基本的考えは，① 一過性/慢性，② 器質的心疾患あり/なし，③ 自覚症状あり/なしの 3 点を考慮して治療方針を決める。一過性の場合と増悪因子がある場合はその改善が最も重要である。器質的心疾患を認めない場合は，自覚症状に対する治療が優先。器質的心疾患がある場合で自覚症状がない場合は，欧米では治療しないことが多いが，わが国では心室期外収縮の程度で個々に判断している専門医が多い。

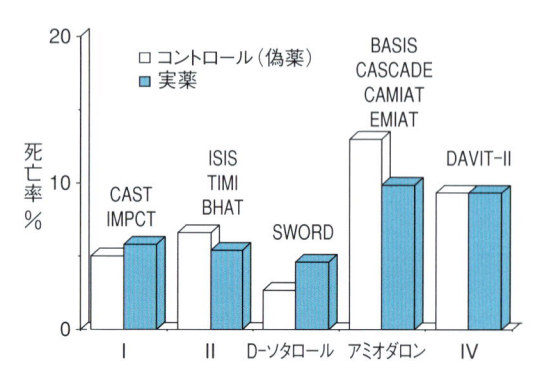

図46-5 心筋梗塞後の心室期外収縮に対する種々の抗不整脈薬投与による死亡率の変化（大規模試験の結果）

白：コントロール（偽薬），黒：実薬
CAST, IMPCT, ISIS, TIMIT, BHAT, SWORD, BASIS, CASCADE, CAMIAT, EMIAT, DAVIDⅡはVaughan Williams分類の各群における代表的な大規模臨床試験．詳細は表23-1, 197頁参照．
Ⅱ群薬（β遮断薬）とアミオダロンのみが偽薬と比べて有意に死亡率を低下させた．Ⅰ群薬，β受容体遮断作用のないd-ソタロール（d-sotalol）は死亡率を増加した．

るのが現状である．

3）慢性の場合（器質的心疾患なし）

突然死の可能性が低いので自覚症状の改善が主な治療目的である．過労やストレス，アルコール，タバコ，カフェインなどで増悪することが多いので，生活習慣を改めることも必要である．通常は，自覚症状の軽減の目的でCa^{2+}拮抗薬，β遮断薬を投与する．心室期外収縮自体の抑制にはVaughan Williams分類のIC群薬が最も有効なので，Ca^{2+}拮抗薬やβ遮断薬の投与でも自覚症状が強い場合は投与する．最近では，自覚症状が強く薬剤抵抗性の場合はカテーテルアブレーションを施行し，心室期外収縮が消失してQOLが著しく改善した症例が報告されている．また，心室期外収縮が多発していた症例で，カテーテルアブレーション成功後に心機能や心拡大が正常になったと報告されている[29]．

●文献

1) Read BE：Learnings from old Chinese Medicine. Ann Med Hist 1926, 8：16.
2) Lüderitz B：History of the disorders of cardiac rhythm. Futura Pub 1995, pp6-8.
3) Heberden W：Remarks on the pulse. Med Trans Roy Coll Phys Lond 2：18, 1786.
4) David S, Adolf S：Extrasystoles and allied arrhythmias. ChapterⅠ. Historical Remarks 11. 2nd ed. William Heinemann 1973.
5) Lown B, Wolf M：Approaches to sudden death from coronary heart disease. Circulation 1971, 44(1)：130-142.
6) Preliminary report；Effect of encainide and flecainide on mortality in a randomized trial of arrhythmia suppression after myocardial infarction. The Cardiac Arrhythmia Suppression Trial (CAST) Investigators. N Engl J Med 1989, 321(6)：406-412.
7) Lown B, Tykocinski M, Garfein A, et al：Sleep and ventricular premature beats. Circulation 1973, 48(4)：691-701.
8) 田辺晃久：心室性不整脈と睡眠―Holter心電計による検討．心臓 1980, 12：510.
9) 吉田繁樹・他：心室期外収縮の日内・日差変動．心電図 1982, 2：175.
10) Kasor JA：Ventricular premature beats. In Kasor JA (ed)：Arrhythmias. 2nd ed. WB Saunders 2000, pp294-341.
11) 田辺晃久：心室期外収縮．山村雄一，吉利 和（監）：最新内科学大系：不整脈．中山書店 1993, pp154-171.
12) Winkle RA：The relationship between ventricular ectopic beat frequency and heart rate. Circulation 1982, 66(2)：439-446.
13) Ekblom B, Hartley LH, Day WC：Occurrence and reproducibility of exercise-induced ventricular ectopy in normal subjects. Am J Cardiol 1979, 43(1)：35-40.
14) Murayama M, Shimomura K：Exercise and arrhythmia. Jpn Circ J 1979, 43(3)：247-256.
15) Simpson RJ Jr, Cascio WE, Schreiner PJ, et al：Prevalence of premature ventricular contractions in a population of African American and white men and women；The Atherosclerosis Risk in Communities (ARIC) study. Am Heart J 2002, 143(3)：535-540.
16) Morganroth J, Michelson EL, Horowitz LN, et al：Limitations of routine long-term electrocardiographic monitoring to assess ventricular ectopic frequency. Circulation 1978, 58(3-Pt-1)：408-414.
17) Ruberman W, Weinblatt E, Goldberg JD, et al：Ventricular premature complexes and sudden death after myocardial infarction. Circulation 1981, 64(2)：297-305.
18) Bigger JT Jr, Fleiss JL, Kleiger R, et al：The relationships among ventricular arrhythmias, left ventricular dysfunction, and mortality in the 2 years after myocardial infarction. Circulation 1984, 69(2)：250-258.
19) Hallstrom AP, Bigger JT Jr, Roden D, et al：Prognostic significance of ventricular premature depolarizations measured 1 year after myocardial infarction in patients

with early postinfarction asymptomatic ventricular arrhythmia. J Am Coll Cardiol 1992, 20(2): 259-264.
20) Holmes J, Kubo SH, Cody RJ, et al: Arrhythmias in ischemic and nonischemic dilated cardiomyopathy; Prediction of mortality by ambulatory electrocardiography. Am J Cardiol 1985, 55(1): 146-151.
21) von Olshausen K, Schafer A, Mehmel HC, et al: Ventricular arrhythmias in idiopathic dilated cardiomyopathy. Br Heart J 1984, 51(2): 195-201.
22) Savage DD, Seides SF, Maron BJ, et al: Prevalence of arrhythmias during 24-hour electrocardiographic monitoring and exercise testing in patients with obstructive and nonobstructive hypertrophic cardiomyopathy. Circulation 1979, 59(5): 866-875.
23) Maron BJ, Savage DD, Wolfson JK, et al: Prognostic significance of 24 hour ambulatory electrocardiographic monitoring in patients with hypertrophic cardiomyopathy; A prospective study. Am J Cardiol 1981, 48(2): 252-257.
24) McLenachan JM, Henderson E, Morris KI, et al: Ventricular arrhythmias in patients with hypertensive left ventricular hypertrophy. N Engl J Med 1987, 317(13): 787-792.
25) Hiss RG, Averill KH, Lamb LE: Electrocardiographic findings in 67,375 asymptomatic subjects. III. Ventricular rhythms. Am J Cardiol 1960, 6: 96-107.
26) Brodsky M, Wu D, Denes P, et al: Arrhythmias documented by 24 hour continuous electrocardiographic monitoring in 50 male medical students without apparent heart disease. Am J Cardiol 1977, 39(3): 390-395.
27) Sobotka PA, Mayer JH, Bauernfeind RA, et al: Arrhythmias documented by 24-hour continuous ambulatory electrocardiographic monitoring in young women without apparent heart disease. Am Heart J 1981, 101(6): 753-759.
28) Kantelip JP, Sage E, Duchene-Marullaz P: Findings on ambulatory electrocardiographic monitoring in subjects older than 80 years. Am J Cardiol 1986, 15; 57(6): 398-401.
29) Takemoto M, Yoshimura H, Ohba Y, et al: Radiofrequency catheter ablation of premature ventricular complexes from right ventricular outflow tract improves left ventricular dilation and clinical status in patients without structural heart disease. J Am Coll Cardiol 2005, 45 (8): 1259-1265.
30) Effect of the antiarrhythmic agent moricizine on survival after myocardial infarction. The Cardiac Arrhythmia Suppression Trial II Investigators. N Engl J Med 1992, 327(4): 227-233.
31) Waldo AL, Camm AJ, deRuyter H, et al: Effect of d-sotalol on mortality in patients with left ventricular dysfunction after recent and remote myocardial infarction. The SWORD Investigators. Survival With Oral d-Sotalol. Lancet 1996, 348(9019): 7-12.
32) Burkart F, Pfisterer M, Kiowski W, et al: Effect of antiarrhythmic therapy on mortality in survivors of myocardial infarction with asymptomatic complex ventricular arrhythmias; Basel Antiarrhythmic Study of Infarct Survival (BASIS). J Am Coll Cardiol 1990, 16(7): 1711-1718.
33) Cairns JA, Connolly SJ, Roberts R, et al: Randomised trial of outcome after myocardial infarction in patients with frequent or repetitive ventricular premature depolarisations; CAMIAT. Canadian Amiodarone Myocardial Infarction Arrhythmia Trial Investigators. Lancet 1997, 349(9053): 675-682.
34) Julian DG, Camm AJ, Frangin G, et al: Randomised trial of effect of amiodarone on mortality in patients with left-ventricular dysfunction after recent myocardial infarction: EMIAT. European Myocardial Infarct Amiodarone Trial Investigators. Lancet 1997, 349 (9053): 667-674.

VII

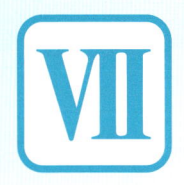

特殊な不整脈

47　Wide QRS 頻拍 …………………428
48　Long RP 頻拍 ……………………437
49　非発作性頻拍 ……………………439
50　頻発型頻拍 ………………………442
51　Torsade de Pointes ………………446
52　偽性心室頻拍 ……………………449
53　マハイム線維頻拍 ………………452

　不整脈の診断には発作時の心電図記録が最も重要であるが，ただちに正確な診断がつかないことがある．その場合は，確定診断ができるまでの期間，不整脈の特徴（QRS 波，P 波と QRS 波の関係，頻拍のレート，起こり方の特徴など）から一時的に，wide QRS 頻拍，long RP 頻拍などと呼んでいる．このように，不整脈の特徴からある程度診断を狭めることは，原因疾患またその確定診断方法を考えるうえで有用である．この篇では，特徴ある不整脈のうち臨床で遭遇する機会が多い頻拍性不整脈を中心に，その不整脈の診断および不整脈を起こす疾患の鑑別診断を説明する．ここでは次の 7 つの特殊な頻拍，① wide QRS 頻拍，② long RP 頻拍，③ 非発作性頻拍，④ 頻発型頻拍，⑤ torsade de pointes，⑥ 偽性心室頻拍，⑦ マハイム線維頻拍を取りあげる．

47 Wide QRS 頻拍

　Wide QRS 頻拍は診断名ではないが，確定診断がつくまで QRS 幅が広い頻拍を一時的にこう呼んでいる．wide QRS 頻拍をきたす不整脈には，①心室頻拍（図 47-1a），②変行伝導を伴う上室性頻拍（図 47-1b），③変行伝導を伴う心房細動・心房粗動・心房頻拍（図 47-1c），④偽性心室頻拍：副伝導路を順行性に伝導する心房細動・心房粗動・心房頻拍（図 47-1d），⑤逆方向房室回帰性頻拍[*1]（図 26-4，237 頁参照），⑥マハイム線維頻拍（図 53-4，454 頁参照）の可能性がある．上記の鑑別は基礎心疾患，頻拍中の QRS 波形，頻拍の特徴から可能なことが多いが，確定診断には電気生理学的検査（EPS[*2]）が必要な場合もある．

1．臨床所見による鑑別[1~3]

　Wide QRS 頻拍の内訳を統計学的に検討した報告は少ない．筆者の経験では，自然に起こった regular wide QRS 頻拍の場合は心室頻拍が最も多い（約 70%，アメリカの統計とほぼ同じ）．しかし，これは専門病院での経験なので，救急病院では上室性頻拍（心房粗動を含む）の変行伝導である割合がより高いと考えられる．

　鑑別には，まず原因疾患から上記のうちいずれの可能性が高いかを推定する．心筋梗塞の既往がある患者では心室頻拍の可能性が高く，WPW 症候群と診断されている患者では上室性頻拍の可能性が高い．心機能が低下している患者では心室頻拍，心房頻拍，心房粗動，心房細動のいずれも起こる可能性がある．初発年齢からの推定では上室性頻拍は若年から発症し，心室頻拍や心房粗動・心房細動は中年以降に発症することが多い．しかし，上室性頻拍のうち房室結節リエントリー頻拍は中年以降に発生することが多く，また特発性心室頻拍は 20 歳以下で発症することがある．

　発作時の身体所見も鑑別に重要である．上室性頻拍の場合は，頸静脈波（P 波に対応）と脈拍（QRS 波に対応）が 1：1 に対応している．また，心房と心室の収縮するタイミングが一定なので，房室弁が閉じる音である I 音（S_1）は一定である．心室頻拍では，通常洞調律が心室興奮頻度をコントロールしている．したがって，頸静脈波は脈拍より遅く，また心房と心室の収縮するタイミングがばらばらなので I 音の強度が変化し，時に大きな頸静脈波を認める（cannon 波）．しかし，心室頻拍でも逆行性伝導がある場合は，頸静脈波と脈拍は 1：1 の関係を呈する（約 30% の心室頻拍で認められる）．

[*1] antidromic atrioventricular reciprocating tachycardia
[*2] EPS：electrophysiological study

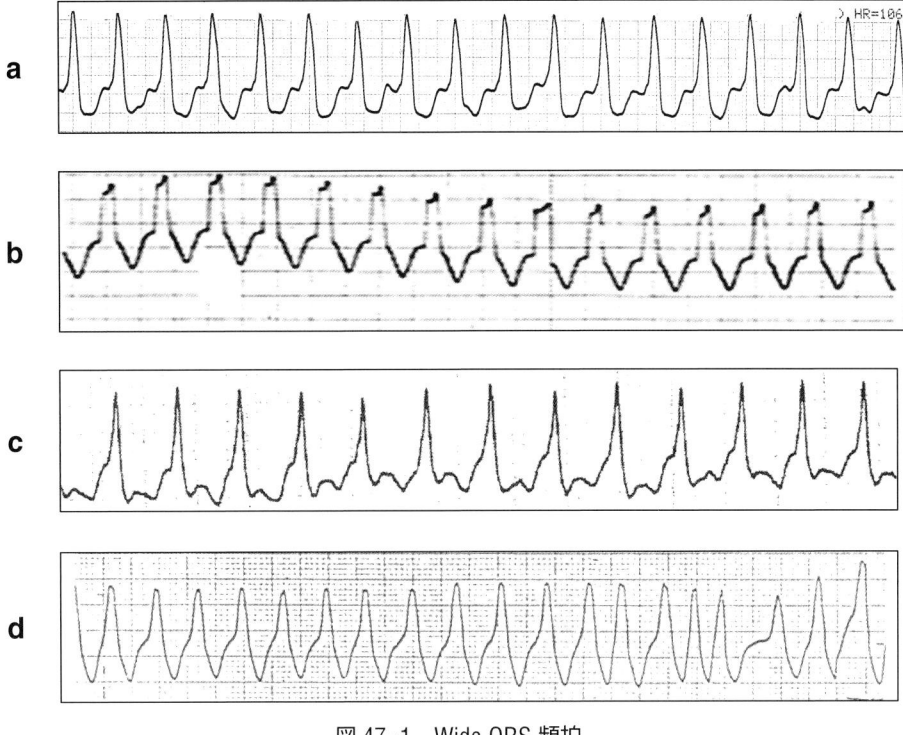

図47-1 Wide QRS 頻拍
a：心室頻拍
b：上室性頻拍(房室回帰性頻拍)の変行伝導
c：心房粗動(房室伝導が2：1)の変行伝導
d：偽性心室頻拍

2．心電図による鑑別

　発作時の12誘導心電図からの鑑別は，①頻拍時の心房波(P波)と心室波(QRS波)の関係，②QRS波形の特徴を考慮して行う。また，洞調律時の心電図と比較することが診断の手がかりとなるので，できる限り非発作時の心電図を手に入れる。

1）頻拍時のP波とQRS波の関係[3~5]

　発作性上室性頻拍(房室回帰性頻拍・房室結節リエントリー頻拍)では，通常P波とQRS波は1：1に対応している。発作中の心電図でP波が同定できない場合は，食道誘導電極で心房電位を記録して心房興奮を確かめることができる(図47-2)[4]。心房粗動は心房粗動波(F波)を認め，F波とQRS波の関係は2：1であることが多い。心房細動の場合は，心房細動波(f波)を認めR-R間隔は不規則である。心室頻拍の診断のポイントはQRS波より遅いP波を見つける(房室解離)ことであるが，モニターでは明らかでないことが多い(特に頻拍が速い場合)。したがって，頻拍中の12誘導心電図を記録し，T波の形に注目してP波が隠れているか否かを注意深く検討する必要がある。T波の形が一定でなく時々変化している場合は，T波にP波が融合している可能性がある(図33-7a，323頁参照)。房室解離がある場合は，心房興奮(洞調律)が時折正常伝導を順行して心室を興奮させることがあるが，この時QRS波形は正常である(心室捕捉，図33-7b，323頁参照)[3]。この房室解離や心室捕捉を認める場合はほぼ心室頻拍と診断されるが，心拍数が比較的遅くかつ逆

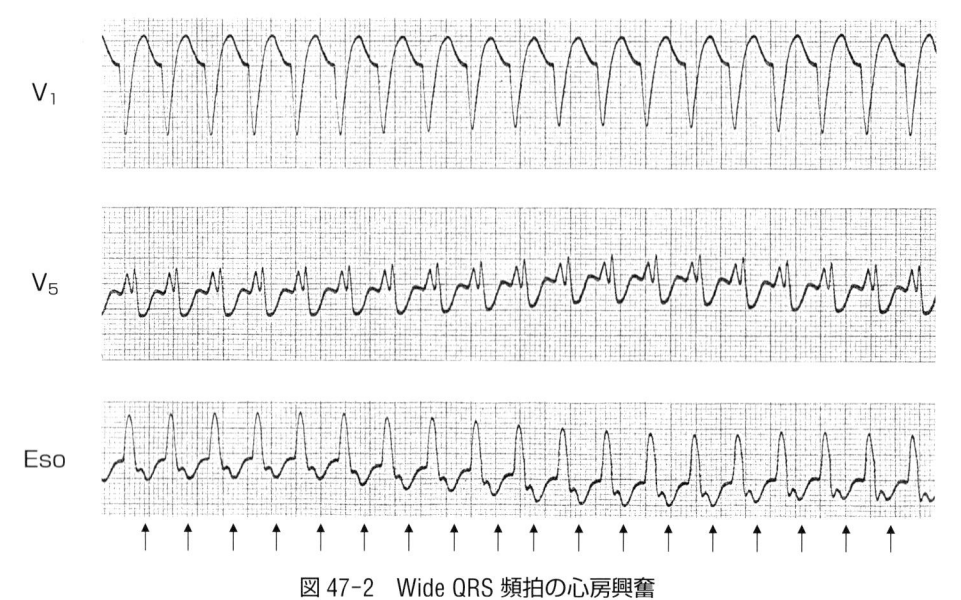

図 47-2 Wide QRS 頻拍の心房興奮
体表面心電図(V_1, V_5)では P 波と QRS 波の関係が不明であるが，食道誘導心電図(Eso)から心房波(↑)と心室波が 1：1 に対応していることがわかる。

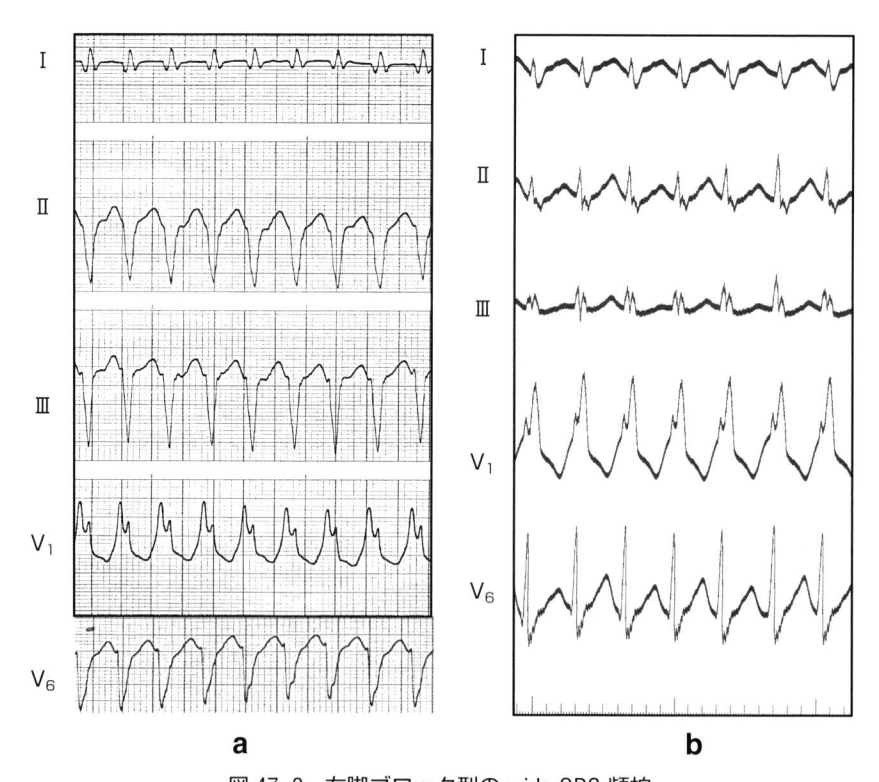

図 47-3 右脚ブロック型の wide QRS 頻拍
a：心室頻拍。V_1 が Rsr で，V_6 が QS パターンである。
b：上室性頻拍の変行伝導。V_1 が rsR で典型的な右脚ブロック型を呈している。

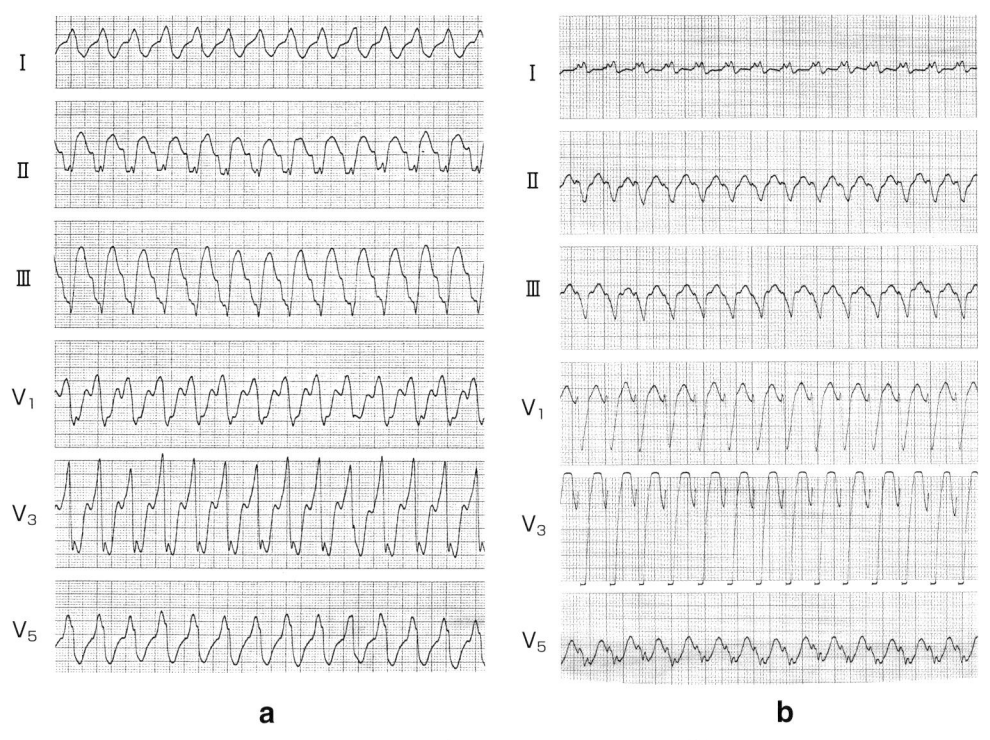

図 47-4　左脚ブロック型の wide QRS 頻拍
a：心室頻拍。V_1 の r 波の幅が 0.04 秒以上である。
b：上室性頻拍の変行伝導。V_1 の r 波の幅が図 a の心室頻拍に比べて狭く 0.04 秒以下である。

行性伝導（室房伝導）がない場合に認められる現象である[5]。

2) 頻拍時の QRS 波形の特徴[2,6〜8]

① QRS 幅が 0.16 秒以上の場合

心室頻拍あるいは副伝導路を順行する上室性頻拍の可能性が高い。しかし，ベラパミル感受性心室頻拍（特発性左室起源心室頻拍）の QRS 幅は 0.16 秒未満であることが多い。

② 左軸偏位の場合

心室頻拍の可能性が高い。

③ 胸部誘導の QRS 波形が concordant（すべて下向き，または上向き）の場合

心室頻拍あるいは副伝導路を順行性伝導して心室興奮している心房細動・粗動・頻拍が考えられる。

④ 右脚ブロック型の場合

V_1 の QRS 波が Rsr または V_6 の QRS 波が QS または rS パターンを示す場合は，心室頻拍の可能性が高い（図 47-3a）。一方，V_1 の QRS 波が rsR で典型的な右脚ブロックを呈する場合は上室性頻拍の変行伝導である可能性が高い（図 47-3b）。

⑤ 左脚ブロック型の場合

左脚ブロック型は心室頻拍と従来考えられていたが，上室性頻拍の変行伝導のことも少なくない。V_1 の r 波の幅＞0.04 秒の場合は，心室頻拍の可能性が高い（図 47-4a）。V_1 の r 波の幅＜0.04 秒の場合は上室性頻拍の変行伝導である可能性が高い（図 47-4b）。

なお，マハイム線維頻拍（atrio-fasicular fiber を介する，図 53-4，454 頁参照）と脚間リエントリー頻拍（右脚を下行し，左脚を上行する，図 36-1，345 頁参照）の場合は V_1 の r 波の幅＜0.04 秒である。

⑥ QRS 波形の初期成分がデルタ波様の場合

QRS 波形の初期成分が洞調律時のデルタ波と同一の場合は，副伝導路を介して心室興奮してい

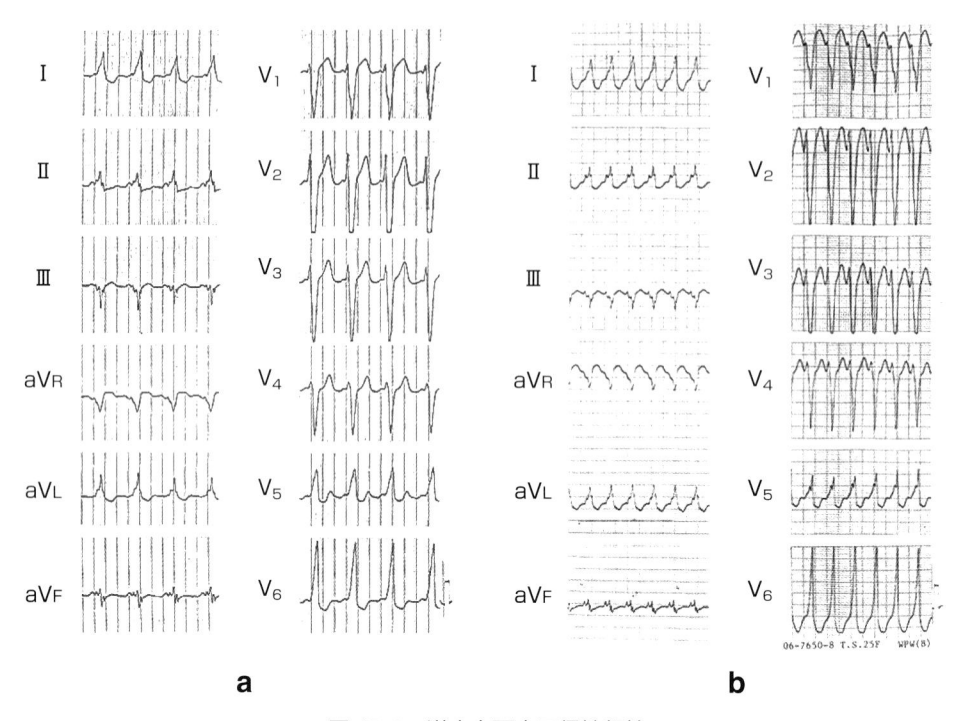

図 47-5　逆方向房室回帰性頻拍
a：洞調律時の心電図　　b：発作時の心電図
頻拍時の QRS 波形は洞調律時と同一である。特に，QRS 波の初期成分（デルタ波）が類似している。

る可能性を考える（図 47-5）[8]。

⑦　頻拍時の QRS 波形が変化する場合

上室性頻拍では wide QRS 頻拍（変行伝導による）から突然正常 QRS 波形になることがある（図 26-11，241 頁参照）。頻拍中に深呼吸をさせ，正常の QRS 波形に移行しないかどうかを観察する。心室頻拍は，心室捕捉により 1 拍の正常波形が記録されることがある（図 33-7b，323 頁参照）。心房細動による偽性心室頻拍の場合は，副伝導路と正常伝導路を介しての心室興奮の割合で，QRS 波形が変化する。また R-R 間隔が不規則である。

3）薬剤に対する反応[9,10]

房室回帰性頻拍と房室結節リエントリー頻拍は ATP[*3]，ベラパミル，ジギタリスなどの薬剤で停止する。これは，上記の頻拍が房室結節を旋回路の一部に含んでいる回帰性頻拍で，上記の薬剤が房室結節の伝導を途絶させる結果である。しかし，ベラパミルは特発性左室起源の持続性単形性心室頻拍を停止させ，ATP は特発性右室流出路起源の心室頻拍を停止させるので，停止効果のみでは上室性または心室性の確実な鑑別はできない。

一方，ATP やベラパミルなどの薬剤投与は，頻拍における心房と心室の関係を確かめるのに有用である。心房頻拍や心房粗動の場合は，心房と心室の関係が 3：1 以上となると，心房波がより明確となる（図 47-6）。また，心室頻拍で正常伝導の逆行性伝導がある場合は，上記の薬剤で心室—心房の関係が途絶され，房室解離が明らかになる。

副伝導を順行する心房頻拍・心房粗動・心房細動（偽性心室頻拍）の場合は，ベラパミルやジギタリス投与により房室結節伝導が低下することに加えて，副伝導路の伝導が亢進することがあるので

[*3] ATP：adenosine triphosphate

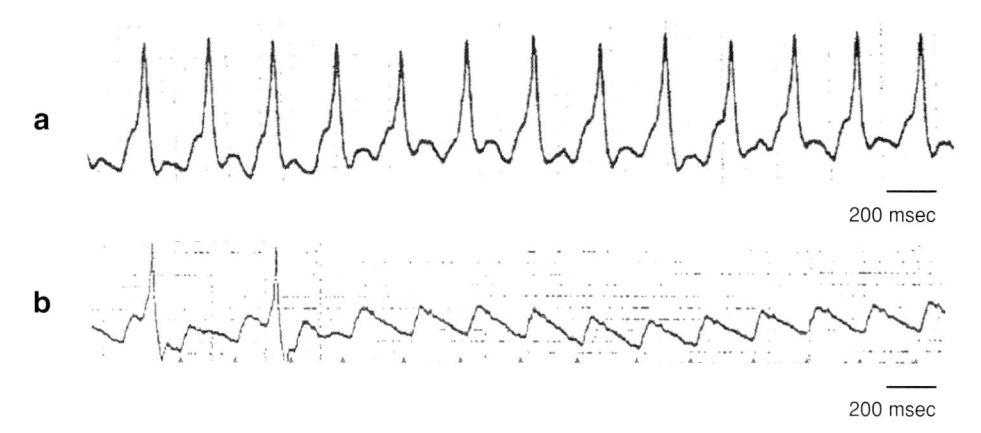

図 47-6 心房粗動による wide QRS 頻拍
a：心房―心室伝導が 2：1 の心房粗動である．体表面心電図では心房粗動であることがわかりにくい．
b：ATP 静注で房室結節の伝導を一過性に途絶させた結果，心房粗動波（F 波）が明確となった．

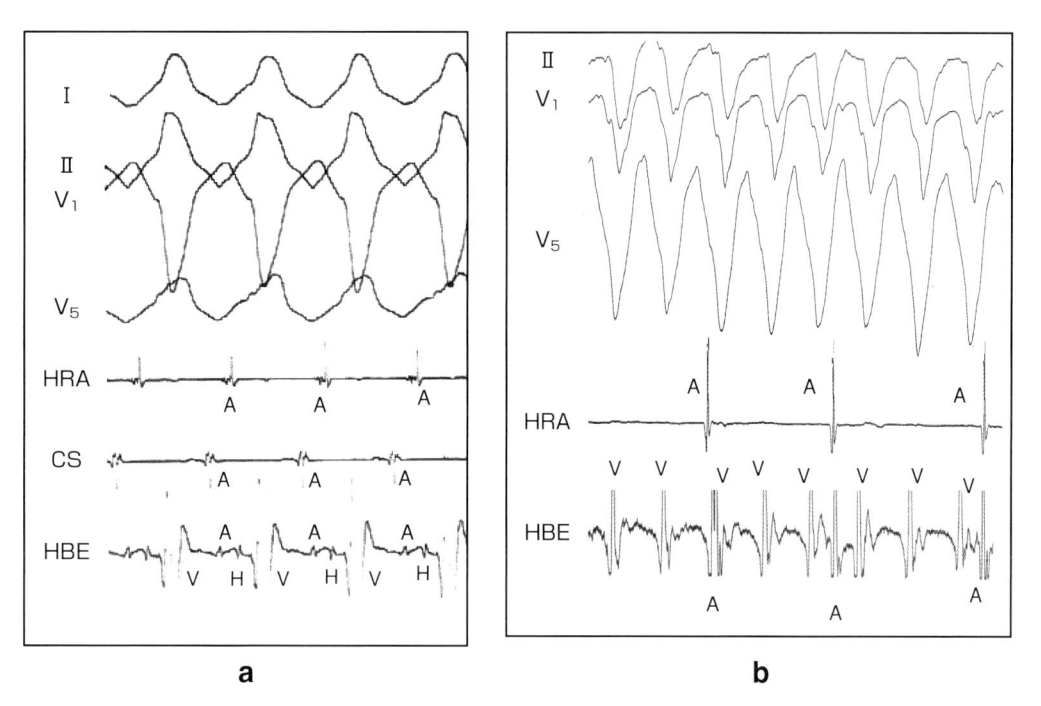

HRA：高位右房，CS：冠状静脈洞，HBE：ヒス束，A：心房電位，H：ヒス束電位，V：心室電位

図 47-7 Wide QRS 頻拍時の心腔内電位

a：上室性頻拍の変行伝導
　体表面心電図（Ⅰ，Ⅱ，V_1，V_5）と心腔内電位（HRA，CS，HBE）の同時記録．ヒス束の興奮（H）が心室興奮（V）に先行していることから，心房（A）―ヒス束（H）―心室（V）と順行性伝導していることが推定される．また，頻拍時の H-V 間隔と洞調律時の H-V 間隔（図に示していない）と同じであることを確かめて上室性頻拍の変行伝導の診断を確定する．

b：心室頻拍
　体表面心電図（Ⅱ，V_1，V_5）と心腔内電位（HRA，HBE）の同時記録．HRA と HBE の記録で A 波と V 波の解離があり，心室頻拍と診断できる．

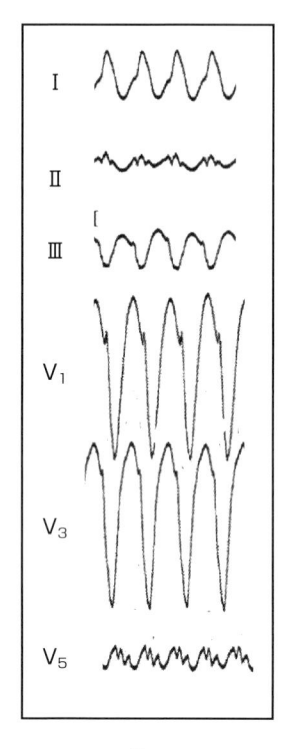

図47-8 脚間リエントリー頻拍

a：頻拍時の心電図
　体表面心電図（I，II，V₁，V₃，V₅）。レート210/分の典型的な左脚ブロックパターンのQRS波形を呈している。V₁のr波の幅は狭く0.04秒未満で，QRS波形からは上室性頻拍の変行伝導が疑われる。

b：頻拍時の心腔内電位
　A波とQRS波が房室解離を認めるので，心室頻拍と診断できる。頻拍時にヒス束電位（H），右脚電位（RB），左脚電位（LB）がQRS波とQRS波の間に記録されている。左脚電位がヒス束電位と右脚電位に先行しており，またQRS波形が左脚ブロック型を呈していることにより，頻拍は左脚を上行し右脚を下降する脚間リエントリー頻拍と診断される。

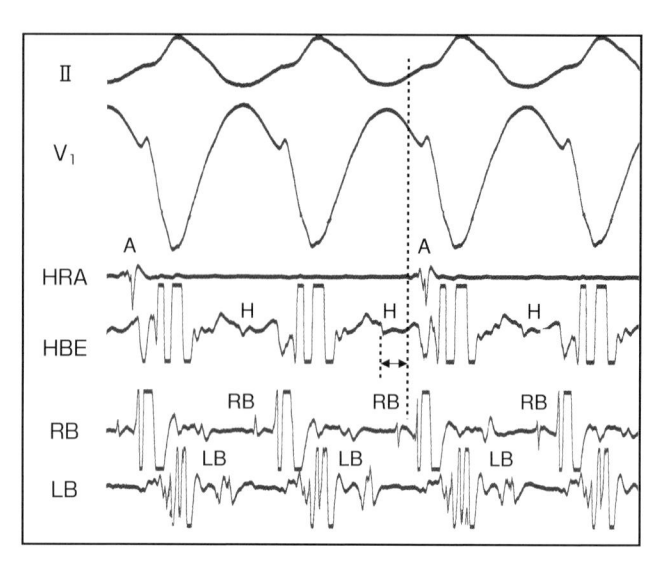

HRA：高位右房，HBE：ヒス束，A：心房電位，H：ヒス束電位，RB：右脚電位，LB：左脚電位

HV＝40 msec

禁忌とされている。
　従来，wide QRS頻拍の鑑別としてリドカインが用いられ，停止する場合は心室頻拍と診断されてきた。しかし，上室性頻拍，特に房室回帰性頻拍の30％がリドカインで停止するので（筆者の経験），鑑別診断としての価値は少なくなった。リドカインによる房室回帰性頻拍の停止の機序は，リドカインが副伝導路の伝導能を低下させることによると考えられている。

3．電気生理学的検査（EPS）[11]

　上室性頻拍と心室頻拍の鑑別には，頻拍中のヒス束電位の記録が最も確実である。上室性頻拍の場合は興奮が心房—ヒス束—心室と順行性に伝導するので，ヒス束の興奮が心室興奮に先行する（図47-7a）。したがって，ヒス束—心室（H-V）間隔は洞調律時に比べて同じかまたは長い（頻拍時にH-V間で伝導遅延が起こる場合は長くなる）。
　一方，心室頻拍の場合は伝導が心室—ヒス束と

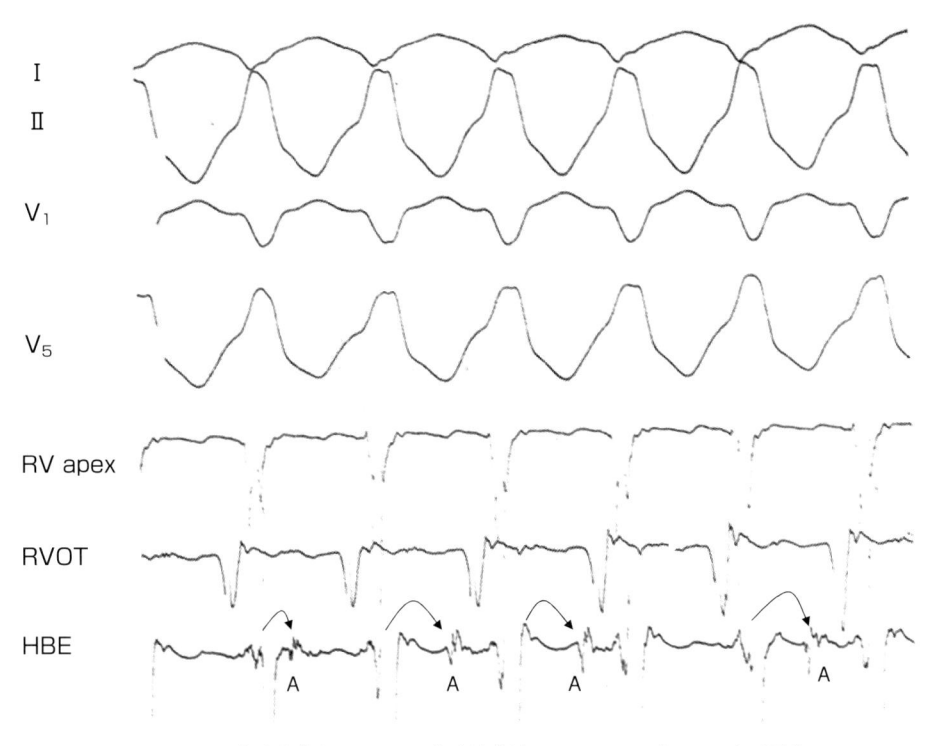

RV apex：右室心尖部，RVOT：右室流出路，HBE：ヒス束，A：心房電位

図 47-9　逆行性伝導を有する心室頻拍
体表面心電図（Ⅰ，Ⅱ，V₁，V₅）と心腔内電位（RV apex，RVOT，HBE）の同時記録。
ベラパミル投与後，心室レートは変化せずに心房が時々途絶（Wenckebach 型ブロック）したことより，心房興奮は逆行性伝導であることが確認されて心室頻拍と診断される。

逆行性伝導なので，心室興奮はヒス束興奮に先行する。通常は，ヒス束の同定はV波に埋没して困難であるが，A波とV波の解離を認めれば心室頻拍と診断できる（図 47-7b）。束枝起源の心室頻拍の場合は，V波に先行するヒス束電位を認めることがあり，一見，ヒス束から心室へ順行性伝導しているようにみえる。しかし，この場合のH-V間隔は，洞調律時のH-V間隔より短いので束枝からヒス束へ逆行性伝導していることがわかる。一方，脚間リエントリー頻拍は，ヒス束記録のみでは上室性頻拍の変行伝導との鑑別ができないが，通常，房室解離を認めるので心室頻拍と診断できる。この頻拍の確定診断には，右脚電位および左脚電位の同時記録が必要である（図 47-8）。

心室頻拍でも逆行性の心房興奮があり，房室解離を認めない場合は副交感神経刺激，ベラパミル，ATP などで房室結節の伝導を低下させて，心室から心房に興奮が伝導していることを確認する（図 47-9）。

副伝導路を順行する心房粗動・心房頻拍の診断は，デルタ波に対応する初期心室興奮が心室弁輪近傍から開始していることを頻拍中の心室マッピングで確かめる。複数の副伝導路を有する患者で起こる逆方向房室回帰性頻拍（1つの副伝導路を順行し，他の副伝導路を逆行する副伝導路間の頻拍）の診断は，心房の最早期興奮部位は逆行性伝導している副伝導路の心房側の付着部位で，心室の最早期興奮部位は順行している他方の副伝導路の心室側の付着部位であることを確認する。マハイム線維頻拍は線維の走行にそってマハイム電位が記録されることにより診断する（図 53-5，455 頁参照）

● 文献

1) Prystowsky EN, Klein GJ : Wide QRS tachycardia. In Cardiac arrhythias. McGraw-Hill 1994, pp245-262.
2) Akhtar M, Shenasa M, Jazayeri M, et al : Wide QRS complex tachycardia. Reappraisal of a common clinical problem. Ann Intern Med 1988, 109(11) : 905-912.
3) Schamroth L, Agathangelou N : QRS normalization by ventricular fusion. A study of intraventricular conduction. Pacing Clin Electrophysiol 1981, 4(4) : 448-451.
4) Hammill SC, Pritchett EL : Simplified esophageal electrocardiography using bipolar recording leads. Ann Intern Med 1981, 95(1) : 14-18.
5) 櫻田春水 : Wide QRS 頻拍の鑑別と救急治療. Medicina 1999, 36 : 1116.
6) Wellens HJ, Bar FW, Lie KI : The value of the electrocardiogram in the differential diagnosis of a tachycardia with a widened QRS complex. Am J Med 1978, 64(1) : 27-33.
7) Wellens HJJ, Kulbertus HE : The differentiation between ventricular tachycardia and supraventicular tachycardia with aberrant conduction. The value of the 12 lead electrocardiogram. In What New in elecrocardiography. Marinus Nijhoff Publishers 1981, pp184-199.
8) Panotopoulos P, Deshpande S, Akhtar M, et al : Wide QRS complex tachycardia in the presence of preexcitation ; A diagnostic challenge. Pacing Clin Electrophysiol 1997, 20(6) : 1716-1720.
9) Sharma AD, Klein GJ, Yee R : Intravenous adenosine triphosphate during wide QRS complex tachycardia ; Safety, therapeutic efficacy, and diagnostic utility. Am J Med 1990, 88(4) : 337-343.
10) Klein GJ, Millman PJ, Yee R : Recurrent ventricular tachycardia responsive to verapamil. Pacing Clin Electrophysiol 1984, 7(6-Pt-1) : 938-948.
11) Zipes DP, DiMarco JP, Gillette PC, et al : Guidelines for clinical intracardiac electrophysiological and catheter ablation procedures. A report of the American College of Cardiology/American Heart Association Task Force on Practice Guidelines (Committee on Clinical Intracardiac Electrophysiologic and Catheter Ablation Procedures), developed in collaboration with the North American Society of Pacing and Electrophysiology. J Am Coll Cardiol 1995, 26(2) : 555-573.

48 Long RP 頻拍

　Long RP は，頻拍中に異所性心房波（P）が QRS 波形の間に認められ，R-P 間隔は P-R 間隔より長いと定義される[1,2]。long RP 頻拍を起こす頻拍として，① 心房頻拍，② 非通常型房室結節リエントリー頻拍，③ 伝導（逆行性）が遅い副伝導路を有する順方向房室回帰性頻拍の 3 つがある。この 3 者の鑑別診断には電気生理学的検査（EPS[*1]）が必要になることが多い。

1．心房頻拍[3]

　心房頻拍は，① 120〜160/分の心房興奮頻度，② P-R 間隔が 0.14〜0.20 秒前後の特徴を有するので，1：1 房室伝導の場合は心電図上 long RP 頻拍を呈することが多い（図 48-1a）。P 波形は頻拍の発生部位により異なっている。心房頻拍を疑わせる心電図所見としては，① 反復または持続する，② R-P 間隔が変動する，③ 間欠的に房室ブロックが出現する。特に，発作中の房室ブロックの出現は心房頻拍の診断によい指標となり，これは ATP[*2] などの房室結節を抑制する薬剤を用いて確かめることができる。

[*1]EPS：electrophysiological study
[*2]ATP：adenosine triphosphate

2．非通常型房室結節リエントリー頻拍[4,5]

　房室結節リエントリー頻拍の非通常型は，遅伝導路を逆行性伝導し速伝導路を順行性伝導するので，発作中の R-P 間隔は P-R 間隔より長く，long RP 頻拍となる（図 48-1b）。P 波形は，Ⅱ，Ⅲ，aV_F で陰性で，心房の最早期興奮部位は冠状静脈洞の入り口近傍である。

3．緩徐伝導（逆行性）を有する副伝導路を介する房室回帰性頻拍[6,7]

　副伝導路の逆行性伝導が遅い特殊な場合の房室回帰性頻拍は，正常伝導路の順行性伝導時間（P-R 間隔）よりも副伝導路を介する逆行性伝導時間（R-P 間隔）のほうが長く，long RP 頻拍を呈することが多い（図 48-1c）。P 波形はⅡ，Ⅲ，aV_F で陰性である。このタイプは頻発（incessant）型になりやすいのが特徴で，PJRT[*3] とも呼ばれる。（50 章：頻発型頻拍，443 頁参照）。確定診断は，EPS で頻拍中の旋回路を同定する必要がある。

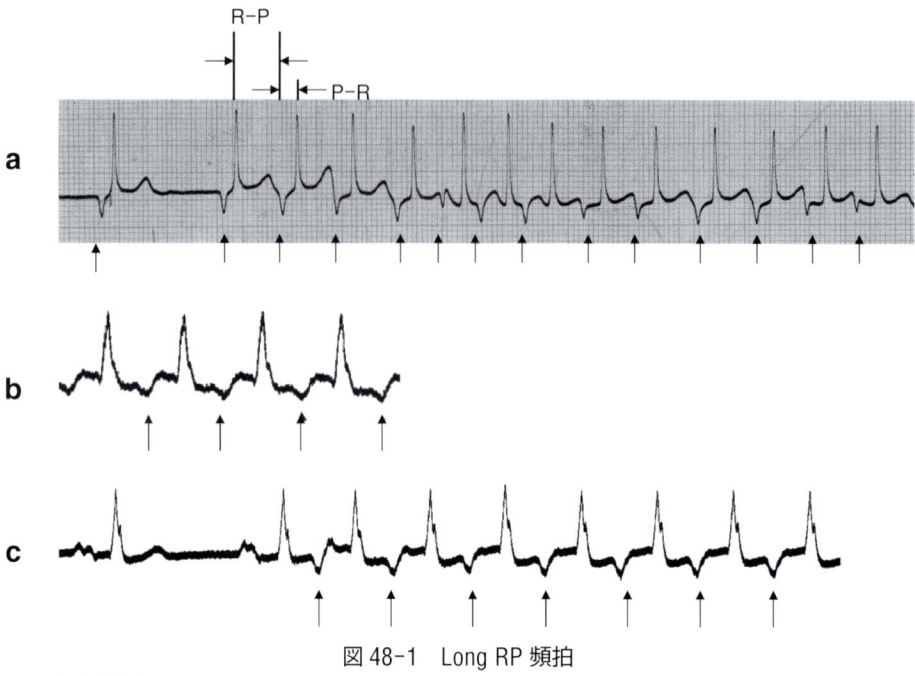

図 48-1　Long RP 頻拍

a：心房頻拍
　心房レートは変動しているが，R-P 間隔＞P-R 間隔である。(↑)は心房興奮を示す。P-P 間隔の変動に伴い R-P 間隔も変動している(P-R 間隔は比較的一定である)。

b：非通常型房室結節リエントリー頻拍
　遅伝導路を逆行性伝導(R-P に対応)し，速伝導路を順行性伝導(P-R に対応)する非通常型房室結節リエントリー頻拍である(↑は心房興奮を示す)。心房興奮頻度 140/分で，P-R 間隔＝180 msec，R-P 間隔＝248 msec である。

c：緩徐伝導(逆行性)を有する副伝導路を介する房室回帰性頻拍
　副伝導路を逆行性伝導(R-P に対応)し，正常伝導路を順行性伝導(P-R に対応)する房室回帰性頻拍である(↑は心房興奮を示す)。心房興奮頻度 150/分で，P-R 間隔＝190 msec，R-P 間隔＝210 msec である。この症例はデルタ波を認めず潜在性 WPW 症候群で，頻拍は洞調律から起こっている。このタイプは頻発型の房室回帰性頻拍になりやすい。

● 文献

1) Kalbfleisch SJ, el-Atassi R, Calkins H, et al：Differentiation of paroxysmal narrow QRS complex tachycardias using the 12-lead electrocardiogram. J Am Coll Cardiol 1993, 21(1)：85-89.
2) Chauhan VS, Krahn AD, Klein GJ, et al：Supraventricular tachycardia. Med Clin North Am 2001, 85(2)：193-223.
3) Aktar M：Mechanisms of supraventricular tachycardia originating in the atria. In Touboul PW (ed)：Atrial Arrythmias；Current Concepts and Management. Mosby Year Book 1990, pp270-281.
4) 鈴木文男，佐竹修太朗，比江嶋一昌・他：稀有型房室結節リエントリ性頻拍に関する電気生理学的研究．呼吸と循環 1982, 30：1047.
5) Akhtar M, Jazayeri MR, Sra J, et al：Atrioventricular nodal reentry. Clinical, electrophysiological, and therapeutic considerations. Circulation 1993, 88(1)：282-295.
6) Brugada P, Vanagt EJ, Bar FW, et al：Incessant reciprocating atrioventricular tachycardia. Factors playing a role in the mechanism of the arrhythmia. Pacing Clin Electrophysiol 1980, 3(6)：670-677.
7) Okumura K, Henthorn RW, Epstein AE, et. al："Incessant" atrioventricular (AV) reciprocating tachycardia utilizing left lateral AV bypass pathway with a long retrograde conduction time. Pacing Clin Electrophysiol 1986, 9(3)：332-342.

[*3]PJRT：permanent junctional reciprocating tachycardia

49 非発作性頻拍

　非発作性頻拍[*1]は，50〜120/分の頻拍（調律？）と定義される。典型的な発作性頻拍（房室回帰性頻拍や房室結節リエントリー頻拍）の心拍数は，120〜250/分である。また，補充調律の心拍数は50以下の場合が多い。したがって，非発作性頻拍は発作性頻拍と補充調律の中間に位置する不整脈ということになる。非発作性の命名は，①心拍数が50〜120/分と遅い，②心拍数の変動が著明で，発作開始時より徐々に増加し，その後徐々に低下して自然停止するなどの特徴に由来する。

　従来，この不整脈は房室接合部からのみ発生すると考えられていたが，脚やプルキンエ線維からも発生することがその後明らかになった。今日では発生部位から，非発作性房室接合部頻拍と非発作性心室頻拍に分類される。しかし，100/分以下の不整脈を頻拍と呼ぶことに異論を唱え，促進接合部調律[*2]および促進心室調律[*3]と呼ぶ専門医もいる。

1．非発作性房室接合部頻拍[1〜3]

　従来，ジギタリス中毒の合併症として報告されていたが[2]，最近では心筋梗塞に合併して起こる症例のほうが多い[3]。急性心筋梗塞以外にも心筋症や心臓手術後に起こる。また，房室結節リエントリー頻拍の遅伝導路に対するカテーテルアブレーション時には約90%の症例に出現する。時に，器質的心疾患や誘因がなくても起こる特発性の場合もある。診断は，①頻拍は50〜120/分，②QRS波形は洞調律時とほぼ同じであり，③房室解離を認める（図49-1a）あるいは逆行性のP波を認める（図49-1b）。治療としては原因治療が主で，通常不整脈に対しては治療しない（28章：接合部頻拍，263頁参照）。

2．非発作性心室頻拍[4〜8]

　Harrisが1950年に心筋梗塞犬で認めた不整脈で，洞調律のレートに近い心室調律が洞調律の減少時に繰り返して出現する特殊な頻拍として報告した[4]。その後，心筋梗塞後の患者でも記録され，slow ventricular tachycardia, accelerated idioventricular tachycardiaなどと呼ばれていたが，最近では非発作性心室頻拍[*4]または促進心室調律と呼ぶ専門医が多い[5,6]。

[*1] non-paroxysmal tahycardia
[*2] accelerated junctional rhythm
[*3] accelerated idioventricular rhythm
[*4] non-paroxysmal ventricular tachycardia

440　Ⅶ　特殊な不整脈

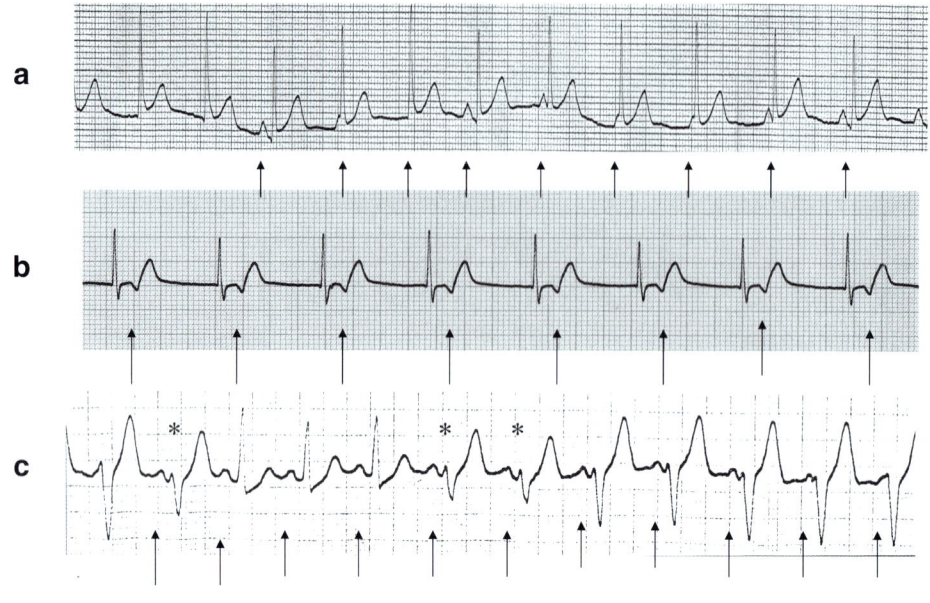

図49-1　非発作性頻拍

a：非発作性房室接合部頻拍（房室解離を有する）
　房室接合部から出現しているレート80/分の非発作性房室接合部頻拍。洞性P波（↑）とQRS波の解離を認めるが，レートはほぼ同じである（isorhythmic dissociation）。
b：非発作性房室接合部頻拍（逆行性心房興奮を伴う）
　房室接合部から出現しているレート60/分の非発作性房室接合部頻拍。逆行性心房興奮（↑）を認める。
c：非発作性心室頻拍
　洞調律60/分（↑），心室レート63/分である。非発作性心室頻拍の始まりと終わりに洞調律から伝導したQRS波との融合波（＊）を認める。

　臨床的には心筋梗塞発症後1日以内に約50%に認められる。特に，血栓溶解療法時に80%以上で認められ，再灌流成功の指標のひとつと考えている専門医もいる[7]。心筋梗塞のほかにも拡張型心筋症，リウマチ性心疾患，高血圧性心疾患，ジギタリス中毒で認められ，また器質的心疾患を伴わない患者でもみられる。発生機序は異常自動能と考えられている[8]。

　診断は，①QRS幅が広い50～120/分のリズムで，洞調律のレートが低下すると出現する，②不整脈の起こり始めと終わりに洞調律のQRS波形との融合波形を認める（図49-1c）。

　この不整脈は，レートが遅くまた一過性なので，通常血行動態的には問題がない。また，心筋梗塞に合併している場合でも心室細動に移行することはほとんどない。治療としては原因治療が主で，不整脈に対しては治療しないのが一般的である。

●文献

1) 比江嶋一昌：非発作性型房室接合部頻拍．杉本恒明（監），相澤義房，井上 博（編）：頻拍症．西村書店 1996, pp255-262.
2) Bigger JT Jr：Digitalis toxicity. J Clin Pharmacol 1985, 25(7)：514-521.
3) Konecke LL, Knoebel SB：Nonparoxysmal junctional tachycardia complicating acute myocardial infarction. Circulation 1972, 45(2)：367-374.
4) Harris AS：Delayed development of ventricular ectopic rhythms following experimental coronary occlusion. Circulation 1950, 1(6)：1318-1328.
5) Massumi RA, Ali N：Accelerated isorhythmic ventricular rhythms. Am J Cardiol 1970, 26(2)：170-185.
6) Rothfeld EL, Zucker IR, Parsonnet V, et al：Idioventricular rhythm in acute myocardial infarction. Circulation 1968, 37(2)：203-209.
7) Gorgels AP, Vos MA, Letsch IS, et al：Usefulness of

the accelerated idioventricular rhythm as a marker for myocardial necrosis and reperfusion during thrombolytic therapy in acute myocardial infarction. Am J Cardiol 1988, 61(4): 231-235.

8) Gallagher JJ, Damato AN, Lau SH: Electrophysiologic studies during accelerated idioventricular rhythms. Circulation 1971, 44(4): 671-677.

50 頻発型頻拍

頻発型頻拍[*1]は，数拍の洞調律を挟んで頻回に起こり，モニター上ほとんどが頻拍である（90%以上が頻拍と定義されている）[1]。頻発型頻拍は種々の異なる原因，発生機序，発生部位で起こる。発生部位により，① 頻発型心房頻拍[*2]，② 頻発型接合部頻拍[*3]，③ 頻発型心室頻拍[*4]に分類される。いずれの場合も，心房頻拍，発作性上室性頻拍，心室頻拍の特殊なタイプで，薬剤抵抗性のことが多く長時間放置されると左室機能低下や心不全を合併することがある[2,3]。

頻発型接合部頻拍のうち最も多いのは逆行性伝導が遅い副伝導路を介する房室回帰性頻拍で，特別に永続性接合部回帰性頻拍（PJRT[*5]）と呼ばれる[4,5]。

1. 頻発型心房頻拍 (図50-1)

頻発型心房頻拍は一過性の場合と慢性の場合がある。一過性の場合は薬剤の副作用，心筋炎，心臓手術後が多く，慢性の場合は原因が不明で小児に多い。頻発型心房頻拍は，数拍の洞調律を挟んで頻回に心房頻拍を繰り返す病態なので反復型心房頻拍と類似している。実際，両者の違いは程度の差と考えられる。

心室応答は 1:1 であることが多いが，夜間にはしばしば Wenckebach 型房室ブロックを認める。また，迷走神経緊張を亢進させる手技や薬剤で房室ブロックが生じ，心室応答が低下する。時に，心房頻拍のレートが迷走神経緊張で低下する。

発生機序としては，頻拍中のペーシングで overdrive suppression や warm up 現象を認めることより，自動能の異常亢進と考えられている[4]。病理所見では，心房に瘤や炎症の後遺症が認められると報告されている[5]。

治療としては，頻拍が長く続く場合の停止には ATP[*6]静注が有効であるがすぐ再発する（図50-2）。治療には従来，β遮断薬，ジギタリス，Vaughan Williams 分類の IA 群薬を投与していたが，最近は IC 群薬や III 群薬が使用される。薬剤抵抗性の場合は，心房頻拍の発生部位を同定して，その部位を焼灼するカテーテルアブレーションの適応となる[6]。

[*1] incessant tachycardia
[*2] incessant atrial tachycardia
[*3] incessant junctional tachycardia
[*4] incessant ventricular tachycardia
[*5] PJRT：permanent form of junctional reciprocating tachycardia
[*6] ATP：adenosine triphosphate

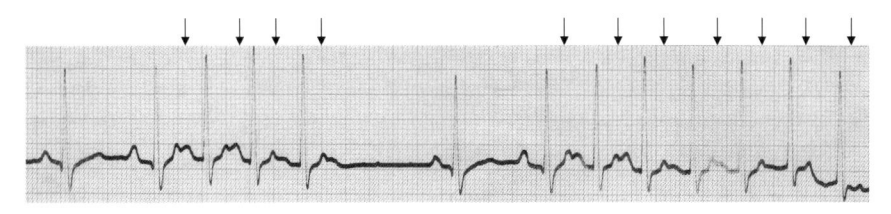

図 50-1　頻発型心房頻拍
心房頻拍(↓)は 4〜10 連発で自然停止するが，2〜3 拍の洞調律を挟んですぐ再発している。

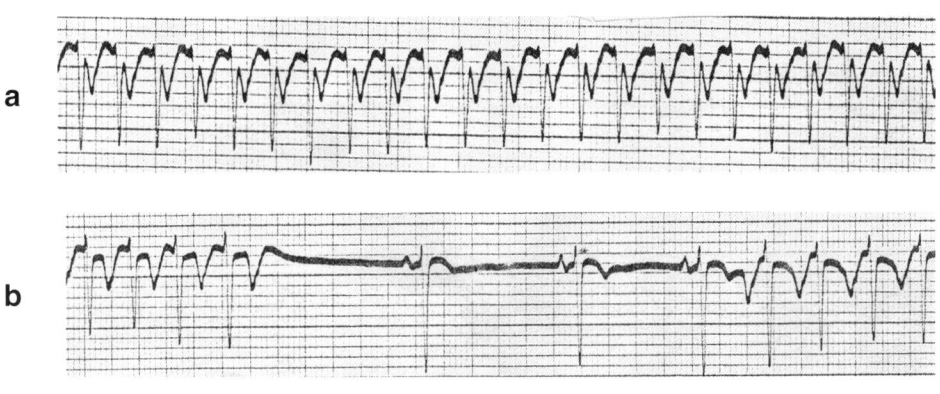

図 50-2　ATP の停止効果
a：ATP 投与前
b：ATP 10 mg 急速静注
　持続する頻拍が ATP 10 mg 静注により一時的に停止している。しかし，3 発の洞調律後に再発している。

2．永続性接合部回帰性頻拍（PJRT）(図 50-3)

　当初，この特殊な頻拍は房室結節接合部のリエントリーと考えられたために PJRT と命名された[7,8]。今日では，この頻拍を起こすのは逆行性伝導が遅い副伝導路を介する順方向房室回帰性頻拍である場合が最も多いことが判明した。この頻拍は，副伝導路の逆行性伝導が遅いので，long RP 頻拍を呈することが多い(48 章：Long RP 頻拍，437 頁参照)。また，PJRT を起こす副伝導路の部位は後中隔(冠状静脈洞入り口近傍)が最も多い。したがって，発作時の P 波の形態はⅡ，Ⅲ，aV_F および V_6 で陰性，V_1 で陽性を呈している。まれに，前中隔や左右の自由壁に位置する副伝導路が報告されている。

　このタイプの頻拍は薬物に抵抗性なので，副伝導路に対するカテーテルアブレーションの適応となる[6]。

3．頻発型心室頻拍

　右室流出路から発生する特発性心室頻拍は，短い洞調律を挟んで繰り返して起こることが多いが，頻拍が占める割合は 90％ 以上になることはまれなので，通常，反復型(repetitive)と呼ばれる(図 50-4a)。しかし，興奮時や運動直後に一過性に頻発型になることがある(90％ 以上が心室頻拍)。また，リエントリー性の持続性心室頻拍を有する患者に抗不整脈薬(特に，Vaughan Williams 分類の IC 群薬)を投与すると，心室頻拍が自然発生し頻発型になることがある(図 50-4b)。これ

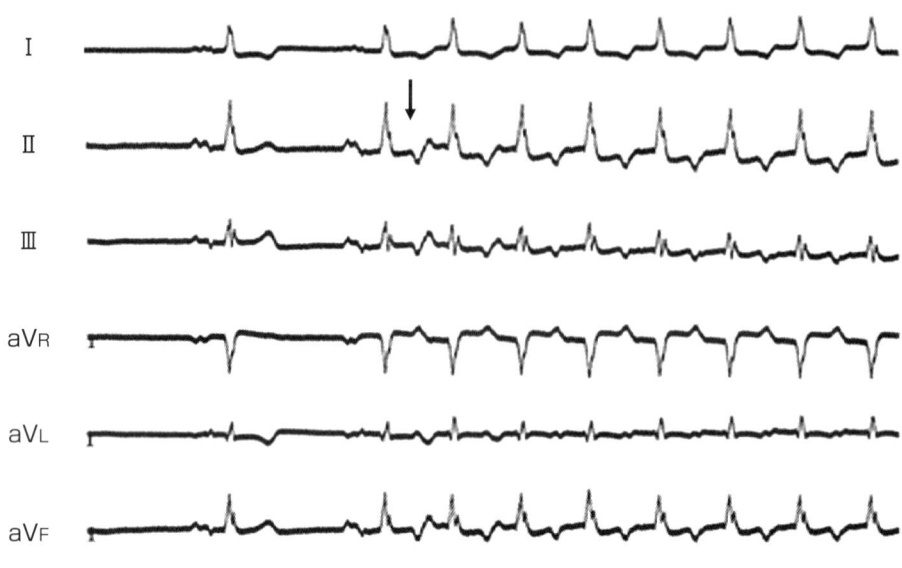

図 50-3 永続性接合部回帰性頻拍

後中隔の副伝導路（逆行性伝導が遅い）を介して起こる順方向房室回帰性頻拍。副伝導路の逆行性伝導が遅いので long RP 頻拍となっている．また副伝導路の発生部位が後中隔なのでⅡ，Ⅲ，aVF の P 波は陰性である．頻拍は洞調律から自然発生している（↓）。

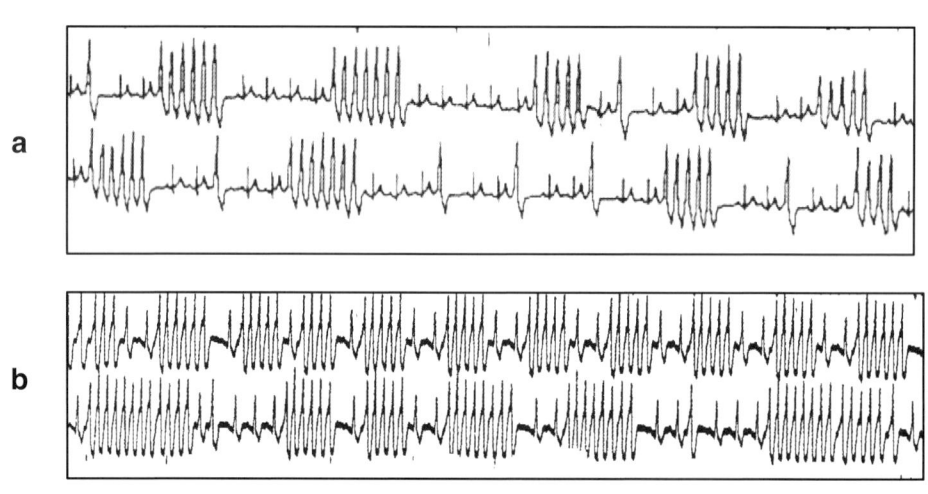

図 50-4 頻発型心室頻拍

a：右室流出路起源の特発性心室頻拍
　数拍の洞調律を挟んで心室頻拍が繰り返し起こっている．この程度であれば，一般的には頻発型（incessant）と呼ばずに反復性（repetitive）と呼んでいる．

b：フレカイニド投与後に発生した頻発型心室頻拍
　フレカイニド 100 mg 投与 2 時間後に発生した頻発型心室頻拍。1〜2 拍の洞調律を挟んで心室頻拍が繰り返し起こっている．この頻発型心室頻拍は，瘢痕関連性心室頻拍の患者（この症例は陳旧性心筋梗塞）に抗不整脈薬を投与したときに起こることがある．抗不整脈薬による催不整脈のひとつである．

は，抗不整脈薬によりリエントリーの発生に必要な伝導遅延と一方向性ブロックの条件が満たされ，頻拍が洞調律から自然発生することによる．抗不整脈薬の催不整脈作用として重要で，約1％に出現すると報告されている[9]（59章：催不整脈，495頁参照）．

催不整脈の場合は，原因薬剤の中止に加えて洞調律のレートをβ遮断薬で低下させて，洞調律から発生しないようにする．時に，心室頻拍に対する緊急カテーテルアブレーションが必要となることがある．

●文献

1) Sung RJ：Incessant supraventricular tachycardia. Pacing Clin Electrophysiol 1983, 6(6)：1306-1326.
2) Packer DL, Bardy GH, Worley SJ, et al：Tachycardia-induced cardiomyopathy；A reversible form of left ventricular dysfunction. Am J Cardiol 1986, 57(8)：563-570.
3) Yoshimura H, Ishikawa T, Kuji N, et al：Two cases of dilated cardiomyopathy associated with incessant supraventricular tachycardia who showed a favorable response to beta-blockade. Heart Vessels 1990, 5-Suppl：88-91.
4) Moro C, Rufilanchas JJ, Tamargo J, et al：Evidence of abnormal automaticity and triggering activity in incessant ectopic atrial tachycardia. Am Heart J 1988, 116(2-Pt-1)：550-552.
5) Miyamura H, Nakagomi M, Eguchi S, et al：Successful surgical treatment of incessant automatic atrial tachycardia with atrial aneurysm. Ann Thorac Surg 1990, 50(3)：476-478.
6) Silka MJ, Gillette PC, Garson A Jr, et al：Transvenous catheter ablation of a right atrial automatic ectopic tachycardia. J Am Coll Cardiol 1985, 5(4)：999-1001.
7) Coumel P：Junctional reciprocating tachycardias. The permanent and paroxysmal forms of A-V nodal reciprocating tachycardias. J Electrocardiol 1975, 8(1)：79-90.
8) 栗田隆志：PJRT. 井上 博，奥村 謙（編）：EPS（臨床心臓電気生理検査）．医学書院 2002, pp224-225.
9) 片桐有一，大江 透：クラスIc群抗不整脈薬の功罪．Coronary 1993, 10：287-291.

51 Torsade de pointes

Torsade de pointes は，1966 年に Dessertenne が完全房室ブロック患者で認められた特徴的な心電図波形を示す多形性心室頻拍に対して名づけた名称である[1]。言葉の由来はフランス語で，英語は twisting of the point，日本語は倒錯型心室頻拍と訳される。torsade de pointes の語源は基線を軸に QRS 波形が次々とねじれるように変わることからきている。頻拍レートは 200～300/分と速いが，通常は自然停止する。しかし，心室細動に移行することがあるため突然死の原因のひとつになる。わが国では，torsade de pointes の名称は特徴的な QRS 波形に加えて QT 延長を認める場合に限定して用いられている（図 51-1）。一方，フランス学派は QT 延長の有無を問わず，頻拍時の特徴的な心電波形のみで命名している。図 51-2 から専門医の間でも torsade de pointes，多形性心室頻拍，心室細動の心電図診断が曖昧であることが理解できる[2]。

Torsade de pointes を起こす代表的な疾患は QT 延長症候群であるので，その原因，診断，発生機序，治療に関しては個々の不整脈の先天性および後天性 QT 延長症候群の章を参照してもらいたい。同様に，QT 延長を伴わないが発作時の QRS 波形の特徴が torsade de pointes 様にみえる疾患に関しては，虚血に伴う心室頻拍，Brugada 症候群，short-coupled variant of torsade de pointes，の各章を参照してもらいたい。

1. Torsade de pointes を呈する機序

QRS 波形が torsade de pointes を呈する機序は spiral リエントリー説と多源性撃発活動説が有力である。前者は心筋内 M 細胞の活動電位持続時間（APD[*1]）が心内膜や心外膜に比べて長い結果，不応期のばらつきを生じて spiral リエントリー回路が形成され心電図上 torsade de pointes を呈するという説（図 33-12c，327 頁参照）[3]，後者は撃発活動[*2]が多数の心室部位から起こり，心電図上 torsade de pointes を呈するという考えである（図 33-12b，327 頁参照）。両者の説は動物実験[3]や電気生理学的検査（EPS[*3]）で裏づけられている。

2. 原因疾患[4,5]

Torsade de pointes を広義に解釈と（QT 延長の有無をいとわない）このような波形を呈する不整脈を起こす原因疾患としては，① 先天性（遺伝性）

[*1] APD：action potential duration
[*2] triggered activity
[*3] EPS：electrophysiological study

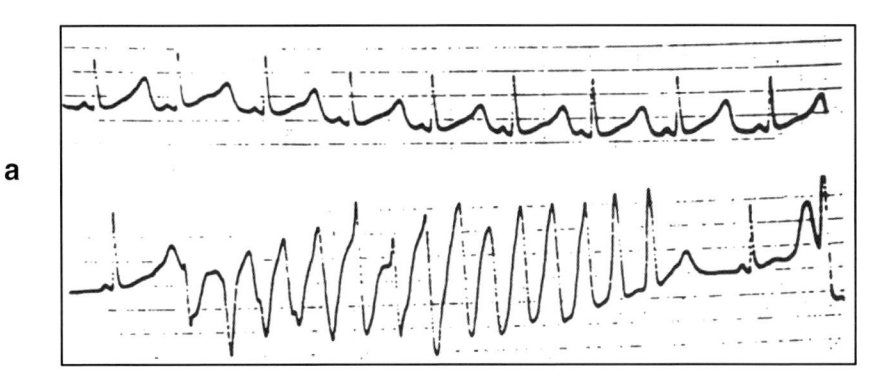

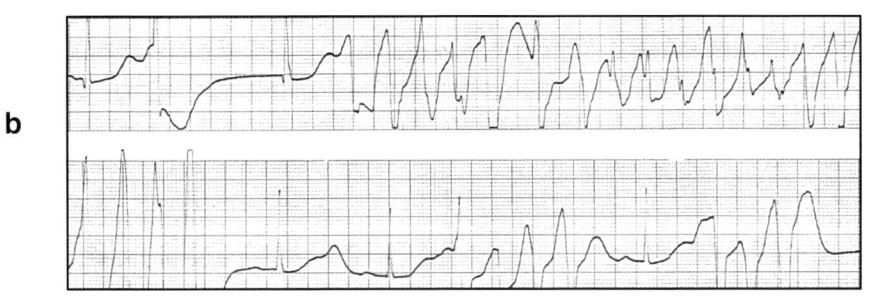

図 51-1　Torsade de pointes

a：先天性 QT 延長症候群
　基線を軸に QRS 波形がねじれているるような頻拍(torsade de pointes)を認める。torsade de pointes が発生する直前に著明な QT 延長を認める。

b：後天性 QT 延長症候群
　抗不整脈薬(ジソピラミド)投与後に発生した torsade de pointes。a と同様に基線を軸に QRS 波形がねじれているような頻拍(torsade de pointes)を認める。torsade de pointes が発生する直前に心室期外収縮が発生し，この心室期外収縮後の R-R 間隔延長に伴い QT 間隔がさらに延長し，その結果次の心室期外収縮が R on T となって torsade de pointes が発生している(long-short の起こり方)。

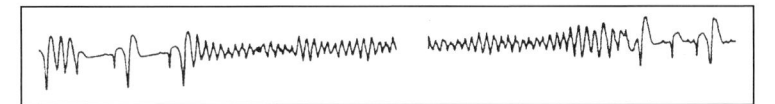

図 51-2　心室性頻脈性不整脈に対する呼び名の不一致

上段の頻拍の心電図モニターを世界各国の 26 人の不整脈の専門医に送り，診断を求めたところ以下の解答を得た(Clayton RH, Lancet 1993 年)。心室細動と呼んだ専門医は 7 人，多形性心室頻拍は 9 人，torsade de pointes は 9 人であった。わが国では QT 延長を伴う場合に限って torsade de pointes と呼び，QRS 波形が洞調律時の QRS 波形に比べて極端に低い場合を心室細動と呼んでいる専門医が多い。〔文献 2)の Fig 1(94 頁)より許可をえて引用〕

QT延長症候群，②薬剤や電解質異常などで起こる後天性（二次性）QT延長症候群，③虚血，ショック，心不全などに合併して起こるもの（QT延長はない），④原因不明のQT延長を伴わないtorsade de pointesがある。

1）先天性QT延長症候群[4]（図51-1a）

通常，安静時でもQT間隔が延長しており，二相性，陰性，ノッチ（notch）など異常な形態のT波を認めることが多い。労作時やストレス時など交感神経活性が突然亢進するような状態でQT-Tの異常が増強しtorsade de pointesが出現する症例が多いが，夜間睡眠中や安静時に発作が認められる場合もある。（39章：先天性QT延長症候群，359頁参照）

2）後天性QT延長症候群（図51-1b）

薬剤や電解質異常など二次的な要因が原因でQT延長をきたし，torsade de pointesが発生する場合を後天性QT延長症候群と定義する。後天性の場合，torsade de pointesの発生にはストレスとの関係は認められず，通常は徐脈依存性に起こってくる。原因としては抗不整脈薬が最も多いが，その他に向精神薬，徐脈，低カリウム血症，脳血管障害などがある。また，torsade de pointesは単独ではなく複数の要因が重なって起こることが多い（40章：後天性QT延長症候群，373頁参照）。

3）QT延長を伴わないでtorsade de pointes様の波形を呈する場合

心筋虚血が起こると，細胞内外で種々の生化学的変化が起こる。これらが複雑に関与して，心筋の伝導遅延，不応期のばらつき，異常自動能を起こす。特に，虚血と非虚血部位の境で心筋内リエントリーと考えられる速い多形性心室頻拍が発生する。時にtorsade de pointes様波形を呈することがあるが，QT延長は認めない。虚血が関与した多形性心室頻拍は特に心室細動に移行しやすい。同様に，心不全，ショック，左室機能低下の場合は虚血，電解質異常，心室期外収縮，心筋ストレッチなどが関与して一過性の電気的異常（心筋の伝導遅延，不応期のばらつき，異常自動能）が加わり，torsade de pointes様波形を呈する速い多形性心室頻拍が生じる。この場合もQT延長は認めない。

発作時の心電図がtorsade de pointes様にみえる原因不明の疾患としてshort-coupled variant of torsade de pointesがある。この頻拍の特徴は，①短い連結期の心室期外収縮（連結期＜300 msec）から発生する，②torsade de pointes様波形を呈する，である。日本語訳としては"短い連結期の心室期外収縮から発生するtorsade de pointesの一亜型（短連結性異型torsade de pointes）"と命名することが多い。機序や原因は不明である。Brugada症候群の発作時の波形もtorsade de pointes様を呈することがある（41章：Brugada症候群，385頁参照，43章：特発性多形性心室頻拍，399頁参照）。

● 参考・引用文献

1) Dessertenne F : Ventricular tachycardia with 2 variable opposing foci. Arch Mal Coeur Vaiss 1966, 59(2) : 263-272.
2) Clayton RH, Murray A, Higham PD, et al : Self-terminating ventricular tachyarrhythmias ; A diagnostic dilemma? Lancet 1993, 341(8837) : 93-95.
3) Antzelevitch C, Sicouri S : Clinical relevance of cardiac arrhythmias generated by afterdepolarizations. Role of M cells in the generation of U waves, triggered activity and torsade de pointes. J Am Coll Cardiol 1994, 23(1) : 259-277.
4) Schwartz PJ, Priori SG, Napolitano C : The long QT syndrome. In Zipes DP, Jalife J (eds) : Cardiac Electrophysiology ; From Cell to Bedside. 3rd ed. WB Saunders 2000, pp597-615.
5) 堀江 稔：QT延長症候群とtorsade de pointes. 日本臨牀 2002, 60：1389.

52　偽性心室頻拍

　WPW症候群に伴う心房細動，心房粗動，心房頻拍は，心電図上では偽性心室頻拍[*1]を呈し，重篤な症状を伴うことが多い（図52-1）。WPW症候群の患者の10〜30%に起こると報告されている。副伝導路の順行性不応期が短い場合は，心室細動に移行することがあり突然死の原因のひとつである。房室回帰性頻拍から心房細動に移行して偽性心室頻拍となることも多い（図52-2）。

1. 診断（図52-1）[1〜5]

　発作時の心電図の特徴は，①P波を認めずR-R間隔が不整である（心房粗動と心房頻拍の場合はR-R間隔は規則正しい），②QRS波の幅は広く，洞調律時のデルタ波に類似している，③R-R間隔の不整に伴ってQRS波形が変化するなどがある。

2. ハイリスク患者の同定[6〜8]

　①心房細動時の最短R-R間隔が220 msec以下，②副伝導路の順行性不応期が250 msec以下，③副伝導路の順行性1：1伝導能が240/分以上，④複数の副伝導路を有する場合，⑤低心機能，以上の患者が心室細動に移行する可能性が高い。

3. 鑑別診断

1 心房細動に伴う変行伝導
　発作時のQRS波形が変行伝導に特徴的な波形を示し，R-R間隔が延長すると正常のQRS波形に移行する。

2 心室頻拍
　R-R間隔が比較的一定で，QRS波形はデルタ波と異なるパターンを呈する。頻拍が遅いと洞調律のP波との房室解離を認める（図33-7, 323頁参照）。

3 変行伝導を伴う順方向房室回帰性頻拍
　RR間隔が一定で，P波はQRS波と1：1の対応を示す。

4 逆方向房室回帰性頻拍
　R-R間隔が一定である。QRS波形がデルタ波に類似し，P波とQRS波の関係が1：1の対応を示している（P波はQRS波の前にあるが心電図ではわかりずらいことが多い。）（図26-4, 237頁参照）。

[*1] pseudoventricular tachycardia

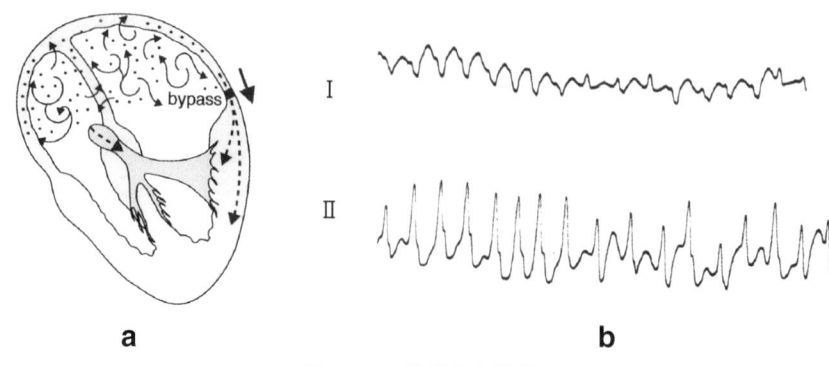

図 52-1 偽性心室頻拍

a：偽性心室頻拍の模式図
b：心電図の波形（Ⅰ，Ⅱ）
　顕在性 WPW 症候群に心房細動が合併すると，心房細動興奮が副伝導路（bypass）を介して心室に伝導する。一見心電図で心室頻拍にみえるために偽性心室頻拍（pseudo ventricular tachycardia）と呼ばれる。副伝導路の順行性伝導が良好であると速い心室興奮が起こり，心房細動に移行することがある。

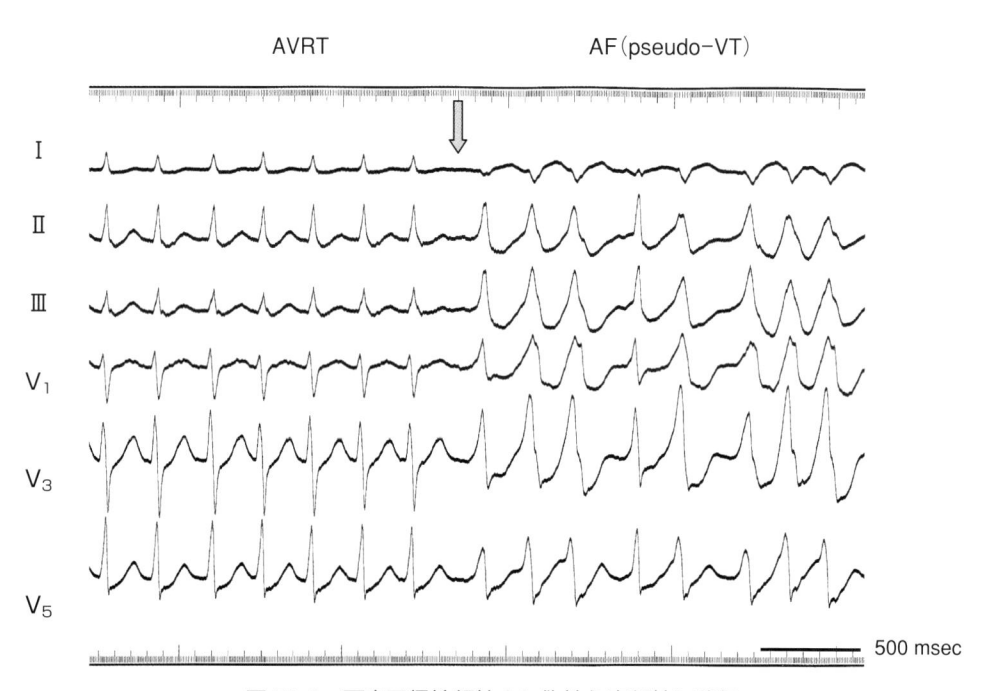

図 52-2 房室回帰性頻拍より偽性心室頻拍に移行
　房室回帰性頻拍（AVRT）が（⇩）の時点から心房細動（AF）となり，心電図で偽性心室頻拍（pseudo-VT）を呈している。

4. 治療

① 心室レートをコントロールする

副伝導路の伝導能を低下させる薬剤であるVaughan Williams IA 群薬（プロカインアミド，ジソピラミド，シベンゾリン）を投与する．薬剤投与によりデルタ波が消失することもある．ベラパミル，ジギタリスは正常伝導を抑制しまた副伝導路の順向性伝導能を亢進させることがあるので，心室細動に移行させる危険性がある[9]．

② 心房細動を洞調律にする

IA 群薬（プロカインアミド，ジソピラミド，シベンゾリン）または IC 薬（ピルジカイニド）を投与する．薬剤による除細動の成功率は約 50% 程度である．

③ 症状が重篤な場合

電気的除細動を迅速に施行する．

④ カテーテルアブレーション

副伝導路の順行性不応期が極端に短く，発作性心房細動が内科的にコントロールできない場合は副伝導路に対するカテーテルアブレーションの適応である．

●文献

1) Mandel WJ：Wellens, the Wolff-Parkinson-White Syndrome, Cardiac Arrhythmias. JB Lippincott 1980.
2) 下村克朗，大江 透，万 敬子：副伝導路症候群と不整脈．総合臨床 1984, 33：733.
3) Campbell RW, Smith RA, Gallagher JJ, et al：Atrial fibrillation in the preexcitation syndrome. Am J Cardiol 1977, 40(4)：514-520.
4) Della Bella P, Brugada P, Talajic M, et al：Atrial fibrillation in patients with an accessory pathway；Importance of the conduction properties of the accessory pathway. J Am Coll Cardiol 1991, 17(6)：1352-1356.
5) Fujimura O, Klein GJ, Yee R, et al：Mode of onset of atrial fibrillation in the Wolff-Parkinson-White syndrome；How important is the accessory pathway? J Am Coll Cardiol 1990, 15(5)：1082-1086.
6) Montoya PT, Brugada P, Smeets J, et al：Ventricular fibrillation in the Wolff-Parkinson-White syndrome. Eur Heart J 1991, 12(2)：144-150.
7) Dreifus LS, Haiat R, Watanabe Y, et al：Ventricular fibrillation. A possible mechanism of sudden death in patients and Wolff-Parkinson-White syndrome. Circulation 1971, 43(4)：520-527.
8) Klein GJ, Bashore TM, Sellers TD, et al：Ventricular fibrillation in the Wolff-Parkinson-White syndrome. N Engl J Med 1979, 301(20)：1080-1085.
9) Harper RW, Whitford E, Middlebrook K, et al：Effect of Verapamil on the electrophysiologic properties of the accessory pathway in patients with the WPW syndrome. Am J Cardiol 1982, 50：1323-1330.

53 マハイム線維頻拍

1. 解剖・生理（図53-1）

 マハイム（Mahaim）はヒス束と心室筋を結ぶ副伝導路（fasciculo-ventricular fiber）をマハイム線維として初めて報告した[1]。その後，房室結節と心室を結ぶ副伝導路（nodo-ventricular fiber，図53-1a）も報告され，1980年代には減衰伝導の電気生理学的性質を有する心房—束枝を結ぶ副伝導路（atrio-fascicular fiber，図53-1b）が報告された。今日では，fasciculo-ventricular fiber，nodo-ventricular fiber，atrio-fascicular fiber，のすべてを含めてマハイム線維と呼んでいる[2]。このうち，心房と束枝を結ぶマハイム線維は，減衰伝導の性質に加えて順行性伝導のみ可能という電気生理学的性質を有し，特殊なwide QRS頻拍を呈する房室回帰性頻拍に関与するものとして臨床的に重要である[3,4]。この特殊な電気生理学的性質を有しているマハイム線維のほとんどが右心側に存在するが，まれに左心側に存在する場合や右心側から左心側に斜走する症例も報告されている。最近，マハイム線維は減衰伝導の性質を有する部分と有さない2つの部分からなっていることが判明した[4]。減衰伝導の性質を有する部位は三尖弁輪近傍に存在し，距離的には比較的短いと考えられている。

通常，マハイム線維の心房端は三尖弁輪自由壁に存在し，心室端は右脚末端，右脚本幹のいずれかに接続する。

 ここではマハイム線維が関与する頻拍をマハイム線維頻拍として説明する。

2. 診断[3〜5]

1）洞調律時の心電図[5]

 P-R間隔は正常（または長い）である。nodo-ventricular fiberでは脚ブロック型の幅広いQRS波が認められる（図53-2）。また，P-R間隔が変動してもQRS波形は一定である。一方，atrio-fascicular fiberの場合は幅広いQRS波を認める場合と認めない場合がある（図53-3）。QRS波形の変動は房室結節の伝導時間とマハイム線維の伝導時間の関係で決まる。

2）発作時の心電図[3〜5]

 マハイム線維はすべて頻拍発作を起こす可能性があるが，臨床で最も多く遭遇するのは，特殊な電気生理学的性質を有するatrio-fascicular fiberが関与する頻拍である。この場合の頻拍は，マハ

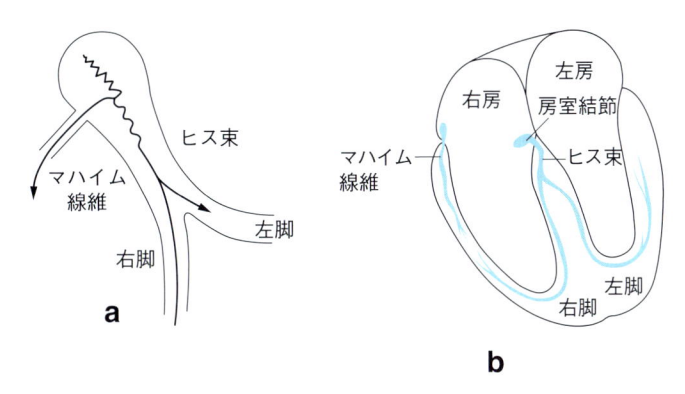

a：房室結節と心室を結ぶ副伝導路(nodo-ventricular fiber)
b：減衰伝導の電気生理学的性質を有する心房と束枝を結ぶ副伝導路
（atrio-fascicular fiber）

図53-1　マハイム線維の解剖

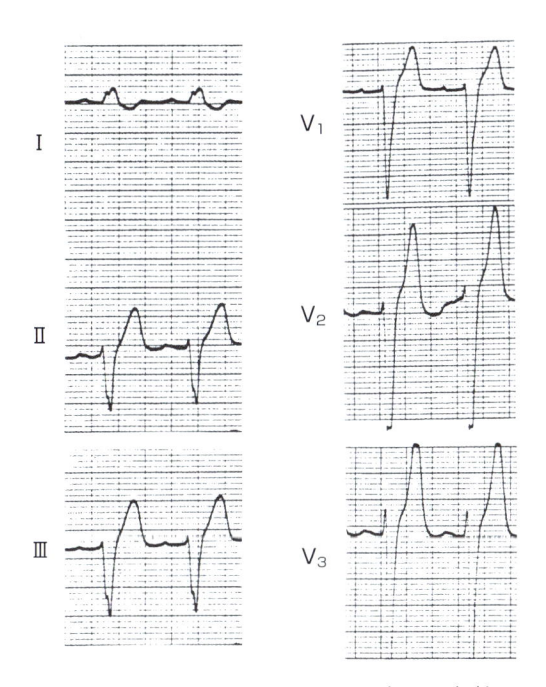

図53-2　Nodo-ventricular fiber を有する患者の心電図
P-R 間隔は 0.16 秒と正常であるが，左脚ブロック型の QRS 波形を認める．

イム線維を順行性伝導（心房から心室へ）し，正常伝導路を逆行性伝導するパターンである．atrio-fascicular fiber は大部分が右室側に付着しているので，頻拍は左脚ブロック型 wide QRS 頻拍（図53-4）を示す．またケント束を介して起こる逆方向房室回帰性頻拍と異なりデルタ波を有していない．これは，マハイム線維の心室端は束枝であることによる．

3）電気生理学的検査（EPS）[6]

Atrio-fascicular fiber の場合は洞調律時の心腔内電位図で三尖弁輪側壁部の A 波と V 波の間にスパイク状の電位（マハイム線維電位）が記録される（図53-5，6）．心房ペーシング頻度を増加すると，心房―心室間隔（A-V）がペーシング頻度の増加と共に延長する（典型的なケント束の性質とは異なっている）．発作は，心房ペーシング中に誘発されることが多い．頻拍中の心腔内マッピングでは，マハイム線維電位は A 波と V 波の間に記録される（図53-7）．頻拍は，心房―マハイム線維―心室―右脚―ヒス束―房室結節―心房の順に旋回し，マハイム線維を順伝導路とし正常房室伝導路を逆伝導路とする頻拍である（図53-4，7）．nodo-ventricular fiber の場合はマハイム線維電位が記録されないことが多いが，ヒス束電位―心室伝導時間（H-V 間隔）が 30 msec 以下と短縮しているのが特徴的である．

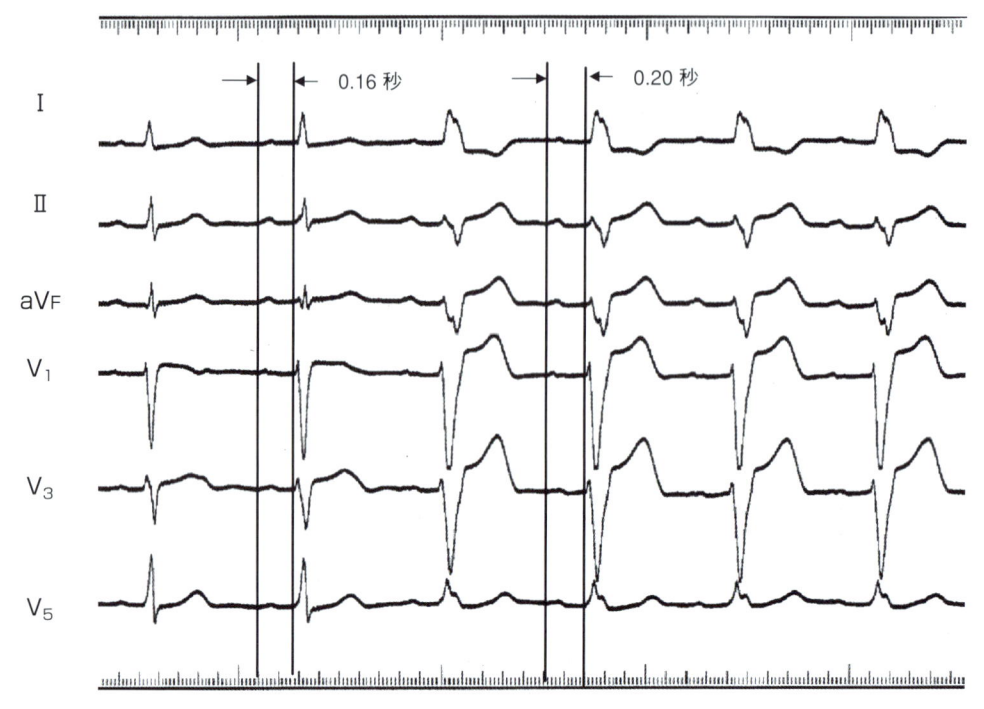

図 53-3 Atrio-fascicular fiber を有する患者の心電図（非発作時）
P-R 間隔（房室結節の伝導時間）の変動により QRS 波形が変化している．P-R 間隔が 0.16 秒のときでは QRS 波の幅は狭く，0.20 秒のときは広くなっている．

a：発作時の模式図．頻拍はマハイム線維を順行性伝導し，正常伝導を逆行性伝導するパターンである．図中の螺旋はマハイム線維の伝導が房室結節伝導と同様に遅いことを示している．
b：発作時心電図は左脚ブロック型 wide QRS 頻拍である．

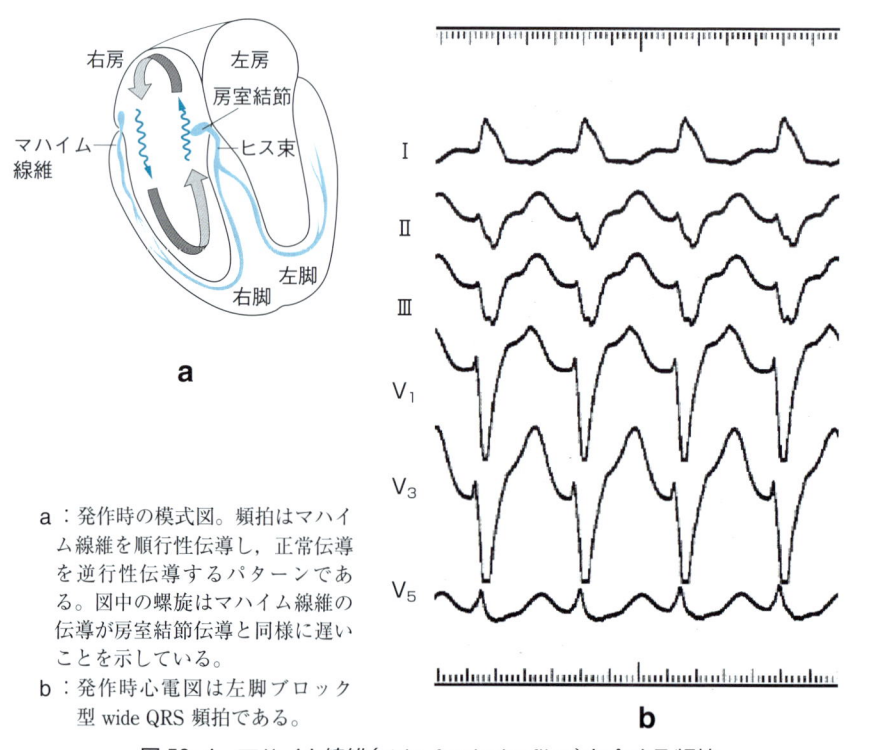

図 53-4 マハイム線維（atrio-fascicular fiber）を介する頻拍

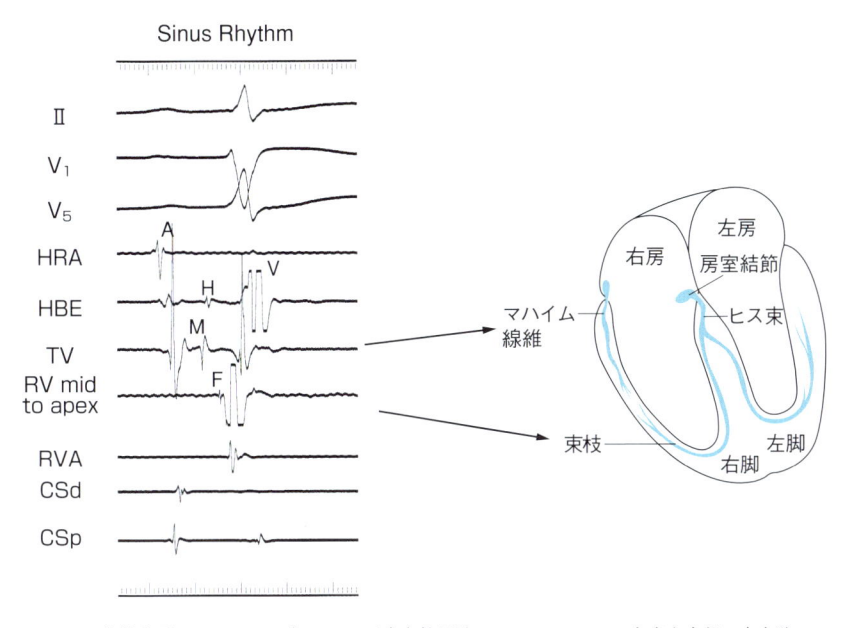

HRA 高位右房，HBE：ヒス束，TV：三尖弁輪側壁，RV mid to apex：右室心尖部の自由壁側，RVA：右室心尖，CSd：冠状静脈洞遠位，CSp：冠状静脈洞近位，A：心房電位，V：心室電位，H：ヒス束電位，M：マハイム線維電位，F：束枝電位

図 53-5 マハイム線維電位の記録（洞調律時）
体表面心電図（Ⅱ，V_1，V_5）と心腔内電位（HRA，HBE，TV，RV mid to apex，RVA，CSd，CSp）の同時記録。TV で記録される A 波と V 波の間にスパイク状の電位（マハイム線維電位；M）を認め，右室心尖部の自由壁側（RV mid to apex）で束枝電位（F）が記録されている。

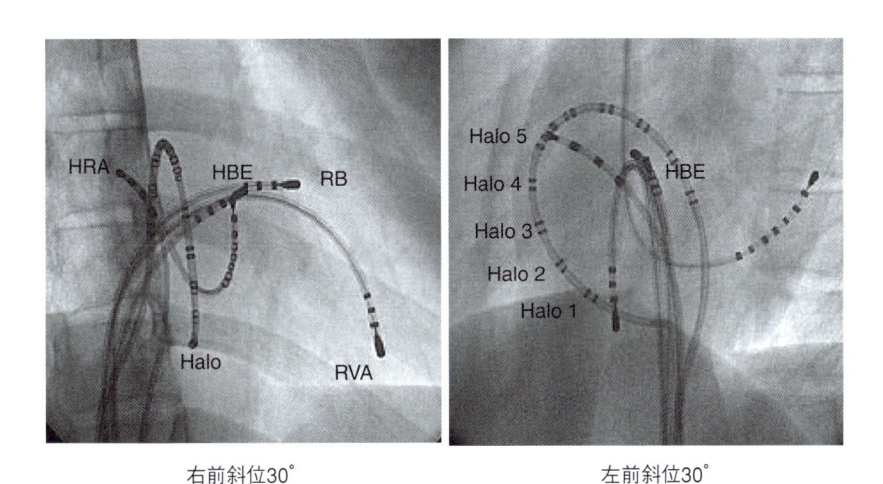

右前斜位30°　　　　　　左前斜位30°

Halo：三尖弁輪に固定された電極カテーテル，HRA：高位右房カテーテル，HBE：ヒス束カテーテル，RVA：右室心尖部カテーテル，RB：右脚に固定した電極カテーテル

図 53-6 マハイム線維電位記録の電極位置
図 53-5 のマハイム線維電位が記録されたときの透視像。マハイム線維電位は三尖弁輪の側壁（Halo 4）で記録された。

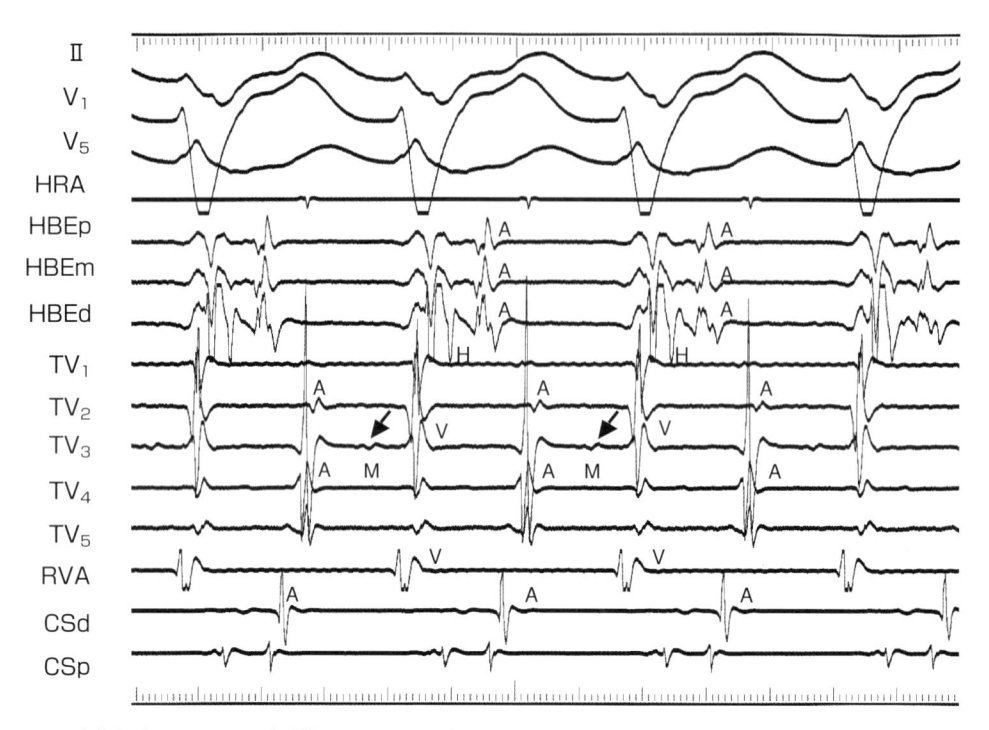

HRA：高位右房，HBEp：ヒス束近位，HBEm：ヒス束中間，HBEd：ヒス束遠位，TV$_{1\sim5}$：三尖弁輪にそっての記録，TV$_1$が三尖弁輪の12時，TV$_3$が三尖弁輪の9時，TV$_5$が三尖弁輪の5時に対応している，RVA：右室心尖，CSd：冠状静脈洞遠位，CSp：冠状静脈洞近位，A：心房電位，M：マハイム線維電位，V：心室電位，H：ヒス束電位

図 53-7 マハイム線維を介した頻拍

体表面心電図（II，V$_1$，V$_5$）と心腔内電位（HRA，HBEp，HBEm，HBEd，TV$_{1\sim5}$，RVA，CSd，CSp）の同時記録。マハイム線維電位（M，↓）は三尖弁輪の右室自由壁中間部近傍（TV$_3$）の位置で記録されている。頻拍は，心房（A）—マハイム線維（M）—心室（V）—ヒス束（H）—心房（A）の順に旋回していることがわかる。これより，マハイム線維を順行性伝導し，正常房室伝導路を逆行性伝導する頻拍と診断される。

3．治療

特殊な電気生理学的性質を有する atrio-fascicule fiber のマハイム線維は，アデノシンで伝導が途絶される。Ca^{2+}拮抗薬やβ遮断薬はマハイム線維それ自体にはあまり影響しないが，房室結節に作用して頻拍の停止または予防に有効である。Vaughan Williams 分類の IA 群と IC 群の薬剤も予防に有効であると報告されている。最近では，マハイム線維電位を目安にしたカテーテルアブレーションにより頻拍の再発を抑制する治療法が普及してきた（図 53-8）[7]。

a（アブレーション前）　　　　　　　　　　　　**b**（アブレーション後）

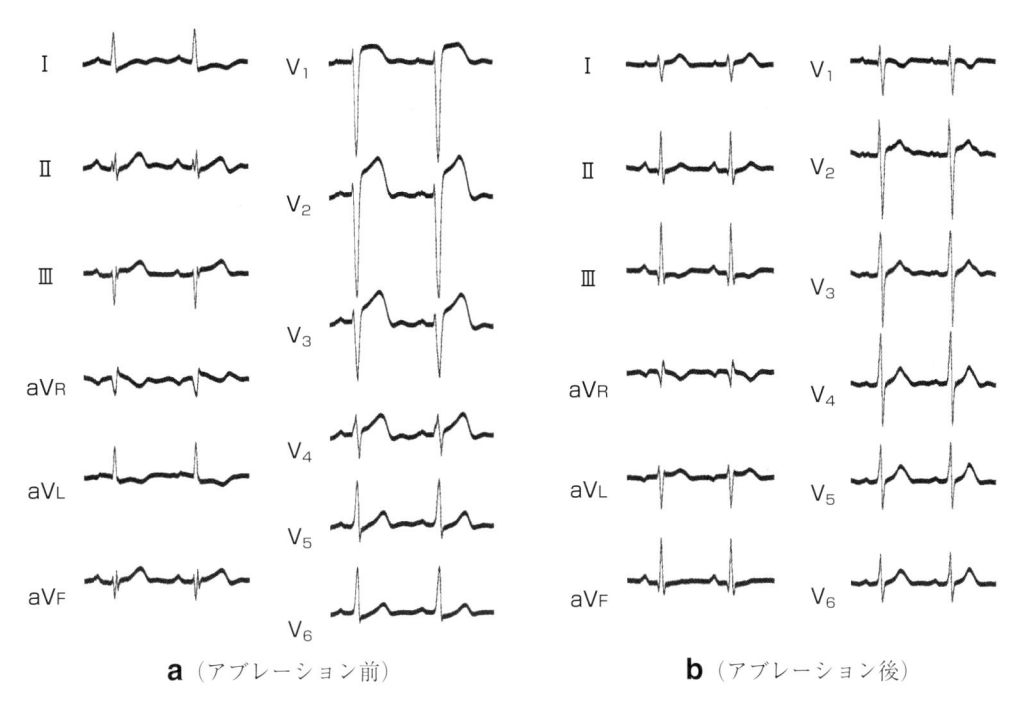

図 53-8　マハイム線維のアブレーション前後の心電図
マハイム線維電位が記録された部位のアブレーションにより左脚ブロックパターンは消失した。
その後，頻拍は誘発されなくなった。

● 文献

1) Mahaim I, Benatt A：Nouvelles recherches sur les connections superieures de la branche du faisceau de His-Tawara avec cloison interventriculairte. Cardiologia 1937, 1：61-76.
2) Gallagher JJ, Smith WM, Kasell JH, et al：Role of Mahaim fibers in cardiac arrhythmias in man. Circulation 1981, 64(1)：176-189.
3) Gillette PC, Garson A Jr, Cooley DA, et al：Prolonged and decremental antegrade conduction properties in right anterior accessory connections；Wide QRS antidromic tachycardia of left bundle branch block pattern without Wolff-Parkinson-White configuration in sinus rhythm. Am Heart J 1982, 103(1)：66-74.
4) Klein GJ, Guiraudon GM, Kerr CR, et al："Nodoventricular" accessory pathway；Evidence for a distinct accessory atrioventricular pathway with atrioventricular node-like properties. J Am Coll Cardiol 1988, 11(5)：1035-1040.
5) Bardy GH, Fedor JM, German LD, et al：Surface electrocardiographic clues suggesting presence of a nodofascicular Mahaim fiber. J Am Coll Cardiol 1984, 3(5)：1161-1168.
6) Tchou P, Lehmann MH, Jazayeri M, et al：Atriofascicular connection or a nodoventricular Mahaim fiber? Electrophysiologic elucidation of the pathway and associated reentrant circuit. Circulation 1988, 77(4)：837-848.
7) Klein LS, Hackett FK, Zipes DP, et al：Radiofrequency catheter ablation of Mahaim fibers at the tricuspid annulus. Circulation 1993, 87(3)：738-747.

VIII

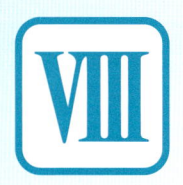

疾患・病態と不整脈

54. 心筋梗塞 …………………460
55. 心筋症 ……………………467
56. 特発性心室性不整脈 ………474
57. 心不全 ……………………481
58. 突然死 ……………………486
59. 催不整脈 …………………495

　不整脈は，① 不整脈基質，② 修飾因子，③ 引き金因子が複雑に作用して発生する．不整脈基質は慢性の電気的異常を意味し，通常，解剖学的異常に対応している．しかし，不整脈基質が不明な不整脈（特に特発性）も少なくない．引き金因子は，電気的な引き金を意味し，期外収縮の場合が最も多い．修飾因子は急性の増悪因子で，虚血，自律神経，電解質異常，薬剤などがある．この3者の関係は理論的にはすべての不整脈に通用するが，リエントリーの頻拍性不整脈の場合に特によくあてはまる．3者の関係が最も明らかなのは，副伝導路を有する患者で起こる房室回帰性頻拍と慢性虚血性心疾患（陳旧性心筋梗塞）で起こる瘢痕関連性心室頻拍である．

　不整脈の発生機序，臨床的意義および治療は基礎心疾患で異なっていることがあるので，この章では基礎心疾患の立場から不整脈を説明する．なお，不整脈の立場からの検討は，"個々の不整脈の篇"で説明する．

54 心筋梗塞

　急性心筋梗塞は冠動脈の閉塞に伴って起こる心筋壊死であり，心筋障害の状態は時間経過と共に刻々と変化する。心筋梗塞に合併する不整脈は多彩で，特に発症2日以内では徐脈性不整脈，上室性不整脈，心室性不整脈のいずれも起こりうる[1]。一方，心筋梗塞慢性期に問題となる不整脈は，主に心室性不整脈で突然死と関連している。ここでは，①心筋梗塞急性期に起こる不整脈，②心筋梗塞慢性期に認められる不整脈に分けて各々の臨床的意義と治療を説明する。

1．心筋梗塞急性期の不整脈

1）洞徐脈・房室ブロック(図54-1a)

　洞徐脈は急性心筋梗塞の発症初期に多く認められる。発症1時間以内に25～40%に認められ，発症4時間後では15～20%に減少すると報告されている[2]。洞徐脈は心臓の迷走神経受容体の興奮(Bezold-Jarisch反射)により起こると考えられている。この受容体は心筋の下壁・後壁に多く分布しており，これが下壁梗塞時に洞徐脈が多い理由である。洞徐脈は痛みやモルヒネ投与などの迷走神経緊張で増長される。

　治療としては，低血圧や徐脈依存性の心室期外収縮を伴っていない洞徐脈は経過観察でよい。発症6時間以内の洞徐脈(50/分以下)で，心室期外収縮を伴った場合は，アトロピン静注で心拍数を60/分以上に増加させると心室期外収縮が消失することがある。心筋梗塞発症6時間以降で認められる洞徐脈は，洞機能不全や心房の虚血が原因である可能性が高いが，通常は経過観察でよい。

　急性心筋梗塞に合併して起こる房室ブロックの頻度は20%で，その内訳は第1度房室ブロック：8%，第2度房室ブロック：5%，第3度房室ブロック：6%，と報告されている[3]。

　第1度房室ブロックは治療の必要がないが，二枝ブロックを伴っている場合は一時的ペーシングを施行する。第2度房室ブロックのうちWenckebach型ブロック(Mobitz I型)は下壁梗塞に伴うことが多い。通常，一過性の場合が多く補充調律が安定していることが多いので，積極的な治療を行わずに経過観察とする。血行動態が不安定な場合はアトロピンを静注し，反応しない場合は一時的ペーシングを施行する。Mobitz II型の第2度房室ブロックは前壁梗塞に合併することが多く第3度房室ブロックに移行しやすいので，予防的な意味で一時的ペーシングを施行する。第3度房室ブロックの場合は，梗塞部位にかかわらず一時的ペーシングが必要である。心筋梗塞が3週間経過しても高度房室ブロックが改善しない場合は植込

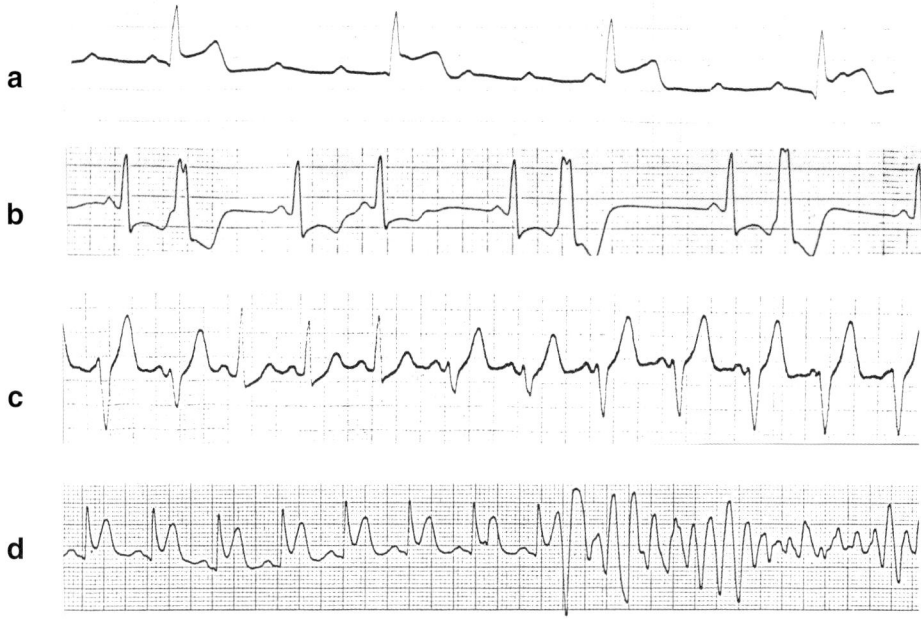

図 54-1 心筋梗塞発症 2 日以内に発生した不整脈
a：心筋梗塞発症 5 時間後に発生した第 3 度房室ブロック
　補充調律は接合部から発生している．
b：心筋梗塞発症 3 時間後に発生した心室期外収縮
c：心筋梗塞発症 6 時間後に発生した非持続性の非発作性心室頻拍（促進心室調律）
　心室頻拍のレートが遅く，洞調律と交互に入れ替わっている．
d：心筋梗塞発症 2 時間後に発生した心室細動

み型ペースメーカの適応となる．心筋梗塞に伴う房室ブロックにおけるペースメーカ植え込みの適応ガイドラインは，AHA/ACC/NASPE と日本ペーシング学会から発表されている[4,5]．

2）心房粗動・心房細動

心筋梗塞の約 10％ に起こると報告されている[6]．特に，心不全や心機能が低下している場合に起こりやすい．血行動態が安定している場合は心拍数のコントロールを行う．薬剤としてはβ遮断薬やCa^{2+}拮抗薬が用いられるが，心筋抑制があるので注意が必要である．ジギタリスは心不全を合併している場合に用いる．頻脈で血行動態が不安定な場合は電気的除細動の適応となる．

3）心室期外収縮（図 54-1b）

心室期外収縮は急性心筋梗塞の発症直後では約 90％ に認められる．心室期外収縮のうち，① 1 分間に 5 個以上，② 多源性，③ 連結期が短い（R on T），④ 連発（coupled）は心室頻拍や心室細動に移行する可能性が高いと考えられている．従来，心室細動の予防の目的で心室期外収縮を抑制する抗不整脈薬（特にリドカイン）が投与されていた．しかし最近，心室細動の予防効果は不確実でさらに予防投与した患者のほうが死亡率が高くなったと報告され，心室期外収縮が頻回で血行動態が悪化しない場合以外は投与しないことが多い[7]．

4）非持続性心室頻拍

単形性の非持続性心室頻拍は 1〜7％ で発生す

ると報告されている。血行動態が安定している場合は，心室期外収縮と同様の治療を行う。レートの速い単形性または多形性の非持続性心室頻拍が発生した場合は，虚血の再発を疑い，虚血の改善を試みる。また，ニフェカラント静注も多形性頻拍に対して有効であると報告されている。促進心室調律（AIVR[*1]，非発作性心室頻拍）は心拍数50〜120/分のレートの遅い単形性心室頻拍で，急性心筋梗塞発症後48時間以内に約20%の患者に認められる（図54-1c）。また，心筋梗塞発症後4時間以内に行った血栓溶解療法中に発生することが多い[8]。通常，病的意義は少なく経過観察とする。

5）持続性心室頻拍・心室細動（図54-1d）

心筋梗塞発症後4時間以内に心室細動が発生する頻度は3.1%，4〜48時間の間に起こる頻度は0.6%と報告されている。また，一度発生すると再発しやすい（再発率は11〜15%）。実際，GUSTO-I[*2]の調査では心筋梗塞発症後に持続性心室頻拍は3.5%，心室細動は4.1%，心室頻拍と心室細動の両方は2.7%に発生したと報告されている[9]。上記の不整脈の80〜85%は，心筋梗塞発症48時間以内に発生している。血行動態が不安定な持続性心室頻拍や心室細動の場合は，ただちに電気的除細動を行う。再発予防としては虚血，心不全，電解質異常に対する注意が必要である。再発予防の抗不整脈薬としては，Vaughan Williams分類のIII群薬が推奨されている。欧米ではアミオダロンの静注を用いるが，わが国ではニフェカラントを使用することが多い。

2．心筋梗塞慢性期の不整脈

1）心室期外収縮

以前より，心筋梗塞後の心室期外収縮は予後と関連があると考えられていた。実際，Lownは心室期外収縮の数，連発の有無，多形性の有無，連結期によって予後判定する，心室期外収縮の重症度分類を提案している（図1-2，3頁参照）[10]。Rubermanは，complex心室期外収縮（2段脈，2連発，多形性，連結期の短い）は突然死の発生率を3倍に増加したが，単発の心室期外収縮数は突然死発生率や死亡率には影響を与えないことを報告した[11]。MukharjiやBiggerは，心室期外収縮（10個/時間以上）と心機能低下〔左室駆出分画率（LVEF[*3]）40%以下〕は心筋梗塞後の死亡率を高め，また3連発以上の心室期外収縮は死亡率や突然死発生率をさらに上昇させることを報告した[12]。

以上の疫学的調査の結果から，心筋梗塞後の心室期外収縮を抑制することにより突然死は減少する可能性があると考えられた。この仮説を実証する目的で行われたCAST[*4]では，死亡率・心停止発生率が実薬群において偽薬群より有意に高かった[13]。この原因として，残存虚血や抗不整脈薬の催不整脈作用などの可能性が考えられている。そのため，心筋梗塞の慢性期に合併する心室期外収縮の治療は，心室期外収縮の重症度のみではなく，自覚症状，心機能，心筋虚血などを総合的に評価して行う必要がある。

2）非持続性心室頻拍（図54-2a）

非持続性心室頻拍は心室期外収縮の3連発以上から持続時間30秒未満と定義される。心筋梗塞慢性期に起こる非持続性心室頻拍は，持続性心室頻拍と同様に瘢痕およびその近傍に形成される不整脈基質に関連していると考えられている。実際，電気生理学的検査（EPS[*5]）時の誘発では非持続性心室頻拍を認める患者の約半数に持続性心室頻拍が誘発される。また，誘発された患者は誘発されなかった患者に比べて，持続性心室頻拍が自然発生する可能性が高い[14]。心筋梗塞発症後しばらく経過してから起こる非持続性心室頻拍を有す

[*1]AIVR：accelerated idioventricular rhythm
[*2]GUSTO-I：Global Utilization of Streptokinase and Tissue plasminogen Activator for Occuluded Coronary Arteries
[*3]LVEF：left ventricular ejection fraction
[*4]CAST：The Cardiac Arrhythmia Suppression Trial
[*5]EPS：electrophysiological study

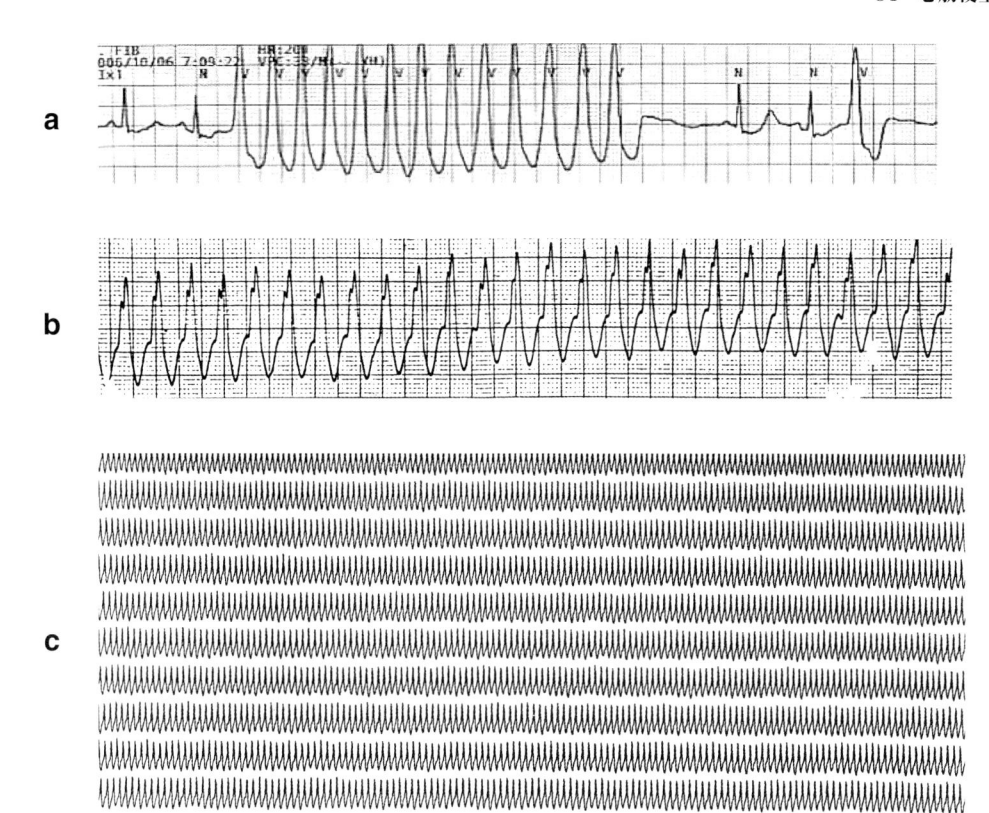

図 54-2　心筋梗塞慢性期に発生した不整脈
a：心筋梗塞後 4 か月目に認められた非持続性心室頻拍
　単形性心室頻拍は 13 連発で自然停止している。
b：心筋梗塞後 3 年目に発生した単形性心室頻拍
　心室頻拍の QRS 波形が一定で単形性に分類される。
c：持続性単形性心室頻拍（図 b と同一患者）
　単形性心室頻拍が持続している。この患者の場合は救急外来で洞調律に戻すまでに 8 時間持続していた。

る患者の死亡率は，非持続性心室頻拍を有さない患者に比べて 2 倍と報告されている[15]。左室機能低下が加わるとリスクは 5 倍となる[12]。

CAST[13]は心筋梗塞後の心室期外収縮を有する患者を対象とした調査であるが，そのうち 20％が非持続性心室頻拍を有していた。結果は，非持続性心室頻拍患者においてもVaughan Williams 分類のⅠ群薬の投与により死亡率が高かった。一方，同様の患者を対象とした BHAT[*6]試験（プロプラノロール）[16]と BASIS[*7]試験（アミオダロン）[17]では，投与により死亡率が減少した。しかし，その

後アミオダロン投与患者を対象とした大規模臨床試験（CAMIAT[*8]）[18]では，不整脈死は減少したが総死亡率は有意に減少しなかった。最近，欧米では MADIT[*9]試験[19]と MUSTT[*10]試験[20]の結果を重視して，心筋梗塞後の低心機能患者で非持続性心室頻拍が記録されると植込み型除細動器（ICD）の適応とする施設が増えてきている。以下に筆者の施設における治療方針を紹介する，① 心機能が

[*6]BHAT：β-blocker Heart Attack Trial
[*7]BASIS：Basel Antiarrhythmic Study of Infarct Survival
[*8]CAMIAT：Canadian Amiodarone Myocardial infarction trial
[*9]MADIT：Multicenter Automatic Defibrillator Implantation Trial
[*10]MUSTT：Multicenter Unsustained Tachycardia Trial

良好で不整脈の症状が軽い場合はβ遮断薬の投与，②左室機能の低下が認められる患者でEPSを施行しない場合はアミオダロン，③EPSで持続性心室頻拍が誘発されればICDを植え込むとしている．

3）持続性心室頻拍(図54-2b, 2c)

この時期に発生する持続性心室頻拍の発生機序はリエントリーと考えられている．不整脈基質は傷害心筋により形成されるチャネル(遅延伝導路)を含むリエントリー回路である．これに引き金因子(心室期外収縮など)や修飾因子(心機能低下，心筋虚血，薬物，自律神経など)が加わることによって持続性心室頻拍が発生する．持続性単形性心室頻拍は，心筋梗塞発症後時間が経過してから起こることが多い(平均3年後，まれに10〜15年後)．梗塞範囲が大きく左室機能の低下している患者に起こりやすい．

頻拍の停止には，血行動態が不安定な心室頻拍の場合はただちに電気的除細動を行う．血行動態が比較的安定している場合は，リドカイン，ジソピラミドなどの Vaughan Williams 分類のⅠ群薬およびⅢ群薬であるニフェカラントを静注する[21,22]．リドカインの停止率は低いが，血行動態への影響が少ないので第一選択としている施設が多い(図16-3a，126頁参照)．欧米では，アミオダロン静注が用いられ高い停止率が報告されている[23]．

再発予防の抗不整脈薬としては，Vaughan Williams 分類の IA 群薬よりⅢ群薬であるアミオダロンとソタロールのほうが有効である[24,25]．従来は，有効な再発予防法の選択法として，①Ⅰ群薬の予防効果を電気生理学的手法(心室早期刺激による誘発法)を用いて確かめる，②Ⅰ群薬が無効な場合は，Ⅲ群薬の予防効果を電気生理学的手法またはホルター心電図を用いて調べる，③Ⅰ群薬とⅢ群薬の両方が無効の場合は，カテーテルアブレーション治療の可能性を検討する，④以上のすべてが無効の場合は植込み型除細動器(ICD[*11])を検討する，という順序で決定した施設が多かった．最近では，ACC/AHA/NASPE および日本循環器学会合同研究班のガイドラインに従って，心機能が低下している患者では ICD を第一選択としている施設が多い[26]．ICD の植え込み後に頻回に発作が起こる場合は，アミオダロン投与またはカテーテルアブレーションを施行している．

4）突然死

心筋梗塞を起こした患者は突然死のリスクがある．GISSI[*12]の報告[27]によれば心筋梗塞発症後3.5年間に突然死は2.7％発生した．また，突然死は心筋梗塞発症後の比較的早い時期に起こると報告されている．実際，突然死は心筋梗塞発症後から3か月以内に25％，1年以内に約50％が起こっている．

突然死から救命された陳旧性心筋梗塞患者で，重症不整脈を起こす一過性の要因がなければICD 植え込みの適応となる．今日問題となっているのは，突然死を起こす可能性が高いハイリスク患者の突然死予防のための治療である．

現在，急性期を過ぎた心筋梗塞後の患者で突然死のハイリスクと思われている電気的指標としては，①心室細動・持続性心室頻拍を認める，②心室期外収縮と非持続性心室頻拍を認める，③心室電気刺激で持続性心室頻拍が誘発される，④加算平均心電図が陽性，⑤T波交代現象(T wave alternans)が陽性である．

自律神経的指標としては，①心拍変動の低下，②圧受容体反射の低下である．心機能の評価としては，LVEF の低下である(58章：突然死，486頁参照)

ハイリスク患者における突然死の予防的治療としては，薬物・非薬物治療の両面から検討されている．心筋梗塞後のβ遮断薬の有用性を検討したメタアナリシスでは，投与群は非投与群に比べると突然死を減少させた[28]．この差は特に心不全を合併していた患者に著明であった．アミオダロン

[*11]ICD：implantable cardiovator defibrillator
[*12]GISSI：Gruppo Italiano per lo Studio della Streptochinasi nell'Infarto Miocardico
[*13]MADIT Ⅰ：Multicenter Automatic Defibrillator Implantation Trial

のメタアナリシスでも不整脈死は有意に減少させた[29]．さらに，アミオダロンとβ遮断薬併用投与がアミオダロンまたはβ遮断薬の単独投与より不整脈死を減少させていた[29]．これらの結果より，アミオダロンとβ遮断薬の併用投与が突然死予防に最も望ましい薬物治療であると考えられている．

　一方，最も確実に突然死を予防する治療法はICDである．その長期の有用性についてはいくつかの臨床試験で確認されている．MADIT I [19],*13は陳旧性心筋梗塞例で，左室機能障害（LVEF 35％以下）と無症候性の非持続性心室頻拍を認める症例に心室電気刺激による誘発を行い，プロカインアミドの投与下で持続性心室頻拍が誘発された症例を対象として，薬物治療（主にアミオダロン）症例とICD症例における死亡率を比べた．結果はICD群で有意に死亡率が減少していた．また，最近発表されたMADIT II [30]では，心筋梗塞後で左室機能が低下している患者（LVEF 30％以下）を，無作為に従来の薬物治療群とICD群に振り分けて4年後の生存を比べたところ，ICD群で有意に生存率が高かった．この結果からAHA/ACC/NASPEのガイドライン[31]では，心筋梗塞後1か月以上経過しているLVEFが30％以下の患者に対してICDを植え込むのはクラスⅡaとしている．しかし，わが国ではまだこの患者群ICDを植え込む施設は少ない．実際，日本循環器学会合同研究班のガイドライン[26]では，心筋梗塞後の左室機能低下症例の条件のみではICDの適応としていない．

〔注〕日本循環器学会"不整脈の非薬物治療ガイドライン"の2007年改訂ではクラスⅡbとなる予定．

● 文献
1) 古屋真吾，長屋　建，上松瀬勝男：急性心筋梗塞．各種病態における不整脈治療．日本臨牀 2002, 60：1427-1433.
2) George M, Greenwood TW：Relation between bradycardia and the site of myocardial infarction. Lancet 1967, 2(7519)：739-740.
3) Levine SA, Miller H, Penton GB：Some clinical features of complete heart block. Circulation 1956, 13(6)：801-824.
4) Gregoratos G, Abrams J, Epstein AE, et al：ACC/AHA/NASPE 2002 guideline update for implantation of cardiac pacemakers and antiarrhythmia devices；Summary article；A report of the American College of Cardiology/American Heart Association Task Force on Practice Guidelines（ACC/AHA/NASPE Committee to Update the 1998 Pacemaker Guidelines）. Circulation 2002, 106(16)：2145-2161.
5) 早川弘一，田中茂夫，笠貫　宏・他：心臓ペースメーカ植え込みに関するガイドライン（1995年）．心臓ペーシング 1995, 11：6.
6) Crenshaw BS, Ward SR, Granger CB, et al：Atrial fibrillation in the setting of acute myocardial infarction；The GUSTO-I experience. Global Utilization of Streptokinase and TPA for Occluded Coronary Arteries. J Am Coll Cardiol 1997, 30(2)：406-413.
7) Hine LK, Laird N, Hewitt P, et al：Meta-analytic evidence against prophylactic use of lidocaine in acute myocardial infarction. Arch Intern Med 1989, 149(12)：2694-2698.
8) Gorgels AP, Vos MA, Letsch IS, et al：Usefulness of the accelerated idioventricular rhythm as a marker for myocardial necrosis and reperfusion during thrombolytic therapy in acute myocardial infarction. Am J Cardiol 1988, 61(4)：231-235.
9) Newby KH, Thompson T, Stebbins A, et al：Sustained ventricular arrhythmias in patients receiving thrombolytic therapy；Incidence and outcomes. The GUSTO Investigators. Circulation 1998, 98(23)：2567-2573.
10) Lown B, Wolf M：Approaches to sudden death from coronary heart disease. Circulation 1971, 44(1)：130-142.
11) Ruberman W, Weinblatt E, Goldberg JD, et al：Ventricular premature beats and mortality after myocardial infarction. N Engl J Med 1977, 297(14)：750-757.
12) Mukharji J, Rude RE, Poole WK, et al：Risk factors for sudden death after acute myocardial infarction；Two-year follow-up. Am J Cardiol 1984, 54(1)：31-36.
13) Echt DS, Liebson PR, Mitchell LB, et al：Mortality and morbidity in patients receiving encainide, flecainide, or placebo. The Cardiac Arrhythmia Suppression Trial. N Engl J Med 1991, 324(12)：781-788.
14) Buxton AE：Patients with nonsustained ventricular tachycardia. In Akhtar M, Myerburg R, Ruskin J（eds）：Sudden Cardiac Death；Prevalence, Mechanisms, and Approach to Diagnosis and Management. Williams & Wilkins 1994.
15) Anderson KP, DeCamilla J, Moss AJ：Clinical significance of ventricular tachycardia（3 beats or longer）detected during ambulatory monitoring after myocardial infarction. Circulation 1978, 57(5)：890-897.
16) Friedman LM, Byington RP, Capone RJ, et al：Effect of propranolol in patients with myocardial infarction and ventricular arrhythmia. J Am Coll Cardiol 1986, 7(1)：1-8.
17) Burkart F, Pfisterer M, Kiowski W, et al：Effect of anti-

arrhythmic therapy on mortality in survivors of myocardial infarction with asymptomatic complex ventricular arrhythmias；Basel Antiarrhythmic Study of Infarct Survival（BASIS）. J Am Coll Cardiol 1990, 16（7）：1711-1718.
18) Cairns JA, Connolly SJ, Roberts R, et al：Randomised trial of outcome after myocardial infarction in patients with frequent or repetitive ventricular premature depolarisations；CAMIAT. Canadian Amiodarone Myocardial Infarction Arrhythmia Trial Investigators. Lancet 1997, 349（9053）：675-682.
19) Moss AJ, Hall WJ, Cannom DS, et al：Improved survival with an implanted defibrillator in patients with coronary disease at high risk for ventricular arrhythmia. Multicenter Automatic Defibrillator Implantation Trial Investigators. N Engl J Med 1996, 335（26）：1933-1940.
20) Buxton AE, Lee KL, Fisher JD, et al：A randomized study of the prevention of sudden death in patients with coronary artery disease. Multicenter Unsustained Tachycardia Trial Investigators. N Engl J Med 1999, 341（25）：1882-1890.
21) Griffith MJ, Linker NJ, Garratt CJ, et al：Relative efficacy and safety of intravenous drugs for termination of sustained ventricular tachycardia. Lancet 1990, 336（8716）：670-673.
22) Gorgels AP, van den Dool A, Hofs A, et al：Comparison of procainamide and lidocaine in terminating sustained monomorphic ventricular tachycardia. Am J Cardiol 1996, 78（1）：43-46.
23) Kowey PR, Levine JH, Herre JM, et al：Randomized, double-blind comparison of intravenous amiodarone and bretylium in the treatment of patients with recurrent, hemodynamically destabilizing ventricular tachycardia or fibrillation. The Intravenous Amiodarone Multicenter Investigators Group. Circulation 1995, 92（11）：3255-3263.
24) Sim I, McDonald KM, Lavori PW, et al：Quantitative overview of randomized trials of amiodarone to prevent sudden cardiac death. Circulation 1997, 96（9）：2823-2829.
25) Haverkamp W, Martinez-Rubio A, Hief C, et al：Efficacy and safety of d,l-sotalol in patients with ventricular tachycardia and in survivors of cardiac arrest. J Am Coll Cardiol 1997, 30（2）：487-495.
26) 不整脈の非薬物治療ガイドライン．植込み型除細動器．循環器病の診断と治療に関するガイドライン．Jpn Cir J 2001, 65（Suppl-Ⅴ）：1172-1174.
27) Marchioli R, Barzi F, Bomba E, et al：Early protection against sudden death by n-3 polyunsaturated fatty acids after myocardial infarction；Time-course analysis of the results of the Gruppo Italiano per lo Studio della Streptochinasi nell'Infarto Miocardico（GISSI）-Prevenzione. Circulation 2002, 105（16）：1897-1903.
28) Freemantle N, Cleland J, Young P, et al：Beta blockade after myocardial infarction；Systematic review and meta regression analysis. Br Med J 1999, 318（7200）：1730-1737.
29) Boutitie F, Boissel JP, Connolly SJ, et al：Amiodarone interaction with beta-blockers；Analysis of the merged EMIAT（European Myocardial Infarct Amiodarone Trial）and CAMIAT（Canadian Amiodarone Myocardial Infarction Trial）databases. The EMIAT and CAMIAT Investigators. Circulation 1999, 99（17）：2268-2275.
30) Moss AJ, Zareba W, Hall WJ, et al：Prophylactic implantation of a defibrillator in patients with myocardial infarction and reduced ejection fraction. N Engl J Med 2002, 346（12）：877-883.

55 心筋症

心筋症は，原因不明の特発性と原因疾患が明らかな特定心筋疾患に分類される[1]。特発性は，①拡張型，②肥大型，③拘束型，④不整脈源性右室心筋症，⑤分類不可の5つのタイプに分類される[1]。いずれの型も不整脈を合併するが，各々のタイプで不整脈の発生頻度や種類が異なる[2]。心筋症は主症状が心不全であることが多いが，不整脈が主症状の場合もまれではない。不整脈としては，徐脈性不整脈，上室性不整脈，心室性不整脈のいずれも起こる。一般的には，不整脈が起こると予後が悪化するが，特に持続性心室頻拍を有する患者は突然死の危険性が高い。

1．拡張型心筋症

1）上室性不整脈[3]

上室性不整脈のうち最も多いのは心房細動(図55-1a)で，拡張型心筋症[*1]の15〜30％に合併している。心房細動を合併すると心房収縮が失われ，また心室応答が速くなったりすることにより，心不全が悪化する。拡張型心筋症の患者で心房細動を合併すると塞栓の頻度がさらに増加する。

[*1] dilated cardiomyopathy

2）心室性不整脈[4,5]

拡張型心筋症は心筋の菲薄化や線維化などにより心機能低下をきたし，同時に心室性不整脈の原因となる不整脈基質を形成する。したがって，心室性不整脈の頻度と心不全の程度は密接に関連している。また，心室期外収縮をほとんど認めなかった症例でも，心不全の急性増悪時に心室期外収縮・非持続性心室頻拍が頻発することがある。これは心機能低下，心筋の伸展や虚血，血行動態変化，自律神経，レニン・アンギオテンシン系への影響などの要素が複雑に関与して，心室性不整脈を発生させていると考えられる。

拡張型心筋症患者にホルター心電図を施行すると80％以上で心室性不整脈(図55-1b)を認めると報告されている。心室性不整脈の内訳は，持続性心室頻拍は5％，心室期外収縮・非持続性心室頻拍は60％以上，突然死(心停止からの蘇生者を含む)は11％と報告されている。Hofmannら[6]は，突然死を起こしやすい病態として心機能低下，期外収縮2連発，心房細動をあげている。一方，Olshausenら[7]は，心機能低下と左脚ブロックが突然死を起こしやすい病態として最も重要で，不整脈自体はあまり関与しないと報告している。

拡張型心筋症に合併する持続性心室頻拍は，①

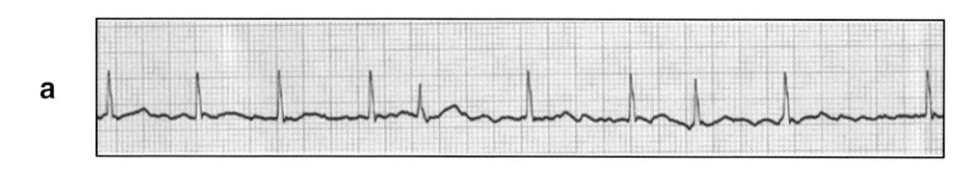

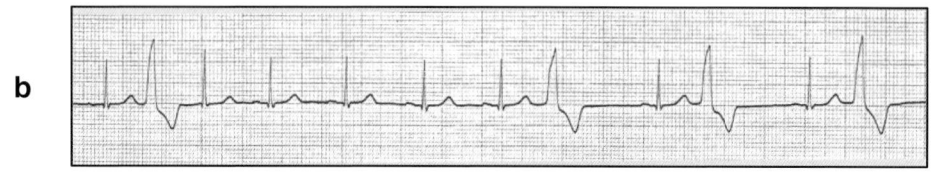

図 55-1 拡張型心筋症に合併する不整脈
a：心房細動　b：心室期外収縮

遅延電位の陽性率が高い，②心室頻拍が電気刺激で誘発される，③エントレインメント現象を認めるなどより，figure of eight 型のリエントリーと考えられている．しかし，虚血性心疾患の場合と異なり，加算平均心電図における遅延電位の有無は，予後の指標にならないと報告されている[8]．また，拡張型心筋症における持続性心室頻拍を起こすもうひとつの機序として，脚間リエントリー心室頻拍がある．拡張型心筋症では心室内の伝導障害が強いので，脚間リエントリー心室頻拍が発生しやすい[9]．

持続する頻拍の停止薬として，Vaughan Williams 分類のIA群とIII群の薬剤が有効である．II，IV群薬は無効で，IB群薬の有効性も低い．予防薬としてはIA群薬が従来使用されてきたが，心筋の収縮力を低下させ心不全を悪化させるので，最近ではIII群の抗不整脈薬を投与することが多い．また，拡張型心筋症で持続性心室頻拍を合併する症例に対する植込み型除細動器（ICD[*2]）の適応のガイドラインは，ACC/AHA/NASPE ではクラスI，日本循環器学会合同研究班では血行動態が不安定な持続性心室頻拍あるいは薬剤抵抗性という条件つきでクラスIとしている[10]．脚間リエントリー心室頻拍に対してはカテーテルアブレーションが有効である[11]．しかし，脚間リエントリー心室頻拍を有する多くの症例では，figure of eight 型の心室頻拍も同時に合併していることがあるので，アブレーションに加えてICDを植え込む必要がある症例が多い．

2．肥大型心筋症[12〜17]

肥大型心筋症[*3]は心房性および心室性不整脈を合併する．また，副伝導路や家族性房室ブロックを合併している症例が比較的多い．

1）上室性不整脈[14]

上室性不整脈の多くは無症状であるが，失神を伴うことも少なくない．実際，心房細動・心房粗動・心房頻拍は，肥大型心筋症患者の失神の原因不整脈であることが多い．これは，上室性不整脈の出現により，①心筋虚血の発生，②左室拡張能の低下，③左室流出路圧格差の増大などが生じるためである．さらに，肥大型心筋症患者では房室伝導が亢進している場合が多く，上室性頻脈時に速い心室応答が生じやすい（図 55-2a）．

肥大型心筋症患者でホルター心電図を施行すると 30〜50％に上室性不整脈が認められる．このうち心房細動の頻度は 5〜25％と高い[14]．心房粗動も比較的多く認められるが，タイプは非典型型（タイプII）である場合が多い．肥大型心筋症に上室性不整脈が合併しやすい原因は，左室拡張末期

[*2]ICD：implantable cardioverter defibrillator

[*3]hypertrophic cardiomyopathy

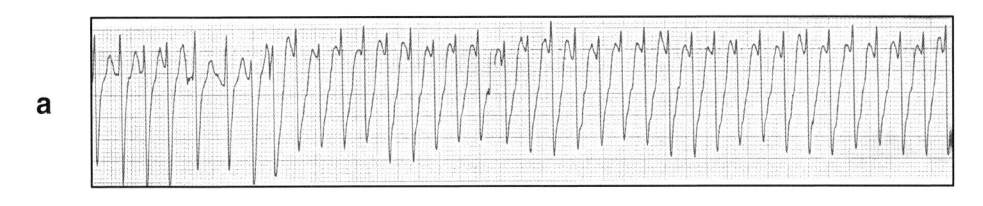

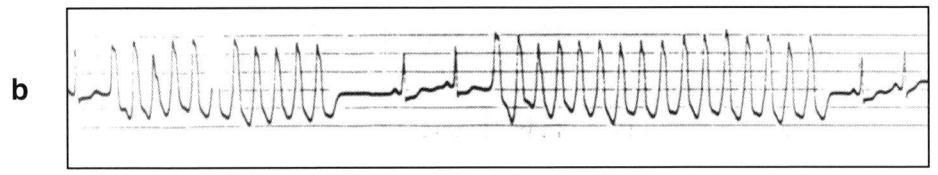

図 55-2 肥大型心筋症に合併する不整脈
a：心房細動
　房室伝導が亢進している結果，心室レートが 280/分となっている．また，変行伝導を起こしている（QRS 波形が wide）．この患者はショックで来院した．
b：非持続性単形性心室頻拍
　11 連発と 16 連発の心室頻拍を認める．30 秒以内に自然停止しているので，非持続性に分類される．

圧上昇や僧帽弁閉鎖不全による左房圧の上昇と，左房の拡大が関与していると考えられている．心房細動・心房粗動発生の予知には，① 心臓超音波検査による左房の拡大（LAD[*4]が 40 mm 以上），② P 波の加算平均心電図（filterd P duration が 140 msec 以上），が有用と報告されている．

　心房細動は早期に直流通電で洞調律に戻すことが肝心である．再発予防には Vaughan Williams 分類のⅢ群薬（アミオダロン，ソタロール）が最も有効性が高い．心房細動が持続し洞調律に戻せない場合は，心室レートのコントロールが必要である．これには β 遮断薬と Ca^{2+} 拮抗薬が第一選択となる．心房細動時の心室レートコントロールが困難な場合は，房室結節やヒス束に対するカテーテルアブレーションを施行してペースメーカを植え込む方法が選択される．肥大型心筋症に合併する心房粗動自体にカテーテルアブレーションを施行する場合があるが，タイプⅡの心房粗動が多いため通常の心房粗動よりも成功率が低い．また，肥大型心筋症に心房細動が合併すると塞栓のリスクが高くなるので抗凝固治療が必要である．

[*4]LAD：left atrial dimension
[*5]EPS：electrophysiological study

2）心室性不整脈[12,13,15〜17]

　心室性不整脈は肥大型心筋症患者に多く認められる．実際，肥大型心筋症患者を対象に行ったホルター心電図では，25% の患者に非持続性心室頻拍を認めたと報告されている（図 55-2b）．肥大型心筋症は突然死をきたしやすい疾患のひとつであるが，非持続性心室頻拍を合併する症例では突然死発生率が高いとする報告が多い．これは，肥大型心筋症に伴う非持続性心室頻拍は心室細動に移行しやすいためである．肥大に伴う心筋虚血や心筋細胞の異常による脱分極・再分極の不均一が心室細動を惹起すると考えられている．肥大型心筋症では持続性単形性心室頻拍の頻度は低いが，肥大型が拡張相に移行するとその発生頻度が高くなる．この場合の発生機序は，陳旧性心筋梗塞の場合と同様に figure of eight 型のリエントリーで，加算平均心電図で遅延電位が陽性となる．

　突然死のリスクが高いとされている肥大型心筋症患者の特徴は非持続性心室頻拍のほかに，若年者，突然死の家族歴，著明な左室肥大，心筋虚血，左室拡張末期圧の上昇，QT 間隔のばらつきの増大，電気生理学的検査（EPS[*5]）による持続性心室

頻拍の誘発などが報告されている。EPS に関する Fananapazir ら[12]の報告では，心停止の病歴のある肥大型心筋症患者 30 人を対象として電気的（心室期外収縮挿入法）に心室性不整脈の誘発を行ったところ，21 人において多形性心室頻拍または心室細動が誘発された。このうち，薬物治療を受けていた 3 人が突然死し，ICD が植え込まれた 4 人で除細動器の作動があった（18±19 か月の経過観察期間中）。この結果から，突然死を起こすリスクの高い患者群を同定するのに EPS が有用であると結論している。しかし，3 連発以上の期外刺激で誘発される非持続性の多形性心室頻拍や心室細動は非特異的である可能性があり，肥大型心筋症における EPS の意義については結論がでていない。

肥大型心筋症に合併する心室性不整脈のうち，無症状の心室期外収縮に対しては薬物治療は必要ないと考えられている。症状がある心室期外収縮には β 遮断薬が症状改善に有用であったと報告されている。同様に，無症状の非持続性心室頻拍には，欧米では抗不整脈薬を投与しない場合が多い[16]。しかし，肥大型心筋症に合併する非持続性心室頻拍は突然死のリスクが高いので，わが国では Vaughan Williams 分類の IA 群薬（特に閉塞性の場合）を投与する施設が多い。拡張相に合併する持続性心室頻拍は特に突然死のリスクが高いので，ICD を挿入する場合が多い。

3．不整脈源性右室心筋症[18,19]

不整脈源性右室心筋症（ARVC[*6]）は，1977 年に Fontaine により報告された新しい疾患概念で，右室起源の心室頻拍と右室の拡大，右室壁の運動異常がみられ，病理学的には右室心筋の脂肪変性と線維化を特徴とする[18]。一方，左室の機能低下を合併する症例のあるところから拡張型心筋症の亜型とみる考えもある。診断は，右室起源の不整脈に加えて，心臓超音波検査，心臓 MRI 検査，右室造影などによって右室の一部または全体の拡張や収縮異常を認めることにより確定される。

1）心電図の特徴[18,19]

安静時心電図では $V_{1\sim3}$ 誘導で T 波の陰転を認めることが多く，また右前胸部誘導における QRS 直後の ST 開始部分にイプシロン波を認めることもある（図 8-3，53 頁参照）。これは右室の一部の伝導遅延を反映し，加算平均心電図では遅延電位が陽性となる。

2）心室性不整脈[19]

心室頻拍の QRS 波形は左脚ブロック型を呈し，電気軸は −60°〜+135° の範囲にある（図 55-3）。また，同一症例で QRS 波形の異なる頻拍（多源性）を呈することもある。頻拍のレートは 200/分以上を示す場合が多く，ショックで来院することもある。頻拍は右室の下壁，流出路，心尖部から発生することが多い。

電気生理学的には，① 心室刺激で心室頻拍が誘発・停止される，② 頻拍の発生部位近傍で fragmentation や遅延電位を認めるなどより拡張型心筋症の場合と同様に，figure of eight 型のリエントリー頻拍と考えられている。病理学的には，心筋の脂肪変性の進展に伴い島状に取り残された心筋がチャネル（遅延伝導路）を形成している。

頻拍の停止薬として，Vaughan Williams 分類の IA 群薬が最も有効であり，IB 群薬も時に有効である。予防薬としては IA 群薬がよく用いられるが，一般に単剤では不確実で 2 剤以上の併用を必要とする場合が多い。最近は，アミオダロンを投与することが多くなってきた。病気が進行性であることと病変が広範囲なので，カテーテルアブレーションによる治療は再発が多い。また，このタイプの心室頻拍はペーシングで停止可能のことが多く，ICD を第一選択としている施設が多い。一般的には，予後は陳旧性心筋梗塞や拡張型心筋症に比べて良好なので，発作の頻度と重症度や患者の社会生活などを考慮して長期治療法を決定している。

[*6] ARVC：arrhythmogenic right ventricular cardiomyopathy

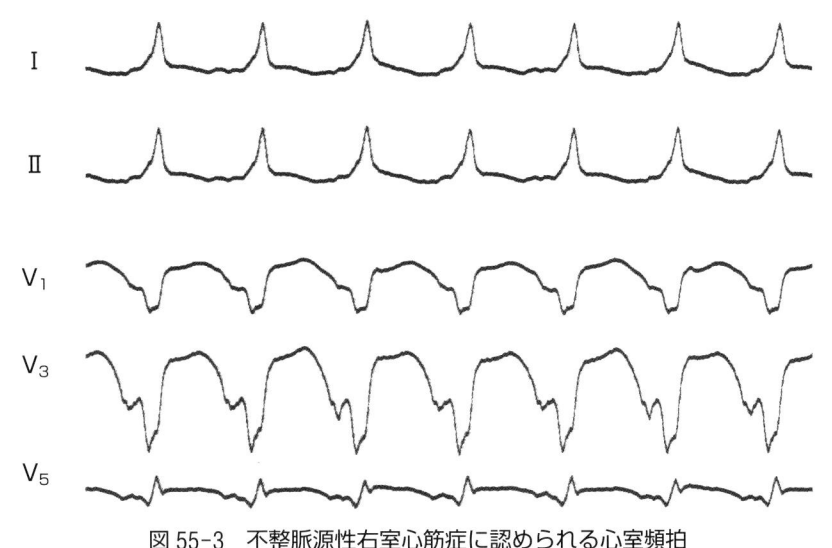

図 55-3 不整脈源性右室心筋症に認められる心室頻拍
QRS 波形が左脚ブロック型であることより右室起源の心室頻拍と推定される。

4．特定心筋疾患

1）サルコイドーシス[20,21]

　サルコイドーシスの患者のうち心サルコイドーシスと臨床的に診断されるのは約 5% であるが，剖検ではサルコイドーシスの心病変はもっと多くの患者で認められる。心サルコイドーシスの症状は，肺などの他の臓器の発病に遅れて出現することが多いが，まれに心の病変が初発症状のことがある。心サルコイドーシスの主な病態は不整脈と心不全である。

　不整脈としては洞停止や上室性不整脈も報告されているが，多くは房室ブロックと心室性不整脈である。房室ブロックを起こす伝導障害部位は房室結節内，ヒス束内，ヒス束下のいずれの場合もある。若年者の房室ブロックの場合は，この疾患が原因である可能性を考えておく必要がある（図 55-4a）。房室ブロックに次いで多いのは心室性不整脈であるが，心室期外収縮，非持続性心室頻拍，持続性心室頻拍のいずれも認められる（図 55-4b）。発生機序は，陳旧性心筋梗塞と同様の figure of eight 型リエントリーの場合と異常自動能亢進の場合がある。いずれの場合も，サルコイド結節の浸潤が原因である。心サルコイドーシス患者では突然死が多いが，これは房室ブロックと心室頻拍およびそれに続く心室細動が原因である。

2）アミロイドーシス[22,23]

　アミロイドーシスにおける心病変の合併は，原発性の場合は 50%，二次性の場合は 10%，家族性の場合は 5% 以下と報告されている。アミロイド沈着が心臓に限局している場合は，剖検で初めて診断されることが多い。アミロイドは主に刺激伝導系と心筋に沈着することが多いが，刺激伝導系では特に洞結節に沈着する。したがって，洞機能不全の病態を呈することが多い（図 55-4c）。

3）神経筋疾患[24〜26]

　種々の神経筋疾患は心筋障害を伴い不整脈を合併するが，不整脈の面から特に問題となるのは筋ジストロフィー[24]，筋強直性ジストロフィー[25]，ミトコンドリア脳筋症，Friedreich 失調症[26]などである。不整脈は心筋障害に伴って起こることが多いが，刺激伝導系が選択的に傷害されて発生する場合もある。

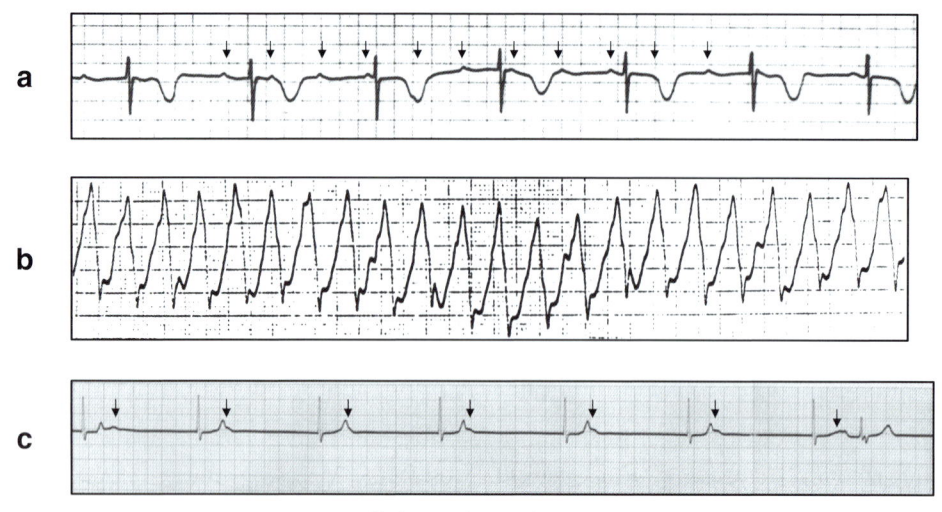

図 55-4　特定心筋疾患に合併する不整脈
a：心サルコイドーシスに合併した第 3 度房室ブロック
　P 波（↓）と QRS 波は別々に興奮している。補充調律は接合部より。
b：心サルコイドーシスに合併した持続性単形性心室頻拍
c：心アミロイドーシスに合併した著明な洞性徐脈
　洞調律（↓）は 38/分である。補充調律も 38/分前後である。補充調律からの興奮が心室に伝導しているので，洞調律からの興奮は心室に伝導できない（blocked sinus）。タイミングがよかった洞調律（最後の 1 拍）のみが心室に伝導している。

　筋ジストロフィーでは，心房細動・心房粗動，心室性不整脈がよく認められる。また，洞性頻拍も多く認められるが，その機序は不明である。房室伝導に関しては遅延を認める場合と逆に亢進している症例もある。心室性不整脈も多くの症例で認められ，突然死が報告されている。筋強直性ジストロフィーでは房室伝導の障害が問題となる。ヒス束以下の伝導障害（H-V 間隔が延長している）が主で，脚間リエントリー頻拍が起こる。ミトコンドリア脳筋症は特に房室ブロックが多く，失神や突然死の原因となる。Friedreich 失調症は心筋障害を合併して心房性および心室性不整脈が起こりやすい。

　神経筋疾患に伴う房室ブロックは進行性で補充調律が不安定なので，ペースメーカ植え込みも早目に行うことが多い。実際，ACC/AHA/NASPE および日本循環器学会合同研究班のペースメーカ植え込みのガイドラインでは，進行性の神経筋疾患に伴う房室ブロックは，ブロックの部位や症状の有無とは関係なく，高度または第 3 度房室ブロックを認めればクラス I の適応としている[10]。

● 文献
1）Richardson P, McKenna W, Bristow M, et al：Report of the 1995 World Health Organization/International Society and Federation of Cardiology Task Force on the Definition and Classification of cardiomyopathies. Circulation 1996, 93(5)：841-842.
2）大江　透, 下村克朗：慢性持続性心室頻拍の臨床電気生理学的検査の検討―基礎心疾患別の比較検討．心臓 1987, 19：495-501.
3）Francis GS：Development of arrhythmias in the patient with congestive heart failure；Pathophysiology, prevalence and prognosis. Am J Cardiol 1986, 57(3)：3B-7B.
4）三田村秀雄, 末吉浩一郎, 吉川　勉・他：拡張型心筋症に合併する心室性不整脈の頻度，背景，推移と予後への影響．心電図 1995, 15：315.
5）Roberts WC, Siegel RJ, McManus BM：Idiopathic dilated cardiomyopathy；Analysis of 152 necropsy patients. Am J Cardiol 1987, 60(16)：1340-1355.
6）Hofmann T, Meinertz T, Kasper W, et al：Mode of death in idiopathic dilated cardiomyopathy；A multivariate analysis of prognostic determinants. Am Heart J 1988, 116(6-Pt-1)：1455-1463.
7）Olshausen KV, Stienen U, Schwarz F, et al：Long-term prognostic significance of ventricular arrhythmias in idiopathic dilated cardiomyopathy. Am J Cardiol 1988, 61(1)：146-1451.
8）Naccarelli GV, Prystowsky EN, Jackman WM, et al：

Role of electrophysiologic testing in managing patients who have ventricular tachycardia unrelated to coronary artery disease. Am J Cardiol 1982, 50(1)：165-171.
9) Blanck Z, Sra J, Dhala A, et al：Bundle branch reentry；Mechanisms, diagnosis and treatment. In Zipes DP, Jalife J(eds)：Cardiac Electrophysiology；From Cell to Bedside. 3rd ed. WB Sunders 2000, pp656-661.
10) 不整脈の非薬物治療ガイドライン．循環器病の診断と治療に関するガイドライン 1999-2000 年度合同研究班報告）．Jpn Circ J 2001, 65(Suppl-Ⅴ)：1142.
11) Cohen TJ, Chien WW, Lurie KG, et al：Radiofrequency catheter ablation for treatment of bundle branch reentrant ventricular tachycardia；Results and long-term follow-up. J Am Coll Cardiol 1991, 18(7)：1767-1773.
12) Fananapazir L, Tracy CM, Leon MB, et al：Electrophysiologic abnormalities in patients with hypertrophic cardiomyopathy. A consecutive analysis in 155 patients. Circulation 1989, 80(5)：1259-1268.
13) McKenna WJ, England D, Doi YL, et al：Arrhythmia in hypertrophic cardiomyopathy. Ⅰ：Influence on prognosis. Br Heart J 1981, 46(2)：168-172.
14) Robinson K, Frenneaux MP, Stockins B, et al：Atrial fibrillation in hypertrophic cardiomyopathy；A longitudinal study. J Am Coll Cardiol 1990, 15(6)：1279-1285.
15) Maron BJ, Savage DD, Wolfson JK, et al：Prognostic significance of 24 hour ambulatory electrocardiographic monitoring in patients with hypertrophic cardiomyopathy；A prospective study. Am J Cardiol 1981, 48(2)：252-257.
16) Spirito P, Rapezzi C, Autore C, et al：Prognosis of asymptomatic patients with hypertrophic cardiomyopathy and nonsustained ventricular tachycardia. Circulation 1994, 90(6)：2743-2747.
17) McKenna WJ, Oakley CM, Krikler DM, et al：Improved survival with amiodarone in patients with hypertrophic cardiomyopathy and ventricular tachycardia. Br Heart J 1985, 53(4)：412-416.
18) Fontaine G, Fontaliran F, Lascault G, et al：Arrhythmogenic right ventricular dysplasia. In Zipes EP, Jalife J (eds)：Cardiac Electrophysiology；From Cell to Bedside, 2nd ed. WB Saunders 1994, p754.
19) 清水昭彦，大江 透，鎌倉史郎・他：Arrhythmogenic right ventricular dysplasia 8 例の検討―臨床電気生理学的検査を中心に．心電図 1986, 6：283.
20) Sekiguchi M, Yazaki Y, Isobe M, et al：Cardiac sarcoidosis：Diagnostic, prognostic, and therapeutic considerations. Cardiovasc Drugs Ther 1996, 10(5)：495-510.
21) Yoshida Y, Morimoto S, Hiramitsu S, et al：Incidence of cardiac sarcoidosis in Japanese patients with high-degree atrioventricular block. Am Heart J 1997, 134(3)：382-386.
22) Ridolfi RL, Bulkley BH, Hutchins GM：The conduction system in cardiac amyloidosis. Clinical and pathologic features of 23 patients. Am J Med 1977, 62(5)：677-686.
23) Reisinger J, Dubrey SW, Lavalley M, et al：Electrophysiologic abnormalities in AL (primary) amyloidosis with cardiac involvement. J Am Coll Cardiol 1997, 30(4)：1046-1051.
24) Perloff JK：Cardiac rhythm and conduction in Duchenne's muscular dystrophy；A prospective study of 20 patients. J Am Coll Cardiol 1984, 3(5)：1263-1268.
25) Prystowsky EN, Pritchett EL, Gallagher JJ, et al：The natural history of cardiac conduction system disease in myotonic muscular dystrophy as determined by serial electrophysiology studies. Trans Am Neurol Assoc 1979, 104：18-21.
26) Alboliras ET, Shub C, Gomez MR, et al：Spectrum of cardiac involvement in Friedreich's ataxia；Clinical, electrocardiographic and echocardiographic observations. Am J Cardiol 1986, 58(6)：518-524.

56　特発性心室性不整脈

　心臓に明らかな解剖学的異常や，明らかな外的要因のない患者に心室性不整脈を認める場合は，特発性心室性不整脈と呼ばれている。通常，解剖学的異常はマクロレベルの異常を意味し，マイクロレベルの異常（組織学的異常，分子の異常，DNA異常など）を含まない。その意味では，先天性QT延長症候群やBrugada症候群などのイオンチャネル病は特発性となるが，これらの疾患のように非発作時の心電図から明らかに心臓の電気的異常が示唆される場合は，通常，特発性には分類されない。

　したがって，この章で扱う不整脈としては，患者診察の第一段階の検査（身体所見，心電図，胸部X線，心臓超音波）で異常を認めない患者で起こる心室性不整脈を扱う。また，特発性心室性不整脈のうち，特徴ある不整脈（ベラパミル感受性心室頻拍，右室流出路非持続性心室頻拍，カテコラミン誘発多形性心室頻拍，short-coupled variant of torsade de pointes）に関しては個々の不整脈の章で説明しているので，ここでは簡単に述べるのみとする。

1. 特発性心室期外収縮[1〜5]

　健常者でも長時間心電図を記録すると，心室期外収縮が認められることが多い。実際，健常者を対象にして1日モニターした調査では，30〜50％に1〜2個の心室期外収縮が認められたとの報告がある。また，加齢に伴い心室期外収縮が増加すると考えられ，年齢別調査では1時間に10個以上の心室期外収縮を有する者は，若年群では1％，老年群では7％と報告されている。

1）右室流出路から発生する心室期外収縮（図56-1）

　解剖学的異常がない患者で起こる心室期外収縮の大部分は，QRS波形が左脚ブロック・正常軸型の単一波形を呈している。このQRS波形から心室期外収縮の発生部位が右室流出路近傍であることが推定される。この特発性心室期外収縮は，運動やストレスで増悪することが多いが，多くは無症状である。予後に関しては，心室期外収縮の頻度と死亡率とは無関係と考えられている。

　生命予後が良好なので，自覚症状の改善が主な治療目的である。β遮断薬とCa^{2+}拮抗薬は，心室期外収縮の抑制効果はあまり強くないが，自覚症状を改善するのでわが国では第一選択としている専門医が多い。心室期外収縮の減少にはNa^+チャネル遮断薬（Vaughan Williams分類のI群）のほうがより有効なことより，欧米ではNa^+チャネル遮

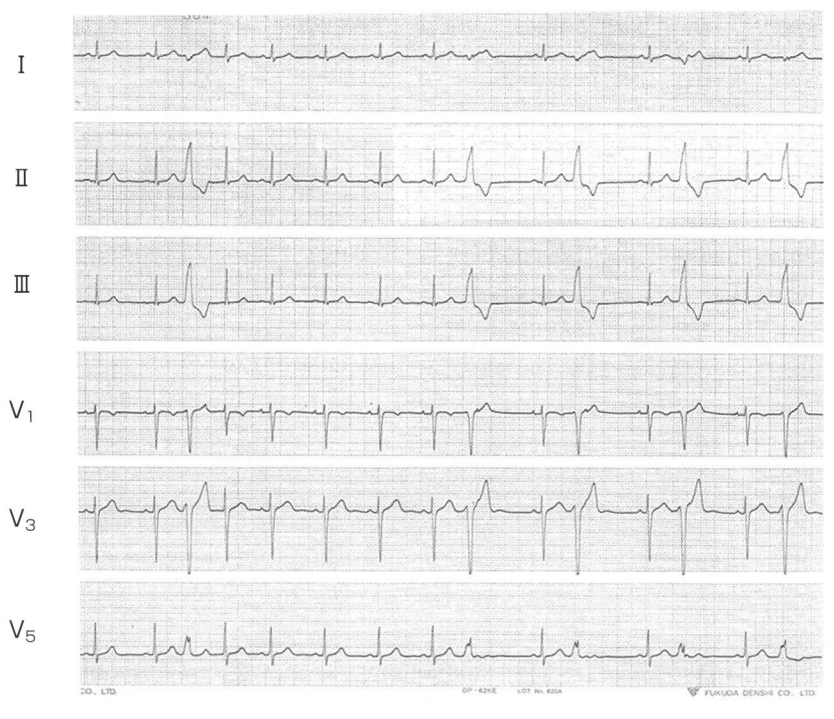

図 56-1 特発性心室期外収縮
心室期外収縮の QRS 波のパターンは左脚ブロック・正常軸型であり，発生部位は右室流出路近傍であることが推定される．特発性心室期外収縮はこのパターンが最も多い．

断薬を投与している．時に，自覚症状が強く薬剤抵抗性の場合は，カテーテルアブレーションが施行される．

2）右室流出路以外から発生する心室期外収縮

左室流出路起源の特発性心室期外収縮が報告されている．QRS 波形は右室流出路起源の心室期外収縮に類似し，電気生理学的性質は右室流出路起源と同じである．一方，明らかな器質的を有さない人に左脚ブロック・正常軸型と異なる心室期外収縮も時に記録される．その多くは右脚ブロック・左軸偏位（まれに右軸偏位）で，QRS 波形が比較的狭く，左室の後枝または前枝から発生する心室期外収縮と考えられる．この心室期外収縮は，右室流出路起源と同様に生命予後とは関係ないと考えられている．

2．特発性非持続性単形性心室頻拍[6〜9]（38 章，353〜358 頁参照）

解剖学的異常がない患者で起こる非持続性心室頻拍は，発生機序や臨床所見から心室期外収縮の延長上にあると考えられている．実際，ほとんどの患者で QRS 波形が非持続性頻拍と同一の心室期外収縮が混在している．

1）右室流出路起源（図 56-2）

心室頻拍時の QRS 波形は，左脚ブロック・正常軸型を呈することが多く，右室流出路に発生起源を有する場合が多い（図 56-2a）．この特発性心室頻拍は，数拍から 10 数拍の非持続性心室頻拍が洞調律を挟んで繰り返し（図 56-2b），反復性で起こることがある．通常は 30 秒以内に自然停止する（非持続性の根拠）．また，この心室頻拍と同

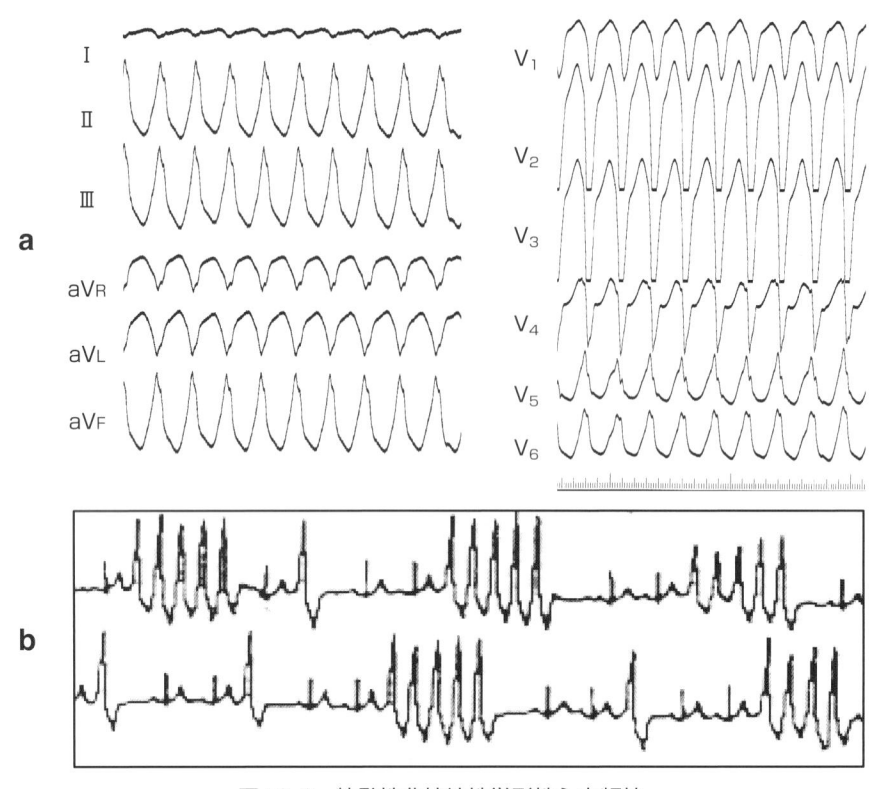

図 56-2 特発性非持続性単形性心室頻拍
a．心室頻拍時の 12 誘導心電図
　心室頻拍の QRS 波形は左脚ブロックパターンで正常軸を呈している．この波形より心室頻拍の発生起源は右室流出路と推定される．
b．心室頻拍時のモニター
　3〜7 連発の非持続性心室頻拍が頻回に繰り返し，反復性のパターンを呈している．

型の QRS 波形の心室期外収縮が頻回に認められる．この心室頻拍は，運動負荷（特に負荷後）で誘発されることが多く，カテコラミンとの関連が考えられている．予後は良好であるが，まれに突然死の報告がある．明らかな器質的心疾患を有さず，上記の発作の特徴を認めれば診断は比較的容易である．

発生機序は，① 電気刺激によって誘発されにくい，② 誘発される場合は心室早期刺激の刺激間隔と，早期刺激から心室頻拍の第 1 拍目までの間隔が正相関を示す，③ 運動負荷やイソプロテレノールで誘発されやすいことにより撃発活動が考えられている．発生部位が心室流出路（特に右室流出路）に限局している理由は明らかにされていない．

治療薬として，① β 遮断薬，② Ca^{2+} 拮抗薬，③ Na^+ チャネル遮断薬，④ Vaughan Williams 分類の III 群薬が用いられるが，薬剤の有効性は 25〜50％ と報告されている．欧米では主に Na^+ チャネル遮断薬が多く使用されるが，わが国では β 遮断薬または Ca^{2+} 拮抗薬を第一選択としている専門医が多い．薬剤抵抗性で症状が強い場合は，カテーテルアブレーションの適応となり，よい結果が報告されている[10,11]．

2）右室流出路起源以外の非持続性心室頻拍[11]

解剖学的異常がない患者で起こる非持続性心室頻拍も，心室期外収縮と同様に，左室流出路起源の頻拍が報告されている．左室流出路起源の頻拍

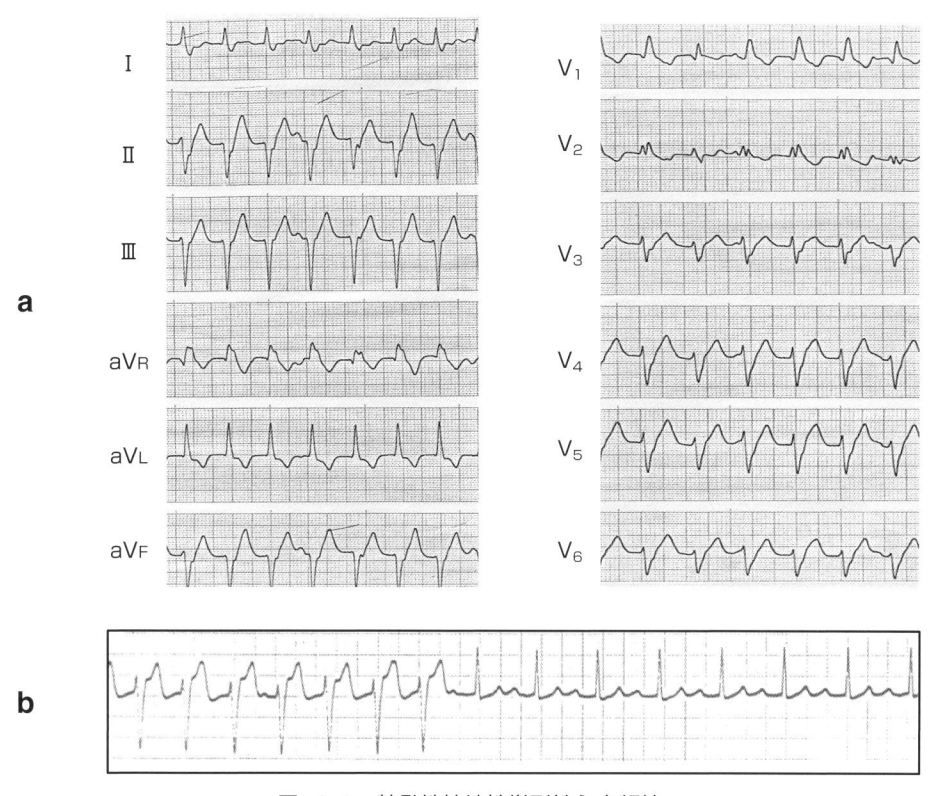

図 56-3　特発性持続性単形性心室頻拍
a：右脚ブロック・左軸偏位型で QRS 波の幅が 0.16 秒と比較的狭いことより，左脚後枝が発生起源であることが推定される。
b．ベラパミル静注で発作が停止している。ベラパミルが停止予防に有効なことより特発性ベラパミル感受性心室頻拍とも呼ばれている。

は右室流出路起源と電気生理学的性質は同一である．右室および左室流出路以外の部位から発生する特発性の非持続性心室頻拍はまれで，隠れた器質的心疾患（特に心筋炎や高血圧性心疾患など）を疑う必要がある．

3．特発性持続性単形性心室頻拍

わが国では持続性単形性心室頻拍の原因として特発性の頻度が欧米に比べて高い．国立循環器病センターにおける調査では，持続性心室頻拍の病因として特発性 23％，虚血性心疾患 20％，拡張型心筋症 13％，不整脈源性右室心筋症 12％ であった（図 33-4，320 頁参照）．特発性持続性単形性心室頻拍の大部分は，左室起源でベラパミル感受性の心室頻拍である．この心室頻拍の発生機序は，器質的心疾患に合併して起こる持続性単形性心室頻拍の figure of eight 型のリエントリーと異なり，特殊なマクロリエントリーと考えられている．この心室頻拍は，症状が軽く若年者に発症するので，上室性頻拍の変行伝導と誤診されやすい．

1）特発性ベラパミル感受性心室頻拍
（図 56-3）[12〜15]（35 章，338〜343 頁参照）

特発性左室起源持続性単形性心室頻拍とも呼ばれている．この頻拍の特徴は，① 比較的若年者に多い，② 頻拍時の心電図は右脚ブロック・左軸（まれに右軸）偏位型を呈する（図 56-3a），③ QRS 幅は心室頻拍としては比較的狭く（0.14 秒前後）一見変行伝導を伴った上室性頻拍様の波形を

呈する（図56-3a），④停止および予防にベラパミルが著効する（図56-3b）などの臨床的特徴を呈する。心室頻拍の症状は比較的軽い。心室頻拍の発生起源は左脚後枝領域であることが多いが，まれにQRS波形が右脚ブロック・右軸偏位型で左脚前枝領域を発生起源とする場合もある。

発生機序については，①心室早期刺激で誘発・停止が可能，②心室頻拍を誘発する心室早期刺激の刺激間隔と，刺激から心室頻拍の1拍目までの間隔が逆相関を示す，③エントレインメント現象が認められることよりマクロリエントリー頻拍と考えられている。しかし，リエントリーの旋回路は同定されていない。この頻拍の停止にはベラパミルが著効するが，他のCa^{2+}拮抗薬でも停止する。また，ベラパミル投与により再発予防が大部分の患者で可能であるが，まれに薬剤抵抗性で頻回に起こり社会生活ができなくなる患者もいる。これらの患者に対してカテーテルアブレーションが施行され，よい成績が報告されている[14,15]。

2）アデノシン感受性心室頻拍[16〜18]

特発性右室流出路起源心室頻拍の多くは非持続性であるが，まれに持続して自然停止しない症例がある。この場合は，アデノシンで停止する症例が多い（図38-2，355頁参照）。アデノシンの感受性の高さからLermanらは，アデノシン感受性心室頻拍と呼ぶことを提唱している。一方，わが国ではアデノシンが発売されていないのでATP[*1]の静注を用いるが，停止率はLermanが報告しているほど高くない。この頻拍が特発性右室流出路起源心室頻拍の特殊なタイプなのか，本質的に異なっているのかはまだ結論がでていない。この頻拍はATP静注のほかに，①迷走神経緊張の亢進，②ベラパミル静注，③リドカイン静注でも停止する。予防薬として，①β遮断薬，②Ca^{2+}拮抗薬，③Na^+チャネル遮断薬，④Vaughan Williams分類のⅢ群薬が用いられる。薬剤抵抗性で症状が強い場合は，カテーテルアブレーションの適応となる[18]。

4．特発性多形性心室頻拍[19]

多形性心室頻拍はQRS波形が刻々と変化するが，心室細動に比べてQRS波形の電位が大きく，レートも200〜300/分と遅く，また自然停止することが多い。多形性心室頻拍で心電図上QT延長を伴う場合をtorsade de pointesと呼ぶが，発作時のQRS波形の特徴（極性と振幅が周期的に変化して等電位線を軸にねじれるような外見を呈する波形）のみでtorsade de pointesと呼んでいる専門医（主にフランス学派）もいる。先天性QT延長症候群やBrugada症候群のように非発作時の心電図が異常の場合は通常特発性には分類されない。

1）カテコラミン誘発多形性
心室頻拍[20,21]（42章，395〜398頁参照）

この心室頻拍はtorsade de pointes様のQRS波形とは異なり，数種類のQRS波形が混在する頻拍である。この特異な特発性心室頻拍は二方向性頻拍，失神心室頻拍，多源性心室頻拍など異なった名前で報告されている（図56-4）。Leenhardtらの報告によると，失神の発症年齢は若く，てんかんとして治療されていた患者が多い。カテコラミン誘発多形性心室頻拍は，運動や感情の高まりにより出現し，突然死の家族歴が30%に認められる。安静時心電図の補正QT間隔（QTc[*2]）は正常である。頻拍は心房頻拍，接合部頻拍，心室頻拍が混在し二方向性頻拍を呈することが多い。発作時の特徴は運動やストレスにより，洞頻脈から接合部頻拍さらに心室頻拍へと移行する。最近，このタイプの心室頻拍における遺伝子の異常が報告されている。

治療は運動や精神的興奮が誘因となるので，β遮断薬を経験的に投与している施設が多い。しかし，β遮断薬の長期的な有効性は確かではなく，β遮断薬投与中にも突然死が報告されている。最も確実な治療法は植込み型除細動器（ICD[*3]）である。

[*1]ATP：adenosine triphosphate
[*2]QTC：Corrected QT interval
[*3]ICD：implantable cardioverter defibrillator

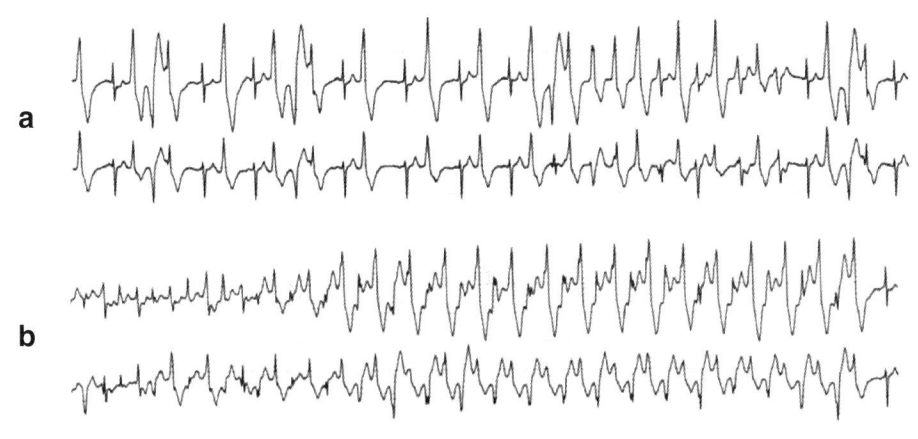

図 56-4 カテコラミン誘発多形性心室頻拍
a：多源性の心室期外収縮が多発している。
b：心房性および心室性不整脈に引き続き，二方向性心室頻拍が起こっている。

2）特発性多形性心室頻拍[21,23)]
（43 章，399〜402 頁参照）

最も有名なのは，short-coupled variant of torsade de pointes である。フランス学派は「短い連結期の心室期外収縮から発生する torsade de pointes の一亜型」と命名している（フランス学派は，torsade de pointes は波形のみで定義し QT 延長の有無を問わない）。よい日本語の訳がないので，通常訳さず short-coupled variant of torsade de pointes と呼んでいる。この心室頻拍の特徴は，① 短い連結期の心室期外収縮（連結期＜300 msec）から発生する，② 多形性心室頻拍を呈する（図 43-1，400 頁参照）。臨床的特徴としては，QT 時間は正常，イソプロテレノール投与や運動負荷で QT 間隔は延長せず，連結期の短い心室期外収縮が出現する。ホルター心電図の解析では心室期外収縮は日中に多い。安静時の心電図では QRS 波形の異常，QRS 間隔延長，QT 間隔延長を認めない。

発生機序は不明であるが，心室不応期のばらつきが生じて機能的リエントリーが発生している可能性が考えられている。抗不整脈薬の効果は不確実で，心室細動に移行する症例や失神を繰り返す患者には，ICD が最も確実である。

5．特発性心室細動

心室細動は多形性心室頻拍から移行することが多いので，多形性心室頻拍と心室細動の区別は曖昧なところがある。通常，外因や明らかな疾患がない患者で Brugada 症候群，先天性 QT 延長症候群，カテコラミン誘発多形性心室頻拍などの特定疾患に伴う多形性心室頻拍を有する症例を除外した患者で発生した心室細動を特発性心室細動と呼んでいる。突然死の 5％ 前後が当疾患によるもので男性が女性の 2.5 倍と報告されているが[24)]，特発性心室細動と報告されているなかに上記の特定疾患（Brugada 症候群，QT 延長症候群，カテコラミン誘発多形性心室頻拍）も含まれている場合があり，厳密な意味での頻度などは不明である。また，特発性心室細動の症例の一部に，Brugada と同様に J 波の異常を認めたと報告されているが，その意義は不明である[25)]。最近，心室期外収縮の発生起源を指標にアブレーションを施行し，よい結果が報告されているが[26)]，長期的に有効か否かは今後の検討が必要である。最も確実な治療は ICD である。

●文献

1) Kennedy HL, Whitlock JA, Sprague MK, et al：Long-term follow-up of asymptomatic healthy subjects with frequent and complex ventricular ectopy. N Engl J Med 1985, 312(4)：193-197.
2) Dickinson DF, Scott O：Ambulatory electrocardiographic monitoring in 100 healthy teenage boys. Br Heart J 1984, 51(2)：179-183.
3) Kostis JB, McCrone K, Moreyra AE, et al：Premature ventricular complexes in the absence of identifiable heart disease. Circulation 1981, 63(6)：1351-1356.
4) 田辺晃久：心室期外収縮. 山村雄一, 吉利 和(監)：最新内科学大系. 不整脈. 中山書店 1993, pp154-171.
5) 五十嵐正男, 山科 章：不整脈の診かたと治療. 第5版. 心室期外収縮の臨床. 医学書院 1997, p62.
6) Lerman BB, Stein K, Engelstein ED, et al：Mechanism of repetitive monomorphic ventricular tachycardia. Circulation 1995, 92(3)：421-429.
7) Rahilly GT, Prystowsky EN, Zipes DP, et al：Clinical and electrophysiologic findings in patients with repetitive monomorphic ventricular tachycardia and otherwise normal electrocardiogram. Am J Cardiol 1982, 50(3)：459-468.
8) Buxton AE, Marchlinski FE, Doherty JU, et al：Repetitive, monomorphic ventricular tachycardia；Clinical and electrophysiologic characteristics in patients with and patients without organic heart disease. Am J Cardiol 1984, 54(8)：997-1002.
9) Ohe T, Shimomura K, Matsuhisa M, et al：The electrophysiological characteristics of various types of paroxysmal tachycardias. Jpn Circ J 1986, 50(1)：99-108.
10) Morady F, Kadish AH, DiCarlo L, et al：Long-term results of catheter ablation of idiopathic right ventricular tachycardia. Circulation 1990, 82(6)：2093-2099.
11) Kamakura S, Shimizu W, Matsuo K, et al：Localization of optimal ablation site of idiopathic ventricular tachycardia from right and left ventricular outflow tract by body surface ECG. Circulation 1998, 98(15)：1525-1533.
12) Ohe T, Shimomura K, Aihara N, et al：Idiopathic sustained left ventricular tachycardia；Clinical and electrophysiologic characteristics. Circulation 1988, 77(3)：560-568.
13) Ohe T, Aihara N, Kamakura S, et al：Long-term outcome of verapamil-sensitive sustained left ventricular tachycardia in patients without structural heart disease. J Am Coll Cardiol 1995, 25(1)：54-58.
14) Nakagawa H, Beckman KJ, McClelland JH, et al：Radiofrequency catheter ablation of idiopathic left ventricular tachycardia guided by a Purkinje potential. Circulation 1993, 88(6)：2607-2617.
15) Tsuchiya T, Okumura K, Honda T, et al：Significance of late diastolic potential preceding Purkinje potential in verapamil-sensitive idiopathic left ventricular tachycardia. Circulation 1999, 99(18)：2408-2413.
16) Lerman BB, Belardinelli L, West GA, et al：Adenosine-sensitive ventricular tachycardia；Evidence suggesting cyclic AMP-mediated triggered activity. Circulation 1986, 74(2)：270-280.
17) Lerman BB：Response of nonreentrant catecholamine-mediated ventricular tachycardia to endogenous adenosine and acetylcholine. Evidence for myocardial receptor-mediated effects. Circulation 1993, 87(2)：382-390.
18) Wilber DJ, Baerman J, Olshansky B, et al：Adenosine-sensitive ventricular tachycardia. Clinical characteristics and response to catheter ablation. Circulation 1993, 87(1)：126-134.
19) 大江 透, 相原直彦, 栗田孝志・他：特発性心室細動の臨床的および電気生理学的特徴. 心臓 1995, 27：343.
20) Leenhardt A, Lucet V, Denjoy I, et al：Catecholaminergic polymorphic ventricular tachycardia in children. A 7-year follow-up of 21 patients. Circulation 1995, 91(5)：1512-1519.
21) 川出麻由美, 新垣義夫, 黒嵜健一・他：突然死またはニアミスを来たした小児期心室頻拍の5例. IRYO 1995, 466：611.
22) Leenhardt A, Glaser E, Burguera M, et al：Short-coupled variant of torsade de pointes. A new electrocardiographic entity in the spectrum of idiopathic ventricular tachyarrhythmias. Circulation 1994, 89(1)：206-215.
23) 相原直彦, 大江 透, 栗田隆志・他：著名なQT延長を認めない特発性多形性心室頻拍の女性4症例. 心臓 1991, 23(特別号3)：74.
24) Viskin S, Belhassen B：Idiopathic ventricular fibrillation. Am Heart J 1990, 120(3)：661-671.
25) Aizawa Y, Tamura M, Chinushi M, et al：Idiopathic ventricular fibrillation and bradycardia-dependent intraventricular block. Am Heart J 1993, 126(6)：1473-1474.
26) Haissaguerre M, Shoda M, Jais P, et al：Mapping and ablation of idiopathic ventricular fibrillation. Circulation 2002, 106(8)：962-967.

57 心不全

心不全と不整脈とは密接な関係がある。両者の関係は以下に要約される，① 心不全により誘発される，または増悪する不整脈，② 心不全を誘発する，または増悪する不整脈，③ 心不全の治療薬剤により誘発される，または増悪する不整脈，④ 心不全を悪化させる抗不整脈薬などである。ここでは，① の心不全により誘発される不整脈を主に扱う。

心不全患者で最も多くみられる不整脈は，心室期外収縮である[1,2,3]。また，Framingham study では死亡した心不全患者の 40～50% が突然死（大部分が不整脈死）であった。心不全により不整脈が誘発される機序としては，基礎心疾患による心筋の器質的異常に加えて，心機能低下状態で生じる様々な電気生理学的変化が複雑に関与している。実際，心不全の増悪に伴い心室頻拍が頻発する場合は，心不全のコントロールにより心室頻拍も起こらなくなることが経験される（図57-1）。

1．心不全に合併する不整脈[2,3]

1 房室ブロック・洞不全症候群

心不全は徐脈性不整脈も合併しやすい。これは基礎心疾患と関連があることもあるが，薬剤・電解質異常が原因である場合も多い。

2 期外収縮

散発する心室期外収縮は，心不全のほとんどの患者で認められ，2 連発あるいは多源性心室期外収縮も約 90% にみられる。3 連発や連結期の短い（R on T）心室期外収縮は，致死性不整脈への移行の可能性が高い。上室性期外収縮も心不全時には心房細動へ移行しやすい。

3 心房細動

心不全時によく出現する不整脈であるが，心房拡張と交感神経緊張が発生に関与している。また，心房細動の発生で心機能が低下し，その結果心房細動が持続するという悪循環となる。

4 心室頻拍

心不全患者において非持続性心室頻拍は 40～50% にみられる（図 57-2a）。また，電解質異常，心筋虚血，ジギタリス中毒，交感神経活性の亢進などが心室頻拍の増悪因子となっていることが多い。

5 心室細動

心不全患者における突然死の原因不整脈である。心機能が低下していると，心室頻拍から心室細動へ移行する可能性が高くなる（図 57-2b）。

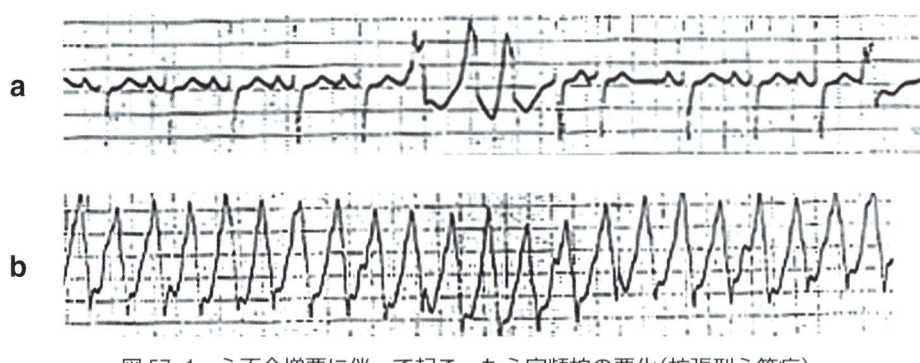

図57-1 心不全増悪に伴って起こった心室頻拍の悪化(拡張型心筋症)
　a：心不全軽状時
　　最長3連発の非持続性心室頻拍が時々認める程度であった。
　b：心不全増悪時
　　非持続性心室頻拍が持続性心室頻拍に悪化した。

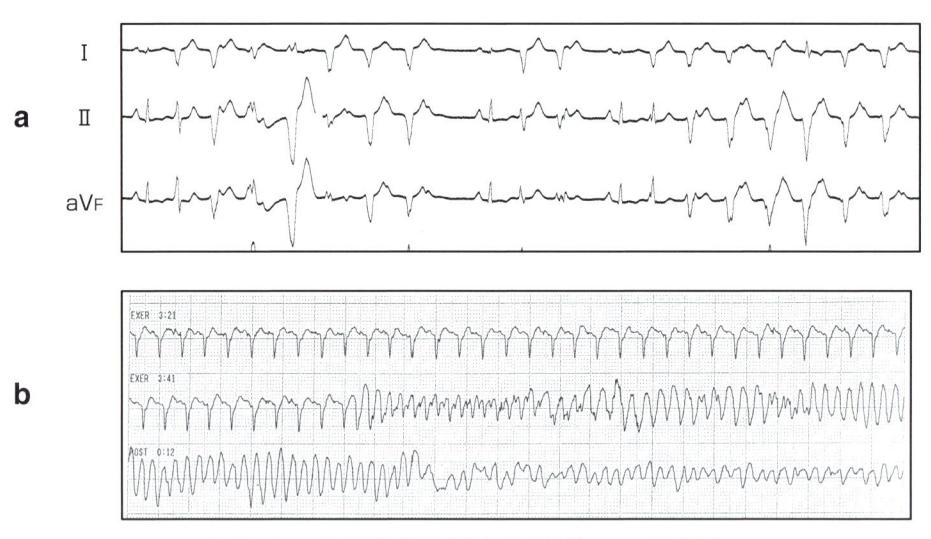

図57-2 心不全患者で発生した心室頻拍・心室細動
　a：心室頻拍が頻回に発生している。
　b：持続性心室頻拍から心室細動に移行している。

2. 心不全における不整脈発生の要因[4〜15]

　心不全に伴う心臓の電気生理学的性質の変化は，①心筋の線維化・脂肪変性，②心拡大・心肥大，③イオンチャネル，④自律神経・神経体液性因子，⑤電解質異常，⑥薬剤による，に大別される。上記の変化が個々の症例でどのように不整脈の発生にかかわっているかを理解することは，心不全患者の不整脈を的確に治療するうえで重要である。

1 心筋の線維化・脂肪変性

　線維化・脂肪変性は基礎心疾患の進行に伴って増加し，伝導障害および活動電位や不応期のばらつきを引き起こす。伝導障害部位では，一方向性ブロックと伝導遅延を起こし，リエントリーが生じる可能性が高い。心筋梗塞慢性期の瘢痕部位が関与する持続性単形性心室頻拍がその代表例である。そのほか拡張型心筋症や不整脈源性右室心筋症などによる線維化，脂肪浸潤もリエントリーの

基質を形成する。活動電位や不応期のばらつきはmultiple-waveletリエントリーやspiral waveリエントリーの不整脈基質を形成する。その結果，多形性心室頻拍，心室細動および心房頻拍，心房細動などが起こる。

2　心拡大・心肥大[6〜8]

心拡大は心筋梗塞，弁膜症，拡張型心筋症で起こり，心筋リモデリングとして説明される。心拡大はmultiple-waveletリエントリーおよびspiral waveリエントリーが発生する可能性が大きくなる。その結果，心室細動（心房の場合は心房細動）が起こりやすくなる。

心肥大は高血圧，弁膜症，心筋症などに認められる。活動電位持続時間（APD[*1]）と不応期は心筋肥大に伴い延長し，早期後脱分極および遅延後脱分極が発生して撃発活動をきたしやすい。その他の電気生理学的性質の変化としては，興奮閾値の低下，静止膜電位の減少，活動電位の立ち上がり速度の減少があり，これらが総合的に作用して不整脈を発生させる。

3　イオンチャネル[9〜11]

心不全患者でしばしばQT間隔の延長を認める。これは心筋梗塞や心筋症など基礎心疾患に加え電解質異常，自律神経系の変化などQT間隔に影響を与える様々な状態が存在しているためと考えられる。最近，不全心の動物実験において，心不全のイオンチャネルの発現が健常な心筋に比べて変化していることが報告された。一過性外向きカリウム電流（Ito）の減少と，内向き整流カリウム電流（IK1）の減少，遅延整流カリウム電流の活性化の速い成分（Ikr）の減少が報告されている。ItoやIKrといった再分極相を促進させるチャネルの発現が低下することよりAPDが延長し，QT間隔が延長する。さらに，APDの延長は早期後脱分極をきたし撃発活動の原因となる。また，細胞内カルシウム濃度が増加することが報告されており，細胞内カルシウムの過負荷から遅延後脱分極を起こす。

4　自律神経系と神経体液性因子[12,13]

心不全患者では交感神経活性亢進と，副交感神経活性の低下を認める。この自律神経の変化は，心拍数の増加，心拍変動の減少，心室不応期の短縮，心室細動閾値の低下をきたす。交感神経活性亢進は，細胞内カルシウムを増加させ遅延後脱分極をきたし，また活動電位を延長させて早期後脱分極を引き起こす。

心不全ではレニン・アンギオテンシン・アルドステロン（RAA）系が活性化されている。重症心不全では血中エピネフリン濃度も増加しており，Na^+/K^+-ATPaseを活性化して低カリウム血症をきたし不整脈を誘起する。

5　電解質異常[14]

心不全患者では低カリウム血症，および低マグネシウム血症をきたすことが多い。利尿薬投与中は特に低カリウム血症をきたしやすい。細胞外カリウムの低下で心筋細胞は過分極し，プルキンエ線維の自動性が亢進する。心室筋細胞では低カリウム血症により活動電位第2相が短縮し，第3相が延長する。この結果APDが延長し，早期後脱分極から撃発活動が起こる。低マグネシウム血症も不整脈を増悪させる因子となる可能性がある。最近，心不全症例の突然死においてカリウム，マグネシウムの欠乏が関与している可能性が指摘されて，突然死の37%に低マグネシウム血症が合併しており心室期外収縮の数や心室頻拍の頻度も有意に高率であったことが報告されている。また，心不全の悪化や虚血の存在で細胞内外のアシドーシスが発生し，活動電位の性質を変化させ不整脈発生の一因となる[15]。

6　薬剤

心不全増悪時に用いられる薬剤（ジギタリス製剤，カテコラミン，PDE[*2]阻害薬，利尿薬など）が様々に心筋細胞の電気生理学的特性を変化させ不整脈発生に関与する。抗不整脈薬の多くはIkr電流を減少させる作用があるため，QT延長をきたしてtorsade de pointesを引き起こすことがある。

[*1] APD：action potential duration

[*2] PDE：phosphodiesterase

3. 心不全に合併する不整脈の治療[16〜23]

　不整脈と心不全は相互に依存しているので，①β遮断薬，ACE[*3]阻害薬などの慢性心不全に対する薬物療法，②心筋虚血や電解質異常の訂正を行うことが基本である．しかし，不整脈自体が心不全を悪化させている場合は，不整脈に対して積極的に治療する必要がある．不整脈による血行動態の悪化の程度は，①心拍数，②心房収縮，③心室の収縮様式などに関連している．

　心不全に伴う不整脈の治療には，薬物治療と非薬物治療がある．抗不整脈薬を使用する際には，①抗不整脈薬は陰性変力作用をもつものが多い，②多くの抗不整脈薬は催不整脈作用をもつ，③血中薬物濃度の治療域が狭い薬剤が多い，④心不全では体内での薬物分布域が狭く代謝排泄も遅延するなどを留意して薬物とその投与量を決める．また，薬物治療により心不全や不整脈自体が増悪することがあるが，この場合はペースメーカ，カテーテルアブレーション，植込み型除細動器（ICD[*4]）などの非薬物治療を考慮する．

1　徐脈[16]

　徐脈が心不全を増悪していると考えられる場合は，ペースメーカの適応となる．また，心不全改善の薬物（ジギタリスなど）が徐脈を増悪していると考えられる場合は，ペースメーカ植え込みの適応となる（ガイドラインでもクラスIとしている）[17,18]．ペースメーカの種類は，心房機能が必要であるので生理的ペーシングが好ましい．

2　心房細動

　心不全時によく出現する不整脈であるが，心不全の改善を目的として除細動を試みる．心房細動がpermanentタイプ（除細動ができない）であれば，心室レートをコントロールする．心室応答が遅い場合と速い場合の両方が問題となる．遅い場合は，心房細動の章（288頁参照）で述べた治療方針に従う．心室応答が速い場合は，房室伝導を低下させるβ遮断薬，Ca^{2+}拮抗薬，ジギタリスを投与する（β遮断薬とCa^{2+}拮抗薬には陰性作用があるので慎重に投与）．この薬剤でも心室応答が速い場合は，房室結節（ヒス束）のカテーテルアブレーションを施行して，心室レートをコントロールする方法がある[19]．しかし，アブレーション後にペースメーカ植え込みが必要となるのが欠点である．

3　心室期外収縮[20,21]

　散発する心室期外収縮は心不全のほとんどの患者で認めるので，血行動態に問題がないと判断した場合は，心不全の治療と電解質異常などの催不整脈因子の治療が基本となる．自覚症状が少ない心室期外収縮に抗不整脈薬を投与するか否かは，CAST[*5]の報告以来多くの専門医は投与に慎重である[21]．一方，2段脈など血行動態に影響を及ぼすと判断した場合は，陰性作用が少ないVaughan Williams分類のIB群薬が選択されるが，最近はアミオダロンが投与される．

4　非持続性心室頻拍

　心不全患者において非持続性心室頻拍は40〜50％にみられるが，電解質異常，心筋虚血，ジギタリス中毒などが心室頻拍の増悪因子となっていることが多い．再発予防として，短期的にVaughan Williams分類のIB群薬，長期的にIII群薬のアミオダロンを投与することが多いが，心室頻拍の速さ，頻度，持続時間，症状など個々の症例で決めている．

5　持続性心室頻拍・心室細動

　心不全に伴う突然死の原因不整脈である．β遮断薬，ACE阻害薬，アミオダロンなどの薬物療法に突然死を予防する効果があることは認められているが，最も確実に突然死を予防する治療法はICDである[22,23]．実際，AVID[*6]試験[24]では，心機能が低下している患者において，ICDの有効性がより高いことが報告されている．

[*3] ACE：angiotensin converting enzyme
[*4] ICD：implantable cardioverter defibrillator
[*5] CAST：Cardiac Arrhythmia Suppression Trial
[*6] AVID：Antiarrhythmics versus Implantable Defibrillators

近年薬物抵抗性の心不全患者に対する治療法として，両室ペーシング（心室再同期療法：CRT[*7]）が施行され，その有用性が報告されるようになった[26]。一方，両室ペーシングの不整脈抑制効果[27]に関しては結論がでておらず，かえって催不整脈作用があるとの報告もある[28]。心不全死の半分が突然死であることを考えると最近開発された除細動機能を付加した両室ペースメーカ（CRTD）が今後普及すると思われる。

● 文献

1) Kjekshus J：Arrhythmias and mortality in congestive heart failure. Am J Cardiol 1990, 65(19)：42I-48I.
2) 三田村秀雄，末吉浩一郎，吉川 勉・他：拡張型心筋症に合併する心室性不整脈の頻度，背景，推移と予後への影響．心電図 1995, 15：315.
3) Wilber DJ：Ventricular tachycardia in patients with heart failure. In Zipes DP, Jalife J(eds)：Cardiac Electrophysiology；From Cell to Bedside. 3rd ed. WB Sunders 2000, pp659-794.
4) 三田村秀雄：心不全ではなぜ不整脈が出やすくなるか，どう対処するか．Medical Practice 1996, 13：1073.
5) 森田 宏，大江 透：心不全で VT，VF に至るメカニズム．Heart View 1998, 7：44.
6) Reiter MJ：The role of ventricular dilatation in ventricular fibrillation. In Allesie MA, Fromer M(eds)：Atrial and Ventricular Fibrillation. Futura 1997, p93.
7) Ott P, Reiter MJ：Effect of ventricular dilatation on defibrillation threshold in the isolated perfused rabbit heart. J Cardiovasc Electrophysiol 1997, 8(9)：1013-1019.
8) Bailly P, Benitah JP, Mouchoniere M, et al：Regional alteration of the transient outward current in human left ventricular septum during compensated hypertrophy. Circulation 1997, 96(4)：1266-1274.
9) Boyden PA, Jeck CD：Ion channel function in disease. Cardiovasc Res 1995, 29(3)：312-318.
10) Hart G：Cellular electrophysiology in cardiac hypertrophy and failure. Cardiovasc Res 1994, 28(7)：933-946.
11) Benitah JP, Gomez AM, Bailly P, et al：Heterogeneity of the early outward current in ventricular cells isolated from normal and hypertrophied rat hearts. J Physiol 1993, 469：111-138.
12) Eisenhofer G, Friberg P, Rundqvist B, et al：Cardiac sympathetic nerve function in congestive heart failure. Circulation 1996, 93(9)：1667-1676.
13) 米沢真頼，小室一成：心不全（各種病態における不整脈治療）．日本臨牀 2002, 60：1422.
14) Dei Cas L, Metra M, Leier CV：Electrolyte disturbances in chronic heart failure；Metabolic and clinical aspects. Clin Cardiol 1995, 18(7)：370-376.
15) Orchard CH, Cingolani HE：Acidosis and arrhythmias in cardiac muscle. Cardiovasc Res 1994, 28(9)：1312-1319.
16) Rehnqvist N：Arrhythmias and their treatment in patients with heart failure. Am J Cardiol 1989, 64(20)：61J-64J.
17) Gregoratos G, Cheitlin MD, Conill A, et al：ACC/AHA guidelines for implantation of cardiac pacemakers and antiarrhythmia devices；A report of the American College of Cardiology/American Heart Association Task Force on Practice Guidelines(Committee on Pacemaker Implantation). J Am Coll Cardiol 1998, 31(5)：1175-1209.
18) 循環器病の診断と治療に対するガイドライン．不整脈の非薬物治療ガイドライン．Jpn Circ J 2001, 65(Suppl-V)：1127-1175.
19) Scheinman MM, Morady F, Hess DS, et al：Catheter-induced ablation of the atrioventricular junction to control refractory supraventricular arrhythmias. JAMA 1982, 248(7)：851-855.
20) Anderson JL：Should complex ventricular arrhythmias in patients with congestive heart failure be treated? A protagonist's viewpoint. Am J Cardiol 1990, 66(4)：447-450.
21) Preliminary report；Effect of encainide and flecainide on mortality in a randomized trial of arrhythmia suppression after myocardial infarction. The Cardiac Arrhythmia Suppression Trial(CAST) Investigators. N Engl J Med 1989, 321(6)：406-412.
22) Moss AJ, Zareba W, Hall WJ, et al：Prophylactic implantation of a defibrillator in patients with myocardial infarction and reduced ejection fraction. N Engl J Med 2002, 346(12)：877-883.
23) Kadish A, Dyer A, Davbert JP, et al：prophylactic defibrillator implantation in patients with nonischemic dilated cardiomyopathy. N Engl J Med 2004, 350(21)：2151-2158.
24) A comparison of antiarrhythmic-drug therapy with implantable defibrillators in patients resuscitated from near-fatal ventricular arrhythmias. The Antiarrhythmics versus Implantable Defibrillators(AVID) Investigators. N Engl J Med 1997, 337(22)：1576-1583.
25) Stevenson WG, Friedman PL, Kocovic D, et al：Radiofrequency catheter ablation of ventricular tachycardia after myocardial infarction. Circulation 1998, 98(4)：308-314.
26) Abraham WT, Fisher WG, Smith AL, et al：Cardiac resynchronization in chronic heart failure. N Engl J Med 2002, 346(24)：1845-1853.
27) Higgins SL, Yong P, Sheck D, et al：Biventricular pacing diminishes the need for implantable cardioverter defibrillator therapy. Ventak CHF Investigators. J Am Coll Cardiol 2000, 36(3)：824-827.
28) Shukla G, Chaudhry GM, Orlov M, et al：Potential proarrhythmic effect of biventricular pacing；Fact or myth? Heart Rhythm 2005, 2(9)：951-956.

[*7] CRT：Cardiac resynchronization therapy

58 突然死

1. 概念[1,2,3]

　突然死は予期せざる急死を意味し，通常症状出現後1時間以内に死亡したものと定義されている[3]。アメリカでは年間30万人が突然死しているが[4]，このうち2/3が病院に着く前に死亡している。突然死の大部分は頻脈性不整脈（特に心室細動）で，徐脈性不整脈による突然死は10〜30%と報告されている[5]。臨床上突然死を起こしやすい成人は，リスクが高い順番から，①心停止を以前に起こした患者，②持続性心室頻拍の患者，③心筋梗塞の既往がある患者，④虚血性心疾患患者である[4]。一方，小児や若年者では，①肥大型心筋症，②心筋炎，③冠動脈の奇形，④先天性QT延長症候群，⑤Brugada症候群，⑥不整脈源性右室心筋症などである[3]。

　最近，種々の非観血的検査および観血的検査を用いて，突然死を起こしやすいハイリスク患者を同定することが試みられている。突然死の薬物治療では，Vaughan Williams分類のⅠ群薬は無効ばかりでなく，かえって催不整脈作用で有害になる可能性があることが判明した[6]。Ⅲ群薬の有効性を検討した大規模臨床試験の結果では，突然死を減少させる反面，死亡率は変わらないと報告されている[7]。一方，植込み型除細動器（ICD[*1]）の突然死に対する予防効果は確立し，小型化と機能が改善された機種が臨床に用いられるようになったので，突然死予防の治療法として第一選択になった[8]。

　現在，突然死に対する救命には，early access, early DC（早期直流通電）が最も重要なポイントであるとされている。early DCを可能にする手段として，自動体外式除細動器（AED[*2]）が最近開発された[9]。early DCの重要性が明らかになるにつれ，公共の場でAEDを配置する必要性が出てきた。最近では，アメリカを中心としてAEDが普及しつつある，これは消火器と同様に，大勢の人が集まる場所（スタジアム，空港，駅など）に配置されている。

2. 突然死と心疾患

　心臓突然死の最も多い病因は冠動脈疾患である[4,10]。冠動脈疾患のうち，成人では冠動脈の粥状硬化症が最も多いが，小児や若年者では冠動脈の奇形[11]，川崎病，冠動脈攣縮[12]などがある。冠動脈疾患以外の原因としては，①心肥大をきたす疾

[*1]ICD：Implantable Cardioverter Defibrillator
[*2]AED：automated external defibrillator

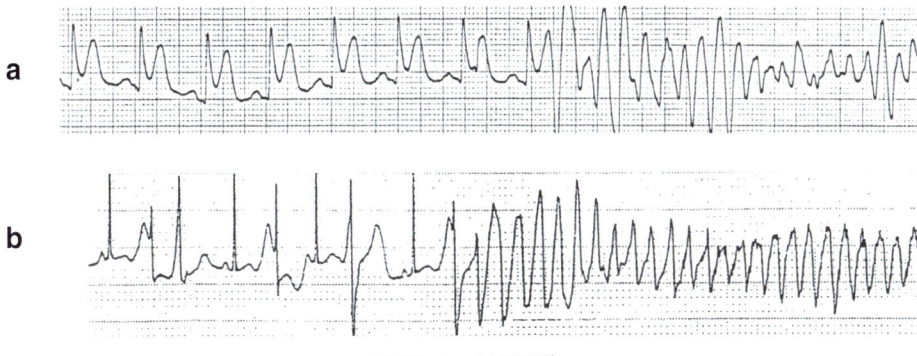

図 58-1　心室細動
a：急性心筋梗塞発症 2 時間後に発生した心室細動
　ST が上昇している．連結期の短い心室期外収縮（R on T）から心室細動が発生している．
b：QT 延長症候群患者で発生した心室細動
　QT 延長は著明に延長している．その結果，連結期が比較的長い心室期外収縮で R on T となり，心室細動が発生している．

患：肥大型心筋症[13]，高血圧性心疾患[14]，弁膜症，肺高血圧，②心不全を伴う疾患：拡張型心筋症[15]，不整脈源性右室心筋症[16]，心筋炎，特定心筋疾患（サルコイドーシス　アミロイドーシスなど），③電気的異常：QT 延長症候群[17]，Brugada 症候群[18]，房室ブロック[19]，WPW 症候群[20]，④その他：乳幼児突然死症候群，Marfan 症候群[21]，肺塞栓などが報告されている．

3. 突然死の原因となる不整脈[22]

Bayes de Luna らは，ホルター心電図記録中に死亡した症例を文献より集計した結果，239 人の心臓突然死の大部分が頻脈性不整脈によるもので，50.6％ が心室頻拍から心室細動へ移行した症例であり，torsade de pointes が 19.6％，突然心室細動になった症例が 10.7％ であったと報告している[23]．八木らの報告では，ホルター心電図記録中の急死症例 47 人のうち 68％ に心室頻拍または心室細動が記録され，徐脈性不整脈は 19％ であった．

1　心室細動（図 58-1）

急性心筋梗塞や心筋虚血に関連したものが最も多い（図 58-1a）．次に，心筋症や心筋炎などの基礎心疾患を有するものに発生することが多い．ま

た，QT 延長症候群と Brugada 症候群の初発症状が心室細動の場合がある（図 58-1b）．

2　心室頻拍（図 58-2）

心機能が良好な患者に発生する心拍数 200/分以下の心室頻拍は突然死を起こす可能性が低い．しかし，陳旧性心筋梗塞，心筋症，心筋炎，不整脈源性右室心筋症などの基礎心疾患を有し心機能が低下している患者では，心室頻拍から心室細動に移行しやすい（図 58-2）．多形性心室頻拍は単形性心室頻拍より心室レートが速く（通常 220/分以上），心室細動に移行する可能性が高い．

3　偽性心室頻拍[*3]（図 58-3a）

WPW 症候群患者で心房細動を合併した場合は，副伝導路を介して心室レートが非常に速くなることがある（偽性心室頻拍）．副伝導路の順行性伝導能が亢進している場合や複数の副伝導路を有する場合は，心室細動に移行しやすい．

4　心房粗動・心房細動（図 58-3b）

心房粗動は房室伝導が亢進している患者では，房室伝導が 1:1 伝導となり心室応答が 300/分になる．心房細動もまれに 250/分以上の速い心室レートになることがある．心機能低下，心筋梗塞

[*3] pseudo ventricular tachycardia

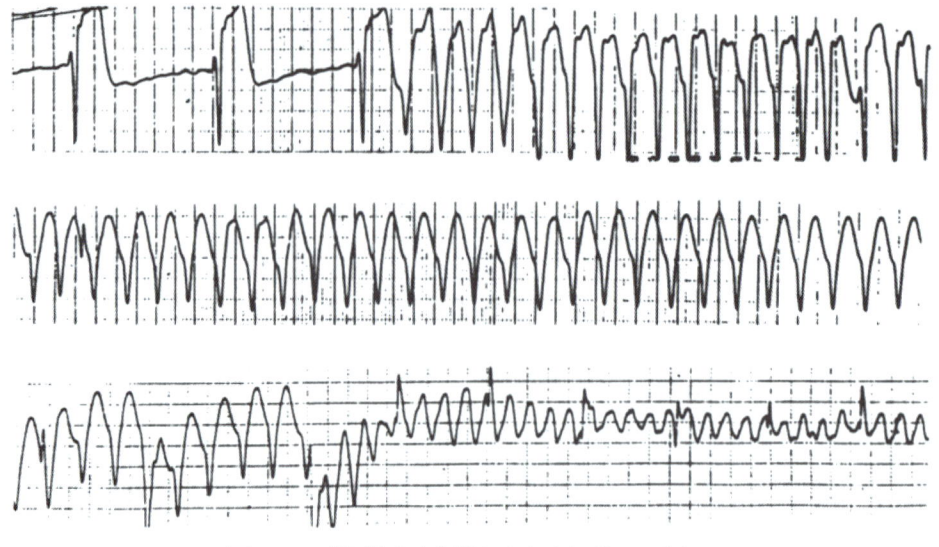

図 58-2 単形性心室頻拍から心室細動への移行
単形性心室頻拍（レート 200／分前後）は約 30 秒で心室細動に移行した。

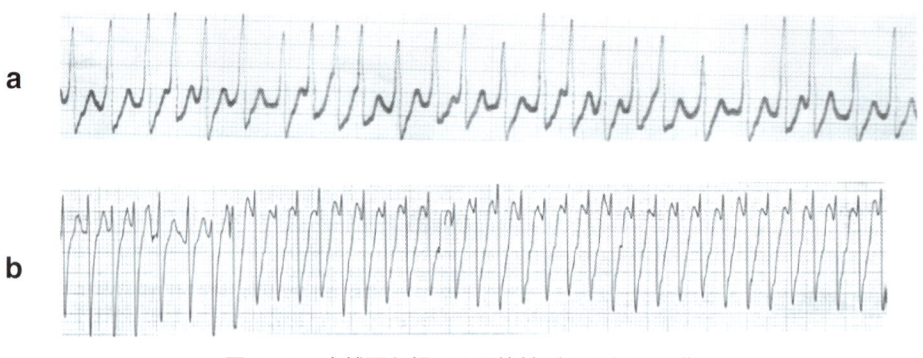

図 58-3 突然死を起こす可能性がある心房細動
a：偽性心室頻拍
WPW 症候群に合併した心房細動。デルタ波が認められ，速い心室応答は副伝導路を介して心室へ伝導している。
b：肥大型心筋症患者に発生した心房細動
房室伝導（正常伝導路）能が著しく亢進している患者で発生した心房細動。心室レートは 250〜300／分で，変行伝導により wide QRS 波を呈している。

後で低心機能の患者，心筋虚血，肥大型心筋症などを有する症例では心室細動に移行しやすい。

5 徐脈（図 58-4）

徐脈が突然死の原因となることは比較的少ないと考えられるが，発作性房室ブロックは突然死の原因となる（図 58-4a）。また，徐脈に伴う torsade de pointes は心室細動に移行することがある（図 58-4b）。

4．突然死のハイリスク患者の予知[1,24〜28]

ハイリスク患者の予知には，① ホルター心電図による心室期外収縮の重症度，② 運動負荷試験，③ 左心機能評価，④ 加算平均心電図による遅延電

[*4] EPS：electrophysiological study

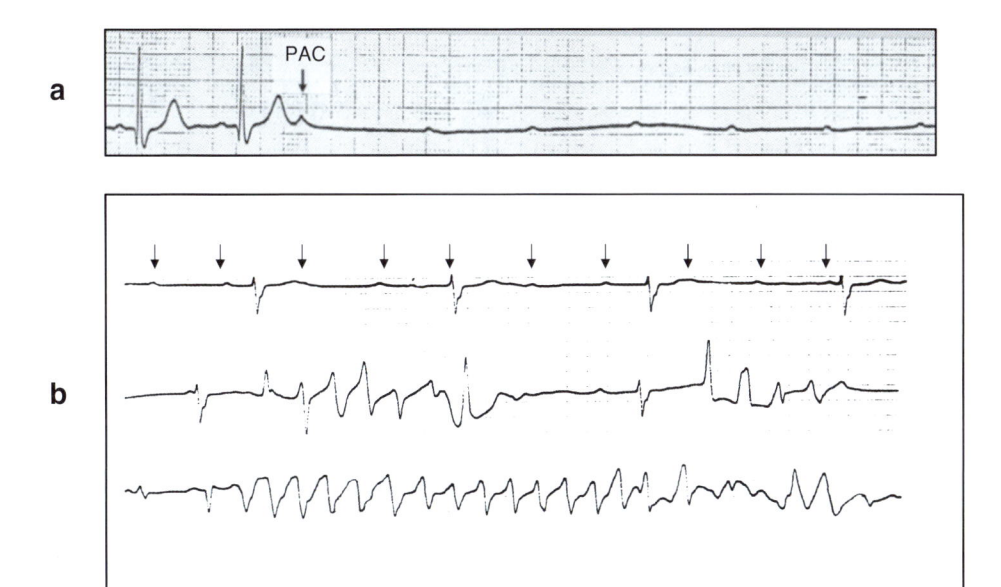

図 58-4 突然死を起こす可能性がある房室ブロック
a：発作性房室ブロック
　心房期外収縮（PAC）に引き続き発作性房室ブロックが出現している。
b：torsade de pointes
　房室ブロックに伴って torsade de pointes が起こっている。
　P 波を（↓）で示す。QT 間隔延長はこのモニターではあまりはっきりしないが，12 誘導心電図では著明に延長している。

位の有無，⑤ QT 間隔のばらつき，⑥ 心拍変動による自律神経の評価，⑦ 圧受容体反射の評価，⑧ T 波交代現象，⑨ 電気生理学的検査（EPS[*4]）による心室頻拍・心室細動の誘発などが有用と報告されている．

これら 9 つの項目は慢性不整脈基質，一過性因子（修飾因子），引き金因子（電気的因子）のいずれかひとつを検出する方法であるため，どれも単独では突然死の予知方法としては不十分である．そのため，性質の違う検査を組み合わせて総合的に評価することにより，より強力な予後予測の指標を求めることが可能となる．心筋梗塞後の致死的不整脈発生に対する予知は，1991 年に Farrell らによって報告された心拍変動による自律神経評価と加算平均心電図による遅延電位の陽性の組み合わせが最も高いとされている[24]．

個々の検査の方法は，Ⅱ篇の「不整脈の検査」で説明してあるので，ここでは突然死の予知という面から検討する．

1 ホルター心電図

Lown らは頻発性，多源性，連発性，R on T 期外収縮をリスクが高いとして等級化している[27]．Lown 分類は種々の修正を受け，現在，最も広く用いられている分類である．必ずしも予後とは関連しないという報告もあるが，心筋梗塞患者における予後を予測するには有用である．一般的に頻発，連発，多形性などが重症とされている．一方，心筋症における心室期外収縮の重症度と予後に関する疫学研究は少なく，心筋梗塞後の心室期外収縮ほどの見解は得られていない．また，器質的心疾患がない症例にみられる心室期外収縮は，突然死の危険因子ではないと考えられている．

2 運動負荷試験

運動負荷試験は心筋虚血の検出に有用であるが，交感神経緊張による心室期外収縮の誘発試験でもある．しかし，既知の心疾患の重症度を把握するのには有用であるが，心臓突然死の予知に対しては限界がある．

3 左心機能評価[29]

　左心機能は，心筋梗塞後の予後を規定する最も重要な因子とされている。一般的に，左室駆出分画率（LVEF[*5]）＜35％は予後不良であるとするデータが多い。また，拡張型心筋症においても左心機能低下例に突然死が多いと報告されている。

4 加算平均心電図（SAECG）[30,31]

　加算平均心電図（SAECG[*6]）は，心筋梗塞後の心室頻拍や突然死の予知に有用であるという報告が多い。特に RI 検査，ホルター心電図，心臓カテーテル検査など他の検査との総合的診断により，より有用な情報が得られると考えられる。心筋梗塞患者における遅延電位陽性と，突然死に関する前向き調査の結果から，positive predictive value は 20％程度と低いが negative predictive value は 95％以上と高く，このことから心筋梗塞患者で遅延電位が陰性の症例では突然死の可能性が低いと診断される[31]。

5 QT 間隔のばらつき（QT dispersion）

　先天性 QT 延長症候群，陳旧性心筋梗塞，拡張型心筋症の患者において突然死（心室頻拍を含む）の予測因子であると報告されている。しかし，最近の前向き試験の結果では QT 間隔のばらつきは突然死の予測因子としては，特異性が低く以前考えられていたほど有用でないと考えられている。

6 心拍変動[32]

　心拍変動は呼吸や血圧変動を反映する生理的な洞性不整脈である。近年，この心拍変動が自律神経機能を反映し，疾病の予後予測に有用である可能性が報告されている。

　Kleiger らは，急性心筋梗塞 808 人の CCU 退室時のホルター心電図から R-R 間隔の変動を検討し，標準偏差が 50 msec 以下の症例では 100 msec 以上の症例に比べて死亡率が 3.5 倍であったと報告した[32]。副交感神経緊張低下あるいは交感神経緊張亢進状態にある患者では心室細動が発生しやすく，その結果死亡率が高くなったと考察している[32]。

7 圧反射感受性（BRS）[33〜35]

　圧反射感受性（BRS[*7]）は，心拍変動と重複しない独立した心臓迷走神経反射の指標である。Schwartz は，心臓突然死犬モデルを用いて，運動負荷および虚血時の突然死リスクは，BRS＞20 msec/mmHg 群では 12％であるが，BRS＜9 msec/mmHg 群では 91％という実験データを示した。また，心筋梗塞後の突然死患者と院外発症の心筋梗塞を伴わない心室細動患者では，BRS が著しく低下しているという臨床データも報告している（BRS 値の低下を伴う心筋梗塞既往患者では，心臓死亡率リスクが 17 倍高い）[34]。この BSR の低下は，左室機能とは独立した危険因子であることが，最近の大規模臨床試験 ATRAMI[*8]で明らかにされた[35]。

8 T 波交代現象

　T 波交代現象は再分極過程の異常を見つけ出す方法として注目されている。この検査は重症不整脈出現や突然死の予測になると報告されているが[36]，他の方法に比べての有用性に関しては今後の検討が必要である。

9 電気生理学的検査（EPS）[37]

　EPS は心腔内に挿入したカテーテルを介して心臓を刺激したり，電位を記録する検査法である。自動能や伝導能の評価，不応期の測定，伝導遅延電位の検出，頻拍の誘発などに用いられ，不整脈の機序同定には最も有力な手段である。

　WPW 症候群での突然死の予知としては，副伝導路の不応期を測定したり，心房細動を誘発することにより潜在的なハイリスク症例を同定することができる。通常，副伝導路の不応期が 250 msec 以下の症例や心房細動を合併したときの最短 R-R 間隔が 220 msec 以下の症例は心室細動へ移行するリスクが高い。

　持続性単形性心室頻拍においては，通常，プロ

[*5] LVEF：left ventricular ejection fraction
[*6] SAECG：signal-averaged ECG
[*7] BRS：baroreflex sensitivity
[*8] ATRAMI：Autonomic Tone and Reflexes After Myocardial Infarction

グラム刺激により頻拍が誘発されるので，発作時の血行動態の評価や薬効評価が可能である．非持続性心室頻拍の患者では，EPS で持続性心室頻拍が誘発された場合は，持続性心室頻拍が自然発生する可能性が高いと報告されている．

Brugada 症候群型心電図を有する患者では，EPS により約 70〜80% が心室細動が誘発される．しかし，この誘発が突然死予知に関連があるという報告[38]と，ないという報告[39]があり結論が出ていない．

心筋梗塞後の突然死に関しての EPS は，Hamer ら[40]や Waspe ら[41]のように予知が可能とする報告と Marchlinski ら[42]や Roy ら[43]のように予知が不可能とする報告があり，見解の一致をみていない．これは，各調査における EPS プロトコールの違い，心筋梗塞と EPS 施行との時間関係，調査人口のサイズ，観察期間の長さなどが関与していると考えられる．

EPS による誘発試験で有効薬剤を選択する方法がある．この方法で選択した抗不整脈薬を投与した患者のほうが，経験的に抗不整脈薬を投与した患者よりも突然死や重症不整脈の発生率が低いと報告されている[44]．実際，ESVEM[*9]試験では有効薬剤が決定できた場合の重症心室性不整脈の再発率は低かった[45]．しかし，この方法で有効薬剤が確定できる割合が低いこと，および有効薬剤を選択する検査法が煩雑なのが難点である．

5．突然死の予防

1）薬物治療

突然死の予防に関して多くの研究が Vaughan Williams 分類の I 群薬（特に I C 群薬）の長期投与は，生命予後を悪化させると報告している[6]．一方，心不全患者を対象にした β 遮断薬の大規模臨床試験の結果をまとめた結果では，β 遮断薬投与群は非投与群に比べると突然死を減少させた[46]．また，心不全の患者を対象に行ったアミオダロンのメタアナリシスでも不整脈死は有意に減少させた[47]．さらに，アミオダロンと β 遮断薬併用投与が β 遮断薬またはアミオダロンの単独投与より不整脈死を減少させていた．今日では，アミオダロンと β 遮断薬の併用投与が突然死のリスクが高い患者に対する最善の薬物治療であると考えられている．

2）植込み型除細動器（ICD）

β 遮断薬，ACE 阻害薬，アミオダロンなどの薬物療法にも突然死を予防する効果があることは認められているが，最も確実に突然死を予防する治療法は ICD である．今まで報告されている ICD と Vaughan Williams 分類の III 群薬（主にアミオダロン）を比較検討した 3 つの大規模臨床試験（AVID[*10]，CASH[*11]，CIDS[*12]）のデータをまとめたメタアナリシスの結果では，ICD 群は III 群薬群に比べて 5 年間で死亡率が 27% 減少し，不整脈死が 52% 減少していた[48]．ICD は突然死の二次予防には有用であることが判明したが，ICD が突然死の一次予防に有用かは不明であった．この問題の回答を得るために計画されたのが MADIT II[*13]試験である．この試験は心筋梗塞後で左室機能が低下している患者（LVEF 30% 以下）を，EPS なしで無作為に従来の薬物治療群と ICD 群に振り分け，両群の生命予後を調査したものである．両群の 4 年後の生存を比べた結果は，ICD 群で有意に生存率が高かった[49]．この結果は左室機能が低下している心筋梗塞慢性期の患者では，抗不整脈治療よりも ICD のほうが不整脈死を減少させる効果（一次予防）があることを示唆している．これに基づいて AHA/ACC/NASPE のガイドラインでは上記の患者群に対して ICD 植え込みのクラス IIa とした[52]．日本循環器学会合同研究班のガイドライン（1999-2000 年度）では適応となっていないが，2004-2005 年度改訂版ではクラス IIb

---

[*9] ESVEM：Eletrophisiologic study Versus Electrocardiographic Monitoring trial

[*10] AVID：Amiodarone Versus Implantable Device Study
[*11] CASH：Cardiac Arrest Study Hamburg
[*12] CIDS：Canadian Implantable Defibrillator Study
[*13] MADIT II：Multicenter Automatic Defibrillator Implantation Trial II

となる予定である。

非虚血性心疾患における ICD の有用性に関してであるが，CAT[*14]試験[50]（拡張型心筋症の患者を対象）では ICD を植え込んだ患者と植え込まれなかった患者では有意な生存率に差がなかった。一方，拡張型心筋症（LVEF：30% 以下）で心室性不整脈を有する患者を対象とした DEFINITE[*15]試験[51]の結果では，2 年間の死亡率は ICD 植え込み群で低い傾向にあった（7.9% 対 14.1%）。

3）自動体外式除細動器（AED）[9]

突然死をきたす多くの頻脈性不整脈の緊急時の対処として，体外式除細動は極めて有用である。しかし，従来多くの場合，体外式除細動は医師などによる病院内での使用に限られるため，病院外での不整脈による突然死に関しては無力であった。この点で，ICD は有用であるが，初発が突然死の場合非力である。CASCADE[*16]試験[53]は，直流通電までの施行時間で生存率を分析すると，5 分以内に直流通電が施行できた場合は 50% の患者が救命でき，その後の生存率は毎分 7〜10% ずつ低下していた。

アメリカでは，early DC を可能にする手段として，AED が開発された。この機械は自動的に心室細動を認識するので救命隊員あるいは一般人が除細動器を作動することができる。AED の有用性は，救急隊が現場で直流直電を施行した患者では 33% 退院できたのに対して，病院で直流直電を施行した患者のうち退院できたのは 7% のみであったという CASCADE 試験での報告で証明されている。early DC の重要性が明らかになるにつれ，公共の場で AED が配置されるようになった。

● 参考・引用文献

1) Pool JE, Bardy GH：Sudden cardiac death. In Zipes DP, Jalife J (eds)：Cardiac Electrophysiology；From Cell to Bedside. 3rd ed. WB Sunders 2000, pp615-640.
2) 竹中志保，大江 透：不整脈と心臓性突然死—徐脈性不整脈と頻脈性不整脈．THE CIRCULATION FRONTIER 1999, 3：43.
3) Myerburg RJ, Castellanos A：Cardiac arrest and sudden cardiac death. In Braunwald E, Zipes DP, Libby P (eds)：Heart Disease. 6th ed. WB Saunders 2001, pp890-931.
4) Burch GE, Depasquale NP：Sudden, unexpected, natural death. Am J Med Sci 1965, 249：86-97.
5) Myerburg RJ, Conde CA, Sung RJ, et al：Clinical, electrophysiologic and hemodynamic profile of patients resuscitated from prehospital cardiac arrest. Am J Med 1980, 68(4)：568-576.
6) Echt DS, Liebson PR, Mitchell LB, et al：Mortality and morbidity in patients receiving encainide, flecainide, or placebo. The Cardiac Arrhythmia Suppression Trial. N Engl J Med 1991, 324(12)：781-788.
7) Cairns JA, Connolly SJ, Roberts R, et al：Randomised trial of outcome after myocardial infarction in patients with frequent or repetitive ventricular premature depolarisations；CAMIAT. Canadian Amiodarone Myocardial Infarction Arrhythmia Trial Investigators. Lancet 1997, 349(9053)：675-682.
8) A comparison of antiarrhythmic-drug therapy with implantable defibrillators in patients resuscitated from near-fatal ventricular arrhythmias. The Antiarrhythmics versus Implantable Defibrillators (AVID) Investigators. N Engl J Med 1997, 337(22)：1576-1583.
9) Weaver WD, Hill D, Fahrenbruch CE, et al：Use of the automatic external defibrillator in the management of out-of-hospital cardiac arrest. N Engl J Med 1988, 319(11)：661-666.
10) Liberthson RR, Nagel EL, Hirschman JC, et al：Prehospital ventricular defibrillation. Prognosis and follow-up course. N Engl J Med 1974, 291(7)：317-321.
11) Frescura C, Basso C, Thiene G, et al：Anomalous origin of coronary arteries and risk of sudden death；A study based on an autopsy population of congenital heart disease. Hum Pathol 1998, 29(7)：689-695.
12) Nakamura M, Takeshita A, Nose Y：Clinical characteristics associated with myocardial infarction, arrhythmias, and sudden death in patients with vasospastic angina. Circulation 1987, 75(6)：1110-1116.
13) Maron BJ, Roberts WC, Epstein SE：Sudden death in hypertrophic cardiomyopathy；A profile of 78 patients. Circulation 1982, 65(7)：1388-1394.
14) Messerli FH, Ventura HO, Elizardi DJ, et al：Hypertension and sudden death. Increased ventricular ectopic activity in left ventricular hypertrophy. Am J Med 1984, 77(1)：18-22.
15) Packer M：Sudden unexpected death in patients with congestive heart failure；A second frontier. Circulation 1985, 72(4)：681-685.
16) Thiene G, Nava A, Corrado D, et al：Right ventricular cardiomyopathy and sudden death in young people. N Engl J Med 1988, 318(3)：129-133.

[*14]CAT：cardiomyopathy trial
[*15]DEFINITE：Defibrillators in non-ischemic cardiomyopathy treatment evaluation.
[*16]CASCADE：cardiac arrest in Seatle

17) Schwartz PJ：The idiopathic long Q-T syndrome. Ann Intern Med 1983, 99(4)：561-562.
18) Baron RC, Thacker SB, Gorelkin L, et al：Sudden death among Southeast Asian refugees. An unexplained nocturnal phenomenon. JAMA 1983, 250(21)：2947-2951.
19) Denes P, Dhingra RC, Wu D, et al：Sudden death in patients with chronic bifascicular block. Arch Intern Med 1977, 137(8)：1005-1010.
20) Klein GJ, Bashore TM, Sellers TD, et al：Ventricular fibrillation in the Wolff-Parkinson-White syndrome. N Engl J Med 1979, 301(20)：1080-1085.
21) Roberts WC, Honig HS：The spectrum of cardiovascular disease in the Marfan syndrome；A clinico-morphologic study of 18 necropsy patients and comparison to 151 previously reported necropsy patients. Am Heart J 1982, 104(1)：115-135.
22) 早川弘一：突然死の心電図. 臨床成人病 1987, 17：1382.
23) Bayes de Luna A, Coumel P, Leclercq JF：Ambulatory sudden cardiac death；Mechanisms of production of fatal arrhythmia on the basis of data from 157 cases. Am Heart J 1989, 117(1)：151-159.
24) Farrell TG, Bashir Y, Cripps T, et al：Risk stratification for arrhythmic events in postinfarction patients based on heart rate variability, ambulatory electrocardiographic variables and the signal-averaged electrocardiogram. J Am Coll Cardiol 1991, 18(3)：687-697.
25) 竹中志保, 大江 透：心臓突然死を予知するための検査とは. 治療 1996, 78：49.
26) 笠貫 宏：突然死とその予知. 笠貫 宏(編)：不整脈(目で見る循環器シリーズ). メジカルビュー, p298.
27) Lown B, Wolf M：Approaches to sudden death from coronary heart disease. Circulation 1971, 44(1)：130-142.
28) Moss AJ, Davis HT, DeCamilla J, et al：Ventricular ectopic beats and their relation to sudden and nonsudden cardiac death after myocardial infarction. Circulation 1979, 60(5)：998-1003.
29) Bigger JT Jr, Fleiss JL, Kleiger R, et al：The relationships among ventricular arrhythmias, left ventricular dysfunction, and mortality in the 2 years after myocardial infarction. Circulation 1984, 69(2)：250-258.
30) Gomes JA, Winters SL, Stewart D, et al：A new noninvasive index to predict sustained ventricular tachycardia and sudden death in the first year after myocardial infarction；Based on signal-averaged electrocardiogram, radionuclide ejection fraction and Holter monitoring. J Am Coll Cardiol 1987, 10(2)：349-357.
31) Breithardt G, Borggrefe M：Recent advances in the identification of patients at risk of ventricular tachyarrhythmias；Role of ventricular late potentials. Circulation 1987, 75(6)：1091-1096.
32) Kleiger RE, Miller JP, Bigger JT Jr, et al：Decreased heart rate variability and its association with increased mortality after acute myocardial infarction. Am J Cardiol 1987, 59(4)：256-262.
33) 山口 巌：Baroreflex sensitivity. 矢崎義雄(編集主幹), 小川 聡(編)：不整脈(循環器 Now8). 南江堂 1995, pp118-120.
34) Schwartz PJ, La Rovere MT, Vanoli E：Autonomic nervous system and sudden cardiac death. Experimental basis and clinical observations for post-myocardial infarction risk stratification. Circulation 1992, 85(1-Suppl)：I77-I91.
35) La Rovere MT, Bigger JT Jr, Marcus FI, et al：Baroreflex sensitivity and heart-rate variability in prediction of total cardiac mortality after myocardial infarction. ATRAMI(Autonomic Tone and Reflexes After Myocardial Infarction)Investigators. Lancet 1998, 351(9101)：478-484.
36) Tanno K, Ryu S, Watanabe N, et al：Microvolt T-wave alternans as a predictor of ventricular tachyarrhythmias；A prospective study using atrial pacing. Circulation 2004, 109(15)：1854-1858.
37) 井上 博, 奥村 謙(編)：EPS(臨床心臓電気生理検査). 心停止からの蘇生例の評価. 医学書院 2002, pp360-370.
38) Brugada P, Brugada R, Mont L, et al：Natural history of Brugada syndrome；The prognostic value of programmed electrical stimulation of the heart. J Cardiovasc Electrophysiol 2003, 14(5)：455-457.
39) Priori SG, Napolitano C, Gasparini M, et al：Natural history of Brugada syndrome；Insights for risk stratification and management. Circulation 2002, 105(11)：1342-1347.
40) Hamer A, Vohra J, Hunt D, et al：Prediction of sudden death by electrophysiologic studies in high risk patients surviving acute myocardial infarction. Am J Cardiol 1982, 50(2)：223-229.
41) Waspe LE, Seinfeld D, Ferrick A, et al：Prediction of sudden death and spontaneous ventricular tachycardia in survivors of complicated myocardial infarction；Value of the response to programmed stimulation using a maximum of three ventricular extrastimuli. J Am Coll Cardiol 1985, 5(6)：1292-1301.
42) Marchlinski FE, Buxton AE, Waxman HL, et al：Identifying patients at risk of sudden death after myocardial infarction；Value of the response to programmed stimulation, degree of ventricular ectopic activity and severity of left ventricular dysfunction. Am J Cardiol 1983, 52(10)：1190-1196.
43) Roy D, Marchand E, Theroux P, et al：Programmed ventricular stimulation in survivors of an acute myocardial infarction. Circulation 1985, 72(3)：487-494.
44) Wilber DJ, Garan H, Finkelstein D, et al：Out-of-hospital cardiac arrest. Use of electrophysiologic testing in the prediction of long-term outcome. N Engl J Med 1988, 318(1)：19-24.
45) Mason JW：A comparison of seven antiarrhythmic

drugs in patients with ventricular tachyarrhythmias. Electrophysiologic Study versus Electrocardiographic Monitoring Investigators. N Engl J Med 1993, 329(7)：452-458.
46) Lee S, Spencer A：Beta-blockers to reduce mortality in patients with systolic dysfunction；A meta-analysis. J Fam Pract 2001, 50(6)：499-504.
47) Farre J, Romero J, Rubio JM, et al：Amiodarone and "primary" prevention of sudden death；Critical review of a decade of clinical trials. Am J Cardiol 1999, 83(5B)：55D-63D.
48) Connolly SJ, Hallstrom AP, Cappato R, et al：Meta-analysis of the implantable cardioverter defibrillator secondary prevention trials. AVID, CASH and CIDS studies. Antiarrhythmics vs Implantable Defibrillator study. Cardiac Arrest Study Hamburg. Canadian Implantable Defibrillator Study. Eur Heart J 2000, 21(24)：2071-2078.
49) Moss AJ, Zareba W, Hall WJ, et al：Prophylactic implantation of a defibrillator in patients with myocardial infarction and reduced ejection fraction. N Engl J Med 2002, 346(12)：877-83.
50) Bansch D, Antz M, Boczor S, et al：Primary prevention of sudden cardiac death in idiopathic dilated cardiomyopathy；The Cardiomyopathy Trial (CAT). Circulation 2002, 105(12)：1453-1458.
51) Kadish A, Dyer A, Daubert JP, et al：Prophylactic defibrillator implantation in patients with nonischemic dilated cardiomyopathy. N Engl J Med 2004, 350(21)：2151-2158.
52) Gregoratos G, Abrams J, Epstein AE, et al：ACC/AHA/NASPE 2002 guideline update for implantation of cardiac pacemakers and antiarrhythmia devices；Summary article；A report of the American College of Cardiology/American Heart Association Task Force on Practice Guidelines (ACC/AHA/NASPE Committee to Update the 1998 Pacemaker Guidelines). Circulation 2002, 106(16)：2145-2161.
53) The CASCADE Study：Randomized antiarrhythmic drug therapy in survivors of cardiac arrest. The CASCADE Investigators. Am J Cardiol 1993, 72(3)：280-287.

59 催不整脈

1. 概念[1~3]

　抗不整脈薬は，突然死の予防および重篤な症状をきたす不整脈の停止と予防を目的として投与されるが，その投与により逆に不整脈が増悪したり，新たな不整脈が出現する場合がある。ジギタリスによる不整脈は以前から知られていたが，Selzerら[4]はキニジンによる多形性心室頻拍（キニジン失神）を報告した。抗不整脈薬による不整脈誘発は，arrhythmogenesis, aggravation of arrhythmia などと呼ばれていたが，最近は proarrhythmia（催不整脈）と呼ばれている。近年，抗不整脈薬の種類が増加するにつれて催不整脈も増加しつつあり，臨床的にも重要な課題となっている。

　催不整脈の定義はいまだ確定したものはないが，一般には，常用量の抗不整脈薬投与後に不整脈の増悪や新たな不整脈の出現がみられ，投与中止後に消失するものと定義されている。

2. 催不整脈のタイプ[1~3,5~7]

1 洞不全症候群，房室ブロック（図59-1）

　β遮断薬，Ca^{2+}拮抗薬およびジギタリスの洞結節の自動能抑制作用や房室結節の伝導抑制作用によって起こることが多い。通常，投与量に比例して発生頻度が増すが，洞結節機能や刺激伝導系の伝導能が低下している患者では少ない投与量でも起こる。

2 心房粗動・心房細動時の速い心室応答（図59-2）[5]

　Vaughan Williams 分類の IA 群薬（ジソピラミド，キニジン）の投与で房室結節の伝導能が促進されることがある（コリン作用）。時に，房室伝導が1：1となりショックになることがある。あらかじめ房室結節の伝導を抑制する薬剤を投与していないと特に起こりやすい。

　一方，ジギタリスの投与により房室ブロックを伴う心房頻拍（PAT[*1] with block）が生じることがある。

3 従来の心室性不整脈の増悪（図59-3）[1,2]

　従来の心室性不整脈の増悪には以下の5つのパターンがある，① 心室期外収縮の発生頻度の増加，② 心室頻拍の持続時間の延長，③ 心室頻拍レートの増加，④ 洞調律からの心室頻拍が反復性に出現，⑤ 誘発試験でより簡単にあるいはより重

[*1]PAT：paroxysmal atrial tachycardia

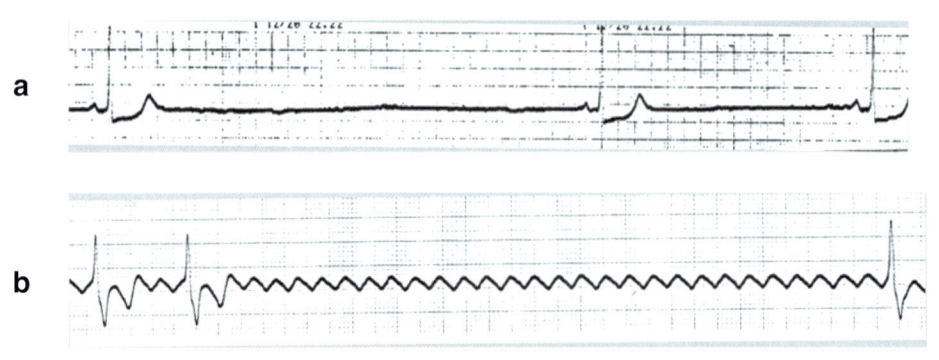

図 59-1　薬剤誘発性徐脈

a：75歳男性，降圧薬として塩酸プロプラノロール60 mg/日を投与したところ，投与2日目に全身倦怠感を訴え，心電図で著明な洞徐脈を認めた．薬剤中止後洞性徐脈は改善した．

b：46歳男性，心房粗動のレートコントロール目的で，ジゴキシン（0.25 mg/日）とベラパミル（120 mg/日）を同時投与したところ，夜間に高度房室ブロックが出現した．薬剤の減量で高度房室ブロックは改善した．

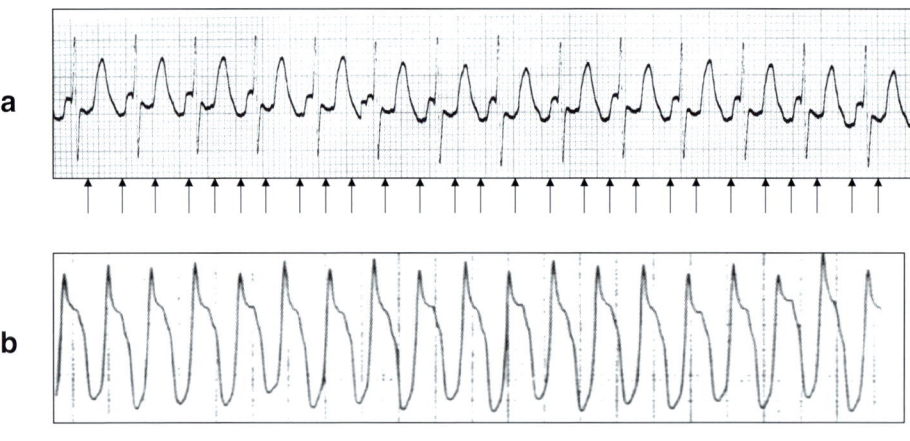

図 59-2　ジソピラミド投与による房室伝導能の亢進

a：ジソピラミド投与前，心房粗動の心室への伝導は2：1．心房粗動の心房レートは300/分である（F波を↑で示す）．

b：ジソピラミド投与後，ジソピラミドの抗コリン作用で房室伝導能が亢進し，心房粗動の心室への伝導が1：1となった．心室応答は心拍数250/分で変行伝導を伴っている．粗動頻度が300/分から250/分に減少したのはジソピラミド投与で心房の伝導速度が低下したことによる．

篤な心室性不整脈が誘発される．

4　新たな心室性不整脈の出現（図 59-4）[6,7]

薬物投与後に発生する新たな心室性不整脈としては，① 心室期外収縮，② 非持続性単形性心室頻拍，③ 多形性心室頻拍，④ 持続性単形性心室頻拍，④ 心室細動，⑤ 二方向性頻拍，⑥ torsade de pointesがある．① と ② は非特異的でいずれの抗不整脈薬でも起こる．二方向性頻拍はジギタリスの過剰投与時に認められることが多い．torsade de pointes は Vaughan Williams 分類の IA 群薬とIII群薬投与後に起ることが最も多く，これは通常の投与量で起こる．

3．診断

催不整脈は抗不整脈薬投与と不整脈出現に関連

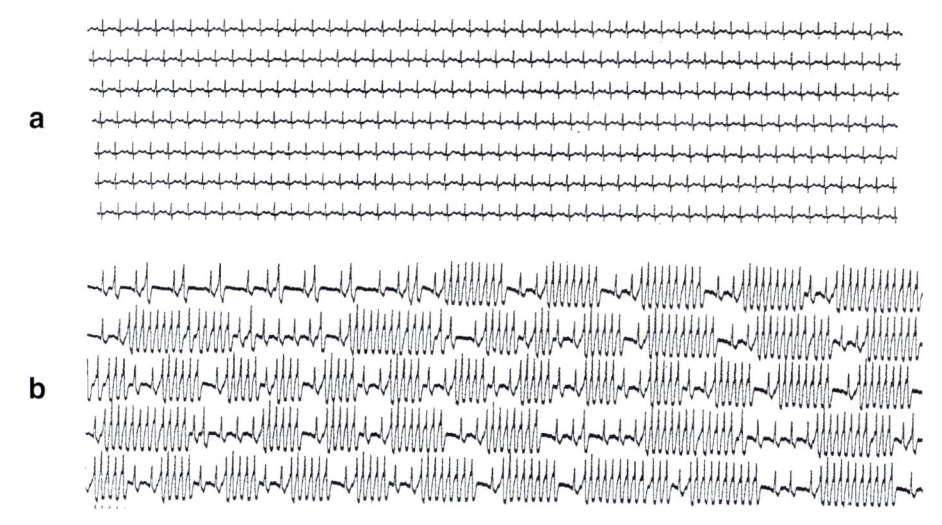

図 59-3 フレカイニド投与後に発生した頻発型心室頻拍
a：フレカイニド投与前
陳旧性心筋梗塞患者で持続性単形性心室頻拍を年に1～2回起こすが，非発作時は心室期外収縮の単発を認めるのみ。
b：フレカイニド投与後
不整脈の再発予防目的でフレカイニド 100 mg を投与したところ，頻発型の非持続性単形性心室頻拍（波形は従来の心室心拍と同じ）が出現した。心室頻拍が洞調律より起こっている。

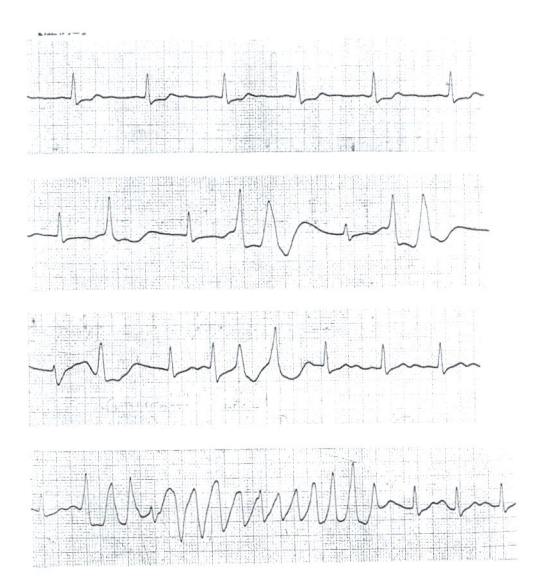

図 59-4 薬剤誘発性 QT 延長症候群（48 歳女性）
心室性期外収縮に対して投与されたピルメノール（Vaughan Williams 分類の IA 群薬）内服中に失神を起こした。
入院後モニターにて torsade de pointes が発見された。QT 間隔の異常延長を認める。

性を認めた場合に診断する。したがって，抗不整脈薬投与から不整脈出現までの時間的経過が重要である。通常，投与後7日以内に出現することが多い。催不整脈と診断するためには，電解質異常や心筋虚血などの関与を除外する必要がある。また，心室性不整脈の頻度は日差変動があるのでこの範囲を越えて増悪していないと診断できない。したがって，診断は投与前後の不整脈の変化を検討する必要がある。不整脈の変化を比較検討する方法として，ホルター心電図・ベッドサイド心電図モニターおよび電気生理学的検査（EPS[*2]）（電気的誘発試験）がある。

1 ホルター心電図，ベッドサイド心電図モニター[1,2)]

1 洞不全症候群・房室ブロック
他の誘因なく薬物投与後に洞不全および房室ブロックを認めた場合。

2 心房粗動・心房細動時の速い心室応答
投与前に比較して心室頻度が明らかに増加した

[*2]EPS：electrophysiological study

場合.

③ 心室性不整脈の悪化

心室期外収縮の有意な増加は，投与前の心室期外収縮の頻度に依存している．Horowitzらは投与前の頻度が，10〜50/時の場合は10倍，51〜100/時は5倍，101〜300/時は4倍，300/時以上では3倍に増加した場合を催不整脈と診断している[1]．また，心室頻拍が頻発型へ移行した場合や非持続性心室頻拍が投与後に持続性となった場合も催不整脈と診断される．しかし，上記の診断基準は絶対的なものでない．

④ 新しい不整脈が出現

投与前にはなかった新たな不整脈を認めた場合で，全身および心臓の状態が投与前後で変わっていない場合に診断される．新たな心室期外収縮が出現した場合は，1時間に5個以上出現した場合に診断する．

2 電気生理学的検査（EPS）による誘発試験[8]

薬物投与前後の誘発試験において，①投与前には誘発されなかった持続性心室頻拍が投与後に誘発された場合，②投与前に誘発された持続性心室頻拍が投与後に頻拍の心拍数が10％以上増加した場合，③誘発された持続性心室頻拍の停止が困難になり，また血行動態が悪化し，直流通電が必要となった場合，④投与前に比べ持続性心室頻拍の誘発が簡単（少ない期外収縮の数で誘発される）になった場合に診断される．しかし，EPSで誘発される催不整脈と，自然に発生する催不整脈との関連性を疑問視する専門医がおり，誘発試験で起こる催不整脈の臨床的意義はまだ確立されていない．

4．頻度[9]

抗不整脈薬投与で催不整脈が起こる頻度は5〜23％と報告されている．徐脈性不整脈の催不整脈は比較的多いと考えられるが，診断と対策は比較的簡単である．心房粗・細動時の速い心室応答は心臓手術後の上室性不整脈に対する薬物治療中に起こることが多い．心室期外収縮の増悪の頻度は，キニジンを投与した患者360人中6人（2.1％）に心室期外収縮の増加と反復型への増悪を認めたと報告されている．また，薬剤誘発性のtorsade de pointesの頻度は1〜2％と報告されている（40章：後天性QT延長症候群，375頁参照）．心臓急死研究会が施行した後ろ向き調査では，torsade de pointesを起こした責任薬剤はジソピラミドが最も多かった（図40-5，375頁参照）．

筆者の経験では臨床的に問題になる催不整脈としては，①心房粗動に対するVaughan Williams分類のIA群薬投与による心室応答の増加，②IA群薬とIII群薬投与によるtorsade de pointes，③IC群薬投与による心室頻拍の頻発型への増悪，が最も多い．

5．催不整脈の予知[10〜12]

1 基礎心疾患

催不整脈は器質的心疾患を有する患者で起こりやすい．虚血性心疾患に合併する心室期外収縮に対してIC群薬を投与した患者に突然死が多いことが報告された（CAST[*3]）．その機序はまだ確定していないが，薬剤の催不整脈作用が虚血により増悪したのも一因と考えられている．また，薬剤誘発性のtorsade de pointesも器質的心疾患を有する患者に起りやすい．

2 心不全[10]

心不全の既往がある患者では催不整脈の起こる頻度が2〜3倍になると報告されている．

3 持続性心室頻拍・心室細動の既往

持続性心室頻拍・心室細動の既往のある患者は，催不整脈が起こる頻度が概往がない患者に比べて3〜4倍と報告されている．この場合の催不整脈のタイプは頻発型の心室頻拍や心室期外収縮の増悪である．

[*3]CAST：cardiac arrhythmia suppression trial

4 薬剤血中濃度

催不整脈のうち徐脈性不整脈の場合は，薬剤血中濃度と関連がある．しかし，他の催不整脈の場合は，薬剤血中濃度と催不整脈発生とは相関していない．特に，torsade de pointes の場合は関連性が少ないと報告されている．実際，心臓急死研究会で調査した torsade de pointes 発生時の抗不整脈薬の血中濃度は治療域かそれ以下であった（図40-8，377頁参照）．

5 性差

催不整脈のうち torsade de pointes の発生頻度は女性が多い．実際，ソタロールの治検中に torsade de pointes が発生したのは，女性 4.1%，男性 1.9% であった．女性が多い理由は，女性はもともと QT 間隔が長いのがひとつの理由と考えられるが，まだ解明されていない．

6．治療法

1 洞機能不全，房室ブロックの出現

① 薬剤の量を減量または中止．
② 薬剤の減量が不可能な場合はペースメーカを挿入して，薬剤を投与する．

2 心房粗・細動時の速い心室応答

β 遮断薬または Ca^{2+} 拮抗薬で心拍数をコントロールする．

3 従来の心室性不整脈の増悪

① 薬剤の減量や中止が原則である．
② 不整脈の増悪因子（低カリウム，低酸素，心不全）を補正・治療する．
③ 本来の頻拍性不整脈に対して非薬物治療を考慮する．

4 新たな心室性不整脈の出現

① 二方向性頻拍や房室ブロクを伴う心房頻拍の場合は，ジギタリスを減量するかまたは中止する．低カリウムを補正する．
② torsade de pointes を認めた場合は責任薬剤をただちに中止する．緊急の処置が必要なときは，硫酸マグネシウムを静注する．心室ペーシングで心拍数を増加させる．
③ 非特異的な心室性不整脈の出現には，責任薬剤を中止する．増悪因子（低カリウム，低酸素，心不全）を補正，治療する．

●文献

1) Horowitz LN, Zipes DP, Bigger JT Jr, et al：Proarrhythmia, arrhythmogenesis or aggravation of arrhythmia—A status report 1987. Am J Cardiol 1987, 59(11)：54E-56E.
2) 栗田隆志，大江 透，片桐有一・他：抗不整脈薬の催不整脈作用に関する検討—その発生頻度と発生機序．心電図 1993，13：48-60.
3) Rosen MR, Wit AL：Arrhythmogenic actions of antiarrhythmic drugs. Am J Cardiol 1987, 59(11)：10E-18E.
4) Selzer A, Wray HW：Quinidine syncope paroxysmal ventricular fibrillation occurring during treatment of chronic atrial arrhythmias. Circulation 1964, 30：17-26.
5) Cheng TO：Atrial flutter during quinidine therapy of atrial fibrillation. Am Heart J 1956, 52(2)：273-289.
6) Roden DM, Woosley RL, Primm RK：Incidence and clinical features of the quinidine-associated long QT syndrome；Implications for patient care. Am Heart J 1986, 111(6)：1088-1093.
7) Morganroth J, Horowitz LN：Incidence of proarrhythmic effects from quinidine in the outpatient treatment of benign or potentially lethal ventricular arrhythmias. Am J Cardiol 1985, 56(10)：585-587.
8) Horowitz LN, Greenspan AM, Rae AP, et al：Proarrhythmic responses during electrophysiologic testing. Am J Gardiol 1987, 59(11)：45E-48E.
9) Podrid PJ, Lampert S, Graboys TB, et al：Aggravation of arrhythmia by antiarrhythmic drugs—Incidence and predictors. Am J Cardiol 1987, 59(11)：38E-44E.
10) Pratt CM, Eaton T, Francis M, et al：The inverse relationship between baseline left ventricular ejection fraction and outcome of antiarrhythmic therapy；A dangerous imbalance in the risk-benefit ratio. Am Heart J 1989, 118(3)：433-440.
11) Morganroth J：Risk factors for the development of proarrhythmic events. Am J Cardiol 1987, 59(11)：32E-37E.
12) Slater W, Lampert S, Podrid PJ, et al：Clinical predictors of arrhythmia worsening by antiarrhythmic drugs. Am J Cardiol 1988, 61(4)：349-353.

索 引

和文

あ

アクティベーションマッピング　189
アコニチン　410
アデノシン　129
アデノシン感受性心室頻拍　354, 478
アブレーションカテーテル　187
アブレーションの手順　187
アミロイドーシス　471
圧反射感受性　**94**, 490

い

イオンチャネル　483
イソプロテレノール負荷　368
イプシロン波　52
異所性心房頻拍　268, 280
異所性接合部頻拍　261
異所性頻拍説　327
異常自動能　35, 36, 267
息切れ　12
一相性波形，植込み型除細動器　162

う

右脚ブロック型の wide QRS 頻拍　430
植込み型除細動器（ICD）　**161**, 201, 414, 491
　――，瘢痕性関連性持続性単形性心室頻拍への　336
　――のガイドライン　170
植込み型心房除細動器　300
植込み型ペースメーカ　140
　――のガイドライン　149
渦巻き型リエントリー　30
運動負荷試験　**72**, 489
　――，心室期外収縮の　421
　――，心房細動の　293
　――，先天性 QT 延長症候群の　366
　――，洞不全症候群の　213
　――，房室ブロックの　227
運動負荷で誘発される不整脈　74
運動負荷による心房粗動の房室伝導亢進　76

え

エピネフリン負荷　367
エルゴメータ試験　73
エントレインメント現象　32, 114, 348
エントレインメントマッピング　190
永続性接合部回帰性頻拍（PJRT）　443, 444
塩酸メキシレチン投与による QT 間隔の正常化　371

お

横隔膜・骨格筋の刺激　147
温度制御型　187

か

カテーテルアブレーション　**184**, 335, 343, 347
　――，解剖学的アプローチ　190
　――，至適アブレーション部位の同定　100, 188, 295
　―― に伴う合併症　192
　―― のガイドライン　193
　―― の心腔内電位によるアプローチ　191
　―― の歴史　8
カテコラミン誘発多形性心室頻拍　76, 77, 327, **395**, 478
　―― の電気生理学的検討　396
　―― の病因・発生機序　395
加算平均心電図　**78**, 490
　――，心室頻拍の　325
　――，洞不全症候群の　213
　――，房室ブロックの　227

か

拡張型心筋症　422
拡張型心筋症に合併する不整脈　467
拡張期電位（DP）　342
楽譜による不整脈の表現法　5
活動電位　19
間欠性 WPW 症候群　239
感染，植え込み型ペースメーカ　147

き

奇異性心房捕捉　244
基礎疾患の検索　46
期外刺激試験　109
期外収縮の発生機序　35
期外収縮の分類　43
器質的心疾患　350
機能的不応期　22
偽性心室頻拍　**449**, 487
脚の解剖　4, 17
脚ブロックに伴う頻拍の変化　240
脚間リエントリー頻拍　**344**, 434
逆方向（性）典型的心房粗動　269, 279
逆方向房室回帰性頻拍　236, 432
急性リウマチ熱，一過性房室ブロック　222
虚血　222, 409
虚血・心不全に合併する非持続性心室頻拍　403
虚血再灌流　410
虚血性心疾患　223
峡部依存性心房粗動　282, 283
　──とカテーテルアブレーション　285
胸部 X 線，心室頻拍患者の　48

け

ケント束電位　246
外科手術　176
経胸壁的ペーシング　135
経静脈心内膜ペーシング　135
経静脈リードシステム　162
経食道ペーシング　135
撃発活動　32, 35, 131, 267, 354
顕在性 WPW 症候群　239
原因不明の失神　172

こ

孤立性心房細動　292
抗凝固治療　304
抗徐脈ペーシング，植込み型除細動器による　166
抗頻拍ペーシング機能，植込み型除細動器の　164
抗不整脈薬，クラス I 群作用　124
　──，クラス II 群作用　125
　──，クラス III 群作用　127
　──，クラス IV 群作用　128
　──，の分類　120
　──，の有効性の判定　77
後天性 QT 延長症候群　328, **373**, 448
　── の原因　374
後天性 QT 延長症候群患者の MAP　106
高血圧，心室期外収縮　422
高周波カテーテルアブレーション　185
高周波通電装置　187
高周波発生装置　185
高出力直流通電，植込み型除細動器による　165

さ

サルコイドーシス　471
左脚ブロック型の wide QRS 頻拍　431
左頸胸部交感神経節切除　370
左室肥大，心電図　52
左室流出路タイプ　353
左心機能評価　490
細動に対する薬物治療　132
催不整脈　495
　── のタイプ　495
　── の予知　498
三枝ブロック，ペースメーカと　151

し

ジギタリス　129
至適アブレーション部位
　── の決定　100
　── の同定　295
　── の同定法　188

索引　503

刺激伝導系
　── の解剖　15
　── の活動電位　20
　── の生理　19
　── への血管分布　18
刺激部位　104
自動体外式除細動器（AED）　159, 492
自動能亢進　131
自動能低下　25, 26, 130
自律神経系と神経体液性因子　483
自律神経試験，洞不全症候群の　213
自律神経の関与　224
持続性心室頻拍　172, 464
　──，心室細動　462, 484, 498
持続性単形性心室頻拍　317
　── の QRS 波形　321
　── の誘発と停止　323
時間領域解析　69
失神　10, 66, 67
周波数領域解析　69
修飾因子に対する薬物治療　133
重症心不全の治療　151
術中マッピング
　──，上室性頻拍の　178
　──，心室頻拍の　179
順方向房室回帰性頻拍　236, 242
徐脈　484, 488
　── に合併した torsade de pointes　377
　── に対する薬物治療　130
　── の鑑別診断　61
徐脈依存性の心室頻拍，ペースメーカと　151
徐脈性不整脈　76, **209**
　── の発生機序　25
　── の分類　39
徐脈頻脈症候群　66, 211, 218
除細動　298
　── の原理　156
除細動効率　157
症状と身体所見　10
上室性期外収縮　310
上室性頻拍への除細動　159
上室性頻脈性不整脈の分類　40

上室性不整脈　75, **233**, 467, 468
静脈血栓，植込み型ペースメーカの合併症　147
食道誘導記録，房室回帰性頻拍の　61
心外膜ペーシング　135
心拡大・心肥大　483
心筋壊死，直流通電の合併症　158
心筋炎，房室ブロック　222
心筋虚血時に発生した非持続性心室頻拍　404
心筋虚血の診断　74
心筋梗塞
　──，心室期外収縮と　421
　── に合併する不整脈　460
心筋梗塞患者，急性期を過ぎた　172
心筋梗塞急性期の不整脈　460
心筋梗塞後
　── の房室ブロック，ペースメーカと　150
　── の予後判定　70
心筋梗塞慢性期の不整脈　462
心筋症，房室ブロック　223
　── に合併する不整脈　467
心筋の線維化・脂肪変性　482
心腔内電位記録　102
心室 vulnerability の指標　90
心室期外刺激試験　112
心室期外収縮　**417**, 461, 462, 484
　── の発生機序　380
　── の発生部位同定　90
　── の分類　417
心室筋の活動電位　21
心室細動　133, **406**, 487
　──，電気刺激による　410
　── に関与する因子　407
　── の一過性因子　409
　── の再発予防　414
　── の電気的引き金　408
　── のハイリスク患者　413
　── の発生機序　406
　── の慢性不整脈基質　408
　── への除細動　158
心室再同期療法　144
心室受攻性の上限理論　157

心室性頻脈性不整脈の分類　41
心室性不整脈　74, 467, 469, 470
　——　に対する有効性の評価　69
　——　の大規模臨床試験　196
心室造影, 心室頻拍患者の　49
心室遅延電位　79, 81
　——, 不整脈治療後の　83
　——, 不整脈源性右室心筋症における　79
　——　の指標　80
心室内伝導障害, ペースメーカと　151
心室頻拍　**317**, 487
　——, 徐脈依存性の　151
　——　に対する手術　176
　——　のタイプ　317, 319
　——　の伝導遅延部位　100
　——　の房室解離　60
　——　への除細動　159
心室ペーシング　107
心室レートコントロール　284
心臓刺激装置と刺激法　103
心臓超音波検査, 心室頻拍患者の　48
心臓突然死の危険因子　70
心電図　50
　——, Brugada 症候群の　389
　——, 心室期外収縮の　421
　——, 心室頻拍患者の　47
　——, 心房細動の　292, 412
　——, 心房粗動の　280
　——, 心房頻拍の　269
　——, 陳旧性心筋梗塞の　52
　——, 房室ブロックの　225
　——　の歴史　5
心拍応答型ペースメーカ　143
心拍数のコントロール, 心房細動　301
心拍変動　69, 490
心不全
　——　における不整脈発生の要因　482
　——　に合併する不整脈　481
　——　——　の治療　484
　——　に伴って発生した非持続性心室頻拍　404
　——　の重症度診断　70
心房, 解剖の歴史　4

心房期外収縮　311
心房細動　132, **288**, 461, 484, 487
　——, 高度の房室ブロックを伴う　231
　——, 洞機能不全の合併　276
　——, 突然死を起こす可能性がある　488
　——　に対する手術, 歴史　176
　——　の疫学　203
　——　の外科手術　180
　——　の再発予防　299
　——　の大規模臨床試験　202
　——　への除細動　159
心房細動永続性（permanent）　292
心房細動時
　——　の心拍数コントロール　69
　——　の速い心室応答　495, 497
心房細動持続性（persistent）　292
心房細動発作性（paroxysmal）　292
心房受攻性　294
心房粗動　28, **274**, 461, 487, 495, 497
　——, 高度の房室ブロックを伴う　231
　——, 心臓手術後に発生する　278
　——　による wide QRS 頻拍　433
　——　の再発予防　284
　——　の房室伝導亢進, 運動負荷による　76
　——　への除細動　159
心房粗動タイプⅠ　279
心房粗動タイプⅡ　279
心房粗動通常型　278
心房粗動非通常型　278
心房粗動不純粗動　278
心房粗動モデル　274
心房遅延電位　84, 294
心房の解剖　15
心房頻拍　222, **266**
　——, long RP 頻拍　437
　——, 高度の房室ブロックを伴う　231
　——　の確定診断　270
　——　の発生部位の同定　271
心房ペーシング　105
神経筋疾患　471
神経調節性失神　91
　——, ペースメーカと　151

せ

センシング不全　154
正常自動能　23
成人における慢性房室ブロック　148
静止膜電位　19
切開関連性(瘢痕関連性)心房頻拍　269, 279
　——とカテーテルアブレーション　285
接合部頻拍　261
絶対不応期　22
先天性　223
先天性 QT 延長症候群　328, **359**, 448
　——, LQT 1　361
　——, LQT 2　362
　——, LQT 3　362
　——, LQT 4　362
　——, LQT 5　362
　——, LQT 6　363
　——, LQT 7　363
　——, 患者の MAP　106
　——, 合指症を伴う　363
　——の診断基準　364
　——の心電図　75
先天性房室ブロック　223
旋回路の同定　34
潜在性 WPW 症候群　239
全身倦怠感　12

そ

早期興奮症候群　137
早期後脱分極　32, 131, 328
　——, QT 延長症候群における　329
相対不応期　22
束枝頻拍　338
塞栓, 直流通電の合併症　158
塞栓予防　218, 302
　——(抗凝固薬)に関する大規模臨床試験　203

た

多形性心室頻拍　319, **325**, 327
　——の発生機序, Brugada 症候群の　385
体外除細動　156

体外ペーシング　135
体表面電位図　86
大規模比較試験, 洞調律維持と心拍数コントロールの　205
大規模臨床試験　3, **196**
　——, 心室性不整脈の　196
　——, 心房細動の　202
　——, 塞栓予防(抗凝固薬)に関する　203
単形性心室頻拍　318
単相性活動電位　103, 105, 106, 379
段階的治療　162

ち

チルト試験　91
遅延後脱分極　34, 131
遅伝導路電位　257
直流通電の合併症　158

つ

通常型心房粗動　268
通常型, 房室結節リエントリ性頻拍の　250, 251

て

デルタ波のパターン　239
低出力直流通電　165
低体温, 心室細動　410
典型的心房粗動　279
伝導, 刺激伝導系　21
伝導障害　130
　——の機序　26
伝導障害部位の同定　105
伝導遅延部位(チャネル)のマッピング　335
伝導遅延部位の同定　105
電圧制御型　187
電解質異常　483
電気刺激　410
電気生理学的検査(EPS)　96
　——, QT 延長症候群の　330
　——, wide QRS の　434
　——, 脚リエントリ性頻拍の　346
　——, 心室細動の　413

506　索引

電気生理学的検査（EPS）
　　——，心室頻拍の　322
　　——，心房粗動の　275, 278, 281
　　——，心房頻拍の　270
　　——，洞不全症候群の　213
　　——，特発性持続性単形性心室頻拍の　340
　　——，特発性多形性心室頻拍の　400
　　——，特発性非持続性単形性心室頻拍の　356
　　——，突然死予知と　490
　　——，瘢痕関連性心室頻拍の　333
　　——，ベットサイドで行う　137
　　——，房室回帰性頻拍の　240
　　——，房室結節リエントリ性頻拍の　252
　　——，房室ブロックの　227
　　——，マハイム線維頻拍の　453
　　——　による誘発試験　498
　　——　の歴史　6
電気的リモデリング，心房細動の　289
電力制御型　187

と

トレッドミル試験　73
等時線図　88
等積分値図　87
等電位図　87
糖尿病における自律神経障害　70
洞機能の評価　137
洞機能不全
　　——，一過性　218
　　——　における電気生理検査（EPS）の適応　214
洞結節回復時間　214
洞結節疾患　211
　　——　の解剖　15
　　——　の活動電位　21
　　——　の自動能　24
洞結節の歴史　3
洞結節有効不応期　216
洞結節リエントリー頻拍　267
洞徐脈　211, 460
洞調律維持と心拍数コントロールの大規模比較試験　205

洞停止　211
洞不全症候群　**210**, 495, 497
　　——，一過性　218
　　——，ペースメーカと　151
　　——　におけるペースメーカ植え込みの適応　219
　　——　の病因　211
洞房接合部疾患　211
洞房伝導時間　214
洞房ブロック　211
動悸　12, 65
特定心筋疾患に合併する不整脈　472
特発性右室流出路起源心室頻拍　353
特発性持続性単形性心室頻拍　**338**, 477
　　——　の再発予防　342
特発性心室期外収縮　474
特発性心室細動　479
特発性心室性不整脈　474
特発性多形性心室頻拍　**399**, 478, 479
特発性非持続性単形性心室頻拍　**353**, 355, 475
　　——，右室流出路タイプ　353
　　——，心室流出路タイプ　353
特発性ベラパミル感受性心室頻拍　477
突然死　234, **486**
　　——，心筋梗塞と　464
　　——　と心疾患　486
　　——　の原因となる不整脈　487
　　——　のハイリスク患者　488
　　——　の予防　491
　　——　を起こす可能性がある心房細動　488
　　——　を起こす可能性がある房室ブロック　489

に

二枝ブロック，ペースメーカと　151
二相性波形，植込み型除細動器　162
乳児突然死症候群（SIDS）　363

は

肺静脈隔離術　300, 301
肺塞栓，ペースメーカの合併症　147
発生部位・旋回路の同定　97

ひ

反照　36
瘢痕関連性持続性単形性心室頻拍　332
　── の再発予防　334

ヒス束・脚の解剖　17
ヒス束下ブロック　228
ヒス束内ブロック　228
ヒス束ペーシング　107
引き金因子の治療　132
皮膚壊死，ペースメーカの合併症　147
肥大型心筋症
　──，心室期外収縮　422
　── に合併する不整脈　469
非持続性心室頻拍　172, 461, 462, 484
　──，虚血・心不全に合併する　403
非持続性単形性心室頻拍　324, **350**
　── の 12 誘導心電図　326
　── の発生部位　357
非通常型，房室結節リエントリー頻拍の
　　　　　　　　　250, 252, 255, 258
非通常型房室結節リエントリー頻拍，long RP
　頻拍　437
非発作性心室頻拍　439
非発作性接合部頻拍　262
非発作性頻拍　439
非発作性房室接合部頻拍　439
非薬物治療の歴史　7
被覆損傷，リードの　154
頻拍
　── に対する薬物治療　130
　── の鑑別　98
　── の再発予防　132
　── の停止　131, 284, 334
　── の発生機序　28
頻拍時の心腔内電位図　111
頻拍治療用ペースメーカ　143
頻発型心室頻拍　443, 444, 497
頻発型心房頻拍　442, 443
頻発型頻拍　442
頻脈性不整脈の発生機序　27

ふ

プルキンエ線維　3
　── の自動能　24
プルキンエ電位（P 電位）　342
不応期　21, 22
不整脈
　── の機序　25
　── ── に基づく薬物治療　130
　── の自覚症状　10
　── の治療方針決定　98
　── の分類　38
　── の歴史　2
不整脈基質　132
不整脈源性右室心筋症　324, 470
　── の心電図　52, 53
不整脈認識機能，植込み型除細動器の　164
負荷試験，Brugada 症候群の　389
副収縮　36, 354
副伝導路間房室回帰性頻拍　236
副伝導路切断術　176
副伝導路
　── の診断と部位の同定　105
　── の切断術の歴史　7
　── の付着部位の同定　89, 239, 243

へ

ベラパミル感受性心室頻拍　338
ペーシング不全　154
ペーシング法　105, 111
ペースマッピング　189
ペースメーカ植え込みに関するガイドライン
　　　　　　　　　　　　　　　148
ペースメーカ植え込みの合併症　146
ペースメーカクリニック　153
ペースメーカ症候群　147, 154
ペースメーカ治療，洞不全症候群の　218
ペースメーカの進歩　8
ペースメーカ不全の診断　68
　──，閉塞性肥大型心筋症　151
弁膜症，心房細動と　303

ほ

ホルター機能，植込み型除細動器　166
ホルター心電図　**63**, 489
　——，心房細動の　293
房室回帰性頻拍　28, **234**
　——，遅延伝導（逆行性）を有する副伝導路を介する　437
　——の食道誘導記録　60
　——の予防　247
房室回帰性頻拍（WPW 症候群）発生の模式図　31
房室解離
　——，心室頻拍の　60
　——と心室捕捉　323
房室結節，解剖の歴史　3
房室結節二重伝導路　252
　——と頻拍　256
房室結節リエントリー頻拍　28, **250**
　——，稀有型　252
　——，外科手術　178
　——，通常型　251
　——の再発予防　258
房室接合部の解剖　17
房室伝導能の評価　137
房室ブロック　**221**, 222, 460, 497
　——，一過性　222
　——，患者の予後　4
　——，心筋梗塞後の　150
　——，浸潤による　223
　——，成人における　148
　——，先天性　223
　——，第 1 度　226, 229
　——，第 2 度　226, 229, 230
　——，第 3 度　227, 231
　——，突然死を起こす可能性がある　489
　——，変性　222
　——における電気生理検査（EPS）の適応　228
　——におけるペースメーカ植え込みの適応　230
　——のタイプ　226
　——の病因　223
　——の分類　224
房室ブロック催不整脈　495
房室ブロック（第 2 度）におけるブロック部位の診断　99
発作性上室性頻拍
　——の鑑別診断　60
　——の薬効評価　138
発作中の不整脈の診断ポイント　59
発作の予防，Brugada 症候群の　392

ま

マイクロリエントリー　267
マクロリエントリー　267
マクロリエントリー心房頻拍　268, 279
マスター二階段試験　73
マハイム線維電位　453
マハイム線維頻拍　452
慢性の洞不全症候群　218

み

脈の乱れ　3
脈波　5
脈拍　4

む，め

胸苦しい感じ　12

めまい　10
迷走神経過緊張，房室ブロックと　222

や，ゆ

薬剤血中濃度　499
薬剤試験，房室ブロックの　227
薬剤による後天性 QT 延長症候群　374
薬剤誘発性 torsade de pointes　375
薬剤誘発性徐脈　496
薬物治療　**120**, 196
　——，細動に対する　132
　——，徐脈に対する　130
　——，頻拍に対する　130
　——の歴史　7
有効不応期　22

り, れ

リード断線　154
リードのトラブル　154
リエントリー　27, 28, 35, 131, 267
　── の証明　31
　── のタイプ　27
　── の発生条件　30
硫酸マグネシウム　381
両心室ペーシング　144

レート応答型ペースメーカ　143

欧　文

A

A型, デルタ波のパターン　239
A-H ブロック　228
AAI モード　142
abrupt termination　32, 112
ACC/AHA/ESC　304
ACC/AHA/NASPE 合同委員会ガイドライン,
　植込み型除細動器の　169
AED　159
AFASAK　203
AFFIRM　205, 297
anisotropic リエントリー　29
ATRAMI　95
atrio-fascicular fiber　452, 454
AVID　167, 201

B

B型, デルタ波のパターン　239
β受容体遮断作用　125
BAATAF　203
BASIS　199
biphasic waveform　162
blocked PAC　312
BRS　94
Brugada 症候群　56, 327, **385**
　── の遺伝子異常　386
　── の心電図　55, 389
　── の電気生理検査　391

C

C型, デルタ波のパターン　239
Ca^{2+}チャネル拮抗作用　128
Ca^{2+}電流の減少　27
CABG-Patch　168, 202
CAMIAT　199
CASCADE　200
CASH　167, 201
CAST Ⅰ　196
CAST Ⅱ　196
CIDS　167, 201
concealed entrainment　33, 114
concealed fusion　114
conduction delay zone　110, 294
convective heat　185
corridor 手術　300
critical mass 理論　156
CRT　144

D

DDD (ペーシング) モード　142, 152, 153
DDDR　143
delayed termination　32, 112, 354
departure map　88
DNA 解析　49

E

Einthoven　5
EMIAT　200
endless loop 頻拍　228
EPS　96
　── の適応　99
ESC・NASPE 分類, 心房粗動の　268, 279
ESVEM　200

F

fascicular tachycardia　338
figure of eight 型リエントリー　28, 29
focal ectopic activity 説, 心房細動の　290
fragmented atrial activity zone　110, 294
Framingham study　203

H

Haissaguerre　300
　——電位　257, 259

I

ICD 展望　173
ICD のガイドライン　170
ICHD コード　142
IC 群薬（ピルジカイニド）負荷　391
inappropriate sinus tachycardia　267

J, K

J 波の発生機序，Brugada 症候群の　385
J-Rhythm 試験　297
Jackman 電位　257, 259
Jervell and Lange-Nielsen 症候群　359, 361

Koch の三角　16

L

leading circle 型リエントリー　29
Lenegre 病　223
Lev 病　223
long RP 頻拍　236, 238, **437**, 438
Lown 分類　3, 68, 417

M

MADIT　168
MADIT I　201, 351
MADIT II　168, 202
Manitoba follow-up study　203
MAP　105, 379
maze 手術　180, 181, 300
Mobitz I 型，第 2 度房室ブロック　226
Mobitz II 型，第 2 度房室ブロック
　　　　　　　　　224, 226, 230
monophasic waveform　162
multiphasic oscillation 方式　79
multiple wavelet 理論　30, 290
MUSTT　168, 202

N

Na^+ チャネル遮断作用　124
Na^+ 電流の減少　26
NBG コード　142
NIPPON　173
nodo-ventricular fiber　452
non-committed 機構　162

O

Olmstead county study　203
overdrive acceleration　112
overdrive suppression　23, 106, 112, 215

P

Para-Hisian ペーシング　108, 244, 255
post pacing interval tachycardia interval　115
pre-P 電位　342
progressive fusion　113
Puech の分類，心房粗動の　278

Q

QTc 間隔の計測　55
QT dispersion　55, 490
QT 延長症候群
　——における早期後脱分極　329
　——の運動負荷　74
　——の心電図　54
QT 延長
　——の発生機序　379
　——を伴わないで torsade de pointes 様の波形を呈する場合　448
QT 間隔の測定　54
QT（間隔の）ばらつき　55, 490

R

RACE　205
Radial 手術　181
repetitive atrial firing　110, 294
resistive heat　185
ring 型リエントリー　29
Romano-Ward 症候群　359, 361

S

short coupled variant of torsade de pointes
　　　　　　　　　　327, 399
short RP 頻拍　236, 238
Sicilian Gambit　121
　── のアプローチ法による薬剤選択　123
SPAF　204
SPAF Ⅱ　204
SPAF Ⅲ　204
SPINAF　204
spiral reentry 説，心房細動の　291
spiral wave（説）　30, 326, 327
ST 上昇の発生機序，Brugada 症候群の　385
substrate　132
SWORD　199

T

T 波交代現象　58, 75, 490
T wave alternans　58, 365
tiered therapy　162
torsade de pointes　328, 360, **446**
　──，徐脈に合併した　377
　── の発生機序　380
　── の発生率　375
triggering factor　132

U

Upper limit of vulnerability（ULV）　157

V

Vaughan Williams 分類　120
vector magnitude 方式　79
VVI（ペーシング）モード　142, 152, 153

W

Wells の分類，心房粗動の　279
Wenckebach 型，第 2 度房室ブロック
　　　　　　　　　　224, 226, 229
wide QRS 頻拍　**428**, 429
　── の鑑別　60, 137
Wolff-Parkinson-White（WPW）症候群　234, 238
　──，外科手術　177
　── の心電図　52, 53